W0261065

Grundriß der sozialen Hygiene

Für Mediziner, Nationalökonomen, Verwaltungs-
beamte und Sozialreformer

Von

Dr. med. Alfons Fischer
Arzt in Karlsruhe i. B.

Mit 70 Abbildungen im Text

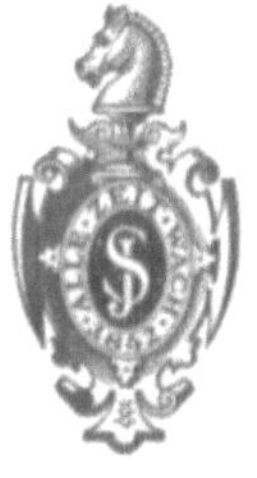

Berlin
Verlag von Julius Springer
1913

ISBN 978-3-642-50369-6   ISBN 978-3-642-50678-9 (eBook)
DOI 10.1007/978-3-642-50678-9

Dr. Heinrich Braun,

dem Vorkämpfer

sozialer Politik und Gesetzgebung,

gewidmet.

Geleitwort.

„Die Hygiene ist als eine soziale Kunst durch soziale Not hervorgerufen, sie muß und wird deshalb immer Sozialhygiene sein, oder sie wird nicht sein."

Hueppe.

Vorwort.

Noch im Jahre 1907 schrieb einer der sachkundigsten Sozialhygieniker, daß es für einen „Grundriß der Sozialen Hygiene" zu früh
sei. Und so mußte ich mir, als ich vor mehr als Jahresfrist die Abfassung dieses „Grundrisses" plante, zunächst die Frage vorlegen, ob
jetzt die Zeit hierfür gekommen sei.

Gerade in den letzten Jahren ist eine Fülle überaus wertvoller
Ergebnisse, die bei amtlichen Untersuchungen gewonnen waren, veröffentlicht worden. In einer Reihe von Aufsätzen in der „Münchener
medizinischen Wochenschrift" und in der „Deutschen Vierteljahrsschrift für öffentliche Gesundheitspflege" habe ich die wertvollsten
Angaben aus diesen Publikationen für den Arzt und Hygieniker extra-
hiert und kommentiert. So entstand der Gedanke, das in zahlreichen
amtlichen Werken zerstreut und zumeist brach liegende Material unter
Benutzung der wissenschaftlichen Literatur in systematischer Anordnung zusammenzufassen.

Das Ergebnis einer solchen Arbeit hätte ein umfangreiches Lehrbuch der Sozialen Hygiene dargestellt. Allein, aus äußeren Gründen
beschränkte ich mich darauf, nur das Allerwichtigste zu bieten. Es
gilt zunächst, tieferes Interesse in den Reihen der Mediziner, Nationalökonomen, Verwaltungsbeamten und Sozialreformer für unseren Stoff
zu wecken. Der „Grundriß" wendet sich vor allem an den Anfänger.

Bei der Abfassung des „Grundrisses" habe ich außer den amtlichen Publikationen auch die großen Sammelwerke der Sozialen
Hygiene sowie die Handbücher, die sich mit einzelnen Teilen der
Sozialen Hygiene befassen, benutzt. Aber ein System der Sozialen
Hygiene lag noch nicht vor. Zu den vorhandenen Bausteinen mußte
ich manches Material erst hinzutragen, um ein Gebäude errichten zu
können. Nun steht der Bau vor uns. Denn schon aus dem „Grundriß"
wird man, wie ich hoffe, deutlich ersehen, daß die Soziale Hygiene
eine wohl zu charakterisierende Wissenschaft mit einem reichen Tat-
sachenstoff und mit gut begründeten Gesetzen darstellt.

Zu den Hauptschwierigkeiten bei der Abfassung eines wissenschaftlichen Grundrisses der Sozialen Hygiene gehört es, objektiv
zu bleiben. Denn unser Stoff ist vielfach mit politischen Einflüssen
der verschiedensten Arten verwoben. Ich habe mich bemüht, vorurteilslos die Probleme aufzurollen und jeweils die Vertreter jeder Partei zum
Worte kommen zu lassen. Allerdings konnte ich es mir nicht versagen,
auch meine eigene Meinung hinzuzufügen.

Mancher Leser schrickt vor nüchternen Statistiken zurück; und doch möchte ich mein Bedauern darüber ausdrücken, daß ich nicht noch mehr Tabellen habe bieten können. Wer die Probleme der Sozialen Hygiene kennen lernen will, muß die statistischen Angaben studieren; nur durch Anfügung von Zahlenreihen kann ein Autor dem Leser die Möglichkeit geben, sich selbst ein Urteil zu bilden; andernfalls wird verlangt, daß dieser die Lehren jenes gläubig hinnimmt.

Aus solchen Erwägungen heraus habe ich auch so viel Literaturangaben dem Texte angereiht, als der Raum es erlaubte; von Vollständigkeit kann jedoch hierbei naturgemäß keine Rede sein. Diese Angaben, die sich in der Regel am Schlusse des Kapitels befinden, sind so geordnet, daß der Leser leicht erkennt, auf welche Publikationen sich meine jeweiligen Darlegungen stützen; er kann sie mithin an der Hand des Quellenmaterials prüfen und durch eigenes Studium ergänzen.

Durch graphische Darstellungen und Abbildungen habe ich versucht, meine Erörterungen zu erweitern und zu beleben.

Von zahlreichen Behörden, Bibliotheken, Vereinen und Privatpersonen bin ich in hohem Maße unterstützt worden. Namentlich habe ich ganz nach Wunsch die wertvolle Bibliothek des Badischen Statistischen Landesamtes benutzen dürfen; der Direktor dieses Amtes, Herr Oberregierungsrat Dr. Lange, hat mich oft bei statistischen Fragen durch seinen von reichen Erfahrungen getragenen Rat auf die richtigen Bahnen gewiesen. Ihnen allen hier meinen Dank auszusprechen, ist mir ein Bedürfnis.

Karlsruhe i. B., 21. XII. 1912.   **Alfons Fischer.**

I. Allgemeines.

1. Begriff der sozialen Hygiene.

Die Deutung des Begriffes „soziale Hygiene" bereitet den Vertretern dieses Gebietes gegenwärtig noch Schwierigkeiten. Schon allein das Wort „sozial" kann in verschiedenem Sinne erklärt werden. Sprechen wir von sozialer Politik oder sozialer Versicherung, so denken wir hierbei an bestimmte Schichten der Bevölkerung; ist von sozialer Stellung im Beruf die Rede, so meint man das Maß von Selbständigkeit oder Geltung, das den jeweiligen Personen zuerteilt wird; sozial heißt bald so viel wie staatlich-politisch und gesellschaftlich, bald nur gesellschaftlich als Gegensatz zu staatlich. Es kommt für die Erklärung des Wortes „sozial" mithin vor allem auf den Zusammenhang an. Schon hieraus ergibt sich, daß man von einer rein etymologischen Definition absehen und die Begriffsdeutung dem geschichtlichen Werdegang entnehmen muß. Dies gilt insbesondere auch für die Bezeichnung „soziale Hygiene".

Die Schwierigkeit der Definition wird unter anderem noch dadurch vergrößert, daß sich gleichzeitig mit der sozialen Hygiene die soziale Medizin entwickelt hat. Nun gilt ja gegenwärtig allgemein die Hygiene als ein Zweig der Medizin; daher fassen manche Autoren, wie besonders Teleky, den Begriff „soziale Medizin" sehr weit; in diese reihen sie die soziale Hygiene ein, während die Mehrzahl derjenigen, die das Gebiet der sozialen Medizin bearbeiten, hierunter namentlich die mit der Sozialversicherung zusammenhängende Behandlung bestimmter Bevölkerungsschichten in Krankheitsfällen verstehen; hierbei behält dann die soziale Hygiene, die sich als Zweig der Gesundheitspflege mit der Prophylaxe befaßt, eine der sozialen Medizin koordinierte Stellung. Die Entwicklung hat freilich gezeigt, daß diese beiden Gebiete sich sehr nahe kommen, so daß zumeist die Vertreter des einen Faches auch das andere bearbeiten oder zum mindesten ihm großes Interesse entgegenbringen. Das vereinigende Band besteht in der beiden Gruppen gemeinsamen Betrachtungsweise; beide gehen von wirtschaftlichen und sozialen Gesichtspunkten aus. So kommt es, daß beiden zugleich dieselben Organe dienen; es gibt Zeitschriften für „Soziale Medizin und Hygiene", Jahresberichte über die „Soziale Hygiene, Medizinalstatistik und alle Zweige des sozialen Versicherungswesens", ein „Handwörterbuch für soziale Hygiene" (das sich aber auch mit sozialer Medizin befaßt), eine „Gesellschaft für soziale Medizin, Hygiene und Medizinalstatistik", Lehrstühle für soziale Medizin,

Hochschulvorlesungen über soziale Hygiene; vieles andere könnte hier noch genannt werden. Und wenn auch unter den Vertretern dieser Gebiete bisher dem Wort nach keine Einhelligkeit über die Definition der Begriffe „soziale Hygiene und Medizin" erzielt wurde, so zeigt doch die Erfahrung, daß die meisten hierunter übereinstimmend ein genau charakterisierbares Wissens- und Betätigungsfeld verstehen.

Schon viele haben nach einer brauchbaren Form für die Deutung des Begriffs „soziale Hygiene" bzw. „soziale Medizin" gesucht. Beurteilt man die Richtigkeit der jeweiligen Definition nach der historischen Entwicklung, nach der Art der praktischen und theoretischen Betätigung seitens der verschiedenen Vertreter der in Rede stehenden Gebiete, so findet man, daß mehrere Autoren[1]), die der „Sozialen Hygiene" oder

---

[1]) Kürz bezeichnet in seiner „Sozialen Hygiene" diese als „eine Wissenschaft, welche die gemeinsamen Ursachen der Gesundheit und des Krankseins der menschlichen Gesellschaft und deren sozialen Gruppen sowie die Mittel zur Förderung der ersteren und Verhütung der letzteren zu erforschen sucht". Diese Definition erscheint mir nicht ausreichend; aber der Inhalt der kleinen Schrift, die freilich nur in gar zu gedrängter Kürze den Stoff einiger Vorträge wiedergibt, ist ganz vortrefflich. — Das gleiche Lob kann dem Büchlein „Der Arzt" von M. Fürst gespendet werden, obwohl auch seine Begriffsdeutung ungenügend ist; sie lautet: „Die Soziale Medizin und Hygiene ist ein Grenzgebiet der praktischen Medizin und der sozialen Praxis. Sie hat die Aufgaben und Ergebnisse zu verzeichnen, die der ärztlichen Wissenschaft und ihren Trägern bei Erforschung und Lösung sozialer Probleme zukommen. Die soziale Medizin behandelt deshalb im Gegensatz zur individuellen diejenige Seite der ärztlichen Tätigkeit, welche es sich zur Aufgabe gemacht hat, die Gesundheit der breiten Massen zu heben, indem sie vorbeugend Krankheiten zu verhüten sucht und an der Hebung des allgemeinen Kulturzustandes von Staat und Gesellschaft mitstrebend und mitwirkend teilnimmt." Fürst fügt seiner Erklärung folgende Bemerkung an: „Ein so weites und rein praktisches Gebiet, wie es die Soziale Medizin und Hygiene ist, läßt sich durch Wortbegriffe nun einmal nicht einengen." — Weyl, der Herausgeber des „Handbuchs der Hygiene", bezeichnet in der Vorrede des hierzu gehörenden Supplementbandes „Soziale Hygiene" diese als „diejenige Wissenschaft, welche die Aufgabe übernimmt, jeder Altersklasse die ihr zukommende, d. h. die ihr durch die Natur gegebene geringste Sterblichkeit zu verschaffen". Diese Definition, die aus dem Jahre 1904 stammt, ist nicht akzeptiert worden; sie ist auch in der Tat unbrauchbar. Weyl betont, daß die Soziale Hygiene nicht identisch mit öffentlicher Gesundheitspflege ist; das Gebiet der ersteren sei viel größer und umfassender. Der genannte Supplementband enthält neben großen Abhandlungen, die nach meiner Ansicht in das Gebiet der öffentlichen Gesundheitspflege gehören, eine Reihe von Aufsätzen sozialhygienischen Inhalts. Aber viele wichtige Kapitel der Sozialen Hygiene fehlen in dem Handbuch, das mithin aus zwei entgegengesetzten Gründen an Wert einbüßt; natürlich wohnt dem Werk, an dem eine Anzahl hervorragender Sozialhygieniker mitgearbeitet hat, dennoch eine große Bedeutung inne. — W. Ewald gibt in seinem „Lehrbuch der Sozialen Medizin" eine so verworrene Definition, daß ich davon absehe, sie hier zu zitieren; der Inhalt seines Buches entspricht nicht dem Titel. — Mehrere Autoren, die Bücher über Soziale Hygiene oder Soziale Medizin verfaßt bzw. herausgegeben haben, unterließen es, eine Begriffsdeutung zu bieten. So fehlt in dem von Pettenkofer und Ziemssen herausgegebenen „Handbuch der Hygiene", dessen Teil II den Titel „Soziale Hygiene" führt, eine Definition. Wenn auch diese „Soziale Hygiene" manche Kapitel enthält, die zur „öffentlichen Gesundheitspflege" gehören, so rechtfertigt doch der größte Teil der dargebotenen Abschnitte den genannten Titel. — Ebensowenig enthält das von M. Fürst und F. Windscheid herausgegebene „Handbuch der Sozialen Medizin" eine Begriffserklärung. Aus dem Inhalt des Handbuchs ersieht man jedoch, daß die Auffassung

der „Sozialen Medizin" Hand- und Lehrbücher gewidmet haben, das Ziel verfehlten; unter der mißglückten Begriffsdeutung hatten dann gewöhnlich (wenn auch nicht immer) die betreffenden Darlegungen zu leiden.

Von allen bisherigen Definitionen halte ich die von Grotjahn und die von Elster für die besten. Grotjahns Deutung lautet folgendermaßen:

„1. Die soziale Hygiene als deskriptive Wissenschaft ist die Lehre von den Bedingungen, denen die Verallgemeinerung hygienischer Kultur unter der Gesamtheit von örtlich, zeitlich und gesellschaftlich zusammengehörigen Individuen und deren Nachkommen unterliegt.

2. Die soziale Hygiene als normative Wissenschaft ist die Lehre von den Maßnahmen, die die Verallgemeinerung hygienischer Kultur unter der Gesamtheit von örtlich, zeitlich und gesellschaftlich zusammengehörigen Individuen und deren Nachkommen bezwecken."

Diese Definition, die aus dem Jahre 1904 stammt, hat Grotjahn bei späteren Gelegenheiten, zuletzt in seiner „Sozialen Pathologie" beibehalten. Elster dagegen hat seine im Jahre 1907 veröffentlichte Begriffsdeutung zwei Jahre darauf noch verbessert; in ihrer neuen Gestalt lautet sie: „Die soziale Hygiene ist die Wissenschaft von den tatsächlichen Verhältnissen und Maßnahmen, die, vorwiegend von sozialen und wirtschaftlichen Gesichtspunkten und Zielen beeinflußt, auf die möglichst lange Erhaltung der Gesundheit und auf die immer größere Gesundung von praktisch zusammenfaßbaren Gruppen der Bevölkerung sich beziehen."

Jede dieser Definitionen hat ihre Vorzüge; doch kann ich keiner von ihnen ganz zustimmen. Und dies aus folgenden Erwägungen heraus:

Jeder dieser beiden Definitionen fehlt der unbedingt erforderliche Hinweis darauf, daß die Hygiene nicht nur eine Wissenschaft, sondern auch ein praktisches Betätigungsgebiet ist. Denn die Hygiene beschreibt nicht nur Zustände und Maßnahmen, sie stellt auch Forderungen auf. Und gerade erst durch diese Betonung wird uns das Wesen der sozialen Hygiene klar. Wie aus der Definition von Elster hervorgeht, ist es ein Merkmal der sozialen Hygiene, daß sie sich mit Verhältnissen befaßt, die vorwiegend von sozialen und wirtschaftlichen Gesichtspunkten beeinflußt sind. Dem stimme ich bei, wenngleich ich diese Beziehung anders ausdrücken möchte; jedenfalls kennzeichnet Elster deutlich den

---

der Verfasser von dem Begriff „Soziale Medizin" sich wohl mit meiner Definition decken dürfte. — Schließlich sei noch erwähnt, daß auch Rumpf in seinen „Vorlesungen über Soziale Medizin" von einer Begriffsdeutung dieses Wissensgebietes Abstand genommen hat. Den etwaigen Einwand, daß sich die Soziale Medizin nicht abgrenzen lasse, pariert er mit der Frage: „Welches Fach der Heilkunde ist umgrenzt?" Und er fügt treffend hinzu: „Mauern und Grenzlinien sind das Werk besitzängstlichen Menschengeistes". Der Inhalt seiner „Vorlesungen" zeigt aber, daß Rumpf den Begriff „Soziale Medizin" doch wohl zu weit faßt. Denn nach meinem Dafürhalten haben ärztliche Standesangelegenheiten nichts und ärztliche Rechts- und Gesetzeskunde nur in beschränktem Umfange etwas mit der Sozialen Medizin zu tun.

Gegensatz zur individuellen und öffentlichen Gesundheitspflege, die den
Zusammenhang mit den wirtschaftlichen und sozialen Verhältnissen nicht
berücksichtigen. Allein, es sollte noch zum Ausdruck gelangen, daß die
soziale Hygiene sich auch in der Art ihrer Forderungen von jenen
Zweigen der Gesundheitspflege unterschiedet; denn die soziale Hygiene
beachtet bei ihren Vorschlägen die gegebenen Zustände, während
jene voraussetzungslos ideelle Forderungen stellen.

Einige Beispiele sollen hier zur Erläuterung angeführt werden: Die
Hygiene an sich lehrt, daß die Wohnart im Einfamilienhaus günstiger
ist als jede andere; sie fordert daher den Bau von Einfamilienhäusern.
Die soziale Hygiene berücksichtigt aber den Mietpreis für das Einfamilienhaus und betont daher, daß es in Anbetracht der Einkünfte,
über welche die breiten Volksschichten verfügen, falsch ist, zuviel für die
Wohnung aufzuwenden, weil dann zu wenig für die Befriedigung der
sonstigen Bedürfnisse (Ernährung, Kleidung usw.) übrig bleibt; der
Sozialhygieniker warnt daher vor der Unterbringung der Durchschnittsarbeiter in den verhältnismäßig zu teuren Einfamilienhäusern und
fordert gesundheitsgemäß eingerichtete Mehrfamilienhäuser mit erschwinglichen Mietpreisen. — Oder ein anderes Beispiel: Der Hygieniker,
der ohne Rücksicht auf die vorliegenden Zustände urteilt, wird verlangen,
daß die Fabrikarbeit der verheirateten weiblichen Personen, insbesondere
wenn diese kleine Kinder haben, verboten werden soll; der Sozialhygieniker dagegen, der daran denkt, daß ein so allgemeines Verbot unter den
obwaltenden Verhältnissen zur Verminderung der Heiraten in den
unbemittelten Kreisen und zur Vergrößerung der Ziffer der unehelichen
Geburten sowie zu sonstigen Mißständen führen würde, wird ein solche
Maßnahme nicht befürworten, Ein drittes Beispiel: Der Hygieniker
will, daß der Verkauf von Mitteln[1]) zur Verhütung der Konzeption und
Infektion verboten werde; der Sozialhygieniker, der die gegenwärtigen
Zustände im sexuellen Leben in Betracht zieht, empfiehlt jene Mittel,
weil man sie zurzeit noch nicht entbehren kann.

So ergibt sich also, daß die soziale Hygiene sich gerade auch durch
die Art ihrer Forderungen charakterisiert. Dies muß daher in der
Definition zum Ausdruck gelangen. An der Begriffserklärung von Elster
fehlt ferner der Hinweis, daß sich die soziale Hygiene (wie die allgemeine

---

[1]) Gelegentlich einer gerichtlichen Verhandlung hat Max von Gruber
diese Mittel als gesundheitsschädlich, ihre Anpreisung als höchst gefährlich
bezeichnet. „Die Deutsche Gesellschaft zur Bekämpfung der Geschlechtskrankheiten" macht gegen die Auffassung von Gruber Front; in ihren „Mitteilungen"
(1911 Nr. 6) heißt es: „Das eben betrachten wir als eine der Hauptaufgaben unserer
Gesellschaft, nicht unerfüllbare Forderungen aufzustellen, sondern den Bedürfnissen
der Zeit und des Volkes Rechnung zu tragen, und deshalb müssen wir überall da, wo
man versucht, die Verallgemeinerung der Kenntnisse von den Schutzmitteln einzu-
schränken, laut und deutlich Stellung nehmen, und so müssen wir denn auch in
diesem Falle die Hygiene selbst gegen den Vertreter der Hygiene, so sehr wir ihn als
Menschen und Forscher verehren, in Schutz nehmen." Man sieht hier klar den
Unterschied zwischen dem voraussetzungslosen Hygieniker und einer die gegebenen
Verhältnisse berücksichtigenden sozialhygienischen Vereinigung, deren spezielles
Tätigkeitsfeld die Bekämpfung der Geschlechtskrankheiten ist.

Hygiene auch) mit den gesundheitlichen Verhältnissen nicht nur im Interesse der gegenwärtigen, sondern auch der kommenden Generation befaßt, was von Grotjahn mit Recht betont wird.

Wenn ich nun von jedem der beiden genannten Autoren das zur Erklärung Notwendige entnehme und meinen obigen Darlegungen entsprechende Ergänzungen anfüge, so komme ich zu folgender Definition: Die soziale Hygiene ist die Wissenschaft von den Beziehungen zwischen den gesundheitlichen und den sozialen Verhältnissen der örtlich, zeitlich und gesellschaftlich zusammenhängenden oder sonst praktisch zusammenfaßbaren Individuen und deren Nachkommen; sie ist zugleich ein praktisches Betätigungsfeld, indem sie den jeweils gegebenen Umständen entsprechende Forderungen zur Erhaltung und Vermehrung der Gesundheit von den genannten Bevölkerungsgruppen aufstellt und zu verwirklichen sucht.

Unter Sozialer Medizin wäre dann die ärztliche Untersuchung, Behandlung und Begutachtung von Personen bestimmter Bevölkerungsgruppen, insbesondere derjenigen Volksschichten, die von der sozialen Versicherungsgesetzgebung umfaßt werden, zu verstehen.

Es bleibt nun noch die Stellung der sozialen Hygiene zu den anderen Zweigen der Hygiene und den Geisteswissenschaften zu erörtern. Der Gegensatz zur individuellen Gesundheitspflege ist ohne weiteres klar. Schwieriger dagegen ist die Abgrenzung gegen die öffentliche Gesundheitspflege. A priori möchte man meinen, daß hier kaum Unterschiede bestehen können; die Entwicklung hat aber gezeigt, daß es zwei verschiedene Gebiete sind, wenn sich auch viele Berührungspunkte finden. Die Unterschiede liegen teils in den Forschungsmethoden, teils in den Mitteln zur Durchführung der Forderungen. Die öffentliche Gesundheitspflege, die sich zumeist nicht mit einzelnen Bevölkerungsgruppen, sondern mit der Gesamtheit des Volkes befaßt, bedient sich gewöhnlich der physikalisch-chemisch-biologischen Betrachtungsweise; die von ihr gewünschten Maßnahmen zur Verbesserung der hygienischen Zustände werden in Gestalt der Gesundheitstechnik nutzbar gemacht und mittels behördlicher (polizeilicher) Verfügungen verallgemeinert, soweit die vorhandenen reichs- oder landesgesetzlichen Bestimmungen (Seuchengesetze, Impfgesetz, Nahrungsmittelgesetze usw.) nicht ausreichen. Die soziale Hygiene bedient sich dagegen der Methoden, die bei den verschiedenen Zweigen der Sozialwissenschaften zur Anwendung gelangen. Da nun auch die Gegenstände der sozialen Hygiene von hohem Interesse für die Sozialwissenschaften [1]) sind, so widmen sie diesem Gebiet einen angemessenen

---

[1]) Die sozialwissenschaftlichen und sozialpolitischen Hand- und Lehrbücher enthalten stets viel sozialhygienisches Material; in den entsprechenden Zeitschriften finden sich gewöhnlich ständige Rubriken für Soziale Hygiene, und dies seit Jahrzehnten. Die meisten Ärzte, die sozialhygienische Arbeiten veröffentlicht haben, ergriffen früher fast nur in diesen Werken und Zeitschriften das Wort. Erst in den letzten Jahren, seitdem es besondere Publikationsorgane für die Soziale Hygiene und Medizin gibt, findet man auch in den sonstigen hygienischen Zeitschriften und

Raum; als praktisches Betätigungsgebiet ist die soziale Hygiene ein wichtiger Teil der Sozialpolitik. Die Abgrenzung gegen die öffentliche Gesundheitspflege geschieht jedoch nur aus praktischen Gründen; man könnte auch den gesundheitspolizeilichen Teil mit dem sozialhygienischen unter dem Sammelbegriff[1]) „Öffentliche Gesundheitspflege" zusammenfassen. — Die Gewerbehygiene ist, da sie sich mit den gesundheitlichen Zuständen in den Gewerbebetrieben und dadurch mit der Hygiene der gewerblichen Arbeiter beschäftigt, als besonderer Abschnitt der sozialen Hygiene aufzufassen; ebenso ist die Militärhygiene, die sich ja auch nur mit einer praktisch zusammenfaßbaren Bevölkerungsgruppe beschäftigt, der sozialen Hygiene zuzuteilen; das gleiche gilt für die Schulhygiene, Gefängnishygiene und dgl. mehr. — Ferner möchte ich, mit Grotjahn, als einen Zweig der sozialen Hygiene auch die Rassenhygiene bezeichnen, da sie sich mit der Krankheitsverhütung bei dem Nachwuchs bestimmter Bevölkerungsgruppen befaßt, und ihre Probleme vielfach wirtschaftliche Fragen berühren. Schließlich betrachte ich auch die Soziale Medizin als einen Teil der sozialen Hygiene. Denn die ärztliche Untersuchung und Behandlung bestimmter Bevölkerungsgruppen wirken naturgemäß günstig auf die gesundheitlichen Zustände dieser Kreise ein; die soziale Medizin befaßt sich eben mit speziellen sozialhygienischen Maßnahmen.

Es bleibt nun noch zu erörtern, ob die soziale Hygiene eine selbständige Wissenschaft ist. Bekanntlich galt früher an den Universitäten auch die Hygiene nicht als eine besondere Wissenschaft, sie war ein Zweig der inneren Medizin[2]) noch vor wenigen Jahrzehnten; und als dieser Teil, der infolge gewaltiger Fortschritte sehr stark geworden war, nach Selbständigkeit verlangte, da erhoben die Internisten hiergegen Einspruch. Aber die Abtrennung erfolgte dennoch, weil die Hygiene sich eben zu einem bedeutenden Wissensgebiet entfaltet hatte, das nur ein spezieller Fachmann zu übersehen vermochte. Und nun ist auch ein Ast der Hygiene so groß geworden, daß hier ebenfalls eine Loslösung wohl erforderlich werden wird. Noch wehren sich manche Vertreter[3]) der Hygiene an

in der medizinischen Fachpresse häufiger, neuerdings sogar mit einer gewissen Regelmäßigkeit Aufsätze sozialhygienischen oder sozialmedizinischen Inhalts.

[1]) In Frankreich und in Italien werden allgemein die beiden Gebiete „Öffentliche Gesundheitspflege" und „Soziale Hygiene" als „Soziale Hygiene" bezeichnet.

[2]) Die Professoren für innere Medizin lasen früher auch über Hygiene. Bezeichnend ist, daß Pettenkofer gemeinsam mit dem Internisten Ziemssen das bekannte „Handbuch der Hygiene und Gewerbekrankheiten" herausgegeben hat.

[3]) Gegen die Abtrennung der Sozialen Hygiene von der Allgemeinen Hygiene hat sich Rubner in seiner bei der Eröffnung des neuen Hygienischen Instituts in Berlin gehaltenen Rede (vgl. Berlin. Klin. Wochenschrift 1905, Nr. 19 u. 20) ausgesprochen. In gleicher Richtung äußerte sich Kolle in seiner Festrede gelegentlich der Eröffnung des Instiuts für Hygiene und Bakteriologie der Universität Bern (vgl. Korrespondenzblatt für Schweizer Ärzte Jahrg. 1910, Nr. 27). — Dagegen hält der berühmte italienische Hygieniker Celli (nach Angaben von A. Gottstein im „Jahresbericht über Soziale Hygiene" Bd. VII) die Gestaltung der Sozialen Hygiene zu einer Sonderdisziplin für zeitgemäß.

den Universitäten hiergegen. Aber im Laufe der Zeit wird es doch zur Unmöglichkeit werden, daß ein und dieselbe Person das Gesamtgebiet der Hygiene (mit Einschluß der sozialen Hygiene und allem, was hierzu gehört) in dem erforderlichen Maße beherrscht. Wie sich nun aber auch die Entwicklung gestalten mag, sicher ist, daß sich in den kommenden Jahren die soziale Hygiene noch ganz bedeutend entfalten wird, so daß sie, ob selbständig oder als Zweig der allgemeinen Hygiene, zweifellos eins der wichtigsten Wissensgebiete darstellen wird. — Insofern sich die soziale Hygiene mit der Krankheitsverhütung befaßt, wird sie wohl immer als ein Teil der medizinischen Wissenschaft zu betrachten sein; der Arbeitsmethode nach, die sie vorzugsweise benutzt, und im Hinblick darauf, daß sie die Verhältnisse der einzelnen sozialen Bevölkerungsschichten erforscht, gehört sie in das Gebiet der Sozialwissenschaften, als praktisches Betätigungsfeld ist sie gemäß der Art, wie sie Forderungen stellt und durchzusetzen sucht, ein Zweig der Sozialpolitik.

Literatur.

1. Ludwig Teleky: „Die Aufgaben und Ziele der sozialen Medizin." Wiener Arbeiten aus dem Gebiet der Sozialen Medizin. Wien u. Leipzig 1910.

2. Alfred Grotjahn: Vorwort zum „Jahresbericht über die Fortschritte und Leistungen auf dem Gebiete der sozialen Hygiene und Demographie", herausgegeben in Gemeinschaft mit F. Kriegel, 3. Band, Jena 1904. Ferner: „Soziale Pathologie" Berlin 1912.

3. A. Elster: „Die Abgrenzung der Begriffe Rassen- und Gesellschaftshygiene (und -Biologie), Soziale Hygiene und Soziale Medizin". Archiv für Rassen- und Gesellschaftsbiologie, Bd. IV, Heft 1. Ferner: „Zur Abgrenzung des Gebietes der Sozialen Hygiene". Band 4 der Monatsschrift „Soziale Medizin und Hygiene".

4. Ernst Kürz: „Soziale Hygiene". Sonderabdruck aus der „Medzinischen Klinik" 1906/07.

5. Moritz Fürst: „Der Arzt. Seine Stellung und seine Aufgaben im Kulturleben der Gegenwart. Ein Leitfaden der Sozialen Medizin." Band 265 der Sammlung „Aus Natur und Geisteswelt". Leipzig 1909.

6. Th. Weyl: „Soziale Hygiene". IV. Supplementband des „Handbuches der Hygiene", herausgegeben von Th. Weyl. Jena 1904.

7. Walther Ewald: „Soziale Medizin". Berlin 1911.

8. Th. Rumpf: „Vorlesungen über Soziale Medizin". Leipzig 1908.

2. Methoden der sozialen Hygiene.

Wir haben gesehen, daß die soziale Hygiene sich von den anderen Zweigen des Gesundheitswesens durch ihre Aufgaben unterscheidet. Eine weitere Differenzierung entsteht aber durch die Methoden, mit denen diese Aufgaben durchgeführt werden.

Hierbei müssen wir uns wieder dessen bewußt sein, daß die soziale Hygiene einerseits eine Wissenschaft, andererseits ein praktisches Betätigungsfeld darstellt; dieser Einteilung entsprechend sollen nun die Methoden der sozialen Hygiene dargelegt werden.

Die soziale Hygiene haben wir als einen Teil des weiten medizinischen Gebietes bezeichnet. Daraus folgt, daß sie gelegentlich die verschiedensten Methoden der Heilkunde und der Naturwissenschaften anwenden

muß. Genau wie die individuelle Hygiene sich auf anatomische, physiologische, pathologische, sowie auf chemische, physikalische und bakterio-
logische Untersuchungen stützt, um für das Einzelwesen gesundheitliche
Grundsätze aufzustellen, so verfährt auch die soziale Hygiene, wenn
sie die für große einheitliche Bevölkerungsgruppen geltenden Verhältnisse
erforschen will.

Da die soziale Hygiene sich aber mit den hygienischen Zuständen
umfangreicher Bevölkerungsschichten befaßt, so muß sie hierbei vorzugsweise die Methode benutzen, die in der Regel zur Feststellung der Eigenschaften großer Volksmassen zur Anwendung gelangt; dies Mittel
ist die Statistik.

Wenn man ein Bild von den sozialhygienischen Zuständen gewinnen
will, z. B. davon, wieviel Neugeborene jährlich aus einer bestimmten
sozialen Bevölkerungsschicht hervorgehen, oder wieviel Personen dieser
Schicht jedes Jahr an dieser oder jener Krankheit gestorben sind, oder
wie die Wohnungs- oder Ernährungsverhältnisse der jeweiligen Volks-
gruppen beschaffen sind usw., so kann man sich hierbei eben nur, sofern
man sich auf exakte Angaben und nicht nur auf persönliche Beobachtungen und Eindrücke stützen will, der zahlenmäßigen Feststellungen, die nach wohlüberlegten Grundsätzen in Zahlenreihen
übersichtlich zusammengefaßt werden, bedienen.

Solche Statistiken sind schon im Altertum angefertigt worden.
Aber gerade in der letzten Zeit haben die statistischen Erhebungen und
deren Verarbeitung einen außerordentlichen Umfang in fast allen Staaten
angenommen; vor allem wird hinsichtlich der Bevölkerungsbewegung,
der Todesursachen und der Morbiditätsfrequenz bei den Infektionskrankheiten die gesamte Kulturwelt statistisch kontrolliert. Der Grund
für diesen Aufschwung liegt einmal darin, daß man sich jetzt weit mehr
als früher mit den sozialen und hygienischen, d. h. mit den auf die breiten
Volksschichten sich beziehenden demographischen und sanitären
Problemen befaßt und hierbei eben der Statistik bedarf; dazu kommt
aber dann noch, daß es im Laufe der Zeit gelungen ist, die statistischen
Erhebungen und Verarbeitungen mit weit größerer Zuverlässigkeit als
ehedem durchzuführen.

Vor allem hängt hiervon der wissenschaftliche Wert der Statistik
ab. Nun muß aber zugleich dem Gesetz der großen Zahlen genügt
werden; denn wenn es sich nur um kleine Ziffern handelt, so sind Zu-
fälligkeiten nicht zu vermeiden. Habe ich in einer Schachtel zwei rote
und zwei schwarze Kugeln, so kann es der Zufall verursachen, daß ich,
wenn ich mit verbundenen Augen zwei Kugeln herausnehmen soll,
zwei rote ziehe. Enthält aber die Schachtel 2000 rote und eben-
soviele schwarze Kugeln, gut vermischt, so werde ich, wenn ich
2000 Kugeln ziehen soll, mit der größten Wahrscheinlichkeit von
jeder der beiden Farben die gleiche Anzahl Kugeln herausgreifen.
Eine Statistik, die einen Wert haben soll, muß sich mithin auf
zahlreich vorhandene Objekte erstrecken, um so den Zufall zu vermeiden.

Eine derartige Untersuchung kann dann aber niemals von einer oder wenigen Personen durchgeführt werden, es ist hierfür vielmehr ein großes und geeignetes Personal nötig. Auch werden an die Intelligenz der Befragten, auf die sich die Auszählung erstreckt, gewisse Anforderungen gestellt. Man sieht also, welche Schwierigkeiten sich schon bei der statistischen Erhebung selbst ergeben, wenn diese die breitesten Volksschichten umfassen soll. Dazu kommen dann die nicht leicht zu vermeidenden Fehlerquellen bei der Durcharbeitung des Zahlenstoffes. Aber mit der zunehmenden Volksbildung und zugleich mit der Einführung von maschinellen Hilfsmitteln, namentlich von elektrischen Zählapparaten und Rechenmaschinen, sind die Resultate der großen Volkszählungen immer zuverlässiger geworden; Bedenken gegen die Verwendbarkeit der Statistik an sich liegen jetzt nicht mehr vor. Das früher viel gehörte Wort von der ,,mensonge en chiffre" wird heut namentlich gegenüber einer amtlichen Statistik nicht mehr gebraucht werden können, und es wird tatsächlich nur noch von solchen Gegnern angeführt, die mit dem jeweiligen Inhalt der Zahlen unzufrieden sind. Andererseits kann nicht dringend genug vor einer unvorsichtigen Benutzung der Statistik gewarnt werden; man bedarf eben einer gründlichen Fach- und nicht minder einer gediegenen allgemeinen Sachkenntnis, um aus den Ziffern berechtigte Schlüsse ziehen zu können. Die Vernachlässigung irgendeines wichtigen Umstandes kann dazu führen, daß aus einer Statistik das Gegenteil des wahren Sachverhaltes herausgelesen wird.

Von Amts wegen werden in allen Kulturstaaten periodische Zählungen der gesamten Bevölkerung mit Unterscheidung des Geschlechtes, des Alters, des Familienstandes usw. veranstaltet. Ebenso werden vielfach ziffernmäßige Erhebungen über die Besetzung der einzelnen Berufsarten, über die Größe der Wohnungen u. a. m. durchgeführt. Die Ergebnisse dieser Untersuchungen enthalten ein überaus wichtiges Material für die Erforschung der sozialhygienischen Zustände.

Ganz besonders wertvoll sind aber für den Sozialhygieniker die ebenfalls amtlich publizierten medizinalstatistischen Angaben. Jeder Sterbefall muß dem Standesamte mitgeteilt werden; auf dem Totenschein ist die Todesursache [1]) einzutragen. Ferner besteht bei einer Reihe

---

[1]) Die Todesursachenstatistik befindet sich allerdings jetzt noch auf einer schwankenden Basis. Die Angaben über die jeweiligen Todesursachen haben doch nur dann Anspruch auf Zuverlässigkeit, wenn eine ärztliche Diagnose vorliegt. Hieran fehlt es aber in vielen Fällen; es sterben in gewissen Landesgebieten sehr zahlreiche Personen, ohne daß ihnen eine ärztliche Behandlung zuteil wurde. Manche Staaten, z. B. Sachsen, England, Italien, Schweiz, Norwegen veröffentlichen statistische Mitteilungen darüber, in wie vielen Fällen die Todesursache ärztlich beglaubigt wurde. Naturgemäß ist eine post mortem erfolgte Feststellung, auch wenn diese von einem Arzt stammt, keine einwandfreie Angabe. Aber selbst diese ärztlichen Beglaubigungen fanden in Sachsen während des letzten Berichtsjahres (1909) nur in 69,7 % der Sterbefälle statt; bei den Säuglingen sinkt die entsprechende Ziffer sogar auf 39,6, bei den Personen von 80 und mehr Jahren auf 61,5%. Man erkennt hieraus nicht allein die Unzuverlässigkeit der Todesursachenstatistik, sondern zugleich die Gefahr, die durch diese Mißstände erzeugt wird; denn es ist ohne weiteres klar, daß, wenn in so vielen Fällen die ärztliche Beglaubigung der

von Krankheiten für den Arzt die Anzeigepflicht. So sammeln sich bei den Behörden die Angaben über Mortalität und Morbidität an; und hierüber werden dann amtlicherseits statistische Mitteilungen publiziert. Gerade die medizinische Statistik ist eine bedeutende Quelle für die soziale Hygiene.

Außer den periodisch erscheinenden Publikationen werden von den Statistischen Ämtern noch die Resultate von Erhebungen, die sich mit speziellen Problemen, z. B. mit der Militärtauglichkeit der Söhne von Vätern bestimmter Berufsarten oder mit der Lebenshaltung gewisser Bevölkerungsgruppen usw., befassen, veröffentlicht.

Den amtlichen Erhebungen kommt naturgemäß ein besonders hoher Wert zu; denn hier stehen die für eine zuverlässige Untersuchung und eine gründliche Verarbeitung des Materials notwendigen Mittel und Kräfte zur Verfügung; diese Ermittlungen beziehen sich in der Regel auf sehr große Volkskreise, so daß auch dem Gesetz der großen Zahlen genügt wird.

Man kann aber nicht immer darauf warten, bis der Staat das jeweils interessierende Problem erforschen läßt. Mitunter ist die Beantwortung einer Frage dringend, ohne daß die erforderliche Erhebung von Amts wegen durchgeführt werden kann. Da haben sich schon oft private Forscher in dankenswerter Weise entschlossen, die Lücken nach Kräften auszufüllen. Auf diese Art wurden wertvolle Aufschlüsse z. B. über die Verbreitung der Geschlechtskrankheiten in gewissen Bevölkerungskreisen, über die Beziehung der Körperbeschaffenheit zu den geistigen Qualitäten der Volksschulkinder usw. gewonnen. Naturgemäß werden solche privaten Arbeiten sich nur auf einen relativ eng begrenzten Umfang erstrecken können; aber sie haben dennoch häufig den Wert der ersten Spatenstiche auf einem zuvor brachliegenden Acker, und schon oft, wie z. B. bei der Untersuchung über die Militärtauglichkeit bei bestimmten Berufsarten, ist der privaten Pionierarbeit eine mit großen Mitteln durchgeführte amtliche Untersuchung gefolgt.

Kürzlich hat sich Rubner dahin geäußert, daß ohne die Statistik die Hygieniker heutzutage[1] nicht leben können. Gilt dieser Satz schon für

---

Todesursache fehlt, sowohl der Verschleppung von ansteckenden Krankheiten wie der Verschleierung von Verbrechen Tor und Tür geöffnet werden. — Weit wertvoller als die Angaben über die ärztliche Beglaubigung der Todesursachen sind zahlenmäßige Mitteilungen darüber, wieviele unter den Gestorbenen ärztlich behandelt waren. Solche Statistiken liegen aus Baden, Bayern, Württemberg, Österreich, Dänemark und Niederlande vor; man erkennt auch aus diesen statistischen Feststellungen die eben charakterisierten Mißstände. (Näheres in dem Teil IV Kapitel 1; ferner bei Alfons Fischer: „Die Zahl der ärztlich Behandelten und die Todesursachenstatistik". Münch. med. Wochenschr. 1910, Nr. 31, und bei Rösle: Sonderkatalog für die Gruppe Statistik der wissensch. Abt. der Intern. Hygiene. Ausstellung Dresden 1911.)

[1] Mit Recht hat O. Neustätter (siehe Deutsches Statistisches Zentralblatt. III. Jahrg. 1911) darauf hingewiesen, wie wenig statistische Bemerkungen sich in dem Riesenwerke von J. P. Frank sowie in den Schriften von Hufeland

die allgemeine Hygiene, so trifft er für die soziale Hygiene ganz besonders zu. In dem „Grundriß" sollen daher, soweit es der Raum ermöglicht, zahlreiche Statistiken angeführt werden, teils damit der Leser sich an das Studium der Statistiken, das freilich vielen anfangs recht trocken erscheint, dann aber immer interessanter wird, gewöhnt, teils auch damit er sich ein eigenes Urteil über die jeweiligen Verhältnisse bilden kann. In dem Anhang zu diesem Kapitel sei dann noch eine Übersicht über die wichtigsten statistischen Quellenwerke, die bei der Erforschung sozialhygienischer Probleme benutzt werden, geboten.

So bedeutungsvoll für die soziale Hygiene die Statistik ist, so unentbehrlich sind neben ihr viele andere Methoden, um die gesundheitlichen Zustände bestimmter Bevölkerungsschichten zu studieren. Denn zum Verständnis der Statistik sind, wie schon erwähnt wurde, mannigfaltige Kenntnisse auf den verschiedensten Wissensgebieten notwendig. Dazu kommt, daß viele Probleme sich nicht statistisch erfassen lassen bzw. zahlenmäßig bisher nicht ergründet worden sind. Der Sozialhygieniker wird sich daher außer der Statistik noch einer Reihe anderer Methoden bedienen müssen.

Hier ist zunächst die Anthropometrie zu nennen. Es wird sich zwar nicht so bald ermöglichen lassen, ein großes Volk in seiner Gesamtheit nach seinen Körpermaßen zu untersuchen und entsprechende statistische Angaben zu erhalten; man muß sich daher hierbei mit Stichproben begnügen. Solche Messungen, Wägungen und sonstigen körperlichen Untersuchungen werden in manchen Schulen, bei der militärischen Aushebung und bei anderen Gelegenheiten durchgeführt. Dem Sozialhygieniker werden die Ergebnisse dieser Forschungen wertvolle Aufschlüsse über die Beziehungen der hygienischen Beschaffenheit zu der wirtschaftlichen und sozialen Lage bestimmter Bevölkerungskreise bieten.

Des weiteren wird er der Epidemiologie besondere Aufmerksamkeit zu widmen haben. Die Entstehung und den Verlauf einer Volksseuche muß er auf ihren Zusammenhang mit den sozialen Zuständen beobachten.

Ferner muß der Sozialhygieniker, der ja auch die Bedingungen für die Erzielung eines zahlreichen und kräftigen Nachwuchses studiert, die Methoden der Familienforschung verwenden.

Um das Volksleben, namentlich auch nach der psychologischen Seite hin, zu erfassen, um die Sitten und Gebräuche des gesellschaftlichen Verkehrs und überhaupt des Gemeinschaftslebens in ihren Beziehungen zur Volksgesundheit kennen zu lernen, wird der Sozialhygieniker sich häufig der Methoden der Soziologie bedienen müssen.

Um Kenntnisse von der wirtschaftlichen Lage, die ja auf ihren Zusammenhang mit der Entstehung von Krankheiten untersucht werden

---

finden. — Sehr anschaulich schildert Fr. Martius (siehe „Die numerische Methode" Virchows Archiv 1881 Band 83) die Abneigung der früheren Ärzte gegen die Statistik; er zitiert den Ausspruch eines Franzosen, der die Statistik mit einer jedem willfährigen Dirne vergleicht.

soll, zu erhalten, bedarf der Sozialhygieniker der Forschungsmittel der Nationalökonomie.

Für das Studium der Ursachen von den verschiedenen Berufskrankheiten ist es erforderlich, über die Art der jeweiligen Berufstätigkeit und über die Beschaffenheit der Betriebe, seien es Fabriken, Werkstätten, seien es Unternehmungen des Handels, Verkehrs usw., Bescheid zu wissen.

Schließlich soll der Sozialhygieniker auch auf verschiedenen Zweigen der Gesetzeskunde, so namentlich auf dem Gebiete der sozialen Versicherung, des Arbeiterschutzes, der Wohnungs-, Nahrungsmittel-, Seuchengesetzgebung u. a. m. Kenntnisse besitzen.

So viel von den Methoden und Hilfsmitteln, welche die soziale Hygiene bei der Erforschung ihrer Probleme verwendet. Andere Wege muß sie einschlagen, wenn es sich um die Verwirklichung ihrer Forderungen handelt.

Als praktisches Betätigungsfeld ist die soziale Hygiene, wie wir oben gesehen haben, ein Teil der Sozialpolitik. Hier benutzt man, wie bei jedem anderen Zweig der Politik, die Mittel der Volksbelehrung und Organisation, um auf die breite Öffentlichkeit und so auf die Parlamente und die Regierungen Einfluß zu gewinnen. Durch Zeit- und Flugschriften, durch Volksversammlungen und Ausstellungen sucht man die Massen über hygienische Fragen aufzuklären und in Vereinen und Verbänden zu organisieren. Dadurch erreicht man einerseits unmittelbare Erfolge, indem die aufgeklärten Volkskreise nach Möglichkeit sich einer gesundheitsgemäßen Lebensweise befleißigen; andererseits wirkt der Sozialhygieniker, wenn er eine große Schar von gleichgesinnten Anhängern hinter sich hat, mittelbar auf die Gesetzgebung und Verwaltung, von denen er die Einrichtung gewisser Maßnahmen fordert, ein. Es hat sich gezeigt, daß die Verhütung und Bekämpfung der verbreiteten Volksseuchen, der Tuberkulose, der Geschlechtskrankheiten usw. undurchführbar sind, wenn die hierfür notwendigen Kenntnisse nur den Ärzten und den wenigen sonstigen Fachleuten vorbehalten bleiben. Das ganze Volk muß an diesen Bestrebungen teilnehmen; darum gilt es, hygienisches Wissen selbst in die ärmsten Arbeiterwohnungen zu tragen. Es genügt auch nicht, in den Laboratorien und Kliniken nach Einrichtungen zum Kampfe gegen die Volkskrankheiten zu forschen, es ist vielmehr nötig, gesetzliche Maßnahmen zu schaffen, um die Forschungsergebnisse jedermann zugänglich werden zu lassen. Auch sind zum Zweck der Prophylaxe oft gesetzliche Bestimmungen erforderlich. Um zu diesen Zielen zu gelangen, hat man eine Reihe von Vereinen und Gesellschaften gegründet, so die Vereine zur Bekämpfung der Geschlechtskrankheiten, des Alkoholmißbrauchs, der Tuberkulose, die Vereine für Mutter- und Säuglingsfürsorge, zur Förderung des Arbeiterschutzes, des Wohnungswesens u. a. m. Obwohl alle diese Organisationen sich der Parteipolitik enthalten, suchen sie dennoch nach den Methoden der politischen Parteien auf die Öffentlichkeit und die Parlamente Einfluß zu gewinnen; und dies mit Recht, da sie nur auf diesem Wege ihre sozial hygienischen Pläne zur Verwirklichung führen können.

So sieht man schon aus der Vielgestaltigkeit der Methoden, die bei der sozialen Hygiene als Wissenschaft und als praktisches Betätigungsgebiet zur Anwendung gelangen, daß es für den Einzelnen schwer ist, auf allen Einzelgebieten hinreichend unterrichtet zu sein. Und so wird man auch im Hinblick auf die erforderlichen Methoden zu dem Schluß kommen, daß es zweckmäßig ist, die soziale Hygiene von den anderen Teilen der Gesundheitspflege zu trennen.

Literatur.

1. Adolf Gottstein: „Die Soziale Hygiene, ihre Methoden, Aufgaben und Ziele." Leipzig 1907.

2. J. Conrad: „Grundriß der politischen Ökonomie." Vierter Teil: Statistik. Jena 1910.

3. Friedrich Prinzing: „Handbuch der medizinischen Statistik." Jena 1906.

4. E. Roesle: Sonderkatalog für die Gruppe Statistik der wissenschaftlichen Abteilung der Internationalen Hygiene-Ausstellung Dresden 1911.

Anhang.

Die wichtigsten Quellenwerke der sozialhygienischen Statistik[1]).

Deutsches Reich.

1. Statistik des Deutschen Reiches (erscheint seit 1873, enthält unter anderem: Bevölkerungsbewegung, Krankenversicherung, Berufsstatistik, Sterbetafeln).

2. Statistisches Jahrbuch für das Deutsche Reich (erscheint seit 1880; gedrängte Übersicht über die Ergebnisse der wichtigsten Erhebungen).

3. Medizinal-statistische Mitteilungen aus dem Kaiserlichen Gesundheitsamt (erscheint seit 1892).

Deutsche Bundesstaaten.

1. Preußische Statistik (erscheint seit 1859; Angaben über Geburten, Eheschließungen, Sterbefälle in Preußen, Todesursachenstatistik, Heilanstalten).

2. Statistisches Jahrbuch für den preußischen Staat. (Seit 1903.)

3. Medizinalstatistische Nachrichten. (Seit 1909.)

4. Zeitschrift des Königl. Preuß. Statistischen Landesamtes. (Seit 1861.)

5. Statistische Korrespondenz. (Seit 1874.)

6. Das Gesundheitswesen im Preußischen Staate. (Alljährlich seit 1891.)

---

[1]) Trotzdem hier nur die bedeutendsten Quellen genannt sind (ausführliche Angaben findet man in dem Sonderkatalog für die Gruppe Statistik der Internat. Hygiene-Ausstellung Dresden 1911), so ist dennoch ihre Reihe ziemlich lang geworden. Man wird schon hieraus ersehen, welch ein enormes Zahlenmaterial, das der sozialhygienischen Verwertung harrt, alljährlich dargeboten wird. — Bedauerlicherweise werden aber die statistischen Publikationen im allgemeinen und insbesondere von den Ärzten und Hygienikern viel zu wenig benutzt. Der Ursachen hierfür gibt es mehrere. Vor allem ist wohl anzuführen, daß vielen die Quellen zu wenig bekannt sind. Dazu kommt die sich auch jetzt noch oft geltend machende (aber keineswegs gerechtfertigte) Abneigung gegen das Studium der statistischen Publikationen. — Freilich darf nicht verschwiegen werden, daß in den statistischen Gruppierungen auf medizinische und hygienische Gesichtspunkte nicht genügend Rücksicht genommen wird. Dies gilt besonders für die ganz willkürliche Altersgruppierung in 5- oder 10 jährige Klassen. Will man z. B. den Einfluß der Schule auf die Gesundheit der Schulkinder erkennen, so müßte die Altersgruppe 6—14 Jahre geschaffen werden; ebenso müßte eine Gruppe „Die Jugendlichen" gebildet, und bei dem weiblichen Geschlecht müßte eine Gruppe „Gebärfähiges Alter" hinzugefügt werden.

7. Sanitätsbericht über die Kgl. Preuß. Armee, das XII u. XIX (1. und. 2. Kgl. Sächsische) und das XIII (Kgl. Württemb.) Armeekorps sowie über das Kaiserl. Ostasiatische Detachement. (Seit 1867.)

8. Statistisches Jahrbuch für das Königreich Bayern. (Seit 1894.)

9. Zeitschrift des Kgl. Bayerischen Statistischen Landesamtes. (Seit 1869.)

10. Generalbericht über die Sanitätsverwaltung im Königreich Bayern. (Erscheint seit 1857.)

11. Sanitätsbericht über die Kgl. Bayr. Armee.

12. Statistisches Jahrbuch für das Königreich Sachsen. (Seit 1873.)

13. Zeitschrift des Kgl. Sächs. Statistischen Landesamtes. (Seit 1855.)

14. Jahresbericht des Landesmedizinalkollegiums über das Medizinalwesen im Kgr. Sachsen. (Seit 1867.)

15. Württembergische Jahrbücher für Statistik und Landeskunde. (Seit 1818.)

16. Statistisches Handbuch für das Kgr. Württemberg. (Seit 1885.)

17. Medizinalbericht für das Königreich Württemberg. (Seit 1872.)

18. Statistisches Jahrbuch für das Großherzogtum Baden. (Seit 1868.)

19. Statistische Mitteilungen über das Großherzogtum Baden (seit 1869); hierunter erscheint alljährlich eine Sondernummer, welche „Die Statistik der Bewegung der Bevölkerung". „Die medizinische Statistik" und „Die geburtshilfliche Statistik" enthält.

20. Mitteilungen der Großh. Hessischen Zentralstelle für die Landesstatistik. (Seit 1862.)

21. Statistisches Handbuch für das Großh. Hessen. (Seit 1903.)

22. Statistisches Jahrbuch für Elsaß-Lothringen. (Seit 1907.)

23. Nachrichten des Statistischen Landesamts für Elsaß-Lothringen. (Erscheinen monatlich, seit April 1910.)

24. Jahrbuch der Medizinalverwaltung in Elsaß-Lothringen. (Seit 1888.)

25. Statistische Nachrichten über das Großh. Oldenburg. (Seit 1856.)

26. Statistisches Handbuch für das Großh. Mecklenburg-Schwerin. (Seit 1898.)

27. Statistisches Jahrbuch für das Herzogtum Anhalt. (Seit 1888.)

28. Beiträge zur Statistik des Herzogtums Braunschweig. (Seit 1874.)

29. Statistik des Herzogtums Sachsen-Meiningen. (Seit 1879.)

30. Mitteilungen des statistischen Bureaus des Herzogl. Staatsministeriums zu Gotha. (Seit 1873.)

31. Statistische Mitteilungen aus dem Herzogtum Altenburg. (Seit 1870.)

32. Statistik des Hamburgischen Staates. (Seit 1867.)

33. Medizinische Statistik des Hamburgischen Staates. (Seit 1872.)

34. Jahrbuch für Bremische Statistik. (Seit 1868.)

35. Mitteilungen des Bremischen Statistischen Amtes. (Seit 1901.)

36. Geschäftsberichte des Statistischen Amtes der Freien und Hansastadt Lübeck. (Seit 1882.)

37. Geschäftsberichte des Medizinalkollegiums, des Allg. Krankenhauses und der Irrenanstalt, herausgegeben vom Statistischen Amt in Lübeck. (Seit 1882.)

Dazu kommen die periodischen Publikationen der Statistischen Ämter von 41 deutschen Städten. Unter diesen sind für den Sozialhygieniker in der Regel die Veröffentlichungen von Berlin, Breslau, Charlottenburg, München, Frankfurt a. M. besonders wertvoll. — Erwähnt sei auch das „Statistische Jahrbuch Deutscher Städte", das seit 1890 erscheint und von Neefe in Verbindung mit anderen Direktoren städtischer Statistischer Ämter herausgegeben wird.

Ausland[1]).

1. England und Wales:
     a) Census of England and Wales; seit 1801, 10 jährig.
     b) Births, Deaths and Marriages, Annuals Reports, seit 1855.

---

[1]) Aus Mangel an Raum können hier nur die für die soziale Hygiene wichtigsten ausländischen Staaten berücksichtigt werden.

    c) Board of Trade: Journal (wöchentlich), Labour Gazette (monatlich), Abstract of Labour Statistics.

    d) Supplement containing the Report of the Medical Officer zu dem Annual Report of the Local Gouvernment Board.

2. **Frankreich:**

    a) Annuaire Statistique de la France; seit 1878.

    b) Statistique Sanitaire de la France; seit 1889.

    c) Annuaire Statistique de la ville de Paris; seit 1880.

    d) Bulletin de l'office du travail; seit 1894.

3. **Österreich - Ungarn.**

    a) Österreichisches Statistisches Handbuch; seit 1882.

    b) Ungarisches Statistisches Handbuch; seit 1872.

4. **Italien:**

    a) Annuario Statistico Italiano; seit 1878.

    b) Statistico della Causa di Morte; seit 1881.

5. **Schweiz:**

    a) Statistisches Jahrbuch der Schweiz; seit 1891.

    b) Sanitärisch-demographisches Wochenbulletin; seit 1899.

    c) Statistisches Jahrbuch der Stadt Zürich; seit 1905.

6. **Vereinigte Staaten von Nord - Amerika.**

    a) Statistical Abstract of the United States; seit 1878.

    b) Mortality Report; seit 1900.

    c) Bulletin of the Departement of Labour; seit 1895.

7. **Japan:**

    a) Resumé statistique de l'Empire du Japon; seit 1887.

    b) Statistique des Causes des Décès de l'Empire du Japon; seit 1907.

8. **Australischer Staatenbund.**

    a) Official Year Book of the Commonwealth of Australia; seit 1907.

    b) Summary of Commonwealth Demography; seit 1906.

3. Geschichte der sozialen Hygiene.

Die Geschichte der Hygiene reicht so weit zurück, wie die Geschichte der Kultur; denn schon in den ältesten der uns bekannten historischen Epochen hat der Mensch nach Maßnahmen getrachtet, um sich vor Gesundheitsschädigungen zu schützen.

Eine wissenschaftliche Hygiene konnte es freilich erst geben, seitdem man über die hierfür erforderlichen Hilfsmittel verfügt. Allein, die Praxis ist auch hier der Theorie weit vorausgeeilt, und so finden wir schon im Altertum Gesetze und Sitten, die der Volksgesundheit dienen. Allerdings handelt es sich hierbei in der Regel um religiöse Institutionen, die von Propheten und Priestern geschaffen waren, die also nicht nach ihrem Ursprung, sondern nur nach ihrer Wirkung der Hygiene zugeteilt werden können. Diese hygienischen Vorschriften und Maßnahmen betrafen zudem gewöhnlich Einrichtungen der öffentlichen Gesundheitspflege; es sei z. B. an die jüdischen Gebote über die Ernährung, Reinigung, Beseitigung der Abfallstoffe, Bestattung usw. erinnert; da sie jedoch vorzugsweise den unteren Schichten zugute kamen, so sind sie für den Sozialhygieniker ebenfalls von Interesse. Wir treffen aber auch schon im Altertum gesetzliche Anordnungen, die ausdrücklich dem Wohle von bestimmten sozialen Schichten gedient haben.

Hier ist vor allem eine in ein religiöses Gewand gekleidete Bestimmung hervorzuheben, die von so hoher sozialhygienischer Bedeutung wie kaum eine zweite auch für die Gegenwart und wohl für alle Zukunft geworden ist. Schon die Babylonier hatten, veranlaßt durch den Sternenglauben, eine Art Ruhetag, und zwar gab es 5 im Monat. Aber erst durch die mosaische Gesetzgebung ist der wöchentliche Ruhetag zunächst von den Juden und dann von allen Kulturvölkern gesetzlich eingeführt worden. Welcher Wert der Sabbatheiligung beigelegt wurde, ersieht man daraus, daß sie den Inhalt schon des dritten von den zehn Geboten darstellt. Und hier finden wir bereits eine deutliche soziale Gruppierung: Nicht nur der Freie, sondern auch die Sklaven und die Sklavinnen sowie die Fremdlinge in den jüdischen Ortschaften sollen sich am Sabbat, so heißt es ausdrücklich in dem Gesetz, der Arbeit enthalten. Auch ist vom sozialhygienischen Standpunkte die Bestimmung, daß jeder 6 Tage hindurch arbeiten soll, nicht zu unterschätzen. Ob diese Anordnung immer sehr streng befolgt wurde, wird sich wohl nicht feststellen lassen; aber die strikte Durchführung des Ruhetages auch für die Sklaven gilt als sicher.

Zweifel sind jedoch laut geworden, ob ein anderes ebenfalls sozialhygienisch bedeutungsvolles Gesetz, das von Moses stammt, und nach welchem im Sinne der Bodenreformer nach Ablauf einer gewissen Frist der Grund und Boden von dem jeweiligen Besitzer wieder an den Staat zurückgegeben werden sollte, jemals in Wahrheit zur Durchführung gelangte.

Ob die hygienischen Gebote das geistige Eigentum von Moses waren, oder ob er sie dem Wissensschatz der Ägypter und Chaldäer entnommen hat, ist freilich noch eine Streitfrage. Aber gewiß ist, daß Moses die gesetzlichen Anordnungen über Reinigung, Ernährungsart usw., die bei den Ägyptern und Chaldäern nur die Priester zu befolgen brauchten, auf die breiten Massen ausgedehnt hat, so daß er in diesem Sinne mit Recht zu seinem Volke sagen konnte: „Ihr werdet mir ein Reich von Priestern sein." Und in dieser Verallgemeinerung gesundheitlicher Kultur liegt die sozialhygienische Großtat des jüdischen Gesetzgebers.

Von Ägypten aus drangen hygienische und medizinische Gedanken nach Griechenland und von hier aus nach Italien. Zu welcher Höhe der Entwicklung die Gesundheitspflege in Hellas gelangte, davon zeugen namentlich die zahlreichen Statuen, die Diskuswerfer, Ringkämpfer und Fechter darstellen. „Gesundheit ist für den Menschen das kostbarste Gut", so ließ sich der Dichter Epicharmos vernehmen.

Freilich läßt sich darüber streiten, ob man in Griechenland und auch in Italien bei der Würdigung dieser Anschauung nicht doch zu weit gegangen ist. Denn wenn ein neugeborenes Kind den gesundheitlichen Anforderungen nicht entsprach, so wurde es bekanntlich ausgesetzt. Namentlich wissen die Schluchten des Taygetos hierüber von unglücklichen Spartanerkindern[1]) zu berichten. Aber andererseits besitzen wir

---

[1]) Plutarch bietet folgende Schilderung von den spartanischen Anschauungen: „Bei dem Kinde entschied keineswegs der Wille des Vaters über dessen

Dokumente genug, die von der sorgsamen Kinderpflege Zeugnis ablegen. Terrakotten und Vasenbilder zeigen uns stillende Mütter; ein solches Bild wird als die den kleinen Herakles stillende Juno gedeutet, was dafür sprechen würde, daß die Stilltätigkeit von den Müttern der obersten Volkskreise ausgeübt wurde. — Auch die Bedeutung des Mutterschutzes wurde schon erkannt. So schreibt Hippokrates in seinem den Frauenkrankheiten gewidmeten Werke: „Wenn eine Frau unmittelbar nach ihrer Niederkunft eine Last hebt, die ihre Kraft übersteigt, Getreide stampft, Holz spaltet, läuft oder irgendeine andere ähnliche Vorrichtung tut, so fällt die Gebärmutter daraufhin sehr leicht vor, zuweilen auch beim Niesen."

Bemerkenswert ist, daß bei den Griechen schon Anfänge von Arbeiterschutzvorrichtungen zu beobachten sind. Vasenbilder zeigen Mädchen, die auf dem Kopfe Wasserkrüge tragen und sich zum Schutz den Kopfkringel auf den Scheitel gelegt haben; auf anderen Darstellungen findet man Flötenbläser, die sich zur Vermeidung einer bei diesen Musikern oft vorkommenden Gewerbekrankheit (Wangenemphysem) eines Wangenschutzes bedienen.

Erwähnt sei auch noch die sozialmedizinisch interessante Tatsache, daß es wie bei den Ägyptern so auch bei den Griechen und Römern staatlich angestellte und besoldete Ärzte gab. In Rom waren besondere Ärzte, die „servi publici", mit der Behandlung von Sklaven betraut; neben den archiatri palatini, den kaiserlichen Leibärzten, gab es die Gemeindeärzte, die archiatri populares; 14 Bezirksarmenärzte, die den ärmeren Bürgern unentgeltlich Hilfe zu leisten hatten, und deren Besoldung in Getreide bestand, funktionierten in den verschiedenen Regionen der römischen Hauptstadt.

Im Mittelalter wurde der Zusammenhang mit der hygienischen Kultur des Altertums zerrissen. Es läßt sich zwar nicht in Abrede stellen, daß auch in der ersten Hälfte unserer Zeitrechnung vom Standpunkte der sozialen Hygiene aus gewisse Lichtpunkte, so auf dem Gebiete der Kinderfürsorge, des Schutzes für Schwangere und Wöchnerinnen, der Krankenpflege, zeitweise des Badewesens u. a. m. erblickt werden können; aber der Tiefstand der medizinischen Wissenschaft, die Machtlosigkeit gegenüber den Volksseuchen, die bei den mangelhaften Verkehrsmitteln unvermeidbaren Hungersnöte, die vielen Kriege, die Unzweckmäßigkeit im Städtebau, die Sittenverderbnis und die Ausbreitung der Prostitution, die langen Arbeitszeiten in den Gewerbebetrieben und viele andere Mißstände haben bewirkt, daß die Ziffern der Morbidität und

---

Aufziehung. Der Vater nahm es nur und brachte es an einen gewissen Ort, der Lesche hieß. Dort saßen die Ältesten seines Stammes und untersuchten das Kind. Wenn es festgebaut und recht kräftig war, so befahlen sie die Aufziehung und teilten ihm eines von den 9000 „Loosteilen" (an Güterbesitz) zu. War es dagegen schwach und mißgestaltet, so schickten sie es in die sogenannten „Apothetae", einen abgrundartigen Ort am Taygetus. Nach ihrer Meinung war es für ein Wesen selbst, das nicht gleich anfangs eine gesunde, kräftige Organisation besaß, ebenso wenig als für den Staat, von Nutzen, wenn es am Leben blieb." („Plutarchs sämtliche Biographien", 2. Band, Lykurg; deutsch von Ed. Eyth. Stuttgart 1857.)

Mortalität gewaltig wuchsen, so daß uns jene Jahrhunderte auch in hygienischer Hinsicht als Zeiten der Finsternis erscheinen.

Dagegen finden wir schon am Anfang der Neuzeit Maßnahmen, die man als die Vorläufer der modernen sozialen Hygiene wohl betrachten darf. Bereits im Jahre 1506 veröffentlichte Torella eine Schrift, in der er zur Bekämpfung der Syphilis eine häufig auszuführende sanitäre Untersuchung der Prostitutierten vorschlägt. — Am Ende des 17. Jahrhunderts publizierte in Modena Ramazzini sein Werk über die Krankheiten der Gewerbtreibenden, das zahlreiche Auflagen und Übersetzungen erlebte und seinem Verfasser mit Recht den Ehrentitel „Vater der Gewerbehygiene" erwarb; das grundlegende Buch, dessen erste deutsche Übersetzung im Jahre 1702 erschien, war noch am Anfang des 19. Jahrhunderts im Gebrauch. — Einige Zeit später beginnt die sozialhygienische Forschung und Wirksamkeit in England. John Pringle legte in einem 1750 veröffentlichten Werke seine Beobachtungen über das Hospitalwesen und über das Spital-Kerkerfieber nieder; zwei Jahre später sprach er sich über die im Feld und in der Garnison auftretenden Krankheiten der Soldaten aus. — John Howard (geb. 1726), der als Kaufmann auf einer Reise nach Lissabon in die Gefangenschaft eines französischen Kriegsschiffes geraten war und so alle Härten des Gefängnislebens am eigenen Körper empfunden hatte, widmete, sobald er die Freiheit wieder erlangt hatte, seine Arbeit der Verbesserung der Strafanstalten und auch der Hospitäler; sein erstes Werk über die Gefängnisse in England und Wales erschien im Jahre 1777.

Schon im 17. Jahrhundert machte sich England auf sozialhygienischem Gebiet durch die Einführung einer neuen Forschungsmethode, nämlich der statistischen Methode, verdient. Im Jahre 1662 überreichte der Kleinhändler und Musiklehrer John Graunt der Royal Society eine Schrift, in welcher er seine auf die Sterbe- und Geburtenlisten Londons gestützten Beobachtungen kundgab; in der englischen Hauptstadt waren seit dem Jahre 1603 solche Aufzeichnungen vorhanden. Graunt stellte schon das numerische Überwiegen der Knabengeburten fest, wies darauf hin, daß die Mortalität in London höhere Ziffern zeigte als im übrigen Lande, berechnete das Zahlenverhältnis der Selbstmörder und der in Irrenanstalten internierten Geisteskranken zu der Größe der Bevölkerung und fertigte bereits eine Absterbeordnung für die einzelnen Altersklassen an. Seine Arbeiten führte sein Freund, der Arzt William Patty in dem 1681 erschienenen Werk über die Sterblichkeitsgesetze in Dublin fort. Hieran schließt sich die Tätigkeit des Astronomen Edmund Halley, welcher auf Grund der ihm von dem Propst Kaspar Neumann übersandten Sterbelisten aus Breslau von 1687/91 eine Absterbeordnung als Grundlage für eine Lebensversicherung im Jahre 1693 erscheinen ließ. In Deutschland wurde die bevölkerungsstatistische Forschung erst in der Mitte des 18. Jahrhunderts gepflegt. Der im Jahre 1707 zu Berlin geborene Feldprediger und Oberkonsistorialrat Süßmilch veröffentlichte eine Schrift, in der er die Regelmäßigkeiten der Bevölkerungsbewegung in den mitteleuropäischen Staaten darlegte. Seine Arbeit stützte sich auf das Zahlenmaterial aus 1068 Dörfern, das ihm von den Pastoren der Kurmark auf Grund der Kirchenlisten zugegangen war; die Resultate verglich er mit den Ergebnissen aus den größeren Städten des In- und Auslandes. Obwohl er als Theologe bei seinem Werk, das den Titel „Betrachtungen über die göttliche Ordnung in den Veränderungen des menschlichen Geschlechts, aus der Geburt, dem Tode und der Fortpflanzung desselben erwiesen" trägt, von der wissenschaftlich zu beanstandenden Tendenz ausgeht, aus den Zahlen Belege für das Walten einer Vorsehung zu schaffen, so ist seiner Tätigkeit dennoch ein hoher Wert beizumessen. Denn erstlich erkannte er schon das Gesetz der großen Zahlen; dann aber ist es seinem Wirken zu verdanken, daß die Regierungen auf die Bedeutung bevölkerungsstatistischer Erhebungen hingewiesen wurden, und daß insbesondere Friedrich der Große an der Bevölkerungsstatistik reges Interesse nahm und sie tatkräftig förderte.

Aus Deutschland ging im 18. Jahrhundert einer der größten Förderer des öffentlichen und sozialen Gesundheitswesens hervor, Johann Peter Frank; er war im Jahre 1745 zu Rothalben bei Zweibrücken geboren, wirkte aber vorzugsweise in badischen Städten, daneben auch in Wien und Paris. Sein Hauptwerk, das im Jahre 1784 erschien und 6 Bände nebst 3 Supplementen enthält, trägt den Titel „System einer vollständigen medizinischen Polizei". In dieser bedeutungsvollen Arbeit legte er die Grundlage zu der wissenschaftlich begründeten öffentlichen Gesundheitspflege, die er von der gerichtlichen Medizin getrennt und als selbständigen Zweig gestaltet wissen wollte. Die Basis des Werkes ist der Gedanke, daß zahlreiche Erkrankungen nur durch energische Maßnahmen seitens des Staates verhütet werden können. Seine Lehre, daß mit dem Wohlergehen der Bürger verschwenderisch umgegangen werde, mutet ganz so an wie die Anschauungen und Forderungen, für die kürzlich Rudolf Goldscheid die Bezeichnung Menschenökonomie geprägt hat. Die wichtigsten Probleme der sozialen Hygiene hat Frank schon behandelt; der Pflege der Ziehkinder in den Findelhäusern, der Schulhygiene, dem Arbeiterinnenschutz u. a. m. widmete er seine Aufmerksamkeit. Bemerkenswert ist, daß er eine Junggesellensteuer forderte, aus deren Erträgnissen die Ehen der Unbemittelten unterstützt werden sollten. Die hygienischen Kenntnisse wollte er nicht für die Ärzte reserviert wissen; daher verlangte er, daß die Gesundheitslehre auch dem „wißbegierigen Teil des Publikums und folgerichtig auch für alle Schüler höherer Wissenschaften in der Volkssprache und mit Deutlichkeit vorgetragen werde".

Zu derselben Zeit etwa wie Frank entfaltete Graf Rumford eine segensreiche sozialhygienische Wirksamkeit. Er war im Jahre 1753 in Boston geboren, kam aber, nachdem er sich als Offizier in der englischen Kolonialarmee betätigt hatte, nach Europa und siedelte sich schließlich in München an. Rumford stellte sich die hohe Aufgabe, Armut und Bettelei durch wirksame Maßnahmen zu bekämpfen. Darum schuf er vor allem eine Reihe von Einrichtungen, die den Arbeitslosen Beschäfti-

gung boten oder vermittelten. Sodann war er bemüht, Mittel zu erfinden, mit deren Hilfe die notwendigen Ausgaben im Arbeiterhaushalte
so niedrig wie möglich gehalten werden. Weiter richtete er öffentliche
Speisehäuser und Volksküchen ein, in denen unbemittelte Personen
Speisen zum Selbstkostenpreis erhielten. Die aus Gerstengraupe, Erbsen,
Kartoffeln und Schnitten feineren Weizenmehles hergestellte Suppe
wird nach ihrem Erfinder noch heute Rumfordsuppe genannt.

Schließlich ist aus dem 18. Jahrhundert noch eine hygienische Großtat zu erwähnen: die Einführung der Schutzpockenimpfung durch den
Engländer Jenner im Jahre 1797. Die unvergleichlich hohe Bedeutung,
die dieser prophylaktischen Maßnahme zukommt, ist durch die jahrzehnte-
lange Erfahrung erwiesen. Aber abgesehen von dem großen Wert für
die Verhütung einer der schlimmsten Volksseuchen wohnt der Schutzimpfung insofern eine Besonderheit inne, als zu ihrer allgemeinen Anwendung zum ersten Male im Interesse des Gesundheitswesens ein
gesetzlicher Zwang auf das ganze Volk ausgeübt wurde.

Die Ausnutzung der Jennerschen Entdeckung fällt freilich erst
in das 19. Jahrhundert. Und so gelangt Gottstein zu der Anschauung,
daß die wissenschaftliche Hygiene ausschließlich ein Geistesprodukt des
letzten Jahrhunderts ist. Mißt man die hygienischen Errungenschaften
früherer Säkula an dem Maßstabe der großen Entdeckungen und Er-
findungen, die aus dem 19. Jahrhundert stammen, dann kann man allerdings der Behauptung Gottsteins die Berechtigung nicht absprechen.

Das 19. Jahrhundert wurde das Jahrhundert der Naturwissenschaften; erst auf deren Basis wurden Medizin und Hygiene zu
exakten Wissenschaften. Zugleich vollzieht sich in dieser Zeit, die man
mit Recht auch das Maschinenzeitalter nennt, eine völlige Umgestaltung
des Wirtschaftslebens, der Arbeitsart und der Lebenssitten. Eine neue
Kultur entstand, deren Genuß aber nur einer kleinen Minderheit zugute
kam. Die sozialen und wirtschaftlichen Gegensätze vergrößern sich;
einer geringen Zahl von Reichen und Begüterten stehen die immer gewaltiger werdenden Massen gegenüber, die an den sanitären Verbesserungen wenig oder gar keinen Anteil haben. So bildeten sich
gänzlich neue Aufgaben, die das Gebiet der sozialen Hygiene darstellen.

England ist der Staat, von dem die industrielle Entfaltung ihren
Ausgang nahm; hier sehen wir daher zuerst die hygienischen Mißstände,
die das neue Wirtschaftsleben zeitigte. Grauenerregend sind die Schilderungen von den Gesundheitsverhältnissen der englischen Kinder, die zu
Beginn des 19. Jahrhunderts in Fabriken für einen kärglichen Lohn überlange Arbeitszeiten hindurch ihre Frondienste verrichten mußten,
um ihren Arbeitgebern zu Reichtum zu verhelfen. Zwar schuf man, auf
Betreiben des Board of health unter Leitung von Dr. Percival, schon
im Jahre 1802 das erste englische Fabrikgesetz. Aber dieses Gesetz, das
den Namen „The Morals and Health Act“ führte, erwies sich als wirkungslos, so daß verschiedene Novellierungen erforderlich wurden. Von hier
nehmen die Arbeiterschutzgesetze, die auch für die Staaten auf dem
Kontinent vorbildlich wurden, ihren Ausgang. — Der fortschreitende

Industrialismus war zugleich mit einer starken Menschenagglomeration in den Städten verbunden, was namentlich beim Auftreten einer Epidemie zu verhängnisvollen Folgen führte. Aber auch auf dem Gebiete der Städtehygiene ging England mit seinen musterhaften Maßnahmen der für die Reinhaltung des Bodens notwendigen Beseitigung von Abfallstoffen und der einwandfreien Trinkwasserversorgung voran. Ferner sei erwähnt, daß in England gerade auch im Zusammenhang mit der industriellen Entwicklung sich der genossenschaftliche und gewerkschaftliche Gedanke frühzeitig entfaltete. Sozialhygienisch besonders wichtig ist hierbei das auf Selbsthilfe aufgebaute Krankenkassenwesen, dessen Anfänge schon im 18. Jahrhundert liegen; bereits im Jahre 1825 hat Olifant das Material der englischen Krankenkassen verarbeitet.

Daß man auch in Frankreich bereits zu Beginn des 19. Jahrhunderts von Staats wegen dem Gesundheitswesen große Aufmerksamkeit entgegenbrachte, zeigt die Tatsache, daß dort schon im Jahre 1822 der Conseil supérieur de santé publique geschaffen wurde; aus diesem bildete sich dann im Jahre 1851 das Comité consultatif d'hygiène publique.

Mittlerweile hatte man sich auch in Deutschland dem Studium der Hygiene und namentlich der epidemischen Krankheiten mit Nachdruck gewidmet. Besonders erfolgreich waren die Untersuchungen von Rudolf Virchow, der bereits im Jahre 1848 auf den Zusammenhang der sozialen Notlage mit den Volksseuchen hinwies. Der damals erst 27 Jahr alte Forscher hatte von der preußischen Regierung den Auftrag erhalten, die Entstehungsursache der in Oberschlesien weit verbreiteten Typhusepidemie zu ergründen. Virchow begnügte sich hierbei nicht mit den Betrachtungen am Krankenbett und mit den Ergebnissen der Sektion, sondern widmete zugleich seine Aufmerksamkeit eingehend den sozialen Zuständen. Die Erfahrungen gelegentlich dieser und späterer Epidemien veranlaßten ihn zu bedeutungsvollen Darlegungen, von denen hier einige Zitate wiedergegeben seien: „Epidemien gleichen großen Warnungstafeln, an denen der Staatsmann im großen Stil lesen kann, daß in dem Entwicklungsgange seines Volkes eine Störung eingetreten ist, welche selbst eine sorglose Politik nicht länger übersehen darf ...... Mag man sich immerhin auf Witterungsverhältnisse, auf allgemeine kosmische Veränderungen und ähnliches beziehen, niemals machen diese an und für sich Epidemien, sondern sie erzeugen sie immer nur da, wo durch die schlechten sozialen Verhältnisse die Menschen sich längere Zeit unter abnormen Bedingungen befinden."

In ähnlicher Weise hatte sich schon zuvor der damals noch junge Berliner Arzt Salomon Neumann in seiner 1847 erschienenen Schrift „Die öffentliche Gesundsheitspflege und das Eigentum" geäußert: „Daß der größte Teil der Krankheiten, welche entweder den vollen Lebensgenuß stören oder gar einen beträchtlichen Teil der Menschen vor dem natürlichen Ziel dahinraffen, nicht auf natürlichen, sondern auf gesellschaftlichen Verhältnissen beruht, bedarf keines Beweises." In jener Schrift ist zum ersten Male von sozialer Medizin die Rede; die Medizin wird als eine soziale Wissenschaft bezeichnet. —

Auch Virchow, der mit Neumann in Beziehung stand, vertrat diese Anschauungen in der von ihm gemeinsam mit R. Leubuscher herausgegebenen „Medizinischen Reform". In dem ersten Artikel dieser Zeitschrift legte Virchow ihre Aufgaben dar; und hier findet man die berühmt gewordenen Worte: „Die Ärzte sind die natürlichen Anwälte der Armen, und die soziale Frage fällt zu einem erheblichen Teil unter ihre Jurisdiktion". Aber den Anregungen des neuen Blattes wurde offenbar nicht die gewünschte Aufnahme entgegengebracht, und so mußte die „Med. Reform", deren erste Nummer am 10. Juli 1848 erschienen war, schon am 29. Juni 1849 ihr Ende[1]) ankündigen. Die Zeit für ihre Wirksamkeit war noch nicht gekommen. „Die medizinische Reform, die wir gemeint haben, war eine Reform der Wissenschaft und der Gesellschaft. Wir haben ihre Prinzipien entwickelt; sie werden sich ohne das Fortbestehen dieses Organs Bahn brechen. Aber jeder Augenblick wird uns beschäftigt finden, für sie zu arbeiten, bereit für sie zu kämpfen. Wir wechseln nicht die Sache, sondern den Raum. Es wäre nicht bloß nutzlos, sondern töricht, junge Saat in den Fels grund zu streuen oder im Winter in die Erde zu bringen."

Virchow widmete sich dann vorzugsweise der pathologisch-anatomischen Forschung, welcher die medizinische Wissenschaft bekanntlich die Grundlage verdankt, auf der die heutigen ärztlichen Kenntnisse aufgebaut sind. Wenn er sich auch noch oft über Fragen der öffentlichen Gesundheitspflege verbreitete, so lassen diese seine Abhandlungen doch die Berücksichtigung der Beziehungen zwischen den gesundheitlichen und sozialen Verhältnissen vermissen; sie erstrecken sich vielmehr nur auf besondere Probleme der Städteassanierung, des Krankenhauswesens u. a. m., kurz auf die Gesundheitstechnik, die, dem englischen Vorbild entsprechend, auch in den deutschen, inzwischen ebenfalls stark bevölkerten Städten Platz greifen mußte.

Mittlerweile hatten die physikalisch-chemischen, bakteriologischen und klinischen Studien bedeutungsvolle Ergebnisse für die Gesundheitspflege gezeitigt.

Vor allem hat, neben den epochemachenden Arbeiten von Liebig, Pettenkofer, Voit u. a. über die Grundsätze der menschlichen Ernährung, die Erforschung der ansteckenden Krankheiten zu gewaltigen Fortschritten auf hygienischem Gebiete geführt. Der später als Anatom berühmt gewordene Henle arbeitete schon im Jahre 1839 die parasitäre Theorie der Infektionskrankheiten zu einem System aus.

---

[1]) Seit dem Jahre 1892 erscheint die „Medizinische Reform" wieder. Das Blatt wird jetzt von Rudolf Lennhoff und Benno Latz herausgegeben; es führt neuerdings neben obigem Namen den Titel „Halbmonatsschrift für soziale Hygiene und praktische Medizin, Kommunalmedizin und Kommunalhygiene, Krankenhaus- und Heilstättenwesen, Säuglings- und Tuberkulosefürsorgewesen, Gewerbehygiene und Arbeiterversicherung." Die Zeitschrift ist das Organ von mehreren bedeutungsvollen Vereinigungen, insbesondere der Gesellschaft für soziale Medizin, Hygiene und Medizinalstatistik; die Vorträge und die sich anschließenden Diskussionen der genannten Gesellschaft, die ihren Sitz in Berlin hat, werden stets wörtlich in der „Med. Reform" veröffentlicht.

Semmelweiss stellte 1847, als Assistent der Wiener Frauenklinik, fest, daß das Wochenbettfieber die Folge einer Vergiftung der Wunde durch Berührung mit den von außen eingeführten Stoffen (Finger der Untersuchenden) sei. Pollender, Brauell und Davaine entdeckten unabhängig von einander im Jahre 1849 bzw. 1850 der großen, stäbchen-förmigen Pilz des Milzbrandes. Pasteur wies 1862 nach, daß Fäulnis und Gährung an das Leben und Wachstum von Hefezellen gebunden sind, daß diese sich nur auf Kosten der Nährflüssigkeit entwickeln können, und daß die einzelnen Gährungsformen jeweils von spezifischen Erregern hervorgerufen werden. Der Siegeslauf der Bakteriologie setzte aber erst mit Macht ein, als es im Jahre 1878 Robert Koch, dem damaligen Kreisphysikus in dem Posenschen Städtchen Wollstein, gelungen war, den spezifischen Krankheitserreger, zunächst des Milzbrandes, zu iso-lieren und mittels einer Reinkultur die betreffende Krankheit wieder zu erzeugen. So kam es dann zur Entdeckung der jeweiligen Erreger der Tuberkulose, der Cholera, des Typhus, der Diphterie, der Gonorrhoe usw.

Aber die begreifliche Freude über diese Errungenschaften führte dazu, daß man die Bedeutung der Bakterien für die Entstehung der In-fektionskrankheiten überschätzte. Namentlich waren es Virchow und Liebreich, die auf diesen Fehler hinwiesen. Pettenkofer und Emmerich hielten gegenüber der Kochschen Schule mit Energie und Ausdauer nach wie vor an ihrer Grundwassertheorie für die epidemische Erklärung, insbesondere der Cholera, fest.

Tatsächlich machte die orthodoxe Bakteriologie[1]) vor allem den Fehler, daß sie die ererbte bzw. angeborene sowie die unter den sozialen Mißständen sich bildende Disposition unberücksichtigt ließ. Demgegen-über betonten namentlich Schallmayer[2]), Ploetz, Hueppe[3]), Gottstein und Grotjahn mit Nachdruck die Bedeutung der ererbten Konstitution für die Volksgesundheit und zugleich den Zusammenhang der wirtschaftlichen bzw. sozialen Verhältnisse mit den hygienischen

---

[1]) Bemerkt sei jedoch, daß der Münchner Hygieniker H. Buchner, selbst ein hervorragender Bakteriologe, auf der Frankfurter Naturforscherversammlung im Jahre 1896 als erster von positiver Hygiene sprach. Dem Prinzip der Scho-nung (negative Hygiene; Krankheitsverhütung) stellte er das der Übung zum Schutze der lebenden Generation und im Interesse der Förderung kommender Ge-schlechter gegenüber (Näheres bei Gottstein).

[2]) Als erster hat sich mit der wissenschaftlichen Erforschung menschlicher Rasseveredlung der Engländer Francis Galton, ein Vetter von Charles Darwin, befaßt. Bereits in der 1883 erschienenen Schrift „Inquiries into Human Faculty" führte er die Bezeichnung Eugenik (eugenics) ein. Schallmeyer hat die Publi-kationen Galtons nicht gekannt, als er im Jahre 1891 (nachdem er 5 Jahre lang keinen Verleger hatte finden können) seine Abhandlung „Über die drohende körperliche Entartung der Kulturmenschheit" veröffentlichte. Ploetz gab im Jahre 1895 eine Schrift „Die Tüchtigkeit unserer Rasse und der Schutz der Schwachen" heraus. Erst in den letzten Jahren fanden die Arbeiten dieser drei Forscher die gebührende Beachtung.

[3]) Von Hueppe stammt der zutreffende Ausspruch: „Die Hygiene ist als eine soziale Kunst durch soziale Not hervorgerufen, sie muß und wird deshalb immer Sozialhygiene sein, oder sie wird nicht sein. („Handbuch d. Hygiene". Berlin 1899, S. 11.)

Zuständen. Diesen Männern schlossen sich zahlreiche Ärzte, Statistiker, Nationalökonomen und sonstige hygienisch interessierte Persönlichkeiten, insbesondere Mayet, Lennhoff, Prinzing, Weinberg, Kaup und Sommerfeld, an, die mit allem Eifer an die Erforschung der sozial-hygienischen Probleme herantraten.

Mittlerweile waren bedeutungsvolle Maßnahmen auf dem Gebiete der sozialen Hygiene entstanden. Staatliche Gesetze, vor allem die deutsche Arbeiterversicherung, zahlreiche kommunale Institutionen und viele Einrichtungen, die der Tätigkeit gemeinnütziger Vereine zu verdanken sind, haben inzwischen ein weites sozialhygienisches Betätigungs-feld geschaffen.

So wurde der gewaltige Bau errichtet, für den man den Namen „Soziale Hygiene" geprägt hat, und dessen Grundriß die folgenden Darlegungen schildern sollen.

Literatur.

1. Alfred Nossig: „Einführung in das Studium der sozialen Hygiene." Stuttgart 1894. (Das in Paris geschriebene Werk enthält im Gegensatz zu seinem Titel nur eine, allerdings wertvolle, Übersicht über die Geschichte der öffentlichen und sozialen Hygiene.)

2. Adolf Damaschke: „Die Bodenreform." Berlin 1902.

3. Karl Sudhoff und O. Neustätter: Katalog der „Historischen Abteilung" der Internationalen Hygiene-Ausstellung in Dresden 1911.

4. W. Hanauer: „Soziale Hygiene im Mittelalter." Artikel im Handwörterbuch der Sozialen Hygiene. Leipzig 1912.

5. Julius Pagel: „Die Spezialzweige der Heilkunde im Mittelalter." Handbuch der Geschichte der Medizin. Jena 1902.

6. Max Rubner: „Die Geschichte der Hygiene." Handbuch der Hygiene. Leipzig 1911.

7. Franz Kölsch: „Bernardino Ramazzini." Stuttgart 1912.

8. J. Conrad: „Grundriß zum Studium der politischen Ökonomie." Vierter Teil: Statistik. Jena 1910.

9. K. Doll: „Dr. Johann Peter Frank. Ein Lebensbild." Karlsruhe 1909.

10. Adolf Gottstein: Geschichte der Hygiene im XIX. Jahrhundert. Berlin 1901.

11. Ludwig Telecky: „Die Aufgaben und Ziele der sozialen Medizin." Wien 1910.

12. J. Pagel: „Zur Geschichte der sozialen Medizin besonders in Deutschland." Monatsschrift für Soziale Medizin, Heft 1, 2 und 3. Jena 1903.

13. „Die Medizinische Reform." Eine Wochenschrift, herausgegeben von R. Virchow und R. Leubuscher. Erschienen vom 10. Juli 1848 bis zum 29. Juni 1849. Berlin.

14. Ferdinand Hueppe: Handbuch der Hygiene. Berlin 1899.

II. Faktoren des sozialen Gesundheitswesens.

1. Bevölkerungszusammensetzung und -bewegung.

Wenn man ein Urteil über die sozialhygienischen Zustände eines Volkes gewinnen will, so muß man zunächst die zahlenmäßigen Angaben über die Zusammensetzung der betreffenden Bevölkerung nach Alter und Geschlecht studieren. Denn von dieser Gruppierung hängen in vieler-

lei Hinsicht die sozialhygienischen Verhältnisse ab; andererseits finden
diese wiederum in der Bevölkerungszusammensetzung einen Ausdruck.
Des weiteren aber ist es ungemein wichtig, die Veränderungen in der
Bevölkerungsgruppierung zu beobachten; gerade aus der Bevölkerungsbewegung kann man jeweils auf Verbesserungen oder Verschlechte-
rungen der wirtschaftlichen und sanitären Zustände Schlüsse ziehen.
Die Erörterung der Bevölkerungszusammensetzung und -bewegung
soll daher hier im Zusammenhang erfolgen.

Wir entnehmen unsere Kenntnisse von der Bevölkerungszusammensetzung und -bewegung hauptsächtich den amtlichen Statistiken. Diese
werden teils durch die in gewissen Zeitabständen ausgeführten Volkszählungen, teils durch die Eintragungen auf den Standesämtern gewonnen.
Gerade für die Erörterung der Probleme, die uns hier beschäftigen, ist
die amtliche Statistik ein gut verwendbares Material, da die Ziffern der
Bevölkerungsstatistik einen hohen Grad von Zuverlässigkeit besitzen.

Über die Bevölkerungsverhältnisse im Altertum fehlen uns einwandfreie
Angaben, weil es damals keine Volkszählungen gab, wenigstens nicht solche, die
sich auf die ganze Bevölkerung erstreckten. Man ist daher auf Schätzungen angewiesen. Es heißt, daß Ägypten zur Zeit der Pharaonen eine Bevölkerung von etwa
7 Millionen Menschen auf einem Raum von etwa 200 pro Quadratkilometer aufzuweisen hatte. Griechenland soll beim Ausbruch des Peloponnesischen Krieges
2 ¼ Millionen Einwohner, darunter 8—900 000 Sklaven gehabt haben. Für das alte
Rom, wo der Census wohl nur die Zahl der erwachsenen Bürger umfaßte, sollen
zur Zeit des ersten Punischen Krieges deren etwa 300 000 gezählt worden sein.
In der Kaiserzeit belief sich die Ziffer auf 4—5 Millionen.

Im Mittelalter, über das nur wenige Bevölkerungsangaben vorliegen, war
die Einwohnerzahl in den jetzt zur Blüte gelangten Staaten noch gering. Im
Jahre 1086 gab es in England etwa 300 000 Haushaltungen; die gesamte Einwohner-
zahl soll 1 ¼ Millionen betragen haben. Mittels der Herdsteuerlisten wurde am
Ende des 17. Jahrhunderts die Volksziffer in England auf über 5 Millionen berechnet.
— Auch in Deutschland war im Mittelalter die Bevölkerungszahl klein. Wohl trat
in der Zeit vom Jahre 800—1400 eine beträchtliche Zunahme ein; aber Kriege und
Volksseuchen erzeugten immer wieder Rückschläge. — Nach Conrad betrug die
Einwohnerzahl im 15. Jahrhundert in Augsburg[1]) 18 000, Straßburg 26 000,
Ulm 20 000, Nürnberg 26 000, Leipzig 4000, Mainz 6000, Frankfurt a. M. (im
Jahre 1387) 10 000, Breslau (im Jahre 1348) 22 000, Danzig (im Jahre 1450) 40 000;
Lübeck hatte schon im 14. Jahrhundert 70—80 000 Einwohner, Hamburg dagegen
im Jahre 1311 nur 7000, im Jahre 1419 22 000, im Jahre 1526 jedoch wieder nur
12 000.

a) Bevölkerungszusammensetzung in den letzten Jahrzehnten.

Der schwedische Statistiker Sundbärg hat im Jahre 1908 die
gegenwärtige Bevölkerung der Erde[2]) zu berechnen versucht; nach seiner

---

[1]) Die Bevölkerungsstatistik aus Augsburg ist, soweit bis jetzt bekannt ist,
die am weitesten zurückliegende der Welt. Im Jahre 1498 schenkte, wie Rösle mitteilt, ein dortiger Bürger der Stadtverwaltung ein sogenanntes Hochzeitsbuch mit
der Bestimmung, daß vom Beginne des 16. Jahrhunderts an genaue Listen über die
Geborenen, Gestorbenen und Heiratenden aufgestellt werden sollten. So liegt seit
jener Zeit die Augsburger Bevölkerungsstatistik lückenlos vor. — Die ältesten Be-
völkerungsstatistiken für einen ganzen Staat stammen aus Schweden.

[2]) Soeben veröffentlicht Ballod folgende Angaben über die Bevölkerung

Tabelle 2.

Fläche, Bevölkerung und Bevölkerungswachstum.

Staaten	Zählungstag und -jahr	Fläche in qkm	Ortsanwesende Bevölkerung			Zunahme bzw. Abnahme (—) während der letzten Volkszählungsperiode durchschnittlich jährlich		Auf 1 qkm kommen Einwohner
			überhaupt	männliche	weibliche	überhaupt	in % der mittl. Bevölkerung	
Europa								
Deutsches Reich[1]) (vorläufige Ergebnisse) .	1. 12. 1910	540 778	64 903 423	32 031 967	32 871 456	852 387	1,36	120,02
Österreich-Ungarn (vorläufigeErgebnisse) ⎰ Österreich ...	31. 12. 1910	300 193	28 567 898	.	.	241 719	0,88	95,17
Ungarn	31. 12. 1910	324 857	20 840 678	.	.	158 612	0,79	64,15
Bosnien und Herzegowina.	10. 10. 1910	51 027	1859 673	.	.	19 654	1,13	37,15
Zusammen ...		676 077	51 304 249	.	.	.	.	75,89
Liechtenstein	? 1906	159	9 650	4 715	4 935	35	0,37	60,69
Rußland ⎰ Europ. Rußland ..		4 816 408	93 442 864	45 749 575	47 936 289	976 743	1,11	19,40
Königreich Polen .		127 003	9 402 253	4 712 090	4 690 163	120 162	1,38	74,03
Kaukasien	9. 2. 1897	468 703	9 289 364	4 886 713	4 402 651	167 068	2,02	19,82
Sibirien		12 484 804	5 758 822	2 964 419	2 794 403	120 429	2,39	0,46
Mittelasien		3 576 664	7 746 718	4 164 551	3 582 167	201 635	3,08	2,17
Zusammen .		21 473 582	125 640 021	62 477 348	63 162 673	1 585 767	1,37	5,85
Außerdem:								
Finnland (rechtl. Bevö.)	31. 12. 1900	331 944	2 712 562	1 342 082	1 370 480	33 242	1,31	8,17
Serbien (vorläufige Ergebnisse)	31. 12. 1905	48 303	2 688 747	1 383 688	1 305 059	39 173	1,51	55,66
Rumänien (Wohnbev.)	1. 12 1899	131 353	5 956 690	3 026 639	2 930 051	110 088	1,94	45,35
Bulgarien (einschl. Ostrumelien)	31. 12. 1905	96 345	4 035 575	2 057 092	1 978 483	58 258	1,50	41,89
Griechenland	27. 10. 1907	63 211	2 631 952	1 324 942	1 307 010	18 013	0,71	41,64
Kreta	4./17. 6. 1900	8 618	309 656	.	.	.	.	35,93
Italien	10. 2. 1901	286 682	32 475 253	16 155 130	16 320 123	211 349	0,69	113,28
Spanien (einschl. Balearen, Kanarische Ins., vorläufige Ergebnisse) .	31. 12. 1910	504 530	19 503 068	.	.	89 539	0,47	38,66
Portugal (einschl. Azoren u. Madeira)	1. 12. 1900	91 944	5 423 132	2 591 600	2 831 532	37 340	0,71	58,98

Schweiz (vorläufige Er-gebnisse)	1. 12. 1910	41 324	3 765 002	1 853 535	1 911 467	43 998	1,24	91,11
Frankreich	4. 3. 1906	536 464	39 252 245	.	.	58 060	0,15	73,17
Luxemburg (vorläufige Ergebnisse)	1. 12. 1910	2 586	259 889	134 101	125 788	2 687	1,06	100,50
Belgien	31. 12. 1900	29 455	6 693 548	3 324 834	3 368 714	62 423	0,98	227,25
Niederlande (Wohnbev., vorläufige Ergebnisse)	31. 12. 1909	33 079	5 853 037	2 896 154	2 956 883	74 890	1,37	176,94
Dänemark	1. 2. 1906	38 985	2 588 919	1 257 756	1 331 154	27 876	1,11	66,41
Außerdem:								
Farö	1. 2. 1906	1 399	16 349	8 023	8 326	224	1,42	11,69
Island	1. 11. 1901	104 785	78 470	37 583	40 887	686	0,92	0,75
Grönland	1. 10. 1901	88 100	11 893	5 612	6 281	125	1,12	0,13
Schweden	31. 12. 1900	447 862	5 136 441	2 506 436	2 630 005	35 146	·0,71	11,47
Norwegen (vorläufige Ergebnisse)	1. 12. 1910	321 477	2 392 698	.	.	15 267	0,66	7,44
England u. Wales	1. 2. 1901	151 053	32 527 843	15 728 613	16 799 230	352 532	1,15	215,34
Schottland (einschl. Inselbevölkerung nördlich undwestlich von Schottland)	31. 3. 1901	77 168	4 742 103	2 173 755	2 298 348	44 646	1,05	57,95
Irland	31. 3. 1901	84 304	4 458 775	2 200 040	2 258 735	— 24 598	— 0,54	52,89
Zusammen		312 525	41 458 721	20 102 408	21 356 313	372 580	0,90	132,66
Außerdem:								
Insel Man und Kanal-inseln		785	150 370	70 576	79 794	253	0,17	191,55
Britische Besitzungen:								
Gibraltar	31. 3. 1901	5	27 460	15 729	11 731	171	0,64	492,00
Malta und Gozo		303	207 890	114 040	93 850	3 043	1,58	686,11
Cypern		9 282	237 022	121 066	115 956	2 719	1,22	25,55
Zusammen		9 590	472 372	250 835	221 537	5 933	1,34	49,27
Außereurop. Staaten								
Vereinigte Staaten von Amerika	15. 4. 1910	76 92 225	91 972 266	.	.	1 597 769	1,90	11,96
Britisch Indien	1. 3. 1901	4 575 408	294 361 056	149 951 824	144 409 232	701 912	0,24	64,34
Japan	31. 12. 1908	382 415	51 741 853	26 254 925	25 486 928	639 823	1,28	135,30
Korea	? 10. 1906	218 650	9 781 671	5 283 682	4 497 989	.	.	44,74
Neu Seeland	29. 4. 1906	269 465	948 649	502 770	445 879	23 172	2,79	3,52

¹) Die Tabelle 2 ist dem Statistischen Jahrbuch für das deutsche Reich 1911 entnommen; in dem inzwischen erschienenen Jahrbuch 1912 sind die endgültigen Ergebnisse der im Deutschen Reich am 1. XII. 1910 durchgeführten Volkszählung enthalten; hiernach stellte man 64 925 993 Personen, und zwar 32 040 166 männliche und 32 885 827 weibliche, fest.

Schätzung würde es ungefähr 1647 Millionen Menschen geben, davon entfallen auf:

Tabelle 1.

Europa	(9 888 428	Quadratkilometer)	424 634 000
Asien	(44 101 568	„)	906 653 000
Afrika	(29 784 123	„)	147 976 000
Amerika	(39 983 917	„)	161 518 000
Australien und Ozeanien	(8 934 235	„)	6 721 000
Polargebiete	(11 168 313	„)	82 000
Summe:	(143 860 517	Quadratkilometer)	1 647 584 000

Bemerkenswert ist es, wie dicht bevölkert Europa gegenüber allen anderen Erdteilen, insbesondere im Vergleich mit Afrika und Amerika ist. — Über die Verteilung der Bevölkerung auf die einzelnen Staaten Europas und einige außereuropäische Länder nach den neuesten Volkszählungsergebnissen unterrichtet uns Tabelle 2 (S. 26 u. 27).

Zunächst sieht man, welch große Unterschiede hinsichtlich der Volksdichtigkeit in den einzelnen Gebieten vorliegen. In den Industriestaaten, so in Belgien, England, Deutschland, kommen sehr viele Einwohner auf 1 qkm, während die Länder, die von einer vorzugsweise ackerbautreibenden Bevölkerung bewohnt sind (Schweden, Norwegen, Rußland), nur dünn besetzt sind; die gleichen Differenzen finden wir auch außerhalb Europas. Hier finden wir also eine Beziehung zwischen der starken Menschenagglomeration und der vorzugsweise industriellen Berufstätigkeit der Bevölkerung, wobei wir unerörtert lassen, was Ursache, was Folge ist.

Des weiteren interessiert uns an der Tabelle 2 der Unterschied zwischen der Anzahl der männlichen und der Ziffer der weiblichen Personen in den einzelnen Staaten. Wir sehen, daß, mit wenigen Ausnahmen, die europäischen Staaten einen Frauenüberschuß, die hier genannten außereuropäischen Staaten dagegen eine Männermehrheit aufweisen.

Die einzelnen europäischen Staaten bieten hinsichtlich der Bevölkerungszunahme, über welche Statistiken seit Beginn des 19. Jahrhunderts (teilweise auch schon aus noch früheren Zeiten) vorliegen, große Verschiedenheiten dar. Eine besondere Stellung nimmt Frankreich ein, das nur einen verhältnismäßig geringen Zuwachs im 19. Jahrhundert aufzuweisen hat. Bemerkenswert ist die Zunahme in den Industriestaaten England, Belgien, Deutschland gegenüber Schweden, Spanien, Österreich. Diese Tatsache ist für die Beurteilung des Einflusses, den der Industrialismus auf die demographischen und sanitären Zustände ausübt, von hoher Bedeutung.

Sodann interessiert den Sozialhygieniker der Altersaufbau einer Bevölkerung. Es ist für das Studium der gesundheitlichen Verhältnisse eines Staates wichtig zu wissen, wie stark die einzelnen Altersklassen, namentlich die Gruppe, welche die erwerbstätigen Personen umfaßt, besetzt sind. Zugleich wird man bei einer solchen Altersgrup-

<hr>

der Erde Anfang 1912: Europa 455, Asien 955, Nordamerika 125, Südamerika 50, Afrika 140, Australien 7 Millionen Einwohner (Ballod: „Wie viel Menschen kann die Erde ernähren?" Jahrbuch f. Gesetzgebung, Verwaltung u. Volkswirtschaft, herausgegeben von G. Schmoller. 1912, Heft II).

pierung eine Sonderung der beiden Geschlechter wünschen. Eine diesem
Zwecke dienende Darstellung von dem Altersaufbau in den meisten
europäischen und einigen außereuropäischen Staaten bietet das Annuaire
Statistique de la République Française. (Siehe Tabelle 3 auf S. 30 u. 31.)

Die Tabelle 3 zeigt, daß in fast allen europäischen und in allen angeführten
außereuropäischen Staaten in der Altersklasse 0—14 Jahre das männliche Geschlecht das weibliche an Zahl überragt. In der Klasse 20—59 Jahre dagegen
sind die Männer nur in wenigen Ländern Europas stärker vertreten als die Frauen,
während in den genannten außereuropäischen Ländern überall ein Männerüberschuß
vorhanden ist. In der letzten Altersklasse findet man mit wenigen Ausnahmen
fast überall die Frauen in der Mehrzahl. —

Die Gründe für diese Unterschiede bei den Erscheinungen in den
einzelnen Gebieten werden weiter unten erörtert werden.

b) Die einzelnen Faktoren der Bevölkerungsbewegung.

Die Faktoren, welche die Veränderungen in der Bevölkerung her-
vorrufen, werden von den Bevölkerungsstatistikern gewöhnlich in natürliche und soziale eingeteilt. Zu den ersteren werden nicht nur die Geburten und die Sterbefälle, sondern auch — worüber man streiten
kann — die Eheschließungen, zu den letzteren die Wanderungen
gerechnet. Die Statistiken gewähren in der Regel ein gemeinsames Bild
von den natürlichen Faktoren; eine Übersicht über die Ergebnisse in
Europa sei hier angeführt (Tabelle 4 auf S. 32).

Der Tabelle 4 entnimmt man, daß die die Eheschließungen in den
einzelnen Ländern betreffenden Verhältniszahlen sich zumeist nur
wenig unterscheiden, daß dagegen hinsichtlich der relativen Geburts-
bzw. Sterbeziffern große Differenzen vorliegen.

Der Hygieniker will nun nicht allein wissen, wieviel Ehen geschlossen
werden, sondern auch in welchem Alter die Heiratenden, insbesondere
deren weiblicher Teil, stehen. Das Alter der Braut bei der Heirat ist
nämlich zunächst von Bedeutung für die Anzahl der Kinder, die von
ihr zu erwarten sind. Nach einer Feststellung des statistischen Amtes
der Stadt Zürich sind „während der ganzen Dauer der Gebärfähigkeit
von Frauen, die schon vor ihrem 25. Lebensjahre die Ehe eingegangen
sind, durchschnittlich vier Kinder zu erwarten; von denen, die im
Alter von 25—29 Jahren heirateten, 3 Kinder; von denen, die im Alter
von 30—34 Jahren heirateten, 2 Kinder, und 0,5 Kinder, wenn das
Heiratsalter noch höher war".

Das Heiratsalter der Frau ist aber auch für den Ausgang ihrer Entbindung und die Lebenskraft der Kinder von Wichtigkeit. Prinzing
hat die Vorzüge und Nachteile der frühzeitigen Heiraten eingehend
untersucht und hierbei gefunden, daß das Leben der jungen Frauen im
Alter von 16—20 Jahren durch die Entbindungen viel mehr gefährdet
wird, als dies in späteren Jahren der Fall ist. Und gestützt auf Angaben
von Körösi meint er, daß Mütter unter 20 Jahren viel mehr lebens-
schwache Kinder gebären und diese dann infolge minderwertiger Konstitution verlieren, als dies bei den älteren Müttern zu beobachten ist.

Tabelle 3.   Population par sexe et par âge des principaux Etats

Pays	Date	0 à 19 ans		20 à 59 ans		60 ans et plus	
		masculin	féminin	masculin	féminin	masculin	féminin
Angleterre et Pays de Galles	12 avril 1901	6 872 846	6 919 036	7 784 248	8 543 287	1 070 519	1 336 907
Ecosse	31 mars 1901	986 315	964 822	1 043 765	1 135 135	143 675	198 390
Irlande	idem	922 492	903 497	1 037 347	1 107 363	240 201	247 875
Royaume-Uni ..	1901	8 781 653	8 787 355	9 865 360	10 785 785	1 455 395	1 783 173
Dänemark	1 févr. 1901	537 003	529 206	543 445	592 951	109 859	130 986
Norvège	3 déc. 1900	506 105	492 843	447 651	529 863	110 779	130 841
Suède	31 déc. 1900	1 093 644	1 057 876	1 138 756	1 234 055	274 036	338 074
Finlande	idem	605 011	595 157	637 978	651 761	99 093	123 562
Russie d'Europe	9 Fevr. 1897	22 436 272	23 031 032	20 172 964	21 238 805	3 124 191	3 408 012
Autriche	31 déc. 1900	5 718 817	5 773 010	6 145 799	6 389 283	988 077	1 135 722
Houngrie	idem	4 379 925	4 412 923	4 482 786	4 516 730	718 589	742 123
Autriche-Houngrie	idem	10 098 742	10 185 933	10 628 585	10 906 013	1 706 666	1 877 845
Suisse	idem	674 081	669 869	812 089	851 837	140 855	166 712
Empire allemand	1 déc. 1900	12 496 839	12 437 182	13 258 020	13 778 270	1 982 388	2 414 479
Prusse	idem	7 795 091	7 713 314	8 002 603	8 352 606	1 173 730	1 435 164
Bavière	idem	1 318 277	1 334 580	1 463 633	1 527 311	246 190	28 606
Saxe	idem	921 563	943 247	1 002 868	1 054 400	118 717	161 420
Wurtemberg....	idem	464 786	472 318	498 606	539 005	89 407	105 388
Bade	idem	399 804	395 782	455 106	462 173	71 367	83 712
Alsace-Lorraine	idem	343 351	388 388	463 847	413 289	73 239	87 356
Pays-Bas	31 déc. 1899	1 138 897	1 124 903	1 161 614	1 206 655	220 041	251 918
Luxembourg ...	1 déc. 1900	49 689	48 050	61 185	55 002	10 719	11 309
Belgique	31 déc. 1900	1 389 301	1 377 976	1 639 116	1 653 156	296 410	337 581
France........	24 mars 1901	6 639 510	6 642 345	10 009 334	10 274 190	2 216 194	2 550 449
Portugal	1 déc. 1900	1 179 860	1 163 544	1 179 054	1 370 981	226 937	290 637
Espagne	31 déc. 1900	3 898 901	3 803 342	4 388 420	4 755 211	789 693	871 821
Italie	9 févr. 1901	7 443 015	7 292 297	7 174 387	7 447 430	1 537 155	1 579 527
Grèce	27 oct. 1907	—	--	—	—	—	—
Bulgarie	31 déc. 1900	969 611	945 565	773 132	741 407	166 481	147 490
Serbie	idem	679 833	659 591	541 398	502 512	60 047	49 501
Roumanie	déc. 1899	1 484 410	1 492 457	1 457 686	1 387 187	52 800	37 980
États-Unis	1. juin 1900	16 946 500	16 734 574	19 269 940	17 971 116	2 472 585	2 399 276
Australie et Neuvelle Zélande .	31 mars 1901	1 031 733	1 012 714	1 178 963	1 023 215	163 189	122 845
Japon	31 déc. 1903	10 095 400	9 835 472	11 702 505	11 252 165	1 801 736	2 042 650

So wichtig aber auch das Alter der heiratenden Frauen ist, die Hauptsache ist natürlich das Alter der Niedergekommenen, wenn auch aus jenem auf dieses geschlossen werden kann. Es liegen für einige Gebiete Statistiken vor, die über das Alter der Niedergekommenen Auskunft geben; zunächst seien hier die betreffenden Angaben für Berlin angeführt. (Siehe Tabelle 5 auf S. 31.)

Aus dieser Statistik ersieht man, daß unter den Müttern, die vor dem 20. Lebensjahre niedergekommen sind, fast doppelt soviel ledig wie verheiratet waren. Hierbei muß aber noch berücksichtigt werden, daß unter den ehelichen Müttern, die zur Zeit der Niederkunft jünger als 20 Jahr alt waren, zweifellos viele gewesen sind, die zur Zeit der Konzeption noch zu den Ledigen gehörten.

de l'Europe d'après les recensements effectués vers 1900.

| Population totale | | | Chiffres proportionnels pour 1000 habitants | | | | | |
masculin	féminin	ensemble	0 à 19 ans masc.	fém.	20 à 59 ans masc.	fém.	60 ans et plus masc.	fém.
15 728 613	16 799 230	32 527 843	211	213	239	263	33	41
2 173 755	2 298 348	4 472 103	221	216	233	254	32	44
2 200 040	2 258 755	4 458 775	207	203	233	248	54	55
20 102 408	21 356 313	41 458 721	212	212	238	260	35	43
1 193 448	1 256 992	2 449 540	220	217	222	243	45	53
1 066 693	1 154 784	2 221 477	228	222	202	239	50	59
2 506 436	2 630 005	5 136 441	213	206	222	240	53	66
1 342 082	1 370 480	2 712 562	223	219	235	240	37	46
45 749 575	47 693 289	93 442 864	240	247	216	227	33	37
12 852 693	13 298 015	26 150 708	219	221	235	244	38	43
9 582 152	9 672 407	19 254 559	229	228	234	234	37	38
22 434 845	22 970 422	45 405 267	223	224	234	240	38	41
1 627 025	1 688 418	3 315 443	204	202	245	257	42	50
27 737 247	28 629 931	56 367 178	222	221	235	244	35	43
16 970 425	17 501 084	34 472 509	226	224	232	242	34	42
3 028 100	3 147 957	6 176 057	214	216	237	247	40	46
2 043 148	2 159 068	4 202 216	219	225	239	250	28	38
1 052 769	1 116 711	2 169 480	214	218	230	248	41	49
926 277	941 667	1 867 994	214	212	244	247	38	45
880 437	839 033	1 719 470	200	197	269	240	43	51
2 520 602	2 583 535	5 104 137	223	220	228	237	43	49
121 593	114 361	235 954	211	204	259	233	45	48
3 324 834	3 368 714	6 693 548	208	206	245	247	44	50
18 916 889	19 533 899	38 450 788	173	173	261	268	58	67
2 591 600	2 831 532	5 423 132	218	215	218	253	42	54
9 087 821	950 265	18 618 086	210	209	236	256	42	47
16 155 130	16 320 123	32 475 253	229	225	221	229	47	49
1 324 942	1 307 010	2 631 952	—	—	—	—	—	—
1 909 567	1 834 716	3 744 283	259	253	206	198	45	39
1 281 278	1 211 604	2 492 882	272	265	217	202	24	20
2 994 896	2 917 624	5 912 520	251	253	246	235	9	6
38 816 448	37 178 127	75 994 575	223	221	254	237	33	32
2 383 920	2 162 600	4 546 520	228	223	260	226	36	27
23 600 931	23 131 207	46 732 138	216	210	250	241	39	44

Tabelle 5.

Geborene nach dem Alter der Mutter (Berlin 1906).

Geborene	Unter 15 Jahre	15—20 Jahre	20—25 Jahre	25—30 Jahre	30—35 Jahre	35—40 Jahre	40—45 Jahre	45—50 Jahre	50 Jahre u. darüber	Ohne Angaben	Zusammen
Ehel. Kinder	—	1116	11523	15221	9615	4762	1590	121	1	11	43970
Unehel. Kind.	4	1999	4319	1835	715	362	99	9	—	60	9402

Tabelle 4.

Eheschließungen, Geburten und Sterbefälle.

Staaten	Jahr	Eheschließungen		Geborene ohne Totgeborene		Gestorbene ohne Totgeborene		Geburtenüberschuß		Totgeborene	
		überhaupt	auf 1000 Einwohner	überhaupt	auf 1000 Einwohner	überhaupt	auf 1000 Einwohner	überhaupt	auf 1000 Einwohner	überhaupt	auf 1000 Einwohner
Europa.											
Deutsches Reich	1909	494 127	7,7	1 978 278	31,0	1 094 217	17,1	884 061	13,8	60 079	3,0
Österreich	1908	213 803	7,6	941 336	33,6	628 020	22,4	313 316	11,2	24 136	2,5
Ungarn	1909	178 885	8,5	776 395	37,0	526 798	25,1	249 597	11,9	15 959	2,1
Rußland	1904	801 313	7,5	5 118 663	48,0	3 149 958	29,5	1 968 705	18,5	.	.
Finnland	1909	19 418	6,4	95 005	31,3	50 577	16,7	44 428	14,6	2 477	2,5
Serbien	1909	26 641	9,4	110 226	38,8	83 350	29,4	26 876	9,5	.	.
Rumänien	1909	63 212	9,4	282 342	41,7	188 325	27,8	94 017	13,9	7 617	2,6
Bulgarien	1908	37 016	8,8	169 309	40,4	101 813	24,3	67 496	16,1	939	0,6
Italien	1909	265 042	7,7	1 113 984	32,4	736 721	21,4	377 263	11,0	50 267	4,3
Spanien	1909	129 493	6,7	650 690	33,7	466 639	24,1	184 051	9,5	.	.
Portugal	1907	35 357	6,2	176 417	31,1	113 254	20,0	63 163	11,1	.	.
Schweiz	1909	27 395	7,6	94 112	26,3	59 412	16,6	34 700	9,7	3 184	3,3
Frankreich	1909	307 951	7,8	769 969	19,6	756 545	19,3	13 424	0,3	35 914	4,5
Luxemburg	1906	2 048	8,3	7 516	30,2	4 844	19,5	2 672	10,7	200	2,6
Belgien	1908	57 564	7,8	183 834	24,9	121 964	16,5	61 870	8,4	8 563	4,5
Niederlande	1909	41 687	7,1	170 766	29,1	80 283	13,7	90 483	15,5	7 025	4,0
Dänemark	1909	19 944	7,4	76 301	28,3	35 807	13,3	40 494	15,0	1 815	2,3
Schweden	1909	32 531	6,0	139 427	25,6	74 578	13,7	64 849	11,9	.	.
Norwegen	1909	14 100	6,0	61 200	26,2	31 600	13,5	29 600	12,6	.	.
England und Wales	1909	260 259	7,3	914 621	25,6	518 075	14,5	396 546	11,1	.	.
Schottland	1909	30 092	6,2	128 582	26,4	74 594	15,3	53 988	11,1	.	.
Irland	1919	22 650	5,2	102 759	23,5	74 973	17,2	27 786	6,4	.	.
Außereuropäische Staaten.											
Maine	1908	5 904	8,2	16 173	22,4	11 664	16,2	4 509	6,2	741	4,4
Vermont	1907	3 254	9,3	7 550	21,5	5 696	16,2	1 854	5,3	481	6,0
Massachusetts	1905	27 184	9,0	75 022	24,9	50 486	16,8	24 536	8,2	2 618	3,4
Rhode Island	1903	4 473	9,7	11 781	25,6	8 638	18,8	3 143	6,8	506	4,1
Connecticut	1908	8 565	8,3	26 694	25,7	16 000	15,4	10 694	10,3	1 124	4,0
Michigan	1905	26 307	10,3	46 486	18,2	34 679	13,5	11 807	4,7	2 534	5,2
Japan	1908	461 254	9,0	1 662 815	32,3	1 029 447	20,0	633 368	12,3	162 676	8,9
Neu-Süd-Wales	1909	13 048	8,0	43 769	26,9	15 840	9,8	27 929	17,2	.	.
Neu-Seeland	1909	8 094	8,3	26 524	27,3	8 959	9,2	17 565	18,1	.	.

Man erkennt ferner aus der Tabelle 5, daß bis zum 25. Jahre bei den unehelichen Müttern die Entbindungsfrequenz steigt, von da ab aber rapid fällt, während sie bei den ehelichen Müttern noch einmal nach dem 25. Lebensjahre bis zum 30. erheblich zunimmt und sich auch noch bis zum 35., ja sogar 40. Lebensjahr auf ansehnlicher Höhe hält.

Diese Erscheinungen in der Reichshauptstadt decken sich vollkommen mit den Feststellungen in einem ganzen Staat, nämlich im Großherzogtum Hessen, das eine ziemlich gleichmäßige Zusammensetzung aus Stadt- und Landbevölkerung aufweist. Man hat in Hessen untersucht, wieviel von 100 Niederkünften einerseits der verheirateten, andererseits der unverheirateten Frauen auf bestimmte Altersklassen kommen. Das Ergebnis dieser Erhebung drücken folgende Zusammenstellungen aus:

Tabelle 6.

Von 100 Niederkünften verheirateter Frauen kommen auf die Altersklasse:

Zeitraum	Unter 18—20 Jahre	20—25 Jahre	25—30 Jahre	30—35 Jahre	35—40 Jahre	40—45 Jahre	45—50 Jahre	Über 50 Jahre	Zusammen
1879—1882	0,9	15,3	29,5	26,9	18,5	8,1	0,8	0,0	100,0
1884—1887	0,9	16,4	30,2	25,2	18,4	8,0	0,9	0,0	100,0
1896—1900	0,9	19,5	34,2	24,7	14,7	5,4	0,6	0,0	100,0
1900—1905	1,0	19,3	35,2	24,8	14,1	5,1	0,5	0,0	100,0

Von 100 Niederkünften unverheirateter Frauen kommen auf die Altersklasse:

Zeitraum	Unter 18—20 Jahre	20—25 Jahre	25—30 Jahre	30—35 Jahre	35—40 Jahre	40—45 Jahre	45—50 Jahre	Über 50 Jahre	Zusammen
1879—1882	14,5	47,9	21,1	9,1	5,0	2,2	0,2	—	100,0
1884—1887	14,6	52,4	20,3	6,9	3,8	1,8	0,2	0,0	100,0
1896—1900	18,0	54,8	18,0	5,6	2,6	0,9	0,1	0,0	100,0
1900—1905	21,8	52,6	16,2	5,3	2,9	1,1	0,1	0,0	100,0

Aus diesen Angaben ersieht man, daß in dem letzten Zeitraum nur 1% der verheirateten, aber 21,8% der unverheirateten Mütter vor dem 20. Lebensjahre niedergekommen sind. Man erkennt ferner, daß fast drei Viertel aller unehelichen Entbindungen vor dem 25. Lebensjahre der Niedergekommenen stattfanden. In absoluten Zahlen ausgedrückt, wurde festgestellt, daß im Durchschnitt des Jahrfünfts 1901—1905 jährlich von 2756 unehelichen Niederkünften 2052 vor dem 25. Lebensjahre der betreffenden Mutter erfolgten.

Bemerkenswert sind die Berliner Ziffern, die Aufschluß darüber geben, in welchen Lebensjahren der Mütter jene Entbindungen stattfanden, die speziell vor dem 20. Lebensjahre beobachtet wurden. Wir finden hierüber folgende Statistik:

Tabelle 7.

Alter der Mutter unter 20 Jahren, und zwar:

Geborene	Unter 15 Jahre	15—16 Jahre	16—17 Jahre	17—18 Jahre	18—19 Jahre	19—20 Jahre	Zusammen
Eheliche Kinder ...	—	—	16	120	304	676	1116
Uneheliche Kinder	4	24	141	333	638	863	2003
Zusammen	4	24	157	453	942	1539	3119

Man erfährt hieraus mit Entsetzen, daß 4 Mädchen bereits vor dem 15. und 24 vor dem 16. Lebensjahre Mutter geworden sind. Doch soll auf diese Ausnahmeerscheinungen, die gewiß zum großen Teil durch Verbrechen seitens der Schwängerer zustande gekommen sind, kein zu großes Gewicht gelegt werden. Bemerkenswert ist aber die Tatsache, daß nur 16 verheiratete, jedoch 141 unverheiratete vor dem 17. Lebensjahre, nur 120 verheiratete, aber 333 unverheiratete Mütter vor dem 18. Lebensjahr entbunden wurden. Und hierbei ist wieder noch zu berücksichtigen, daß wohl ein erheblicher Prozentsatz der jugendlichen verheirateten Mütter ledig konzipiert hat.

Aus diesen Tatsachen schließe ich, daß wohl fast alle unehelichen Konzeptionen in jugendlichen Jahren ohne und zumeist sogar gegen den Willen der Geschwängerten erfolgen. Und der Grund hierfür liegt, nach meiner Meinung, oft genug darin, daß die jungen illegitimen Schwangeren nicht gewußt haben, welche Folgen sich an ihren Leichtsinn anschließen können. Vielfach habe ich es bei meiner ärztlichen Tätigkeit erfahren, daß Dienstmädchen, Geschäftsgehilfinnen usw., die schwanger waren, es für unmöglich hielten, daß sie sich im Zustande der Gravidität befänden, weil sie nur „einmal“ geschlechtlich verkehrt hätten. Diese Mädchen sind eben über die physiologische Tragweite ihrer Liebeständeleien nicht orientiert. Hier müßte daher mit Energie die sexuelle Aufklärung einsetzen, und zwar besonders um über die Enthaltsamkeitsfrage zu unterrichten.

Die Tabelle 4 hat uns auch darüber belehrt, wieviel Geburten im letzten Berichtsjahr auf 1000 Einwohner in den einzelnen Staaten entfielen; wir erkannten zugleich die großen Zahlenunterschiede, namentlich zwischen Rußland, Deutschland und Frankreich; letzteres zeigt sehr geringe Ziffern. Betrachten wir aber die statistischen Feststellungen früherer Jahrzehnte, so finden wir, daß in allen Staaten, mit Ausnahme von Rußland, ehedem die Geburtenfrequenz wesentlich größer war. Dies trifft insbesondere auch für das deutsche Reich zu, wo im Durchschnitte des Jahrfünfts 1876/80 die Geburtenzahl $39,3^0/_{00}$ (jetzt $31,0^0/_{00}$) betrug. Weitere Angaben hierüber sowie Gründe für den jetzt so allgemein beobachteten Geburtenrückgang werden in dem Kapitel „Fortpflanzung“ erörtert werden.

Es ist für den Sozialhygieniker aber nicht allein wichtig, zu wissen, wie groß die Geburtenziffer ist, für ihn sind noch manche andere Fragen, welche die Geburtenverhältnisse betreffen, von hoher Bedeutung. Das Gedeihen der Säuglinge hängt nämlich unter Anderem von der Geburtenfolge, ferner von dem Beruf und der sozialen Stellung der Eltern bzw. der Mutter und anderen Faktoren ab; wir müssen uns daher etwas eingehender mit der speziellen Geburtenstatistik befassen.

Unter anderem hat Hamburger nachgewiesen, daß in den Familien, die sich durch großen Kinderreichtum auszeichnen, die Kindersterblichkeit ebenfalls sehr hoch ist; zu zahlreiche Niederkünfte einer Frau sind mithin im allgemeinen wenig wünschenswert. Es fragt sich nun, wieviele Kinder als 1, 2., 3. usw. Sprößlinge der jeweiligen Familie geboren werden. Hierüber belehrt uns folgende, nach manchen Richtungen hin interessante und hinsichtlich ihrer Ausdehnung einzigartige Zusammenstellung aus Baden:

Tabelle 8.

Amtsbezirke und landeskommissarische Bezirke	Niedergekommene Frauen											Im ganzen	Zahl der früh-u. rechtzeitig geborenen Kinder
	Nach der Zahl der Niederkünfte								Nach dem Fruchtalter der Kinder				
	Zum ... Mal								Vor dem 7.	Vom 7. bis 10.	Im 10.		
	1.	2.	3.	4.	5. bis 7.	8. bis 10.	11. bis 15.	16. u. öfteren	Monat				
									(unzeitig)	(frühzeitig)	(rechtzeitig)		
Großherzogtum Baden	14144	12333	9767	7676	13723	5660	2146	134	2154	2760	60669	65583	64300
Größ. Städte													
Mannheim ..	1613	1366	894	673	1169	432	215	10	398	314	5660	6372	6037
Karlsruhe ..	919	733	505	361	576	226	65	2	141	179	3067	3387	3280
Freiburg	718	597	395	260	397	114	52	8	53	155	2333	2541	2530
Pforzheim ..	487	442	305	197	332	124	47	5	108	101	1730	1939	1859
Heidelberg ..	640	438	251	175	264	107	31	2	160	233	1515	1908	1773
Konstanz ...	225	160	118	80	89	30	9	1	54	38	620	712	662
Baden	161	112	75	57	98	44	15	1	13	23	527	563	553
Offenburg ...	88	85	75	51	62	23	9	—	24	8	361	393	370
Bruchsal ...	79	77	65	59	82	37	10	—	10	19	380	409	402
Rastatt	77	73	45	34	47	18	10	2	12	9	285	306	297
Lahr	97	60	67	36	73	34	4	—	20	37	314	371	354
Lörrach	85	83	63	46	72	21	7	1	15	17	346	378	368
Weinheim ..	101	95	87	56	85	36	16	—	17	6	453	476	463
Durlach.....	82	84	51	51	95	34	13	—	39	16	355	410	373
Villingen ...	80	74	48	40	62	27	5	1	8	9	320	337	330
Ettlingen ...	53	61	44	26	62	31	7	2	1	16	269	236	289
Kehl	58	50	26	30	63	13	7	—	25	14	208	247	226
Emmendingen	53	36	39	16	34	15	3	—	4	8	184	196	198
Singen	84	65	58	31	64	21	11	1	11	14	310	335	329

Noch eingehender über die in Rede stehenden Verhältnisse in Baden, und zwar während des letzten Jahrzehnts, unterrichtet die Tabelle 9 (auf S. 36).

Die beiden Tabellen 8 und 9 lehren uns, daß im Großherzogtum Baden bis jetzt von einer weiten Ausdehnung des Zweikindersystems[1]) nicht gesprochen werden kann; denn noch nicht die Hälfte aller Kinder wurden als 1. oder 2. Sprößling geboren, während eine stattliche Zahl von Niederkünften als 5., 6. usw. erfolgte. Zu beachten ist allerdings, daß in den größeren Städten, Mannheim, Karlsruhe, Freiburg, Heidelberg usw., die Mehrzahl der Kinder als 1. oder 2. zur Welt kamen.

Über den Beruf der Eltern bzw. der Mütter der Neugeborenen belehren uns Feststellungen, die sich auf die Verhältnisse in Preußen während des Jahres 1909 beziehen. Hierbei fällt vor allem auf, daß nur etwas mehr als der vierte Teil der Geborenen von Eltern

---

[1]) Sehr oft begegnet man, wenn man minderbemittelte Frauen dazu anregt, sich Fürsorgemaßnahmen (Mutterschaftskassen, Wöchnerinnenpflege-Vereinen und dgl.) anzuschließen, dem Einwand: „Wir haben schon zwei Kinder, mehr bekommen wir nicht." Die Statistik zeigt, daß diese Auffassung, bei welcher der Wunsch der Vater des Gedankens ist, in sehr vielen Fällen auf Irrtum beruht.

Tabelle 9.

Jahre	In Baden niedergekommene Frauen: Nach							
	1.	2.	3.	4.	5.	6.	7.	8.
1901	14 557	12 545	10 186	8132	6114	4927	3435	2667
1902	14 053	12 509	10 218	8026	6124	4908	3506	2594
1903	13 713	12 524	10 196	8020	6156	4857	3415	2613
1904	14 167	12 537	10 342	8459	6362	5001	3546	2697
1905	14 273	12 444	10 145	8322	6219	4945	3517	2678
1906	14 757	12 578	10 096	8313	6433	4990	3586	2729
1907	14 850	12 502	10 057	8083	6210	5000	3501	2667
1908	15 131	12 975	10 164	8175	6212	5003	3500	2686
1909	14 511	12 626	9 778	7821	6098	4760	3497	2577
1910	14 144	12 333	9 767	7676	5740	4652	3331	2557
Durchschnitt 1901—10	14 416	12 557	10 095	8103	6167	4904	3483	2646

stammt, die in der Land- und Forstwirtschaft[1]) tätig sind. In Anbetracht
der Ausdehnung des platten Landes in den preußischen, namentlich
ostelbischen Provinzen hätte man wohl erwartet, daß die Landwirtschaft gegenüber Handel und Gewerbe eine weit größere Geburtenziffer
aufweisen würde. Zugleich bemerkt man, daß aus der Landwirtschaft ein
höherer Prozentsatz unehelicher Geburten hervorgeht, als dem Landes-
durchschnitt entspricht.

Weiter ist, gerade im Gegensatz hierzu, bemerkenswert, wie ungemein wenig uneheliche Geburten bei den im Bergbau, in der Metallverarbeitung, im Baugewerbe und im Verkehrsgewerbe beschäftigten
Personen gezählt wurden, während diese Gewerbearten sich durch
hohe Zahlen der ehelichen Geburten auszeichnen. Wenn auch in den
vier genannten Berufsgruppen die unverheirateten Arbeiterinnen weit
weniger vertreten sind als in anderen Gewerbearten, so hat man doch
immerhin bei der letzten Berufszählung im Jahre 1907 in Preußen
65 932 unverheiratete Arbeiterinnen in den in Rede stehenden vier Berufsarten festgestellt. Auf diese Arbeiterinnen kommen 962, also
14 Promille, uneheliche Geburten. Auf die in Preußen gezählten
341 596 unverheirateten Arbeiterinnen im Bekleidungsgewerbe entfallen
aber 7225 uneheliche Geburten, mithin 21 Promille. Dagegen weisen
die 442841 unverheirateten weiblichen Erwerbstätigen im Handelsgewerbe nur 3300, d. h. 7,4 Promille uneheliche Geburten auf, eine Ziffer,
die verhältnismäßig nur halb so klein ist wie die entsprechende Zahl
bei den zuerst genannten vier Berufsarten und nur ein Drittel von der
Verhältniszahl beträgt, die beim Bekleidungsgewerbe vorliegt.

Diese Erscheinungen sind wohl dahin zu deuten, daß die in den
vier zuerst genannten Berufen tätigen Arbeiterinnen im Falle der

---

[1]) Angaben über den Unterschied zwischen der Geburtenzahl auf dem Lande
und in den Städten folgen in dem Kapitel „Fortpflanzung".

der Häufigkeit der Niederkünfte: Zum ... ten Mal

9.	10.	11.	12.	13.	14.	15.	16.	17.	18.	19.	20.	21.	22.	23. und öfteren
1726	1354	787	613	345	198	129	71	29	19	7	6	1	3	—
1800	1368	784	617	338	235	111	72	44	11	4	7	1	2	1
1774	1342	805	599	350	221	116	71	41	15	10	4	3	2	1
1828	1362	813	644	379	226	128	66	32	23	3	4	1	2	2
1879	1392	800	699	375	232	129	67	36	19	11	1	1	1	3
1791	1392	804	625	366	221	137	47	35	18	8	2	2	2	3
1745	1356	814	643	379	224	133	64	42	20	4	4	—	1	3
1765	1425	813	682	387	230	112	81	36	22	10	4	6	—	—
1751	1366	760	607	382	214	120	71	38	21	11	—	4	1	—
1735	1368	841	623	362	197	123	65	38	14	9	7	—	1	—
1779	1373	802	635	366	220	124	68	37	18	8	4	2	2	1

Schwangerschaft gewöhnlich im Hinblick auf die bevorstehende Niederkunft heiraten, was bei den Arbeiterinnen im Bekleidungsgewerbe, wo die Tatsachen sich unverschleiert darbieten, offenbar nur selten geschieht. Die auffallend geringe Häufigkeit von unehelichen Geburten bei den im Handelsgewerbe tätigen, zumeist gebildeteren Personen ist wohl auf die häufige Anwendung von Mitteln zur Verhütung bzw. Beseitigung der Schwangerschaft zurückzuführen. — Besonders hervorgehoben sei noch, daß die Beteiligung an den unehelichen Geburten seitens der Dienstmädchen sehr stark ist.

Sehr beachtenswert sind dann auch die Feststellungen, die über die soziale Stellung der Eltern der Geborenen Auskunft geben.

Wir entnehmen einer Statistik, die sich ebenfalls auf die Zustände in Preußen während des Jahres 1909 bezieht, daß die Geburtenhäufigkeit bei den einzelnen sozialen Ständen sehr verschieden ist. In einem späteren Kapitel wird davon zu sprechen sein, wie bedeutungsvoll es für die zukünftige Militärtauglichkeit eines Knaben ist, ob er von einem beruflich selbständigen oder einem unselbständigen Vater stammt. Mit Rücksicht auf diesen Zusammenhang zeigt die erwähnte Statistik kein erfreuliches Bild; denn nur der vierte Teil der im Jahre 1909 in Preußen geborenen Knaben hat beruflich selbständige Väter aufzuweisen. Da, wie wir sehen werden, die Militärtauglichkeit bei den Söhnen der Unselbständigen nur etwa halb so groß ist wie bei den der Selbständigen, so erwachsen aus der Erscheinung der geringen Geburtenziffern bei den Selbständigen schwere Bedenken hinsichtlich der zukünftigen Vaterlandsverteidigung.

Bei unseren Darlegungen wurde schon mehrfach die Einteilung in eheliche und uneheliche Neugeborene erwähnt. Die Bedeutung der Legitimität der Geburt für die Gesundheit des Säuglings wird in dem Kapitel „Säuglinge" näher beleuchtet werden. Hier handelt es sich zunächst darum, eine Übersicht darüber zu erhalten, wieviele unter

Tabelle 10.

Die Geborenen und Gestorbenen, Unehelichen und Totgeborenen nach Geschlecht im Jahre 1909.

Staaten und Landesteile	Geborene im Jahre 1909								Gestorbene im Jahre 1909		
	Knaben	Mädchen	Uneheliche		Totgeborene		Auf 100 Mädchen kamen Knaben	Von 100 waren		männ-lich	weib-lich	Auf 100 weib-liche kamen männ-liche
			Knaben	Mädchen	Knaben	Mädchen		unehe-lich	tot ge-boren			
Prov. Ostpreußen........	34 162	32 703	3 396	3 250	1 152	904	104,5	9,9	3,1	21 511	19 982	107,7
,, Westpreußen	33 784	31 824	2 293	2 212	1 037	791	105,2	6,9	2,8	18 817	17 010	110,6
Stadt Berlin	24 534	23 193	4 891	4 646	959	814	105,8	**20,0**	3,7	17 565	16 053	109,4
Prov. Brandenburg	53 161	50 862	5 765	5 520	1 923	1 486	104,5	10,8	6,3	34 004	30 674	110,9
,, Pommern	27 886	26 065	2 894	2 770	934	667	107,0	10,5	3,0	16 194	14 974	108,1
,, Posen	41 642	39 574	2 150	2 095	1 369	1 113	105,2	5,2	3,1	21 743	20 047	108,5
,, Schlesien	96 020	90 215	9 047	8 651	3 283	2 564	106,4	9,5	3,1	59 725	55 609	107,4
,, Sachsen	49 245	45 962	5 742	5 510	1 711	1 222	107,1	11,8	3,1	28 658	26 284	109,0
,, Schleswig-Holstein .	24 074	22 813	2 418	2 157	775	613	105,5	9,8	3,0	12 768	11 428	111,7
,, Hannover	44 169	41 416	3 124	2 892	1 389	1 178	106,6	7,0	3,0	23 659	22 334	105,9
,, Westfalen	80 358	74 999	2 445	2 319	2 208	1 778	107,1	3,1	2,6	36 213	30 788	117,6
,, Hessen-Nassau.....	32 606	30 373	2 133	1 974	1 110	799	107,4	6,5	3,0	17 178	16 370	104,9
,, Rheinland........	119 574	113 712	5 016	4 770	3 352	2 832	105,2	4,2	2,7	61 074	54 202	112,7
Hohenzollern	1 149	1 107	51	50	16	18	103,8	4,5	1,5	628	689	**91,1**
Preußen	662 364	624 818	51 365	48 816	21 218	16 779	106,0	**7,8**	3,0	369 737	336 444	109,9
Bayern rechts des Rheins..	100 470	95 190	13 378	12 685	2 961	2 354	105,5	**13,3**	2,7	65 983	61 249	107,7
Bayern links d. Rh. (Pfalz)	16 024	15 542	1 020	934	519	431	103,1	**6,2**	3,0	8 282	7 711	107,4
Bayern	116 494	110 732	14 398	13 619	3 480	2 785	105,2	**12,3**	2,8	74 265	68 960	107,7

Kgr. Sachsen	72 750	68 730	10 681	10 301	2 718	2 041	105,8	**14,8**	3,4	41 853	38 692	108,2
Württemberg	39 600	37 412	3 177	3 126	1 261	938	105,8	8,2	2,9	23 351	22 209	105,1
Baden	34 269	32 450	2 666	2 386	968	738	105,6	**7,6**	2,6	20 288	19144	106,0
Hessen	19 345	18 118	1 453	1 414	632	532	106,8	**7,7**	3,1	10 405	9 963	104,4
Mecklenburg-Schwerin	9 012	8 554	1 187	1 144	291	222	105,4	13,2	2,9	5 616	5 258	106,8
Großh. Sachsen	6 375	5 851	734	681	212	179	109,0	11,6	3,2	3 614	3 262	110,8
Mecklenburg-Strelitz	1 519	1 440	213	183	53	40	105,5	13,4	3,1	1 002	954	105,0
Oldenburg	8 004	7 521	456	390	212	173	106,4	5,4	2,5	3 712	3 360	110,5
Braunschweig	6 824	6 603	769	777	219	200	103,3	11,5	3,1	4 233	4 159	101,8
Sachsen-Meiningen	4 453	4 175	570	464	140	107	106,7	12,0	2,9	2 299	2 184	105,3
Sachsen-Altenburg	3 676	3 470	437	418	146	102	105,9	12,0	3,5	2 114	1 847	114,5
Sachsen-Koburg-Gotha	3 974	3 679	102	406	139	112	108,0	10,6	3,3	2 311	2 211	104,5
Anhalt	4 782	4 540	608	530	144	99	105,3	12,2	2,6	2 799	2 534	110,5
Schwarzburg-Sondersh.	1 416	1 418	165	152	42	46	99,9	11,2	3,1	758	736	103,0
Schwarzburg-Rudolst.	1 657	1 500	168	182	60	36	110,5	11,1	3,0	833	724	115,1
Waldeck	794	763	45	37	24	28	104,1	5,3	3,3	484	522	**92,7**
Reuß ältere Linie	1 033	977	100	91	37	34	105,7	9,5	3,5	645	558	115,6
Reuß jüngere Linie	2 353	2 086	308	233	83	57	112,8	12,2	3,2	1 396	1 231	113,4
Schaumburg-Lippe	618	617	25	26	19	25	100,2	4,1	3,6	331	330	100,3
Lippe	2 562	2 317	115	102	81	65	110,6	4,4	3,0	1 257	1 175	107,0
Lübeck	1 562	1 540	172	150	43	36	101,4	10,4	2,5	949	811	**117,0**
Bremen	4 291	4 039	411	355	141	104	106,2	9,2	2,9	2 360	2 054	114,9
Hamburg	12 487	11 870	1 739	1 652	463	337	105,2	13,9	3,3	7 975	6 796	**117,3**
Elsaß-Lothringen	26 142	24 781	1 910	1 800	800	638	105,5	7,3	2,8	17 191	16 400	104,8
Deutsches Reich	**1 048 356**	**990 001**	**94 265**	**89 435**	**33 626**	**26 453**	**105,9**	**9,0**	**2,9**	**601 778**	**552 518**	**108,9**
Im Jahre 1908	1 068 854	1 007 804	94 373	89 738	34 681	26 926	106,1	8,9	3,0	625 221	571 875	109,3
„ „ 1907	1 061 978	998 994	92 353	86 824	34 516	26 524	106,3	8,7	3,0	615 293	563 055	109,3
„ „ 1906	1 072 870	1 011 868	90 683	86 377	34 951	27 310	106,0	8,5	3,0	614 694	559 769	109,8

den Neugeborenen in den einzelnen Staaten unehelich zur Welt
kommen.

Über die betreffenden Feststellungen in den deutschen Bundesstaaten gibt die Tabelle 10 Auskunft.

Man sieht, wie erhebliche Unterschiede hinsichtlich der relativen
Zahl der unehelichen Geburten sich zwischen Preußen, Baden, Hessen,
der Pfalz einerseits und Sachsen, dem rechtsrheinischen Bayern, den
beiden Mecklenburg andererseits zeigen; besonders hohe Ziffern weist
Berlin auf.

Eine sehr wesentliche Differenz bei den jeweiligen Ziffern der unehelichen Geburten findet man, wenn man die Angaben über einige Großstädte Europas betrachtet:

Tabelle 11.

Die Häufigkeit der unehelichen Geburten in 25 europäischen Großstädten.

Städte	Uneheliche auf 100 Geburten in einem Durchschnittsjahr der Periode 1899—1907
1. Haag	4,2
2. Rotterdam	4,5
3. Amsterdam	4,9
4. Düsseldorf	7,2
5. Edinburg	7,6
6. Mailand	8,4
7. Cöln	11,8
8. Madrid	13,5
9. Antwerpen	13,8
10. Kristiania	14,0
11. Berlin	15,9
12. Brüssel	16,6
13. Marseille	17,0
14. Rom	17,7
15. Leipzig	18,9
16. Lyon	22,5
17. St. Petersburg	22,8
18. Kopenhagen	24,3
19. Moskau	25,0
20. München	26,3
21. Paris.	26,5
22. Budapest	27,4
23. Stockholm	31,4
24. Wien	31,7
25. Prag	43,8

Man erkennt ohne weiteres, wie günstig in dieser Hinsicht die niederländischen Großstädte namentlich gegenüber Prag, Wien, Stockholm,
Budapest, Paris und München dastehen.

Man darf aber aus diesen Feststellungen allein nicht sogleich auf einen hohen
oder niederen Stand der Sittlichkeit schließen. Die Zahl der unehelichen Geburten
wird von manchen Faktoren beeinflußt, die nicht sowohl mit der Moral als mit rein
äußerlichen Einrichtungen, namentlich den mehr oder weniger großen Heirats-
beschränkungen und den wirtschaftlichen Verhältnissen zusammenhängen. Wo
diese Hemmnisse ganz oder zum Teil beseitigt wurden, da sehen wir einen

rapiden Abstieg der Unehelichenziffer. So kamen z. B. im Großherzogtum Hessen im Jahrfünft 1866/70 auf 100 Geborene 12,7 Uneheliche, nach der mit der Reichsgründung zusammenhängenden Änderung der Gesetzgebung jedoch nur 7—8. — Auch soll bei dieser Gelegenheit darauf hingewiesen werden, daß ein sehr erheblicher Teil der ehelich geborenen Kinder außerehelich gezeugt wurde, d. h. daß in sehr vielen Fällen, namentlich in Arbeiterkreisen, der natürliche Vater des Kindes dessen Mutter erst während der Schwangerschaft heiratet. So wurde festgestellt, daß von den innerhalb der Ehe zur Welt gekommenen Erstgeborenen in Berlin und Sachsen 45 %, in den dänischen Landgemeinden 39 % unehelich gezeugt waren. —

Die Tabelle 10 hat uns zugleich auch über das Verhältnis der Zahl der männlichen zu der Ziffer der weiblichen Neugeborenen unterrichtet. Wir sahen, daß im Durchschnitt des Deutschen Reiches auf 100 Mädchen etwa 106 Knaben entfallen. Die einzelnen Bundesstaaten weisen hierbei zwar Unterschiede auf, ja in manchen kleinen Gebieten überwiegen sogar die Mädchengeburten; allein, diese Ausnahmeerscheinungen beruhen sicherlich nur auf Zufällen, die bei kleinen Zahlen vorkommen können. Nicht nur für Deutschland, sondern für ganz Europa wurde festgestellt, daß mehr Knaben als Mädchen geboren werden; sämtliche Großstädte Europas wurden auf das in Rede stehende Verhältnis in jedem der letzten 30 Jahre hin von Falkenburg untersucht; aus seinen Zahlenangaben geht hervor, daß in keiner der Weltstädte Berlin, London, Paris, Wien, Petersburg usw. in irgendeinem Jahr die Zahl der weiblichen Neugeborenen überwogen hätte. In manchen Großstädten, die freilich über eine Millionen-Einwohnerschaft nicht verfügen, kommen vorübergehend von der Regel abweichende Erscheinungen vor, was aber, wie schon erwähnt, nur durch Zufälle bewirkt wird. Man ist nach meinem Dafürhalten wohl berechtigt, in dieser lediglich durch die Statistik gewonnenen Feststellung des Überwiegens der Knabengeburten ein Naturgesetz zu erblicken.

Jedoch eine interessante Ausnahme von diesem Gesetz soll nicht unerwähnt bleiben. Unter den Großstädten Europas befindet sich auch Neapel; hier sind unter den 26 Jahren 1880—1905 in 24 Jahren mehr Mädchen als Knaben zur Welt gekommen.

Es sei nun hier bereits auf die sonderbare Erscheinung hingewiesen, daß, obwohl das Überwiegen der männlichen Geburten überall (abgesehen von der Mädchenstadt Neapel) festgestellt wurde, in den meisten europäischen Staaten, wie oben dargelegt worden ist, sich dennoch ein Frauenüberschuß ergeben hat.

Um einen Einblick in die Sterblichkeitsverhältnisse zu erhalten, betrachten wir wieder die Tabelle 10; wir entnehmen ihr, wieviel Personen während des letzten Berichtsjahres im Deutschen Reich und jeweils in den einzelnen Bundesstaaten gestorben sind. Zugleich finden wir, daß im ganzen Reich auf 100 weibliche 108,9 männliche Gestorbene kämen; von dieser Durchschnittsziffer weichen die Zahlen in den einzelnen Landesgebieten zum Teil erheblich ab. Am größten ist die Mortalität unter den männlichen Personen (im Vergleich zu der Sterblichkei der weiblichen) in Hamburg und Lübeck, während in Waldeck und in der Provinz Rheinland das männliche Geschlecht günstigere Zahlen aufweist als das weibliche.

Die Tabelle 4 unterrichtet uns ferner über die Mortalität in den verschiedenen europäischen und einigen außereuropäischen Staaten[1]). Wir sehen, daß das Deutsche Reich zwar weit geringere Sterblichkeitsziffern (auf 1000 Einwohner) als manche andere Staaten, z. B. als Rußland, Rumänien, Spanien, Ungarn, Österreich zeigt; aber bei uns ist die Mortalität verhältnismäßig größer als in den nordischen Staaten Schweden, Norwegen, Dänemark und selbst in dem industriereichen Belgien und England sowie vor allem als in Neu-Süd-Wales und Neu-Seeland.

Ferner muß betont werden, daß die Sterblichkeitsziffern während der letzten Jahrzehnte in allen Staaten zum Teil sehr wesentlich gesunken sind. Im Deutschen Reich starben von 1000 Bewohnern während der Jahre 1841—50 noch 26,8, dagegen in dem Zeitraum 1901—1905 nur 21,0. Ähnlich ist die Verminderung in den anderen Ländern.

Aber mit Recht wurde darauf hingewiesen, daß die Sterbeziffern ohne weiteres als ein vollständig zuverlässiges Maß für die Mortalitätsverhältnisse nicht zu betrachten sind; denn die große Sterblichkeit der frühesten Jugend und des hohen Alters verursacht, daß Bevölkerungen, die viele Kinder und viele hochbetagte Personen enthalten, eine hohe Mortalität, und solche Bevölkerungen, zu denen viele Personen in den mittleren Altersklassen gehören, geringe Sterbeziffern darbieten, ohne daß die Zustände der ersteren Bevölkerung schlechter zu sein brauchen als die der letzteren. Um zu einem zuverlässigen Orientierungsmittel zu gelangen, muß man daher die Mortalitätsverhältnisse der einzelnen Altersklassen berücksichtigen. — Man stellt zu diesem Zwecke, wie das „Reichsarbeitsblatt" schildert, fest, „wieviele von 1000 Geborenen innerhalb ihres ersten Lebensjahres sterben, wieviele von je 1000, die ein Jahr alt geworden sind, innerhalb ihres zweiten Lebensjahres sterben usw. bis in die höchste Altersklasse hinein". Aus diesen Zahlen läßt sich dann eine Absterbeordnung herstellen.

„Sind von 1000 Geborenen im ersten Jahre 200 gestorben, so werden am Schlusse des ersten Lebensjahres noch 800 übrig sein; sterben von je 1000, die ein Jahr alt wurden, im zweiten Lebensjahre 50, so werden nach demselben Verhältnisse von 800 Kindern, die das erste Jahr erlebten, 40 im zweiten Lebensjahre sterben und 760 übrig bleiben. Es werden somit von 1000 Lebendgeborenen nach einem Jahre 800 und nach zwei Jahren 760 übrig sein. So kann man fortgehen und erhält der Reihe nach, wieviel von 1000 Lebendgeborenen nach drei, vier, fünf usw. nach 100 Jahren noch übrig bleiben. Diese Zahlenreihe heißt die Absterbeordnung oder Sterbetafel der bestimmten Personengruppe, für welche die beschriebenen Er-

---

[1]) Daß Land und Rasse von Einfluß auf die Gestaltung der Morbiditäts- und Mortalitätsverhältnisse sind, darf man wohl annehmen; es ist jedoch nicht möglich hierfür einwandfreie Beweise anzuführen. Westergard widmet diesen Fragen ein ausführliches Kapitel, aber er schickt ihm folgende Bemerkungen voraus: „Die einfache Tatsache, daß ein Mensch hier oder dort lebt, ist ja doch nicht hinreichend, um seinen Gesundheitszustand ausschließlich zu bestimmen, und wenn die Bevölkerungen zweier Länder eine verschiedene Sterblichkeit aufweisen, so kann dies ebenso gut dem Unterschiede in Lebensart, Wohlstand, Tätigkeit zuzuschreiben sein, als den klimatischen Verhältnissen oder den Einflüssen von Rasse, Nationalität usw." (Harald Westergaard: „Die Lehre von der Mortalität und Morbilität". Jena 1901). — Im gleichen Sinne äußert sich Prinzung (Handbuch der Medizinischen Statistik, Jena 1906).

mittelungen gemacht sind. Sie ist unabhängig von dem zufälligen Altersaufbau dieser Volksgruppe. Will man durch eine Zahl ein Maß für die Sterblichkeit angeben, so eignet sich hierfür am besten die mittlere Lebensdauer, die aus der Absterbeordnung direkt zu erhalten ist. Man kann aus der Absterbeordnung, die angibt, wieviel von 1000 Geborenen am Schlusse des ersten, zweiten, dritten usw. Lebensjahres noch übrig sind, direkt ermitteln, wie viele Jahre diese 1000 Personen in ihrem ganzen Leben zusammen durchlebten, und wenn man diese Zahl durch 1000 dividiert, so erhält man die Anzahl der Lebensjahre, die durchschnittlich auf jede einzelne Person entfällt; diese Zahl wird die mittlere Lebensdauer genannt.‘‘

Es wurden für die deutsche Bevölkerung bis jetzt drei Absterbeordnungen berechnet, und zwar die erste aus den Sterblichkeitsverhältnissen 1871 bis 1880, die zweite aus denen der Periode 1881 bis 1890 und die dritte aus denen des Zeitraumes 1891 bis 1900. Nach einer Mitteilung des „Reichsarbeitsblattes‘‘ ist eine vollständige Absterbeordnung für das Jahrzehnt 1901 bis 1910 in Bälde zu erwarten. Aber schon jetzt bietet das genannte Blatt hierüber einige wertvolle Angaben.

Gerade aus dem Vergleich dieser die verschiedenen Zeiträume betreffenden Absterbeordnungen lassen sich wichtige Schlüsse auf die sozialhygienischen Zustände ziehen. Für das männliche Geschlecht ergab die erste Absterbeordnung eine mittlere Lebensdauer von 35,58 Jahren, die zweite eine solche von 37,17 Jahren. die dritte eine solche von 40,56 Jahren; bei dem weiblichen Geschlecht lauten die entsprechenden Ziffern: 38,45, 40,25, und 43,97. Die mittlere Lebensdauer hat also während der in Rede stehenden Zeiträume erheblich — beim weiblichen Geschlecht, das schon an sich günstigere Zahlen aufweist, noch mehr als beim männlichen — zugenommen. „Welch hohe wirtschaftliche Bedeutung diese Besserung der Sterblichkeitsverhältnisse hat,‘‘ so schreibt das Reichsarbeitsblatt, „zeigt die Erwägung, daß die zwei Millionen Kinder, die in Deutschland in jedem Jahr geboren werden, nach den Sterblichkeitsverhältnissen der neunziger Jahre zusammen etwa 85 Millionen Jahre durchleben, während sie nach den Sterblichkeitsverhältnissen der siebziger Jahre nur etwa 75 Millionen Jahre durchleben würden.‘‘

„Trotz dieser beträchtlichen Erhöhung der Lebensdauer steht Deutschland‘‘, wie das genannte Blatt weiter darlegt, „noch immer hinter den meisten europäischen Kulturstaaten zurück. In Schweden, dessen Bevölkerung sich allerdings durch besonders günstige Verhältnisse auszeichnet, beträgt die mittlere Lebensdauer des männlichen Geschlechts 50,94 und die des weiblichen Geschlechts 53,63 Jahre, sie ist also um volle 10 Jahre höher als im Deutschen Reiche. Um etwa fünf Jahre überragen noch Belgien und die Niederlande und um etwa vier Jahre Frankreich und England Deutschland in den Werten der mittleren Lebensdauer. Nur in Österreich und Italien ist die mittlere Lebensdauer geringer als in Deutschland. Der Grund, weshalb Deutschland noch in den neunziger Jahren des vorigen Jahrhunderts beträchtlich hinter anderen Kulturstaaten zurückblieb, liegt in seiner bedeutenden Kindersterblichkeit. Die Versuche, im Deutschen Reiche die Sterblichkeit des frühesten Kindesalters herabzumindern, gehören der neueren Zeit an und werden erst in den Absterbeordnungen des 20. Jahrhunderts zum Ausdruck gelangen. Wenn man Folgerungen, die sich aus den fortlaufend berechneten Sterbeziffern ziehen lassen, trauen darf, ist die mittlere Lebensdauer für den Zeitraum 1901 bis 1910 wieder um fünf Jahre gewachsen, und möchte damit Deutschland anderen Kulturstaaten bedeutend näher gerückt sein."

Das „Reichsarbeitsblatt" stellt ferner fest, daß hinsichtlich der Lebensdauer der zehnjährigen Knaben und Mädchen Deutschland nur von den Niederlanden und von Schweden etwas überragt wird, aber Frankreich, England und Belgien sehr nahe steht.

Besonders wichtig sind nun die Angaben über die mittlere Lebensdauer für die Personen der Altersklassen von 15 bis 60 Jahren, d. h. des sogenannten produktiven Alters. „Für das Deutsche Reich folgt aus der Absterbeordnung der neunziger Jahre, daß eine 15 Jahre alte männliche Person durchschnittlich 37,92 Jahre innerhalb der Altersspanne von 15 bis 60 Jahren durchlebt hat, oder kurz ausgedrückt, indem man von allen anderen Ursachen der Unproduktivität absieht, daß ein Mann im Deutschen Reich nach den Sterblichkeitsverhältnissen der neunziger Jahre im ganzen 37,92 Jahre produktiv tätig ist. Von den 45 produktiven Jahren gehen also durch den Tod 7,08 Jahre verloren. Für England ergaben sich 37,91, für Frankreich nur 37,26 und für Belgien 38,00 Jahre. Nur Schweden und die Niederlande weisen etwas höhere Werte auf, nämlich 38,53 und 38,65 Jahre Der Unterschied der Kulturstaaten ist also bezüglich der mittleren Lebensdauer zwischen dem 15. und 60. Lebensjahr nur gering. Für das weibliche Geschlecht ergaben sich in allen Staaten um ½ bis ¾ Jahre höhere Werte."

An diese Darlegungen knüpft das „Reichsarbeitsblatt", indem es auf die Verlängerung der mittleren Lebensdauer für die produktiven Altersklassen in Deutschland während der beiden letzten Jahrzehnte um 1¾ Jahre hinweist, folgende Bemerkung: „Erwägt man, daß im Deutschen Reiche während eines jeden Jahres etwa 1 200 000 Personen das 16. Lebensjahr beginnen, so läßt sich ermessen, wie groß der Vorteil ist, wenn jede dieser Personen durchschnittlich 1¾ Jahre länger der wirtschaftlichen Tätigkeit erhalten bleibt. Es bedeutet einen Gewinn von rund 2 Millionen Lebenspersonen für jede Generation. Ist diese Besserung der Sterblichkeitsverhältnisse zum Teil unserer sozialen Gesetzgebung zuzuschreiben, so kann der Gewinn von zwei Millionen Arbeitsjahren wohl als ein schöner Lohn für die Kosten und Mühen, die die Durchführung der Gesetze verursachen, angesehen werden." Diese Bezugnahme zwischen den Sterblichkeitsverhältnissen und der sozialen Versicherungsgesetzgebung wolle man wohl im Auge behalten.

Um einen Einblick in die Verschiedenartigkeit der Mortalität bei den einzelnen Altersklassen und hierbei wieder in die Differenz zwischen den Sterblichkeitsverhältnissen der beiden Geschlechter zu erhalten, wollen wir die auf das Deutsche Reich und das letzte Berichtsjahr (1908) sich beziehende Tabelle 12 betrachten

Tabelle 12.

Altersklassen der Gestorbenen	Im Jahre 1908		
	Gestorbene (ohne Totgeborene)	Männliche Gestorbene	Weibliche Gestorbene
Von 0 bis 1 Jahr.....	359 022	**200 260**	**158 761**
„ 1 „ 5 Jahre ...	103 305	**52 754**	**50 551**
„ 5 „ 10 „	26 054	12 991	13 063
„ 10 „ 15 „	15 138	7 831	7 831
„ 15 „ 20 „	21 426	11 188	10 238
„ 20 „ 30 „	51 654	25 795	25 859
„ 30 „ 40 „	57 365	28 856	28 509
„ 40 „ 50 „	66 509	**38 354**	**28 215**
„ 50 „ 60 „	91 445	**51 374**	**40 071**
„ 60 „ 70 „	134 212	67 106	67 106
„ 70 „ 80 „	140 383	**64 816**	**75 567**
„ 80 „ 90 „	63 588	**27 538**	**36 050**
Über 90 Jahre	5 040	1 974	3 066
Unbekannt	289	227	62
Zusammen	1 135 490	**590 540**	**544 949**

Man sieht die jeweiligen Unterschiede ohne weiteres; besonders bemerkenswert ist, daß unter den männlichen Säuglingen die Mortalität weit höher ist als bei den weiblichen; ebenso sterben viel mehr Männer als Frauen in den Altersklassen von 30—50 Jahren, während nach dem 70. Jahre die Sterblichkeit auf der weiblichen Seite höher ist. — Betont sei jedoch schon an dieser Stelle, daß die entsprechenden Ergebnisse in manchen Staaten, z. B. in Japan, Bulgarien, Rumänien, sich wesentlich anders gestaltet haben.

Eine besonders klare Übersicht über die relative Höhe der Sterblichkeit in den einzelnen Altersklassen bietet Knöpfel[1]) in einer graphischen Darstellung, die wir hier wieder. geben.

Hierzu bemerkt Knöpfel: „Mit zunehmendem Alter des Menschen fällt dem Tod naturgemäß eine immer reichere Ernte zu. Aber auch dem Eintritt in das Leben stellt er sich mit Wucht entgegen. Doch bald gewinnt das Leben die Oberhand und schon im 12. Lebensjahr entfaltet sich die größte Widerstandskraft. „Dies ist die Zeit der rechten Blüte und der größten Munterkeit im Leben, aber auch wieder der Wendepunkt im Kampf gegen den Tod.“

Von 1000 Personen jeder Altersklasse starben in der Periode 1906—1910 jährlich im Großherzogtum Hessen:

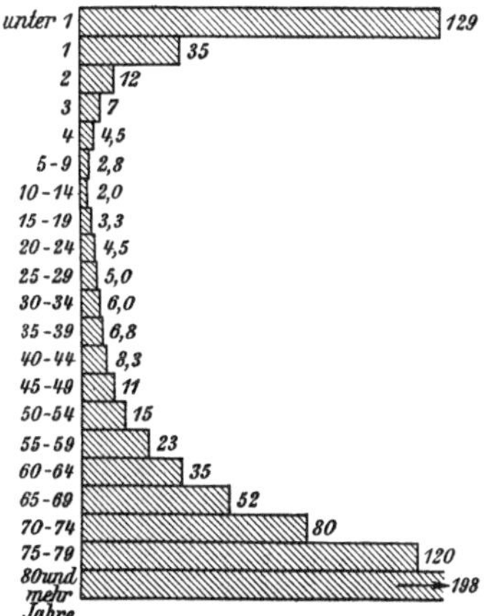

Fig. 1.   Die Gestorbenen nach Altersklassen.

¹) Siehe „Die Zukunft Deutschlands“, Festgabe der Großh. Hess. Zentralstelle für die Landesstatistik zu Ehren der Ausstellung „Der Mensch“ in Darmstadt 1912, bearbeitet von L. Knöpfel; Darmstadt 1912.

Auf die Besonderheiten bei der Mortalität der Säuglinge kommen wir in dem dieser Altersklasse gewidmeten Kapitel zu sprechen.

Unterschiede bei den Sterblichkeitsverhältnissen zeigen sich auch je nach der Siedlungsart. Die Wohn- und Beschäftigungsweisen sind in den Städten, ganz besonders in den Großstädten, naturgemäß von anderer Beschaffenheit als auf dem Lande, was sich auch in den Mortalitätsziffern kundgibt. Nun macht man zwar, wie man aus der Fig. 2 ersieht, die Beobachtung, daß in den letzten Jahrzehnten die Sterblichkeitsziffern im allgemeinen bei der Stadtbevölkerung geringer sind als bei den Landleuten.

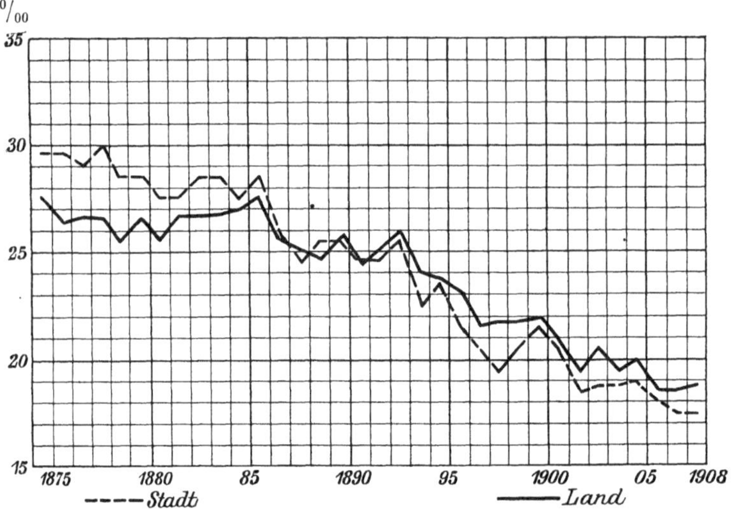

Fig. 2. Sterblichkeit der Stadt- und Landbevölkerung in Preußen. (Nach Kaup.)

Es läßt sich aber nicht ohne weiteres — dies wurde oben dargelegt — aus den für die Gesamtbevölkerung geltenden Mortalitätsziffern ein einwandfreier Schluß ziehen; man muß vielmehr den jeweiligen Altersaufbau berücksichtigen. Nach Ballod hat sich nun ergeben, daß die männliche Stadtbevölkerung in Preußen mit zunehmendem Alter rascher abstirbt als die männliche Landbevölkerung; so erreichen z. B. nach der preußischen Sterbetafel 1900/1901 unter den männlichen Stadtbewohnern nur 474,55, unter den männlichen Landbewohnern dagegen 538,62 von 1000 Lebendgeborenen das 50. Lebensjahr. Bei dem weiblichen Geschlecht ist jedoch der entsprechende Unterschied zwischen Stadt und Land viel geringer (549,77 gegen 574,66). Man erkennt aus diesen Feststellungen nicht allein den Einfluß der Wohnweise, sondern vor allem auch die Einwirkung der Tätigkeitsart.

Für das ganze Reich liegen zwar keine Angaben vor, die über die Sterblichkeit in Stadt und Land gesondert Auskunft geben. Wohl aber hat man eine Differenzierung in Großstädte, Mittelstädte und sonstige Gemeinden durchgeführt. Über die hierbei gewonnenen Ergebnisse unterrichtet Tabelle 13.

Tabelle 13.

Es starben im Deutschen Reich während der 3 Berichtsjahre 1907—1909 im Mittel jährlich auf je 1000 Lebende der jeweiligen Altersklasse:

Altersklasse	In den Großstädten	In den Mittelstädten	Außerhalb der Groß und Mittelstädte
Im ersten Lebensjahr	187,2	188,7	192,5
Im Alter von 1—15 Jahren	7,9	8,6	6,8
Im Alter von 15—60 Jahren	8,2	8,4	7,8
Nach Ablauf des 60. Lebensjahres	70,1	73,3	68,7

Man erkennt aus der Tabelle 13, daß die Mortalität für alle Altersklassen, abgesehen von den Säuglingen, in den Groß- und Mittelstädten ungünstiger ist als in den kleineren Gemeinden. Rahts folgert aus dieser Feststellung, daß „gewisse Lebensverhältnisse in den Groß- und Mittelstädten einen ungünstigen Einfluß auf die Gesundheit und Lebenskraft der Bewohner ausüben". Bemerkenswert ist ferner, daß die Mittelstädte in allen Altersklassen schlechtere Ergebnisse aufweisen als die Großstädte. Der genannte Autor führt in der amtlichen Publikation zur Erklärung hierfür an, „daß im allgemeinen die hygienischen Einrichtungen in den Großstädten vollkommener als in den Mittelstädten sind, namentlich hinsichtlich einer einwandsfreien Wasserversorgung und einer den gesundheitlichen Anforderungen entsprechenden Beseitigung der Abfallstoffe, vielleicht auch hinsichtlich breiterer Straßen und günstigerer Luftverhältnisse in den ausgedehnten Vorortsgebieten der meisten modernen Großstädte".

Sodann hat die Wohlhabenheit einen großen Einfluß auf die Gestaltung der Sterblichkeitsverhältnisse. Nun ist zwar der Begriff „Wohlhabenheit" nicht gerade sehr genau zu fixieren. Aber immerhin bieten die Angaben über das Einkommen, die Größe der Wohnung oder den Mietpreis einen brauchbaren Anhalt zur Orientierung über die ökonomische Lage; man kann also solche Daten in Beziehung zu den für die jeweilige Bevölkerungsschicht geltenden Mortalitätsziffern setzen und erhält dann ein Bild von der Einwirkung der Wohlhabenheit auf die sanitären Zustände. Entsprechendes Zahlenmaterial liegt schon seit langer Zeit in reichem Maße vor; aber keine Publikation auf diesem Gebiete ist so ausführlich, zuverlässig und lehrreich wie die, welche Funk über die Untersuchungsergebnisse in Bremen veröffentlicht hat. Hiervon seien an dieser Stelle zunächst folgende Darlegungen wiedergegeben:

„Die durchschnittliche jährliche Sterblichkeit der Gangbewohner jeder Altersklasse war in fast allen Perioden ungünstiger als die der übrigen stadtbremischen Bevölkerung. Auch an der seit 1876 stattgehabten Abminderung der Sterblichkeit hat die Einwohnerschaft der Höfe, Gänge und gangähnlichen Straßen nur einen geringen Anteil gehabt. Diese ist vielmehr ganz überwiegend der übrigen Bevölkerung zugute gekommen. Die Säuglingssterblichkeit hat sich sogar seit dem Jahrfünftdurchschnitt 1876 bis 1880 in den Ganghäusern ganz auffallend verschlechtert. In der Anfangsperiode trafen auf 100 Säuglinge (Kinder unter einem Jahr) der Gänge usw. der Alt- und Neustadt 24,6 Gestorbene im Jahresdurchschnitt, in der Schlußperiode hingegen 31,8. Allerdings hat auch in den arbeiterreichen Gegenden im Westen und Süden der Stadt die Sterbeziffer dieser Kinder seit der Periode 1876 bis 1880 eine aufsteigende Richtung eingeschlagen. Sie ist indessen immer sichtlich niedriger gewesen als die der Ganghäuser. Nur im Jahrfünftdurchschnitt 1886 bis 1890 hat sie beinahe die gleiche Höhe wie diejenige der Gänge usw. erreicht. Am stärksten macht sich der Rückgang der Säuglingssterblichkeit in den gewöhnlichen Straßen der Alt- und Neustadt und insbesondere der wohlhabenderen östlichen und nördlichen Vorstadt geltend. Ähnliches gilt auch für die Altersstufen von 1 bis 5 Jahren, wo in den Ganghäusern keine Besserung der Sterblichkeit zu beobachten ist, während alle übrigen Teile der Stadt einen außerordentlichen Rückgang erkennen lassen. Nirgends hat die moderne Entwicklung der ärztlichen Heilkunst größere Erfolge aufzuweisen als in dieser Altersstufe. In der östlichen und nördlichen Vorstadt liegt eine Minderung der Sterblichkeit fast auf die Hälfte vor. Nur bei den Bewohnern der Ganghäuser ist ein Fortschritt nicht zu bemerken. Etwas günstiger liegen die Dinge bei den beiden folgenden Altersstufen von 5 bis 15 und 15 bis 30 Jahren. Hier lassen auch die Bewohner der Ganghäuser eine beträchtliche Besserung erkennen. Immer aber stehen sie noch wesentlich hinter den Bewohnern der übrigen Stadtteile zurück. Bei den letzten beiden Altersstufen endlich ist die Sterblichkeit der Ganghausbewohner fast dieselbe geblieben wie in der Zeit von 1876 bis 1880, jedenfalls ist ein Fortschritt zum Besseren nicht zu erkennen. In den übrigen Stadtteilen dagegen sehen wir auch hier eine fast regelmäßige Abnahme, so daß sich der Unterschied zuungunsten der Ganghäuser immer mehr verschärft."

Man erkennt aus diesen Angaben den großen Einfluß der Wohlhabenheit; zugleich findet man aber, daß an dem Rückgang der Sterblichkeit während der letzten Jahrzehnte die wirtschaftlich schwächsten Schichten nicht oder nur in geringem Umfange beteiligt zu sein scheinen. Diesen Hinweis wolle man wohl im Auge behalten.

Zur Ergänzung sei noch eine andere, auf Hamburg sich beziehende Statistik angeführt, die den Einfluß der ökonomischen Lage auf die Sterblichkeit an Tuberkulose dartut:

Tabelle 14.

Einkommen (nach den Ergebnissen vom Jahre 1905)	Steuerzahler	Verstorbene Steuerzahler und deren Angehörige	Promille-Zahlen				
			1908	1907	1906	1905	1904
Von 900 bis 1 200 M.	53 238	268	5,03	4,93	4,54	3,36	3,88
„ 1 200 „ 2 000 „	80 428	386	4,80	4,78	5,72	5,06	4,51
„ 2 000 „ 3 500 „	26 130	95	3,64	2,91	3,45	2,94	2,94
„ 3 500 „ 5 000 „	9 610	27	2,81	1,99	2,88	1,32	2,69
„ 5 000 „ 10 000 „	8 701	17	1,95	2,40	1,24	0,77	1,20
„ 10 000 „ 25 000 „	4 889	4	0,82	1,53	—	0,95	1,97
„ 25 000 „ 50 000 „	1 659	4	2,41	1,25	1,34	0,71	0,73
über 50 000 „	1 251	2	1,60	—	—	2,1	—

Man ersieht deutlich aus der Tabelle 14, wie mit steigendem Einkommen die Sterblichkeit an Tuberkulose abnimmt; daß diese Erscheinung bei den höchsten Einkommenstufen nicht ganz regelmäßig zutage tritt, liegt an der Kleinheit der für diese Klassen geltenden Mortalitätsziffern.

Gleichlautende Mitteilungen über das Verhältnis von Wohlhabenheit und Sterblichkeit liegen auch aus anderen Staaten zahlreich vor.

In dem Londoner Stadtteil Finsbury starben im Jahre 1906 unter 1000 Neugeborenen in Einzimmerwohnungen 211, in Zweizimmerwohnungen 178, in Dreizimmerwohnungen 188 und in Wohnungen mit 4 und mehr Zimmern 121; die Durchschnittsziffer für den ganzen Stadtteil beläuft sich auf 157. (Nach Percy Alden und Edward E. Hayward: „Housing"; Social Service Handbooks Nr. 1, London

1907, bei Headley Brothers). — Bertillon hat die Tuberkulosesterblichkeit in 6 hinsichtlich der Wohlhabenheit der Bewohner verschiedenen Bezirken von Paris untersucht; er stellte hierbei fest, daß z. B. von 100 000 Einwohnern im Alter von 40—59 Jahren während des Zeitraumes 1901—1905 an Tuberkulose starben: im 8. Bezirk, Elysée (sehr reich) 159; im 9. Bezirk, Opera (reich) 241; im 6. Bezirk, Luxemburg (sehr wohlhabend) 423; im 3. Bezirk, Temple (wohlhabend) 585; im 12. Bezirk, Reully (arm) 641; im 20. Bezirk Ménilmontant (sehr arm) 907. (Vgl. Bericht über den International. Kongreß f. Hygiene und Demographie 1907, Bd. III, Teil 2.)

Schließlich sei hier noch auf die Beziehungen zwischen Sterblichkeit und Beruf hingewiesen. Wir werden sowohl in den Kapiteln, die den einzelnen Personenklassen, als in den, welche den einzelnen Krankheitsarten gewidmet sind, auf diesen Zusammenhang mehrfach zu sprechen kommen; hier seien nur einige allgemeine Bemerkungen, die sich auf die neuesten englischen Statistiken stützen, angereiht.

Bei den Sterblichkeitsziffern der einzelnen Berufsarten zeigen sich große Unterschiede, so daß man deutlich erkennt, wie stark der Gesundheitszustand von der Beschäftigungsweise beeinflußt wird. Am günstigsten stehen die gelehrten Berufe, und hierbei besonders die Geistlichen, da, während die gewerblichen Arbeiter vielfach weit höhere Zahlen, als dem Durchschnitt entspricht, aufweisen. Bemerkenswert ist die hohe Mortalität bei Bierbrauern, Gastwirten und Kellnern; hier spielt der bei der Ausübung dieser Berufszweige offenbar schwer vermeidbare, starke Alkoholkonsum ohne Zweifel eine große Rolle. — Betont sei jedoch, daß manche Tätigkeitsarten, die durchaus nicht besonders hygienisch sind, hauptsächlich deswegen so günstige Ziffern darbieten, weil sich ihnen vorzugsweise sehr kräftige Personen widmen; dies trifft z. B. für die Schmiede zu. Bei den Geistlichen ist die Mortalität zum Teil wohl deswegen so niedrig, weil viele von den Theologiestudierenden während der langen Vorbereitungszeit sterben, ehe sie ein Amt erhalten. Es ist also, wie sich aus diesen Hinweisen ergibt, bei Schlußfolgerungen aus den Statistiken, die sich mit den Beziehungen von Beruf und Sterblichkeit befassen, besondere Vorsicht geboten.

Aus der Differenz zwischen der Zahl der Geburten und der Ziffer der Todesfälle ergibt sich der Geburtenüberschuß. Wie dieser sich in den verschiedenen Staaten gestaltet, lehrt die Tabelle 4.

Wir sehen, daß Rußland den größten, Frankreich den allerniedrigsten Geburtenüberschuß aufweist; Deutschland steht hierbei wiederum etwa in der Mitte zwischen allen Staaten. Bei Rußland muß man freilich bedenken, daß in diesem und in anderen osteuropäischen Staaten, wie Rösle zutreffend bemerkt, der natürliche Zuwachs „mit viel größerem Aufwand von Gut und Blut" erkauft wird als in den übrigen europäischen Ländern. Vorbildlich stehen Neu-Süd-Wales und Neu-Seeland da; hier findet sich bei einer ansehnlichen Geburtenziffer eine sehr geringe Mortalität, während in Rußland der große Geburtenüberschuß sich vorzugsweise deswegen zeigt, weil die Geburtenfrequenz noch stärker ist als die hohe Sterblichkeit.

Sehr deutlich erkennt man, wie verschiedenartig sich in den einzelnen Gebieten der Geburtenüberschuß gestaltet, wenn man die graphischen Darstellungen des Statistischen Amtes der Stadt Amsterdam betrachtet; von den 22 europäischen Großstädten, über welche Übersichten geboten werden, seien sechs besonders charakteristische hier wiedergegeben.

Wie man aus der Fig. 3 ersieht, nimmt der Geburtenüberschuß in Birmingham eine sehr breite Fläche ein; es kann hier hinzugefügt werden, daß diese Erscheinung auch in anderen großen Industriestädten Englands beobachtet wird. — Bedeutend ist der Überschuß auch in Amsterdam und immerhin noch ansehnlich in Berlin, dagegen klein trotz der hohen Geburtenziffer in Petersburg; sehr gering ist er trotz der niedrigen Sterblichkeitsziffern in Paris, und infolge der hohen Mortalität fehlt er in Barcelona ganz.

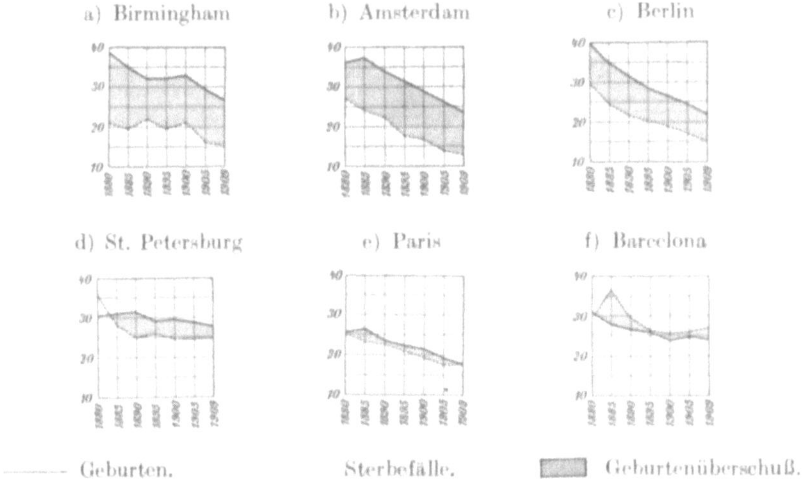

Fig. 3. Die natürliche Bewegung der Bevölkerung in 6 europäischen Großstädten in der Periode 1880—1909.

Es muß aber auch erwähnt werden, daß die graphischen Darstellungen der Figur 3 sich nur auf die Angaben willkürlich gewählter Jahre (1880, 1885 usw.), nicht auf die Durchschnittsziffern der ganzen Perioden (1880—85, 1885—90 usw.) stützen; ob die Kurven bei Anwendung einer völlig einwandfreien Methode ebenso verlaufen würden, wie auf den Zeichnungen des Amsterdamer Amtes, ist nicht sicher. Trotzdem sind sie sehr lehrreich; denn die Differenzen auf den von uns hier wiedergegebenen 6 Darstellungen sind so groß, daß sie gewiß nicht nur auf das von dem Amsterdamer Amt benutzte Verfahren zurückzuführen sind.

Nun hat man bei den Volkszählungen die Beobachtung gemacht, daß die Bevölkerungsvermehrung nicht immer dem natürlichen Zuwachs, der in der Ziffer des Geburtenüberschusses zum Ausdruck gelangt, entspricht; es treten nämlich infolge der Zu- und Abwanderungen mitunter wesentliche Verschiebungen in den Bevölkerungsverhältnissen ein. Vergleicht man den tatsächlichen Bevölkerungszuwachs, den man bei den Volkszählungen eruiert, mit der gemäß dem Geburtenüberschuß zu erwartenden Bevölkerungszunahme, so erhält man ein Urteil über den jeweiligen Wanderungsgewinn bzw. -verlust. Wie sich die Wanderungsverhältnisse in Deutschen Reiche gestaltet haben, ersieht man aus der Tabelle 15.

Tabelle 15.

Auf 1000 der mittleren Bevölkerung durchschnittlich jährlich Gewinn (+) oder Verlust (—) durch Wanderungen in der Zählungsperiode:

	1871-1875	1875-1880	1880-1885	1885-1890	1890-1895	1895-1900	1900-1905	1905-1910
Männlich...	— 1,93	— 2,07	— 4,85	— 1,36	— 1,91	+ 0,61	+ 0,16	— 0,60
Weiblich...	— 1,89	— 1,40	— 3,69	— 1,39	— 1,63	+ 0,09	+ 0,20	— 0,42
Zusammen	— 1,91	— 1,73	— 4,26	— 1,38	— 1,77	+ 0,35	+ 0,18	— 0,51

Aus der Tabelle 15 entnimmt man, daß bereits in der Periode 1871/75 der männliche Wanderungsverlust größer ist als der weibliche, daß diese Differenz zu ungunsten des männlichen Geschlechts in dem nächsten Jahrfünft noch zunimmt, und daß der Unterschied in dem Zeitraum 1880/85 seinen Höhepunkt erreicht; von da an ist die Differenz zwischen den Ziffern der beiden Geschlechter nur gering; in der Periode 1895/1900 ist aber ein ansehnlicher Unterschied zugunsten des männlichen Geschlechts zu konstatieren.

Um das Bild noch etwas anschaulicher zu gestalten, seien einige absolute Ziffern genannt: In dem für das männliche Geschlecht so un-günstigen Jahrfünft 1880/85 betrug der Wanderungsverlust 546 681 männliche und 433 534 weibliche Personen; man sieht, welch gewaltige Einbuße an Menschen das Deutsche Reich[1]) damals in einem einzigen Jahrfünft erlitten hat, man erkennt aber zugleich, daß in der genannten Periode der männliche Wanderungsverlust den weiblichen um über 100 000 Personen überragt hat. In den beiden folgenden Jahrfünften war der Wanderungsverlust dann bald auf der weiblichen, bald auf der männlichen Seite um ein Geringes größer. In dem Jahrfünft 1895/1900 aber, in dem sich ein Wanderungsgewinn ergeben hat, zeigt sich eine für das männliche Geschlecht günstige, nicht unerhebliche Differenz; es wurden 81 481 männliche, aber nur 16 644 weibliche Personen gewonnen.

Die sozialhygienische Bedeutung der starken Wanderungsverluste erkennt man, wenn man bedenkt, daß viele kräftige, gesunde und streb-same Menschen die Heimat verlassen, sobald für sie dort die Ernährungs-bedingungen zu ungünstig werden; energielose, weniger starke Volks-genossen, die unter den gleichen Mißständen leiden, finden nicht den Mut und die Kraft, um den Wanderstab zu ergreifen. Mit den Auswanderern, von denen jeder auch ein Stück Geld mit ins Ausland nimmt, zieht Volkskraft und Volksvermögen zumeist für immer in die Ferne; und so vermehrt sich bei den Zurückbleibenden die Prozentzahl der Unbe-

---

[1]) Wie sehr andere Staaten noch jetzt unter dem Wanderungsverlust zu leiden haben, dafür seien hier zwei Beispiele angeführt: In der Zeit vom 10. Februar 1901 bis zum 31. Dezember 1909 hat in Italien die Bevölkerungsziffer um 2 Millionen zugenommen, während gemäß dem Geburtenüberschuß ein Zuwachs von 3,2 Millionen zu erwarten war. Die durch die Auswanderung bewirkte Einbuße ist in manchen italienischen Landesgebieten, z. B. in Basilikata, so groß, daß nicht nur keine Bevölkerungszunahme, sondern sogar eine Abnahme festgestellt wurde. (Siehe Movimento della Popolazione, nell'anno 1909; Rom 1911.) — In England läßt die neueste Volkszählung die Bevölkerungszunahme innerhalb der Zeit von 1901 bis 1911 um 1 088 000 Menschen geringer erscheinen, als dem Geburtenüberschuß entspricht. (Siehe Reichsarbeitsblatt, Jahrgang 1912 Nr. 6.)

mittelten und Schwachen. Die starken Wanderungsverluste haben nun
zwar bei uns nicht bewirkt, daß die Sterblichkeitsziffer gestiegen ist. Die
zunehmende Kenntnis auf dem Gebiete der Hygiene, die vielen segens-
reichen Maßnahmen des Staates und der Gemeindeverwaltungen haben
den Erfolg gehabt, daß unser Vaterland von erheblichen Epidemien
und sonstigen gesundheitlichen Schädigungen verschont geblieben ist.
Darum tritt die hygienische Beeinträchtigung, die das deutsche Volk
durch die vielen Wanderungsverluste erlitten hat, nicht ohne weiteres
ziffernmäßig in die Erscheinung, aber wir erkennen die Schädigungen dennoch, und zwar besonders an dem Vorhandensein des Frauenüberschusses.

In den obigen Darlegungen wurde schon mehrfach auf die Erscheinung des Frauenüberschusses, den wir in den meisten europäischen
Staaten antreffen (vgl. Tabelle 2), hingewiesen. Welchen Umfang
dieser im Deutschen Reiche während der einzelnen Zählungsepochen
angenommen hat, zeigt uns die folgende Tabelle:

Tabelle 16.

Der Frauenüberschuß betrug:

Im Jahre	1871	754 824
„	„ 1880	863 195
„	„ 1885	**988 396**
„	„ 1890	966 806
„	„ 1895	957 401
„	„ 1900	892 684
„	„ 1905	871 916
„	„ 1910	839 489

Vom sozialhygienischen Standpunkte aus ist der Frauenüberschuß
als ein sehr bedenkliches Zeichen zu betrachten. Aus der Tabelle 10
haben wir ersehen, daß stets und überall im deutschen Reich mehr
Knaben als Mädchen geboren werden. Die Frauenmehrheit stellt sich
mithin als eine naturwidrige Erscheinung dar. Und ihre üblen Folgen
für die Volksgesundheit werden schon seit langer Zeit wohl beachtet.
Das numerische Überwiegen des weiblichen Geschlechtes bewirkt stets
in dem betreffenden Landesgebiet, daß viele Jungfrauen, die unter normalen Zuständen heiraten würden, keine Männer finden, und daß
zahlreiche Männer sich der Verehelichung entziehen, weil sie wissen, daß
für die Befriedigung ihrer geschlechtlichen Bedürfnisse genug Mädchen,
die sich nicht verheiraten konnten, vorhanden sind. So leistet der
Frauenüberschuß der Zunahme von unehelichen Geburten sowie der Verbreitung der Prostitution und der Geschlechtskrankheiten Vorschub.

Man hat sich schon seit langer Zeit mit der Frage, wie der Frauenüberschuß zustande kommt, beschäftigt. Bisher waren die Autoren der
Meinung, daß das Überwiegen des weiblichen Geschlechtes auf die sowohl
im Säuglings- als auch im Mannesalter sich zeigende größere Mortalität
des männlichen Geschlechts zurückzuführen ist. Die Tabelle 12 beweist
jedoch, daß diese Erklärung nicht zutrifft; denn wenn auch mehr männliche als weibliche Personen, namentlich im Säuglingsalter und in den
Altersklassen von 50—60 Jahren, sterben, so beträgt die gesamte Diffe-

renz zwischen den Ziffern der männlichen und der weiblichen Gestorbenen doch nur rund 45 000, während sich (siehe Tabelle 10) im Jahre 1908 der Unterschied zwischen den Zahlen der männlichen und weiblichen Geborenen auf rund 61 000 belief.

Der Frauenüberschuß wird zwar durch natürliche Vorgänge in der Bevölkerungsbewegung begünstigt; er wird aber in der Hauptsache durch die Wanderungsverhältnisse erzeugt; dies ergibt sich deutlich, wenn man die Tabellen 15 und 16 vergleicht. Bis zum Jahre 1885 nahm die Frauenmehrheit zu, und genau bis zu dieser Zeit gingen durch die Wanderungen mehr Männer als Frauen verloren; vom Jahre 1890 an wendet sich das Blatt, es wandern weniger Männer als Frauen aus, ja es werden später sogar mehr Männer als Frauen gewonnen, und zugleich sinkt in beträchtlichem Maße der Frauenüberschuß.

Der Verfasser hat in jüngster Zeit diese Erscheinungen untersucht und konnte hierbei feststellen, daß in den Gebieten, in denen die Frauen in der Mehrzahl vorhanden sind, mehr Männer, und daß umgekehrt dort, wo, wie z. B. in Japan und in Elsaß-Lothringen, ein Männerüberschuß besteht, mehr Frauen sterben, während jeweils gerade das Gegenteil erwartet werden konnte. Im allgemeinen müßte die Mortalität bei beiden Geschlechtern ziemlich gleich hoch sein, da der Beeinträchtigung der Gesundheit auf der männlichen Seite infolge der teilweise schwereren Berufsarbeit die Schädigungen durch Menstruationen, Schwangerschaften und Wochenbetten auf der anderen Seite gegenüberstehen. In Ländern, deren Bevölkerung unter Wanderungsverlusten nicht zu leiden hatte, sehen wir daher (vergleiche Tabelle 4), daß es dort nicht nur in den jüngsten Altersklassen, sondern auch in den von 15—60 Jahren mehr männliche als weibliche Personen gibt. Ein solcher Zustand ist als natürlich, d. h. als unbeeinflußt von wirtschaftlichen Vorgängen wie sie die Wanderungen darstellen, zu bezeichnen. In Staaten dagegen, wo mehr Männer als Frauen sterben, muß man die durchschnittliche physische Beschaffenheit der männlichen Bevölkerung als minderwertig erachten. Diese Beeinträchtigung ist die Folge davon, daß in früheren[1]) Jahrzehnten weit mehr Männer als Frauen bei den Auswanderungen verloren gingen; daß die

---

[1]) Der Leiter des Großh. Bad. Statistischen Landesamtes Gustav Lange bezeichnet die früheren Auswanderungen als Ursache für das Überwiegen der Frauen in den höheren Altersklassen. In Baden kamen im Jahre 1905 bei der Altersklasse 70 und mehr Jahre auf 100 männliche 121,5 (im Jahre 1900: 122,8) weibliche Personen. „Es ist dies", schreibt Lange, „zum Teil die Wirkung einer weit zurückliegenden Zeit, die der Jahre 1847—55. Damals fand eine sehr starke Abwanderung namentlich junger Männer von 15—30 Jahren statt, so daß von da ab die entsprechenden im Alter allmählich vorrückenden Jahrgänge verhältnismäßig männerarm sind. Bei den nächsten Volkszählungen, nach dem Absterben dieser Generation, ist wegen der größeren Sterblichkeit der weiblichen Personen im Alter von 60 Jahren, wie sie seit einer Reihe von Jahren in Baden zu verzeichnen ist, mit einem Rückgang des Überschusses auch auf dieser Altersstufe zu rechnen." (Siehe Kapitel „Bevölkerungsstatistik" in dem mit Unterstützung des badischen Ministeriums des Kultus und Unterrichts herausgegebenen Werke „Das Großherzogtum Baden", Karlsruhe 1912.)

Faktoren des sozialen Gesundheitswesens.

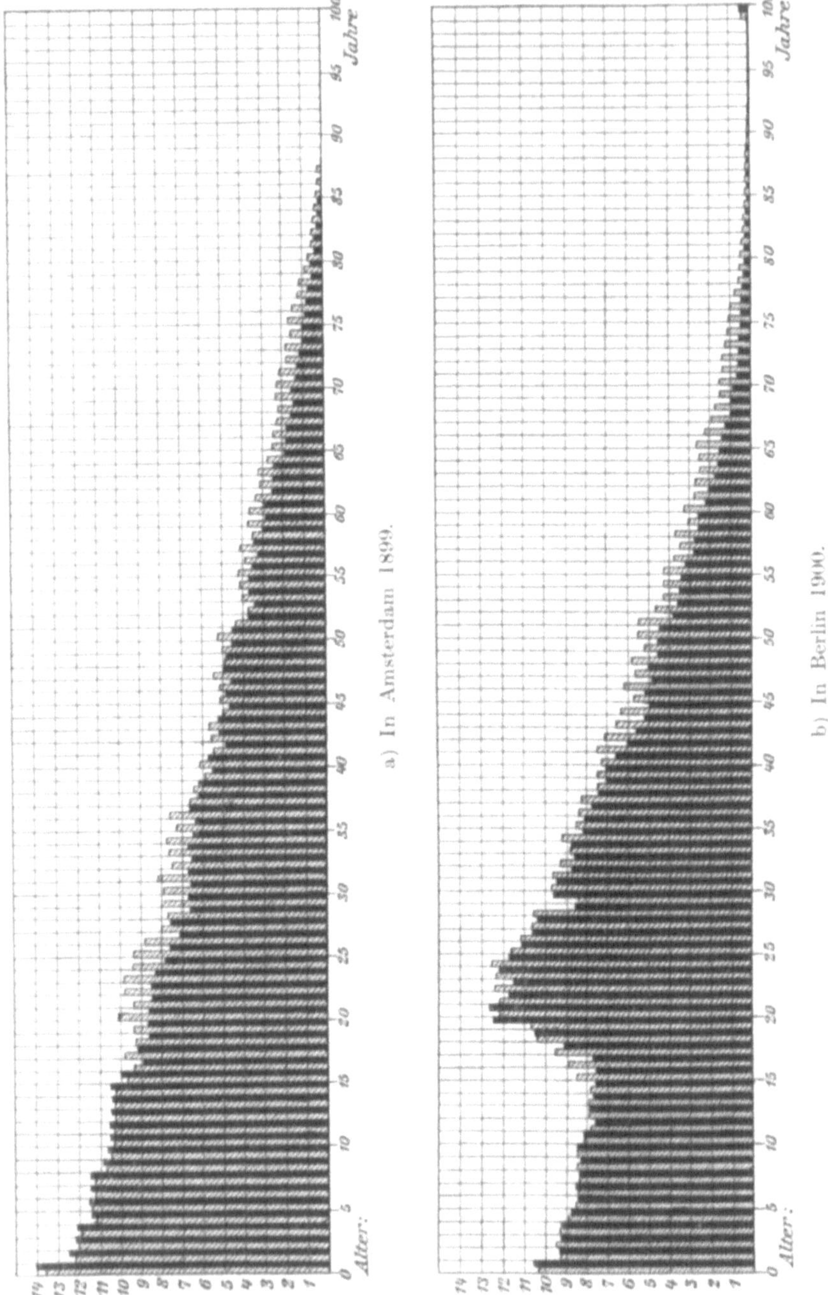

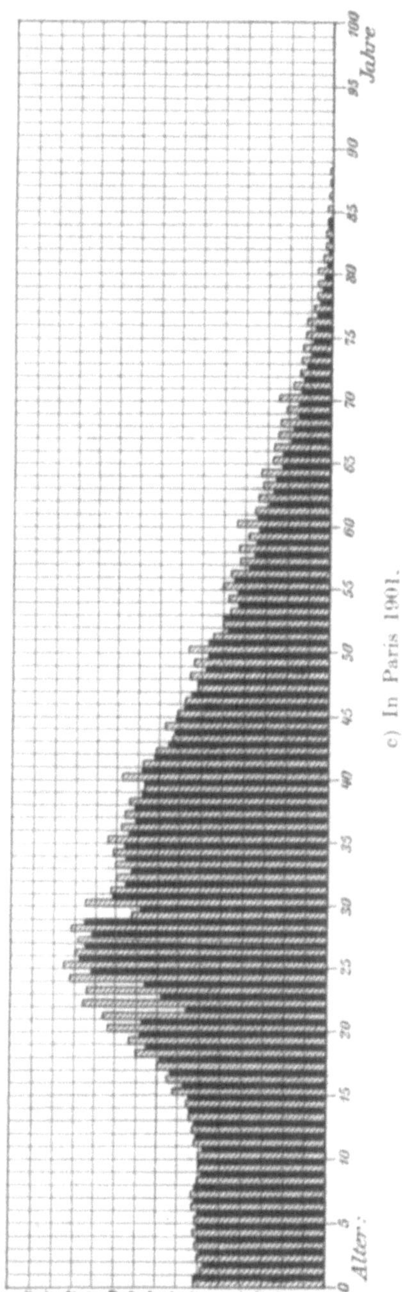

Fig. 4. Altersaufbau der Bevölkerung in 3 Hauptstädten.

Auswanderer vorzugsweise kräftige und gesunde Personen sind, wird allgemein beobachtet. Durch diese Feststellungen gelangt man zu dem Resultat, daß die Frauenmehrheit ein bedeutungsvoller Maßstab für die Beurteilung der sozialhygienischen Zustände ist; das Überwiegen des weiblichen Geschlechtes ist ein bedenkenerregendes Symptom. Darum wird man es begrüßen, daß, wie aus der Tabelle 16 zu ersehen ist, der Frauenüberschuß im Deutschen Reich seit dem Jahre 1890 sinkt.

Zum Schluß wollen wir noch erörtern, wie sich in den wichtigsten Landesgebieten die Bevölkerungszusammensetzung unter dem Einfluß der natürlichen Vorgänge und der Wanderungen gestaltet; wir betrachten zu diesem Zwecke die Figuren 4 und 5, von denen die erstere nach Angaben des statistischen Amtes der Stadt Amsterdam, die letztere nach Rösle hergestellt sind.

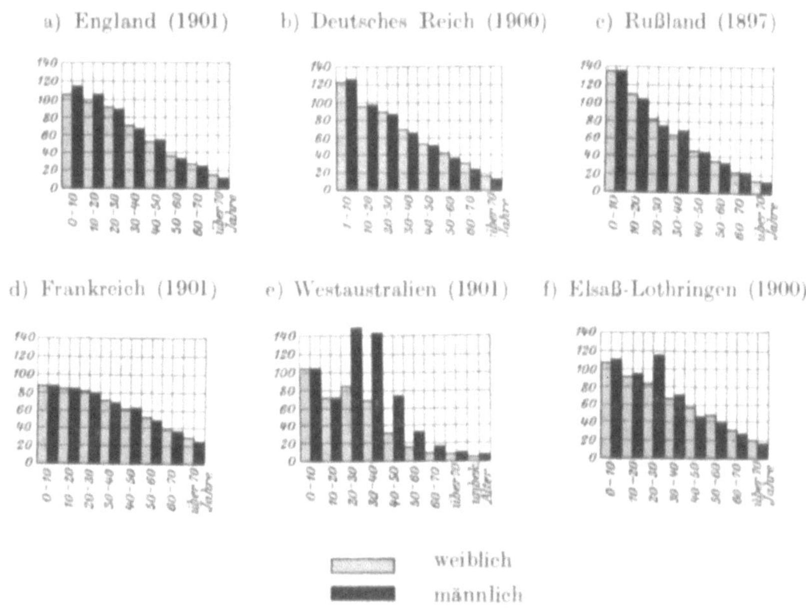

Die Figur 4 zeigt, daß in Amsterdam, von geringen Ausnahmen abgesehen, von Altersjahr zu Altersjahr eine ununterbrochene Abnahme der Personenziffern festgestellt wurde. Dies ist ein natürlicher Aufbau; denn es ist zu erwarten, daß die spätere Altersklasse infolge des Ausscheidens durch Tod schwächer besetzt ist als die vorangehende. Ganz anders als in Amsterdam ist das Bild in Berlin und in Paris. In diesen Städten steigt die Ziffer vom 15. Lebensjahr an; in Berlin gibt es bis zum Alter von 35, in Paris bis zum Alter von 45 Jahren soviele Einwohner wie im Alter von 15 Jahren. Diese Erscheinungen beruhen nicht auf natürlichen Vorgängen, sondern auf wirtschaftlichen Einflüssen, nämlich auf den starken Einwanderungen.

Die Figur 5 unterrichtet uns über den Altersaufbau in einigen Staaten, England bietet eine mäßige Abnahme von Altersklasse zu Altersklasse dar. Das Deutsche Reich zeigt einen etwas steilen Abfall von der ersten zur zweiten Altersklasse, was auf die verhältnismäßig hohe Säuglingsmortalität zurückzuführen ist. Größer sind in Rußland die Unterschiede in der Besetzung der einzelnen Altersklassen, was durch die hohe Sterblichkeit im allgemeinen bewirkt wird. Sehr klein sind dagegen die Differenzen in Frankreich, was hauptsächlich darauf beruht, daß schon die jüngste Altersklasse sehr schwach besetzt ist. — Auffallend ist die starke Zunahme bei der männlichen Bevölkerung im Alter von 20—40 Jahren in Westaustralien; hier sehen wir wieder den bedeutungsvollen Einfluß der Wanderungen. Auch in Elsaß-Lothringen findet man einen Anstieg bei der männlichen Bevölkerung im Alter von 20—30 Jahren; diese Erscheinung wird durch die starke militärische Besatzung in den Reichslanden bewirkt.

Die Figuren 4 und 5 lehren, daß der Altersaufbau von einer bestimmten Bevölkerung nicht nur durch die natürlichen Vorgänge, sondern oft auch durch die Wanderungsverhältnisse beeinflußt wird. Bei der Beurteilung der hygienischen Zustände eines Gebietes wird man in Zukunft mehr als bisher auch die Einwirkungen durch die Wanderungen in Rechnung setzen müssen.

Literatur.

1. J. Conrad: „Grundriß der politischen Ökonomie." Vierter Teil: Statistik Jena 1910.

2. Statistisches Jahrbuch für das Deutsche Reich. Berlin 1911.

3. Annuaire Statistique de la France. Paris 1910.

4. Statistisches Jahrbuch der Stadt Zürich. 5. Jahrgang. 1911. Ferner Thomann und Feld: „Die Familienstatistik der Stadt Zürich", Bulletin de l'Institut International de Statistique. Tome XIX.

5. Prinzing: „Über frühzeitige Heiraten, deren Vorzüge und Nachteile"; Jahrbücher für Nationalökonomie und Statistik. III. Folge. Bd. 15. 1898.

6. Statistisches Jahrbuch der Stadt Berlin. 31. Jahrgang. 1909.

7. Statistisches Handbuch für das Großherzogtum Hessen. 1909.

8. Hamburger: „Über die Frage der Konzeptionsbeschränkung in Arbeiterfamilien." Med. Reform. 1908, Nr. 4 und 5; ferner „Über den Zusammenhang zwischen Konzeptionsziffer und Kindersterblichkeit in (großstädtischen) Arbeiterkreisen". Zeitschrift für soz. Medizin. Bd. III.

9. Statistische Mitteilungen über das Großherzogtum Baden. III. Sondernummer. 1911.

10. Zeitschrift des Kgl. Preuß. Statistischen Landesamtes 1910. Abt. III.

11. Statistische Mitteilungen, veröffentlicht vom Statistischen Amt der Stadt Amsterdam, Nr. 31 und 38; Amsterdam 1911 bzw. 1912.

12. Statistique démographique des grandes villes du monde pendant les années 1880—1909, Premiere partie: Europe; Amsterdam 1911.

13. Reichsarbeitsblatt. Jahrgang 1911. Nr. 5.

14. Statistik des Deutschen Reiches. Bd. 227.

15. Kaup: Ernährung und Lebenskraft der ländlichen Bevölkerung. Berlin 1910.

16. Ballod: „Sterblichkeit und Lebensdauer in Preußen." Zeitschrift des Kgl. Preuß. Statist. Landesamtes, Jahrgang 1908.

17. Rahts: „Ergebnisse der Todesursachenstatistik." Medizinal-statistische Mitteilungen aus dem Kaiserl. Gesundheitsamte, 15. Band, Berlin 1912.

18. Funk: „Die Sterblichkeit nach sozialen Klassen in der Stadt Bremen." Mitteilungen des Bremischen statistischen Amtes 1911. Nr. 1.

19. Bericht des Medizinalrates über die Medizinische Statistik des Hamburgichen Staates für das Jahr 1908. Hamburg 1909.

20. Supplement to the 65. Annual Report of the Registrar-General of births, deaths and marriages in England and Wales. Part. II, London 1908.

21. Roesle: Sonderkatalog für die Gruppe Statistik der wissenschaftlichen Abteilung der Internationalen Hygiene-Ausstellung Dresden 1911.

22. Vierteljahrshefte zur Statistik des Deutschen Reiches 1908, Heft 1, und 1911, Heft IV.
23. Statistisches Handbuch für das Deutsche Reich. Berlin 1907.
24. Alfons Fischer: „Der Frauenüberschuß." Archiv für soziale Hygiene. Bd. VII, Heft 3.
25. Resumé Statistique de l'Empire du Japon. Tokio 1911.
26. Statistisches Jahrbuch für Elsaß-Lothringen. 3. Jahrgang, 1909.

2. Arbeitsverhältnisse.

Um einen Einblick in die hygienischen Zustände einer Familie zu erhalten, stellt man zunächst fest, welcher Berufsart der Familienvater sowie die etwaigen sonstigen erwerbstätigen Familienmitglieder angehören, und ein wie hohes Familieneinkommen zur Verfügung steht. Aus solchen Angaben kann man dann eine Vorstellung gewinnen, welchen Schädigungen die betreffenden Personen bei der Ausübung ihres Berufes ausgesetzt sind, und andererseits, welche Lebensweise im allgemeinen und insbesondere welche Erholung sie und ihre Angehörigen sich auf Grund der Bezüge leisten können. Wer sich über die gesundheitlichen Verhältnisse eines ganzen Volkes oder einzelner Klassen informieren will, muß mithin danach forschen, wie die Bovölkerung sich hinsichtlich der Berufsarten und der Einkommenstufen gruppiert. Wir werden daher zunächst versuchen, ein Bild von der sozialen und beruflichen Gliederung des deutschen Volkes und nach Möglichkeit auch anderer Völker zu entwerfen; und dann werden wir erörtern, welche finanziellen Erträgnisse den einzelnen Bevölkerungsschichten zu Geboten stehen, und wie sich demgemäß die Lebenshaltung, insbesondere bei der Arbeiterschaft, in den verschiedenen Staaten gestaltet,

a) Berufliche und soziale Gliederung.

Über die berufliche und soziale Zusammensetzung unterrichten uns die amtlichen Berufszählungen. Deren hatten wir im Deutschen Reiche bisher 3, und zwar im Jahre 1882, 1895 und 1907. Bei der ersten Zählung wurden 45 222 113, bei der zweiten 51 770 284 und bei der dritten 61 720 529 Personen festgestellt.

Die amtliche Statistik teilt die gesamte Bevölkerung in 4 Berufsgruppen ein: 1. die eine Hauptberufstätigkeit ausübenden Personen oder Erwerbstätigen; sodann die nicht unmittelbar, wohl aber mittelbar zu einem Berufe gehörenden Personen, die von ihm durch den Erwerbstätigen, in dessen Haushalt sie leben, abhängen, wie 2. die Dienenden für häusliche Dienste, sofern sie bei ihrer Herrschaft wohnen, und 3. die in ihrer Familie lebenden Angehörigen ohne Hauptberuf. Ehefrauen und Haustöchter, welche die Hauswirtschaft versehen, eine andere hauptberufliche Tätigkeit aber nicht treiben, gelten dabei als Angehörige. Zu diesen drei Gruppen, die als Berufszugehörige des Berufes des Ernährers zu betrachten sind, weil sie den wirtschaftlichen und sozialen Bedingungen des betreffenden Berufes in gleicher Weise unterliegen, tritt als letzte Gruppe 4. die Zahl der berufslosen Selbständigen; unter diese Klasse fallen die von eigenen oder fremden Mitteln als Haushaltungsvorstände oder als Mitglieder fremder Haushaltungen lebenden Personen, wie Rentner, Pensionäre, Unterstützungsempfänger, ferner nicht bei ihrer Familie wohnende Studierende und Schüler, sodann Insassen von Invaliden-, Armen-, Siechenhäusern, von öffentlichen Irrenanstalten, von Straf- und Besserungsanstalten, wie auch Personen, für welche sich ein Beruf nicht ermitteln ließ.

Die deutsche Bevölkerung gliedert sich, nach den Ergebnissen der drei letzten Erhebungen, folgendermaßen nach Berufsgruppen:

Tabelle 17.

Bevölkerungsgruppen	1907	1895	1882	Von hundert der Bevölkerung		
				1907	1895	1882
Erwerbstätige im Hauptberufe	26 827 362	20 770 875	17 632 008	43,46	40,12	38,99
Dienende für häusliche Dienste im Haushalt der Herrschaft	1 264 755	1 339 316	1 324 924	2,05	2,59	2,93
Angehörige	30 223 429	27 517 285	24 910 695	48,97	53,15	55,08
Beruflose Selbständige. .	3 404 983	2 142 808	1 354 486	5,52	4,14	3,00
Gesamtbevölkerung . . .	61 720 529	51 770 284	45 222 113	100,00	100,00	100,00

Aus den Angaben in Tabelle 17, insbesondere aus den Verhältniszahlen, ersieht man, daß die Erwerbstätigen seit 1882 und 1895 erheblich zugenommen haben, desgleichen die beruflosen Selbständigen, während die Dienenden etwas, die Angehörigen sehr stark abgenommen haben. Die Zunahme der volkswirtschaftliche Werte schaffenden Personen bedeutet ohne Zweifel Vermehrung des Volkswohlstandes, was an sich schon der Volksgesundheit zugute kommt. Man darf auch im allgemeinen — die Besonderheiten der Berufsarbeit seitens des weiblichen Geschlechts, der Jugendlichen und Kinder mögen zunächst unerörtert bleiben — aus der Vermehrung der Verhältniszahlen bei den Erwerbstätigen auf eine Verbesserung der hygienischen Zustände schließen; denn diese Zunahme wäre im ganzen genommen, nicht möglich, wenn jetzt nicht verhältnismäßig mehr Menschen vorhanden wären, die gesund genug sind, um Erwerbsarbeit zu leisten. Hierüber ist weiter unten jedoch noch einiges zu bemerken.

Zu der Feststellung, daß die Zahl der beruflosen Selbständigen beträchtlich gewachsen ist, wird amtlich hinzugefügt, daß dies Emporschnellen nicht an einer Erhöhung der Ziffer der von der Unterstützung Lebenden, die ja auch zu dieser Gruppe gerechnet werden, liegt. Die Zahl der Unterstützten im Jahre 1907 beträgt 152 802 gegenüber 209 915 im Jahre 1895, so daß also sogar eine Verminderung um 57 113 Personen festzustellen ist. Die Zunahme rührt vielmehr vorzugsweise von dem Anwachsen der von eigenem Vermögen, von Renten und Pensionen lebenden Personen (Invalidenrentner) sowie von der Vermehrung der Kategorie: Studierende und Schüler, die nicht in der Familie leben, in geringem Umfang auch von der Zunahme der Personen ohne eigentlichen Beruf und Berufsangabe her. Also auch aus diesen Angaben ersieht man: Zuwachs an Wohlstand und Bildung, Faktoren, die auf die Volksgesundheit einen günstigen Einfluß ausüben.

Für die Beurteilung der hygienischen Verhältnisse ist es nun von Bedeutung zu wissen, in welcher Weise sich die Veränderung unter dem Gesichtswinkel der Beteiligung der beiden Geschlechter vollzogen hat. Hierüber belehren uns folgende amtliche Angaben:

Tabelle 18.

Männliche Bevölkerung:

Bevölkerungsgruppe	1907	1895	1882	Von hundert der Bevölkerung		
				1907	1895	1882
Erwerbstätige im Hauptberufe	18 583 864	15 506 482	13 372 905	61,01	61,03	60,38
Dienende für häusliche Dienste im Haushalt der Herrschaft	15 372	25 359	42 510	0,05	0,10	0,19
Angehörige	10 249 088	8 850 061	8 082 973	33,65	34,83	36,49
Beruflose Selbständige. .	1 612 776	1 027 259	652 361	5,29	4,04	2,94
Männl. Gesamtbevölkerung	30 461 100	25 409 161	22 150 749	100,00	100,00	100,00

Weibliche Bevölkerung:

Bevölkerungsgruppe	1907	1895	1882	Von hundert der Bevölkerung		
				1907	1895	1882
Erwerbstätige im Hauptberufe	8 243 498	5 264 393	4 259 103	26,37	19,97	18,46
Dienende für häusliche Dienste im Haushalte der Herrschaft	1 249 383	1 313 957	1 282 414	4,00	4,99	5,56
Angehörige	19 974 341	18 667 224	16 827 722	63,90	70,81	72,94
Beruflose Selbständige. .	1 792 207	1 115 549	702 125	5,73	4,23	3,04
Weibl. Gesamtbevölkerung	31 259 429	26 361 123	23 071 364	100,00	100,00	100,00

Aus den in der Tabelle 18 enthaltenen Verhältniszahlen ist zu entnehmen, daß die männlichen Erwerbstätigen im Jahre 1907 gegenüber 1895 eine — wenn auch nur sehr kleine — Abnahme zeigen. Wie aus amtlichen Angaben zu ersehen ist, bleibt die Vermehrung der männlichen Erwerbstätigen 1907 gegenüber 1895 um 3 077 382 Personen oder 19,85% ein wenig zurück hinter dem Anwachsen der gesamten männlichen Bevölkerung überhaupt, das sich 1985 bis 1907 auf 19,88% stellte; hierbei muß aber an die Zunahme der nichterwerbstätigen Studierenden erinnert werden. Die gesundheitlichen Zustände bei der männlichen Bevölkerung scheinen mithin, soweit man Schlüsse aus der Zahl der Erwerbstätigen ziehen darf, unverändert geblieben zu sein. — Die Zunahme der weiblichen Erwerbstätigen ist, wie man aus der Tabelle 18 erkennt, sehr groß. Wir haben oben aus der allgemeinen Vermehrung der Erwerbstätigen mit gewisser Freude gefolgert, daß eine größere Zahl gesunder Personen, die Erwerbsarbeit leisten können, vorhanden zu sein scheint. Aber andererseits muß man hierbei Bedenken hegen, weil diese Zunahme der Erwerbstätigen sich nur bei dem weiblichen Geschlechte zeigt. Denn aus der Erwerbsarbeit der Frauen und Mädchen, die doch zugleich unter dem Einflusse der den Organismus stark beeinträchtigenden Geschlechtsfunktionon stehen, sind Gefahren für diese selbst sowie für die kommenden Generation zu erwarten, und dies besonders dann, wenn nicht gleichzeitig der Ausbau des Mutterschutzes in genügendem Umfange durchgeführt wird.

Um einen Überblick darüber zu bieten, in welchem Verhältnis die Zahl der Erwerbstätigen in Deutschland zu den entsprechenden Ziffern einiger außerdeutschen Staaten steht, sei hier die in der Tabelle 19 enthaltene Zusammenstellung angefügt.

Tabelle 19.

Staaten	Zählungsjahr	Erwerbstätige			Männliche	Weibliche	Überhaupt
		Männlich	Weiblich	Überhaupt	Erwerbstätige in % der männlichen	weiblichen	Gesamt-Bevölkerung
Deutsches Reich	1907	18 599 236	9 492 881	28 092 117	61,1	30,4	45,5
Österreich	1900	7 791 789	5 684 984	13 476 773	60,6	42,8	51,5
Ungarn	1900	6 104 832	2 585 235	8 690 067	63,7	26,7	45,1
Rußland	1897	25 995 237	5 276 112	31 271 349	41,6	8,4	24,9
Italien	1901	10 988 462	5 284 064	16 272 526	68,0	32,4	50,1
Schweiz	1900	1 057 817	498 760	1 556 577	65,0	29,5	46,9
Frankreich	1906	13 027 467	7 693 412	20 720 879	68,2	39,0	53,3
Spanien	1900	5 986 208	1 351 792	7 338 000	64,9	14,2	39,1
Belgien	1900	2 123 072	948 229	3 071 301	63,8	28,1	45,9
Niederlande	1899	1 497 159	433 548	1 930 707	59,4	16,8	37,8
Dänemark	1901	747 630	352 947	1 100 577	62,6	28,1	44,9
Schweden	1900	1 422 979	551 021	1 974 000	56,8	21,0	38,4
Norwegen	1900	599 057	277 613	876 670	56,1	24,0	39,5
England u. Wales	1901	10 156 976	4 171 751	14 328 727	64,6	24,8	44,1
Schottland	1901	1 391 188	591 624	1 982 812	64,0	25,8	44,3
Irland	1901	1 403 022	546 585	1 949 607	63,8	24,2	43,7
Großbritannien u. Irland	1901	12 951 186	5 309 960	18 261 146	64,4	24,9	44,0
Vereinigte Staaten von Amerika .	1900	23 956 115	5 329 807	29 285 922	61,3	14,3	38,4

Aus der Tabelle 19 geht hervor, daß sich die für das männliche Geschlecht geltenden Verhältniszahlen in den einzelnen Staaten nur wenig unterscheiden. Rußland zeigt allerdings viel niedrigere Ziffern; aber man muß berücksichtigen, daß das Zählungsjahr (1897) schon weit zurückliegt. Ferner ist zu betonen, daß es fraglich ist, ob der in der Tabelle 19 benutzte Begriff „Erwerbstätig" in allen Staaten gleichartig aufgefaßt wurde. — Große Differenzen findet man dagegen zwischen den auf das weibliche Geschlecht sich beziehenden Verhältnisziffern; sehr niedrig sind die Zahlen (außer von Rußland) von Spanien, den Vereinigten Staaten und den Niederlanden, sehr hoch dagegen sind die von Frankreich und Österreich; auch im Deutschen Reich ist die Verhältnisziffer, namentlich im Vergleich mit den Daten der Industriestaaten England und Belgien, sehr groß.

Von hohem Wert für die soziale Hygiene ist es ferner, zu wissen, in welchem Alter die Erwerbstätigen stehen. Hierüber belehrt uns eine Zusammenstellung (Tabelle 20), die einer Arbeit von Neuhaus entnommen ist.

Aus den in der Tabelle 20 enthaltenen Verhältnisziffern ersehen wir insbesondere folgendes: Die Beteiligung der Kinder unter 14 Jahren hat bei beiden Geschlechtern seit der Berufszählung vom Jahre 1895, soweit es sich um Erwerbstätige im Hauptberuf handelt, etwas zu-, soweit es die Dienstboten betrifft, ab-

Tabelle 20.
Die Bevölkerungsgruppen nach Altersklassen.

Altersklassen in Jahren	Auf die in der Vorspalte genannten Altersklassen entfallen von 100											
	Erwerbstätigen im Hauptberuf			Dienstboten			Angehörigen ohne Hauptberuf			berufslosen Selbständigen		
	1907	1895	1882	1907	1895	1882	1907	1895	1882	1907	1895	1882
Männliche Bevölkerung:												
Bis 14	0,98	0,83	—	1,59	3,34	—	94,79	92,20	—	13,33	13,41	—
14 „ 16	4,92	4,92	—	7,13	8,34	—	2,29	2,93	—	2,67	3,24	—
16 „ 18	5,69	5,86	—	9,74	9,35	—	0,90	1,16	—	2,48	3,04	—
18 „ 20	5,81	6,07	—	10,39	9,94	—	0,41	0,66	—	2,35	2,77	—
unter 20	17,40	17,68	16,40	28,85	30,97	30,99	98,49	96,95	96,22	20,82	22,46	14,04
20 „ 30	26,58	26,07	25,35	44,15	42,81	42,17	0,58	1,13	0,66	7,13	7,02	8,85
30 „ 40	22,72	20,90	20,90	13,63	13,51	13,37	0,16	0,32	0,22	4,96	4,63	6,89
40 „ 50	16,44	15,81	16,88	5,32	5,69	5,90	0,09	0,20	0,16	7,00	6,92	8,22
50 „ 60	10,54	11,56	11,70	3,90	3,85	3,74	0,08	0,21	0,29	12,27	12,17	12,31
60 „ 70	5,31	6,02	6,88	0,96	2,17	2,60	0,008	0,42	0,97	23,43	20,56	23,46
70 und mehr	1,56	1,96	1,89	0,41	1,00	1,23	0,48	0,77	1,48	24,17	26,24	26,23
Weibliche Bevölkerung:												
Bis 14	1,37	0,99	—	2,32	2,49	—	48,66	44,03	—	10,66	10,94	—
14 „ 16	6,71	7,02	—	12,81	11,50	—	2,52	2,75	—	1,51	2,00	—
16 „ 18	8,17	9,27	—	15,94	15,04	—	1,49	1,91	—	1,39	1,62	—
18 „ 20	8,05	9,69	—	16,25	15,54	—	1,42	1,74	—	1,24	1,18	—
unter 20	24,30	26,97	26,79	47,32	44,57	41,86	54,19	50,43	50,33	14,80	15,74	5,25
20 „ 30	26,28	27,92	27,49	37,15	38,71	41,69	11,95	12,25	11,47	3,85	3,74	3,43
30 „ 40	16,67	13,58	13,06	7,37	7,75	7,57	13,26	13,59	13,73	6,08	5,31	6,21
40 „ 50	14,13	12,12	12,60	4,00	3,81	3,91	9,36	10,34	10,58	9,88	9,14	10,84
50 „ 60	10,84	10,98	11,14	2,40	2,82	2,80	5,91	7,32	7,13	18,69	16,04	18,21
60 „ 70	6,09	6,28	6,92	1,36	1,69	1,67	3,53	4,09	4,64	24,78	23,65	28,51
70 und mehr	1,39	2,15	2,00	0,40	0,56	0,50	1,83	1,98	2,12	22,38	26,38	27,55

genommen. Die Veränderungen seit 1895 bei den jugendlichen Personen geben zu einer Bemerkung nur insofern Anlaß, als man erkennt, daß die Mädchen der Altersklassen von 14—20 Jahren jetzt mehr als vorher den Dienstbotenberuf ergreifen.

Auf die Arbeitsverhältnisse der Kinder unter 14 Jahren und der Jugendlichen kommen wir später in den diesen Altersklassen gewidmeten Kapiteln zurück. Hier sei nur noch darauf hingewiesen, daß die Zahl der männlichen Erwerbsfähigen in den Altersklassen 50 bis 60 und 60—70 Jahren zurückgegangen ist, daß aber die Ziffer der berufslosen Selbständigen in diesen Altersklassen zugenommen hat. Diese Erscheinung findet ihre Erklärung darin, daß sich die Zahl der Invalidenrentner, wie wir in dem Kapitel „Maßnahmen zur Verhütung der Invalidität und Fürsorge für Invalide" sehen werden, in den letzten Jahrzehnten erheblich vergrößert hat. Man muß dieser Feststellung volle Beachtung widmen. Denn man gewinnt, soweit man aus der Tabelle 20 sowie aus Mitteilungen des Reichsversicherungsamtes dazu veranlaßt wird, den Eindruck, daß, wenn auch von der Möglichkeit, eine Invalidenrente zu erhalten, jetzt häufiger und frühzeitiger als ehedem Gebrauch gemacht wird, dennoch die bedeutende Abnahme der Erwerbstätigen-

zahl in den höheren Altersklassen zum großen Teil auf eine
jetzt schneller als einst einsetzende Verminderung der
physischen Kraft innerhalb der breiten Volksmassen zurückzuführen ist.

Man hat nun vielfach die Frage aufgeworfen, ob es für die Gesundheit eines Volkes vorteilhaft ist, wenn die Mehrzahl der betreffenden
Staatsbürger landwirtschaftlich beschäftigt ist. In den letzten
Jahrzehnten haben sich mehrere europäische Länder, darunter auch
Deutschland, aus Agrarstaaten zu Industrie- und Handelsstaaten entwickelt. Daß sich bei diesem Übergang sozialhygienische und sozial-
ethische Mißstände eingeschlichen haben, ist unverkennbar. Freilich
liegen nicht alle diese mißlichen Nebenwirkungen im Wesen des Industrialismus: die meisten von ihnen wären zu vermeiden gewesen und
sind noch jetzt zu verhüten bzw. zu beseitigen. Aber es ist doch unzweifelhaft, daß das Leben auf dem Lande und die landwirtschaftliche
Beschäftigung ceteris paribus gesünder sind als der Aufenthalt in den
Städten, besonders in den Groß- und Weltstädten, und die Tätigkeit
in Industrie und Handel. Die hier auftretenden Probleme sind mithin
ungemein wichtig; denn es handelt sich dabei um Lebensfragen der
Nation, und da muß man klar darüber sein, ob der Staat Gesetze
schaffen soll, die der weiteren Industrialisierung ein Hemmnis zu
bereiten geeignet sind. Hier sieht man wieder den engen Zusammenhang der sozialen Hygiene mit der Politik.

Um zu diesem Problem Stellung nehmen zu können, wollen wir uns
zunächst über die Verteilung der deutschen Bevölkerung nach Berufsabteilungen informieren. Hierüber belehrt uns Tabelle 21.

Tabelle 21.

Berufsabteilungen	Erwerbstätige im Hauptberuf (bzw. beruflose Selbständige)		Berufszugehörige	
	Grundzahl	Proz.	Grundzahl	Proz.
A. Landwirtschaft, Gärt-nerei, Tierzucht, Forstwirt-schaft und Fischerei	9 883 257	**32,69**	17 681 176	**28,65**
B. Industrie, einschließlich Bergbau und Baugewerbe	11 256 254	**37,23**	26 386 537	**42,75**
C. Handel und Verkehr, einschl. Gast- und Schank-wirtschaft	3 477 626	**11,50**	8 278 239	**13,41**
D. Lohnarbeit wechselnder Art und häusliche Dienste nicht bei der Herrschaft Lebender	471 695	1,56	792 748	1,28
E. Militär-, Hof-, bürgerlicher und kirchlicher Dienst und freie Berufsarten.	1 738 530	5,75	3 407 126	5,53
A bis E zusammen	26 827 362	88,73	56 545 826	91,62
F. Beruflose Selbständige . .	3 404 983	11,27	5 174 703	8,38
A bis F zusammen	30 232 345	100,00	61 720 529	100,00

Wie man aus der Tabelle 21 ersieht, wird jetzt kaum ein Drittel der Erwerbstätigen, noch weniger von den Berufszugehörigen der Landwirtschaft zugerechnet; die deutsche Bevölkerung ist jetzt vorzugsweise ein Industrie- und Handelsvolk. In wie starker und rascher Weise sich die wohl noch andauernde Entwicklung vom Agrar- zum Industriestaat bei uns vollzogen hat, zeigt die in der Tabelle 22 enthaltene Zusammenstellung.

Tabelle 22.

Berufs-abteilungen	Prozent der Erwerbstätigen bzw. beruflosen Selbständigen			Prozent der Berufs-zugehörigen		
	1882	1895	1907	1882	1895	1907
A	**43,38**	36,19	**32,69**	**42,51**	35,74	**28,65**
B	**33,69**	36,14	**37,23**	**35,51**	39,12	**42,75**
C	**8,27**	10,21	**11,50**	**10,02**	11,52	**13,41**
D	2,10	1,89	1,56	2,07	1,71	1,28
E	5,43	6,22	5,75	4,92	5,48	5,53
F	7,13	9,35	11,27	4,97	6,43	8,38
A — F zusamm.	100,00	100,00	100,00	100,00	100,00	100,00

Mit dieser Ausdehnung der Industrie sehen wir aber noch verschiedene für die soziale Hygiene bedeutungsvolle Erscheinungen verbunden. Erwähnt seien hier zunächst nur die Bildung der gewerblichen Großbetriebe und die Entstehung der Großstädte. Den steten Übergang vom Kleinbetrieb zum Großbetrieb zeigt die Tabelle 23.

Tabelle 23.

Jahre	Kleinbetriebe (1 bis 5 Personen)		Mittelbetriebe (6 bis 50 Personen)		Großbetriebe (51 und mehr Personen)	
	Betriebe	Personen	Betriebe	Personen	Betriebe	Personen
1882	2 882 768	4 335 827	412 715	1 391 720	9 974	1 613 427
1895	2 934 723	4 770 669	191 301	2 454 333	18 953	3 044 267
1907	3 124 148	5 353 576	267 410	3 644 415	32 007	5 350 025

Diese Gestaltung führt oft genug zu unerfreulichen Folgen. Vor allem entsteht bei vielen Arbeitern in den Großbetrieben, in denen der Einzelne so gut wie nie einen ganzen Gegenstand [1]), sondern immer nur Teile oder gar Teile von Teilen herstellen darf, eine auf das gesamte Gemütsleben stark einwirkende Arbeitsunlust, der durch entsprechende Abwechselung bei der Tätigkeit sowie durch geistige Anregung in den freien Stunden entgegengewirkt werden müßte.

Über die Großstadtbildung wird insbesondere in dem Kapitel „Wohnungswesen" näheres auszuführen sein. Hier sei nur betont, daß es im Jahre 1871 erst 8, im Jahre 1910 dagegen bereits 47 Städte im Deutschen Reich gab, die mehr als 100 000 Einwohner besaßen.

Die Ausdehnung des Industrialismus und die hiermit parallel gehende Bildung der gewerblichen Großbetriebe hat auch auf die Ver-

---

[1]) Der Pariser Arzt Martial erwähnt, daß von den 12 000 Arbeitern einer Schuhfabrik nicht einer imstande war, ein Paar Schuhe fertig zu stellen.

hältnisse, welche die soziale Stellung im Beruf betreffen, eingewirkt.
Der beruflich Selbständige ist — im allgemeinen — dem Unselbständigen
in hygienischer Hinsicht nicht unerheblich überlegen. Der erstere hat
bedeutend mehr Freiheit in der Auswahl der Arbeit, in der Verteilung
der Arbeitsstunden u. a. m.; er ist gewöhnlich auch in einem einwandfreieren
Raume tätig und zieht aus seiner Arbeit in der Regel einen höheren
pekuniären Nutzen als der Unselbständige. Dazu kommt noch, daß,
wie wir sehen werden, die Militärtauglichkeit — ein für die sozialhygienische Beurteilung zwar nur mit Vorsicht zu verwendender, aber immerhin benutzbarer Indikator — bei den Söhnen der Selbständigen ganz
bedeutend höher ist als bei den Nachkommen der Unselbständigen.
Aus diesen und anderen Gründen würde der Sozialhygieniker es begrüßen, wenn die Zahl der beruflich Selbständigen wachsen würde.

Über die auf die Stellung im Berufe sich beziehenden Feststellungen,
die sich bei den beiden letzten Berufszählungen ergaben, wird man durch
die Tabelle 24 informiert.

Während der Jahre 1895—1907 hat sich bei den drei Berufsabteilungen A—C
zusammen die Ziffer der männlichen Selbständigen etwas, wenn auch verhältnismäßig sehr wenig, vergrößert, bei den weiblichen dagegen verkleinert. Ein Zuwachs der Selbständigen ist jedoch nur bei der Abteilung Handel und Verkehr
wahrzunehmen, Landwirtschaft und Industrie zeigen hierbei eine Verminderung.
Bemerkenswert ist der gewaltige Aufstieg der weiblichen mithelfenden Familienangehörigen. Man erkennt daran, wie in jeder Familie, wo es nur immer möglich
ist, alle Familienangehörigen sich bemühen, zu der Beschaffung der Mittel für
den Lebensunterhalt etwas beizutragen, weil eben vielfach der Verdienst des
Familienvaters allein, in Anbetracht der hohen Kosten für Wohnung, Lebensmittel und Kleidung, nicht mehr hinreicht. — Erfreulicherweise ist die Zahl der
Angestellten in der Industrie und im Handel bedeutend gestiegen; diese Vermehrung betrifft zwar nicht die beruflich selbständigen Personen, hilft aber doch,
den Mittelstand zu kräftigen. — Hingewiesen sei ferner darauf, daß die Zahl der
männlichen selbständigen Hausgewerbetreibenden zurückgegangen ist. — Von ausschlaggebender Bedeutung ist der außerordentlich starke Zuwachs bei den
Arbeitern und Arbeiterinnen sowohl im Handel als ganz besonders in der
Industrie. Unter den landwirtschaftlichen männlichen Arbeitern ist eine Abnahme,
unter den Arbeiterinnen dagegen eine Zunahme feststellbar; die Verminderung
der ersteren Gruppe ist offenbar auf den Zug nach der Stadt zurückzuführen; insbesondere die jungen, vom Lande stammenden Männer, die als Soldaten das Stadt-
leben kennen gelernt haben, wenden sich vielfach nach der Dienstzeit der Tätigkeit
in der Industrie oder dem Handel zu, so daß die Abnahme der Unselbständigen
in der Landwirtschaft ihren Ausdruck nicht etwa in einer Vermehrung der Selbständigen, sondern in einer Zunahme der Unselbständigen in der Industrie und im
Handel findet. Im ganzen genommen zeigen diese Angaben mithin,
daß gegenüber einer unbeträchtlichen Vermehrung der Selbständigen
und einem an sich bedeutungsvollen, aber den absoluten Zahlen nach
nur wenig ausschlaggebenden Zuwachs der Angestellten die gewaltige,
nach Millionen zählende Zunahme der Arbeiter, der Unselbständigen,
steht. Diese wirtschaftliche Entwicklung ist vom sozialhygienischen Standpunkte
aus sehr bedenklich, so daß mit allem Nachdruck zur Vermeidung der oben gekennzeichneten Gefahren die rechtzeitige Einrichtung umfassender Maßnahmen,
die der Erhaltung und Kräftigung der Gesundheit dienen, gefordert werden muß.

Besonders hervorzuheben sind die Verhältnisse der Heimindustrie.
Wir haben eben darauf hingewiesen, daß die Zahl der selbständigen
Hausgewerbetreibenden geringer geworden ist; wie groß die Ziffer aller

Tabelle 24.

Stellung im Berufe	Jahr	Hauptberuflich	
		A. Land- und Forstwirtschaft	
		insgesamt	weiblich
Selbständige ohne Hausgewerbe-treibende	1907	**2 500 859**	328 215
	1895	**2 568 666**	346 877
Mithelfende Familienangehörige	1907	3 894 579	2 840 841
	1895	1 903 649	1 020 443
Angestellte	1907	98 812	16 264
	1895	96 173	18 107
Selbständige Hausgewerbe-treibende	1907	115	19
	1895	59	22
Arbeiter, ausschl. der mithelfenden Familienangehörigen	1907	**3 388 892**	**1 413 647**
	1895	**3 724 145**	**1 367 705**

Heimarbeiter ist, läßt sich aus den amtlichen Angaben nicht entnehmen. Und doch ist es für den Sozialhygieniker wichtig zu wissen, wieviel Heimarbeiter in einem bestimmten Volk leben; denn diese Kategorie von Erwerbstätigen leidet unter besonders schlechten Löhnen und langen Arbeitszeiten, so daß ihre Lebenshaltung äußerst mießlich ist, obwohl schon die kleinen Kinder der Heimindustriellen an der Arbeit der Eltern in dem überfüllten Arbeitsraum, der allein oft die ganze Wohnung der Familie darstellt, teilnehmen müssen. Im Eulengebirge verdient ein rüstiger Vater 5—6 Mark pro Woche. Es gibt aber, nach amtlichen Berichten, sogar noch geringere Löhne, und dies bei langandauernder und emsiger Arbeit. Ähnlich sind die Zustände im Auslande. So wird berichtet, daß in einer englischen Stadt, in der 2000 Familien mit der Kettenerzeugung beschäftigt sind, die Mehrzahl von diesen noch nicht 5 Mark in der Woche erwerben kann. (Näheres im Kapitel ,,Heimarbeiter''.)

Die Zahl der Hausindustriellen in Deutschland läßt sich nur schätzungsweise angeben. Man nimmt an, daß es sich um $\frac{1}{2}$—$\frac{3}{4}$ Millionen Personen handelt, und daß in der Zeit von 1882—1909 die Ziffer der Heimarbeiter, insbesondere in der Textilindustrie, erheblich zurückgegangen ist. In England wurden im Jahre 1907 etwa 100 000, in Frankreich im Jahre 1901 über 600 000, in Italien 100 000, in Belgien 130 000, in der Schweiz 92 000 Heimarbeiter festgestellt.

Wir haben eben von den langen Arbeitszeiten der Heimarbeiter gesprochen. Aber auch für die Beurteilung der allgemeinen Arbeiterverhältnisse wäre es freilich notwendig, über die Anzahl der Stunden, welche die Erwerbstätigen in den einzelnen Berufsarten jeweils durchschnittlich arbeiten müssen, ziffernmäßige Angaben zu besitzen. Bedauerlicherweise liegen einwandfreie Mitteilungen hierüber für große Landesgebiete nicht vor. Aber aus den gesetzlichen Bestimmungen in den Gewerbeordnungen der verschiedenen Staaten über die Maximalarbeitszeit kann man sich eine Vorstellung davon bilden, wie lange die

Erwerbstätige in der Berufsabteilung

B. Industrie		C. Handel und Verkehr		A—C. zusammen	
insgesamt	weiblich	insgesamt	weiblich	insgesamt	weiblich
1 729 467	342 610	1 012 192	246 641	5 242 518	917 466
1 774 375	389 105	843 557	202 616	5 186 589	938 598
132 787	105 895	260 517	230 998	4 287 883	3 177 734
56 003	43 974	109 933	94 527	2 069 585	1 158 944
686 007	63 936	505 909	79 689	1 290 728	159 889
263 745	9 324	261 907	11 987	621 825	39 418
247 655	134 680	—	—	247 770	134 699
287 389	130 387	—	—	287 448	130 409
8 460 338	1 456 803	1 699 008	374 045	13 548 238	3 244 495
5 899 708	948 328	1 123 114	270 478	10 746 967	2 586 511

Arbeitszeit bei manchen Berufsarten dauern mag. Auf diese Anordnungen kommen wir in dem Kapitel „Arbeiterschutz" zurück.

Oben haben wir kennen gelernt, wieviele Erwerbstätige in Deutschland auf die einzelnen Berufsabteilungen entfallen. Hier seien nun noch einige Bemerkungen über die entsprechenden Verhältnisse im Auslande angefügt. Da die Erhebungsarten in den einzelnen Staaten nicht ganz gleichmäßig waren, und das letzte Berufszählungsjahr in manchen Ländern schon weit zurückliegt, so kann man die in den betreffenden amtlichen Statistiken enthaltenen Angaben nur mit Vorsicht benutzen. Trotzdem darf man wohl aus ihnen entnehmen, daß Österreich-Ungarn, Rußland, Italien, Dänemark, Norwegen, Schweden und Irland vorzugsweise agrarische Staaten, daß dagegen die Schweiz, Belgien, England und Schottland ebenso wie das deutsche Reich hauptsächlich Industrie- und Handelsländer sind. Auf diese Feststellung wird vielfach bei unseren Erörterungen zurückzugreifen sein.

b) Einkommen und Lebenshaltung.

Es erhebt sich nun die Frage, welche Höhe das aus der Arbeit sich ergebende Einkommen bei den einzelnen Berufsklassen erreicht, und in welchem Verhältnis es zu den unvermeidbaren Ausgaben steht; besonders wichtig ist es aber für den Sozialhygieniker zu wissen, ob sich bei den verschiedenen sozialen Schichten die Lebenshaltung, von der ja, wie wir gesehen haben, Mortalität und Morbidität wesentlich beeinflußt werden, in den letzten Jahren bzw. Jahrzehnten gebessert hat; schließlich wird auch zu untersuchen sein, in welchen Staaten die Lebenshaltung der Arbeiterschaft hoch und in welchen sie niedrig ist, und welche Ursachen sich jeweils hierfür geltend machen.

Über die Gruppierung der Bevölkerung nach Einkommensklassen besitzen wir für das Deutsche Reich in seiner Gesamtheit keine Angaben; wohl aber veröffentlichen die einzelnen Bundesstaaten solche

Mitteilungen, die freilich nicht einheitlich für alle deutschen Landesgebiete gestaltet sind, da die jeweiligen Einkommensteuergesetze von-
einander abweichen. Immerhin erhält man doch eine Vorstellung von
den Beträgen, mit denen die breiten Massen des Volkes ihren Unterhalt
bestreiten müssen.

Über die Einkommensverhältnisse in Preußen erfährt man aus der amtlichen
Statistik, daß seit dem Jahre 1895 die Zahl der steuerfreien (also ärmsten) Personen
nebst deren Angehörigen nicht unerheblich geringer geworden ist, während die Ziffer
der Steuerpflichtigen ganz gewaltig zugenommen hat. Diese Tatsache ist, im
ganzen betrachtet, gewiß erfreulich. Leider sind in der preußischen Tabelle die
einzelnen Steuerklassen in einer für unsere Betrachtung nicht geeigneten Weise
gebildet worden; das Bild wäre deutlicher, wenn die Gruppe 900—3000 Mark und
ebenso die Klasse 3000—9500 in weitere Unterabteilungen getrennt worden wären.

Genauere Angaben liegen (für die Steuerperiode 1908/11) aus Bayern vor.
Die amtliche Statistik zeigt uns die traurige Erscheinung, daß 68 % aller
Steuerzahler weniger als 1200, weit über die Hälfte sogar weniger als 1050 M.
Jahreseinkommen haben. Man wird sich hieraus eine Vorstellung davon machen,
wie die Lebenshaltung in diesen großen Volksschichten gestaltet sein kann.

Für Sachsen findet man ebenfalls detaillierte Angaben. Hier hat sich die
relative Zahl der zu den untersten Steuerstufen (bis 700 M.) gehörenden Zensiten
in den letzten Jahren erheblich vermindert; auch die Verhältnisziffer der Pflichtigen
in den Klassen von 700—1600 ist geringer geworden, während sich die Zahl in der
Gruppe von 1600—3400 beträchtlich vermehrt hat. Dies ist immerhin ein be-
friedigendes Ergebnis; aber es muß betont werden, daß auch jetzt noch fast die
Hälfte aller Steuerzahler weniger als 1250 M. Einkommen aufweist.

Schließlich seien noch die Ziffern für das Großherzogtum Baden angefügt.
Hier mußte man bis Ende 1903 schon bei einem Verdienst von 500 M. Steuern
zahlen; mit Wirkung vom 1. Januar 1904 an wurde die Freigrenze des steuerbaren
Einkommens auf 900 M. erhöht. Trotzdem gab es im Jahre 1886 unter 100 Einwohnern nur 19,81, im Jahre 1910 dagegen 21,28 Steuerpflichtige. Man sieht also
auch hier, daß ein Aufrücken von den untersten Stufen erfolgt ist. Jedoch auch in
Baden sind die Einkommenverhältnisse im allgemeinen noch schlecht. Im Jahre
1910 wurden 428 000 Steuerpflichtige gezählt, von diesen hatten 76 000 bis 1000,
171 000 bis 1500, 79 000 bis 2000 und 53 000 bis 3000 M. Jahreseinnahme.

Den Sozialhygieniker interessiert naturgemäß die gewaltige Be-
völkerungsklasse der Lohnarbeiter und der ihnen wirtschaftlich gleichgestellten Beamten am allermeisten. Es sei daher hier kurz einiges über
die Arbeiterlöhne mitgeteilt.

Einheitliche Angaben über die Löhne im Deutschen Reich sind nicht vorhanden. Die Löhne schwanken je nach der Berufsart, nach der Örtlichkeit, nach der
Geschäftslage und nach persönlichen Zuständen. Für eine Reihe von Berufsarten,
so für den Bergbau, das Bau-, das Holzverarbeitungs-, das Metallverarbeitungs-, das
Buchgewerbe und Verkehrswesen liegen eingehende statistische Erhebungen vor,
aus denen man erkennt, daß die Löhne in den letzten Jahrzehnten sehr erheblich
gestiegen sind, zumeist sich sogar verdoppelt haben. Aber aus dieser Tatsache allein
läßt sich noch wenig schließen. Denn man muß auch berücksichtigen, daß die unvermeidbaren Bedürfnisse jetzt einen viel höheren Aufwand erfordern, und daß es
zweifelhaft ist, ob die Löhne das ganze Jahr hindurch oder nicht vielmehr nur
zeitweise (Saisonarbeiter!) verdient wurden. Einige Beispiele seien hier genannt: Die Steinkohlen-Bergarbeiter in Oberschlesien hatten im Jahre 1886 einen
durchschnittlichen Jahresverdienst von 536, im Jahre 1907 von 1130 M.; in einer
Berliner Jalousiefabrik verdienten wöchentlich im Jahre 1903 die Jalousie-
macher 34,93 (1884 : 27,82), die Tischler 33,86 (21,52), die Einsetzer 32,94 (25,41),
die Maler 39,46 (37,89), die Anstreicher 20,31 (21,55), die Hobler 33,57 (22,21),
die Metallarbeiter 31,09 (23,34), die Näherinnen 13,12 (12,57) Mark; in einer
Münchener Lokomotivfabrik betrug der durchschnittliche Jahresverdienst der

Arbeiterschaft im Jahre 1871 nur 740, im Jahre 1906 dagegen 1252 Mark; der tarifliche Verdienstwochenlohn für Buchdruckergehilfen vor mehr als 24 Jahren betrug in Berlin und Hamburg 1886 nur 24,60, im Jahre 1909 dagegen 31,25 Mark, und ähnlich sind die Steigerungen in allen Städten mit mehr als 50 000 Einwohnern.

In den letzten Jahren sind, wie die Statistik lehrt, ansehnliche Lohnsteigerungen vielfach zu verzeichnen. Es muß jedoch auch darauf hingewiesen werden, daß es, wie Herkner sich treffend ausdrückt, auch für den Arbeiter eine Art „Majorsecke" gibt. Durch eingehende Untersuchungen bei verschiedenen Arbeiterkategorien wurde bewiesen, daß die Leistungsfähigkeit und damit die Lohnhöhe der Arbeiter wie

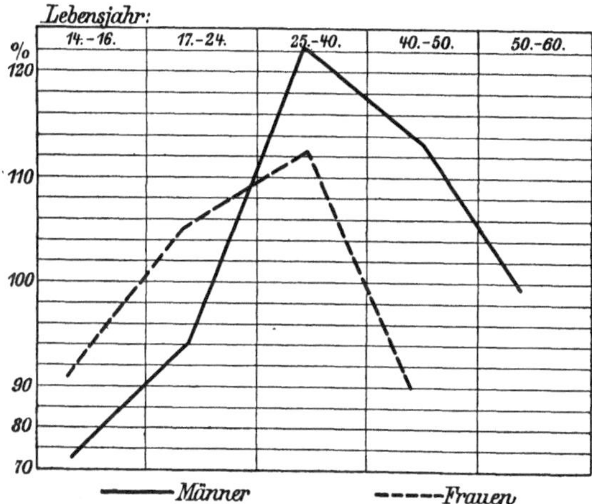

Fig. 6. Leistungskurven der männlichen und weiblichen Arbeiter nach Altersklassen.

der Arbeiterinnen vor dem 40. Lebensjahre ihren Gipfelpunkt erreichen und dann ununterbrochen sinken. Mit aller Deutlichkeit erkennt man dies z. B. aus der Figur 6, die einer Publikation von Marie Bernays über die Arbeitsverhältnisse in Spinnereibetrieben entnommen ist.

Auch die aus der Figur 6 zu ersehenden Festelllungen lehren wieder, wie vorzeitig die Lebens- und Arbeitskraft der Arbeiter verbraucht wird.

Es fragt sich nun, wie sich, den geschilderten Einkommensverhältnissen entsprechend, die Lebenshaltung insbesondere in den minderbemittelten Familien gestaltet. Um hierüber Aufschluß zu erhalten, wurden seit einer Reihe von Jahren in verschiedenen Ländern amtliche und private Erhebungen durchgeführt; zunächst sei über die Untersuchung, welche das Kaiserliche Statistische Amt veranstaltet hat, und deren Ergebnisse im Jahre 1909 publiziert wurden, berichtet.

Das genannte Amt hat mit Hilfe der Vermittlung von 32 städtischen statistischen Ämtern eine große Anzahl von Arbeiter- oder Beamtenfamilien veranlaßt, ein ganzes Jahr hindurch genau Buch zu führen, sowohl über die einzelnen Einnahme- als auch über die verschiedenen Ausgabeposten. Verwertet wurden für die Bearbeitung die Wirtschaftsrechnungen von 852 Haushaltungen, welche 3952 Personen, also durchschnittlich 4,64 Köpfe, umfaßten.

Über die Einkommensverhältnisse und zugleich darüber, in wie vielen Fällen und bei welchen Stufen die Einnahmen zur Deckung der Ausgaben hinreichten, gibt Tabelle 25 Auskunft.

Tabelle 25.
Es schlossen ab:

Von Haus-haltungen	Mit einer Gesamtausgabe	Mit Überschuß	Mit Fehlbetrag
13	unter 1200 M	9	4
171	1200—1600 ,,	91	79
234	1600—2000 ,,	119	114
190	2000—2500 ,,	93	97
103	2500—3000 ,,	43	60
102	3000—4000 ,,	38	59
34	4000—5000 ,,	11	23
5	über 5000 ,,	2	3

Die Mehrzahl der Haushaltungen weist also Fehlbeträge auf; freilich ist zu berücksichtigen, daß die Ausgaben wohl vollständiger gebucht wurden als die Einnahmen. Andererseits muß man aber bedenken, daß fast alle in Rede stehenden Familien sich ihrem Einkommen nach weit über den Durchschnitt erheben, da ja nur 13 von ihnen weniger als 1200 Mark Jahresverdienst haben. Die amtliche Publikation betont mit Recht, wie eng sich im Arbeiterhaushalte die Ausgaben den Einnahmen anschließen, so daß „jeder unvorhergesehene Einnahmeausfall infolge Arbeitslosigkeit, Krankheit usw. die ganze Wirtschaftsführung aus dem Gleichgewicht bringt“.

Hier sei nun sogleich noch angeführt, wie sich im Durchschnitt die Ausgaben bei jenen Familien nach Hauptgruppen verteilen:

Tabelle 26[1]).

Ausgaben für	M.	Proz.
Nahrungs- und Genußmittel	1017,52	45,55
Kleidung, Wäsche, Reinigung	282,44	12,64
Wohnung und Haushalt	401,27	17,96
Heizung und Beleuchtung	90,83	4,07
Sonstiges	441,96	19,78

Bei der großen Bedeutung der Lebenshaltung für die Gesundheit des Volkes interessiert es uns nun, ob der standard of life der minderbemittelten Klassen in den sogenannten Freihandelsstaaten höher ist als in den Schutzzollstaaten. In vielen Ländern, so auch in Deutschland, hat man zur Förderung der Landwirtschaft Zölle für die Einfuhr von ausländischem Getreide und Fleisch geschaffen. Daß diese Handels-

---

[1]) Auf die Tabelle 26 werden wir noch mehrfach in späteren Kapiteln zurückzugreifen haben.

politik eine Verteuerung der Lebensmittel bewirkt hat, wird allseitig
zugegeben; daß sie aber die Lebenshaltung der Arbeiter beeinträchtigt
hat, wird von den Anhängern der Zollpolitik im Hinblick auf die Lohnsteigerungen in Abrede gestellt. Eine völlig einwandfreie Entscheidung
über dieses für die soziale Hygiene so wichtige, ja wichtigste Problem[1])
ist vorläufig noch nicht möglich. Wir kommen auf diese Frage noch
in dem Kapitel „Nahrungswesen“ zu sprechen.

Hier seien nur noch einige Angaben angereiht, die sich mit der
Lebenshaltung der Arbeiter in mehreren Staaten befassen. Das De-
partment of commerce and labour in Washington hat eine Reihe von
europäischen Publikationsergebnissen mit den entsprechenden amerikanischen Resultaten verglichen. Gegen solche Zusammenstellungen
muß man freilich immer gewisse Bedenken hegen, weil die Zustände in
den einzelnen Staaten nicht so gleichgeartet sind, daß es sich hierbei um
völlig kommensurable Größen handelt. Immerhin sind die Angaben
des amerikanischen Arbeitsamtes von hohem Interesse. Die Untersuchung erstreckte sich auf England und Wales, Deutschland, Frankreich, Belgien und die Vereinigten Staaten von Nordamerika. Es zeigte
sich hierbei, daß die Löhne der Arbeiter in England und vor allem in
den Vereinigten Staaten erheblich höher sind als in Deutschland; und
zudem ist das Verhältnis hinsichtlich der Dauer der Arbeitszeiten gerade
umgekehrt. Freilich sind auch die Mietpreise für die Wohnungen in
England und namentlich in den Vereinigten Staaten größer als bei uns.

---

[1]) Die Frage, wie die Getreidezölle die Löhne der Industriearbeiter beeinflussen, hat seit langer Zeit die Nationalökonomen beschäftigt. Die Anhänger
des Freihandels, vor allem Brentano, sind der Meinung, „in Deutschland wie
in England stehen die Löhne in umgekehrtem Verhältnis zur Höhe der Getreide-
preise“. In gleichem Sinne sprachen sich Lotz, Helfferich, Fr. Naumann
auf der Tagung des Vereins für Sozialpolitik im Jahre 1901 aus; sie erklärten es
für einen unlösbaren Widerspruch, einerseits Arbeiterschutz- und Arbeiter-
versicherungsgesetze zu schaffen und anderseits durch die Zollpolitik die Lebenshaltung der Arbeiter zu verteuern. (Siehe Schriften des Vereins für Sozialpolitik,
Bd. 48, Leipzig 1902.) — Demgegenüber weisen andere Nationalökonomen darauf
hin, daß während der Dauer des Hochschutzzolles die Löhne der Arbeiter gestiegen sind und zwar angeblich in größerem Umfange als die Lebensmittelpreise.
Namentlich der Freiburger Nationalökonom Diehl hat für diese Behauptung
ein sehr beachtenswertes Material angeführt. (Siehe Karl Diehl: „Zur Frage
der Getreidezölle“ Jena 1911.) Er leugnet zwar auch nicht, daß das Arbeiter-
einkommen durch die Kornzölle belastet wird, betont aber, „daß mit Hilfe der
Getreidezölle vielen Millionen Arbeitsgelegenheit erhalten wird und zwar in einer
Beschäftigung, die, wenn auch vielleicht nicht in allen Fällen gleich gut bezahlt,
doch zweifellos gesünder und der körperlichen Entwicklung zuträglicher ist, als
die städtisch-industrielle Arbeit“. — Diehl konnte zudem zeigen, daß im Gegensatz zu Brentano und anderen „bürgerlichen“ Sozialpolitikern sogar einige
Sozialdemokraten, vor allem der Revisionist Arthur Schulz, den Standpunkt
einnehmen, daß im Interesse sowohl der gewerblichen wie der landwirtschaftlichen
Arbeiter Agrarzölle erwünscht und notwendig sind. — Man sieht, daß über dies
ungemein bedeutungsvolle Problem die Ansichten der Nationalökonomen weit
auseinandergehen, so daß es für den objektiven Sozialhygieniker schwer ist, ein
wissenschaftlich einwandfreies Urteil zu fällen. Trotzdem scheint mir, namentlich wenn wir die Darlegungen in dem Kapitel „Nahrungswesen“ berücksichtigen,
die Beseitigung der Kornzölle vorteilhaft zu sein.

Die Nahrungsmittel kosten aber — abgesehen von Butter und Milch — in Deutschland erheblich mehr als in England, und speziell der Fleischpreis ist unter allen Ländern bei uns am allerhöchsten.

Diese Feststellungen lehren, auch wenn man ihnen alle Mittel der Kritik entgegenhält, immerhin doch, daß der standard of life bei den deutschen Arbeitern niedriger ist als bei ihren Berufsgenossen in England und Amerika; in letzterem Staate werden eben sehr hohe Löhne gezahlt, was die Arbeiter für den Mangel vieler Einrichtungen, die man in Deutschland (Soziale Versicherungsgesetzgebung) eingeführt hat, entschädigt; in England sehen wir, welche Vorteile die Arbeiterschaft genießt, wenn die Kornzölle beseitigt sind.

Zum Schluß unserer Darlegungen über die Arbeitsverhältnisse sei hier noch ein kurzer Überblick über die Zahl der Arbeitslosen geboten. Die hygienische Beeinträchtigung, die der Arbeitslose erleidet, erkennt man ohne weiteres; er verdient nichts, und die Bezüge, die übrigens nur die gewerkschaftlich organisierten Arbeiter (und auch diese nicht immer) erhalten, stehen so sehr hinter dem gewohnten Tagelohn zurück, daß sich hieraus ganz von selbst die Unmöglichkeit, sich gehörig zu ernähren, ergibt; dazu kommen noch die mit dem Suchen nach Arbeit verbundenen Aufregungen, seelische Qualen, Kummer und Sorge um das Wohl der Familie.

Abgesehen von Krankheit und Unfall verursachen im wesentlichen drei Faktoren Arbeitslosigkeit: 1. wirtschaftliche Krisen (man spricht dann von unverschuldeter Arbeitslosigkeit), 2. Streiks, 3. Aussperrungen.

Für den Hygieniker ist die Ursache der Arbeitslosigkeit naturgemäß von untergeordneter Bedeutung; er bedenkt vor allem die Not der Beschäftigungslosen und sieht die aus der wirtschaftlichen Lage zu erwartenden gesundheitlichen Gefahren der Betroffenen voraus.

Eine Vorstellung von dem Umfang der Arbeitslosigkeit kann man sich aus folgenden amtlichen Mitteilungen (siehe Reichsarbeitsblatt, Jahrgang 1910, Seite 265 und 267) die auf Angaben der gewerblichen Fachverbände beruhen, bilden; von diesen Verbänden haben allerdings nur 48 mit 1 434 601 Mitgliedern berichtet. Die Gesamtzahl der Arbeitslosentage im 1. Vierteljahr 1910 belief sich bei diesen Mitgliedern auf fast 2 000 000; auf jeden Arbeitslosenfall entfielen durchschnittlich 18 Tage. Setzt man die Zahl der Arbeitslosentage in Beziehung zur Ziffer der Mitgliedstage, d. h. zu der Ziffer der Mitglieder mal der Anzahl der Arbeitstage, so ergibt sich, daß von 100 Mitgliedertagen im I. Vierteljahr 1910 1,7, im I. Vierteljahr 1909 sogar 3,2 Arbeitslosentage waren. Jeder dieser Arbeiter hat also durchschnittlich etwa 1—2 arbeitslose Wochen im Jahr zu erwarten; zudem sind manche Arbeiterkategorien (Schneider, Bauhandwerker und sonstige Saisonarbeiter) regelmäßig für jedes Jahr während mehrerer Wochen oder gar Monate ohne Arbeit. Zu der durch wirtschaftliche Krisen veranlaßten Arbeitslosigkeit tritt noch jene, die durch Streik oder Aussperrung entsteht. So wurden z. B. infolge der Aussperrung im Baugewerbe während des II. Vierteljahrs 1910 gleichzeitig 137 793 Arbeiter beschäftigungslos.

Welche gesundheitlichen Folgen diese finanzielle Einbuße im Arbeiterhaushalt hervorruft, ist leicht zu erkennen. Man muß aber hierbei noch daran denken, daß die Schädigungen nicht nur die Arbeitslosen selbst treffen; die ganze Arbeiterschaft fühlt oft genug, wie das Damoklesschwert der Arbeitslosigkeit über ihr schwebt; dies ruft jene Gereiztheit und Nervosität hervor, die wir so häufig bei Arbeitern finden. Ferner muß berücksichtigt werden, daß der Arbeiter, namentlich um sich gegen die drohende Gefahr der Arbeitslosigkeit zu versichern, zu Ausgaben für seine Organisation gezwungen ist, und daß diese unvermeidbaren Aufwendungen bei der oben mitgeteilten Lohnverbesserung, die sich in den letzten Jahren ergeben hat, in Abzug gebracht werden müssen.

Literatur.

1. „Reichsarbeitsblatt" 1909 und 1910.

2. Georg Neuhaus: „Die berufliche und soziale Gliederung des deutschen Volkes." München-Gladbach 1911.

3. Statistik des Deutschen Reiches. Bd. 213.

4. Conrad: „Leitfaden zum Studium der Volkswirtschaftspolitik." Jena 1911.

5. Statistisches Jahrbuch für das Deutsche Reich 1911.

6. Abelsdorff: „Heimarbeit", Artikel im Handwörterbuch der sozialen Hygiene. Leipzig 1912.

7. Statistisches Jahrbuch für Preußen; desgl. für Bayern, Sachsen, Baden.

8. R. Kuczynski: „Die Entwicklung der gewerblichen Löhne seit der Begründung des Deutschen Reiches." Berlin 1909.

9. Marie Bernays: „Auslese und Anpassung der Arbeiterschaft der geschlossenen Großindustrie." Leipzig 1910 (Schriften des Vereins für Sozialpolitik, 133. Band).

10. Erhebung von Wirtschaftsrechnungen minderbemittelter Familien im Deutschen Reich. Berlin 1909.

11. Bulletin of the Bureau of labor. Nr. 93. Washington 1911.

12. René Martial: „L'Ouvrier, son hygiène, son atelier, son habitation." Paris 1909.

3. Nahrungswesen.

a) Hygienische Anforderungen an eine qualitativ und quantitativ genügende Ernährung.

Zur Beurteilung der bedeutungsvollen Frage, ob ein Volk bzw. bestimmte soziale Schichten der Bevölkerung in gehöriger Weise ernährt sind, muß man zunächst sichere Maßstäbe besitzen, mit deren Hilfe man den Ernährungszustand des einzelnen Individuums zu bewerten vermag. Die soziale Hygiene ist eben in erster Linie auf die Kenntnisse der individuellen Hygiene angewiesen und diese wiederum in dem vorliegenden Falle auf die Ernährungsphysiologie.

Die Wissenschaft von der Ernährung des Menschen hat sich in vielen, namentlich in den für den Sozialhygieniker wichtigsten Richtungen bis jetzt erst mangelhaft entwickelt. Wohl hat man festgestellt, welche Arten von Nahrungsmitteln der Mensch genießen muß, um seinen während des Lebens- und Arbeitsprozesses entstehenden Bedarf an chemischen Substanzen zu decken; man weiß, daß neben Wasser und Salzen Eiweiß, Fette und Kohlehydrate das Material darstellen, mit dem der Mensch seine Kräfte aufrecht erhält, d. h. im Stickstoffgleichgewicht bleibt; es ist auch bekannt, daß Eiweiß, Fette und Kohlehydrate einander vertreten können, wenn auch nur so, daß ein gewisses Maß von Eiweiß immer in der Speisenzusammensetzung vorhanden sein muß. Aber es herrscht noch keine Einigkeit unter den Autoren darüber, welches das Mindestmaß ist, in dem der Mensch die einzelnen Stoffe, insbesondere das Eiweiß genießen muß, um gesund und arbeitsfähig zu bleiben.

Als Voit vor jetzt 3½ Dezennien die Kost in öffentlichen Anstalten untersuchte, hatte er für einen mittelschweren Arbeiter pro Tag 118 g Eiweiß mit 18,3 Stickstoff neben 56 g Fett und 500 g Kohlehydraten verlangt. Die Autorität des Münchener Physiologen verschaffte diesen Zahlen für lange Zeit Geltung, obwohl seine Angaben sogleich von manchen, insbesondere von Felix Hirschfeld für zu hoch erachtet wurden. Den größten Gegensatz zu den Voitschen Ziffern stellen die Forschungsergebnisse von Rusell H. Chittenden dar; der amerikanische Gelehrte, der sich von seinem Landsmann Horace Fletcher zu seinen Untersuchungen anregen ließ, hält schon 55 g Eiweiß für ausreichend. Und zu ähnlichen Resultaten ist auch der dänische Arzt M. Hindhede gelangt, der seine Lehren in die Sätze: Viel Eiweiß ist unnütz! Viel Eiweiß ist schädlich! zusammenfaßt. Etwa in der Mitte zwischen Voit und den beiden zuletzt genannten Autoren steht Rubner; er ist der Meinung, daß „es sich bei der Forderung von 118 g Eiweiß pro Tag nicht um ein „Eiweißminimum", sondern wohl um eine gewisse im Einzelfall verschieden große Überschreitung eines Minimums" handele. Er betont jedoch, daß er „beim Erwachsenen von 70 kg unter 90 g Eiweiß kein Gleichgewicht" bekommen habe.

Bei solcher Verschiedenheit in den Anschauungen der Autoren ist es vorläufig sehr schwer, bestimmte Forderungen zu stellen. Man muß bedenken, daß der jeweilige Forscher doch immer nur mit einer verhältnismäßig kleinen Zahl von Versuchspersonen arbeitet, und daß bei solchen Untersuchungen, namentlich im Hinblick auf die bei den Experimenten unvermeidbaren Fehlerquellen und die individuellen Eigentümlichkeiten, Schlußfolgerungen für die Allgemeinheit nur mit der größten Vorsicht gezogen werden dürfen. Darum erscheint mir am richtigsten der Standpunkt Rubners, daß man, wenn es sich um Vorschläge für die Beköstigung von Berufsklassen handelt, unter allen Umständen mehr als die Minimalwerte fordern muß. Denn eine zu geringe Stickstoffzufuhr hat „erheblichen und langdauernden N-Verlust vom Körper zur Folge. Umgekehrt ersetzen sich N-Verluste die der Körper erlitten hat, nur sehr allmählich wieder." So hält Rubner schließlich doch wieder an den Voitschen 118 g Eiweiß fest; diesen Überschuß betrachtet er als einen „Sicherheitsfaktor, der notwendig ist, gerade wie man eine Brücke viel stärker baut, als jemals die maximalst zugelassene Belastung ausmacht".

Unter der Voraussetzung, daß tatsächlich eine so große Quantität von Eiweiß erforderlich ist, wird man geneigt sein, zum mindesten einen Teil dieser Menge in Gestalt eines solchen Nahrungsmittels zu bieten, in dem sich das Eiweiß in konzentrierter Form findet. So erachtete Voit es für notwendig, daß etwa 35 % der Eiweißstoffe in der Form von Fleisch genossen werden sollen; dies wären täglich etwa 230 g Fleisch vom Metzger, d. h. 191 g reines Fleisch.

Auch diese Forderung wurde angegriffen. Und tatsächlich kann nicht mehr bezweifelt werden, daß man auch recht lange Zeit ohne jeden Fleischgenuß leben und voll leistungsfähig sein kann. Die Zahl der Vegetarier [1]) ist jetzt nicht mehr gering und wächst andauernd. Chittenden und Hindhede treten nicht gerade für den Vegetarismus ein; aber sie stellen in Abrede, daß man unbedingt des animalischen Eiweißes bedarf; da sie nur geringe Mengen stickstoffhaltiger Nahrungsmittel beanspruchen, so ist bei einer Ernährung nach ihren Theorien der Genuß von Fleisch entbehrlich.

Aber es ist fraglich, ob alle Menschen in jeder Gegend mit einer fleischlosen Kost zufrieden sein würden. Das Fleisch ist leicht verdaulich und daher für solche Personen geeignet, die, wie die meisten Städter, eine mit wenig körperlicher Anstrengung verbundene Tätigkeit zu verrichten haben. Dazu kommt, daß man das Fleisch auf die mannigfaltigste Art (Braten, Kochen, Rösten, Dämpfen usw.) zubereiten und die Speisen dadurch abwechslungsreicher als bei einer Pflanzenkost gestalten kann.

Bei den vom Statistischen Amte des Deutschen Reiches durchgeführten Erhebungen von Wirtschaftsrechnungen minderbemittelter Familien ergab sich, daß mit steigender Kopfzahl, d. h. bei geringeren Mitteln, für die Einzelperson eines Haushaltes die Ausgaben für tierische Nahrungs- und Genußmittel sinken, für pflanzliche Nahrungsmittel da-

---

[1]) Die Vegetarier haben eine Organisation, den deutschen Vegetarierbund, gebildet; das Bundesorgan ist die „Vegetarische Warte". Der Schriftleiter dieser Zeitschrift, Dr. med. Selss, teilte mir auf meine Anfrage mit, daß der „Bund" jetzt etwa 2000 Mitglieder besitzt, daß aber diese Ziffer nicht annähernd einen zahlenmäßigen Begriff von dem Umfang der Bewegung gibt. — Eine besondere Art unter den Vegetariern stellen die sog. Rohköstler dar. Mit ihnen hat sich schon vor mehreren Jahrzehnten Rudolf Virchow (Über Nahrungs- und Genußmittel. Vortrag, gehalten im großen Saal des Berliner Handwerker-Vereins. Hamburg. 1890) beschäftigt. Er warf die Frage auf, ob es natürlich ist, daß der Mensch wie der Affe die Naturerzeugnisse roh genießen soll, und schreibt dann: „Man beruft sich mit großer Zuversicht auf den berühmtesten vergleichenden Anatomen, auf Cuvier, als auf einen vollgültigen Zeugen. Nicht mit Unrecht, denn Cuvier erkennt die Naturanlagen des Menschen unbefangen an. Aber der geistvolle Beobachter konnte sein Auge dem Umstande nicht verschließen, daß der Mensch durch seinen Verstand zu einer höheren Kultur, als sie der „Natur- und Urzustand" darbietet, befähigt wurde, daß seine geistigen Anlagen ihm über den ursprünglichen Zustand seiner tierischen Organisation hinaushalfen, und daß sich das Gebiet seiner Nahrungsmittel in dem Maße erweiterte, als er die Kunst ihrer Zubereitung entdeckte. Der Mensch allein unter allen Geschöpfen hat es gelernt, seine Nahrungsmittel zuzubereiten; er allein hat es verstanden, das Feuer sich nutzbar zu machen und zahllose Einrichtungen zu erfinden, um die Speisen vorzubereiten zum Genusse. Sehr gut ist diese Eigenschaft ausgedrückt in dem bezeichnenden Satze eines trefflichen irischen Arztes, Graves: „Der Mensch ist das einzige kochende Tier". Wenn ein Vegetarianer kein Bedenken trägt, Brot zu bereiten und zu genießen, Wurzeln, Knollen und Früchte zu kochen und in dieser Form zu verspeisen, so kann er sich für diese Gewohnheiten nicht mehr und nicht weniger auf die ursprüngliche Organisation des Menschen berufen als der Fleischfresser, der durch die Tat beweist, daß die Zähne des Menschen Braten und Kochfleisch zerkleinern, daß die Verdauungssäfte desselben diese Speisen auflösen und umsetzen können, als wären sie von Anfang an dazu bestimmt."

gegen steigen. Daraus darf man wohl folgern, daß das deutsche Volk, soweit es durch jene zur Beobachtung gelangten Familien repräsentiert wird, nach tierischen Nahrungsmitteln verlangt und sich solche in dem Maße der verfügbaren Geldmittel zu beschaffen sucht. Dieser offenkundige Volkswille läßt darauf schließen, daß das Volk die animalische Kost als etwas Notwendiges empfindet, und daß sie wohl auch notwendig ist.

Man wird aus diesen Darlegungen erkennen, daß, wenn auch die Kenntnis von den hygienischen Mindestanforderungen einer quantitativ und qualitativ genügenden Ernährung noch recht mangelhaft ist, man dennoch berechtigt ist, gewisse Normen aufzustellen. Vorläufig müssen wir uns von ihnen, obwohl wir uns der Lückenhaftigkeit in der Ernährungsphysiologie bewußt sind, bei der Beurteilung der Ernährungsverhältnisse ganzer Volkskreise leiten lassen.

b) Einfluß der Ernährung auf die gesundheitlichen Zustände.

Eine mangelhafte Ernährung kann zur Entstehung von manchen Krankheiten führen. Zunächst kann die Qualität der Nahrungsmittel, selbst wenn die erforderlichen Mengen von Nährwerteinheiten vorhanden sind, unzulänglich sein. Dies gilt vor allem für die Ernährung der Säuglinge, wenn diesen statt der Muttermilch Surrogate geboten werden; hierüber wird jedoch erst in dem Kapitel „Säuglinge" Näheres mitzuteilen sein. An dieser Stelle sei aber schon darauf hingewiesen, daß die fehlerhafte Säuglingsernährung die Aussicht zu späteren Erkrankungen, namentlich an akuten Infektionen sowie an Rachitis, Skrofulose, Tuberkulose u. a. m. erheblich vergrößert.

Aber naturgemäß müssen auch die Speisen der Erwachsenen ihrer Qualität nach bestimmten Anforderungen genügen, wenn Krankheiten verhütet werden sollen; sie dürfen vor allem keine giftigen Substanzen, die sich vielfach bei der Konservierung der Nahrungsmittel und bei anderen Gelegenheiten (Benutzung von bleihaltigen Wasserröhren oder Trinkgefäßen usw.) einschleichen können, enthalten; sie müssen ferner frei von pathogenen Bakterien sein, da Verstöße gegen diese Anforderungen zu Cholera-, Typhus-, Ruhr- und anderen Epidemien führen können. In der Nahrung muß auch eine gewisse Abwechslung vorhanden sein, insbesondere darf es an frischen Gemüsen und Obst nicht fehlen, da sonst mancherlei Erkrankungen, wie Skorbut, Anämie usw. auftreten; zur Vermeidung von Knochen- und Zahnkrankheiten muß für gehörigen Kalkgehalt in den Nahrungsmitteln (insbesondere im Wasser) gesorgt sein.

Namentlich mit Hilfe der Nahrungsmittelgesetzgebung und -polizei sowie der Städteassanierung (Kanalisation, Wasserleitung), Desinfektion und Fleischbeschau sind die gesundheitlichen Schädigungen infolge der Qualität der Nahrungsmittel stark zurückgedrängt worden, so daß jetzt Massenerkrankungen in Kasernen, Spitälern, Obdachlosenhäusern, Gefängnissen usw. nur selten vorkommen. In dieser Hinsicht sind in den

letzten Jahrzehnten außerordentlich große Fortschritte errungen
worden.

Aber wie beeinflußt die Quantität der genossenen Nahrungsmittel die Volksgesundheit?

Hierbei sind zwei Möglichkeiten zu unterscheiden: 1. es wird zu
viel, 2. es wird zu wenig genossen.

Die Überernährung führt zur Fettsucht, in deren Gefolge zahlreiche krankhafte Zustände des Herzmuskels, der Blutgefäße, der Leber,
sowie Hautkrankheiten, rheumatischen Leiden u. a. m. auftreten.
Sicherlich sind die auf diese Weise entstandenen oder begünstigten Erkrankungen weit, und zwar nicht nur bei den Reichen, sondern auch
beim Mittelstand und der Oberschicht der Arbeiter, verbreitet; sie haben
aber für den Sozialhygieniker insofern ein geringeres Interesse, als sie
gewöhnlich auf eigenes Verschulden (Genußsucht und Bequemlichkeit)
zurückzuführen sind. Mit der zunehmenden sportlichen Betätigung und
wohl auch infolge der sich jetzt ändernden Anschauungen in den Kreisen
der Ärzte über den Wert der eiweiß- bzw. fleischreichen Kost wird sich
die Zahl der Fettsüchtigen übrigens wohl ohne weiteres vermindern.

Ganz besonders bedeutungsvoll für die Volksgesundheit sind dagegen die Folgen der Unterernährung.

Es fehlt freilich an einem exakten Maßstab, um in jedem Falle mit
zureichender Sicherheit zu entscheiden, ob der Ernährungszustand einer
bestimmten Person ungenügend ist. Man sieht jedoch häufig ohne
weiteres mit Deutlichkeit bei Arbeitern und Arbeiterinnen ebenso wie
bei Kindern aus den Kreisen der Arbeiter und sonstigen Minderbemittelten, daß das Fettpolster zu gering ist, was sich namentlich infolge
des fehlenden Wangenfettes in einem charakteristischen Gesichtsaus-
druck kundgibt.

Auf Grund ärztlicher Erfahrungen und Beobachtungen haben
Noorden, Grotjahn und andere Ärzte Tabellen angefertigt, aus denen
man ablesen kann, wieviel eine Person von bestimmter Körperlänge
wiegen muß, damit der Ernährungszustand als normal bezeichnet
werden kann.

Allerdings ist die Gewichtsziffer allein kein absolut sicheres Mittel
zur Beurteilung des Ernährungszustandes; denn es kann z. B. jemand
viel wiegen, weil er viel Fett hat, ohne richtig ernährt zu sein, wenn es
ihm nämlich an guter Muskelentwicklung und genügender Blutbildung
fehlt; man sieht solche Fälle oft bei Arbeiterfrauen, aber auch bei
Männern. Trotzdem ist die Gewichtsangabe ein brauchbarer Maßstab,
so daß man aus erheblichen Abweichungen (etwa um 10 %) von der
Norm auf Über- oder Unterernährung wohl schließen darf.

Die Unterernährung als solche läßt sich in ihren gesundheitlichen
Folgen nicht immer ohne weiteres klar erkennen. Denn diejenigen Personen[1]), denen infolge ihrer wirtschaftlichen oder sozialen Lage nur eine

---

[1]) Von den törichten Personen, die, was man jetzt oft findet, zu wenig
essen, um der Mode zu liebe schlank zu werden bzw. zu bleiben, wird bei dieser
Erörterung abgesehen.

dürftige Kost geboten wird, befinden sich auch sonst in mißlichen Verhältnissen, so daß die Ungunst der Arbeitsart, der Wohnweise, des seelischen Befindens usw. gleichzeitig einwirkt. Es ist daher oft schwer, im Einzelfalle zu beurteilen, ob gerade die Unterernährung den krankhaften Zustand hervorgerufen hat. Häufig ist auch umgekehrt die Unterernährung die Folge einer Erkrankung.

Immerhin weiß man doch, daß zumeist mit dem Niedergang des Körpergewichts, d. h. mit der Einschmelzung von Fett- und Muskelgewebe die körperlichen und geistigen Spannkräfte sinken, und die Organe blutarm und blaß werden; man nimmt daher an, daß so die Widerstandsfähigkeit des Organismus gegenüber den pathogenen Bakterien vermindert wird. Als Beleg hierfür werden besonders das häufige Vorkommen der Tuberkulose bei schlecht genährten Personen, namentlich bei Gefangenen ferner der Zusammenhang von Flecktyphus-Epidemien mit Zeiten der Hungersnot (Hungertyphus!) und das Auftreten von Skorbut und des sog. Gefängnisödems in Strafanstalten betrachtet.

Allein, einwandfrei bewiesen ist die Beziehung der Unterernährung zu jenen Krankheiten nicht; denn wenn schlecht genährte Menschen oft tuberkulös werden, so können sich hierbei auch andere Einflüsse (Arbeitsverhältnisse, Wohnungszustände usw.) geltend machen; obwohl der Zusammenhang von Tuberkulose und Unterernährung sehr wahrscheinlich ist, ein glatter Beweis ist bis jetzt noch nicht geliefert worden. Und auch die Beziehungen von Krankheiten zu der Gefangenenkost wird von Felix Hirschfeld in Zweifel gezogen. Die Mortalität an Tuberkulose, die früher in den Gefängnissen sehr hoch war, ist allerdings während der letzten Jahre bedeutend gesunken. Während des Zeitraumes von 1894—1908 fiel in Bayern die Schwindsuchtssterblichkeit bei der Gesamtbevölkerung von 2,89 auf 2,10 $^0/_{00}$, in den Strafanstalten aber von 11,0 auf 4,6. Man könnte geneigt sein, diese Veränderung auf die inzwischen eingeführte Verbesserung der Ernährung in den Strafanstalten zurückzuführen. Jedoch auch jetzt ist die Kost[1]) der Gefangenen noch verhältnismäßig eiweißarm und schwer ausnutzbar. Und trotzdem ist die Mortalität gesunken, und zwar nach Angaben von F. Hirschfeld in preußischen Zuchthäusern so stark, daß sie sich gegenwärtig in den Strafanstalten günstiger stellt als bei der freien Bevölkerung. Sicherlich spielen hier Zufälle eine Rolle und Hirschfeld selbst warnt, obwohl diese Feststellungen gut in seine Theorie von dem geringen Eiweißbedürfnis passen, vor leichtfertigen

---

[1]) Über die Wirkung der Kost in sächsischen Strafanstalten während des Jahres 1909 erfährt man folgendes: Von den Entlassenen zeigte fast die Hälfte sowohl der männlichen wie der weiblichen Zuchthäusler eine Gewichtsabnahme. Weniger schlimm steht es zumeist bei den Insassen der Gefängnisse. Dagegen beobachtet man wiederum bei einem sehr hohen Prozentsatz der in den Korrektionsanstalten internierten männlichen und weiblichen Personen Gewichtsverluste Bemerkenswert ist anderseits, daß in verhältnismäßig häufigen Fällen, namentlich bei den männlichen Insassen der Gefängnisse, Gewichtszunahme festgestellt wurde. (Siehe 21. Jahresbericht des Kgl. Landes-Medizinal-Kollegiums über das Medizinalwesen im Kgr. Sachsen auf das Jahr 1909; Leipzig 1911.)

Schlußfolgerungen. Er erinnert aber dann weiter auch daran, daß Virchow, der während des Jahres 1851 die Beziehungen der Hungersnot im Spessart zu den dortigen gesundheitlichen Zuständen studierte, keinen Typhus, sondern nur (nach den eigenen Worten des großen Pathologen) „einen eigentümlichen Zustand von Erschöpfung, Schwäche und Eingenommenheit des Kopfes, meist ohne fieberhafte Erregung" fand, und daß die „Anlegung von Suppenanstalten, die Verteilung von Brot, Reis und dergleichen fast überall genügte, diese Zustände sofort zu beseitigen". Daß dagegen auch jetzt noch, wenn auch nur in seltenen Fällen, das sogenannte Gefängnisödem (eine mit Blutarmut verbundene allgemeine Wassersucht) als Folge der Gefangenenkost auftritt, wird auch von Hirschfeld nicht bestritten.

Aus diesen Darlegungen geht hervor, daß die Beziehungen zwischen Unterernährung und Krankheitsentstehung doch nicht so klar zutage treten, wie vor noch nicht langer Zeit angenommen wurde; man kann diesen Zusammenhang auf Grund des zurzeit vorliegenden Materials nicht leugnen, aber auch nicht einwandfrei beweisen. Solange man jedoch mit der Möglichkeit rechnen muß, daß eine unzulängliche Kost die Basis für das Auftreten von Krankheiten bereiten kann, wird man nach Möglichkeit dahin streben, für eine hinreichende Ernährung zu sorgen. Welche Anforderungen nach dem gegenwärtigen Stande der Wissenschaft an eine gehörige Ernährung gestellt werden müssen, wurde oben dargelegt. Es fragt sich nun, ob die breiten Volksschichten, insbesondere in Deutschland, über eine diesen Ansprüchen genügende Kost verfügen, oder ob sie sich im Zustande der Unterernährung befinden und somit für die gekennzeichneten Krankheiten disponiert sind.

c) Nahrungsmittelverbrauch der Gesamtbevölkerung und einzelner Bevölkerungsschichten.

Eine zuverlässige Übersicht über den Verbrauch aller oder einzelner Nahrungsmittel in einer ganzen Bevölkerung oder bei bestimmten sozialen Schichten zu erhalten, ist ungemein schwierig. Es stellt sich hierbei zunächst eine Anzahl rein technischer Hindernisse in den Weg. Dazu kommt aber noch, daß das Problem der Volksernährung mit parteipolitischen Fragen verwoben ist, so daß es den jeweiligen Untersuchungen oft an der für eine streng wissenschaftliche Erörterung erforderlichen Objektivität fehlt. Erhebungen, die von privaten Forschern unternommen wurden, waren stets zu eng begrenzt; wurden aber die Enqueten von den jeweiligen Regierungen durchgeführt, dann schlichen sich gewöhnlich politische Voreingenommenheiten[1]) ein. So lief eine Untersuchung des englischen Handelsministeriums darauf hinaus, daß die englischen Arbeiter infolge der von England eingeschlagenen Freihandelspolitik in ihrer ganzen Lebenshaltung besser gestellt seien als ihre Kollegen in anderen Ländern, namentlich in Deutschland; umgekehrt bemüht sich eine dem

---

[1]) Mit dieser Feststellung soll die bona fides irgend einer Regierung keineswegs angezweifelt sein.

Reichstag unterbreitete Denkschrift des Kaiserlichen Gesundheitsamtes, zu zeigen, daß in Deutschland während der letzten Jahre der Fleischverbrauch andauernd gestiegen sei, und von einer vorhandenen oder drohenden Unterernährung des deutschen Volkes im allgemeinen nicht geredet werden könne, woraus dann der Schluß gezogen werden soll und gezogen wurde, daß ein Anlaß zu einer Änderung unserer Schutzzollpolitik nicht vorliege.

Trotz der nicht zu verkennenden politischen Tendenz, die dieser Denkschrift zugrunde liegt, enthält sie ein überaus wertvolles Material zur Beurteilung der Volksernährung.

Zunächst wird in der amtlichen Publikation an eine aus dem Jahre 1898 stammende russische Statistik über den Fleischverbrauch der Welt erinnert. Diese, dem „Russischen Finanzherold" entnommene Zusammenstellung sei hier wiedergegeben:

Tabelle 27.

Es entfielen an Fleisch auf den Kopf der Bevölkerung in:

Vereinigte Staaten	147 Pfd.	Portugal	50 Pfd.
Großbritannien	117 „	Irland	50 „
Norwegen	80 „	Schweden	62 „
Frankreich	77 „	Belgien	61 „
Spanien	70 „	Rußland	50 „
Deutschland	64 „	Holland	50 „
Schweiz	62 „	Italien	27 „
Österreich-Ungarn	60 „		

Den in der Tabelle 27 enthaltenen Angaben gegenüber teilt nun die Denkschrift mit, daß der jährliche Fleischverbrauch im Deutschen Reiche seit 1904 — in diesem Jahr wurde eine einheitliche Fleischbeschau- und Schlachtungsstatistik für alle Bundesstaaten eingeführt — viel höhere Ziffern aufweist.

Das Kaiserliche Gesundheitsamt geht von der Voraussetzung aus, daß es nicht möglich ist, die Menge Fleisch anzugeben, die in der Kost des Menschen sich unbedingt vorfinden muß, wenn den physiologischen Mindestanforderungen genügt werden soll, meint jedoch, den Feststellungen der erfahrensten Ernährungsphysiologen entsprechend, etwa 160 g Fleisch als erforderlich annehmen zu sollen. Auf Grund dieser Erwägung gelangt das Kaiserliche Gesundheitsamt zu dem Schluß, daß von einem Fleischmangel in Deutschland nicht die Rede sein könne; denn die vorhandenen Fleischmengen genügen zur Deckung des Bedarfes, da den Berechnungen gemäß angenommen werden dürfe, daß innerhalb der Altersklassen von 6 bis 70 Jahren, die fast allein für den Fleischkonsum in Betracht kommen, während der zur Betrachtung herangezogenen 5½ Jahre für den Kopf der Bevölkerung 51,4 bis 54,7 kg Fleisch pro Jahr zur Verfügung standen.

Hierzu müssen wir freilich mancherlei bemerken; doch wollen wir zuvor noch eine Reihe von Tatsachen mitteilen.

Mit der Frage des Konsums an Lebensmitteln hängt die Preisbildung eng zusammen. Das Kaiserliche Gesundheitsamt zeigt daher an der Hand der Angaben, die in unserer Figur 7 wiedergegeben sind, daß während der letzten 10 Jahre eine Fleischteuerung wie überhaupt eine Teuerung an den wichtigsten Nahrungsmitteln in Deutschland eingetreten ist.

Man ersieht aus der Figur 7, daß seit dem Jahre 1899 eine erhebliche Steigerung der Nahrungsmittelpreise vorliegt.

Zum Vergleich sei hier eine entsprechende Kurve (Figur 8) angeführt, die uns über die englischen Verhältnisse orientiert. In England wie auch in den Vereinigten Staaten benutzt man zur Bewältigung des herbeigeschafften Zahlenmaterials die Methode der Indexziffern[1]); die Berechnung dieser Ziffern läuft darauf hinaus, die vielfältigen Preisangaben zu einem einheitlichen Gesamtausdruck, der die Preishöhe aller Waren eines Landes kundgibt, zusammenzufassen.

Man sieht sogleich die Differenz zwischen der Preisentwickelung in Deutschland und der in England. Freilich muß man bei Schlüssen aus solchen Vergleichen sehr vorsichtig sein, da die Verhältnisse in den beiden Staaten nach vielerlei Richtungen hin sehr verschieden gestaltet sind.

Das Kaiserliche Gesundheitsamt beschäftigt sich ferner, offenbar um der Vermutung vorzubeugen, daß die Preissteigerung durch die deutsche Zollpolitik erzeugt wird, mit den Ursachen jener Erscheinung und äußert sich hierüber folgendermaßen:

„Die augenblickliche Teuerung ist wohl durch eine Reihe teils vorübergehender, teils dauernd wirkender Umstände verursacht. Einen erheb-

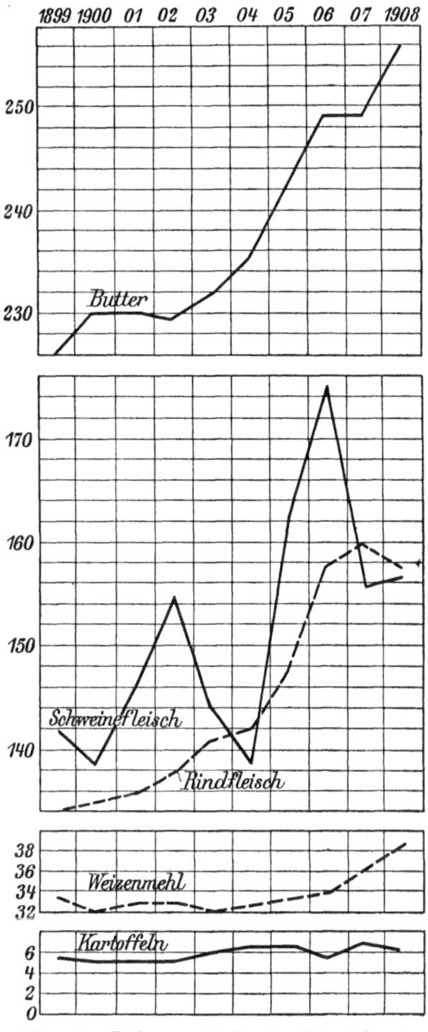

Fig. 7. Lebensmittelpreise für 1 kg in Pfennigen, 1899 bis 1908. Durchschnitt von 15 deutschen Städten.

---

[1]) Die Indexziffern werden freilich stets in mehr oder weniger willkürlicher Weise berechnet. Ein gewisser Wert gegenüber den Einzelangaben für die jeweiligen Lebensmittel kommt den Indexziffern aber dennoch wohl zu; sie bieten eben den notwendigen Ausgleich zwischen den einzelnen Kurven dar. Steigt z. B. der Preis für Schweinefleisch, so liegt darin noch keine Gefahr für die Volksernährung, wenn gleichzeitig der Preis für andere billige Fleischsorten oder sonstige wichtige Nahrungs- und Gebrauchsmittel sinkt. Die Kurve für die Preisbewegung des einzelnen Gegenstandes klärt daher nur wenig über die Verhältnisse im all-

lichen Einfluß übt die mit der Hebung des allgemeinen Wohlstandes einhergehende
Steigerung der Nachfrage nach Fleisch aus. Auch die allgemeine Verfeinerung der
Geschmacksrichtung der Fleischkonsumenten spielt eine Rolle. Das Publikum weist
mehr und mehr das Fleisch von fetten, älteren Tieren zurück, und die Mäster
sehen sich genötigt, dieser die Viehproduktion nicht unerheblich verteuernden
Forderung Rechnung zu tragen. Dazu kommen die steigenden Betriebskosten
der Fleischer und Viehhändler, die Gebühren für die Benutzung der öffentlichen
Vieh- und Schlachthöfe sowie die Kosten der Fleischbeschau.“

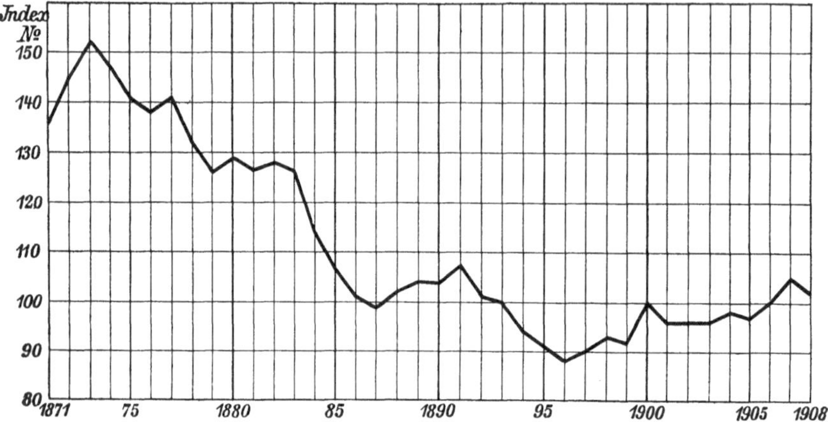

Fig. 8. Entwicklung des allgemeinen Preisstandes in England 1871—1908.
(Nach dem „Reichsarbeitsblatt“.)

Ferner wird in der Denkschrift die Frage aufgeworfen, ob die
vorhandene Fleischteuerung zu der Befürchtung Anlaß gebe, daß diese
Preissteigerung zu einer mangelhaften Volksernährung führen würde.
Auf Grund der statistischen Erhebungen in manchen Städten, z. B.
Düsseldorf und Kassel, in denen pro Jahr auf den Kopf der Bevölkerung
(einschließlich der Altersklassen 0 bis 6 und über 70 Jahren) ein Verbrauch von Fleisch, (ausschließlich Fisch, Wildbret und Geflügel) von
57,5 bezw. 54,2 kg festgestellt wurde, wird in der Denkschrift gefolgert,
daß „ein triftiger Grund zu Befürchtungen wegen mangelhafter Ernährung des Volkes nicht entnommen werden kann, und zwar auch dann
nicht, wenn der Verbrauch die fallende Tendenz zunächst noch bewahren
sollte. Eine Fleischnot, ein allgemeiner Mangel an dem für
die Eiweißzufuhr der Bevölkerung notwendigen Fleische,
besteht im Reiche nicht“. Es wird sodann dargelegt, daß es unzu-
lässig sei, eine etwa im Volke bestehende Unterernährung ohne weiteres
auf den Mangel an Fleisch zurückzuführen.

„Es läßt sich eben die Zweckmäßigkeit einer Ernährung im wesentlichen nur
nach dem Erfolg beurteilen unter Beachtung der Art, wie die Kost in ihrer Gesamtheit zusammengesetzt ist. Selbst eine etwaige Abnahme an Körpergröße,
Körpergewicht und Körperbeschaffenheit, an Leistungsfähigkeit und Reserve-
kräften kann, obwohl sie durch mangelhafte Ernährung verursacht zu werden ver-

gemeinen auf; gegenüber einer großen Anzahl von Kurven dürfte aber die eine,
welche die Bewegung der ausgleichenden Indexziffern anzeigt, falls diese mit
Sorgfalt berechnet sind, vorzuziehen sein.

mag, kein untrügliches Erkennungszeichen für Unterernährung infolge fehlenden oder unzureichenden Fleischgenusses bilden, da eine solche Verschlechterung des körperlichen Zustandes auch durch eine überhaupt eiweißarme oder sonst nicht ausreichende Kost oder trotz zweckmäßiger Ernährung durch eine unhygienische Lebensweise, ungesunde Wohnungen, lange Arbeitszeit, übertriebenen Alkoholgenuß usw. veranlaßt sein kann."

Die Denkschrift versucht dann auf indirektem Wege zu beweisen, daß eine Unterernährung nicht vorliegt und auch nicht zu erwarten ist. Für das Vorhandensein einer Unterernährung würden sprechen:

1. Eine Verschlechterung des Rekrutenmaterials, die aber keineswegs festgestellt worden sei.

2. Eine Zunahme der Mortalität; die Sterblichkeit betrug jedoch im Deutschen Reich auf 10 000 Einwohner im Jahre 1903 211, im Jahre 1908 190 Personen.

3. Eine Verkleinerung der mittleren Lebenserwartung; diese ist aber während der in Rede stehenden Zeit größer geworden.

4. Entsprechende Erfahrungen einzelner mit dem Gesundheitszustand der Bewohner größerer Bezirke vertrauter Ärzte; solche Beobachtungen seien aber dem Kaiserlichen Gesundheitsamt nicht bekannt geworden.

Die amtliche Publikation kommt mithin zu folgender Schlußfolgerung: „Ebensowenig wie die bestehende Fleischteuerung zu einer Fleischnot bisher geführt hat, ebenso kann im Hinblick auf die vorstehend dargelegten Gründe zurzeit von einer vorhandenen oder drohenden Unterernährung des deutschen Volkes im allgemeinen die Rede sein."

So bedeutungsvoll das in der Denkschrift dargebotene Material für die soziale Hygiene ist, so wenig kann ich mich mit den vom Kaiserlichen Gesundheitsamte gezogenen Schlüssen einverstanden erklären. Aber auch jetzt möchte ich zu jenen Folgerungen noch nicht Stellung nehmen; wir wollen uns vielmehr erst noch den Angaben über die besonderen Verhältnisse auf dem Gebiete des Nahrungswesens in der Arbeiterbevölkerung zuwenden.

Schon in der ersten Hälfte des 19. Jahrhunderts hat man in Frankreich Erhebungen über die Arbeiterhaushaltungsrechnungen in Angriff genommen. In größerem Umfange wurden solche Untersuchungen aber erst von Le Play (dessen Werke: Les ouvriers européens, Paris 1855 und Les ouvriers des deux mondes, 1856) durchgeführt. Seitdem hat man sich in vielen Ländern, in Belgien, in den Vereinigten Staaten, in der Schweiz, in England, in Dänemark und vor allem auch in Deutschland mit den Arbeiterbudgets eingehend befaßt. Die umfangreichste Erhebung stammt aus den Vereinigten Staaten von Nordamerika, wo 34 000 Familien mit zusammen 168 000 Köpfen untersucht wurden. Freilich sind die einzelnen Arbeiten, hauptsächlich im Hinblick auf die Verschiedenartigkeit der benutzten Methoden, nicht gleichwertig.

Uns interessieren vor allem die deutschen Erhebungen, von denen namentlich die Untersuchungen der badischen Fabrikinspektoren von Bedeutung sind. Von besonderem Wert aber ist die schon mehrfach erwähnte Enquete des Kaiserlichen Statistischen Amtes über die Wirtschaftsrechnungen minderbemittelter Familien; gerade diese Arbeit ist für unsere Erörterung überaus zweckdienlich, denn sie erstreckt sich auf 852 Haushaltungen, und ihre Ergebnisse stimmen sehr gut mit der gleichzeitig, aber unabhängig von ihr von dem Metallarbeiterverband durchgeführten Untersuchung, die 400 Haushaltungen umfaßt, überein. Für die Bearbeitung benutzt wurden in der amtlichen Schrift die Budgets von 522 Arbeiter- und von 218 Beamtenfamilien, in der gewerkschaftlichen Untersuchung die Rechnungen von 320 Arbeiterfamilien. Die letztere Erhebung ist insbesondere hinsichtlich der Angaben über die Einnahmen noch etwas genauer als die erstere, weil der

Metallarbeiterverband die zu untersuchenden Familien besser auszuwählen und zu kontrollieren vermochte. Aus der in solchen Fällen seltenen Übereinstimmung in den Ergebnissen der beiden auf die verschiedensten Teile Deutschlands sich erstreckenden Enqueten läßt sich entnehmen, daß es gelungen ist, typische Familien der Untersuchung zu unterziehen.

Tabelle 28.
Einnahmen und Ausgaben pro Haushalt.
Einnahmen:

Art der Einnahmen	Durchschnittlich in Mark		Vom Hundert der Gesamtausgaben	
	nach der Erhebung des Kaiserl. Stat. Amtes	nach der Erhebung des Metallarbeiter-Verbandes	nach der Erhebung des Kaiserl.Stat. Amtes	nach der Erhebung des Metallarb.-Verbandes
Verdienst des Mannes . . .	1507,92	1485,04	82,2	80,0
Verdienst der Familienange-hörigen	164,78	178,96	8,9	9,6
Sonstige Einnahmen	162,68	192,19	8,9	10,4
Zusammen	1835,38	1856,19	100,0	100,0

Ausgaben:

Nahrung	955,06	975,42	52,0	53,4
Kleidung.	204,67	235,11	11,2	12,9
Wohnung	312,52	264,09	17,0	14,5
Heizung und Beleuchtung . .	77,99	77,73	4,3	4,3
Sonstiges.	284,82	272,93	15,5	14,9
Zusammen	1835,06	1825,28	100,00	100,0

Tabelle 29.

Art der Ausgaben	Durchschnittliche Ausgaben pro Haushalt in Mark		Vom Hundert der Gesamtausgaben	
	nach der Erhebung des Kaiserl. Stat. Amtes	nach der Erhebung des Metallarbeiter-Verbandes	nach der Erhebung des Kaiserl. Stat. Amtes	nach der Erhebung des Metallarb.-Verbandes
Brot.	162,73	173,87	8,9	9,5
Kartoffeln	34,47	34,32	1,9	1,9
Milch, Kindernahrung . . .	95,14	87,76	5,2	4,8
Fleisch	170,05	157,19	9,3	8,6
Eier	27,17	28,91	1,5	1,6
Wurst	56,81	86,89	3,1	4,7
Fische.	14,74	10,41	0,8	0,6
Butter	73,94	67,10	4,0	3,7
Käse	17,18	14,13	0,9	0,8
Fette, Öle, Gewürze, Margarine usw.	53,23	59,75	2,9	3,3
Grünwaren	22,54	20,47	1,2	1,1
Mehl, Hülsenfrüchte, Suppen-einlagen	28,43	40,56	1,5	2,2
Zucker.	24,42	23,52	1,3	1,3
Obst, Eingemachtes	23,56	22,27	1,3	1,2
Kaffee, Tee, Kakao,Schokolade	32,28	32,58	1,8	1,8
Bier, Wein, sonstige Getränke	97,50	95,49	5,3	5,2
Zigarren u. Tabak	18,85	20,20	1,0	1,1
Sonstige Nahrungsmittel . .	2,02	—	0,1	—
Zusammen	955,06	975,42	52,0	53,4

Einen vergleichenden Überblick über die Einnahmen und Ausgaben pro Arbeiterhaushalt bietet die Tabelle 28, S. 84.

Über die Ausgaben für die einzelnen Nahrungsmittel orientiert die Tabelle 29, S. 84.

Zum Vergleich dieser Angaben, die sich auf Arbeiterfamilien beziehen, seien noch die für die Beamtenfamilien eruierten Ziffern angeführt.

Tabelle 30.

Gruppierung der Ausgaben	Beamten-Familien	
	Durchschnitts-Ausgaben	Von Hundert sämtl. Ausgaben
Gesamtausgabe	3187,83	100
Darunter für Nahrungs- und Genußmittel und zwar:	1168,39	36,7
Fleisch, Schinken, Speck usw.	238,77	7,5
Wurst	63,75	2,0
Fische, auch geräuchert	18,70	0,6
Butter	121,72	3,8
Schmalz Margarine usw.	24,21	0,8
Käse	15,27	0,5
Bier	41,73	1,3
Kartoffeln	31,23	1,0
Grünwaren	35,37	1,1
Salz, Gewürze, Öl.	11,47	0,4
Zucker, Sirup, Honig	31,11	1,0
Mehl, Reis, Hülsenfrüchte	32,59	1,0
Obst und Südfrüchte	44,42	1,4
Brot und Backwaren	166,11	5,2
Kaffee und Kaffeeersatz	28,38	0,9
Tee, Schokolade, Kakao	13,71	0,4
Milch	120,87	3,8
Übrige Getränke im Hause	38,84	1,2
Sonstige Nahrungsmittel	3,99	0,1
Zigarren und Tabak	27,92	0,9
Ausgaben in Wirtschaften	58,23	1,8

Trennt man für die Arbeiterfamilien die Nahrungsmittel in tierische und pflanzliche, so ergibt sich folgendes Bild:

Tabelle 31.

	Für tierische	Für pflanzl.	Für sonstige Nahrungs- und Genußmittel
	Nahrungsmittel		
	M.	M.	
Bei den Haushaltungen des Kaiserl. Statistischen Amtes	508,26	296,15	150,65
Bei den Haushaltungen des Metall-arbeiterverbandes	512,14	315,01	148,27

Die drei letzten Tabellen enthalten allerdings keine Angaben über die für das ausgegebene Geld erstandenen Mengen der einzelnen

Nahrungsmittel. Aber die Tabelle 28 lehrt uns, wie schwer es im Arbeiterhaushalt fällt, Einnahmen und Ausgaben in das Gleichgewicht zu bringen, und daß dies überhaupt nur dann gelingt, wenn neben dem Einkommen des Haushaltungsvorstandes auch der Verdienst der Familienangehörigen[1]) und sonstige Einnahmen (Renten, Unterstützungen usw.) zur Verfügung stehen. Dazu kommt, daß es sich hier um Durchschnittsziffern handelt. Je kopfreicher eine Familie ist, umso größer werden die Ausgaben für Nahrungsmittel, da von allen Bedürfnissen das Verlangen nach Essen und Trinken die geringste Einschränkung verträgt; zwar wird man sich auch hierbei, soweit es geht, nach der Decke strecken, aber unter ein gewisses physiologisches Existenzminimum kann nicht heruntergegangen werden.

Nach der amtlichen Untersuchung brauchte eine zweiköpfige Familie nur 40,6 % ihrer Gesamtausgaben für die Ernährung aufzuwenden, während die entsprechende Verhältniszahl einer neunköpfigen Familie 50,9 % betrug. Es zeigte sich aber dann weiter, „daß trotz starken Steigens des gesamten Anteils der Nahrung an der Gesamtausgabe der Anteil an Fleisch, Wurst und Fischen an der Gesamtausgabe bei wachsender Kopfstärke fast gleich bleibt, der von Butter nur wenig, mehr dagegen der von Schmalz und Margarine und der von Milch steigt. Dagegen wächst der Anteil von Brot und Backwaren erheblich, auch der von Kartoffeln, Zucker, Mehl, während der von Grünwaren und Obst sinkt". Man sieht, also daß mit steigender Kopfzahl, d. h. bei geringeren Mitteln für die Einzelperson eines Haushaltes die Ausgaben für tierische Nahrungsmittel und Genußmittel sinken, für die pflanzlichen Nahrungsmittel dagegen steigen.

Zu berücksichtigen ist noch, daß bei den untersuchten Familien das Jahreseinkommen weit höher ist als bei der großen Menge der steuerfreien und steuerpflichtigen Personen, wie wir in dem vorigen Kapitel gesehen haben. Man wird sich also eine Vorstellung davon machen können, wie sehr in diesen un- und minderbemittelten Kreisen der Fleischgenuß eingeschränkt werden muß. In einer von der badischen Fabrikinspektion stammenden Arbeit finden wir zudem zahlenmäßige Angaben über die von Arbeiterfamilien konsumierten Mengen an Fleisch.

Foelisch hat im Jahre 1910 die wirtschaftliche Lage der Arbeiter in 35 Mannheimer Fabriken untersucht, und zwar nach derselben Methode, wie Woerishoffer im Jahre 1890, dessen Erhebung sich ebenfalls auf Mannheimer Arbeiterfamilien erstreckte. Foelisch hat nun seine Ergebnisse mit denen von Woerishoffer verglichen und gelangte zu folgendem, die Veränderungen in den letzten 20 Jahren wiederspiegelnden Resultat:

„Die tägliche Ernährung einer Person — die Kinder umgerechnet — stellt sich im Durchschnitt auf 136 g Eiweiß, 84 g Fett und 428 g Kohlehydrate gegenüber 105 g Eiweißkörper, 75 g Fett und 338 g Kohlehydrate als Mittel aus 12 städtischen Familien im Jahre 1890. (Die entsprechenden Zahlen von 16 ländlichen Familien waren 103, bzw. 68, bzw. 374.) Die Gesamternährung ist also in den Nährwertzahlen wesentlich günstiger geworden und hat hinsichtlich des Eiweiß- und Kohlehydratgehaltes die theoretischen Werte

---

[1]) Wir haben oben (Seite 59) gezeigt, daß es jetzt viel weniger nichterwerbsfähige Familienangehörige gibt als ehedem; man sieht nun, wie notwendig es ist, daß die Familienangehörigen mitverdienen, da nur so die Arbeiterfamilie die Kosten für den Lebensunterhalt bestreiten kann.

überschritten, hinsichtlich des Fettgehalts den Normalwert von 90 g fast erreicht. Daß die Fettaufnahme zu gering ist, ist naheliegend, denn die Nahrung der Arbeiterbevölkerung setzt sich in der Hauptsache aus verhältnismäßig fettarmen Nahrungsmitteln (Brot, Mehlspeisen und Kartoffeln) zusammen, während Fleisch, Fett und Butter wegen ihres hohen Preises quantitativ sehr zurücktreten. Der Einfluß der Fleischpreissteigerung wird am besten durch die Feststellung illustriert, daß der Fleischkonsum von 118 g pro Tag und Person im Jahre 1890 auf 103 g, d. i. von 43 kg auf 37,5 kg im Jahre zurückging. Die Verbesserung entfällt ausschließlich auf eine Steigerung des Brot-, Kartoffel- und Milchverbrauchs. Der Konsum von fettartigen Nahrungsmitteln ist völlig gleich geblieben, doch sind nach Angaben der Befragten an die Stelle von Butter vorwiegend deren Ersatzmittel, Margarine und Pflanzenbutter, getreten. Da sich Kinder im Säuglingsalter nur in den Familien 13, 20 und 22 befinden, deren Milchverbrauch keineswegs besonders hoch ist, mithin der viel behauptete Rückgang des Selbststillens für unsere Familien ohne Bedeutung ist, kommt die erhebliche Zunahme des Milchkonsums von 353 auf 505 g tatsächlich der Verbesserung der Ernährung, insbesondere der heranwachsenden Jugend, zugute."

Berücksichtigt man diese Feststellungen, denen sich noch manche gleichlautenden Angaben über die auf die Teuerung zurückzuführende Einschränkung des Fleischkonsums, z. B. aus bayrischen ländlichen Bezirken (nach Mitteilungen des bayrischen „Sanitätsberichtes") anreihen ließen, so wird man Zweifel gegenüber den Folgerungen, die in der Denkschrift des Kaiserlichen Gesundheitsamtes gezogen werden, nicht unterdrücken können.

In der Denkschrift des genannten Amtes wird nachgewiesen, daß im Deutschen Reich durchschnittlich im Jahre pro Kopf 54,7 kg Fleisch, d. h. etwa 150 g täglich, konsumiert wurden. Dies würde besagen, daß die vom Gesundheitsamt als erforderlich bezeichnete Menge von ungefähr 160 g zur Verfügung gestanden hat. Aber die Angabe ist eine Durchschnittsziffer; in den Kreisen der Reichen wird eben weit mehr, als dieser Zahl entspricht, genossen; dies trifft wohl auch noch im gewissen Umfange für den Mittelstand zu. Die Arbeiterbevölkerung dagegen verzehrt, wie wir gesehen haben, sicherlich weit weniger Fleisch als die für notwendig bezeichnete Quantität. Und wenn das Kaiserliche Gesundheitsamt darauf hinweist, daß in den letzten Jahren der Fleischkonsum gestiegen ist, so ist daraus nicht zu schließen, daß die Arbeiterschaft an diesem Mehrverbrauch wesentlich beteiligt ist. Der Wohlstand hat im allgemeinen zugenommen; auch die Arbeiterbevölkerung in ihren Oberschichten hat ihre Lebenshaltung wohl verbessert, aber ob dies auch für die große Masse gilt, ist zweifelhaft. Dazu kommt, daß bei dem andauernd fortschreitenden Industrialismus, der mit der Großstadtbildung zusammenhängt, jetzt verhältnismäßig weit mehr Menschen dem Landleben und der landwirtschaftlichen Beschäftigung entzogen sind; für den Städter und den industriell tätigen Arbeiter ist aber das Bedürfnis nach konzentrierten Nahrungsmitteln, also auch nach Fleisch, größer. Darum dokumentiert der zunehmende Fleischkonsum noch nicht ohne Weiteres eine Verbesserung der Ernährungsverhältnisse.

Auch der indirekte Beweis des Kaiserlichen Gesundheitsamtes, daß nämlich eine Unterernährung nicht vorliegen kann, muß als mißlungen

bezeichnet werden. Denn aus den bis jetzt unzulänglich erforschten
Verhältnissen bei der Heeresergänzung kann, wie wir in dem Kapitel
„Gestellungspflichtige und Soldaten" sehen werden, kein hinreichend
begründeter Schluß gezogen werden. Ebenso wenig kann man aus der
Verminderung der Mortalitätsziffern und der Verlängerung der Lebenserwartung folgern, daß diese Veränderungen gerade auf die Zustände
im Nahrungswesen und nicht vielleicht auf ganz andere Ursachen
(Städteassanierung, Verminderung der Geburtenziffer usw.) zurückzuführen sind. Wohl gemerkt, ich behaupte nicht, daß die in Rede stehenden Ansichten des Kaiserlichen Gesundheitsamtes falsch sind; aber
ich kann sie nicht als bewiesen ansehen; manches spricht für, manches
auch wieder gegen ihre Richtigkeit. Die Verhältnisse im Nahrungswesen
sind eben noch viel zu wenig ergründet worden.

Grotjahn hat betont, daß im Nahrungsbetrieb sich das Streben
nach objektiv zureichender Nahrung mit dem nach subjektiv
schmackhafter Kost vereinigt, und gruppiert die Bevölkerung in
folgende Typen:

1. Die Wohlhabenden, denen die Mittel nicht fehlen, ihre Nahrungsmittel
nach Belieben zu wählen; 2. die kleinbürgerlichen Kreise in den Städten, der niederen
Beamtenschaft und der bessergestellten Arbeiter; die Kost dieser Kreise nähert
sich jener der wohlhabenden Schichten, wobei aber der Aufwand für Nahrung im
Verhältnis zu den Gesamtausgaben wesentlich größer wird als bei den Bemittelten;
3. die bäuerische Bevölkerung, das Gesinde, die ländlichen Handwerker, Fischer,
Hirten und jene Arbeiter, die für den Hausbedarf etwas Landwirtschaft und Vieh-
mast treiben können; bei dieser Gruppe hat sich der lokale Charakter der Kost erhalten; im Vordergrund steht die Zerealiennahrung; Fett und Fleisch ist infolge
der Schweinemast genügend vorhanden; und wo es zur Viehhaltung keine Möglichkeit mehr gibt und sich ein Mangel an Fleisch und Fett zeigt, da wird dieser durch
eine überreichliche Zufuhr von Zerealien oder Kartoffeln ausgeglichen; 4. die von
jeder Naturalwirtschaft losgelösten nur auf Geldlohn angewiesenen industriellen
Arbeiter; auch diese Schicht hat, wie die unter 1 und 2 gekennzeichneten Kreise,
die Tendenz an die Stelle der voluminösen und wenig schmackhaften Kost (Roggen-
brot, Leguminosen, Mehlspeisen, Pflanzenfette) der ländlichen Bevölkerung
konzentrierte, leicht verdauliche und schmackhafte Produkte (Fleisch, Weißbrot,
Zucker) zu setzen; aber hierzu reichen ihre Geldmittel nicht aus; sie essen nicht mehr
genug Brot, Kartoffeln, Leguminosen, Mehlspeisen und Fett und noch nicht genug
Fleisch, Weizenbrot, Butter und Zucker; daher zeigt sich bei ihnen der Zustand
der chronischen Unterernährung.

Kaup, der die Ernährungsverhältnisse der Landbevölkerung erforscht hat, fand auch für diese Kreise eine weitverbreitete Unterernährung; die mangelhafte Ernährung soll in einer zu geringen
Zufuhr von Eiweiß und Fett bestehen, was namentlich mit dem immer
mehr um sich greifenden Brauch, daß die Bauern zuviel von der gewonnenen Kuhmilch auf den Markt bringen und daher zu wenig für den
Bedarf ihrer eigenen Familien übrig haben, zusammenhängt.

Den Anschauungen Grotjahns und Kaups stehen aber Beobachtungen von Felix Hirschfeld gegenüber, der diese Mißstände
nicht oder nicht so allgemein gefunden hat.

Es herrscht also keine Einstimmigkeit in der Beurteilung der Fragen,
ob die Bevölkerung hinreichend ernährt ist. Dies kann uns nach den

obigen Schilderungen nicht wundern. Denn wir besitzen weder einen sicheren Maßstab, wieviel und welche Arten von Nahrungsmitteln für die Erhaltung der Lebenskraft und Arbeitsfähigkeit erforderlich sind, noch sind die vorliegenden Angaben über den Konsum größerer Volkskreise hinreichend gründlich. Man muß daher in seinem Urteil höchste Vorsicht walten lassen und kann zunächst nur die Forderung stellen, daß der Erforschung des Nahrungswesens in Zukunft eingehendere Studien als bisher gewidmet werden mögen.

d) Maßnahmen zur Verbesserung der Volksernährung.

Obwohl die Verhältnisse im Nahrungswesen noch wenig geklärt sind, so kann man dennoch schon jetzt mit Sicherheit sagen, daß in mannigfacher Beziehung, namentlich in den unbemittelten Volksschichten, Mißstände vorherrschen; es gilt, geeignete Maßnahmen hiergegen zu ergreifen.

Die Verbesserung der Lebenshaltung und insbesondere der Ernährung der großen Volkskreise ist hauptsächlich durch folgende Maßnahmen zu erreichen: 1. durch Erhöhung der Arbeitslöhne; 2. durch Beschaffung billigerer Nahrungsmittel und 3. durch richtige Verwendung des für die Ernährung zur Verfügung stehenden Geldbetrages beim Einkauf der Nahrungsmittel sowie durch deren volle Ausnutzung bei der Speisenzubereitung.

Über die Mittel, die zur Erhöhung des in Millionen von deutschen Familien unzureichenden Einkommens führen würden, können wir uns hier nicht verbreiten; eine solche Aufgabe fällt in das Gebiet der allgemeinen Sozialpolitik. Aber wir wollen nicht unterlassen darauf hinzuweisen, daß die richtige Ernährung (wie überhaupt der Gesundheitszustand) in erster Linie eine Frage des Einkommens ist.

Die Höhe der Löhne allein ist jedoch nicht ausschlaggebend; der Wert des Geldes hängt von seiner Kaufkraft, d. h. von dem Preis der Waren ab. Die Ernährungsverhältnisse werden also des weiteren von dem Stande der Nahrungsmittelpreise beeinflußt. Diese unterliegen zwar Schwankungen, die aus mancherlei Ursachen resultieren; die Hauptwirkung übt jedoch die jeweilige Handels- bzw. Zollpolitik aus. Daß die Lebensmittelzölle die Preise hinaufschrauben, wird, wie bereits betont wurde, selbst von den Gegnern des Freihandels zugegeben. Würde man also die Schutzzölle in Deutschland beseitigen, so könnten die Preise sinken und der Konsum steigen. Daß in der Tat der Übergang zum Freihandel eine außerordentlich starke Steigerung im Verbrauch der Lebensmittel zeitigt, beweist die Erfahrung in England[1]), wie wir einer Publikation Brentanos[2]) entnehmen.

---

[1]) Im Jahre 1846 wurden in England die Kornzölle beseitigt.

[2]) An diese Publikation Brentanos schloß sich eine über mehrere Nummern der „Zeit" (Jahrgang 1903) ausgedehnte Diskussion mit dem Nationalökonomen Oldenberg, der bestritt, daß, wenn etwa eine Konsumsteigerung und Verbesserung der Lebenshaltung in England seit der Abschaffung der Kornzölle eingetreten

Tabelle 32.

Per Kopf der englischen Bevölkerung wurden verbraucht:	1840	1881	1901
Speckseiten und Schinken . . . . Pfund	0,01	13,93	19,87
Butter . . . . ,,	1,05	6,36	9,85
Käse . . . . ,,	0,92	5,77	6,82
Korinthen und Rosinen . . . . ,,	1,45	4,34	4,09
Eier . . . . Stück	3,63	21,65	48,25
Kartoffel . . . . Pfund	0,01	12,85	18,53
Reis . . . . ,,	0,90	16,32	11,43
Kakao . . . . ,,	0,08	0,31	1,02
Kaffee . . . . ,,	1,09	0,89	0,76
Korn, Weizen, Weizenmehl . . . . ,,	42,47	216,92	247,08
Rohzucker . . . . ,,	15,20	58,92	32,18
Raffinierter Zucker . . . . ,,	—	8,44	56,81
Thee . . . . ,,	1,22	4,58	6,16
Tabak . . . . ,,	0,86	1,41	1,89
Wein . . . . Gallonen	0,25	0,45	0,37
Spirituosen . . . . ,,	0,97	1,08	1,09
Malz . . . . Bushels	1,59	1,91	(keine Angabe)

Gewiß ist diese Verbrauchssteigerung zum großen Teil auch durch die in jahrzehntelangen gewerkschaftlichen Kämpfen errungene Lohnerhöhung ermöglicht worden; aber diese erhöhten Löhne haben, wie Sidney Webb darlegt, ihren Wert behalten, weil mit ihrem Steigen nicht zugleich auch die Lebensmittelpreise hinaufgeschraubt wurden, sondern sogar sanken; hierfür war aber die Abschaffung der Kornzölle die Ursache.

Neben einer zweckdienlichen Handelspolitik muß ferner eine den Umständen angepaßte Verkehrspolitik Platz greifen, damit die Lebensmittel so billig und so schnell als möglich vom Erzeugungsort zu den Konsumenten transportiert werden können. Gleichzeitig soll der Landwirtschaft jegliche Förderung zuteil werden, die nicht dem Wohle des Volksganzen zuwiderläuft.

Die Preisbildung hängt freilich nicht nur von der jeweiligen Politik ab, sie wird vielmehr auch stark durch den Zwischenhandel beeinflußt. Insbesondere haben hierunter die ärmsten Volksschichten zu leiden, weil sie jeweils nur in geringen Mengen einkaufen können, und die Waren sich zumeist beim Kleinverkauf erheblich verteuern. Hier sind Selbsthilfemaßnahmen auf der Basis des Genossenschaftswesens erforderlich.

Aus den kleinsten Anfängen hat sich das Genossenschaftswesen[1]), dessen Wiege in England stand, zu einem bedeutenden Faktor im sozialen

---

sein sollten, dies als Folge der neuen Zollpolitik zu betrachten ist; nach seiner Anschauung sind hierfür andere Ursachen, insbesondere der Einfluß der Gewerkschaften auf die Lohnhöhe, maßgebend. Aus der ganzen Debatte, die wegen des von beiden Seiten angeführten Materials sehr lehrreich ist, gewinnt man aber schließlich doch den Eindruck, daß die englischen Arbeiter, wie Giffen sich ausdrückte, tatsächlich vor der Beseitigung der Kornzölle „am Fleischpreise so wenig Interesse gehabt haben, wie am Preise der Diamanten".

[1]) Über die Entstehungsgeschichte der Konsumgenossenschaften schreibt Sombart in seinem Werk „Sozialismus und soziale Bewegung" (Jena 1908):

Leben entfaltet. An der Konsumvereinsbewegung beteiligen sich in England jetzt über 2½ Millionen Menschen; der jährliche Umsatz beträgt mehr als 1½ Milliarde Mark. In den anderen Ländern ist die Entwicklung allerdings noch lange nicht so weit vorgeschritten; aber die Bewegung ist überall im Wachsen. Einer Arbeit von August Müller entnehmen wir die in der Tabelle 33 enthaltenen Angaben über den Stand der bedeutendsten Konsumvereine in einigen europäischen Staaten.

Tabelle 33.

Konsumvereine in einigen europäischen Staaten.

Staat	Jahr	Mitglieder	Umsatz
Großbritannien . . .	1911	2 640 091	1 525 970 368 M
Deutschland	1910	2 000 000	520 000 000 „
Österreich	1910	—	77 931 261 Kr.
Ungarn	1910	156 563	38 216 945 M
Schweiz	1911	224 231	109 813 323 fr.
Frankreich	1911	799 191	—
Belgien	1908	—	57 700 000 fr.
Italien	1910	346 474	—
Finnland	1910	102 000	55 000 000 M
Dänemark	1909	176 700	73 920 000 „
Schweden	1910	—	5 078 005 Kr.
Norwegen	1910	17 225	5 934 200 „

Des weiteren spielen bei der Verbesserung des Nahrungswesens eine bedeutende Rolle: die Arbeits- und Wohnungsverhältnisse, die Dienstbotenfrage, die Zustände im Gasthauswesen u. a. m.

Eine von den preußischen Gewerbeaufsichtsbeamten im Jahre 1909 durchgeführte Erhebung, ob und in welcher Weise die Fabrikarbeiter vor dem Beginn ihrer Berufstätigkeit frühstücken, hat ergeben, daß an manchen Orten in dieser Hinsicht arge Mißstände[1]) obwalten. Oft gehen die Arbeiter, ohne gefrühstückt

„Es bedeutete einen Merkstein der sozialen Geschichte, als an einem dunklen Dezemberabend des Jahres 1844 der Auld Wayvers Shop in Toad Street in der kleinen Stadt Rochdale eröffnet wurde, als unter dem Hohngelächter der Straßenjugend von Rochdale, dem Spott neugieriger Kaufleute und den gleichgültigen Bemerkungen der Vorübergehenden die Läden eines im Erdgeschoß einer Hintergasse gelegenen Magazins vorsichtig in die Höhe gezogen und winzig kleine Quantitäten an Butter, Zucker, Mehl und Hafermehl in dem Schaufenster sichtbar wurden. Der Laden war nur Sonnabends und Montags in den Abendstunden geöffnet; von den 28 Vereinsmitgliedern, die sämtlich dem Proletariat angehörten, diente eines als Verkäufer, ein anderes als Buchführer, ein drittes als „Kassierer", ein viertes als „Schatzmeister". Der Umsatz betrug 2 £ wöchentlich, das angesammelte Vermögen 28 £."

[1]) Der Verfasser hat in einem Aufsatz („Die Hilfe", Jahrg. 1912 Nr. 13) zum Ausdruck gebracht, daß er es als einen Mißstand bezeichnet, wenn, wie aus den amtlichen Berichten hervorgeht, eine große Anzahl von Arbeitern, ohne gefrühstückt zu haben die Tätigkeit aufnimmt. Gegen diese Darlegungen wendet sich Fr. Jaskowski („Vegetarische Warte" 1912 Nr. 14), indem er betont, daß das Morgenfasten nicht nur kein Mißstand, sondern sogar eine sehr zweckdienliche Prozedur sei, der schon viele Besserung ihrer Gesundheit und Zunahme ihrer Arbeitskraft und Arbeitsfreudigkeit verdanken. — Daß manche, insbe-

zu haben, in die Fabrik, wenn die Arbeit zu sehr früher Stunde beginnt; einige einsichtige Arbeitgeber lassen daher die Arbeit etwas später beginnen und kürzen dann die Frühstückspause ab. Auch die weite Entfernung der Wohnung von der Arbeitsstätte wirkt oft dahin, daß die Arbeiter sich keine Zeit zum Frühstücken nehmen, bevor sie zur Fabrik gehen. Auf den Zusammenhang der Ernährungs- mit der Wohnungsfrage kommen wir noch in dem Kapitel „Wohnungswesen" zurück. — Des weiteren wird berichtet, daß in denjenigen Arbeiterfamilien, in denen die Hausfrau während ihrer Tätigkeit als Dienstmädchen sich Kenntnisse für eine geordnete Haushaltung angeeignet hat, für ein zweckdienliches Frühstück der Arbeiter Sorge getragen wird, während es sonst vielfach hieran fehlt.

Hier sei noch erwähnt, daß von seiten mancher Arbeitgeber oder Vereine Einrichtungen[1]) getroffen wurden, in denen die Arbeiter für einen geringen Preis Kaffee, Milch u. dgl. als Frühstück kaufen können.

Besonders wichtig, namentlich für die unverheirateten Arbeiter, ist es, in den Speisehäusern eine zweckdienliche und doch nicht teure Kost zu finden. Am vorteilhaftesten sind auf diesem Gebiete die Volksküchen, unter denen die von Lina Morgenstern gegründeten des Berliner Vereins von 1866 zu besonderer Bedeutung gelangt sind. Nach den Angaben von Kißkalt erhält man in Berlin für 1 Mark in einer Volksküche fast doppelt so viel Kalorien bzw. Gramm Eiweiß wie in einer Wirtschaft. Es ist freilich nicht nach dem Geschmack von jedem Arbeiter in eine Volksküche, wo auch Arme unentgeltlich gespeist

---

sondere überernährte Personen morgens einige Zeit mit Vorteil hungern, ist eine bekannte Tatsache; aber dies ist doch mit den in Rede stehenden Erscheinungen nicht zu vergleichen. Die große Mehrheit hat morgens das Verlangen nach einer Anregung in Gestalt eines warmen Frühstücks; ob es besser ist, wenn dies nicht sogleich nach dem Aufstehen sondern erst einige Zeit danach genossen wird, müßte freilich erst an einem genügend großen und einwandfreien Beobachtungsmaterial festgestellt werden. Aber all dies berührt unser Problem kaum; denn der Arbeiter ist darauf angewiesen, vor Beginn der Tätigkeit sein (warmes) Frühstück einzunehmen, weil er hierzu nach Beginn der Arbeit in der Regel keine Gelegenheit hat. Immerhin scheint es mir, gerade auch mit Rücksicht auf die Ausführungen von Jaskowski, dringend erforderlich, das Problem des Arbeiterfrühstücks eingehend zu studieren.

[1]) Obwohl die Mehrzahl der Arbeiter, die in den Höchster Farbwerken beschäftigt sind, zu Hause frühstückt, trinken ungefähr 200 Personen täglich früh nach 5 Uhr in der Fabrikmenage Kaffee. Die Fabrikleitung hat jetzt an den Haupteingängen zur Fabrik eine Kaffee- und Teestube eingerichtet, in der Arbeiter von 5 Uhr morgens ab für 7 Pf. $\frac{1}{2}$ Liter Kaffee oder $\frac{1}{4}$ Liter Vollmilch, für 10 Pf. $\frac{1}{4}$ Liter Tee, Kakao oder Schokolade mit Zucker und Milch erhalten können. — Die Firma Loeser & Co. in Trier, bei welcher die männlichen Arbeiter um 7 Uhr, die weiblichen um 8 Uhr die Arbeit aufnehmen, stellt von $7\frac{1}{2}$ bis 8 Uhr Kaffee kostenlos zur Verfügung; von dieser Vergünstigung macht die Hälfte der Arbeiterinnen regelmäßig Gebrauch. — Die Gesellschaft für Verkehrseinrichtungen in Frankfurt a. M. hat am Hauptbahnhof ein Kaffeehaus eingerichtet; nach den Angaben der Gesellschaft wurden im Verlauf von 8 Wochentagen bis 8 Uhr vormittags durchschnittlich täglich 181 Portionen ausgegeben. Ein großer Teil der Konsumenten waren, wie es heißt, auswärts wohnende Arbeiter, die offenbar zu Hause nicht gefrühstückt haben. — Beachtenswert ist auch das Wirken der in mehreren Städten gegründeten „Gemeinnützigen Vereine für Milchausschank". Wie der Landeshuter Verein berichtet, ist der Zudrang vor Arbeitsbeginn besonders lebhaft. Der Berliner Verein hat jetzt 14 Milchhäuschen; im Jahre 1911 wurden in ihnen 166 975 Liter Vollmilch, 441 134 Tassen Kakao, 2050 Glas Kaffeemilch und 320 370 Stück Backware abgesetzt.

werden, zu gehen. Darum wäre eine Reform des Gasthauswesens, namentlich auch in der Richtung der Abschaffung des Trinkzwanges, dringend erforderlich. Solche Reformrestaurants gibt es bereits in vielen Städten; aber sie bieten gewöhnlich nur vegetarische Speisen, was nicht jedem für die Dauer mundet, und was zumeist auch nicht billig, für die Arbeiter jedenfalls nicht billig genug ist. Mustergültig dagegen ist eine auch durch ihren bedeutenden Umfang ausgezeichnete Wirtschaft in dem Volkshaus in Zürich; sie bietet vielen Hunderten Raum und ist geschmackvoll eingerichtet; es gibt dort Speisen aller Art, und zwar zu verhältnismäßig geringen Preisen; Alkohol wird grundsätzlich nicht verabreicht; wie ich mich überzeugt habe, wird die Wirtschaft von der Arbeiterschaft stark besucht.

Notwendig ist aber ferner, daß namentlich die minderbemittelte Bevölkerung von dem Einkommen den richtigen Gebrauch zu machen weiß. Wer viel von seinem Gelde für Alkohol oder Delikatessen vergeudet, kann natürlich, selbst bei einem ganz ansehnlichen Verdienst, nicht genug für eine hinreichende Ernährung übrigbehalten. Darum muß Aufklärung darüber verbreitet werden, in welcher Weise man sich richtig ernähren kann.

Allein, hier fehlt es an dem wissenschaftlichen Unterbau. Wir haben gesehen, welche Unklarheiten über die Fragen der erforderlichen Mindestmengen an Nährwerteinheiten und speziell an Eiweiß noch vorliegen. Diese und andere Probleme müssen erst an einem großen Material erforscht sein, ehe man vor das Volk treten kann, um es zu belehren. Darum muß man Rubners Forderung nach Einrichtung eines Reichsnahrungsamtes mit allem Nachdruck unterstützen.

Jedoch über gewisse Punkte, die bereits genügend untersucht sind, kann und soll man auch jetzt schon die breiten Massen unterrichten. Dazu gehört z. B. die Feststellung, wieviel Nährwerteinheiten man für eine bestimmte Summe Geldes je nach dem betreffenden Nahrungsmittel, das man wählt, erstehen kann. Tabellen, die hierüber Auskunft geben, wurden von verschiedenen Forschern, z. B. von König, Rubner, angefertigt.

Freilich wechseln die Preise der einzelnen Nahrungsmittel oft je nach Ort und Jahreszeit. Darum verdient ein Vorschlag Mayets volle Beachtung, daß nämlich alle paar Wochen nach Art eines Börsenkurszettels in den Zeitungen veröffentlicht werden soll, wieviel Nährwerteinheiten man zu der betreffenden Zeit für eine bestimmte Geldsumme an dem jeweiligen Ort erhält, wenn man ein bestimmtes Nahrungsmittel kauft. Sicherlich wird man dieser Anregung in vielen Städten, die über geeignete Untersuchungsanstalten verfügen, entsprechen können.

Ebenso wichtig aber wie die richtige Auswahl der Nahrungsmittel ist deren gehörige Verwertung in der Küche. Der englische Nationalökonom Marshall schätzt die Vergeudung durch die (der Führung des Haushaltes oft unkundigen) englischen Hausfrauen auf einen Jahreswert von 2 Milliarden Mark. Wie dem auch sei, sicherlich wird aus Unkenntnis viel wertvolles Material verschwendet oder nicht gehörig ausgenutzt.

Dies trifft ohne Zweifel auch bei uns zu, da immer mehr Mädchen, statt in einen ordentlichen Haushalt einzutreten, jetzt in die Fabrik gehen, und immer zahlreichere Ehefrauen außerhalb ihres Heims Erwerbsarbeit übernehmen müssen und daher der erforderlichen Zeit für die Zubereitung der Speisen entbehren. Es ist mithin, neben den Maßnahmen, die auf eine Einschränkung der außerhäuslichen Frauenarbeit gerichtet sind, notwendig, die Mädchen schon während der Schulzeit im Kochen zu unterweisen.

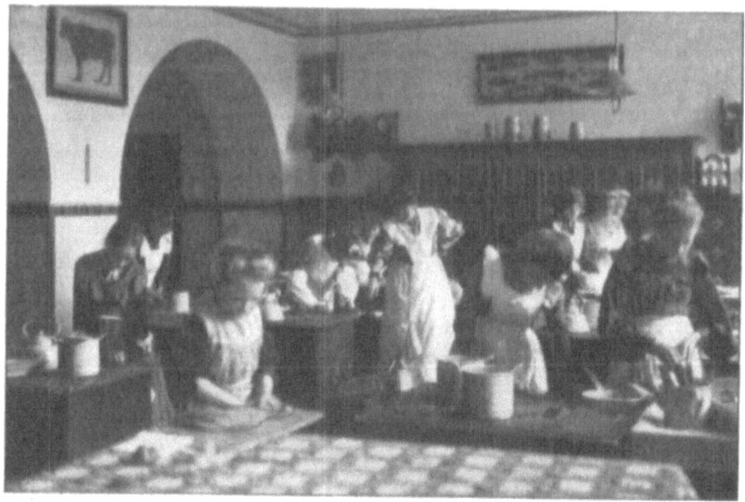

Fig. 9. Schulküche in München, 8. Klasse. Mädchen beim Aufräumen nach dem Essen. (Nach Singer.)

Im Jahre 1889 wurden von Frl. Auguste Förster in Kassel die erste Schulküche eingerichtet. Diese Maßregel fand eine verhältnismäßig schnelle Verbreitung; es ergab sich daher bei einer Erhebung im Jahre 1907, daß der hauswirtschaftliche Unterricht bereits in 92,4 % aller Städte mit mehr als 10 000 Einwohnern eingeführt ist. Die Abbildung 9 veranschaulicht die Einrichtung einer Münchener Schulküche.

Zweckentsprechender (weil nachhaltiger) wäre es, wenn der Haushaltungsunterricht für die schulentlassenen Mädchen obligatorisch wäre; namentlich in einer Reihe von badischen Gemeinden ist man hierzu übergegangen.

Ähnliche Einrichtungen hat man auch in Frankreich (écoles primaires und écoles de mère), in Belgien (écoles menagéres), in der Schweiz und in Österreich getroffen, in dem zuletzt genannten Staat hauptsächlich für die ländliche Bevölkerung.

Zu erwähnen ist auch hierbei die Tätigkeit der vaterländischen Vereine, die es neuerdings sich angelegen sein lassen, Kochkurse für Arbeiterfrauen in den Abendstunden abzuhalten.

Zugleich wirkt man belehrend mit Vorträgen und Schriften auf die Bevölkerung ein, um diese über die richtige Art der Ernährung zu unterrichten. Der französische Arzt Martial schreibt freilich:

„Je ne trouve pas que ce soient les guides alimentaires qui manquent, je trouve que c'est l'argent; actuellement vous pouvez écrire tous les manuels alimentaires, que vous voudrez, ils ne seront pas lus; l'ouvrier se préoccupe d'abord d'améliorer son salaire. Quand il aura réussi, il pourra appliquer les règles de l'hygiène et étudier les menus physiologiques et rationnels."

Doch soll der Sozialhygieniker sich durch einen solchen Pessimismus, der durchaus nicht gegenüber der Gesamtheit der Arbeiterschaft, sondern allenfalls nur gegenüber den tiefsten Schichten eine Berechtigung haben dürfte, abschrecken lassen, die minderbemittelten Volkskreise sachgemäß zu unterrichten. Gewiß muß der Arbeiter auf die Verbesserung seines Einkommens bedacht sein; aber er wäre übel beraten, wollte er sich nicht auch jetzt schon über eine rationelle Ernährung belehren lassen.

Wir haben dargelegt, daß zur Verbesserung des Nahrungswesens die Erhöhung der Löhne und die Verbilligung der Lebensmittel erforderlich sind; ebenso nötig aber ist die Belehrung sowie auch der Wille der Bevölkerung, sich hiernach zu richten. Wie auf so manchem Gebiet der sozialen Hygiene, so gibt es auch hinsichtlich des Nahrungswesens kein alleiniges Heilmittel; es müssen vielmehr alle Maßnahmen, die förderlich sein können, zur Anwendung gelangen.

Literatur.

1. Voit: „Untersuchungen der Kost in öffentlichen Anstalten." München 1877.

2. Felix Hirschfeld: „Untersuchungen über den Eiweißbedarf des Menschen." Pflügers Archiv 1887 Bd. 41. Ferner: „Betrachtungen über die Voitsche Lehre vom Eiweißbedarf des Menschen." Ebenda. 1889, Bd. 44.

3. Russel H. Chittenden: „Economy in food." Century Magazine 1905. Deutsche Übersetzung von Suchiert, München 1911.

4. M. Hindhede: „Eine Reform unserer Ernährung." Deutsche Übersetzung nach der dritten Auflage des dänischen Originals von Gustav Bargum. Leipzig 1908.

5. Max Rubner: „Volksernährungsfragen." Leipzig 1908.

6. Erhebung von Wirtschaftsrechnungen minderbemittelter Familien im Deutschen Reiche. Berlin 1909.

7. Grotjahn: „Über Wandlungen in der Volksernährung." Bd. 20, Heft 2 von Schmollers staats- und sozialwissenschaftl. Forschungen; ferner: Soziale Pathologie. Berlin 1912.

8. C. v. Noorden: „Überernährung und Unterernährung". Im Bd. III des Werkes „Die deutsche Klinik", herausgegeben von E. v. Leyden und F. Klemperer. Berlin und Wien 1902.

9. Felix Hirschfeld: „Einfluß der Ernährung auf Krankheit und Sterblichkeit"; Abhandlung in dem Werk „Krankheit und soziale Lage", herausgegeben von Mosse und Tugendreich; München 1912.

10. Mombert: „Das Nahrungswesen" in dem IV. Supplementband von Th. Weyls „Handbuch der Hygiene". Jena 1904.

11. Denkschrift über den Einfluß der Fleischversorgung auf die Volksernährung. Bearbeitet im Kaiserlichen Gesundheitsamt. 1910.

12. „Reichsarbeitsblatt" 1911 Nr. 1.

13. „320 Haushaltungsrechnungen von Metallarbeitern." Bearbeitet und herausgegeben vom Vorstand des deutschen Metallarbeiterverbandes. Stuttgart 1909.

14. F. Woerishoffer: „Die soziale Lage der Fabrikarbeiter in Mannheim." Karlsruhe 1891.

15. Föhlisch: „Die wirtschaftliche Lage der Arbeiter in 35 Mannheimer Fabriken". Abhandlung im Jahresbericht der Großh. badischen Fabrikinspektion für das Jahr 1910. Karlsruhe 1911.

16. Kaup: „Ernährung und Lebenskraft der ländlichen Bevölkerung". Schriften der Zentralstelle für Volkswohlfahrt. Heft 6 der neuen Folge. Berlin 1910.

17. Lujo Brentano: „Lebenshaltung der Arbeiter und Abschaffung der Kornzölle in England." In Nr. 37, Jahrgang 1903 der ehemaligen Zeitschrift „Die Zeit". Schöneberg.

18. August Müller: „Der Stand der europäischen Konsumgenossenschaftsbewegung"; Annalen für Soziale Politik und Gesetzgebung 1912, Bd. II, Heft 1 und 2.

19. Jahresberichte der Gewerbeaufsichtsbeamten für das Jahr 1909. Berlin 1910.

20. K. Singer: „Hygiene und soziale Fürsorge in München". München 1907.

21. Kißkalt: „Nahrungswesen", Artikel in dem von Grotjahn und Kaup herausgegebenen „Handwörterbuch der Sozialen Hygiene". Leipzig 1912.

22. „Volksernährung". Schriften der Zentralstelle für Arbeiter-Wohlfahrtseinrichtungen. Nr. 7. Berlin 1895.

23. „Haushaltungsschulen" Artikel im „Handwörterbuch der Staatswissenschaften".

24. Martial: „L'ouvrier, son hygiène, son atelier, son habitation". Paris 1909.

4. Wohnungswesen.

Im Verhältnis zum Nahrungswesen ist das Wohnungswesen bereits ziemlich gut erforscht. Seit vielen Jahrzehnten [1]) werden die Wohnungszustände eifrig untersucht, wozu in Deutschland namentlich die Tagungen des deutschen Vereins für öffentliche Gesundheitspflege und des Vereins für Sozialpolitik die Anregung gegeben haben.

Auch die Beschaffung einer guten Wohnung ist naturgemäß eine Geldfrage. Aus der Tabelle 28 haben wir ersehen, welcher Anteil der Gesamtausgaben für die Wohnung in den minderbemittelten Klassen aufgewendet wird. Wir haben erkannt, daß das Budget hauptsächlich, d. h. bis etwa 52 %, durch Ausgaben für die Ernährung belastet wird; nach dieser Quote müssen sich die Aufwendungen für die sonstigen Lebensbedürfnisse, insbesondere für die Wohnung, richten. Daraus ergibt sich ohne weiteres die ausschlaggebende Bedeutung der Lebens-

---

[1]) Mit amtlichen Erhebungen über die Wohnungszustände ist Belgien im Jahre 1837 vorangegangen; es folgten England (veranlaßt von Peel) im Jahre 1844 und Frankreich im Jahre 1850. In Deutschland war die Wohnungsfrage auf dem Frankfurter Parlament im Jahre 1848 kein Gegenstand der Erörterung, obwohl dort fast alle wichtigen volkswirtschaftlichen Fragen diskutiert wurden. Fuchs (siehe „Handwörterbuch der Staatswissenschaften" 1911, Bd. VIII) schließt hieraus, daß man damals das Wohnungswesen in deutschen Landen noch nicht erforschte. Solche Untersuchungen setzten bei uns erst Ende der 50er Jahre ein. Eine gründlichere Erforschung der Wohnungsfrage in volkswirtschaftlicher Hinsicht erfolgt zunächst infolge der Tagung des Vereins für Sozialpolitik im Jahre 1872; der technischen Seite des Problems wandte sich im Jahre 1874 der Verein der Architekten und Ingenieure, der hygienischen Seite zu gleicher Zeit der deutsche Verein für öffentliche Gesundheitspflege zu.

mittelpreise; zugleich zeigt sich, daß es von größtem Werte ist, zu wissen, welche Mengen von Nährwerteinheiten und insbesondere von dem kostspieligen Eiweiß für eine gehörige Ernährung erforderlich sind. Denn von dem Rest des Einkommens, der nach Abzug der Ernährungsausgaben übrig bleibt, hängt der Betrag ab, der für die Wohnung aufgewendet werden kann; und diese Summe wiederum ist der einflußreichste Faktor für die hygienische Qualität der Wohnung.

Während ein Überfluß bei der Ernährung, wie wir gesehen haben, zu krankhaften Zuständen führen kann, ist es bei der Befriedigung des Wohnungsbedürfnisses nicht möglich, daß jemand durch einen Wohnungsluxus an sich, wofern dieser mit dem Einkommen im Einklang steht, Schaden an seiner Gesundheit erleidet. Darum interessiert den Sozialhygieniker die Wohnweise der Reichen und Wohlhabenden nicht oder höchstens nur zum Zwecke des Vergleiches mit den für die anderen Klassen geltenden Zuständen.

Wohl hat auch der Mittelstand jetzt vielfach unter den Wohnungsmißständen zu leiden; aber auch hier machen sich Erscheinungen, die für die soziale Hygiene Bedeutung haben, kaum geltend, da die Angehörigen des Mittelstandes wohl stets imstande sind, eine den hygienischen Anforderungen entsprechende Wohnung zu mieten. Soweit dies nicht geschieht, liegt der Grund zumeist im eigenen Verschulden; bisweilen bewirken freilich abnorme Zustände eine Wohnungsnot auch im Mittelstand. Aber solche Fälle sind Ausnahmen. Den Sozialhygieniker interessiert daher hauptsächlich die Frage, ob die großen Bevölkerungskreise der Minderbemittelten, d. h. der Arbeiter, unteren Beamten, kleinen Kaufleute, Handwerker usw. in der Lage sind, sich für das ihnen zur Verfügung stehende Geld eine den gesundheitlichen Ansprüchen genügende Wohnung zu beschaffen.

Schon im Altertum gab es eine Wohnungsfrage, da sich auch damals bereits in manchen Städten eine starke Menschenagglomeration entwickelt hatte. In Rom hatten sich zur Kaiserzeit etwa 1—2 Millionen Menschen angesammelt; während die oberen Klassen in vornehmen Palästen wohnten, waren die unteren Schichten in vielstöckigen Mietskasernen (insulae), deren gegen 50 000 gezählt wurden, untergebracht. In Deutschland zeigten während des 13. Jahrhunderts alle Städte, ähnlich wie jetzt, ein rasches Wachstum; ob diese Entwicklung auch damals mißliche Verhältnisse verursacht hat, darüber liegen hinreichende Feststellungen nicht vor. Fuchs meint, daß im allgemeinen, abgesehen von Übelständen in gesundheitstechnischem Sinne, eine Wohnungsnot im 13.—15. Jahrhundert bei uns nicht vorhanden war, da jeder Bürger im Besitz eines eigenen kleinen Hauses gewesen sei. Im 16. Jahrhundert sei aber an die Stelle des „Dreifensterhauses" das in Italien heimische und dort ausgebildete breite Etagenhaus, das bei seiner Übertragung auf das Bürgerhaus schon äußerlich den Charakter des Mietshauses erkennen ließ, getreten.

Eine besondere Arbeiterwohnungsfrage gibt es naturgemäß erst, seitdem die moderne Industriearbeiterklasse entstanden ist.

a) Einfluß der Wohnung auf die Gesundheit.

Bei der Ernährung des Menschen lassen sich auf Grund von physiologischen Bilanzen, die man durch Laboratoriumsversuche gewinnt, gewisse Mindestanforderungen aufstellen. Der Weg des exakten Versuches zur Orientierung über das Mindestmaß an Wohnungsquantität- und

-qualität, dessen der Mensch bedarf, um lebens- und arbeitsfähig zu sein, wurde jedoch bisher nicht beschritten und ist wohl auch schwerlich gangbar.

Aber die Erfahrung, namentlich der Ärzte, hat gelehrt, unter welchen Umständen die Wohnung zu Krankheiten Anlaß gibt oder deren Entstehung begünstigt. Man gelangte so zu der Kenntnis, welche Eigenschaften einer Behausung nicht anhaften dürfen, wenn von den Wohnungsinsassen die vermeidbaren Krankheiten ferngehalten werden sollen. Auf diese Weise gewinnt man gewisse Normen für die Aufstellung hygienischer Mindestanforderungen.

Bevor wir daher zur Erörterung solcher Forderungen schreiten können, müssen wir uns über den Einfluß der Wohnung auf die Gesundheit klar geworden sein.

Die menschliche Wohnung hat von jeher, gerade so wie die Kleidung, dazu gedient, Schutz gegen die Unbilden der Witterung, gegen Niederschläge und Stürme, gegen Frost und Hitze zu bieten; namentlich des Nachts bedurfte der Mensch einer Stätte, um sich ungestört dem kräftigenden Schlaf hingeben zu können. Im Laufe der Kulturentwicklung wurden der Behausung immer weitere Aufgaben zugewiesen; man lebt und arbeitet vorzugsweise im Hause, die starke Mehrheit der Menschen hält sich den größten Teil des Tages in Wohnräumen und nur kurze Zeit im Freien auf.

Der Mensch bedarf jedoch neben dem Schutz vor unangenehmen klimatischen Einwirkungen auch der frischen Luft und des Sonnenlichtes, um gesund zu sein; Waldesgrün und Wiesenduft muß er genießen, um auf seine Stimmung und Schaffensfreudigkeit belebend einzuwirken.

Wie aber steht es, wenn die Wohnung finster, wenn sie nur schlecht zu lüften ist, wenn sich Schmutz und Unrat in den Häusern ansammelt, wenn kein Stückchen Feld, kein Garten, kein Baum weit und breit in der Umgebung der Wohnstätte zu sehen ist? Da treten Krankheiten verschiedener Art auf, und sie zeigen sich umso eher und umso häufiger, je enger die Menschen beieinander wohnen, je mehr Personen sich in die Luft eines bestimmten, eng bemessenen Raumes teilen müssen, und je größer die von keiner Gartenanlage unterbrochene Häuseransammlung geworden ist.

Freilich ist der Nachweis, daß gerade die Wohnung der die Krankheit bedingende Faktor ist, schwer zu führen; denn schlechte Wohnungsverhältnisse sind gewöhnlich mit ungünstigen Arbeits- und mißlichen Nahrungszuständen, kurz mit den verschiedensten Erscheinungen des sozialen Elends eng verbunden. Immerhin sind gewisse Beziehungen zwischen der Beschaffenheit der Wohnung und der Gesundheit ihrer Insassen feststellbar.

Wir haben in dem Kapitel ,,Bevölkerungszusammensetzung und -bewegung", als von der Beziehung der Sterblichkeitsziffern zur Wohlhabenheit gesprochen wurde, hervorgehoben, daß die Insassen der minderwertigen Wohnungen eine höhere Mortalität sowohl im allgemeinen als auch besonders an bestimmten Krankheitsarten aufweisen. Allein, hierbei hatten wir eben die Wohnung nur als einen Maßstab für die Beurteilung der wirtschaftlichen Gesamtlage verwendet; welcher Anteil an den hohen Sterblichkeitsziffern gerade der Wohnung als solcher zukam, konnte hierbei nicht festgestellt werden.

Nun stehen aber manche Erkrankungen in einem mehr oder weniger unmittelbaren, ursächlichen Zusammenhang mit der schlechten Beschaffenheit der Wohnung. So wird zunächst betont, daß die Benutzung einer feuchten Wohnung Erkältungen zur Folge hat oder haben kann. Die früheren Ärzte haben für die Entstehung sogar einer ganzen Reihe von Erkrankungen den Aufenthalt in feuchten Wohnungen verantwortlich gemacht. Johann Peter Frank wies darauf hin, daß man die Wirkung eines Neubaues auf die darin befindlichen Geräte nur zu betrachten brauche, um den Einfluß auf die Gesundcit des Menschen zu begreifen. Vor einigen Jahren hat Abel die Bedeutung der feuchten Wohnung für die Krankheitsentstehung eingehend untersucht und ist hierbei zu dem Ergebnis gelangt, daß feuchte Wohnungen zu Erkältungskrankheiten, Verschlimmerung schon bestehender Erkrankungen und Verringerung der Widerstandskraft gegen andere Krankheiten führen, daß sie auf das Allgemeinbefinden, namentlich der Kinder ungünstig einwirken, und daß sie ferner die Entwicklung ansteckender Keime und die schnelle Zersetzung der Nahrungsmittel begünstigen.

Nicht nur die feuchte, sondern auch die lichtarme Wohnung birgt gesundheitliche Gefahren in sich. „Wo die Sonne nicht hinkommt, da kommt der Arzt hin“, heißt ein altes Sprichwort, dessen Berechtigung wir jetzt, nachdem die bakterizide Wirkung des Sonnenlichtes erkannt worden ist, wohl zu würdigen wissen. Sonnenarme Wohnungen sind auch kalt, und in finsteren Räumen ist es schwer, für Ordnung und Sauberkeit zu sorgen; rechte Lebensfreude wird man in ihnen selten finden. Alle diese Faktoren stehen aber in enger Beziehung mit der Erhaltung der Gesundheit von Körper und Gemüt.

Andererseits sind zu warme Wohnungen, die der erforderlichen Abkühlung schwer zugänglich sind, namentlich in den heißen Monaten gesundheitsschädlich. Besonders sind die Säuglinge in solchen Wohnungen schweren Gefahren ausgesetzt. Man hat in den letzten Jahren den Zusammenhang der Wohnung mit der Säuglingsmorbidität eingehend untersucht; vielfach ist man jedoch hierbei zu falschen Schlüssen gelangt, indem man die ungünstige Einwirkung, welche durch die gesamte wirtschaftliche Lage verursacht wird, auf das besondere Konto der Wohnung setzte. Aber gerade in der neuesten Zeit ist durch Arbeiten, namentlich von Kathe sowie von Rietschel, der Einfluß überhitzter Wohnungen auf die Säuglingssterblichkeit einwandfrei festgestellt worden. Ersterer hat seine Untersuchung in Halle durchgeführt und schreibt hierüber unter anderem:

„Quartiere mit schmalen, winkligen Straßen, engen Höfen, alten verbauten Häusern, — Bedingungen, die eine Lufterneuerung und Wärmeabgabe erschweren —, wiesen hohe Ziffern der Kindermortalität, vor allem an den durch Hitzestauung veranlaßten sog. Magen-Darmaffektionen in der Sommerzeit auf. In den peripheren Bezirken mit ihren geraden breiten Straßen und nach modernen Grundsätzen errichteten Häusern fordert das Sommersterben in der Regel erheblich weniger Opfer; gerade in diesen hinsichtlich der Ventilation, der Erwärmung der Häuser günstig gestellten Gebieten finden wir Quartiere, die sich durch auffallend niedrige Säuglingssterblichkeit auszeichnen."

Ähnlich äußert sich Rietschel, welcher zur Bekämpfung der Sommersterblichkeit fordert, daß man nicht nur die Milch, sondern auch die Kinder kühl halten müsse. Rietschel sowohl wie Kathe bezeichnen (neben der Brustnahrung) die Wohnungsreform als das wirkungsvollste Mittel im Kampfe gegen die Kindermortalität.

Ein Zusammenhang von Wohnung und Säuglingserkrankungen liegt also vor; aber man darf bei solchen Schlußfolgerungen nicht, wie es oft geschieht, übertreiben, sondern muß sich streng an das Maß des Feststellbaren halten. Dies gilt in gleicher Weise für die Beziehung zwischen Tuberkulose und Wohnung.

Vielfach ist der Parallelismus zwischen Höhe der Tuberkulosesterblichkeit und Wohnungsdichtigkeit nachgewiesen worden. Diese Beziehung ist, wie Rubner zutreffend betont, nicht unerklärlich, „weil ja solche dichte Belegung dem Verkehr und den persönlichen Berührungen zahllose Anlässe bietet". Man hat aber, namentlich unter Berufung auf die Autorität Rubners, seitens mancher Wohnungsreformer[1]) gerade die Wohnungsdichtigkeit als eine besondere Ursache für die Entstehung der Tuberkulose angesehen und gemeint, gerade hiermit eine weiträumige Bebauungsart begründen zu sollen. Rubner selbst hat jedoch zugleich darauf hingewiesen, „daß eine so innige Beziehung zwischen der Bebauungsdichtigkeit und der Tuberkulose sich nicht ergibt, wie man annimmt, vielmehr nur dort besteht, wo der Begriff Bebauungsdichtigkeit sich mit dem Begriff schlechter Quartiere deckt". Was unter einem schlechten Quartier zu verstehen ist, wird von Rubner an dieser Stelle zwar nicht erläutert; es ist aber ohne weiteres klar, daß hierunter mangelhaft gestaltete, namentlich lichtarme und schwer lüftbare sowie nachlässig behandelte, schmutzige Wohnräume gemeint sind.

Daß vielfach nicht sowohl die Wohnung an sich als vielmehr die Art, wie sie von ihren Insassen gepflegt wird, von ausschlaggebender Bedeutung für die Verbreitung der Tuberkulose ist, haben Romberg und Haedicke auf Grund einer in Marburg durchgeführten Untersuchung nachgewiesen. Von ihnen wurde gezeigt, daß in 2,6 % der Häuser Marburgs — und zwar handelt es sich hier um die unsaubersten Häuser — 34 % aller an Tuberkulose Gestorbenen wohnten, während sich in reinlichen Wohnungen keine Tuberkulose vorfand. Ebenso hat Newsholme dargelegt, daß in Arbeiterwohnungen von guter Be-

---

[1]) Die Bestrebungen der Wohnungsreformer sind gewiß dankenswert. Allein, manche von ihnen bedienen sich oft solcher Propagandamittel, wie man sie bei den parteipolitischen Kämpfen findet; da scheut man bisweilen aus agitatorischen Gründen vor Übertreibungen nicht zurück. Es ist aber bei diesen wie bei ähnlichen Gelegenheiten auf anderen Gebieten des Gesundheitswesens Aufgabe der Sozialen Hygiene, niemand zu Liebe und niemand zu Leide auf die richtigen Grenzen hinzuweisen.

schaffenheit eine niedrigere Mortalität, als dem Durchschnitt von London entspricht, anzutreffen war.

Besonders interessant ist die Stellung von Robert Koch in der Frage „Wohnung und Tuberkulose". Koch hat in der letzten von ihm geschriebenen, erst nach seinem Tode publizierten Arbeit dargelegt, daß man, um der Verbreitung der Schwindsucht vorzubeugen, die Kranken von den Gesunden fernhalten muß. Das beste Mittel hierfür erblickt er, indem er einem Vorschlag von Newsholme beitritt, in der Isolierung mit Hilfe von Tuberkulosekrankenhäusern. Da aber die vorhandenen Krankenanstalten hierfür bei weitem nicht ausreichen — in Deutschland wird die Zahl der alljährlich in Betracht kommenden Personen auf 150000—200000 geschätzt —, so fordert Koch die Trennung der Schwindsüchtigen von ihren Angehörigen innerhalb ihrer Wohnungen. Die Wohnungsdichtigkeit vereitelt jedoch die Isolierung und vergrößert mithin die Ansteckungsmöglichkeit; Koch schreibt daher der lichtarmen, wenig luftigen und engen Wohnung einen entscheidenden Einfluß auf die Phthisisfrequenz zu. „Ich möchte sogar", so äußert er sich dann, „noch einen Schritt weitergehen und den Satz aufstellen, daß es nicht so sehr die Wohnung im ganzen, sondern die Beschaffenheit des Schlafraums ist, welche die Gefahr der Ansteckung schafft. Selbst in einer geräumigen und an und für sich gesunden Wohnung kann die Ansteckungsgefahr eine sehr große werden, dadurch, daß die Bewohner bei Nacht dicht zusammengedrängt in einem engen Schlafraum zubringen." Koch tritt daher zur Bekämpfung der Schwindsucht für die Isolierung der Phthisiker in Krankenanstalten und für die Verbesserung der Wohnungsverhältnisse, insbesondere des Schlafraumes ein. Man übersehe aber hierbei nicht, in welchem Sinne Koch die Beziehung zwischen Wohnung und Tuberkulose verstanden wissen wollte; er erblickte hier nicht sowohl im allgemeinen einen Zusammenhang, wie vielmehr nur insofern, als das enge Beieinanderwohnen von Personen, unter denen sich ein Schwindsüchtiger befindet, die Ansteckungsgefahr vergrößert.

Um diese von Koch gekennzeichnete Einwirkung nach Möglichkeit auszuschalten, würde schon viel geholfen sein, wenn man tunlichst jede der unbemittelten Familien, in denen sich Phthisiker finden, unterstützen würde, damit für die Kranken ein besonderer Schlafraum vorbehalten bleibt. In dieser Erwägung führen mehrere gemeinnützige Vereine in Deutschland und anderen Staaten den Kampf gegen die Tuberkulose auf Grund geeigneter Wohnungsfürsorge. Obwohl die Maßnahmen zur Verbesserung des Wohnungswesens sowie zur Bekämpfung der Schwindsucht erst weiter unten erörtert werden, seien doch schon hier, im Hinblick auf die Darlegungen von Koch, die Bestrebungen der Nederlandsche Centrale Vereeniging tot bestrijding der Tuberkulose erwähnt. Mit Hilfe von zahlreichen, über den ganzen holländischen Staat verbreiteten Vereinigungen, deren Fürsorge sich gegenwärtig über die Hälfte der Bevölkerung erstreckt, sucht man die Schwindsüchtigen derart zu isolieren, daß sie für ihre Umgebung möglichst wenig gefährlich werden. Die Vereinigungen bedienen sich hierbei der Hilfe von Heimbesucherinnen, die für den in Rede stehenden Zweck besonders ausgebildet sind; diese richten, wenn es irgend möglich ist, in der Wohnung des Schwindsüchtigen einen Raum her, wo der Kranke getrennt verpflegt werden kann; zugleich verbreiten sie unter den Mitgliedern des Hauses richtige Begriffe über Reinlichkeit, Ventilation, Sputumbeseitigung, Desinfektion der Wäsche und Gebrauchsgegenstände usw. — Auf der Internationalen

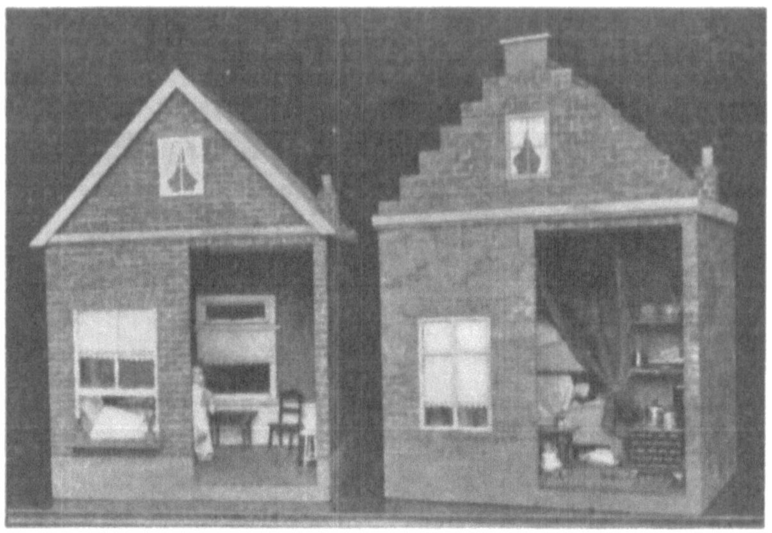

Fig. 10. Isolierung einer tuberkulösen Mutter in ihrer Wohnung nach dem System der Niederländischen Vereinigung zur Bekämpfung der Tuberkulose. Das rechts stehende Bild veranschaulicht, wie die Wohnung vor, das linke, wie der Schlafraum der Kranken nach dem Eingreifen der genannten Vereinigung beschaffen ist.

Ausstellung für soziale Hygiene in Rom sah ich kürzlich Modelle, welche die Wirksamkeit der Heimbesucherinnen demonstrierten. Die Figur 10 ermöglicht eine Vorstellung hiervon, die ausgestellten Wohnräume lassen erkennen, wie in der Regel die Umgebung der Kranken vor der Tätigkeitsentfaltung der Heimbesucherinnen aussieht, und welche Änderungen sich unter ihrem Einfluß vollziehen.

Naturgemäß vergrößert die Wohnungsdichtigkeit die Ansteckungsgefahr nicht nur bei der Tuberkulose, sondern auch bei den akuten Infektionskrankheiten.

So hat z. B. Fodor[1]) an der Hand der Erfahrungen in Budapest gezeigt, daß in überfüllten Wohnungen dreimal so viel Typhus und fünfmal so viel Cholera wie in den weniger stark besetzten Behausungen festgestellt wurden. Solche Beobachtungen waren ja auch zu erwarten, zumal die dicht belegten Quartiere gewöhnlich zugleich auch finster und schmutzig sind.

---

[1]) Zitiert von Rubner.

Indessen, im Laufe der letzten Jahrzehnte haben die meisten akuten Infektionskrankheiten und namentlich Cholera und Typhus infolge der Städteassanierung und der modernen Desinfektions- und Isolierungsmaßnahmen viel von ihrem Schrecken eingebüßt, so daß dem Zusammenhang von Wohnung und diesen Erkrankungen jetzt bei weitem nicht mehr die Tragweite gebührt wie ehedem.

Dagegen sei hier noch die Beziehung der Wohnung zu der Verbreitung von Geschlechtskrankheiten betont. Diese finden sich freilich in allen Bevölkerungsschichten; allein, in den überfüllten Wohnungen der Unbemittelten wird, wenn ein Familienmitglied erkrankt ist, infolge der engen Berührung, vielfach auch infolge der Benutzung desselben Bettes der Übertragung ganz besonders Vorschub geleistet. Dazu kommt, daß die Inhaber dicht belegter Quartiere häufig noch Schlafgänger aufnehmen, die, sobald sie mit einer ansteckenden Erkrankung behaftet sind, nur zu oft die Infektionskeime in die Familie hineinschleppen. Allerdings besitzen wir über diese Vorkommnisse keine zahlenmäßigen Feststellungen, weil die Erscheinungen auf dem Gebiet der Geschlechtskrankheiten sich im allgemeinen schwer statistisch erfassen lassen. Man weiß zwar, daß, je größer eine Stadt ist, um so höher die relative Zahl der venerischen Erkrankungen ist (siehe die Figuren 60 und 61). Hierbei spielen jedoch neben den Wohnungszuständen auch andere Faktoren eine bedeutungsvolle Rolle. Immerhin wird man der Beziehung zwischen der Wohnung und der Verbreitung der Geschlechtskrankheiten seine volle Aufmerksamkeit zuwenden müssen, zumal die Ziffer der Geschlechtskranken, die jetzt in Krankenhäusern isoliert werden, verhältnismäßig viel zu gering ist.

Nun ist aber der Einfluß ungünstiger Wohnungsverhältnisse auf die Entstehung bzw. Verschlimmerung noch von anderen Krankheitsarten nicht zu übersehen. Es ist ohne weiteres klar, daß sonnenarme, lichtlose Wohnungen namentlich bei jungen erwerbstätigen Mädchen zu Bleichsucht und Blutarmut führen können. Ferner wird eine hochgelegene Wohnung, zu der man nur mit Überwindung vieler Stufen gelangen kann, Rekonvaleszenten, Asthmatikern, Herzkranken und schwangeren Personen gewiß Anlaß zu Beschwerden geben. Auch sei hier daran erinnert, daß eine schlechte Wohnung nur zu oft zum Wirtshausbesuch und dadurch häufig zum Alkoholmißbrauch Anlaß gibt. Und solcher Beziehungen könnte man noch viele anführen.

Es sei jedoch nur noch auf zwei Punkte hingewiesen. Von Einfluß auf die Gesundheit ist nämlich nicht nur die Beschaffenheit der Wohnung selbst, sondern auch die Eigenart der Siedlung, in der sich die Behausung befindet. Große Unterschiede in sozialhygienischer Hinsicht zeigen sich zwischen ländlichen und städtischen Orten. Freilich ist es unmöglich, an dieser Stelle ausführlich die gesundheitlichen Vorzüge und Nachteile jeder von diesen Niederlassungen darzulegen. Aber es muß betont werden, daß namentlich in den industriereichen Städten die Luft oft von Rauch und Ruß erfüllt ist, und daß sich dort viel mehr

Nebel finden als in kleinen Orten. Rubner betont, daß die Nebel mit dem Kohleverbrauch zunehmen; in London hat man während der Monate Dezember bis Februar in den Jahren 1870—1875 nur 93, dagegen in den Jahren 1885—1890 bereits 156 Nebeltage gezählt; Hamburg hat jährlich 126 Nebeltage, dagegen Helgoland nur 39, Sylt 43. In gleicher Art gestaltet sich das Verhältnis hinsichtlich der Zahl der sonnenhellen Tage bzw. der Sonnenscheinstunden. Daß mithin diese den großen, industriereichen Städten[1] anhaftenden Eigenschaften Krankheiten der Atmungsorgane, des Blutes und der Nerven verursachen bzw. verschlimmern, ist ohne weiteres einzusehen.

Und zum Schluß sei noch daran erinnert, daß die Beschaffenheit der Wohnung auch indirekt einen ungünstigen Einfluß auf die gesundheitlichen Zustände auszuüben vermag, sobald nämlich ihr Mietpreis einen bestimmten Anteil des Einkommens überschreitet; es ist klar, daß dann namentlich auch an der Ernährung gespart werden muß; zu welchen krankhaften Erscheinungen eine solche Einschränkung führen kann, wurde im vorigen Kapitel erörtert. — Ebenso leidet die Ernährung vieler Arbeiter oft darunter, daß diese eine Behausung in der Vorstadt oder gar in einem noch weiter entfernten Ort mieten; eine solche Verlegung[2] der Wohnstätte fern ab von der Fabrik erfolgt zumeist, um die Ausgaben für die Wohnung zu verringern; die Ab icht ist mithin wohl diskutabel, ja sogar zu billigen, wenn, wie in England, die Verkehrsmittel und Arbeitszeiten entsprechend gestaltet sind. In Deutschland führt jedoch die weite Entfernung der Wohnung von der Arbeitsstätte häufig dazu, daß die Arbeiter sich bei den vielen Hin- und Herfahrten abhetzen, bzw. das Mittagessen nicht in ihrer Familie einnehmen können; sie müssen sich dann entweder mit einem kalten Mahl begnügen oder ihr Geld in das Wirtshaus tragen. Daß auch hierbei hygienische Übelstände sich ergeben, ist leicht zu erkennen.

b) Hygienische Mindestanforderungen an die Beschaffenheit von Kleinwohnungen.

Aus den obigen Darlegungen wird man gewisse hygienische Normen ohne weiteres entnehmen können. Allein, man muß hierbei mancherlei

---

[1] Die Beziehungen zwischen Großstadt und Verminderung der Geburten, Abnahme der Militärtauglichkeit u. a. m. werden in späteren Kapiteln behandelt.

[2] Wie häufig Arbeitsort und Wohnort nicht übereinstimmen, wurde erstmals bei der Volkszählung von 1900 für die deutschen Großstädte untersucht. Im Großherzogtum Baden wurde die Erhebung damals jedoch auf das ganze Land ausgedehnt; hierbei stellte man fest, daß 43 660 männliche und 10 857 weibliche Personen (und zwar nicht nur Arbeiter sondern auch selbständige Erwerbstätige sowie insbesondere öffentliche und private Angestellte aller Art) in Orten arbeiteten, in denen sie nicht wohnten. Besonders bemerkenswert sind die Verhältnisse in Pforzheim; von den über 14 Jahre alten Personen, die im Amtsbezirk Pforzheim außerhalb der Stadt Pforzheim wohnten, arbeiteten 28,3 % in der Stadt Pforzheim. (Siehe Gustav Lange: „Bevölkerungsstatistik", Abhandlung in dem Werk „Das Großherzogtum Baden"; Karlsruhe 1912.)

wohl im Auge behalten. Zunächst wird man daran zu denken haben, daß über die hygienischen Forderungen hinaus auch sittliche und ästhetische Ansprüche befriedigt werden müssen. Die Hygiene hat ja viele Berührungspunkte mit der Moral und der Ästhetik; dies trifft vor allem für das Wohnungswesen zu. Die Wohnung muß nicht nur gesund im hergebrachten Sinne sein, sie muß zugleich der Sittlichkeit und nach Möglichkeit auch dem Schönheitsgefühl Genüge leisten.

Andererseits muß der Sozialhygieniker bei der Normierung seiner Mindestanforderungen Rücksicht auf die finanzielle Leistungsfähigkeit der Personen, an die er sich wendet, nehmen. Wir haben bereits oben betont, daß bei diesen Erörterungen nur die Minderbemittelten in Betracht kommen. Jede pekuniäre Überschreitung hat in diesen Kreisen, wo es äußerst schwer ist, Einkommen und Ausgaben im Gleichgewicht zu halten, zur Folge, daß nicht genügend Mittel für die Bestreitung der anderen im Interesse der Gesunderhaltung erforderlichen Kosten übrig bleiben. Darum muß der Sozialhygieniker hier ganz besonders vorsichtig sein. Im allgemeinen wird angenommen, daß für die Wohnung nicht mehr als 20% des Einkommens aufgewendet werden sollen. Auch diesen Anteil halte ich schon für recht groß; keineswegs aber darf er überschritten werden. Wie weit der Sozialhygieniker dann in seinen Anforderungen hinsichtlich der Wohnungsbeschaffenheit einer bestimmten Gruppe von Personen gehen darf, richtet sich eben je nach deren Einkommen. — In dem Kapitel „Arbeitsverhältnisse" wurde geschildert, über welche Einnahmen die großen Massen verfügen; und so kann man sich jetzt leicht ausrechnen, wie gering der für die Miete zu verwendende Betrag ist, wenn über jene 20% nicht hinausgegangen werden soll.

Hier seien nun noch gleich zwei andere wirtschaftliche Forderungen im Interesse der Beschaffung gesunder Kleinwohnungen angereiht. Zunächst ist zu wünschen, daß der Arbeiter, der in einer einwandfreien Wohnung wohnt, vor Preissteigerungen bewahrt bleibt. Mit Recht hat Friedrich Naumann einmal ausgeführt, daß es zwar kein ehernes Lohn-, wohl aber ein ehernes Wohngesetz giebt; dies bedeutet, daß der Mieter nur das Existenzminimum bei der Befriedigung des Wohnungsbedürfnisses erhält, weil mit dem Steigen der Löhne eine Verteuerung der Wohnungen parallel geht; selbst die erfolgreichen Arbeitskämpfe führen daher vielfach nicht zu einer Verbesserung der Lebenshaltung, sie füllen vielmehr nur die Kassen der Hypothekenbanken. Will man, daß die Arbeiter gesunde Behausungen für einen ihnen erschwinglichen Preis finden und behalten, dann müssen die Wohnungen unkündbar und unsteigerbar sein.

Und schließlich ist es notwendig, daß den wohnungsuchenden Arbeitern eine gewisse Auswahl zu Gebote steht; hierbei ist es erforderlich, wie allgemein angenommen wird, daß wenigstens 3 % der in Betracht kommenden Wohnungen leerstehen. Sind weniger freie Wohnungen vorhanden, so spricht man bereits von Wohnungsmangel. Dieser führt dann zu Preissteigerungen und Wohnungsüberfüllung, so daß unter den Wohnungsmängeln der Wohnungsmangel den schlimmsten Übelstand darstellt.

Wenn wir uns nun zu den hygienischen Forderungen im engeren Sinne wenden, so müssen wir hierbei zunächst unterscheiden zwischen solchen, die theoretisch, und solchen, die in der Praxis, d. h. von den Verwaltungsbehörden, gestellt werden; in ähnlicher Weise muß man seine Ansprüche bei Neubauten anders gestalten wie bei alten Häusern. Es ist naturgemäß unmöglich zu verlangen, daß von heut auf morgen allen hygienischen Anforderungen, die bisher nicht erfüllt wurden, plötzlich genügt werden muß. In dieser Erkenntnis wird daher schon der Theoretiker geneigt sein, Maß zu halten. Vor allem sind aber die Verwaltungsbehörden gezwungen, ihre Ansprüche weit unter das theoretisch wünschenswerte Niveau zu schrauben, weil zu fürchten ist, daß gar zu wenig von den vorhandenen Wohnungen als einwandfrei zu bezeichnen sind, und weil es zur zeit nicht möglich wäre, in dem erforderlichen Umfange für die beanstandeten Wohnungen Ersatz zu schaffen.

Aus diesen kurzen Vorbemerkungen wird man schon ersehen haben, wie schwer es ist, gegenwärtig auf dem Gebiet des Wohnungswesens hygienische Mindestanforderungen zu formulieren. Gleichwohl gibt es gewisse Ansprüche, die übereinstimmend von allen Kennern gestellt werden, und deren Erfüllung nicht erlassen werden kann.

Hierzu gehören vor allem die Anforderungen hinsichtlich des Grundwasserstandes, der Abwässerbeseitigung und der Wasserversorgung. Über diese Fragen der Gesundheitstechnik ist man sich einig.

Über eine Reihe weiterer Ansprüche herrscht in den Kreisen der Theoretiker ebenfalls volle Übereinstimmung, wenngleich es vorläufig noch nicht immer möglich ist, daß die Praxis hier gleichen Schritt hält. So wird gefordert, daß jede Familie für sich eine abgeschlossene Wohnung besitzt, daß die Behausung wenigstens aus einer Küche, einem Schlafzimmer, Keller und Abort bestehen soll, und daß, wo erwachsene Kinder verschiedenen Geschlechts vorhanden sind, für getrennte Schlafräume gesorgt sein muß. Ferner ist zu verlangen, daß die Zimmer gehörig belichtet und durchlüftet werden können, und daß an Raum auf jede erwachsene Person etwa 20, auf jedes Kind etwa 10 cbm entfallen. Mit diesen Forderungen wird also unter anderem ausgesprochen, daß das Zusammenwohnen mehrerer Familien, ferner das Schlafgängerwesen, die Benutzung von Hinterhäusern, in denen eine Querdurchlüftung unmöglich ist, verboten sein sollen.

Aber selbst diese sehr bescheidenen Ansprüche können die Verwaltungsbehörden aus den gekennzeichneten Gründen nicht erheben.

Wie sehr die hygienischen Forderungen in der Praxis herabgemindert werden müssen, geht aus einer Reihe von amtlichen Verordnungen hervor; so wird z. B. in Hannover verlangt, daß für je drei Wohnungen ein Abort vorhanden sei; in Dortmund, Gelsenkirchen, Bochum, Hagen, in den Städten des Regierungsbezirks Düsseldorf, in Cöln, Bonn, Mühlheim, Aachen, Koblenz, München, Würzburg, Braunschweig soll für jedes Wohnhaus ein Abort vorgesehen sein; in Hamburg soll auf 12 Personen, in Straßburg und Mühlhausen auf 15 Personen ein Abort entfallen.

Wie wenig die als theoretisch bezeichneten Mindestanforderungen in der Wirklichkeit erfüllt werdeı, wird sogleich, wenn wir die gegenwärtigen Wohnungszustände schlidern, zu erkennen sein. Hier sei nur darauf hingewiesen, daß nach einer Erhebung der Berliner Ortskrankenkasse für den Gewerbebetrieb der Kaufleute von den erkrankten Mitgliedern über 25% weniger als 10 (manche sogar nur 4) cbm Luftraum pro Kopf zur Verfügung hatten. Mit Recht ist von Damaschke betont worden, daß selbst in Gefängnissen und Zuchthäusern in der Regel ein Luftraum von 20—25 cbm auf den Kopf des Gefangenen gerechnet wird, und daß es sogar in den ältesten und schlechtesten Zuchthäusern verboten ist, Zellen zu benutzen, in denen nicht mindestens 13 cbm Luftraum auf den Kopf des Gefangenen kommen — daß es aber freie deutsche Männer gibt, denen nicht einmal die Hälfte dieses Luftraumes zur Verfügung steht.

Allerdings lehrt die Erfahrung auch, daß man seine Forderungen nicht allzu sehr zu vermindern braucht; es können mancherlei Ansprüche wohl erfüllt werden, wenn nur mit der erforderlichen Energie seitens der Behörde vorgegangen wird. Dies beweisen Feststellungen, die z. B. bei der Wohnungsaufsicht in Essen gewonnen wurden.

Während des Jahres 1908 wurden in Essen 3489 Wohnungen in 595 Häusern inspiziert. Da 1622 Beanstandungen festgestellt wurden, so entfallen auf jedes Haus durchschnittlich 2,7 von den gerügten Mängeln. Man sieht also, daß die tatsächlichen Verhältnisse ein trauriges Bild darbieten, und dies in Essen, wo seitens der Firma Krupp außerordentlich viel zur Verbesserung des Wohnungswesens geleistet worden ist. Andererseits wird mitgeteilt, daß der größte Teil der Beanstandungen sich leicht beseitigen läßt. Es muß freilich eine Behörde vorhanden sein, die auf die Mängel hinweist und Abhilfe nachdrücklich verlangt.

Hinsichtlich der Beschaffenheit von Wohnungen werden aber auch solche Anforderungen gestellt, über deren unbedingte Berechtigung man sich selbst in den Reihen der Theoretiker noch nicht einig ist.

So besteht z. B. keine Einstimmigkeit über die Frage, ob Dach- bzw. Kellerwohnungen zulässig sind. Dachwohnungen sind oft sehr heiß, Kellerwohnungen oft feucht, kalt und finster. Die Bedeutung heißer und andererseits feuchter und kalter Wohnungen haben wir oben kennen gelernt. Es ist daher zu wünschen, daß namentlich Kellerräume, aber auch Zimmer im Dachstock, wenn irgend möglich, zur ständigen Wohnbenutzung im allgemeinen nicht verwendet werden. — Hierbei möchte ich noch erwähnen, daß man eine Unterkellerung unbedingt, wenigstens in Deutschland, verlangen muß, weil sonst das Haus zu sehr der Bodenkälte ausgesetzt ist.

Nun hat uns die Frage der Benutzung von Dach- bzw. Kellerwohnungen zu dem gegenwärtig wichtigsten Probleme, nämlich zu dem der Bauart, geführt. Über keinen Punkt auf dem Gebiete des Wohnungswesens gehen die Ansichten, die seit einer Reihe von Jahren mit ungewöhnlicher Heftigkeit verfochten werden, so weit auseinander wie hinsichtlich der Frage, für die man die Form: Kleinhaus oder Mietskaserne? geprägt hat, wobei unter Kleinhaus gewöhnlich das Einfamilienhaus verstanden wird. In der Tat ist die Lage der Wohnung in gesundheitlicher Beziehung von hoher Bedeutung. Es fragt sich nun, welche Stellung zu diesem Problem der Sozialhygieniker einzunehmen hat.

Es kann keinem Zweifel unterliegen, daß eine Wohnung in einem Kleinhause den Räumen in einer großen Mietskaserne aus hygienischen Gründen vorzuziehen ist, weil in der ersteren im allgemeinen die Belichtung und Durchlüftung sowie die etwa notwendige Isolierung bei Krankheitsfällen sich leichter durchführen lassen. Andererseits ist ohne weiteres klar, daß, wenn in einem Hause nur eine Kleinwohnung — das Problem erstreckt sich ja lediglich auf Kleinwohnungen — vorhanden ist, die Kosten für Grund und Boden, das Fundament und die Bedachung eben nur auf eine Wohnung fallen, während sie sich in einem Mehrfamilienhaus verteilen, so daß dann die Miete verhältnismäßig geringer sein kann.

Es muß nun betont werden, daß die von den Nationalökonomen gestellte Frage: Kleinhaus oder Mietskaserne? sehr unzweckmäßig formuliert ist. Unter einer Mietskaserne versteht man ein großes, viele Wohnungen, die zum Teil im Hinterhaus liegen, enthaltendes, in ästhetischer wie hygienischer Hinsicht schlecht gepflegtes Haus, aus dem der Besitzer, der „Hausagrarier" unter Ausnutzung jeglichen vermietbaren Raumes möglichst viel Geld herauszuschlagen sucht. Der Haß der Insassen gegen dieses Kasernensystem ist begreiflich; ebenso wird man es wohl verstehen, daß die Sozialreformer sich bemühen, diese Bauart auszuschalten. Vom sozialhygienischen Standpunkte aus ist die Mietskaserne, wie man sie vielfach in Berlin sowie in anderen Welt- und Großstädten findet, entschieden zu verwerfen.

Aber ist es denn unmöglich, das große Mietshaus den hygienischen und ästhetischen Ansprüchen gemäß zu gestalten? Und kann es nicht gelingen, den rücksichtslosen Hausbesitzer[1]) zu umgehen? Letzteres ist gewiß nicht schwer; an seine Stelle braucht nur ein gemeinnütziger Bauverein oder die Stadtverwaltung als Hauseigentümerin zu treten. Und daß man auch ein Mehrfamilienhaus gesundheitlich einwandfrei einrichten kann, dafür liegen schon viele Erfahrungen vor, wovon unten zu reden sein wird.

So gewiß jeder Sozialhygieniker sich gegen die Mietskaserne wenden wird, so unberechtigt, ja sogar fehlerhaft wäre es, wenn man ganz allgemein das Mehretagenhaus ablehnen wollte. Vorausgesetzt wird allerdings hierbei, daß letzteres nach hygienischen Grundsätzen, wie sie bereits bei vielen Unternehmungen durchgeführt wurden, eingerichtet ist. Hierzu gehört, daß auf jede Wohnung nur eine Familie kommt, daß die Zimmer genügend belichtet und durchlüftbar sind, daß jede Wohnung einen Abort hat, daß kein Hinterhaus vorhanden ist, daß zu der Wohnung ein Gärtchen gehört u. a. m.

Gegen Wohnungen in so gestalteten Häusern wird man vom hygienischen Standpunkt aus nichts vorzubringen haben. Die oben charak-

---

[1]) Es braucht wohl nicht erst betont zu werden, daß die Bezeichung „rücksichtslos" keineswegs für alle Hausbesitzer zutrifft.

terisierten Beziehungen zwischen Tuberkulose, bzw. Säuglingskrankheiten und Wohnung werden sich hier nicht mehr als im Einfamilienhaus geltend machen. Und vor der Ansteckung mit akuten Infektionskrankheiten, für welche — theoretisch betrachtet — die Übertragungsgefahr im großen Mietshaus naturgemäß größer ist als im Einfamilienhaus, braucht man sich jetzt, im Hinblick auf die moderne Diagnostik und die überall leicht zu erhaltenden Desinfektionsmittel nicht zu sehr zu fürchten. Auch der Hinweis auf Herzkranke und schwangere Personen spricht nicht gegen das Mehretagenhaus; Herzkranke werden eben eine Wohnung im Erdgeschoß mieten müssen, und ob die schwangere Frau im Einfamilienhaus in Anbetracht der Tatsache, daß ein Teil ihrer Zimmer im oberen Stockwerk liegt, während eines ganzen Tages weniger Stufen zu steigen hat als im großen Mietshaus, in dem alle ihre Zimmer in einer Etage liegen, scheint mir noch recht zweifelhaft.

Viele haben auf Grund der Mortalitätsziffern aus früheren Jahrzehnten eine gewisse Abscheu vor den höher gelegenen Stockwerken. Ob eine solche Abneigung jetzt noch berechtigt ist, läßt sich an der Hand der Tabelle 34 prüfen, die uns über die Berliner Sterblichkeitsverhältnisse in den einzelnen Stockwerken während mehrerer Jahrzehnte orientiert:

Tabelle 34.
Unter 1000 Einwohnern in Berlin starben:

	1875—76	1880—81	1885—86	1890—91
Im Erdgeschoß . . .	29,4	21,8	20,4	20,7
I. Stock	28,6	20,6	18,4	22,1
II. Stock	29,2	22,3	18,8	21,4
III. Stock	32,9	22,0	19,0	20,3
IV. Stock	36,5	25,8	21,4	22,8

Man sieht, daß im Zeitraum 1875—76 die Mortalität der Bewohner des IV. und auch noch des III Stockes tatsächlich weit größer war als die Sterblichkeit unter den Insassen der anderen Stockwerke; im Laufe der Jahre ist diese Differenz jedoch fast gleich Null geworden; daß die Sterblichkeit der Bewohner des IV. Stockes auch noch während der Jahre 1890—91 um ein geringes höher ist, liegt unzweifelhaft daran, daß diese Familien sich im allgemeinen in schlechten wirtschaftlichen Verhältnissen befinden.

Es bleibt also kein triftiger Grund übrig, der gegen das große Mietshaus anzuführen wäre. In der Tat hat man in großen, nach den oben genannten Grundsätzen gebauten Häuserblocks, die auch ästhetischen Ansprüchen genügen, in Frankfurt, München und anderen Städten durchaus zufriedenstellende Resultate in hygienischer Hinsicht gewonnen.

Wir führen hier schon einige Beispiele aus den Wohnungsfürsorgemaßnahmen, die im letzten Teile dieses Kapitels eingehender behandelt werden, an, um zu demonstrieren, daß man auch große Häuserblocks gesund und schön gestalten kann.

Betrachten wir zunächst ein Gebäude der Aktienbaugesellschaft für kleinere Wohnungen in Frankfurt a. M. Man wird nicht leugnen können, daß der Nordendblock einen guten Eindruck macht; noch schöner sind die Bauten des Vereins für Verbesserung der Wohnungsverhältnisse in München.

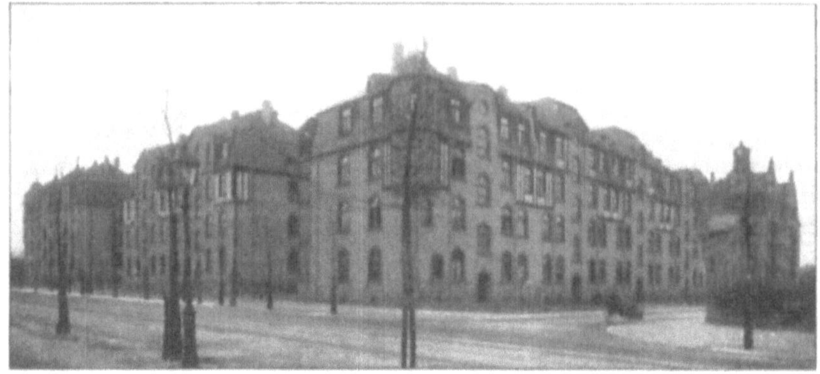

Fig. 11.   Nordendblock in Frankfurt a. M.

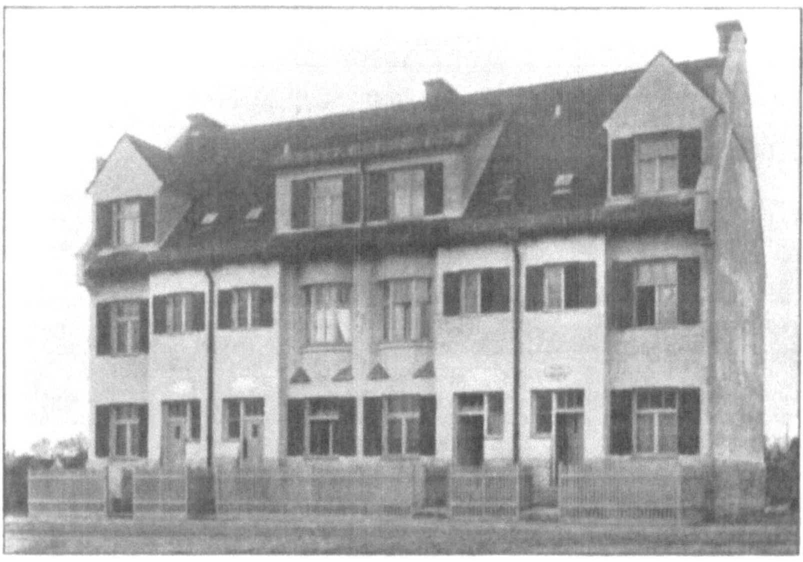

Fig. 12. Der große Gartenhof des Baublocks in der Karl Singerstraße in München.

Beide Bauvereine haben das Bestreben, an verschiedenen an der Peripherie der Stadt gelegenen Punkten Wohnungen zu beschaffen. Unsere oben genannten hygienischen Anforderungen werden stets erfüllt. Zugleich sind die Vereine auf die finanzielle Leistungsfähigkeit der Personen, für die sie sorgen wollen, hygienischen Anforderungen werden hierbei stets erfüllt. Zugleich sind die Vereine auf die finanzielle Leistungsfähigkeit der Personen, für die sie sorgen wollen, bedacht; sie erstellen daher Wohnungen, die nur aus zwei Räumen bestehen, daneben aber auch dreiräumige für höher gelohnte Arbeiter. In Frankfurt legt man mit

Recht großes Gewicht darauf, daß zu den jeweils gemieteten Zimmern noch das
Recht zur Benutzung der sog. Wohnungsergänzungen, d. h. der Räumlichkeiten
in dem Vereinshause und der sonstigen gemeinnützigen Einrichtungen — diese gehören zu jedem Häuserblock — tritt; gerade hierdurch gewinnt namentlich eine
kleine Wohnung erheblich an Wert. — Der Münchener Verein betont, daß es im
Hinblick auf das Einkommen des Durchschnittsarbeiters einerseits und der Grund-
stücks- und Baukosten andererseits unmöglich ist, für die unbemittelten Bevölkerungsschichten Wohnungen mit drei Vollräumen zu erstellen, die für die in Betracht
kommenden Personen noch erschwinglich sind Man hat sich daher bemüht, in dem
im Jahre 1911 vollendeten Block in der Dachauer Straße „die zweiräumigen Wohnungen so auszugestalten, daß die Kochzimmer so geräumig als möglich wurden,
daß die Zimmer möglichst ausgiebige Stellwände erhielten, daß jede Wohnung,
wenn irgend möglich, eine wind- und wettergeschützte Loggia erhielte, daß in jedem
Wohn-und Kochzimmer mangels einer eigenen Speisekammer einventilierbarer
Speiseschrank eingebaut ist". Außerdem bestrebte sich der Verein, wo immer möglich,
den zweiräumigen Wohnungen noch eine abgeschlossene helle Schlafkammer für ein
erwachsenes Familienmitglied oder für zwei Kinder beizugeben; für eine solche
Kammer, die bis zu 10 qm Fläche enthält, wird dann höchstens 5—6 Mark monat-
liche Miete verlangt. Die Nachfrage nach solchen Wohnungen mit zwei geräumigen
Zimmern und einer hellen Schlafkammer ist außerordentlich groß. In allen Blocks
zusammen wohnen 961 Mieter, darunter 581 unselbständige gewerbliche Arbeiter. —
Besonders interessant sind für unser Problem die Mitteilungen der Frankfurter
Aktiengesellschaft. Die Gesamtbevölkerung in allen Baublocks der Gesellschaft
belief sich Ende 1911 auf 1301 Familien mit 6096 Personen (gegen 1201 Familien
mit 5725 Personen im Jahre 1910). Gestorben sind im letzten Berichtsjahr 51 Personen = 8,37 $^0/_{00}$, während die Mortalität in der Stadt Frankfurt 12,62 $^0/_{00}$ beträgt.
Die Sterblichkeit der Kinder unter 15 Jahren belief sich bei 2636 Kindern auf
19 = 7 $^0/_{00}$. Die Säuglingsmortalität war infolge des heißen Sommers 1911 etwas
höher als sonst; von den 82 Neugeborenen sind 12 verschieden, während die Stadt
Frankfurt bei 9209 Geburten 1145 Todesfälle zu verzeichnen hatte.

Der Frankfurter Arzt Flesch hat die sozialhygienischen Verhältnisse der
Blockbewohner eingehend untersucht. Er stellte fest, daß im Durchschnitt von
11 Jahren die Mortalität bei den Blockbewohnern pro Jahr 8,9, in der Stadt dagegen
15,5 $^0/_{00}$ beträgt; auch die Säuglingssterblichkeit ist in den Blockhäusern zumeist
niedriger. Flesch forschte nun danach, worauf dies günstige Ergebnis, das noch
insofern besonders bemerkenswert ist, als es sich bei den Blockbewohnern ausschließlich um unbemittelte, zumeist kinderreiche Familien handelt, zurückzuführen ist, und gelangte zu folgendem Resultat: „Die günstige Mortalität der
Bewohner der Aktienhäuser ist nicht etwa ein Ausdruck einer von vornherein
besonders günstigen Beschaffenheit des die Einwohnerschaft zusammensetzenden
Menschenmaterials, sondern eine Folge der in diesen Häusern gebotenen Wohnungs-
bedingungen . . . Unverkennbar ist der wirtschaftliche Fortschritt bei dem Beziehen des neuen Heims nicht nur im Mietzins, sondern durch die günstigen Ein-
kaufsgelegenheiten und andere Wohnungsergänzungen. Was an Miete erspart wird,
kommt der Ernährung zugute . . . Die Einwohnerschaft der Aktienhäuser ist
eine seßhaftere als die anderer Wohnungen . . . Ein anderes nicht zu übersehen-
des soziales Moment für die zunehmende Besserung der Gesundheitsverhältnisse
ergibt sich wieder aus der Verbesserung der Lebenshaltung durch Ersparung an
Ausgaben für die Miete in der Weise, daß die Frauen darauf verzichten können,
als Zugehefrauen eine Nebeneinnahme zu erwerben."

Aus all diesen Darlegungen geht, wie ich meine, deutlich hervor,
daß die Wohnart im Häuserblock durchaus einwandfrei sein kann.

Wählt man nun für unser Problem statt der Fragestellung Einfamilienhaus oder Mietskaserne? die Form: Einfamilienhaus
oder Häuserblock?, so kann die Antwort, wenn es sich um Personen
handelt, die nicht in der Lage sind, 300 Mark — soviel beträgt mindestens
der Mietspreis für ein Arbeitereinfamilienhaus selbst auf billigem Boden

— auszugeben, ohne hierbei 20 % ihres Einkommens zu überschreiten, gegenwärtig nur lauten: Häuserblock.

Mit diesem Urteil soll freilich die Entscheidung nicht für alle Zeiten und für alle Gegenden getroffen sein. Die Wohnungsfrage ist als eine Bodenfrage bezeichnet worden; sicherlich ist es von höchster Bedeutung, daß der Grund und Boden nicht künstlich verteuert wird. Aber selbst auf dem billigsten Terrain ist zurzeit die Miete im Einfamilienhaus für den Durchschnittsarbeiter nicht erschwinglich; das Wohnungsproblem ist eben vor allem eine Baukostenfrage. Lassen sich aber, was ja durchaus denkbar ist, im Laufe der Zeit die Ausgaben für die Herstellung eines Einfamilienhauses verringern, dann wird diese Bauart auch für die Unbemittelten als Behausung in Betracht zu ziehen sein, vorausgesetzt, daß zugleich eine entsprechende Siedlungs- und Verkehrspolitik, wovon noch zu reden sein wird, eine so weiträumige Bebauung gestatten. Vorläufig sind wir jedoch noch weit hiervon entfernt. Schließlich sei aber noch einmal darauf hingewiesen, daß die Wohnungsfrage in erster Linie eine Einkommensfrage ist; steigen die Arbeiterlöhne, ohne daß sich im gleichen Maße der Preis für die Lebensmittel erhöht, dann bleibt naturgemäß eine höhere Quote im Budget für die Wohnung übrig; dies würde auch zutreffen, wenn sich, was freilich noch sehr zweifelhaft ist, ergeben sollte, daß eine hinreichende Ernährung sich mit so geringen Mitteln ermöglichen läßt, wie dies Chittenden und Hindhede annehmen.

Zurzeit kann man aber als Behausung für die Durchschnittsarbeiter nur den Häuserblock empfehlen, das Einfamilienhaus kann also bei der Aufstellung der hygienischen Mindestanforderungen vorläufig nicht in Betracht kommen; die erstere Bauart ist zwar nicht als ideal zu bezeichnen, aber sie bedeutet, wenn sie nach hygienischen Grundsätzen durchgeführt wird, einen bedeutenden Fortschritt gegenüber den jetzigen Zuständen. Dies werden wir noch deutlicher erkennen, wenn wir uns nun der Erörterung der gegenwärtigen Verhältnisse im Wohnungswesen zuwenden.

c) Gegenwärtige Zustände im Wohnungswesen.

Wir haben oben dargelegt, daß die Bevölkerung im Deutschen Reich während der letzten Jahrzehnte stark zugenommen hat, und daß hieraus das Wachstum der Städte und die Großstadtbildung resultieren. Prüfen wir nun, wie hoch der durch den bedeutenden Geburtenüberschuß verursachte jährliche Mehrbedarf an Wohnungen zu taxieren ist.

Feig und Mewes meinen, daß jährlich, da rund 200 000 neue Haushaltungen pro Jahr hinzukommen, und von den alten Wohnungen etwa 96000 jedes Jahr unbrauchbar werden, rund 296 000 Wohnungen, darunter 222000 Kleinwohnungen, neu erstellt werden müssen. Hierfür müßten jährlich 1 ½ Milliarde Baukapital zur Verfügung stehen. Wenigstens 200 000 neue Wohnungen wären jährlich in den Städten zu beschaffen, um den Bedarf zu decken.

Ob nun die Bautätigkeit diesem großen Bedarf entspricht, kann leider zahlenmäßig nicht ohne weiteres festgestellt werden. Eine Bautätigkeitsstatistik besitzt im Deutschen Reich nur das Großherzogtum Baden; jedoch auch hier werden nur die Gebäude, nicht aber die Wohnungen und Wohnräume gezählt. Dagegen sind aus einer Reihe von Städten zahlenmäßige Angaben über die alljährlich neu entstandenen Wohnungen vorhanden; allein, infolge der großen Schwankungen, die sich hierbei zeigen, kann man weitgehende Schlüsse aus diesen Mitteilungen nicht ziehen.

Wohl aber läßt sich auf indirektem Wege ein Urteil darüber gewinnen, ob das Wohnungsangebot der Nachfrage genügt.

Regierungsrat Feig und Landrat Mewes haben gezeigt, daß zwar in manchen Städten, wie Hamburg, Altona, Berlin, Charlottenburg, Mainz, Cöln der Prozentsatz der leerstehenden Wohnungen der oben gekennzeichneten Anforderung entspricht, daß er aber in vielen anderen Orten, wie Dortmund, Dresden, Chemnitz, Karlsruhe, Leipzig, namentlich aber in Straßburg, Braunschweig, Freiburg i. B., Königsberg und München bei weitem zu gering ist. — Hierbei muß man noch bedenken. daß die in Betracht gezogenen Ziffern sich auf den Durchschnitt der ganzen Stadt beziehen; die für die Kleinwohnungen im besonderen geltenden Verhältniszahlen sind ohne Zweifel noch niedriger. So wird z. B. von München (IX. Jahresbericht des Vereins für Verbesserung der Wohnungsverhältnisse in München; 1909) berichtet, daß, während der Anteil an leeren Wohnungen am dortigen Gesamtwohnungszustand 0,6 Prozent betrug, er sich in manchen Arbeitervierteln sogar nur auf 1 Promille belief. — Ferner ist zu betonen, daß gerade die Minderbemittelten unter einem zu geringen Wohnungsbedarf ganz besonders zu leiden haben. Zutreffend weisen Feig und Mewes darauf hin, daß z. B. eine Familie, die eine Vierzimmerwohnung wünscht, aber keine passende findet, eine Fünfzimmerwohnung nehmen wird, daß jedoch jemand. der nur eine Zweizimmerwohnung zu mieten in der Lage ist, keine Dreizimmerwohnung wählen kann. Die beiden Autoren verlangen daher, daß n o r m a l e r weise an kleinen Wohnungen stets ein größerer Prozentsatz vorhanden sein müßte als an großen; da aber, wie sich aus manchen statistischen Feststellungen entnehmen läßt, dieser Forderung nicht entsprochen wird, so zeige sich, daß hier wie auf anderen Gebieten die von dem herrschenden System der Wirtschaftsfreiheit erwartete selbsttätig eintretende Harmonie zwischen Produktion und Bedarf fehle, und daß, wie im wirtschaftlichen Leben überhaupt, darum auch auf dem Gebiete des Wohnungswesens das Eingreifen regulierender Faktoren berechtigt und notwendig sei.

Einen weiteren Beleg dafür, daß die Bautätigkeit in den letzten Jahrzehnten dem Bedarf nicht nachgekommen ist, bieten uns die Angaben über die Anzahl der Bewohner, die früher und die gemäß der letzten Erhebung auf 1 Gebäude entfielen. — Nach Eberstadt hat zwar nicht in allen Städten die Bewohnerzahl pro Gebäude seit dem Jahre 1895 zugenommen; aber verhältnismäßig stark ist die Vermehrung namentlich in Berlin, Charlottenburg, Posen, Stettin, Hamburg, Kassel, Kiel, Halle a. S.

Vergleicht man diese Angaben mit den obigen über die leerstehenden Wohnungen, so findet man freilich nicht immer eine Übereinstimmung in dem Sinne, daß dort, wo die Bewohnerzahl pro Haus gestiegen ist, die Ziffer der leerstehenden Wohnungen klein ist. Ein solcher Parallelismus der Symptome für die unzureichende Bautätigkeit ist jedoch im Hinblick auf die Verschiedenartigkeit in der Gestaltung der Häuser und Wohnungen nicht unbedingt nötig; jedes Zeichen für sich weist trotzdem deutlich auf die Mißstände hin.

Besonders bedenklich sind die Zustände in Berlin, wie man aus der Tabelle 35 ersieht.

Man erkennt aus der Tabelle 35, daß seit dem Jahre 1885 die Zahl der Gebäude, in denen mehr als 100 Personen wohnen, weit stärker gewachsen ist als die Ziffer der anderen Gebäude.

Tabelle 35.

Bewohnte Grundstücke in Berlin nach der Bewohnerzahl.

Be-wohner-zahl	1—10	11—20	21—30	31—40	41—50	51—60	61—80	81—100	101—150	151—200	201—300	Über 300	Über-haupt
Im Jahre													
1905	1461	1879	1983	2305	2612	2341	3871	3117	4443	1650	628	148	26 438
1900	1421	1790	1953	2232	2334	2161	3611	2741	3917	1544	637	152	24 493
1895	1291	1790	2014	2213	2369	2188	3484	2643	3463	1220	467	113	23 255
1890	1230	1657	1845	1980	2134	2037	3312	2469	3219	1112	503	116	21 614
1885	1311	1742	1839	1970	1957	1867	3041	2108	2639	749	309	86	19 615

Wir haben nun zwar oben auseinandergesetzt, daß in unserer Zeit die aus dem engen Zusammenwohnen sich ergebende Gefahr für die gesundheitlichen Verhältnisse nicht mehr so groß ist wie ehedem; wir haben jedoch hierbei an solche Massenmiethäuser gedacht, die den hygienischen Ansprüchen in so hohem Maße gerecht werden wie die von uns charakterisierten mustergültigen Häuserblocks. Es soll jedoch ausdrücklich betont werden, daß die alten, nur auf großen Zinsertrag berechneten Mietskasernen, wie man sie namentlich in Berlin findet — die Tabelle 35 gibt uns eine Vorstellung von den Menschenzusammenballungen in diesen Massengebäuden — entschieden als ein Übelstand zu bezeichnen sind. Wenn die großen Miethäuser nicht den oben gekennzeichneten Anforderungen entsprechen, dann liegt freilich in der hohen Bewohnerzahl ein Anlaß zu Bedenken.

In diesem Zusammenhange ist als unerfreulich zu bezeichnen, daß in Deutschland, wie Eberstadt angibt, Bremen die einzige große Stadt ist, in welcher durchschnittlich auf 1 Gebäude weniger als 10 Bewohner entfallen. Weit günstiger sind die in Rede stehenden Verhältnisse, nach Angaben von Fuchs, in England und Belgien.

Tabelle 36.

Es kamen im Jahre 1901 durchschnittlich auf 1 Gebäude:

In London .... 7,93 Bewohner		In Brüssel .... 8,97 Bewohner	
„ Liverpool .... 5,55 „		„ Antwerpen .... 8,40 „	
„ Manchester .... 4,99 „		„ Brügge .... 5,04 „	
„ Birmingham ...... 4,84 „		„ Charleroi .... 4,67 „	
„ Sheffield.......... 4,80 „			

Auch die bedeutende Mietpreissteigerung der letzten Jahre ist als Symptom dafür, daß die Wohnungsproduktion dem Bedarf nicht entsprochen hat, anzuführen. Freilich sind ja die Preise für die meisten Waren in der letzten Zeit erhöht worden. Aber immerhin ist ein solcher Anstieg doch nur möglich, wenn die Nachfrage größer ist als das Angebot.

Nach dem neuesten „Jahrbuch der Wohnungsreform“ nimmt die Steigerung der Mietpreise ihren ungeschwächten Fortgang, wie an Beispielen aus dem Königreich Sachsen, Hessen, Rheinland und Westfalen gezeigt wird. In Erlangen beschloß der Hausbesitzerverein, vom 1. April 1910 ab die Mietpreise um wenigstens 10 % zu erhöhen; in gleicher Weise ist man in Dresden vorgegangen. Über die Preisentwicklung in Mannheim wird mitgeteilt, daß man für ältere Wohnungen zahlte (in Mark):

Tabelle 37.

	Zimmerzahl:			
	1	2	3	4
Im Jahre 1903.	181	275	439	672
„ „ 1909.	214	327	552	857

Besonders zu beachten sind folgende auf Hamburg und Breslau sich beziehende Zusammenstellungen:

Tabelle 38.

Die Miete betrag zu Hamburg in Hundertteilen des Einkommens

Jahr	Einkommen-Höhe in Mark	
	900—1200	6000—12000
1868	19,8	16,0
1874	20,9	15,5
1882	21,1	16,7
1891	24,1	15,1
1901	24,7	14,3

Tabelle 39.

Die Miete betrug zu Breslau in Hundertteilen des Einkommens

Jahr	Einkommen-Höhe in Mark				
	420–600	900–1200	1500–1800	3000–3600	4800–6000
1880	28,9	21,0	20,8	19,8	18,3
1900	31,8	20,0	19,7	16,9	14,6

Aus der Tabelle 38 ersieht man, daß in Hamburg die Familien, die nur über 900—1200 Mark Einkommen verfügen, für die Miete jetzt einen viel höheren Teil ihrer Einnahmen aufwenden müssen als ehedem; umgekehrt ist es bei den Personen, die 6000—12000 Mark verdienen. Und die gleiche Erfahrung hat man — wenigstens für die unterste Einkommenstufe — in Breslau gewonnen.

Vor allem aber zeigen auch diese Tabellen das sogenannte Schwabesche Gesetz; schon im Jahre 1867 hat der Statistiker Schwabe durch Untersuchungen in Berlin festgestellt, daß die Ausgabe für die Wohnung verhältnismäßig umso größer ist, je kleiner das

Einkommen ist; diese Beobachtung wurde dann allgemein bestätigt.

Neuerdings wurde zudem erkannt, daß, je kleiner eine Wohnung ist, um so teurer verhältnismäßig ihr Mietspreis ist. Man ersieht dies z. B. aus Untersuchungsergebnissen in Posen.

Tabelle 40

Ein Kubikmeter Wohnraum kostete bei den Wohnungen von

10— 20 Kubikmeter . . . . 4,34 Mark
20— 30   „   . . . . 3,60 „
30— 40   „   . . . . 3,17 „
40— 50   „   . . . . 3,01 „
90—110   „   . . . . 2,16 „

Aus den bisherigen Darlegungen ging hervor, daß in großen Teilen unseres Vaterlandes ein Wohnungsmangel vorliegt; schon a priori kann man aus dieser Wohnungsnot auf noch weitere Übelstände im Wohnungswesen schließen; die Erfahrung bestätigt die Richtigkeit dieser Schlußfolgerung.

So wurde zunächst in vielen Städten eine große Anzahl übervölkerter Wohnungen festgestellt; dies erkennt man z. B. aus einer (auf das Jahr 1900 sich beziehenden) Zusammenstellung von Jäger:

Tabelle 41.

	Übervölkerte Wohnungen mit	
	a) höchstens einem heizbaren Zimmer und sechs oder mehr Bewohnern	b) zwei heizbaren Zimmern und elf oder mehr Bewohnern
Berlin	27792	485
Breslau	7060	196
Hannover	3238	149
Magdeburg	4501	69
Charlottenburg	1723	51
Königsberg	5302	124
Altona	2001	75
Halle	3390	75
Barmen	4399	168
Posen	2961	78

Man sieht übrigens, daß der Begriff „übervölkert" hierbei zudem sehr wenig anspruchsvoll gefaßt wurde.

Erwähnt sei an dieser Stelle noch, daß nach den Angaben des Zweckverbands Ausschusses für Groß-Berlin, an dessen Spitze u. a. der ehemalige Staatssekretär Dernburg, Professor Francke und der Reichstagsabgeordnete Südekum stehen, in Groß-Berlin 600 000 Menschen in Wohnungen wohnen, in denen jedes Zimmer mit 5 und mehr Personen besetzt ist.

Die anhaltenden Steigerungen des Mietpreises bewirken, daß zahlreiche Familien, um die hohen Ausgaben decken zu können, Schlafgänger oder Aftermieter aufnehmen müssen; hierüber bietet ebenfalls Jäger eine Statistik.

Tabelle 42.

Von der in Haushaltungen lebenden Bevölkerung wohnten in Aftermiete (1. Dezember 1900) in

München	11,64 %	Essen	6,13 %
Leipzig	9,21	Breslau	5,08
Dresden	9,00	Schöneberg	5,69
Frankfurt a. M.	8,50	Augsburg	5,55
Berlin	8,43	Straßburg	5,26
Charlottenburg	7,03	Posen	4,53
Hamburg	6,85	Lübeck	4,24
Chemnitz	6,51	Cöln	4,17
Aitona	6,40	Elberfeld	2,96

Und demselben Autor entnehmen wir dann noch Angaben über die Anzahl der Personen, die in Hinterhäusern wohnen.

Tabelle 43.

Von je 1000 Bewohnern wohnten nach der Zählung vom Jahre 1905 im

	Vorderhaus	Hinterhaus
In Charlottenburg	552,0	446,0
„ Berlin (1. Dez. 1900)	539,4	460,6
„ Schöneberg	568,1	431,9
„ Magdeburg	671,6	328,4
„ München	832,4	167,6
„ Lübeck	862,1	137,9
„ Straßburg	867,2	132,8
„ Erfurt	915,5	84,5
„ Freiburg i. B.	930,5	69,5
„ Chemnitz	945,3	54,7
„ Cöln a. Rh.	979,3	20,7

Weitere Einzelheiten über die Beschaffenheit der Wohnungen sind ja freilich aus diesen Statistiken nicht zu erkennen; indessen, man wird sich gewiß ohne weiteres eine Vorstellung davon machen können, wie es in den überfüllten, zum großen Teil in Hinterhäusern gelegenen Wohnungen, in welche vielfach noch Schlafgänger aufgenommen werden müssen, aussehen mag.

Nur ein kleines Bild sei noch zur Illustration aus Karlsruhe, einer relativ sehr jungen Stadt, deren Wohnungsverhältnisse gewiß nicht die schlechtesten sind, hier angereiht. In der badischen Residenz konstatierte man im Jahre 1905, daß 4144 Wohnungen (d. h. 16,5 % aller Wohnungen) keinen eigenen Abort, und daß 738 Wohnungen keine Küche, 1093 keinen Keller besaßen.

Die Mißstände im deutschen Wohnungswesen sind mithin nicht gering. Es muß jedoch betont werden, daß das Wohnungselend sich in den ausländischen Staaten in ähnlichem, bisweilen noch größerem Umfange zeigt.

Nach Mitteilungen im „Jahrbuch der Wohnungsreform" bewohnen in Österreich 63 % der städtischen Bevölkerung Wohnungen von nur 2 Räumen, ¼ davon lebt in überfüllten Wohnungen. In Budapest standen im Jahre 1909 nur 0,2 %

der Wohnungen leer; die Folge hiervon waren erhebliche Mietsteigerungen, die in einigen Bezirken zu Revolten führten. Ebenso ist es in der norditalienischen Stadt Bari infolge der Erhöhung der Wohnungsmieten zu Demonstrationen gekommen. In Rom muß, wie aus einer Statistik über die Wohnungsverhältnisse der Subalternbeamten hervorgeht, die unterste Beamtenklasse durchschnittlich 30 % des Einkommnes für die Wohnung aufwenden. Von Paris heißt es, daß dort zurzeit bereits eine ausgesprochene Wohnungskrise herrscht. In London besteht ebenfalls eine Wohnungsnot, da die Wohnungsproduktion nicht dem Bevölkerungszuwachs genügt und für die im Innern der Stadt niedergerissenen Arbeiterhäuser kein hinreichender Ersatz beschafft wurde. Und schließlich wird von Zürich berichtet, daß dort die Mietzinse bei den Dreizimmerwohnungen von 1902 bis 1907 um 46 %, bei den Vierzimmerwohnungen um 47 % gestiegen sind.

Als Ursache für den Wohnungsmangel, der seinerseits das Wohnungselend erzeugt, kommt in allen Staaten namentlich die Bodenpreissteigerung in Betracht. Es ist ja ohne weiteres einzusehen, daß infolge der starken Menschenagglomeration in den Städten die Nachfrage nach Grund und Boden sehr groß werden mußte, und daß so eine Teuerung entstand. Aber zu der mehr oder weniger natürlichen Steigerung kam noch die künstliche, die durch die Bodenspekulation hervorgerufen wurde. Andererseits darf nicht übersehen werden, daß selbst auf billigstem Boden die Herstellung von Kleinwohnungen in der Regel kein Gewerbe darstellt, bei dem Aussicht auf großen Gewinn besteht. Diese Feststellungen bieten eine Handhabe dafür, welcher Maßnahmen es bedarf, um die Wohnungsverhältnisse zu verbessern.

d) Maßnahmen zur Verbesserung des Wohnungswesens.

Der Wege, die zu besseren Zuständen im Wohnungswesen führen können, gibt es viele. Zunächst wird man im Hinblick auf die weite Verbreitung der Wohnungsnot an die Gesetzgebung denken. In der Tat könnte hierdurch viel geholfen werden.

Einen verhängnisvollen Einfluß auf die Herstellung von Kleinwohnungen übt, wie wir bereits betont haben, die Bodenpreissteigerung aus. Darum erstrebt die Bodenreformbewegung[1]), die von dem Amerikaner Henry George ins Leben gerufen wurde, und an deren Spitze in Deutschland Adolf Damaschke steht, gesetzgeberische Maßnahmen, mit deren Hilfe die Verteuerung des Bodens verhütet werden soll. Hierzu gehört zunächst die Besteuerung des unbebauten Bodens nach dem gemeinen, d. h. nach seinem wirklichen Wert und nicht (wie bisher) nach dem Nutzungswert. Sodann fordern die Bodenreformer eine Wertzuwachssteuer; hiernach soll beim Verkauf eines unbebauten Terrains, dessen Wert infolge der Bevölkerungszunahme ohne jegliche Arbeit seines Besitzers gestiegen ist, eine Abgabe an die Allgemeinheit gezahlt werden. An der Berechtigung dieser Forderungen wird kein sozial denkender Mensch zweifeln.

---

[1]) Die Publikationsorgane des „Bundes deutscher Bodenreformer‘‘ sind die Halbmonatsschrift „Bodenreform‘‘ sowie die Vierteljahrschrift „Jahrbuch der Bodenreform‘‘.

Das preußische Kommunalabgabengesetz vom 14. Juli 1893 hat die Möglichkeit zur Durchführung der zuerst genannten Forderung erschlossen, indem es bestimmte, daß die Grund- und Gebäudesteuer nach dem Nutzungswert oder nach dem gemeinen Wert erhoben werden kann. Durch die wirksame Propaganda der Bodenreformer haben bereits zahlreiche Gemeinden von dieser Befugnis Gebrauch gemacht. Die hierbei gewonnenen Erfahrungen waren durchweg günstig; keine von den Städten, welche die Besteuerung nach dem gemeinen Wert eingeführt haben, hat diese Methode wieder aufgegeben. Damaschke führt folgendes Beispiel von der Wirkung dieser Maßnahme an: „Der größte Terrainbesitzer in Spandau entrichtete nach der alten Steuerordnung jährlich 96 Mark. Als am 1. April 1902 die Steuer nach dem gemeinen Wert durchgeführt wurde, hatte er 14 000 Mark zu bezahlen. Es ist kein Wunder, wenn der Mann, der seinen Millionenbesitz lange hatte untätig liegen lassen, sich daraufhin entschloß, zu billigen Bedingungen einen großen Teil abzugeben."

Die Berechtigung der Zuwachssteuer wird durch nichts so klar erwiesen wie durch die Geschichte der Schöneberger Millionenbauern. Der Bauer Kilian in Schöneberg kaufte um das Jahr 1825 für 2700 Taler einen großen Kartoffelacker. Fünfzig Jahre später verkaufte ihn sein Sohn als Bauterrain für 6 Millionen Mark. „Es kann keinem Zweifel unterliegen," schreibt Damaschke, „daß diese Wertdifferenz von 5 991 900 Mark allein durch die Arbeit unseres ganzen Volkes, unserer siegreichen Feldherrn und Krieger, unserer Erfinder, unserer Lehrer, unserer Arbeiter, aller derer hervorgerufen wurde, die geistig und körperlich daran mitgeholfen haben, unsere deutsche Kultur aufzubauen."

Die Besteuerung des unverdienten Wertzuwachses wurde zuerst in Frankfurt a. M. (Lex Adickes) im Jahre 1904 eingeführt; es folgten dann mehrere andere preußische und sächsische Städte. Am 14. Februar 1911 wurde vom deutschen Reichstag ein Zuwachssteuergesetz verabschiedet, nach welchem die Hälfte des Steuereingangs dem Reiche, 10 % den Einzelstaaten und 40 % den Gemeinden zugewiesen werden. — Erwähnt sei noch, daß in dem deutschen Siedlungsgebiet von Kiautschou die Wertzuwachssteuer schon seit dem Jahr 1898 in Kraft ist.

Des weiteren kann die Gesetzgebung auf die Verbesserung der Wohnungswesens dadurch einwirken, daß sie die Zubilligung von Steuererleichterungen bei Kleinwohnungsbauten vorschreibt. Solche Maßnahmen wurden bereits in zahlreichen Ländern getroffen; in manchen Staaten, so in England, Frankreich, Italien, Belgien, Dänemark und Österreich, beschränken sie sich aber auf Wohnungen in Einfamilien- und Kleinhäusern.

Ferner sind von großer Bedeutung die Bauordnungen, welche Vorschriften über die zulässige Zahl der Etagen, über die Erschließung und zweckmäßige Gestaltung des Baugeländes, allenfalls mit Hilfe von Enteignung und Umlegung der Grundstücke enthalten. Das Groß-Herzogtum Baden besitzt seit dem Jahre 1907 eine den Anforderungen der modernen Hygiene entsprechende Landesbauordnung: in Bayern und Württemberg wurden solche Gesetze im Jahre 1910 geschaffen.

Sodann ist von Bedeutung, daß manche Staaten (zuerst Hessen, dann Bayern und Württemberg, seit 1912 auch Baden) Zentralstellen für die Wohnungsaufsicht unter Leitung eines Landeswohnungsinpektors eingerichtet haben.

Sehr wichtig für die Gestaltung der Wohnungsverhältnisse ist es auch, daß der Staat für eine geeignete Verkehrspolitik Sorge trägt, namentlich damit den Personen, die in den großen Industriestädten beschäftigt sind, die Möglichkeit geboten wird, sich in den meist billigeren Vororten Wohnungen zu mieten. Das englische Parlament hat den Eisen-

bei der Staatsbahn der Arbeiterverkehr gestaltet. Gerade durch solche Maßnahmen wurde in England und Belgien die weiträumige Wohnweise, von der wir oben gesprochen haben, bewirkt. Allerdings kann der Nutzen einer solchen Verkehrspolitik nur dann voll in die Erscheinung treten, wenn zugleich das System der ungeteilten Arbeitszeit durchgeführt ist, wofür aber bei den maßgebenden Faktoren in Deutschland vorläufig wenig Neigung besteht.

Schließlich sei noch darauf hingewiesen, daß eine sehr bedeutungsvolle Förderung des Kleinwohnungswesens die Gewährung von Baugeld zu geringem Zinsfuß seitens der Landesversicherungsanstalten darstellt. Auf Grund des Invalidenversicherungsgesetzes sind diese Anstalten befugt, ihr Vermögen auch in Hypotheken für die Arbeiterhäuser anzulegen. Leider wird von einem großen Teil der Versicherungsträger hiervon ein zu geringer Gebrauch gemacht. In dem Kapitel „Maßnahmen zur Verhütung der Invalidität" kommen wir hierauf zurück.

Bemerkt sei aber noch, daß das Reichsamt des Innern seit dem Jahre 1901 anfangs vier, dann jährlich zwei Millionen Mark zum Bau von Kleinwohnungen für Arbeiter und untere Beamte, die im Reichsbetriebe beschäftigt sind, bewilligt hat. Ferner wurde die Landeskreditkasse in Hessen durch ein Gesetzt vom Jahre 1902 ermächtigt, auch zum Bau von Kleinwohnungen Gelder zu verwenden. Die gleiche Befugnis erhielt die Landeskulturrentenanstalt in Bayern auf Grund eines Gesetztes vom Jahre 1908. Auch die preußische Eisenbahnverwaltung hat auf diesem Gebiete ansehnliche Leistungen aufzuweisen.

Die Hauptarbeit zur Verbesserung der Wohnungsverhältnisse fällt aber der jeweiligen Gemeindeverwaltung zu. In der Tat haben manche Städte auf diesem Gebiete musterhafte Leistungen aufzuweisen. während eine zeit- und sachgemäße kommunale Boden- und Wohnungspolitik in vielen Orten durch den Widerstand der die Stadtverwaltungen beherrschenden Interessengruppen nach Möglichkeit vereitelt wird.

Trotzdem läßt sich eine Reihe von Einrichtungen anführen, mit denen deutsche Städte das Kleinwohnungswesen gefördert haben.

Hier kommen vor allem die bodenpolitischen Maßnahmen in Betracht. Ulm hat sich auf diesem Gebiete besonders ausgezeichnet. Namentlich dem Weitblick des dortigen Oberbürgermeisters Wagner hat es die Stadt zu verdanken, daß ihr oder ihren Stiftungen mehr als drei Viertel von dem auf der Ulmer Gemarkung gelegenen Grundbesitz als Eigentum gehören. Diese Politik hat dazu geführt, daß man in städtischer Regie Wohnhäuser für Arbeiter und Bedienstete zum Eigenerwerb bauen konnte; zugleich war die Stadtverwaltung in der Lage, gemeinnützige Baugenossenschaften durch Abtretung billigen Baugrundes zu unterstützen sowie städtisches Gelände auf längere Zeit zu gewerblichen und landwirtschaftlichen Zwecken, ebenso auch zu Familiengärten zu verpachten. Die von der Stadt errichteten Häuser bestehen meist aus drei Stockwerken, ein jedes ist von einem Gärtchen umgeben. Außerdem wurden Einfamilienhäuschen gebaut, die aber in der Regel nur von unteren Beamten in gesicherter Stellung bewohnt werden. Die Stadtverwaltung verkauft diese von ihr erstellten Häuser an Minderbemittelte zu günstigen Zahlungsbidingungen, behält sich aber das Wiederkaufsrecht im Sinne des § 497 des Bürgerlichen Gesetzbuches vor. So wurden Wohnungen für Tausende von Personen beschafft; unter diesen ist die Sterblichkeit weit geringer als unter den Bewohnern der übrigen Stadt; die Säuglingssterblichkeit ist in den Familien dieser trefflichen Häuser fast gleich Null. In derselben Zeit, in der die Stadt die großzügige Boden- und Wohnungspolitik durchführte, hat sie neben dem Aufwand für Kanalisation, Straßenanlagen, Grundwasserversorgung, Straßenbahnen, Rathausumbau, Erhöhung der Beamtengehälter eine große Anzahl hygienischer Anlagen, wie Volksgärten, Jugendspiel-Eislaufplätze, Kinder- und Schulgärten, Krippen, Ledigenheimstätten, Walderholungsplätze u. a. m. geschaffen. Trotz der gloßen Aufwendungen hierfür erhebt Ulm die geringsten Gemeindesteuern unter allen Städten in Württemberg.

Geradezu ideal im Sinne der Bodenreformer sind die Grundbesitzverhältnisse in einer anderen württembergischen Gemeinde, in Korntal.

Dieses nahe bei Stuttgart gelegene Dorf wurde im Jahre 1819 von dem ehemaligen Notar, späteren Gemeindevorsteher Hoffmann gegründet; nach der Absicht des Gründers war „die Durchdringung des gesamten häuslichen, beruflichen, bürgerlichen und gottesdienstlichen Lebens durch das Christentum" die Aufgabe der Gemeinde. Diese stellte aber zugleich eine Güterkaufsgesellschaft dar, von welcher jedes Mitglied seine Besitzungen zwar erwerben, aber nicht verkaufen durfte; der Geländebesitz fiel wieder an die Gesellschaft zurück. Heute ist die Identität zwischen den Gemeinde- und den Gesellschaftsmitgliedern nicht mehr in vollem Umfange vorhanden; aber in allen praktischen Fragen ist das Verhältnis das gleiche geblieben wie ehedem. Namentlich infolge dieser Bodenpolitik hat sich (Korntal unter der Leitung seiner Gemeindevorsteher Daur (Vater) und Daur Sohn) zu einem blühenden Orte, wo sich das Landleben mit der industriellen Tätigkeit vereint, und wo man treffliche Bildungsinstitute sowie musterhalte soziale und hygienische Einrichtungen, wie sonst wohl in keinem anderen Dorfe trifft, entfaltet. Wie mir der Korntaler Arzt Gmelin sagte, sind die Morbiditäts- und Mortalitätsverhältnisse unter den Einwohnern dieses Dorfes infolge der guten sozialen Zustände, des geringen Alkoholgenusses und des sittlichen Lebenswandels bei weitem besser als in den benachbarten Orten, in denen er ebenfalls praktiziert.

Auf Grund meiner eigenen Beobachtungen bin ich geneigt, diese über 90 Jahre alte Siedlung eine Gartenstadt im Sinne von Howard zu nennen. Am besten wird freilich das Bodenbesitz- und Wohnungsproblem nach dem System dieses englischen Reformators gelöst. Hiervon soll unten noch die Rede sein.

Es wurde schon betont, daß die Stadt Ulm Kleinwohnungen in eigener Regie hergestellt hat. Bahnbrechend ist in Deutschland mit diesem System der Wohnungsfürsorge die Stadt Freiburg i. B. bereits im Jahre 1886 vorangegangen; ihrem Vorbilde folgten Mühlhausen i. E., Düsseldorf, Straßburg, Essen, Gleiwitz und andere Orte. Auch englische Städte, besonders Richmond, eine selbständige Vorstadt von London, und dann auch Zürich haben auf eigene Kosten Wohnhäuser für die Minderbemittelten gebaut. Wohlgemerkt, hierbei handelt es sich um Behausungen für die Allgemeinheit; Wohnungen für die von der Stadt angestellten Arbeiter und Beamten sind von sehr vielen Stadtverwaltungen hergestellt worden.

Des weiteren haben die Städte durch Darlehen zum Bau von Kleinwohnungen, durch Hergabe von Baugelände zu billigen Preisen, durch Erlaß, Stundung oder Ermäßigung der Straßenbaukosten oder von Grund- und Gebäudesteuern die Beschaffung von Kleinwohnungen indirekt gefördert. Ferner hat eine Reihe von Städten die Wohnungsaufsicht eingeführt, in manchen Orten wurde auch ein städtischer Wohnungsnachweis eingerichtet. —

Schließlich ist zu erwähnen, daß sich die Stadtverwaltungen auch der Unterbringung von gänzlich mittellosen Personen in Obdachlosenasylen, die freilich vielfach unzureichend gestaltet sind, angenommen haben. Neuerdings haben einige Städte, wie Charlottenburg, Stuttgart, Straßburg, auch Ledigenheime gebaut.

Man sieht, daß gewiß mancherlei seitens der Stadtverwaltungen zur Verbesserung des Wohnungswesens geschehen ist, daß aber die bisherigen Leistungen bei weitem nicht ausreichen.

Unter solchen Umständen war es dringend erforderlich, daß sich gemeinnützige Baugenossenschaften und -verbände bildeten.

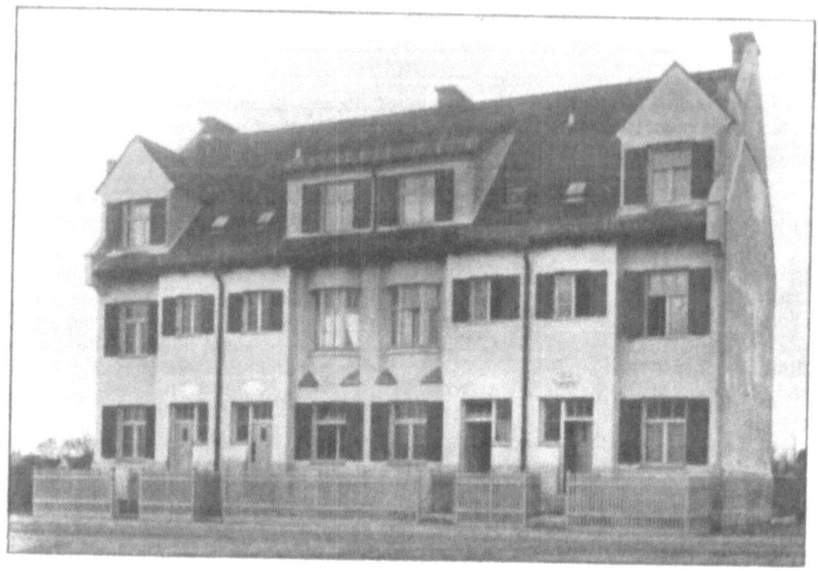

Fig. 13. Dreistöckige Kleinhäuser des „Vereins zur Verbesserung des Wohnungs- wesens in München".

Aus einer amtlichen Statistik (siehe Tabelle 151) erkennt man, daß das Baugenossenschaftswesen im Fortschreiten begriffen ist; es ist jedoch eine noch stärkere Entfaltung notwendig.

Welch treffliche Leistungen die Baugenossenschaften aufzuweisen haben, zeigten uns schon oben die Beispiele der Frankfurter Aktienbaugesellschaft und des Vereins zur Verbesserung der Wohnungsverhältnisse in München.

Von den Bauten der Frankfurter Gesellschaft sei hier noch das nach einem Vorbild aus Glasgow eingerichtete Witwerheim erwähnt; dieses Institut will insbesondere die in den unbemittelten Kreisen vielfach zu beobachtende Trennung der verwitweten Familienväter von ihren Kindern verhüten.

Über die Unternehmungen des Münchener Vereins sei hier noch nachgetragen, daß auch Einfamilienhäuser und vor allem, gewissermaßen als ein Kompromiß zwischen Häuserblock und Einfamilienhaus, dreistöckige Kleinhäuser hergestellt wurden. Gerade auf diese Bauten ist ganz besonders Gewicht zu legen.

Es ist unmöglich, hier alle wichtigen Einrichtungen der vielen Bauvereine zu schildern. Es sei vielmehr nur noch auf die Schöpfung einer Arbeiterbaugenossenschaft in Neukölln hingewiesen.

Interessant ist die Geschichte dieser Genossenschaft. Die Neuköllner Allgemeine Krankenkasse hatte ein Gelände erworben, um darauf außer einem Verwaltungsgebäude auch 220 mustergültige Kleinwohnungen zu errichten; die Kasse erhielt aber hierfür von der Aufsichtsbehörde die Erlaubnis nicht. Nun gründete man die „Baugenossenschaft Ideal“, die das Gelände erwarb und durchführte, was der Krankenkasse versagt wurde.

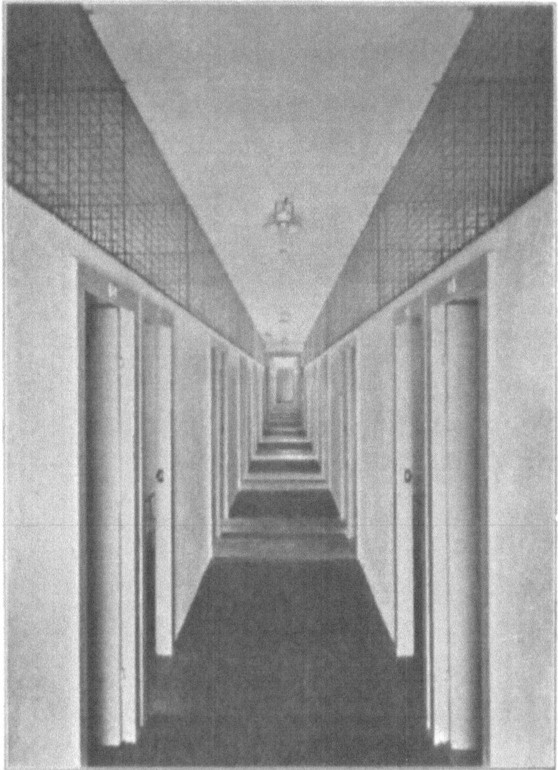

Fig. 14. Männerheim in Wien: Gang in den großen Schlafsälen.

Nicht unerwähnt bleiben kann, daß viele Arbeitgeber sich eifrig bemüht haben, die Wohnungsverhältnisse, freilich nur ihrer eigenen Arbeiter, zu verbessern. In hygienischer wie ästhetischer Hinsicht Mustergültiges haben namentlich die Firmen Krupp in Essen und Geminder in Reutlingen geleistet.

Es soll jedoch nicht verschwiegen werden, daß mancher Arbeitgeber in eigennütziger Absicht solche Wohnhäuser gebaut hat. Die Arbeiter, die diese Wohngelegenheit benutzen, geraten nämlich bei Lohndifferenzen in größere Abhängigkeit von ihrem Arbeitgeber, da sie beim Austritt aus dem Betriebe zugleich ihre Wohnung räumen müssen. Daher sind solche Behausungen bei der Arbeiterschaft zumeist wenig beliebt.

Auch darauf sei noch hingewiesen, daß die Firma Krupp bei ihren letzten Anlagen in der Friedrichs- und der Alfredskolonie namentlich im

Hinblick auf die hohen Baukosten das in der Kolonie Altenhof verwandte Einfamilienhaussystem aufgegeben und statt dessen große Blocks errichtet hat; dies dürfte doch wohl ein Beleg dafür sein, daß das Einfamilienhaussystem für die Durchschnittsarbeiter nicht in Betracht kommen kann.

Endlich soll noch bemerkt werden, daß auch von manchen Stiftungen Vortreffliches auf dem Gebiete der Wohnungsfürsorge geleistet wird.

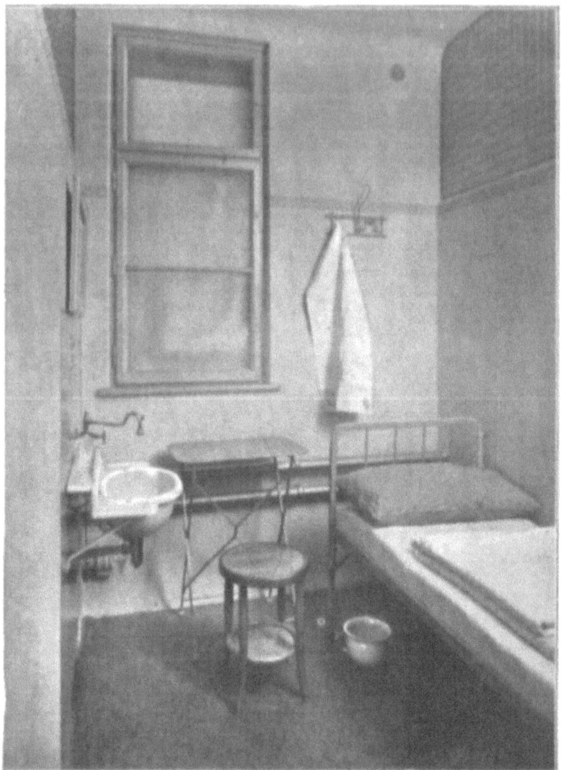

Fig. 15.   Männerheim in Wien: Einrichtung eines Spezialschlafraumes.

Hier sei vor allem die Kaiser-Franz-Joseph-I.-Jubiläums-Stiftung er·wähnt. Von ihren Einrichtungen sei besonders das in Wien im Jahre 1910 vollendete, in hygienischer Hinsicht mustergültige Männerheim, von dem hier einige Abbildungen wiedergegeben seien, genannt.

In diesem Institut, das in vielen Stücken den oben erwähnten Ledigenheimen gleicht, werden nur solche männlichen Arbeiter von über 14 Jahren aufgenommen, deren Jahreseinkommen den Betrag von 1500 Kronen nicht übersteigt. Die Preise für ein Bett im allgemeinen Schlafsaal sind sehr gering, ein wenig teuer ist die Benutzung eines Spezialabteils. In dem Männerheim hält täglich ein Arzt Sprechstunden ab; für seine Inanspruchnahme hat der Schlafgast keinerlei Bezahlung zu leisten.

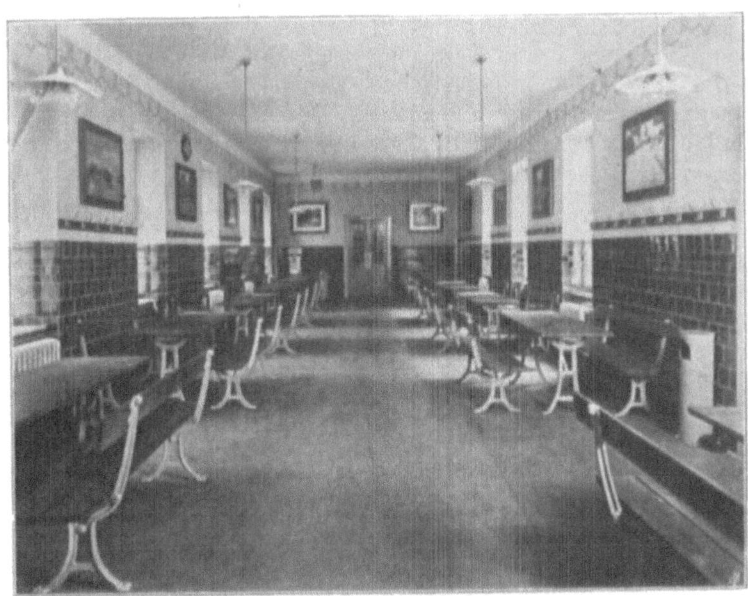

Fig. 16. Männerheim in Wien: Saal für Nichtraucher.

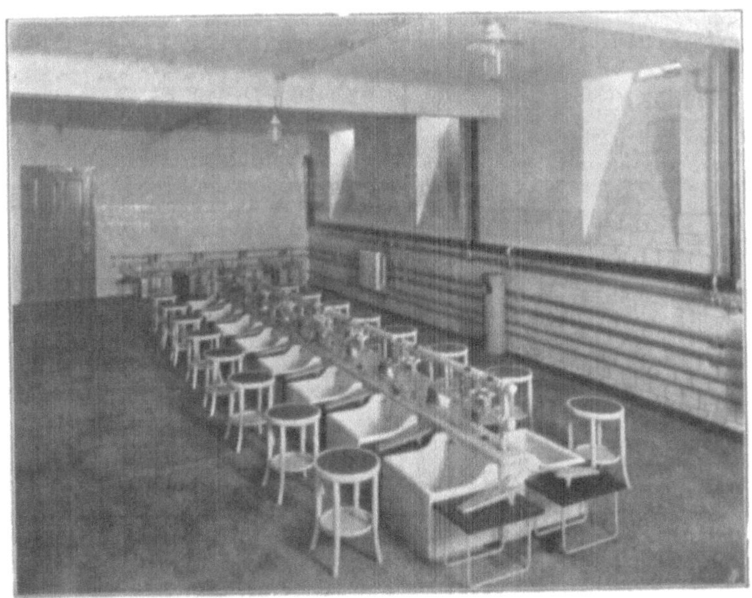

Fig. 17. Männerheim in Wien: Fußbäder.

Nach dem Jahresbericht für 1911 waren etwa 80 Prozent der 6555 Schlafgäste des Männerheims ledig; über 70 Prozent waren gewerbliche Arbeiter oder Hilfsarbeiter; 90 Prozent hatten ein Einkommen unter 1200 Kronen.

Zum Schlusse unserer Darlegungen über die Maßnahmen zur Verbesserung der Wohnungsverhältnisse seien noch einige Bemerkungen über neuartige Siedlungen angereiht. Wir haben ja schon mehrfach darauf hingewiesen, wie stark die Zustände im Wohnungswesen von dem jeweiligen Siedlungssystem beeinflußt werden; es muß dem nun noch angefügt werden, daß die Art der Niederlassung nicht nur mit der Wohnungsfrage, sondern auch mit vielen anderen bedeutungsvollen Problemen der sozialen Hygiene zusammenhängt.

Auf Grund eines im Jahre 1886 geschaffenen Gesetzes ist die preußische Regierung unter Aufbietung von jetzt bereits 725 Millionen Mark bemüht, in den Provinzen Westpreußen und Posen deutsche Bauern und Arbeiter auf Gütern von mittlerem und kleinerem Umfange seßhaft zu machen. In denselben Richtungen sind noch einige andere Körperschaften tätig.

Bei der gesamten Siedlungsarbeit ist ein fast ununterbrochener Anstieg zu beobachten; im Jahre 1900 wurden nur 983, im Jahre 1910 dagegen 3728 Bauernfamilien angesiedelt. Insgesamt sind bis jetzt fast 26 000 Familien mit etwa 130 000 Köpfen seßhaft gemacht worden.

Diese Siedelungstätigkeit nennt Max von Gruber eine für die Rassenhygiene überaus bedeutungsvolle Maßnahme. Es scheint mir jedoch sehr zweifelhaft zu sein, ob der hygienische Erfolg dem enormen Geldaufwand entspricht.

An dieser Stelle sei auch auf die Gründung von Arbeiterkolonien hingewiesen. Obdach- und arbeitslose Personen sollen auf kulturfähigem Ödland zur Erschließung neuer Kulturflächen angesiedelt werden. Im Regierungsbezirk Schleswig besteht eine solche Arbeiterkolonie schon seit dem Jahre 1883; gleichartige Ansiedlungen befinden sich in manchen anderen Landesgebieten. Neuerdings werden solche Maßnahmen im großen Umfange geplant. Es hat sich zu diesem Zweck eine Gesellschaft gebildet, deren Komitee hervorragende Sozialreformer aller Richtungen aus ganz Deutschland angehören. Bemerkt sei noch, daß im Reichstag am 16. März 1911 einer von dem Abgeordneten v. Kaphengst vorgelegten Resolution, in welcher aus staatlichen Mitteln Unterstützungen für diese Bestrebungen der inneren Kolonisation angefordert wurden, allseitig zugestimmt wurde.

Aber die Ideen, die all diesen Siedlungen zugrunde liegen, bleiben weit zurück hinter dem genialen Gartenstadtgedanken des englischen volkswirtschaftlichen Schriftstellers Ebenezer Howard. Sein Plan ist auf die Gründung einer neuen Art von Niederlassungen gerichtet, da sowohl in den bisherigen Stadt- wie Landgemeinden arge Mißstände in hygienischer, volkswirtschaftlicher, ethischer und ästhetischer Hinsicht obwalten.

Nach Howard's Vorschlag soll auf einem weiten, von einer Großstadt mehrere Meilen entfernten, aber mit ihr durch gute Verkehrsmittel verbundenen Terrain, das bisher nur der landwirtschaftlichen Benutzung gedient hat und daher von einer Genossenschaft zu einem für bauliche Zwecke sehr geringen Preise erstanden werden kann, eine Siedlung in der Weise geschaffen werden, daß $5/6$ des Geländes für die Landwirtschaft, $1/6$ für die eigentliche Stadt vorbehalten werden. Um eine Steigerung der Grundrenten zu verhüten, bleibt die Genossenschaft alleinige Besitzerin des Geländes. In der Stadt selbst sind kleine Landhäuser, deren jedes nur einer Familie zur Behausung dient, und von denen jedes mit einem Garten versehen ist, zu errichten.

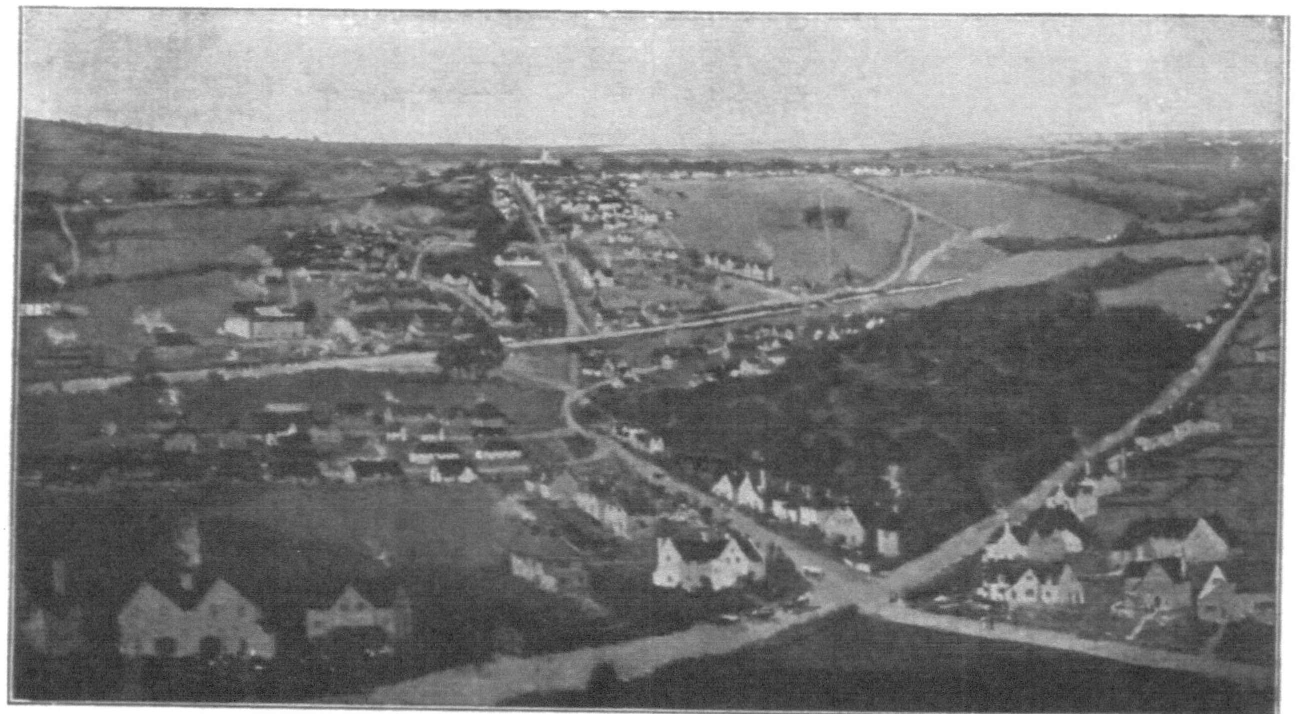

Fig. 18. Letchworth aus der Vogelperspektive.

In allen Häusern muß Wasser und Gas (eventuell elektrische Leitung) vorhanden sein; für Anschluß an die Kanalisation muß gesorgt werden. In der Stadt sind sehr große Parkanlagen und Rasenplätze, die der Bewegung und dem Spiel im Freien dienen, anzulegen. Alle Fabriken, die, wenn irgend möglich, mit Elektrizität statt mit Dampfkraft betrieben werden sollen, müssen am Rande der Stadt liegen, und zwar so, daß die durch den Fabrikbetrieb entstehende Luftverunreinigung durch die häufigsten Winde von der Stadt abgehalten werden. In der Stadt selbst sind alle Straßen mit Bäumen versehen. Für die Befriedigung der Bedürfnisse an allen Gebrauchsgegenständen müssen großstädtisch eingerichtete Geschäfte sorgen; ebenso sollen sich in der Stadt Gotteshäuser, Theater, Museen, Konzerthallen, Versammlungshallen, Krankenhäuser, Schulen, Badehäuser usw., alle mit großen Gartenanlagen umgeben, befinden. Die ganze Stadt soll von elektrischen Bahnen durchquert werden. Die Bodenrente soll auf höchstens 4 Proz. fixiert sein; in der ganzen Siedlung dürfen nicht mehr als 30—35000 Personen wohnen.

Man sieht, daß der Plan Howards die denkbar größten hygienischen und wirtschaftlichen Vorteile mit sich bringen würde — wenn er ausführbar ist.

Nun muß bemerkt werden, daß schon vor Howard, dessen epochemachendes Buch „Garden Cities of To Morrow" erst im Jahre 1898 erschien, der Schriftsteller Theodor Fritsch sowie der Arzt und Nationalökonom Franz Oppenheimer Mitte der 90er Jahre ähnliche Gedanken über „die Stadt der Zukunft" bzw. über „Siedlungsgenossenschaften" veröffentlicht hatten. Allein, ihre Schriften haben zunächst zu praktischen Erfolgen nicht geführt; auch Howard hatte von ihnen keine Kenntnis gehabt.

Mittlerweile hatten aber mehrere englische und auch amerikanische Großindustrielle, deren Fabriken vom Weichbilde der jeweiligen Stadt weit entfernt waren, unabhängig von Howard Siedlungen um ihre Betriebe herum geschaffen. So entstanden unter anderen die trefflichen Fabrikgartendörfer Port Sunlight bei Liverpool, Bournville bei Birmingham. Die dort gewonnenen Erfahrungen waren so günstig in jeglicher Hinsicht, daß es gelang, eine Gesellschaft zu bilden, die den Plan Howards auszuführen entschlossen war.

So wurde 10 Meilen von London und 20 von Cambridge entfernt ein 3800 Acres umfassendes Terrain, von dem der Quadratmeter 20 Pfennig kostete, gekauft; auf dem Gelände lag der Sprengel Letchworth, dessen Namen man auf die neue Siedlung übertrug.

Die Abbildungen 18 und 19 zeigen uns, wie sich die erste und bisher einzige Gartenstadt in wenigen Jahren entwickelt hat.

In Letchworth wohnen jetzt bereits 7500 Personen; die neuangelegten Straßen haben eine Ausdehnung von $9\frac{1}{2}$, die Wasserleitung von $18\frac{1}{2}$, die Gasleitung von 14, die Abzugskanäle von $13\frac{1}{4}$ englischen Meilen. Es wurden schon 1265 Wohnhäuser, 66 Geschäfte, 42 Fabriken und Werkstätten, 2 Kirchen, eine Kapelle, 3 öffentliche Versammlungshallen, Schulen, ein Schwimmbad usw. gebaut.

Über die Mortalitätsverhältnisse wird aus Letchworth folgende Übersicht (Tabelle 44) geboten:

Man kann sich leicht vorstellen, daß der unvergleichlich hohe Gedanke Howards auch in anderen Staaten aufgegriffen wurde. Namentlich in Deutschland bildete sich sehr schnell eine Gartenstadtgesellschaft, die den Plan Howards propagierte. Bis jetzt ist es ihr aber nicht

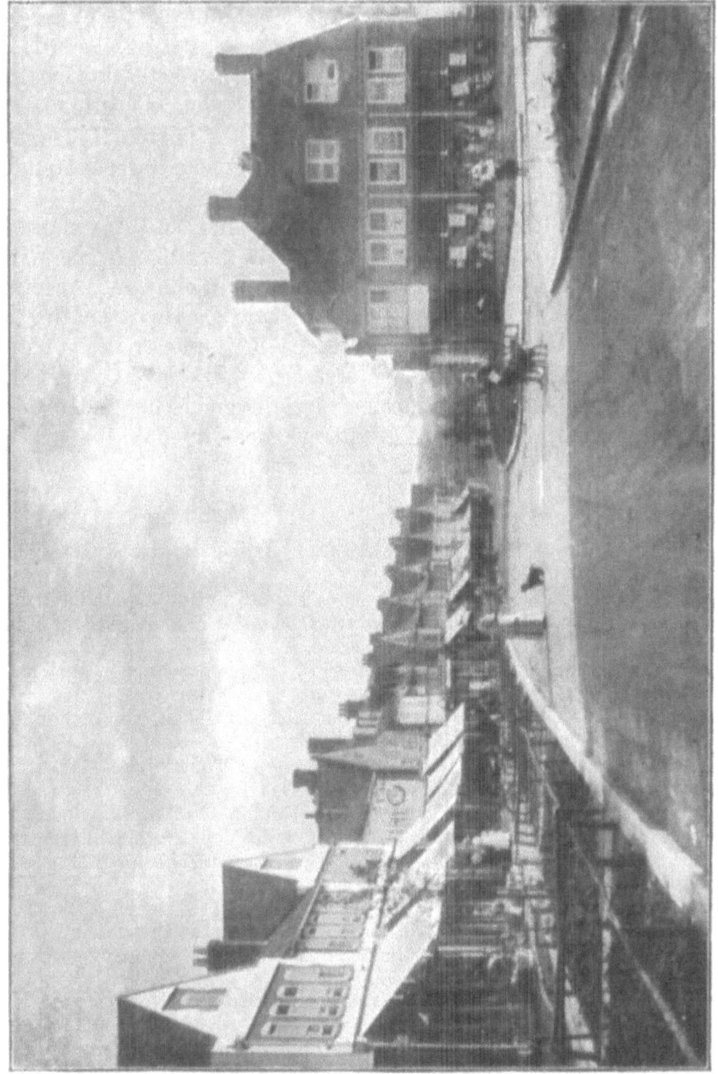

Fig. 19. Eine Geschäftsstraße in Letchworth.

Tabelle 44.

Es starben im Zeitraum 1909/10:

	Letch-worth	Brigh-ton	Wor-thing	London	Bir-ming-ham	Man-chester	Liver-pool	Middles-borough
Im Säuglingsalter auf 1000 Geburten	**54,5**	96,0	74,0	107,9	134,3	134,0	143,6	157,8
pro 1000 Einwohner ..	**4,5**	15,3	14,5	14,0	15,4	17,9	19,0	19,1

Fischer, Hygiene.

9

gelungen, eine Gartenstadt ins Leben zu rufen; gegenwärtig bemüht sich die deutsche Gartenstadtgesellschaft fast nur um die Bildung von gartenstadtähnlichen Vorstädten.

Mehr oder weniger angeregt von der deutschen Gartenstadtgesellschaft entstanden in den letzten Jahren mehrere Gartenvorstädte, deren älteste die Kolonie Ratshof bei Königsberg ist; ihr folgten Hellerau bei Dresden, Stockfeld bei Straßburg und zuletzt die Gartenvorstadt Rüppurr bei Karlsruhe.

So trefflich diese Gartenvorstädte[1]) an sich sind, so kann man sie naturgemäß nicht mit der wahren Gartenstadt vergleichen; denn es fehlt ihnen vor allem die örtliche Verbindung von Wohn- und Arbeitsstätte sowie die Kombination von Industrie und Landwirtschaft, wie man sie in Letchworth findet. Des Weiteren aber verlieren die von der Gartenstadtgesellschaft selbst gegründeten Vorstadtanlagen, wie z. B. die Karlsruher „Gartenstadt", dadurch an sozialhygienischer Bedeutung, daß dort nur Einfamilienhäuser gebaut werden, so daß für unsere Durchschnittsarbeiter der Mietpreis zu hoch wird.

Literatur.

1. Johannes Fuchs: „Wohnungswesen". Artikel im Handwörterbuch der Staatswissenschaften. Jena 1911.

2. Abel: „Feuchte Wohnungen: Ursache, Einfluß auf die Gesundheit und Mittel zur Abhilfe." Deutsche Vierteljahrsschrift f. öffentl. Gesundheitspflege 1903, Heft I.

3. Kathe: „Sommerklima und Wohnung in ihren Beziehungen zur Säuglingssterblichkeit." Jena 1911.

4. Rietschel: „Die Sommersterblichkeit der Säuglinge ein Wohnungsproblem." Deutsch. med. Wochenschr. 1911, Nr. 40.

5. Rubner: „Die Wohnung und ihre Beziehung zur Tuberkulose." Band XI des Werkes „Die deutsche Klinik", 1905.

6. Romberg und Haedicke: „Über den Einfluß der Wohnung auf die Erkrankung an Tuberkulose." Deutsch. Arch. f. klin. Medizin. LXXVI, 4 u. 5.

7. Robert Koch: „Epidemiologie der Tuberkulose". Zeitschr. f. Hyg. und Infektionskrankheiten. 67. Band, Heft I. Leipzig 1910.

8. Rubner: „Hygienisches von Stadt und Land." München 1898.

9. Schilling: „Welche Mindestanforderungen sind an die Beschaffenheit der Wohnungen, insbesondere der Kleinwohnungen zu stellen?" Deutsche Vierteljahrsschrift f. öff. Ges. 1907, Heft I.

10. „Wohnungsfürsorge in deutschen Städten." Beiträge zur Arbeiterstatistik, Nr. 11. Berlin, 1910.

11. Albert Kohn: „Unsere Wohnungsenquete im Jahre 1906." Berlin 1907. Die Berichte über die von der Berliner Ortskrankenkasse für den Gewerbebetrieb der Kaufleute veranstalteten Wohnungsenqueten erscheinen seit 1902 alljährlich.

12. Damaschke: „Die Bodenreform und die Lösung der Wohnungsfrage." Stuttgart. 1906.

---

[1]) Howard hat kürzlich in einem in Berlin gehaltenen Vortrage den Unterschied von Gartenstadt und Gartenvorstadt nachdrücklich betont; Die Gartenstadt ist nach seiner Darstellung, (siehe „Frankfurter Zeitung" vom 27. VIII. 1912) eine völlig selbständige Siedelung mit Fabriken, Wohnungen, öffentlichen Anstalten und einem Kranz landwirtschaftlich verwendeter Terrains; sie ist der Städtetypus der Zukunft; die Gartenvorstadt dagegen ist nur ein Kompromiß, eine Anpassung an die bestehenden Verhältnisse.

13. **Keller:** Die Frage „Kleinhaus oder Mietskaserne" in Deutschland. Thema 3 auf dem IX. Internat. Wohnungskongreß. Wien. Mai 1910. (Zusammenfassende Übersicht über obige Frage!)

14. **Gmünd:** „Hygienische Betrachtungen über offene und geschlossene Bauweise, über Kleinhaus und Mietskaserne." Deutsche Viertelj. f. öff. Gesundheitspflege 1907, Heft 2 und 3.

15. Statistisches Jahrbuch der Stadt Berlin.

16. **Max Flesch:** „Hygienische Ergebnisse der Aktiengesellschaft für kleine Wohnungen in Frankfurt." Medizinische Reform 1911, Nr. 1.

17. **Feig und Mewes:** „Unsere Wohnungsproduktion und ihre Regelung." Göttingen 1911.

18. **Eberstadt:** „Handbuch des Wohnungswesens und der Wohnungsfrage. Jena, 1910."

19. **K. v. Mangoldt:** „Jahrbuch der Wohnungsreform 1908/10." Göttingen, 1911.

20. **Eugen Jaeger:** „Grundriß der Wohnungsfrage und Wohnungspolitik." München-Gladbach 1911.

21. **Johannes Fuchs:** „Zur Politik und Literatur der Wohnungsfrage." Annalen für Soziale Politik und Gesetzgebung. 1. Band, Heft 6. Berlin 1912.

22. **Fiack:** „Obdachlosenfürsorge in deutschen Städten." Mitteil. d. Statistischen Amtes d. Stadt München. Band XXII. München 1910.

23. **Ebenezer Howard:** „Garden Cities of To Morrow." Deutsche Übersetzung. Jena, 1907.

24. **Theodor Fritsch:** „Die Stadt der Zukunft." Leipzig 1895.

25. **Franz Oppenheimer:** „Die Siedlungsgenossenschaft." Berlin 1896.

5. Kleidung.

Während wir in den vorigen Kapiteln die Wohnungsnot geschildert und die Probleme der Nahrungsmittel- bzw. Fleischnot erörtert haben, müssen wir gleich zu Beginn unserer sozialhygienischen Betrachtungen der Kleidung betonen, daß es sich hierbei um einen wirklichen Notstand nicht handelt. Immerhin gibt es auch auf diesem Gebiete eine Reihe von Problemen, welche für die soziale Hygiene von Bedeutung sind.

Die Kleidung hat einen mannigfachen Zweck; sie wurde schon in den frühesten Kulturepochen zum Schutz gegen die Unbilden der Witterung, zugleich auch zum Schmuck sowie zum Kampf gegen Tier und Menschen benutzt. Die Eigenschaft der Tierwelt, sich den klimatischen Verhältnissen anzupassen, besitzt der Kulturmensch nicht mehr in dem erforderlichen Umfange; er sucht diesen Verlust durch die Kleidung auszugleichen. Hierbei wird jedoch ein bisweilen übertrieben großer Wert auf ein gefälliges Aussehen gelegt; und der vermeintliche Geschmack gerät nicht selten in Widerspruch mit den hygienischen Anforderungen. Dazu kommt, daß die Kleidung, namentlich der erwerbstätigen Bevölkerung, bestimmten Bedingungen genügen muß, damit keine gesundheitlichen Nachteile entstehen. Ferner muß berücksichtigt werden, daß die Ausgaben für die Bekleidung den Einkommenverhältnissen entsprechen sollen; wir haben ja oben bereits gesehen, einen wie hohen Anteil an dem Gesamtaufwand für die Bestreitung dieses Bedürfnisses in den minderbemittelten Familien erforderlich ist. Es entsteht mithin eine ganze Anzahl von keineswegs unwichtigen Fragen, die wir aber hier mit Rücksicht auf den Raum, nur in Kürze behandeln können.

Die Art der Kleidung hängt naturgemäß vor allem vom Klima des jeweiligen Landes und der Beschäftigung seiner Bewohner ab. Die allgemeine Tracht der alten Germanen war, nach den Schilderungen von Tacitus (siehe Germania, Kap. 17), ein Mantel, der mit einer Spange oder in deren Ermangelung mit einem Dorn zusammengehalten wurde; nur die Wohlhabenden legten dicht an den Körper ein besonderes Gewand an. Außerdem wurden Tierfelle getragen. Tacitus betont besonders, daß das germanische Weib keine andere Tracht als der Mann hatte; es bediente sich jedoch öfter leinener, mit Purpurstreifen verzierter Gewänder, welche ärmellos waren, so daß Schultern, Arme und ein Teil der Brust unbedeckt blieben. — Wie sehr hiervon die Kleidung der Römer und namentlich der Römerinnen [1]) abwich, ist bekannt. Aber die römische, später die byzantinische Kultur übten ihren Einfluß auf die Mode der ganzen Welt aus; und durch die Kreuzzüge wurden die nationalen Unterschiede bei den Völkern des Abend- und Morgenlandes immer mehr beseitigt. Der moderne Weltverkehr hat die völkischen Besonderheiten nahezu völlig ausgeglichen.

Die Gestaltung der Gewänder wird jetzt in allen Kulturstaaten mehr durch die berufliche Tätigkeit und die soziale Stellung als durch die jeweiligen nationalen Eigentümlichkeiten bestimmt. Einen ganz besonders großen Einfluß auf die Tracht übt die Beschäftigungsweise aus, je nachdem die Arbeit in geschlossenen Räumen oder im Freien zu verrichten ist. Zugleich aber beherrscht der Kostenpunkt die drei hygienisch wichtigsten Faktoren der Kleidung, nämlich die Art des Grundstoffes, die Webweise und die Menge.

Die Kleidung hat mannigfache Beziehungen zur Krankheitsverhütung bzw. -entstehung. Die Gewänder sollen uns ja gegen die Unbilden der Witterung schützen. Sie müssen daher so gestaltet sein, daß in kalten und kühlen Zeiten die Lufttemperatur dem Körper möglichst wenig Wärme entzieht; ferner muß dafür Sorge getragen werden, daß der Körper vor Nässe geschützt wird. Andererseits darf die Kleidung einer gehörigen Körperabhärtung nicht hinderlich sein, und zugleich muß sie leicht vom Staub, Schweiß und sonstigen Verunreinigungen befreit werden können. Diese Erwägungen bestimmen die Auswahl der

---

[1]) Max Oberbreyer führt in einer Anmerkung zu seiner Übersetzung der „Germania" (Reclams Universalbibliothek Nr. 726) eine Schilderung an, welche der römische Dichter Martial von der Kleidung der Römerinnen entwirft:
„Galla, dein Putztisch flickt dich aus hundert Lügen zusammen,
  Während in Rom du lebst, rötet am Rhein sich dein Haar,
  Wie dein Seidengewand, so hebst du am Abend den Zahn auf,
  Und zwei Drittel von dir liegen in Schachteln verpackt.
  Wangen und Augenbrauen, womit du Erhörung uns zuwinkst,
  Malte der Zofe Kunst, welche dich morgens geschmückt.
  Darum kann kein Mann zu dir: ich liebe dich! sagen;
  Was er liebt, bist nicht du; was du bist, liebet kein Mann."

Kleidungsstücke bei der jeweiligen Temperatur, wofern die wirtschaftliche Lage das Vorhandensein der hierfür erforderlichen verschiedenartigen Gewänder gestattet. Wird die Berücksichtigung dieser Forderungen nicht durchgeführt, so sind Krankheiten verschiedener Art zu erwarten.

Ferner entstehen durch die Bearbeitung der Kleiderstoffe, durch ihren Schnitt, durch die Mode zahlreiche Erkrankungen. In erster Linie ist hier das Korsett anzuführen, das bekanntlich auf die Atmungs-, Verdauungs- und Blutzirkulationsorgane einen überaus schädlichen Druck ausübt. Nicht minder verwerflich ist der von Männern benutzte Leibriemen.

Aber auch sonstige Kleidungsstücke können auf den Gesundheitszustand ungünstig einwirken; handelt es sich hierbei auch nicht um lebensgefährliche Krankheiten, sondern zumeist um geringfügige Affektionen, so sind diese vielfach für den Betroffenen doch recht unangenehm. Hier ist zunächst ein unrichtig zugeschnittenes Schuhwerk zu nennen. Der vielfach noch benutzte spitze Schuh, der den natürlichen Bau des Fußes nicht berücksichtigt, führt nicht nur zur Verkrüppelung der Zehen, sondern auch zu Schwielen, Hühneraugen, Blasen, aus denen sich dann oft genug Entzündungen und Eiterungen bilden. Ganz abgesehen aber von diesen Affektionen, beeinträchtigt ein ungeeignetes Schuhwerk die Lust zur Bewegung im Freien; man kann ruhig sagen: Die Fußwanderungen sind eine Schuhfrage. — Ebenso schädlich sind unzweckmäßige Unterkleider; namentlich die offenen Beinkleider der Frauen sind entschieden zur Vermeidung von Erkältungen zu verwerfen. — Auch die ringförmig um den Schenkel angelegten Strumpfbänder wirken oft schädlich, weil sie die Blutzirkulation behindern, was zu Stauungen und Beingeschwüren führen kann. — Schließlich sei auch noch auf die Unzweckmäßigkeit der von den Männern getragenen steifen Kragen hingewiesen, die in zahlreichen Fällen infolge der am Nacken ausgeübten Reibung den Boden für die Entstehung von Furunkeln bereiten. — Auf Grund dieser und anderer Erwägungen gelangt man zu bestimmten Anforderungen an eine geeignete Kleidung. Rubner der sich so ziemlich als erster mit der wissenschaftlichen Erforschung der Kleidung befaßte, nennt eine Kleidung rationell, „wenn sie den größtmöglichen Nutzeffekt mit dem kleinsten Aufwand an Material erreicht, also wenn sie leicht ist“. Ein geringes Gewicht wird insbesondere auch von militärischer Seite gefordert; die Kleidung darf eben die Bewegungsfreiheit nicht behindern. Zugleich muß sie aber widerstandsfähig sein. Ferner ist zu beanspruchen, daß durch den Schnitt der Kleider keine gesundheitliche Beeinträchtigung herbeigeführt wird. Und schließlich wird man verlangen müssen, daß der Preis der Kleider im Einklang mit den Einkommenverhältnissen steht.

Statistische Angaben über die Art wie sich größere, sozial oder wirtschaftlich zusammenhängende Personengruppen kleiden, sind, wenn man von der nicht freiwillig gewählten Kleidung der Soldaten, Ge fangenen usw. absieht, nur sehr spärlich vorhanden. Dagegen liegen einige auf ärztlicher Beobachtung beruhende Mitteilungen über die Kleidungsweise in einigen Landesgebieten vor. So entnimmt man dem „Generalbericht über die Sanitätsverwaltung im Königreich Bayern" folgende Schilderungen der ländlichen Kleidungsweise:

„Im Amte Schrobenhausen, wo die Männer noch die beliebten, aber hygienisch betrachtet unzweckmäßigen Schaftstiefel, die Frauen enge Leibchen tragen, nähert sich die ländliche Tracht jetzt immer mehr der städtischen, wobei vielfach seitens der ländlichen weiblichen Bevölkerung und besonders der Dienstboten ein gewisser Luxus bezüglich der Oberkleidung eingerissen ist, der oft in direktem Gegensatze zur Qualität und namentlich zur Reinlichkeit der Unterkleider und der Leibwäsche steht."

Ähnliche Berichte liegen aus zahlreichen anderen Orten vor; immer wird betont, daß weniger auf Solidität der verwendeten Stoffe wie ehemals gesehen wird, als vielmehr auf Farbenspiel, und daß jetzt an Stelle der Lodenstoffe oder der warmen Tuchstoffe nur Wollstoffe, meist Halb- oder Baumwolle getragen werden. Der Gebrauch der selbstgesponnenen sog. Hausleinwand ist vielfach ganz abgekommen, zum mindesten erheblich reduziert und durch farbige Baumwollstoffe ersetzt, was bei dem seltenen Wäschewechsel besonders im Interesse der Reinlichkeit zu beklagen ist. Aus vielen Ämtern hört man, daß dort das Bestreben weit verbreitet ist, Kopf und Hals gegenüber dem übrigen Körper möglichst warm zu halten. Solchem Zweck dienen die dicken wollenen Halstücher, wie sie in einem großen Teil der Pfalz, Oberpfalz, und besonders in Oberfranken von den Männern im Winter unzertrennlich sind; ebenso unzweckmäßig sind die in manchen Bezirken getragenen wollenen Unterjacken. Da diese Jacken und Wolltücher auch im warmen Lokale, und sogar im Bett nicht selten anbehalten und insbesondere nie gewaschen werden, bieten sie nicht nur Gelegenheit zu Erkältungskrankheiten, sondern sie stellen sich auch als Bakterienträger schlimmster Sorte dar. Bei den Frauen wirken die schweren Kopftücher sehr ungünstig, da sie jede rationelle Haarpflege und namentlich die Ausdünstung der Kopfhaut verhindern. Mit der städtischen Kleidung findet auch das Korsett mit seinen gesundheitlichen Nachteilen für den weiblichen Organismus immer mehr Eingang an der bäuerlichen Bevölkerung. Als besonders gesundheitsgefährlich werden auch die in manchen Orten getragenen schnurähnlichen Strumpfbänder bezeichnet, welche oft schon bei ganz jungen Personen Venenektasien und Krampfadern verursachen.

Erwähnenswert sind ferner die Schilderungen des Dresdener Arztes Dr. Weißwange über die Frauenkleidung in Japan. Er rühmt die Tracht der Japanerinnen als die „von allen weiblichen Kleidungen der modernen Völker vom ärztlichen Standpunkte aus bei weitem beste"; trozdem will er sie aber nicht als für unsere Frauen passend und erstrebenswert hinstellen. Der Vorzug der japanischen Kleidung besteht in dem Kimono, einem schönen und malerischen Obergewand, das den Körper nirgends einengt. Aber zu diesem Kleid gehört ein kostspieliges seidenes, 3—4 m langes und 1 m breites Band, der Obi, zu dessen Anlegung immer die Hilfe einer zweiten Person notwendig ist. Noch unzweckmäßiger sind die Fußbekleidung und die Untergewänder, die den „kurzen, trippelnden Gang der japanischen Frauen mit einwärts gestellten Knien und Füßen" bedingen.

Wenn auch sachgemäße und insbesondere statistische Angaben auf dem Gebiet des Kleidungswesens in größerem Umfange fehlen, so lehrt doch die tägliche Erfahrung, namentlich der Ärzte, daß auch hierbei manche Übelstände, deren Beseitigung zu erwirken ist, vorherrschen.

Solche Bestrebungen sind schon seit geraumer Zeit im Gange; sie erstreckten sich zunächst auf eine Reform der Unterkleider. Weithin bekannt geworden sind besonders die Systeme, welche die Namen Jaeger, Lahmann und Kneipp tragen. Über diese Reformvorschläge äußert sich Kretschmar folgendermaßen:

„Der wissenschaftlichen Hygiene fällt es schwer, die Ausgangspunkte und die physikalischen Grundsätze zu begreifen, auf denen die Gebäude dieser Systeme aufgerichtet sind, und noch schwerer, dem kühnen Flug der Phantasie zu folgen, welchen diese Systeme weithin unternehmen. Es soll jedoch nicht aberkannt werden, daß mit diesen Bestrebungen ein gewisser Anstoß zu einer rationellen Verarbeitung der Rohstoffe für Bekleidungsgegenstände gegeben wurde.... Wie es scheint, lassen sich die Fortschritte, zumal auf hygienischem Gebiet, ohne einen gewissen Zusatz von Nonsens, Übertreibung und Reklame nicht popularisieren. Wenn also die wissenschaftliche Hygiene sich dem praktischen Verständnisse dieses unvermeidlichen Übels, welches endlich auch Gutes schafft, nicht verschließt, so kann und darf sie es doch nicht unterlassen, die Intelligenz des Publikums zur nachdenklichen Wirkung der wissenschaftlichen Forschungen auf dem physiologisch wie volkswirtschaftlich so wichtigen Gebiet der Bekleidungsfrage nachdrücklichst anzurufen.“

In der letzten Zeit hat man sich mit großer Energie und auch schon mit viel Erfolg der Reform sowohl der Ober- als auch der Unterkleider für das weibliche Geschlecht zugewandt. Namentlich gilt der Kampf der Beseitigung des Korsetts.

Schon Goethe hat „ein Pferd mit abgeschnittenen Schweif, einen Hund mit gestutzten Ohren und eine Jungfrau, deren Leib von Jugend an durch Schnürbrüste verdorben und entstellt worden“, als „Dinge, von denen sich der gute Geschmack abwendet, und die bloß in dem Schönheitskatechismus der Philister ihre Stelle haben“, bezeichnet. Im Jahre 1793 erschien die Schrift von Theodor Sömmering: „Über die Wirkungen der Schnürbrust.“ Rokitansky und der Anatom Hyrtl hatten schon vor einem halben Jahrhundert ihre Stimmen gegen das Korsett mit allem Nachdruck erhoben.

Aber diese und andere Mahnungen verhallten wirkungslos. Versuche einer Reformkleidung in Amerika und England führten zu nachhaltiger Wirkung nicht.

Da gelang es gelegentlich des Internationalen Kongresses für Frauenwerke und Frauenbestrebungen, der im Herbst 1906 in Berlin stattfand, dem jungen, jetzt schon verstorbenem Berliner Arzt Carl Spener, die allgemeine Aufmerksamkeit auf die Notwendigkeit einer Kleiderreform zu richten. In seinem Vortrage forderte er die Beseitigung des Korsetts, insbesondere bei den Kindern, die Fußfreiheit des Oberrocks und den Ersatz der Unterröcke durch ein geschlossenes Beinkleid. Der Erfolg seiner Darlegungen war die Gründung des „Vereins für Verbesserung der Frauenkleidung“, dessen Leitung die rührige Vorkämpferin Margarete Pochhammer übernahm. Nach mancherlei Schwierigkeiten bildeten sich, namentlich, nachdem der Maler Schultze-Naumburg sehr eindrucksvoll in Wort und Schrift für die neuen Bestrebungen eingetreten war, in einer Reihe von Städten Organisationen, die eine ansehnliche Zahl von Mitgliedern und noch weit mehr Anhängerinnen zu gewinnen verstanden haben. Die einzelnen Vereine haben sich zu einem Verbande zusammengeschlossen, der jetzt insgesamt 3750 Mitglieder umfaßt; das Verbandsorgan führt neuerdings den Titel „Die neue Frauenkleidung und Frauenkultur".

Mittlerweile hatten sich auch im Auslande Vereine mit gleichartigen Zielen gebildet; und so schritt man im Jahre 1907 zur Gründung eines Internationalen Verbandes, dem deutsche, holländische, österreichische, französische und russische Organisationen angehören.

Die anfangs so verspottete korsettlose Kleidung hat sich inzwischen in allen Bevölkerungsschichten Eingang verschafft; ja, sie ist inzwischen sogar in Paris Mode geworden. Aber unzweifelhaft wird diese auf gesundheitgemäßen Grundsätzen beruhende Tracht keine so schnell vorübergehende Erscheinung sein, wie es im allgemeinen dem Charakter einer Mode entspricht.

Einig ist man über die Schädlichkeit des Schnürleibes; aber gestritten wird noch über die beste Art des Ersatzes. Die meisten schlagen vor, daß die Röcke in geeigneter Weise an den Schultern hängen sollen. Hiergegen ist von ärztlicher Seite der Einwand erhoben worden, daß ein anhaltender Druck auf den Schultergürtel die Entstehung einer Lungenspitzenerkrankung begünstigen würde. Der Haarlemer Arzt van de Velde empfiehlt daher eine Verteilung des Rockgewichtes auf die Schulter und das Becken.

Im großen ganzen scheint mir das Problem der weiblichen Kleidertracht hinsichtlich ihres Schnittes gelöst zu sein; das Verdienst hieran bleibt den Vereinen für Verbesserung der Frauenkleidung unbenommen. Dagegen muß vor dem Luxus, den maßgebende Damen dieser Vereine treiben, gewarnt werden; in dem Bestreben, zu zeigen, daß auch die neue Tracht schön sein kann, entfalten sie einen Aufwand, der bescheidene Frauen abhält, die Reformkleidung anzunehmen, weil viele vermuten, daß diese nur dann wirksam ist, wenn sie mit kostspieliger Eleganz verbunden ist. Außer dem Alkohol- und Tabakmißbrauch ist aber vom sozialhygienischen Standpunkte kaum eine Unsitte so sehr zu verurteilen wie der leider in allen Kreisen nur zu stark verbreitete Kleiderluxus, der fast immer im schreienden Gegensatz zu dem kulturellen und hygienischen Niveau der betreffenden Personen steht.

Erfreulich ist es, daß jetzt in den Mädchenschulen, auf Grund eines Erlasses des preußischen Unterrichtsministeriums beim Turnunterricht das Korsett verboten ist.

Der Hygiene der Männerkleidung[1]) hat man sich bisher nur in geringem Maße gewidmet. Große Aufmerksamkeit brachte man bisher nur der Soldatenkleidung entgegen, weil von der gesundheit-

---

[1]) In dem offiziellen Katalog für die Gruppe „Kleidung" der wissenschaftlichen Abteilung der Internat. Hygiene-Ausstellung in Dresden hieß es, daß man davon abgesehen habe, „die Männerkleidung in einwandfreier Weise darzustellen, teils weil dieselbe in wesentlichen Stücken nicht mehr reformbedürftig ist, teils weil sie als Berufskleidung bereits in anderen Abteilungen, wie Sport, Tropenhygiene,

gemäßen Gestaltung des Anzuges, der Unterkleidung und des Schuh-
werkes die Marschfähigkeit der Truppe wesentlich bedingt wird. Bedauerlicherweise hat man sich aber bis jetzt mit der Kleidung sowohl
der gewerblichen wie der landwirtschaftlichen Arbeiter viel zu wenig
befaßt. Hier gilt es, die Kleidung so einzurichten, daß namentlich für
Ableitung des Schweißes von der Haut, Verhütung des Porenver-
schlusses und Vermeidung starken Temperatursturzes gesorgt wird.
Die Bekleidungsindustrie sollte auf die Herstellung geeigneter Arbeiter-
kleider hingewiesen werden, und zugleich müßte die Arbeiterbevölkerung
über die zweckmäßige Benutzung solcher Gewänder unterrichtet werden.
Gerade auch auf diesem Gebiet hat noch viel zu geschehen.

Zu begrüßen ist es, daß die Industrie jetzt in großem Umfange
und daher zu geringen Preisen brauchbare Sportanzüge herstellt, und
erfreulich ist es, daß in allen Schichten der Bevölkerung infolge der
Ausdehnung, die die sportliche Betätigung in der letzten Zeit gefunden
hat, die Bekleidungsfrage bei Wanderungen und Touren immer mehr
in hygienisch einwandfreier Weise gelöst wird.

Literatur.

1. Kretschmar: „Die Bekleidung." In Weyls „Handbuch der Hygiene",
Bd. 1, Jena 1896.

2. Rubner: „Lehrbuch der Hygiene". Leipzig und Wien 1907.

3. Saalfeld: „Hautkrankheiten und Kleidung." „Medizinische Klinik",
6. Jahrgang.

4. H. v. Feldmann: „Bekleidung und Ausrüstung." In „Sanitätsdienst
und Gesundheitspflege im deutschen Heere", herausgegeben von Villaret und
Paalzow, Stuttgart 1909.

5. Generalbericht über die Sanitätsverwaltung im Königreich Bayern.
München 1909.

6. Weißwange: „Frauenkleidung in Japan." Die neue Frauentracht,
II. Jahrgang, Nr. 6.

7. Schweninger: „Korsett und Frauenzukunft." Die neue Frauentracht,
III. Jahrgang, Nr. 10 und 11.

8. R. Flachs: „Geschichte der Vereine für Verbesserung der Frauenkleidung."
Die neue Frauentracht, IV. Jahrg., Nr. 5.

9. Margarete Pochhammer: „Reformkleidung", Artikel im Handwörterbuch der sozialen Hygiene. Leipzig 1912.

10. Schultze-Naumburg: „Die Kultur des weiblichen Körpers als Grundlage der Frauenkleidung." Leipzig 1902.

11. Th. H. van de Velde: „Die Frauenkleidung." Aus dem Holländischen
übersetzt von F. P. Augustin. Jena 1909.

---

untergebracht ist." — Diese günstige Ansicht von der gegenwärtigen Männerkleidung ist aber doch wohl nicht ganz zutreffend. Und so sehen wir, daß sich in
allerjüngster Zeit eine „Gesellschaft für Reform der Männertracht" mit
dem Sitz in Berlin gebildet hat. Die Aufgabe dieser Vereinigung ist: „Einsicht in
die ästhetische und hygienische Unzulänglichkeit der heutigen Kleidung zu wecken
und zu verarbeiten und einer den wissenschaftlichen Erkenntnissen und ästhetischen
Anforderungen der Gegenwart sowie gleichzeitig der individuellen Verschiedenheit
des Körperbaus und Geschmacks mehr Rechnung tragenden Kleidung den Weg zu
bahnen." An der Spitze des Propagandakomitees stehen: Professor Dr. Mackowski,
Direktor des Rauch-Museums, Dr. phil. Borgius und Schriftsteller Reinhold
Gerling; dem Komitee ist ein beratender Ausschuß beigegeben, bestehend aus
Künstlern, Ärzten, Schneidern bzw. Konfektionären. (Siehe „Die neue Männer-
tracht", Leipzig 1912.)

6. Hautpflege (Volksbadewesen).

Die hohe Bedeutung, welche der Haut namentlich für die Regulierung der Körperwärme innewohnt, erfordert eine besondere Pflege dieses seiner Wichtigkeit nach noch nicht gebührend gewürdigten Organs. In der Haut befinden sich ja zahllose Schweißdrüsen, deren Produkte sich mit Staub und Bakterien mischen, so daß für Entzündungen und Infektionen der Boden bereitet wird, und dies trifft ganz besonders für die gewerblichen Arbeiter zu.

Darum ist die Reinigung der Haut, und zwar nicht nur an den Händen, im Gesicht und am Hals, sondern am ganzen Körper ein dringendes Gebot der Hygiene. Eine so ausgiebige Hautpflege ist in der Regel nur durch ein Bad zu erreichen. Es gilt als allgemein aufgestellter Grundsatz, daß jeder Mensch wöchentlich wenigstens einmal baden soll.

Ein Bad dient nicht nur der Reinigung, sondern vielfach zugleich der Erfrischung und auch der Abhärtung, weil der Reiz des Wassers auf den Blutkreislauf, die Atmung und das Nervensystem günstig einwirkt. Man erkennt daher ohne weiteres leicht, welche Bedeutung dem Volksbadewesen für die Erhaltung und Mehrung der Gesundheit zuzumessen ist.

Es sei hier daran erinnert, welchen Wert die alten Völker, insbesondere die Römer, auf das Bad gelegt haben. Noch heute sieht man im alten Rom die Reste jener großzügig angelegten Badeanstalten. Auch die alten Germanen waren Freunde des Bades; Cäsar und Tacitus berichten davon, daß die ganze Jugend, Mädchen und Knaben, miteinander ins Wasser gingen, und mit Bewunderung sprechen die römischen Schriftsteller von der Schwimmtüchtigkeit der Germanen.

Während des Mittelalters stand in Deutschland das Baden in voller Blüte. Viele Stunden wurden im Wasser verbracht; man unterhielt sich und schmauste in dem Bad, an dem Männlein und Weiblein gemeinsam teilnahmen.

Jedoch in den Zeiten der weitverbreiteten Epidemien boten die Bäder reichlich Gelegenheit zur Krankheitsverschleppung; dazu kam, daß viele dieser Einrichtungen, die ursprünglich der Gesundheitspflege dienten, immer mehr den Charakter eines Bordells annahmen; man warnte daher vor den Bädern, und das Badewesen geriet in Verfall.

Erst gegen Ende des 18. Jahrhunderts wurde der Sinn für das Baden wieder geweckt; im Jahre 1774 wurde in Frankfurt a. M. die erste öffentliche Badeanstalt eröffnet; Wien erhielt im Jahre 1781 ein Flußbad. Goethe schildert, welches Entsetzen die beiden Grafen Stolberg erregten, als sie im Jahre 1775 in der Nähe von Darmstadt in einem Teich badeten. Erst im Jahre 1817 wurde in Berlin durch den General von Pfuel die erste preußische Militär-Schwimmanstalt geschaffen.

Die Wannenbadeanstalten waren noch bis in die jüngste Zeit bei uns nur in sehr spärlicher Zahl vorhanden und zudem unzureichend gestaltet; und das Baden im Freien war ja lediglich während der warmen Monate möglich. So hatten nur die wenigen Reichen, die in ihren Wohnungen sich Badezimmer eingerichtet hatten, die Möglichkeit, regelmäßig zu baden.

Eine Wendung nahm die Entwicklung, als im Jahre 1879 der damalige Oberstabsarzt Münnich im Kasernement des Kaiser-Franz-Regiments in Berlin die erste Brausebadeanstalt schuf. Zuvor besaß jede Kompagnie nur eine Badewanne; es war daher naturgemäß unmöglich, daß jeder Soldat wöchentlich einmal baden konnte. Die Brausebadeanlage stellte dagegen eine Einrichtung dar, die zu gleicher Zeit von 8—10 Mann benutzt werden konnte; die Dauer des Bades wurde auf höchstens 3 Minuten angegeben, so daß in einer Stunde eine ansehnliche Zahl von Soldaten sich gehörig gereinigt haben kann. Das Verfahren bewährte sich und wurde dann in vielen anderen Kasernen nachgeahmt.

In den 80er Jahren bildete sich für die Volksbäder wieder ein größeres Interesse. Da kam der Berliner Dermatologe Lassar auf den Gedanken, die in der Armee eingerichteten Brausebäder in Gestalt der Volksbäder aufzunehmen; er hatte berechnen lassen, daß die Herstellung eines Wellblechbrausebades etwa 6000 M. kosten würde; da bei dieser Bäderart ein sparsamer Wasserverbrauch möglich ist, so konnte man in den Brausebadeanstalten den Zehnpfennigtarif einführen. Mit Recht betonte Lassar immer wieder, daß für die Volksbäder keine Prachtbauten, die dann wegen des hohen Preises doch nur von wenigen benutzt werden können, notwendig sind, sondern daß man vor allem darauf bedacht sein muß, die Badehäuser so zu gestalten, daß jeder Arbeiter sich wöchentlich ein Bad leisten kann.

Auf Lassars Betreiben wurde im Jahre 1899 die Deutsche Gesellschaft für Volksbäder gegründet, welche die breiten Volksmassen auf die Bedeutung der Reinlichkeit hinzuweisen und den Sinn für das Baden gegenüber der herrschenden Gleichgültigkeit und Abneigung zu wecken sucht; zugleich sorgt die Gesellschaft dafür, daß die Zahl der Badeanstalten wächst; ihr Grundsatz lautet: „Jedem Deutschen wöchentlich ein Bad.“

Auf Veranlassung der Deutschen Gesellschaft für Volksbäder wurden mehrere Zählungen der im Deutschen Reiche vorhandenen Warmbadeanstalten, zuletzt im Jahre 1905 durchgeführt; das hierbei gewonnene Zahlenmaterial wurde jeweils im Statistischen Amt der Stadt Berlin bearbeitet.

Nach der neuesten Statistik kommt eine Badeanstalt auf etwa 21 000 Personen. Im Jahre 1905 gab es nur 2847 öffentliche Warmbadeanstalten im Deutschen Reiche. Nicht viel mehr als $^2/_5$ aller Einwohner leben in Orten mit öffentlichen Badeanstalten. Von 1000 Einwohnern wohnen im Durchschnitt nur 425 in solchen Städten, und zwar in Preußen 420, in Baden 414, in Württemberg 389, in Bayern 432, in Sachsen dagegen 600. Unter den Städten, die mehr als 3000 Einwohner aufweisen, besitzen 1092 mit einer Gesamtbevölkerung von 6 507 969 Personen überhaupt keine öffentliche Warmbadeanstalt.

Dies sind recht mißliche Zustände. Es muß freilich hierbei betont werden, daß es in den meisten anderen Staaten auch nicht besser, eher noch schlechter steht. So führt z. B. der Pariser Arzt Martial die deutschen Volksbäder, namentlich die in Berlin, als vorbildlich für Frankreich an. Andererseits ist hier zu erwähnen, daß, nach den Schilderungen von Weißwange, in Japan jede größere Stadt eine ganze Anzahl öffentlicher Badeanstalten hat; in Tokio soll es über 1000 geben, in denen täglich mindestens 300 000 Bäder verabreicht werden.

Daß das Badewesen bei uns in guter Entwicklung begriffen ist, kann erfreulicherweise festgestellt werden. Gerade auf Betreiben der Deutschen Gesellschaft für Volksbäder haben viele Stadtverwaltungen Badeanstalten geschaffen. Als mustergültig ist das auf einer Stiftung beruhende, aber von der Stadtverwaltung übernommene Müllers Bad in München[1]) anzuführen.

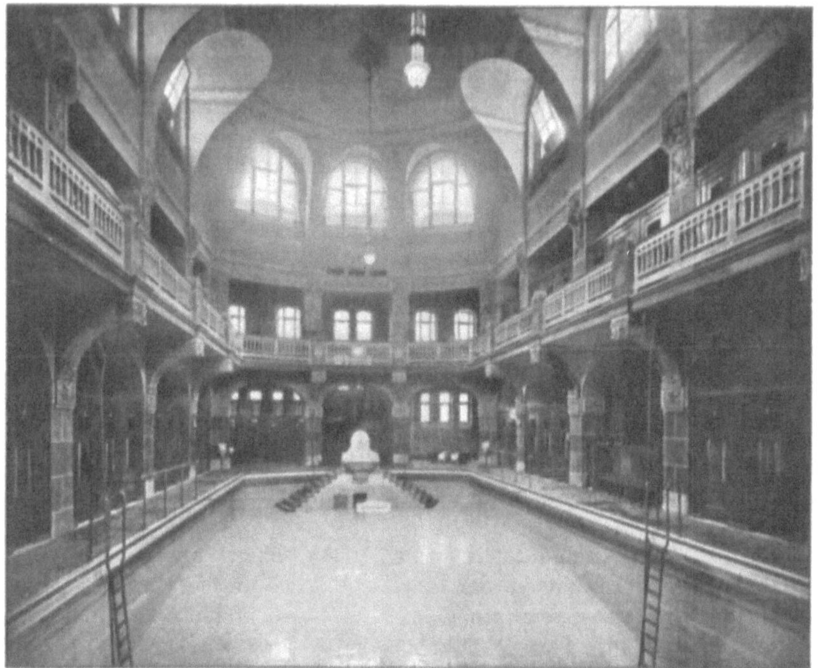

Fig. 20.　Städt. Frauenschwimmbad in Hannover.

Sehr wichtig ist, daß in den Badeanstalten auch Schwimmbassins, und zwar je eins für Männer und Frauen, eingerichtet sind. Vielfach, wie z. B. in Karlsruhe, ist nur ein Schwimmbassin vorhanden; die Folge hiervon ist, daß dies für die Frauen lediglich zu wenigen und gewöhnlich nur ungeeigneten Stunden benutzbar ist. Besondere Frauen-Schwimmbäder gibt es in München (Müllers Bad), Stuttgart, Hannover und anderen Orten.

---

[1]) Die Zahl der Bäder in Müllers Volksbad, das im Jahre 1901 eröffnet wurde, hat von Jahr zu Jahr ganz gewaltig zugenommen. In der gleichen Zeit ist die Frequenz in den anderen städtischen Badeanstalten teils nur wenig gefallen teils sogar ebenfalls gestiegen. Seit dem Bestehen von Müllers Volksbad hat sich der Bäderverbrauch jedenfalls bedeutend vermehrt. Auf den Bevölkerungszuwachs

Vor allem aber sollte dafür gesorgt sein, daß mit jeder Volksbadeanstalt eine Brausebadeeinrichtung verbunden ist, damit so auch
der ganz unbemittelten Bevölkerung die Möglichkeit zu einer gehörigen
Reinigung für wenige Pfennige geboten wird.

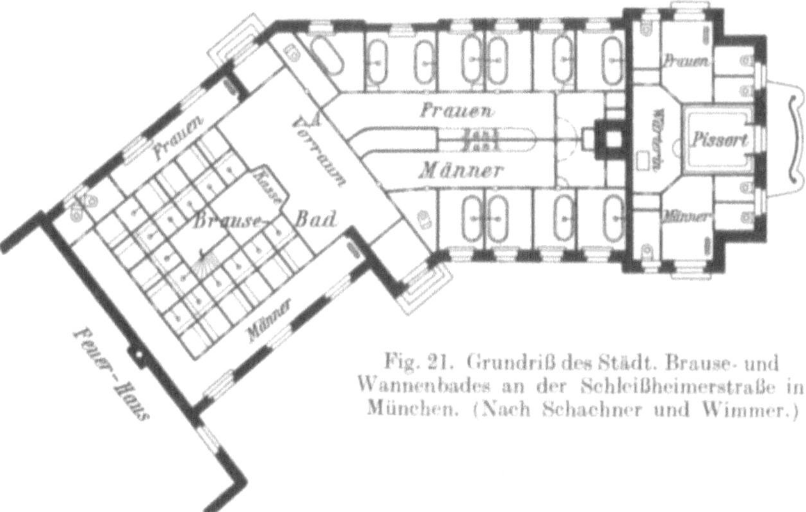

Fig. 21. Grundriß des Städt. Brause- und Wannenbades an der Schleißheimerstraße in München. (Nach Schachner und Wimmer.)

Erfreulich ist es, daß in mehreren Städten Schulbrausebäder eingeführt wurden; näheres hierüber wird in dem Kapitel „Schulkinder“
angeführt.

Erwähnenswert ist auch, daß eine Anzahl Arbeitgeber für ihre
Arbeiter Fabrikbäder eingeführt haben. Eine Umfrage der Zentral-

---

allein kann diese Zunahme nicht zurückgeführt werden. Müllers Volksbad ist
allerdings eine der besten und prächtigsten Badeanstalten, die es überhaupt gibt.
Dazu kommt, daß die Preise für die Bäder wirklich einem Volksbade entsprechen.
Man muß es gesehen haben, wie in München die minderbemittelte Bevölkerung in
großen Scharen in dieses Bad zieht, eben weil es so schön und dabei billig ist. So
entsteht dann die gewaltige Steigerung der Bäderfrequenz. — Diese Tatsachen sind
sehr lehrreich. Man klagt oft über das in der unbemittelten Bevölkerung mangelhaft
vorhandene oder ganz fehlende Bedürfnis nach Körperreinigungen. Ein solches
Bedürfnis läßt sich aber wesentlich durch geeignete Maßnahmen steigern und, wo
es fehlt, erzeugen. Dies beweisen die erstaunlichen Erfolge, die Müllers Volksbad
erzielt hat. Und diese Feststellung auf dem Gebiet der Hautpflege und des Badewesens gilt für alle Zweige der Gesundheitspflege und der Kultur überhaupt.
Hygienische und kulturelle Bedürfnisse schlummern vielfach in der
breiten Bevölkerung; man muß sie durch geeignete Mittel zu wecken
wissen. Es ist durchaus falsch, zu meinen, dies oder jenes gesundheitfördernde
Unternehmen würde zwecklos sein, weil kein Bedürfnis dafür vorliege. Müllers
Bad zeigt, daß bisher versteckt gebliebene Bedürfnisse zutage treten,
sobald die für die Befriedigung des Bedürfnisses notwendige Einrichtung vorhanden ist. — Die Preise in Müllers Bad sind folgendermaßen festgesetzt: Schwimmbad (Einzelkarte) für Erwachsene 30, für Schulkinder 20 Pf.,
Wannenbad 50 Pf., Brausebad (mit Handtuch) 10 Pf.; an Sonnabenden, Sonn- und
Feiertagen und an den Werktagen vor einem Feiertage treten Ermäßigungen ein.

stelle für Volkswohlfahrt bei 235 Unternehmern hat ergeben, daß 107 von ihnen Fabrikbäder oder sonstige Badegelegenheiten für ihre Arbeiter geschaffen haben.

Schließlich sei noch bemerkt, daß neuerdings in vielen Städten auch Luft- und Sonnenbäder, gewöhnlich in Verbindung mit einem Schwimmbad, eingerichtet wurden. Auch manche Landesversicherungsanstalten haben in ihren Erholungsheimen Luftbäder geschaffen.

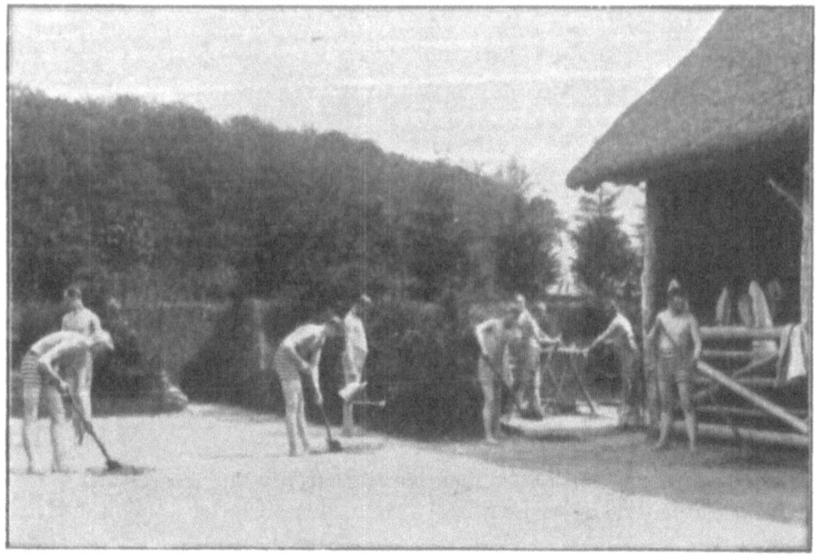

Fig. 22. Arbeit im Luftbad des der Landesversicherungsanstalt der Hansastädte gehörenden Erholungsheims Gr.-Hausdorf.

Auf diesem Gebiete haben sich namentlich die Naturheilvereine verdient gemacht. Nach einer Mitteilung des „Deutschen Bundes der Vereine für naturgemäße Lebens- und Heilweise" sind von dieser Organisation bis jetzt etwa 380 Luftbäder mit Spielplätzen hergestellt worden.

So günstig die Luftbäder auf viele Gesunde und Kranke einwirken, so sehr muß aber davor gewarnt werden, daß Leidende aller Art ohne ärztliche Verordnung Luftbäder nehmen; die Erfahrung lehrt, daß hierbei schon viel Schaden angerichtet wurde.

Literatur.

1. Th. Weyl und Margarethe Weinberg: „Zur Geschichte der Sozialen Hygiene." Artikel im „Handbuch der Hygiene", IV. Suppl. Band. Jena 1904.

2. Hermann Peters: „Der Arzt und die Heilkunst in der deutschen Vergangenheit." Leipzig 1900.

3. Krebs: „Das Baden in der Armee." Veröffentlichungen der Deutschen Gesellschaft für Volksbäder. Bd. IV. Berlin 1906.

4. Lassar: „Über den Stand der Volksbäder." Gesundheitsingenieur 1902, Jahrg. 25, Nr. 6.

5. Am Ende: „Volksbadewesen." Soziale Praxis 1909, Bd. 18.

6. Silbergleit: „Die öffentlichen Warmbadeanstalten im Deutschen Reich." Veröffentlichungen der Deutschen Gesellschaft f. Volksbäder. Bd. V.

7. Martial: L'Ouvrier, son hygiène, son atelier, son habitation. Paris 1909.

8. Weißwange: „Die Frauenkleidung in Japan." Die neue Frauentracht, II. Jahrgang, Nr. 6. München 1905.

9. „Münchens öffentliche Badeanstalten." Kurzgefaßte Übersicht, im Auftrage des Stadtmagistrats zusammengestellt von R. Schachner und G. Wimmer München 1908.

10. „Der Stand der Schulhygiene." Führer durch die Gruppe „Schulhygiene" der Dresdener Internat. Hyg.-Ausstellung. Von H. Selter, Dresden 1911.

11. „Aufgaben und Organisation der Fabrikwohlfahrtspflege in der Gegenwart." Schriften der Zentralstelle für Volkswohlfahrt, Heft 5 der neuen Folge. Berlin 1910.

7. Erholung.

In den vorangegangenen Kapiteln haben wir uns schon mehrfach mit dem Einfluß der Arbeit auf die gesundheitlichen Verhältnisse befaßt, und zwar unter anderem, als wir schilderten, wie die Bevölkerung nach Beschäftigungsarten zu gruppieren ist, wie frühzeitig in den Schichten der Arbeiterschaft beiderlei Geschlechtes die volle Arbeitskraft und Erwerbsmöglichkeit beeinträchtigt, und wie schnell die Lebenskraft in diesen Kreisen verbraucht wird.

Wir müssen uns nun aber noch etwas genauer mit der Einwirkung der Arbeit auf den Gesundheitszustand befassen. Sonderbarerweise hat man den wichtigen Faktor „Arbeit", der sich doch von Urbeginn der Menschheit an geltend gemacht hat, erst seit wenigen Jahrzehnten exakt erforscht.

Unter der Bezeichnung „Arbeit" verstehen wir hier zunächst die unter normalen Bedingungen zu verrichtende körperliche oder geistige Tätigkeit; die Beschäftigung in besonders gesundheitschädigenden gewerblichen Betrieben und die Erwerbsarbeit von Kindern, jugendlichen Personen, schwangeren Frauen usw. mögen vorläufig unberücksichtigt bleiben.

Der Münchner Anthropologe Ranke hat als erster im Jahre 1862 die Ermüdung der Muskeln als Folge der Anhäufung von toxischen Produkten angesprochen; der italienische Physiologe Mosso hat dann im Jahre 1891 gezeigt, daß diese im Muskel erzeugten Ermüdungsstoffe nicht in diesem Organ bleiben, sondern vom Blut aufgenommen werden und so an alle Teile des Körpers gelangen. Ganz besonders wichtig sind aber die zu Beginn dieses Jahrhunderts publizierten Untersuchungsergebnisse von Verworn; an der Hand überaus geistreicher Experimente konnte der Göttinger Physiologe zeigen, daß bei den Ermüdungserscheinungen, und zwar nicht nur des Nervensystems und der Muskeln, sondern überhaupt aller lebenden Substanz zwei ganz verschiedenartige Komponenten zutage treten, nämlich einerseits die Anhäufung von Zersetzungsprodukten, die durch die angestrengte

Tätigkeit entstehen, und andererseits der Verbrauch und mangelhafte Ersatz der zur Wiederherstellung der lebendigen Substanz nötigen Stoffe; die durch Vergiftung mit den eigenen Zersetzungsprodukten entstehende Lähmung bezeichnet er als „Ermüdung" im engeren Sinne, die aus dem Verbrauch und mangelnden Wiederersatz der lebendigen Substanz entspringende Lähmung nennt er dagegen „Erschöpfung".

Diese Nomenklatur weicht allerdings von dem allgemeinen Sprachgebrauch ab; gewöhnlich versteht man unter „Erschöpfung" eine besonders starke oder übermäßig lange anhaltende Ermüdung. Aber ohne Zweifel geht aus den Versuchen von Verworn hervor, welch' große Rolle für die Ausschaltung der Ermüdungsstoffe eine geeignete und hinreichende Ernährung spielt.

Interessant ist es, daß Weichardt im Jahre 1904 diese Toxine, die sich von den sonstigen Abbaustoffen wohl differenzieren lassen, isolieren konnte, und daß es ihm gelang, ein Antitoxin, das die Wirkung der Ermüdungsstoffe paralysiert, herzustellen.

Auch der klinischen Beobachtung waren die Folgen der körperlichen Ermüdung nicht entgangen; man hatte in solchen Fällen Zittern, Schwitzen mit Rötung des Gesichtes, Schmerzen, Vermehrung und Vertiefung der Atmung, Pulsbeschleunigung u. a. mehr, kurz ähnliche Erscheinungen wie bei einer Infektionskrankheit bemerkt; jetzt ist man in das Wesen dieser „Infektion" etwas tiefer eingedrungen. Und sehr wahrscheinlich ist die wirksame Substanz, die sich bei der geistigen Ermüdung geltend macht — diese besteht in Überempfindlichkeit gegen Reize (Schall, Licht usw.), Schlaflosigkeit, Appetitstörung, Mißstimmung usw. — von der gleichen Art. Denn man findet, daß die körperliche Ermüdung die geistige Leistungsfähigkeit lähmt, und daß mit der Überanstrengung des Gehirns eine physische Erschlaffung verbunden ist.

Mittlerweile haben sich die Psychiater und Pädagogen mit der geistigen Ermüdung experimentell befaßt; hier sind namentlich die Untersuchungen von Kraepelin hervorzuheben. Es ließ sich zeigen, daß die Leistungen durch Übung und Willensanspannung gesteigert werden, und daß diese Faktoren für einige Zeit auch das Müdigkeitsgefühl verscheuchen können, daß aber dann doch der Moment eintritt, wo auf den fieberhaften Betätigungsdrang eine starke Ermüdung bis zur Erschöpfung folgt. Bemerkt sei hierbei noch, daß, wie die Experimente ergeben haben, beim Genuß von Alkohol während der Tätigkeit die Ermüdung vorzeitig einsetzt.

Diese physiologischen Feststellungen lehren, wie wichtig für die Erhaltung der Gesundheit eine rechtzeitige und ausgiebige Erholung ist; hierfür sind vor allem Arbeitspausen, eine hinreichende Ernährung und ein tiefer, ruhiger Schlaf erforderlich.

Fehlt es an Ruhe und Nahrungsmitteln, so können sich akute und chronische Erkrankungen entwickeln. So findet man nach den Schilderungen von E. Roth als Folgen der Überanstrengungen Entzündungen der Muskeln, Sehnen und Gelenke, Erschlaffung der Bänder, Verbiegungen des Knochengerüstes, Krampfadern, Unterleibsbrüche, Krankheiten der Geschlechtsorgane, Herzbeschwerden, Neuralgien, Sehstörungen, Appetitlosigkeit, Mattigkeit, Kopfschmerzen und andere Erkrankungen. Hiergegen die erforderlichen prophylaktischen Maßnahmen zu ergreifen, ist die Aufgabe der sozialen Hygiene.

Wir haben in dem Kapitel „Geschichte" schon auf die sozial-hygienische Bedeutung der Sabbatheiligung hingewiesen; allerdings müssen wir betonen, daß bei uns die Sonntagsruhe, namentlich für die Angestellten[1]) in kaufmännischen Betrieben, noch recht mangelhaft gestaltet ist.

Sehr wichtig ist aber vor allem, daß die tägliche Arbeitszeit für keinen Erwerbstätigen ungebührlich lange währen darf. Auch auf diesem Gebiet ist in vielerlei Hinsicht die Gesetzgebung — nicht nur bei uns, sondern in allen Staaten — noch sehr unvollkommen. Wir kommen hierauf in dem Kapitel „Arbeitsschutz" zurück.

Hier seien jedoch noch drei Maßnahmen, deren Einführung neben der Sonntagsruhe und einer angemessenen täglichen Ruhezeit verallgemeinert werden sollte, erwähnt. Zunächst ist zu bemerken, daß jetzt an jedem Werktage viel höhere Ansprüche an die Leistungsfähigkeit jedes Einzelnen gestellt werden als ehedem; darum ist eine Arbeitspause von einem Tage in der Woche heut nicht mehr als ausreichend zu erachten; es sollte wenigstens noch die Hälfte eines zweiten Tages freigegeben werden. Besonders wertvoll ist es, wenn diese Ruheverlängerung unmittelbar dem Sonntage vorangeht; dann können am Samstagnachmittag alle Vorbereitungen für den Sonntag getroffen werden. Nur so kann in den Arbeiterfamilien der Feiertag in Wahrheit lediglich der Erholung gewidmet werden. Zugleich würde auf diese Weise sich die Sonntagsruhe für die Handelsangestellten leichter ermöglichen lassen.

In England ist die Samstagsnachmittagsruhe für Kinder und Frauen seit langer Zeit obligatorisch; auch in anderen Staaten muß am Samstag die Beendigung der Arbeitszeit für die Frauen früher einsetzen, als an den anderen Wochentagen, im Deutschen Reich z. B. schon um 5 Uhr nachmittags. Aber in England wird die Samstagsnachmittagsruhe auch für die Männer durch einen allgemein befolgten Brauch so strikt durchgeführt, daß man in Frankreich mit Recht den Namen „semaine anglaise" geprägt hat. In den Kreisen der französischen Arbeiterinnen macht sich seit einiger Zeit eine energische Bewegung, die sich die Einführung der „semaine anglaise" zur Aufgabe gesetzt hat, geltend. In Deutschland geben einzelne staatliche und städtische Behörden ihren Beamten den Samstagnachmittag frei; es wäre zu wünschen, daß die „englische Woche" auch zu einer deutschen Einrichtung werden würde.

---

[1]) Siehe das Kapitel „Handelsangestellte".

Noch in einer anderen Hinsicht ist England auf dem Gebiete einer gehörigen Verteilung von Arbeit und Erholung mit gutem Beispiel vorangegangen. Die Engländer besitzen die sog. ungeteilte Arbeitszeit, bei welcher die im deutschen Reiche übliche lange Mittagsunterbrechung durch eine kurze Frühstückspause ersetzt wird, so daß die Tagestätigkeit schon in den Nachmittagsstunden beendet ist. Diese Methode zeitigt, im Verein mit einer geeigneten Verkehrspolitik, die Möglichkeit, daß die Wohnstätte ohne Nachteil weit entfernt von der Arbeitsstätte liegen kann. Ungeteilt wie die Arbeitszeit muß dann aber auch die Schulzeit sein. Auf diese Weise werden täglich einige Stunden für die Erholung frei. — Erfreulich ist es, daß auch bei uns, namentlich von München aus unter der Führung von Gruber, eine Bewegung eingesetzt hat, welche die ungeteilte Arbeits- und Schulzeit anstrebt.

Neben der täglichen kurzen und allwöchentlich einen Tag während Erholung ist jedoch auch einmal im Jahre eine etwas länger dauernde Ausspannung notwendig.

Manche Arbeitgeber und vor allem die Versicherungsträger gewähren häufig Arbeitern und Beamten zur Wiederherstellung der Gesundheit und zur Verhütung der Invalidität einen Erholungsurlaub. Aber es sollte hiermit nicht gewartet werden, bis eine Erkrankung zutage getreten ist. Der bei weitem größte Teil der Erwerbstätigen ist jetzt einer Summe von Gesundheitschädigungen durch den Beruf ausgesetzt. Dies gilt besonders für solche Personen, die mit giftigen Stoffen in Berührung kommen und angreifenden Gasen oder widerlichen Gerüchen ausgesetzt sind; es trifft aber auch für alle anderen Erwerbstätigen zu, die viel Staub, sei es im Bureau, in der Werkstätte oder auf der Straße, einatmen müssen, namentlich wenn sie zu wenig Zeit für eine tägliche Erholung in frischer Luft oder für sportliche und der Gesundheit dienende Betätigung finden. Diese nach Millionen von Personen zählenden Bevölkerungsschichten bedürfen einer prophylaktischen Maßnahme, und hierbei hat sich ein alljährlicher Erholungsurlaub als das wirksamste Mittel erwiesen. Es ist jedoch vom Standpunkte der sozialen Hygiene aus zu verlangen, daß diese Ferien, wenn sie in Wahrheit ihren Zweck erfüllen sollen, wenigstens eine Woche lang dauern müssen, und daß während des Urlaubs der Lohn fortbezahlt wird.

Leider werden vorläufig nur verhältnismäßig wenigen Angestellten und Arbeitern alljährlich Ferien gewährt. Das Kaiserliche Statistische Amt hat im September 1901 eine Enquete über die Arbeitszeit und hiermit im Zusammenhang auch über die Urlaubserteilung in Kontoren des Handelsgewerbes und kaufmännischen Betrieben veranstaltet. Antworten liefen aus 13 673 Betrieben, die sich auf 459 Städte verteilten, ein. Im ganzen wurden in 33,78% der Kontore regelmäßig, in weiteren 6,08 % nur „auf Wunsch" Urlaub gewährt; regelmäßig erhielten 27 132 Personen = 38,93 % des gesamten gezählten Personals Urlaub, „auf Wunsch" weitere 5532 Personen = 7,94 % aller Angestellten.

Noch mißlicher als bei den Angestellten sind die Zustände bei den Arbeitern. Bei der schon oben erwähnten Umfrage der Zentralstelle für Volkswohlfahrt im Jahre 1910 ergab sich, daß von 235 befragten Fabriken nur 49 = 20,9 % ihren Arbeitern Urlaub zubilligen. Diese an sich geringe Zahl scheint überdies noch höher zu sein, als im allgemeinen der Wirklichkeit entspricht. Denn gemäß einer vom „Reichsarbeitsblatt" zitierten Nachweisung des Buchdruckerverbandes gewährten nur 23,7% der gesamten Druckereien eine Erholungsfrist, obwohl in diesem Gewerbe die Möglichkeit hierzu in vielerlei Hinsicht weit größer ist als in anderen Betriebsarten.

Bemerkt sei noch, daß mehrere Handelskammern von den günstigen Erfahrungen, die bei der Urlaubsgewährung gewonnen wurden, berichten.

Darum ist die Verallgemeinerung der Ferienerteilung dringend zu wünschen. Um zu diesem Ziele zu gelangen, ist jedoch eine Maßnahme nach Art des österreichischen Handelsgehilfengesetzes, das seit dem 1. Juli 1910 in Kraft ist, notwendig. Nach § 417 dieses Gesetzes ist dem Dienstnehmer, wenn das Dienstverhältnis ununterbrochen 6 Monate gedauert hat, ein ununterbrochener Urlaub von 10 Tagen zu gewähren; die Ferienfrist ist bei einem Dienstverhältnis von mehr als 5 Jahren auf 2 und 3 Wochen zu verlängern. Während des Urlaubs behält der Dienstnehmer den Anspruch auf seine Bezüge. Ein solches Gesetz, das noch auf die Arbeiterschaft ausgedehnt werden müßte, wäre auch für unsere Verhältnisse durchaus zeitgemäß.

Literatur.

1. Johannes Ranke: „Tetanus." Leipzig 1865.

2. A. Mosso: „La fatica" 1891. Übersetzt von Glinzer, Leipzig 1892.

3. Max Verworn: „Allgemeine Physiologie." Jena 1901.

4. Wolfgang Weichardt: „Über Ermüdungstoxine und deren Antitoxine." Münch. med. Wochenschrift 1904, Nr. 1 und 48; ferner: „Über Ermüdungsstoffe". Stuttgart 1912.

5. Kraepelin: „Zur Hygiene der Arbeit." Jena 1896; ferner: „Zur Überbürdungsfrage." Ebenda 1897.

6. E. Roth: „Zur Physiologie und Pathologie der Arbeit, mit besonderer Berücksichtigung der Ermüdungsfrage." Deutsche Vierteljahrsschrift für öffentl. Gesundheitspfl., 43. Bd., 1911.

7. Année Sociale Internationale 1912; herausgegeben von Action Populaire, Reims 1912.

8. „Ungeteilte Arbeits- und Schulzeit." Vortrag von Max v. Gruber, nebst Diskussion; Heft 3 der Schriften des Bayr. Landesvereins zur Förderung des Wohnungswesens. München 1911.

9. „Erhebung über die Arbeitszeit der Gehilfen und Lehrlinge in solchen Kontoren des Handelsgewerbes und kaufmännischen Betrieben, die nicht mit offenen Verkaufsstellen verbunden sind." Bearbeitet im Kaiserl. Statist. Amt. Berlin 1902.

10. „Aufgaben und Organisation der Fabrikwohlfahrtspflege in der Gegenwart." Schriften der Zentralstelle für Volkswohlfahrt; Heft 5 der neuen Folge. Berlin 1910.

11. „Arbeiterwohlfahrtseinrichtungen, insbesondere Urlaubsgewährung." Reichsarbeitsblatt 1911, Nr. 11.

12. M. Mosse: „Zur Kenntnis der Urlaubszeiten der kaufmännischen Angestellten." Soziale Hygiene und Medizin, 18. Jahrg., Nr. 18, Berlin 1910.

8. Fortpflanzung.

Wie die Bedürfnisse nach Nahrung, Wohnung, Kleidung, Hautpflege und Erholung, so erfordert auch der Geschlechtstrieb eine sozialhygienische Erörterung.

Die sexuelle Betätigung zeitigt in zahlreichen Fällen Erkrankungen, die in das Gebiet der Sozialpathologie gehören; dies trifft namentlich bei dem außerehelichen Beischlaf zu, an den sich oft Geschlechtskrankheiten anschließen. Davon wird jedoch erst in dem diesen Leiden gewidmeten Kapitel die Rede sein. Hier soll die Befriedigung des Geschlechtstriebes nur in soweit hinsichtlich ihres Einflusses auf die sozialhygienischen Zustände dargelegt werden, als die sexuelle Betätigung — gewollt oder ungewollt — eine Nachkommenschaft zur Folge hat.

Nach unserer Definition befaßt sich die soziale Hygiene mit den Beziehungen der wirtschaftlichen und sozialen Zustände zu den gesundheitlichen Verhältnissen nicht nur der gegenwärtigen, sondern auch der kommenden Generationen. Darum wollen wir nun die Fragen der Rassenhygiene[1]) oder, um Schallmayers Bezeichnung zu wählen, des Rassedienstes[2]) erörtern; wir werden hierbei erkennen, in welchem Umfange das Problem, einen qualitativ und quantitativ befriedigenden Nachwuchs zu erzielen, mit ökonomischen und sozialen Faktoren zusammenhängt.

Eine gewaltige Summe von körperlichen und geistigen Eigenschaften geht von den Eltern auf die Kinder über. Wir wissen, daß Kraft und Gesundheit wie andererseits eine Reihe von Krankheiten, daß gute geistige Anlagen, aber auch psychische Minderwertigkeit und Neigung zu Verbrechen in zahlreichen Fällen angeboren sind, d. h. vielfach schon bei, bzw. kurze Zeit nach der Geburt des Kindes in die Erscheinung treten. Ein angeborenes Merkmal braucht jedoch noch keineswegs im biologischen Sinne ererbt zu sein.

Wir wollen nun zunächst den allgemeinen Problemen der Vererbung näher treten; dann werden wir die Frage aufzuwerfen haben,

---

[1]) Unter „Rasse“ wird hier die Vitalrasse im Gegensatz zur Systemrasse oder Varietät, die nur einen engeren morphologischen Formenkreis innerhalb einer systematischen Spezies bezeichnet, verstanden. (Ploetz.)

[2]) Schallmayer schlägt für den Galtonschen Namen Nationaleugenik die deutsche Bezeichnung „Rassedienst“ vor, die er für geeigneter hält als die Bezeichnung „Rassehygiene“ oder gar „Rassenhygiene“; „Hygiene“ bezeichne nur Verhütung von Krankheiten, während der Rassedienst sich hierin nicht erschöpfe, denn er erstreckt sich auch auf nichtpathologische Qualitätsunterschiede. Außerdem läßt sich dieses Wort nicht nur auf die Qualität, sondern auch auf die Quantität der Reproduktion des Volkskörpers beziehen. — Galton gibt im 2. Band der „Soziological Papers“ (1905) eine Definition von Eugenik; die deutsche Übersetzung (erschienen im „Archiv für Rassen- und Gesellschaftsbiologie“, Bd. II, 1905) lautet: „Die Eugenik ist die Wissenschaft, welche sich mit allen Einflüssen beschäftigt, welche die angeborenen Eigenschaften einer Rasse verbessern und diese Eigenschaften zum größtmöglichen Vorteil zur Erhaltung bringen.“

ob Zeichen für eine weit verbreitete und zunehmende Degeneration vorliegen; und schließlich werden wir prüfen, ob und welche Maßnahmen zu ergreifen sind, um einen kräftigen und zahlreichen Nachwuchs zu erzielen, sowie um Entartungserscheinungen bei der Nachkommenschaft zu verhüten.

a) Vererbung.

Eine Krankheit, mit der ein neugeborenes Kind behaftet ist, kann von einer ungünstigen Kombination der beiden elterlichen Erbmassen herrühren, sie kann aber auch erst nach der Verbindung der männlichen und weiblichen Keimzellen entstanden sein; im ersten Falle spricht man von einer ererbten, im zweiten von einer angeborenen Krankheit. Lediglich mit Krankheiten der ersteren Art befaßt sich die Rassehygiene.

Die Vererbung beruht, wie Ribbert sich äußert, darauf, daß „die Eigenschaften der Eltern in den in ihnen enthaltenen Keimen vorhanden sind". Zu diesen Eigenschaften gehören neben den allgemeinen Kennzeichen, wie aufrechter Gang, artikulierte Sprache usw., namentlich: kräftige oder schwächliche Konstitution, Krankheiten, besonders gute oder schlechte geistige Veranlagung sowie moralische Defekte.

Mit der ererbten Widerstandskraft des Organismus hat sich die Hygiene bisher wenig beschäftigt; nur Disposition oder Immunität gegen Toxine wurden hinsichtlich ihrer Übertragung auf die Nachkommenschaft schon seit langer Zeit[1]) studiert; die sonstigen Probleme der Konstitutionsvererbung[2]) waren bis vor kurzem noch in völliges

---

[1]) E. Behring hat sich in seiner „Allgemeinen Therapie der Infektionskrankheiten" (Wien 1899) auch mit der Vererbung der Immunität eingehend befaßt, wobei er eine interessante Stelle aus dem im Jahre 60 unserer Zeitrechnung von Lucanus geschriebenen Buch „De bello civile" erwähnt. „Lucanus berichtet von den Psyllern, daß sie eine vererbbare Immunität gegenüber den Schlangengiften besitzen, und zwar werde die Immunität bei den Deszendenten nur beobachtet, wenn nicht bloß die Mütter, sondern auch der Vater dem Volksstamme der Psyller angehöre; denn wenn eine Psyllerfrau mit einem Manne von fremdem Volksstamm ehebrecherischen Umgang gehabt habe, so sei ihr Kind nicht immun. Diese Vererbungseigentümlichkeit gelte als so sicher, daß bei einem Zweifel darüber, ob das Kind einen einheimischen oder fremden Mann zum Vater habe, der negative oder positive Ausgang eines Impfversuches entscheidend sei." — Paul Ehrlich hat im Jahre 1891 gezeigt, daß die bei Mäusen künstlich erzeugte Ricin-Immunität durch die Mutter, aber nicht durch den Vater auf die Nachkommenschaft übertragen wird; das gleiche wurde von Brieger bei der Tetanus-, von Wernicke bei der Diphtherie-Immunität nachgewiesen. Hierbei handelt es sich allerdings nicht um eine Vererbung im strengen Sinne; immerhin beweisen diese experimentellen Ergebnisse, daß die Bakteriologen diesen Vererbungsproblemen viel Beachtung gewidmet haben. (Siehe Carl Günther: „Einführung in das Studium der Bakteriologie." Leipzig 1898.)

[2]) Wenn auch die Probleme der Konstitutionsvererbung früher wissenschaftlich nicht erforscht wurden, so hat es doch zu allen Zeiten scharf beobachtende Männer gegeben, welche auf die Bedeutung der angeborenen und ererbten Anlagen für das Gedeihen des Individuums hinwiesen. So hat, wie Schallmayer erwähnt,

Dunkel gehüllt. Erst in den letzten Jahren hat man diese Fragen wissenschaftlich zu erforschen begonnen. So wurde von Pearson und dann von Ploetz sowie von Weinberg gezeigt, daß die Sterblichkeit der Kinder völlig parallel geht mit dem erreichten Lebensalter der Eltern. Ferner ließ sich nachweisen, daß „das späte Zeugungsalter der Mütter eine Quelle der Produktion schwächerer Kinder" ist. Bemerkenswert ist hierbei, „daß nicht etwa die schwierigere ökonomische Lage, in welche ärmere Eltern bei großem Kindersegen geraten, der Hauptgrund der erhöhten Kindersterblichkeit ist", daß vielmehr „auch bei den 3300 Kindern aus fürstlichen Familien, wo Nahrungsmangel wohl nie in Frage kommt, das Verhalten ähnlich ist".

Für den Sozialhygieniker besonders interessant ist die Frage, ob der Ernährungszustand der Eltern einen Einfluß auf die Konstitution der Nachkommen ausübt. Man wird leicht geneigt sein, anzunehmen, daß im Falle einer Unterernährung sich auch die Keimstoffe nicht gehörig ausbilden können. Aber ein Beweis für diese Annahme ist nicht erbracht worden; es gibt sogar Daten, die es wahrscheinlich machen, daß eine Schädigung der Keimstoffe [1]) bei hungernden Personen nicht erfolgt. Schallmayer äußert sich dahin, daß das Hungern, so beklagenswert es ist, zu einer Rasseverschlechterung nicht geführt hat.

Eingehender als mit der Vererbung der Konstitution im allgemeinen hat man sich mit der Vererbung von Mißbildungen, Krankheiten und Krankheitsanlagen befaßt. Gruber bietet über die in dieser Richtung gewonnenen Erfahrungen eine Zusammenstellung (S. 151).

Die Vererbbarkeit der in der Übersicht genannten pathologischen Erscheinungen steht außer Zweifel; nur bei Krebs und Tuberkulose hat Gruber Fragezeichen angefügt.

In der Tat ist ja das Karzinom seinem ganzen Wesen nach noch so sehr in Dunkel gehüllt, daß man über diese weit verbreitete Krankheit vorläufig nicht viel Sicheres sagen kann. — Besser kennt man die Entstehung der Tuberkulose; man weiß, daß ohne den spezifischen Bazillus diese Erkrankung nicht zustande kommt; aber es ist höchst wahrscheinlich, daß eine besondere Disposition neben der Infektion erforderlich ist. Hier gehen nun die Urteile noch insofern auseinander, als die einen meinen, daß die Disposition in der Regel angeboren ist, während die andern der Ansicht sind, daß die Krankheitsanlage ebenso oft erworben wird. Auch darüber ist man sich noch nicht einig, ob bei der Entstehung eines tuberkulösen oder zur Tuberkulose disponierten

---

der englische Staatsmann W. Temple sich schon vor 2½ Jahrhunderten folgendermaßen geäußert: „Ihren tiefsten Grund haben Gesundheit und langes Leben in der Stärke unserer Rasse oder unserer Geburt. Daher der Spruch: Gaudeant bene nati." — Erinnert sei hier auch an die ersten Worte von Schillers Gedicht „Das Glück": „Selig, welchen die Götter, die gnädigen, vor der Geburt schon liebten." —

[1]) Ploetz meint, daß, wenn auch die männliche Keimdrüse zu den Organen gehört, die beim Hungern bedeutend an Gewicht verlieren, dennoch niemand weiß, ob nicht vielleicht nur die Masse der produzierten Spermatozoen dabei leidet, während die Güte unbeeinträchtigt bleibt.

Übersicht über die wichtigsten vererblichen Mißbildungen, krankhaften Anlagen und Krankheiten des Menschen.

Hasenscharte
Wolfsrachen
Monodaktylie
Polydaktylie
Brachydaktylie
Spalthand
Spaltfuß
Hyprospadie u. andere
Entwicklungsstörungen
  der Genitalien
Aplasie der Brustdrüse
Zwergwuchs
Riesenwuchs
Angeborener Katarakt
Präseniler Katarakt
Angeb. Kolobom
Hydrophthalmus
Ptosis congenita
Myopie
Farbenblindheit

Nachtblindheit
Retinitis pigmentosa
Taubstummheit
Progressive Schwer-
  hörigkeit
Situs viscerum perversus
Alopekie
Ungenügende Frucht-
  wasserbildung
Vererbl. Elephantiasis
Ichthyosis
Prurigo
Dermatitis ballosa
  congen.
Psoriasis
Pigmentmäler
Neurome
Neurofibrome
Exostosen
Mikrokephalie

Progressive Muskel-
  atrophie
Hämophilie
Kurzlebigkeit
Cystinurie
Diabetes insipidus
Disposition zu Geistes-
  und Nervenkrank-
  heiten (Debilität und
  Vulnerabilität des
  Nervensystems).
Gicht
Fettsucht
Diabetes mellitus
Morbus Basedowii
Arteriosklerose
Lungenemphysem
Zahnkaries
Krebs (?)Tuberkulose(?)

Individuums die Keimzelle schon vor der Befruchtung krank war, oder ob sie erst bei oder gar nach der Amphimixis infiziert wird. Hier stehen wir also noch vor einer Fülle von Rätseln.

Und immer weitere Probleme treten uns entgegen, wenn wir danach forschen, wie die Vererbung von Mißbildungen und Krankheiten, bzw. deren Anlagen, erfolgt. Es ist noch völlig unaufgeklärt, unter welchen Bedingungen sich hereditäre Krankheiten, wie Fettsucht, Zucker, Gicht, bei der Deszendenz zeigen müssen. „Hier liegt", wie Martius dargelegt hat, „das eigentliche Vererbungsproblem der menschlichen Pathologie, das Problem, das für den Tierzüchter gar nicht existiert, weil er bewußt krankhafte Individuen von der Zucht ausschließt." Wir wissen auch nicht, ob bei dem Übergang auf die Deszendenz sich das von Mendel [1]) gefundene oder andere Gesetze geltend machen; nur bei wenigen der vererbbaren Affektionen, wie z. B. bei der Bluterkrankheit [2]), kennt man die Eigenart der Übertragung auf die Nachkommenschaft.

---

[1]) Der Augustinerabt Gregor Mendel hat bereits im Jahre 1865 interessante Eigentümlichkeiten, die sich bei der Vererbung zeigen, nachgewiesen. So hat er durch Versuche, die er im Klostergarten zu Brünn ausgeführt hat, festgestellt, daß bei der Kreuzung von roten und weißen Erbsenblüten die roten „dominieren", so daß zunächst Weiß ganz verschwindet; bei der dann wieder erfolgenden Selbstbefruchtung der Bastarde kehrt aber die weiße Farbe in einem bestimmten Zahlenverhältnis, nämlich bei $\frac{1}{4}$ der ganzen Generation, wieder. Von diesen neuen weißen Blüten lassen sich dann wieder nur weiße erzielen, während die Nachkommen der neuen roten verschieden ausfallen.

[2]) Die Kinder der männlichen Bluter sind selbst nicht krank; jedoch die Töchter unter ihnen übertragen, obwohl sie selbst anscheinend gesund sind, die Krankheit auf ihre männlichen Nachkommen. Ein deutliches Beispiel stellt die Bluterfamilie Mampel in Kirchheim bei Heidelberg dar, die vier Generationen hindurch beobachtet wurde; von den 111 männlichen Mitgliedern war ein Drittel, von 96 weiblichen keins ein Bluter.

Ebenso ungelöst wie die bisher erörterten Probleme sind die Fragen der Vererbbarkeit von geistigen und moralischen Qualitäten. Wir können hier vorläufig eben nur eine Reihe von Erscheinungen registrieren, ohne daß sich hieraus bereits Gesetze ablesen lassen. Man kennt Familien, wie z. B. die des Komponisten Joh. Seb. Bach, in denen sich besonders hervorragende künstlerische Fähigkeit in einer Anzahl von Generationen zeigen. Umgekehrt wissen wir, daß auch geistige Minderwertigkeit ererbt sein kann; in dem Kapitel „Schulkinder" wird gezeigt werden, wie sehr die geistige Entwicklung der Kinder von der körperlichen Beschaffenheit, die ihrerseits wieder von den sozialen Verhältnissen beeinflußt wird, abhängt; aber andererseits nützen, wie die Erfahrung oft genug beweist, die günstigsten wirtschaftlichen Verhältnisse und die besten Lehrer nichts, wenn die ererbten geistigen Anlagen des Kindes versagen. Und daß auch moralische Defekte auf die Nachkommenschaft übergehen, hat man an der Hand einer Reihe von Familienchroniken festgestellt. Das bekannteste, weil deutlichste Beispiel für die Vererbbarkeit antisozialer Eigenschaften ist die schweizerische, 310 Personen starke Familie Zero, unter deren Mitgliedern sich Verbrecher, Vagabunden, Alkoholiker, sittlich Verwahrloste, Geistesschwache und Geisteskranke in ganz ungewöhnlich hoher Zahl finden. Im Laufe der Zeit hat, wie Jörger mitteilt, diese einst tüchtige Bauernfamilie, die durch Heirat mit heimatlosen und vagabundierenden Weibern und unter dem Einfluß des Alkohols so schwer geschädigt wurde, den Steuerträgern eine Last von Millionen auferlegt.

b) Degeneration[1]).

Es erhebt sich nun die Frage, ob in Anbetracht der zahlreichen vererbbaren Krankheiten sich in größerem Umfange bei der gegenwärtigen Generation Entartungserscheinungen geltend machen. Es ist zweifellos ungemein wichtig, hierüber Klarheit zu besitzen; aber die Lösung des Problems begegnet vorläufig noch großen Schwierigkeiten.

Zuerst hat man in England diese Frage geprüft. Der General Frederic Maurice hatte zur Zeit des Burenkrieges in einem Artikel der „Contemporary Review" behauptet, daß von 5 Leuten, die in die Armee einzutreten wünschten, nur 2 tauglich waren. Durch diesen und andere Alarmrufe sah sich die englische Regierung veranlaßt, eine besondere Kommission zum Studium der Entartungsfrage[2])

---

[1]) An dieser Stelle hat die Bezeichnung „Degeneration" einen anderen Sinn als bei pathologisch-anatomischen oder klinischen Betrachtungen. Auf dem Gebiet der Rassehygiene handelt es sich bei dem Begriff „Entartung", wie Grotjahn klar auseinandergesetzt hat, nicht um eine Veränderung der Zellen, Gewebe, Organe des Menschen, sondern um eine Minderwertigkeit im Vergleich zu dem als vollkommen gedachten Aszendenten.

[2]) Siehe Heinrich Herkner: „Die Entartungsfrage in England." „Jahrbuch der Gesetzgebung usw.", Jahrgang 31, Heft II.

einzusetzen. In 26 Sitzungen wurden 68 Auskunftspersonen, hauptsächlich Rekrutierungsoffiziere, ärztliche und anthropologische Autoritäten, Schulinspektoren und Schulärzte, Fabrikinspektoren und Fabrikärzte, Gesundheitsbeamte und Personen, die sich in der Wohlfahrtspflege betätigen, befragt; das Ergebnis war: Non liquet. — Die ganze Arbeit der Kommission war freilich, wie Schallmayer mit Recht betont, falsch angegriffen worden, da man nicht scharf unterschied, ob die jeweils festgestellten körperlichen Mängel auf Schädigungen der Erbsubstanz oder auf Milieueinflüsse zurückzuführen waren. — Genau dieselben Fehler werden auch jetzt noch oft genug bei Erörterungen der Entartungsfrage begangen. Man verwechselt Entartung mit physischer Verelendung.

Als Zeichen für die weite Verbreitung der Degeneration wird eine Reihe von Symptomen angeführt, die wir jetzt auf ihre Bedeutung hin prüfen wollen.

Zunächst wird darauf hingewiesen, daß der Geburtenrückgang sich immer mehr bemerkbar macht. Wir haben ja in dem Kapitel „Bevölkerungszusammensetzung und -bewegung" darüber berichtet, wie gering die Geburtenzahl in Frankreich geworden ist, und daß sie auch im Deutschen Reich von Jahr zu Jahr sinkt. — Diese Erscheinung kann besagen, daß die generative Kraft sich vermindert, oder daß der Fortpflanzungswille abgenommen hat. Nun kann in der Tat sowohl der eine wie der andere Faktor durch Krankheiten, wie Syphilis, Alkoholismus, Geistes- und Nervenkrankheiten usw. stark beeinträchtigt werden; und so sehen wir zahlreiche Familien trotz der günstigsten wirtschaftlichen Verhältnisse dahinschwinden, was z. B. für den schwedischen Adel[1]) sowie bei alten Familien in Mannheim[2]) nachgewiesen wurde. Aber es ist doch sehr zweifelhaft, ob der Geburtenrückgang, den man jetzt in weiten Kreisen beobachtet, im wesentlichen als eine Entartungserscheinung, d. h. als die Folge einer Erbsubstanzschädigung, gedeutet werden kann, da Tatsachen, welche für diese Erklärung einen Anhalt bieten würden, kaum vorliegen. Dagegen läßt sich zeigen, daß die Geburtenverminderung durch soziale und wirtschaftliche Verhältnisse verursacht wird.

Schon Malthus hatte die Abhängigkeit der Geburtenziffer von der wirtschaftlichen Lage gelehrt. Seine Theorie gipfelt in dem Gedanken, daß die Menschen sich in geometrischer Progression vermehren, während die Produktion der Nahrungsmittel günstigsten Falles in arithmetischer Progression steigen könne, und daß daher ein Ausgleich entweder präventiv (durch Konzeptionsverhütung) oder positiv (durch größere Sterblichkeit infolge zunehmenden Elends) erfolgen müsse. Bereits in der ersten Auflage seines Buches (1798) finden sich als Kern seiner Gedanken folgende Sätze: 1. Die Bevölkerung ist notwendig durch die Subsistenzmittel beschränkt; 2. die Bevölkerung

---

[1]) Siehe Pontus Fahlbeck: „Der Adel Schwedens." Jena 1903.
[2]) Siehe Sigmund Schott: „Alte Mannheimer Familien." Mannheim 1910.

nimmt ausnahmslos zu, wo die Subsistenzmittel sich mehren; 3. die übermäßige Vermehrungsfähigkeit der Bevölkerung kann nur durch Elend und Laster eingedämmt werden.

Die Lehre von Malthus hat die lebhafteste Diskussion, die noch jetzt mit aller Schärfe fortgeführt wird, ausgelöst. An dieser Stelle interessiert uns zunächst die seiner Theorie unterlegte Voraussetzung, daß die Zeugungslust der Menschen unverändert bleibt. Nach sehr ausführlichen Darlegungen von Mombert und Brentano, die sich auf reiches Tatsachenmaterial stützen, sinkt aber die Geburtenziffer mit steigendem Wohlstand und zunehmender Bildung. Demgegenüber betont Olbenberg, ebenfalls an der Hand eines umfangreichen Zahlenstoffes, daß der Geburtenrückgang durch die mit der Ausbreitung des Industrialismus zusammenhängende Großstadtbildung bewirkt sei. Man erkennt schon aus diesen wenigen Andeutungen, daß sich in die Erörterung dieses Problems wieder die Streitfrage: Freihandel oder Schutzzoll? einschleicht.

Einige Beispiele sollen hier wiedergegeben sein. Mombert führt unter vielen anderen Beweisstücken eine Statistik von Grassl an, die den Unterschied der Geburtenziffern bei den verschieden begüterten Berufsständen zeigt.

Tabelle 45.

Nach der Berufszählung von 1895 in München gehörten an:

Es trafen Geburten:

dem	Bürgerstand	20,57 %	18,7 %
„	Arbeiterstand.	52,98 %	65,4 %
„	Beamtenstand	26,45 %	15,9 %

Brentano weist z. B. auf folgende (dem Bulletin de l'Institut International de statistique, Bd. XI, I. Lieferung, 1899, entnommene) Tabelle hin:

Tabelle 46.

Auf 1000 Frauen im Alter von 15—50 Jahren kommen jährlich Geburten:

	Paris	Berlin	Wien*)	London
In sehr armen Stadtteilen	108	157	200	147
„ armen Stadtteilen	95	129	164	140
„ wohlhabenden Stadtteilen. . . .	72	114	155	107
„ sehr wohlhabenden Stadtteilen .	65	96	153	107
„ reichen Stadtteilen	53	63	107	87
„ sehr reichen Stadtteilen	34	47	71	63

*) Nur eheliche Geburten.

Dagegen beruft sich Oldenberg vor allem auf folgende (der Zeitschrift des Preuß. Stat. Landesamts, Jahrgang 1908, und der „Statistischen Korrespondenz" vom 15. Oktober 1910 entnommene) Statistik:

Hierzu bemerkt Mombert wiederum, daß Oldenberg nur die allgemeine Fruchtbarkeit berücksichtigt habe; die eheliche Frucht-

Tabelle 47.

In Preußen war die allgemeine Fruchtbarkeitsziffer bis zum 45. Jahre

	in den Städten	auf dem Lande	im Stadtkreise Berlin
1876—1880	160,64	182,93	149,21
1881—1890	145,17	179,10	119,59
1891—1895	140,65	181,85	106,23
1896—1900	136,59	183,06	96,73
1901—1905	129,12	178,72	88,78

barkeit sei auf dem Lande stärker gesunken, als man aus obiger Tabelle schließen könnte. Zudem stünde, meint Mombert, der Hinweis auf die größere Geburtenverminderung in den Städten keineswegs im Widerspruch mit seiner Theorie; denn Wohlstand und Bildung haben eben in den Städten viel mehr zugenommen als auf dem Lande.

Mir scheint, daß die Ansichten beider Parteien in gewissem Umfange zutreffen; allein sie wären eher zu einer Klärung des Problems gelangt, wenn sie die beiden Faktoren Fortpflanzungswille und generative Kraft unterschieden hätten.

Zweifellos erfährt der Fortpflanzungswille bei denkenden und fürsorglichen Eltern eine Hemmung, während mittellose Personen sich keine Skrupel darüber machen, ob sie viele oder wenige Kinder in die Welt setzen, da in diesen Kreisen eine geringe Zahl von Nachkommen so wenig erbt wie einer große. Dazu kommt, daß die Ungebildeten die wirksamen Mittel zur Verhütung und Beseitigung der Schwangerschaft gewöhnlich nicht kennen bzw. nicht in der finanziellen Fage sind, sie zu bezahlen. — Wie man dagegen in wohlhabenden und gebildeten Kreisen verfährt, dafür nur ein Beispiel aus französischen Städten[1]): In Lyon haben von 150 Hebeammen jährlich 100 je 100 Fehlgeburten angezeigt; d. h. in jedem Jahr kamen 10 000 Aborte vor, während die Zahl der jährlichen Geburten zwischen 8—9000 schwankte; für Paris nimmt Bertillon pro Jahr bei 63 000 Geburten gegen 70 000 Aborte an. — Daß die Geburtenverhütung bereits auch in den Kreisen der gehobenen Arbeiter zu beobachten ist, beweisen die Feststellungen bei der englischen Krankenkasse Hearts of Oak[2]); hier werden nur solche Arbeiter aufgenommen, die wenigstens 30 Schilling Wochenlohn haben; an die Ehefrauen der Versicherten wird im Falle des Wochenbettes eine Unterstützung von je 30 Schilling ausbezahlt. Man ersieht nun aber aus der Statistik, daß, während die Mitgliederzahl von Jahr zu Jahr steigt, der Betrag, der für die Wöchnerinnenunterstützung aufzuwenden war, seit dem Jahr 1904 anhaltend nicht nur relativ, sondern sogar absolut sinkt. — Erinnert sei hier auch an die oben erwähnte, auffallend kleine Zahl der unehelichen Geburten bei den deutschen Geschäftsgehilfinnen (S. 36).

---

[1]) Siehe „Année sociale internationale"; 3me Année. Reims 1912.
[2]) Siehe 69. Annual Statement of the Hearts of Oak. London 1910.

Andererseits kann man nicht daran zweifeln, daß infolge der wirtschaftlichen Notlage[1]) die generative Kraft geschädigt wird, wobei es sich freilich nicht feststellen läßt, ob die körperliche Beeinträchtigung die **Empfängnisfähigkeit** oder die **Reifung der Frucht** vereitelt. Sicher ist jedenfalls, daß bei den **gewerblichen Arbeiterinnen** der Entbindungskoeffizient vielfach weit niedriger ist als bei der entsprechenden sonstigen weiblichen Bevölkerung. Um nur ein Beispiel zu nennen: Das italienische Arbeitsamt[2]) hat im Jahr 1903, um Unterlagen für die Einrichtung einer staatlichen Mutterschaftskasse zu gewinnen, eine Erhebung über die Entbindungsfrequenz bei den gewerblichen Arbeiterinnen veranstaltet; die Untersuchung erstreckte sich auf 14 150 Betriebe, in denen 414 236 Frauen beschäftigt waren. Es zeigte sich nun, daß der mittlere Koeffizient bei allen in Betracht kommenden Arbeiterinnen nur 45 $^0/_{00}$ betrug, während sich die Fruchtbarkeit bei der allgemeinen italienischen Bevölkerung auf 120$^0/_{00}$ beläuft; ferner wurde festgestellt, daß die Tabakarbeiterinnen, unter denen 84 % mehr als 1½ Lire täglich verdienen, viel häufiger niederkamen als die Arbeiterinnen in chemischen Fabriken, von denen nur 24 % mehr als 1½ Lire erwerben und vor allem als die Textilarbeiterinnen, von denen nur 13 % mehr als 1½ Lire einnehmen. — Man sieht also hier die Verringerung der Geburtenziffer infolge der gesundheitswidrigen Beschäftigung und des unzureichenden Einkommens; ob diese Ursachen ohne den Industrialismus, wie **Oldenberg** meint, fehlen, oder ob sie sich vielleicht dann in noch stärkerem Maße zeigen würden, ist eine Frage für sich, die hier nicht zur Entscheidung steht.

Aus all diesen Darlegungen geht hervor, daß das Problem des Geburtenrückganges nach manchen Richtungen hin noch der weiteren Erforschung bedarf; aber sicher ist, daß der Hauptsache nach die Verminderung sowohl des Fortpflanzungswillens wie der generativen Kraft auf äußere, d. h. wirtschaftliche und soziale Einflüsse und nicht auf eine Entartung im biologischen Sinne zurückzuführen ist.

Es ist dann weiter behauptet worden, daß die Zunahme der **geburtshilflichen Operationen** sowie die Abnahme der **Stilltätigkeit** als Degenerationssymptome zu deuten sind.

Bei dem Hinweis auf die Beeinträchtigung der normalen Entbindungsfähigkeit stützt man sich gewöhnlich auf die **badische geburtshilfliche Statistik.** Aber ich kann diesen Angaben für die Lösung unseres Problems keine Bedeutung zumessen. Denn bei dem starken Anwachsen der Ärzte und den Fortschritten der Operationstechnik ist es jetzt viel leichter als ehedem möglich, bei einer Entbindung

---

[1]) In einer soeben erschienen Arbeit kommt auch der Berliner Frauenarzt **Max Hirsch**, („Frauenerwerbsarbeit, Frauenkrankheiten und Volksvermehrung", Sexualprobleme 8. Jahrgang, Juli u. August 1912) zu dem Ergebnis, „daß die Erwerbsarbeit der Frau als eine bedeutungsvolle Ursache des Geburtenrückganges zu betrachten ist."

[2]) Siehe „Reichsarbeitsblatt" 1906, Nr. 5.

einzugreifen. Mit Recht betont die Berliner Frauenärztin A. Bluhm [1]), wie sehr die Häufigkeit der geburtshilflichen Operationen von der Gepflogenheit der herrschenden Schule (und dem Beschäftigungsgrad des Arztes) abhängt, so daß die Zahl der Eingriffe als Maßstab für die Gebärfähigkeit nicht in Betracht kommen könne.

Die Verbreitung der Stilltätigkeit wird in dem Kapitel „Mütter" erörtert werden; hier interessiert uns zunächst nur die Frage, ob es Beweise dafür gibt, daß jetzt weniger Mütter als in früheren Zeiten imstande sind, ihren Kindern die Brust zu reichen.

Seit einer Reihe von Jahren werden auf Veranlassung von Boeckh, dem einstigen Leiter des Statistischen Amtes der Stadt Berlin, gelegentlich der Volkszählungen Erhebungen über die Säuglingsernährung angestellt. Hierbei wurden die Resultate [2]) gewonnen, die in unserer Tabelle 48 wiedergegeben sind.

Tabelle 48.

Ernährungsweise	Von 1000 Kindern wurden z. Zeit der Volkszählung ernährt in nebenstehender Art		
	1895	1900	1905
Muttermilch	432,22	325,94	313,15
Ammenmilch	14,39	7,09	5,58
Tiermilch	454,26	516,25	559,95
Surrogate	5,53	25,86	24,80
Tiermilch und Surrogate	19,41	25,91	28,27
Brust- und Tiermilch	16,70	33,58	35,01
Brustmilch und Surrogate	1,02	3,52	2,99
Brust-, Tiermilch und Surrogate	0,59	1,32	1,07
Sonstige Angaben	55,88	60,53	29,18
	1000,00	1000,00	1000,00

Man erkennt, daß die Stilltätigkeit bei den Berliner Müttern von Volkszählung zu Volkszählung immer mehr abnimmt. Und wenn auch die Zahl der Gemischternährten, die neben der künstlichen Ernährung die Brust gereicht erhalten, gestiegen ist, so ist dennoch damit für die Häufigkeit der überhaupt Brustgestillten nur sehr wenig gewonnen.

Es fragt sich nun, ob die Abnahme der Stilltätigkeit auf einer ererbten Unfähigkeit beruht. Bunge behauptet auf Grund umfangreicher Erhebungen, daß den Töchtern von Alkoholikern die Stillfähigkeit zumeist fehlt, so daß die in vielen Gegenden zu beobachtende Verminderung des Stillens mit der Ausbreitung des Alkoholismus zusammenhängen könnte. Aber seine Anschauung wurde durch die Feststellungen [3]) der Gynäkologen und der Kinderärzte widerlegt, die

---

[1]) Siehe Gruber und Rüdin: „Fortpflanzung, Vererbung, Rassenhygiene."
[2]) Siehe „Statistisches Jahrbuch der Stadt Berlin", 31. Jahrgang, Berlin 1909.
[3]) Daß die Frauen in mehr als 80 % der Fälle zu stillen fähig sind, wiesen Nigris für Graz, Pinard für Paris, Blaker für London nach. Interessant ist,

nachwiesen, daß bis zu 90% der von ihnen entbundenen Wöchnerinnen zu stillen die physische Kraft besitzen. Aus der Abnahme der Stillhäufigkeit kann also keineswegs ohne weiteres auf eine Verminderung der Stillfähigkeit geschlossen werden. Über die tatsächlichen Gründe, welche dazu führen, daß weniger Mütter als früher stillen, wird in dem Kapitel „Mütter" näheres mitgeteilt werden.

Ferner wird als Zeichen der fortschreitenden Entartung die Abnahme der Militärtauglichkeit angeführt. Der Verfasser hat in einer im Jahre 1909 veröffentlichten Arbeit dargelegt, daß die Tauglichkeitsstatistik nur mit größter Vorsicht für hygienische Schlußfolgerungen verwertet werden kann, und daß die Höhe der Tauglichkeitsziffern hauptsächlich von dem sozialen Milieu, in dem die Eltern der Gestellungspflichtigen leben, bedingt wird. Wir kommen hierauf noch zu sprechen. Hier sei nur eine Beobachtung angeführt, über die Schallmayer berichtet, und die uns zeigt, wie wenig man berechtigt ist, aus den Ergebnissen bei der Rekrutenaushebung Schlüsse auf das Vorhandensein einer Entartung zu ziehen.

Dem französischen Militärarzt Collignon war aufgefallen, daß die Bevölkerung der ehemaligen Grafschaft Limousin besonders kleinwüchsig sei. Auf einer Rasseneigentümlichkeit konnte diese Erscheinung nicht beruhen, da verschiedene Rassentypen auf demselben Gebiet gleichfalls in dieser Weise verstümmelt waren. Daß tatsächlich die Kleinheit der Bevölkerung nicht auf eine ererbte Anlage zurückzuführen sei, beweist die Feststellung Collignons, „daß jene Gestellungspflichtigen, die in dieser Gegend geboren waren, aber infolge Auswanderung der Eltern anderswo aufwuchsen, nicht ebenso kleine Statur hatten, sondern normale Größe erreichten, während solche, die anderswo geboren waren, aber während ihrer Wachstumsperiode in diesem Milieu lebten, nicht über die kleine Statur der dortigen Bevölkerung hinauswuchsen."

Wie aus all diesen Darlegungen hervorgeht, muß man mit der Behauptung, diese oder jene Erscheinung lasse sich als Degenerationszeichen deuten, sehr vorsichtig sein. Tatsächlich kann man zurzeit als ein solches Symptom nur die starke Verbreitung vererbbarer Krankheiten betrachten. Grotjahn führt hierzu folgendes an: „Auf 100 000 der Bevölkerung in Deutschland [1]) wurden etwa 300 Geisteskranke

<hr>

daß Walcher in der Stuttgarter Entbindungsanstalt die gleichen günstigen Erfahrungen gemacht hat; gerade in dieser Anstalt hatte Bunge, als diese noch unter der Leitung von Walchers Vorgänger stand, seine ersten Untersuchungen gemacht. Man ersieht hieraus, wie viel auf die Energie des jeweiligen Gynäkologen ankommt. Die gleiche Ansicht wie die genannten Frauenärzte vertreten die Kinderärzte Schloßmann, Finkelstein u. a. mehr.

[1]) Wie sehr z. B. auch England unter den Folgen der Degeneration zu leiden hat, geht aus einem Bericht des „Berliner Tageblatts" (vom 27. Juli 1912) über den Ersten internationalen Kongreß für Eugenik, der im Juli 1912 in London getagt hat, hervor. In dem Bericht heißt es: „England gibt für die untüchtigen Mitglieder der Nation, Geisteskranke, Schwachsinnige, Verbrecher, Trunkenbolde und Verarmte, jährlich 35 Millionen Pfund aus, d. h. täglich beinahe zwei Millionen Mark."

und Idioten, 150 Epileptiker, 200 Trunksüchtige, 60 Blinde, 30 Taubstumme, 260 Verkrüppelte und 500 Lungenkranke in vorgeschrittenem Stadium gezählt; mindestens $2/3$ dieser Kranken haben die Grundlage ihres Leidens erblich überkommen ..... Mindestens der dritte Teil aller Schulkinder leidet an mehr oder weniger ausgeprägten somatischen oder psychischen Defekten, und von den gesamten Krankenkassenmitgliedern sind höchstens die Hälfte rüstige Individuen, während die andere Hälfte aus kränklichen und minderwertigen Konstitutionen besteht." Mag diese Darstellung auch einer etwas zu pessimistischen Auffassung entstammen, sicher ist doch, daß ein gewaltiges Heer von Menschen mit vererbbaren Krankheiten behaftet ist, und daß daher wirkungsvolle Maßnahmen dringend notwendig sind, um der weiteren Vermehrung degenerierter Personen einen Riegel vorzuschieben.

c) Rassedienstliche Maßnahmen.

Schon in den ältesten Zeiten wurden Gesetze geschaffen, welche die Verhütung von Krankheiten bei der Nachkommenschaft zur Folge hatten. Es sei hier nur an die Verbote des Geschlechtsverkehrs zwischen allen nahen Blutsverwandten[1]) erinnert, womit sich das dritte Buch Mose (Kap. 18 Vers 6 ff.) ausführlich beschäftigt. Alle zurzeit lebenden Kulturvölker haben von alters her die Ehe zwischen Blutsverwandten für ungesetzlich erklärt. Unterschiede bestehen nur hinsichtlich des Grades der Verwandtschaft, für den das jeweilige Eheverbot gilt.

Nach § 130 des „Bürgerlichen Gesetzbuchs für das Deutsche Reich" darf eine Ehe insbesondere zwischen Verwandten in gerader Linie sowie zwischen vollbürtigen oder halbbürtigen Geschwistern nicht geschlossen werden. Das deutsche Gesetz gestattet jedoch die Ehe mit dem Kinde eines Bruders oder einer Schwester, sowie zwischen Geschwisterkindern, obwohl dem geschlechtlichen Verkehr zwischen so nahen Blutsverwandten nur zu oft körperlich oder geistig minderwertige Kinder entstammen. Dagegen verbietet unsere Gesetzgebung die Ehe auch zwischen Personen, die in gerader Linie verschwägert sind (also die Ehe mit der Schwiegertochter oder mit der Stieftochter), wozu ein rassehygienischer Anlaß nicht vorliegt.

Sodann sucht man durch die Gesetzgebung zu verhindern, daß zu junge Personen heiraten. Nach § 1303 des BGB. darf ein Mann nicht vor Eintritt der Volljährigkeit, eine Frau nicht vor der Vollendung des 16. Lebensjahres eine Ehe eingehen; einer Frau kann aber Befreiung von dieser Vorschrift bewilligt werden.

---

[1]) Wie Schallmeyer meint, ist „die fast überall bestehende strenge Verpönung der Blutschande" vermutlich nicht mit Rücksicht auf die Gefahr künftiger Stammesentartung, um die sich bei jenen primitiven Menschen wohl schwerlich jemand gekümmert hat, sondern wahrscheinlich mit Rücksicht auf die sexuellen Rechte oder Interessen der Stammesgenossen aufgekommen und dann infolge ihres hohen rassehygienischen Wertes durch die natürliche Auslese in ihrer Ausbreitung begünstigt worden". (Sexualprobleme 1911, Heft 8.)

Aber außer diesen Eheverboten gibt es — von wenigen Ausnahmen der jüngsten Zeit, die noch erörtert werden, abgesehen — nirgends gesetzliche Bestimmungen, die unmittelbar rassedienstlich wären.

In der Theorie hat man sich zwar schon im Altertum vielfach mit Maßnahmen befaßt, die auf die Erzielung einer körperlich möglichst vollkommenen Nachkommenschaft gerichtet waren; griechische Philosophen [1]) haben eingehende Vorschläge in dieser Richtung ausgesprochen, die aber doch zu „platonisch" waren, als daß sie Aussicht auf Verwirklichung gehabt hätten. — Ebenso schön, aber leider ebenso unwirksam waren die Reformgedanken des italienischen Grafen Campanella [2]).

Um zu rassedienstlichen Einrichtungen gelangen zu können, muß erst eine wissenschaftliche Basis geschaffen werden. Mit solchen Vorarbeiten hat, wie schon erwähnt wurde, Galton begonnen. Ihm sind nicht nur eigene grundlegende Forschungen, sondern auch das erste wissenschaftliche Universitäts-Institut auf dem Gebiet der Rassehygiene, das in London geschaffene „Laboratory for National Eugenics", zu verdanken. Von hier aus wird zugleich die eugenische Aufklärung in die breitesten Volkskreise getragen.

Anfangs unabhängig von Galton, dann aber in Verbindung mit ihm und seinem Mitarbeiter Pearson haben zahlreiche deutsche Ge-

---

[1]) Plato gibt in seinem Werk „Der Staat" (Buch V, Kap. 8 und 9. Deutsche Übersetzung von R. Prantl, Stuttgart) folgende Schilderung, wie die Kindererzeugung zu regeln ist: Die besten Männer sollen so oft als möglich den besten Frauen beiwohnen, die schlechtesten aber den schlechten so selten als möglich, und die Sprößlinge der ersteren soll man pflegen, die der letzteren aber nicht. Die Zahl der Ehen bestimmen die Herrscher, damit sie so sehr als möglich mit Berücksichtigung von Kriegen und Krankheiten und all derartigem stets die gleiche Anzahl der Männer bewahren, und der Staat tunlichst weder zu groß noch zu klein werde. Die Sprößlinge der Guten werden in die Krippenanstalt zu Kinderwärterinnen gegeben, die Sprößlinge der Schlechteren aber und auch die verkrüppelten Kinder der übrigen soll man an einem geheimen Ort verbergen. Für die Nahrung wird gesorgt, indem man diejenigen Mütter, die von Milch strotzen, in die Krippenanstalt führt, wobei aber alle Vorsichtsmaßregeln zu ergreifen sind, daß keine Mutter ihr eigenes Kind erkennt. Die Sprößlinge sollen aus Menschen im schönsten Alter — dies ist beim Weibe das 20., beim Manne das 30. Lebensjahr — hervorgehen.

[2]) Campanella will, wie in seinem Roman „Civitas Solis" dargelegt wird, die Fortpflanzung folgendermaßen gestaltet wissen: „Vor dem gesetzlichen Alter von 21 Jahren wird dem und jenem jungen Mann, damit er nicht nach Unerlaubtem verlange, vertraulicher Umgang mit Frauen gestattet, jedoch nur mit sterilen. Bejahrte Aufseherinnen und greise Inspektoren sind die Berater der jungen Leute, die ihnen insgeheim ihr Sehnen und Verlangen gestanden haben. — Da die Palästra wie im alten Sparta eingerichtet ist, so erscheint die Jugend beiderlei Geschlechts nackend, und die Inspektoren finden die Individuen wohl heraus, die einst tüchtige Väter und Mütter sein werden. Starkwüchsige und schöne Jungfrauen werden nur vermählt mit schlanken und rüstigen Jünglingen, wohlbeleibte Jünglinge mit schmächtigen Jungfrauen und umgekehrt." Die eheliche Verbindung findet nur auf Zeit statt und unterliegt in weitestem Umfange der obrigkeitlichen Aufsicht. Die Fortpflanzung dient der Erhaltung der Gattung, nicht des Individuums, und geht daher vor Allem den Staat an. (Siehe Georg Adler: „Idealstaaten der Renaissance." Annalen d. Deutsch. Reichs, 32. Jahrg., 1899.)

lehrte die Probleme der Eugenik studiert; allerdings steckt dieser
Teil der Wissenschaft noch in den Kinderschuhen, vorzugsweise weil
es an genügendem Untersuchungsmaterial fehlt. Darum forderte Schallmayer schon im Jahre 1891 für jeden Staatsbürger eine amtlich
ausgefertigte „Krankenpaßkarte", in welche von dem zuständigen
Arzt nicht nur die etwaigen Erkrankungen, sondern auch eine Be-
schreibung der betreffenden Person (ausführlicher als bei Reisepässen
üblich) einzutragen sind; so würde man zu brauchbaren Unterlagen
für die Erforschung erblicher Eigenschaften gelangen. Schallmayer
setzt allerdings für diese Registrierung die Verstaatlichung des Ärztestandes voraus. Solange diese jedoch noch nicht erfolgt ist, würde
es sehr wertvoll sein, wenn, wie Tugendreich vorschlägt, „die jetzt
den beamteten Ärzten — Impfärzten, Schulärzten, Militärärzten —
gebotenen Gelegenheiten in einheitlicher Weise zu Eintragungen
benutzt würden"; man würde dann in der Tat zu „Gesundheits-
karten" gelangen, die nicht nur dem Wohle der jeweiligen Einzel-
personen, sondern zugleich dem Studium rassehygienischer Probleme
dienen würden.

In der Praxis hat man nun allerdings dort, wo es die Umstände
als dringend erforderlich erscheinen ließen, die wissenschaftlichen
Forschungsergebnisse nicht abgewartet, sondern ist ohne weiteres zur
Tat geschritten. Daß sich hierbei dann zum Teil schwere Mißgriffe
einschlichen, hat die Erfahrung oft gelehrt. Eine rassehygienische
Maßnahme schuf man — gleichgültig ob beabsichtigt oder nicht —,
indem man Verbrecher einsperrte, namentlich wenn diese Isolierung
während der Zeit der Fortpflanzungsfähigkeit erfolgte. Aber sicherlich
ist es in zahlreichen Fällen ungerechtfertigt, die sozialschädlichen
Menschen nach der zufälligen Art der begangenen Verbrechen einzu-
sperren, statt sie der jeweils vorliegenden Krankheit entsprechend
einer geeigneten Behandlung zu überweisen.

Zu welchen Grausamkeiten die Empirie auf dem Gebiete der
Rassehygiene verleiten kann, zeigt die Sitte in China und Korea. Dort
verfallen auch die Eltern, Geschwister und Kinder eines Mörders dem
Beile des Henkers; Konfutse scheint, wie Hegar darlegt, daran
gedacht zu haben, „daß die Blutsverwandten in geringerem oder
höherem Grade dieselben verderblichen Keimanlagen in sich bergen
wie die Verbrecher, und daß alles gründlich aus der Welt zu schaffen
sei". Nach einer Mitteilung des genannten Gynäkologen wurden, als vor
einigen Jahren Kimmokun, der Minister von Korea, ermordet worden
war, sämtliche Familienmitglieder des Mörders umgebracht.

Neuerdings wendet man in Nordamerika und in der Schweiz
ein wirksames und, wie mir scheint, gerechtfertigtes Mittel an, um
die Fortpflanzung von Verbrechern und Geisteskranken zu verhüten,
nämlich die Sterilisation durch die Vasektomie; die bis jetzt hierbei
gewonnenen Erfahrungen zeigen, daß dies Verfahren auch auf das Befinden der Kastrierten selbst häufig eingewirkt hat. — Ferner hat man
seit einiger Zeit in Connecticut, Ohio und anderen amerikanischen

Staaten Eheverbote für Epiliptische, Geisteskranke, Idioten usw. bei Strafandrohung eingeführt; in Michigan erstreckt sich das Eheverbot auch auf Geschlechtskranke und besonders schwere Verbrecher, im Staate Washington außerdem noch auf Trunksüchtige und Personen mit fortgeschrittener Lungentuberkulose.

Von manchen Seiten wird gefordert, daß, wie in einigen amerikanischen Staaten, die Eheschließung nur nach vorausgegangener ärztlicher Untersuchung stattfinden soll. Schallmayer verlangt hierfür die Anstellung besonders vorgebildeter Amtsärzte, die sich lediglich diesen Aufgaben zu widmen hätten; gegen das Votum des einzelnen Amtsarztes soll es dann eine Berufungsmöglichkeit geben.

Die Geburtenprävention ist aber nicht nur bei Verbrechern und Personen, die mit vererbbaren Krankheiten behaftet sind, geboten. Von Grotjahn, Ploetz und anderen wird zur Vermeidung einer konstitutionell minderwertigen Nachkommenschaft auch die Konzeptionsverhütung bei zu alten Eltern gefordert; ferner soll vermieden werden, daß die Geburten zu rasch aufeinander folgen, und daß die einzelne Mutter zu vielen Kindern das Leben gibt. Die Berechtigung dieser zeitgemäßen Forderungen ersieht man ohne weiteres aus unseren obigen Darlegungen.

Nun sind aber die rassedienstlichen Bestrebungen nicht nur darauf gerichtet, die Ziffer der Minderwertigen möglichst zu beschränken; die aufbauende, positive Hygiene sucht auch nach Maßnahmen, um die Zahl der kräftigen Sprößlinge tunlichst groß zu gestalten. Wenn man berücksichtigt, daß der Geburtenrückgang immer stärker wird, so wird man die Bedeutung solcher Einrichtungen wohl zu würdigen wissen. Manche von den Rassehygienikern gehen aber in ihrer pessimistischen Beurteilung des Sachverhaltes zu weit, und in ihrem Übereifer gelangen sie zu Forderungen, die als utopisch oder doch als undurchführbar für absehbare Zeiten zu betrachten sind.

In einer beachtenswerten Arbeit hat Theilhaber dargelegt, wie namentlich durch die Geburtenprävention die deutschen Juden dem Aussterben entgegengehen. Ob sich wirklich für das Judentum, das sich unter den schwierigsten wirtschaftlichen Verhältnissen Jahrtausende hindurch erhalten hat, jetzt eine solche Zukunft prophezeien läßt, erscheint mir zweifelhaft. Noch weniger kann ich Grotjahn beistimmen, wenn er schreibt, daß der von Theilhaber geschilderte Verfall „nicht etwa eine spezifische Eigentümlichkeit der Juden ist, sondern nur bei ihnen reiner zur Beobachtung kommt als bei den entsprechenden Schichten der nichtjüdischen Bevölkerung Mitteleuropas, die zurzeit noch aus dem übrigens durchaus nicht unerschöpflichen Born des ländlichen und städtischen Proletariats Zufluß erhält". Doch betrachten wir an dieser Stelle einmal an der Hand der Figur 23 (siehe Knöpfel: „Die Zukunft Deutschlands", Darmstadt 1912), wie sich der Geburtenrückgang in Deutschland, in Frankreich und bei den Juden gestaltet hat. Wie man sieht, steht Deutschland jetzt immerhin erst da, wo sich Frankreich schon vor 80 und die

Juden in Preußen, Bayern und Hessen vor 40 Jahren befunden haben.

Auf je 1000 Einwohner kamen Lebendgeborene durchschnittlich jährlich

a) in Deutschland   b) in Frankreich

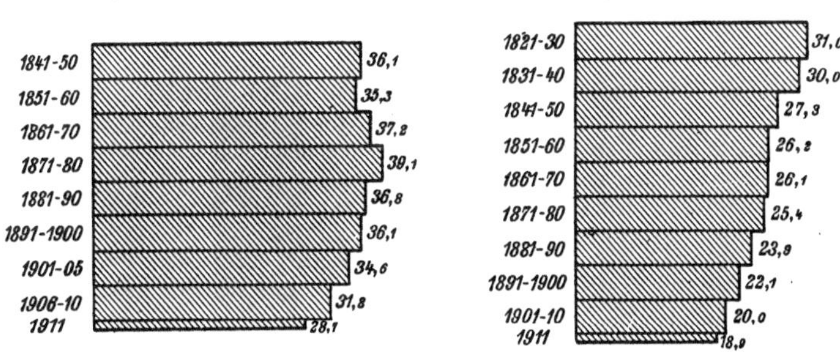

c) bei den Juden in Preußen, Bayern und Hessen.

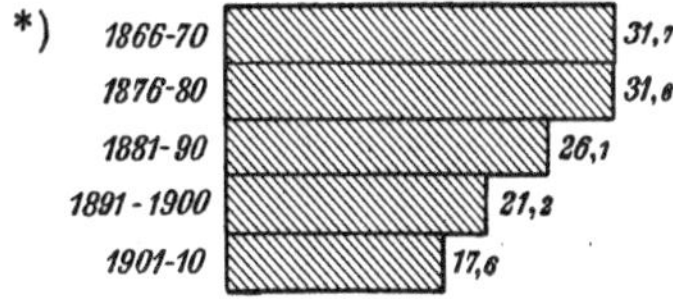

*) Nur für Hessen.

Fig. 23. Der Geburtenrückgang in Deutschland, Frankreich und bei den Juden in Preußen, Bayern und Hessen.

Angesichts dieser Tatsachen und eines jährlichen Geburtenüberschusses von etwa 900 000 Seelen scheint mit der von Grotjahn und anderen geäußerte Pessimismus der deutschen Bevölkerung gegenüber nicht gerechtfertigt zu sein; und die dieser trüben Auffassung entsprossenen Reformvorschläge halte ich daher für unangebracht. Gleichwohl sind sie interessant genug um hier erwähnt zu werden.

Grotjahn meint, schon der jetzige Stand der Wissenschaft ermögliche es, folgende Sätze aufzustellen:

„1. Jedes Ehepaar hat die Pflicht, eine Mindestzahl von drei Kindern über das fünfte Lebensjahr hinaus hochzubringen. 2. Diese Mindestzahl ist auch dann anzustreben, wenn die Beschaffenheit der Eltern eine Minderwertigkeit der Nachkommen erwarten lassen dürfte; doch ist in diesem Fall die Mindestzahl auf keinen Fall zu überschreiten. 3. Jedes Ehepaar, das sich durch besondere Rüstigkeit auszeichnet, hat das Recht, die Mindestzahl um das Doppelte zu überschreiten und für jedes überschreitende Kind eine materielle Gegenleistung in Empfang zu nehmen, die von allen Ledigen oder Ehepaaren, die aus irgendwelchen Gründen hinter der Mindestzahl zurückbleiben, beizusteuern ist.“

In ähnlicher Weise äußerte sich kurz zuvor Gruber:

„Mit der sittlichen Erneuerung allein — so notwendig sie ist! — mit dem Wiedererwecken von sozialer Moral, von wahrhaft völkischer Gesinnung und Lebensführung in uns fortwährend über Sozialreform deklamierenden Egoisten ist es daher nicht getan. Hoffentlich ist die Zeit nicht fern, wo die Gesetzgeber einsehen, daß Individuen von der Gesamtheit für diesen Dienst der Erzeugung eines tüchtigen Nachwuchses wie für andere Dienste entschädigt werden; daß diejenigen, die um ihres persönlichen Behagens willen ihren Dienst in dieser Hinsicht versagen, ausgiebig herangezogen werden müssen, um die Kosten der ehelichen Fruchtbarkeit jener guten Rassenelemente zu tragen, deren kräftige Vermehrung für das Volkswohl unumgänglich notwendig ist. Nur auf diesem Wege wird auch dem zerstörenden Übel der sog. Frauenemanzipation zu steuern sein."

Und weiter heißt es:

„Durch eine weise Gesetzgebung in dieser Richtung, die jenen Ehepaaren, die gesunde und kräftige Kinder aufziehen, einen Teil der wirtschaftlichen Lasten abnimmt (nicht den ganzen!) bzw. angemessene Prämien in Aussicht stellt, würde auch zugleich in rationeller Weise die erforderliche Zuchtwahl getrieben werden können. Die freiwillige Sterilität der physisch und moralisch Minderwertigen wäre dann nur erwünscht!"

Schließlich sei noch angeführt, wie sich Forel zu diesem Problem ausgesprochen hat:

„Ein 24 jähriger Jüngling, gesund und tüchtig, der ein 18 jähriges tüchtiges Mädchen heiratet, tut nach meiner Ansicht eine gute soziale Tat — vorausgesetzt, daß beide gesund bleiben —, wenn er mit ihr 8 bis sogar 12 Kinder erzeugt. Diese werden alle außerordentlich tüchtige und brauchbare Menschen werden."

Man sieht, daß die hier genannten Autoren Forderungen an die einzelne Familie und an den Staat stellen, die zurzeit keine Aussicht auf Erfüllung haben. — Diskutabel dagegen ist schon jetzt die Frage, ob der Staat kinderreiche Familien finanziell unterstützen soll.

Nach dem Preußischen Einkommensteuergesetz vom 24. Juni 1891 wird für jedes nicht selbständig zu veranlagende Familienmitglied unter 14 Jahren von dem steuerpflichtigen Einkommen des Haushaltungsvorstandes, sofern dies den Betrag von 3000 Mark nicht übersteigt, der Betrag von 50 Mark in Abzug gebracht; bei Vorhandensein von drei oder mehr Familienmitgliedern dieser Art findet auf jeden Fall eine Ermäßigung um eine Stufe statt. — Das englische Finanzgesetz vom Jahre 1910 bestimmt, daß bei einem Einkommen von mehr als 160 Pfund und nicht über 500 Pfund Personen, die ein Kind oder mehrere Kinder unter 16 Jahren zu unterhalten haben, eine Ermäßigung der Einkommensteuer in der Weise gewährt wird, daß für jedes derartige Kind der Betrag von 10 Pfund vom steuerpflichtigen Einkommen in Abzug gebracht wird. (Siehe Artikel im Handwörterbuch der Staatswissenschaften. 3. Aufl., Bd. 8, Seite 1210.) — Mit den Problemen der Staatsunterstützungen für kinderreiche Familien beschäftigte sich in jüngster Zeit die französische Regierung ernsthaft. Im Auftrage des Finanzministers wurde, wie das Anneé soziale internationale mitteilt, im Jahre 1910 eine Erhebung veranlaßt, um zu eruieren, auf wieviele Kinder bzw. Familien sich die Unterstützung zu erstrecken hätte. In Betracht gezogen wurden nur solche Familien, die mehr als 4 Kinder unter 13 Jahren besitzen. Es gab deren 368 739 Familien mit zusammen 1 712 322 Kindern; von diesen würden 237 802 mit 1 078 855 Kindern für die Unterstützung in Frage kommen. Ein erheblicher Teil — fast die Hälfte dieser Familien bzw. Kinder — erhält bereits jetzt auf dem Wege der Wohltätigkeit eine Beihilfe. Bei einer monatlichen Unterstützung von 10 Franks pro Kopf des Kindes würde der jährliche Aufwand über 47 Millionen Franks betragen, bei einer monatlicehn Unter.tützung von 15 Franks in den Städten mit mehr als 10 000 Einwohnern und einer solchen von 10 Franks in den kleineren Gemeinden würden sich die Ausgaben auf über 52 Millionen belaufen. In dem Anneé sociale internationale wird bei der Erörterung dieser Angaben die Frage aufgeworfen: „Ces previsions sont-elles suffisantes?" Und die Antwort lautet dort: „Nous en doutons." — Bemerkenswert ist auch, daß sich bereits mehrere Vereinigungen gebildet haben, die sich dem Wohle der kinderreichen Familien widmen, so die im Jahre 1908 gegründete Ligue des peres et meres de familles nombreuses und die im Jahre 1911 gegründete Ligue des fonctionnaires peres des familles nombreuses, und daß die Stadt Tulle seit Beginn des Jahres 1911 allen ihren Beamten, die weniger als 1500 Franks Gehalt haben und Väter von mehr als einem Kinde sind, ene Beihilfe gewährt, und zwar bei 2 Kindern von 10%, bei 3 von 15%, bei 4 und mehr Kindern von 20% des Gehaltes.— In Australien wurde im Oktober 1912 eine Mutterschaftsprämiengesetz, auf Grund dessen jede Wöchnerin hundert Mark ausder Staatskasse gezahlt werden, vom Bundesparlament angenommen.

Schließlich ist noch zu erwähnen, daß als Mittel zur Förderung der Heiraten und der Erzeugung von Kindern auch die Junggesellensteuer betrachtet wird; ein entsprechendes Gesetz besteht seit einiger Zeit in Reuß[1]) (ält. Linie). Ob diese Maßnahme aber tatsächlich einen nennenswerten Einfluß in der Richtung rassedienstlicher Bestrebungen ausüben wird, ist recht zweifelhaft.

Begegnen nun schon die Bemühungen, die Zahl der Geburten wieder zu vergrößern, erheblichen Schwierigkeiten, so ist es zurzeit völlig unmöglich, ein positives Mittel anzugeben, um einen kräftigen Nachwuchs zu erzielen. Manche meinen vielleicht, daß man Menschen von besonderen körperlichen und geistigen Qualitäten ebenso durch sorgfältige Züchtung gewinnen kann, wie man Tiere mit bestimmten Eigenschaften produziert. Allein, beim Menschen sind die Verhältnisse doch weit komplizierter; bei den Tieren handelt es sich gewöhnlich nur um die Erzielung einer Eigenschaft — z. B. um die Renntüchtigkeit bei Pferden oder die Farbenschönheit des Gefieders bei manchen Vögeln —, während es sich bei der Züchtung von physisch und psychisch hochwertigen Menschen um eine große Summe von Qualitäten handelt. — Die Folge hiervon ist naturgemäß, daß man, von den Utopien früherer Jahrhunderte abgesehen, bis jetzt keinen Vorschlag veröffentlicht hat, nach welchem etwa die Gesetzgebung für die Erzielung eines kräftigen Nachwuchses mobil gemacht werden sollte.

Dagegen ist oft erwogen worden, ob man nicht Gesetze, die der natürlichen Auslese, d. h. der größeren Mortalität der schwächeren Personen, entgegenwirken, beseitigen müsse, damit diese sich nicht in zu großer Anzahl fortpflanzen und dadurch den Prozentsatz der konstitutionell Minderwertigen zu stark vermehren. Insbesondere hat man sich gefragt, ob nicht unsere sozialpolitischen Gesetze, namentlich die soziale Versicherung und hierbei besonders wieder die Fürsorge für die Tuberkulösen, der Verschlechterung der Rasse Vorschub leisten. Aber führende Persönlichkeiten wie Grotjahn, Schallmayer, Ploetz haben in Übereinstimmung ausdrücklich erklärt, daß die Einschränkung der kulturellen und humanitären Fortschritte indiskutabel ist. — Sehr klar hat Potthoff das vorliegende Problem behandelt. Er hat darauf hingewiesen, daß die soziale Gesetzgebung notwendig

---

[1]) Das Einkommensteuergesetz vom 21. XII. 1911 bestimmt in seinem § 19: Von unverheirateten Steuerpflichtigen über 30 Jahre wird ein Steuerzuschlag erhoben, welcher in den Einkommensteuerstufen von mehr als 3—6000 Mark 5%, in den von über 6000 Mark 10 % der zu entrichtenden Steuer beträgt. (Siehe Gesetzsammlung für das Fürstentum Reuß, Ältere Linie, Nr. 10). — Auch in Oldenburg hat der Landtag die Einführung einer Junggesellensteuer beschlossen.

sei, „um Existenzen zu erhalten und zu befördern, die biologisch gut und stark, die nur wirtschaftlich schwach sind und eben wegen dieser wirtschaftlichen Schwäche ihre guten Lebenskräfte nicht entfalten können". In der Tat, was nützt die größte Zahl gut beanlagter Personen, wenn sie durch lange Arbeitszeiten schnell ihre Lebenskraft verbrauchen, wenn sie durch hohe Lebensmittelpreise unterernährt sind und im Krankheitsfall keine gehörige Behandlung finden. So wenig das Kanonengeschoß den kräftigsten Soldaten in der Schlacht verschont, so wenig geht die Ungunst der wirtschaftlichen Verhältnisse an den Menschen mit der trefflichsten Konstitution spurlos vorüber; ja es kann durch die ökonomische Notlage sogar bewirkt werden, daß gut veranlagte Menschen dahinschwinden, noch ehe sie Gelegenheit zur Fortpflanzung gehabt haben. Sicherlich muß mit allen brauchbaren Mitteln dahin gestrebt werden, daß die Nachkommenschaft so wenig wie möglich mit ererbten oder angeborenen Schädigungen behaftet ist; denn ein Materialfehler ist weder bei einer Maschine noch beim Menschen zu beseitigen; aber andererseits würden wir einen ebenso unverzeihlichen Raubbau an unserer Volkskraft begehen, wenn wir statt unsere sozialen und hygienischen Einrichtungen immer weiter auszugestalten, deren Beseitigung anstreben würden. Auf die Frage: Rassedienst oder soziale Hygiene? kann die Antwort nur lauten: Rassedienst und soziale Hygiene.

Literatur.

1. A. Ploetz: „Aufgaben und Ziele der Rassenhygiene." Deutsche Vierteljahrsschrift f. öffentl. Gesundheitspflege 1911, Heft 1.

2. Wilhelm Schallmayer: „Vererbung und Auslese in ihrer soziologischen und politischen Bedeutung". Jena 1910.

3. Francis Galton: „Natural Inheritance." London 1889; ferner „Hereditary Genius." London 1892. (Deutsch von Neurath und Schapire-Neurath; „Genie und Vererbung." Leipzig 1910.)

4. Johannes Orth. „Angeborene und ererbte Krankheiten und Krankheitsanlagen." Aufsatz in dem von Senator und Kaminer herausgegebenen Werke: „Krankheiten und Ehe." München 1904; ferner von demselben Autor: „Über die Bedeutung der Vererbung für die Gesundheit und Krankheit." Heft XVI der „Veröffentlichungen des Deutschen Vereins für Volkshygiene". München und Berlin 1909.

5. Hugo Ribbert: „Rassenhygiene." Bonn 1910.

6. K. Pearson and Becton: „On the inheritance of the duration of life and on the intensity of natural selection in man." Biometrika, Vol. 1. Ferner: „Über Zweck und Bedeutung einer nationalen Rassenhygiene für den Staat." Archiv f. Rass.- u. Gesellsch.-Biologie 1908.

7. A. Ploetz: „Lebensdauer der Eltern und Kindersterblichkeit, ein Beitrag zum Studium der Konstitutionsvererbung und der natürlichen Auslese unter den Menschen." Archiv für Rass.- u. Gesellsch.-Biologie 1909.

8. W. Weinberg: „Die rassenhygienische Bedeutung der Fruchtbarkeit." Archiv für Rass.- und Gesellschaftsbiologie. Bd. VII, Heft 6 und Bd. VIII, Heft 1.

9. Gruber und Rüdin: „Fortpflanzung, Vererbung, Rassenhygiene." München 1911.

10. Friedrich Martius: „Die Bedeutung der Vererbung für Krankheitsentstehung und Rassenerhaltung." Arch. f. Rass.- u. Gesellsch.-Biolog. 1910.

11. W. Schallmayer: „Was ist von unserem sozialen Versicherungswesen

für die Erbqualitäten der Bevölkerung zu erwarten?" Zeitschrift für Soziale Medizin, Bd. III, 1908.

12. J. Jörger: „Die Familie Zero." Archiv f. Rass.- u. Gesellsch.-Biologie 1905, Heft IV.

13. Alfred Grotjahn: „Soziale Hygiene und Entartungsproblem." Handbuch der Hygiene; herausgegeben von Th. Weyl, IV. Suppl.-Bd., Jena 1904.

14. Lujo Brentano: „Die Malthussche Lehre und die Bevölkerungsbewegung der letzten Dezennien." Abhandlungen der Historischen Klasse der Kgl. Bayr. Akademie der Wissenschaften, XXIV. Bd., III. Abt.

15. Paul Mombert: „Studien der Bevölkerungsbewegung in Deutschland." Karlsruhe 1907.

16. K. Oldenberg: „Über den Rückgang der Geburten- und Sterbeziffer." Archiv f. Sozialwissenschaft u. Sozialpolitik, Bd. 32 und 33. — Dazu die Erwiderung Momberts und die Replik Oldenbergs, ebenda, Bd. 34.

17. Grassl: „Blut und Brot." München 1905.

18. Bunge: „Die zunehmende Unfähigkeit der Frauen, ihre Kinder zu stillen." München 1907 und 1909.

19. Alfons Fischer: „Rekrutenstatistik und Volksgesundheit." Jahrb. f. Nationalökonomie und Statistik, Bd. 38, 1909.

20. Alfred Grotjahn: „Soziale Pathologie." Berlin 1912.

21. W. Schallmayer: „Über die drohende körperliche Entartung der Kulturmenschheit und die Verstaatlichung des ärztlichen Standes." Berlin 1891.

22. Gustav Tugendreich: Die „Gesundheitskarte". Berliner klin. Wochenschrift 1908, Nr. 23.

23. Alfred Hegar: „Die Wiederkehr des Gleichen und die Vervollkommnung des Menschengeschlechts." Archiv f. Rass.- u. Gesellschafts-Biologie 1911, Heft 1.

24. W. Schallmayer: „Soziale Maßnahmen zur Besserung der Fortpflanzungsauslese." Artikel in dem Werk „Krankheit und soziale Lage", München 1912.

25. F. A. Theilhaber: „Der Untergang der deutschen Juden." München 1911. — Ferner: Grotjahns Referat über dieses Werk im „Jahresbericht der Sozialen Hygiene", Jena 1912.

26. Aug. Forel: „Malthusianismus oder Eugenik?" München 1911.

27. Heinz Potthoff: „Schutz der Schwachen?" Archiv f. Rass.- u. Gesellschafts-Biologie 1911, Heft 1.

III. Sozialhygienische Zustände einzelner Personenklassen.

In dem zweiten Teil haben wir uns mit den Faktoren des sozialhygienischen Gesundheitswesens befaßt, ohne daß wir hierbei auf die Besonderheiten der einzelnen Personenklassen näher eingehen konnten; um jedoch einen tieferen Einblick in die sozialhygienischen Verhältnisse zu gewinnen, müssen wir jetzt zunächst noch die speziellen Zustände, in denen sich gewisse, nach Alter bzw. Beruf zu scheidende Bevölkerungsgruppen befinden, betrachten.

A. Altersklassen.

Naturgemäß wäre es, wenn wir diese Betrachtungen mit einer Schilderung der jüngsten Altersklasse beginnen würden; da jedoch die sozialhygienische Lage der Säuglinge vor allem von den Zuständen, in denen die Mütter leben, beeinflußt wird, so wenden sich unsere Darlegungen zunächst dieser Personengruppe zu.

1. Mütter.

Die physische Möglichkeit[1]), Mutter zu werden, ist für jede weibliche Person vom Eintritt der Geschlechtsreife an bis zum Beginn des Klimakteriums gegeben; infolgedessen stellen die Mütter eine abgrenzbare Altersklasse dar, wenngleich sich sowohl hinsichtlich des Auftretens der ersten Menstruation wie auch des Erscheinens der Menopause bei den einzelnen Nationen und bei den verschiedenen sozialen Schichten innerhalb eines Volkes große Unterschiede zeigen. Nach Rubner tritt gewöhnlich die Menstruation in Ägypten schon mit 10, in Berlin und München mit 16, in Lappland dagegen erst mit 18 Jahren ein; jüdische wie überhaupt orientalische Mädchen sind früher menstruiert als andere, Städterinnen und Töchter aus höheren Ständen eher als Mädchen vom Lande und solche aus den unteren Kreisen. — Die Menopause fällt nach Buschan bei den deutschen Frauen im Durchschnitt auf das 47., bei den Chinesinnen auf das 40., bei den Japanerinnen und Türkinnen bereits auf das 30.—35. Lebensjahr; die sozialen Unterschiede (ebenso wie die Zahl der vorausgegangenen Geburten) sollen mit dem frühen oder späten Eintreten der Wechseljahre in keinem Zusammenhang stehen.

Im gebärfähigen Alter machen sich nun infolge der Reifung des Eies — und zwar sowohl bei der Menstruation wie bei der Schwangerschaft — gewisse physiologische Erscheinungen geltend. Untersuchungen von Gynäkologen und Physiologen haben gezeigt, daß durch die Menstruation Stoffe ausgeschieden werden, die einen toxischen Einfluß auf den weiblichen Organismus ausüben; im Menstrualblut wurden unter anderem Jod und Arsen nachgewiesen. Man kann sich daher leicht vorstellen, daß die Frauen und Mädchen unter der Einwirkung dieser Toxine an den letzten Tagen unmittelbar vor der Periode oder beim Ausbleiben der Menses (Schwangerschaft, Amenorrhöe) in ihrem körperlichen und seelischen Befinden beeinträchtigt sind. Ferner greift die Entbindung namentlich wegen der mit ihr verbundenen physischen Anstrengung und des Blutverlustes den Organismus ungewöhnlich stark an.

Die Einwirkungen der Menses, der Schwangerschaft und des Wochenbettes auf den Zustand des weiblichen Körpers hat der italienische Gynäkologe Bossi mit Hilfe des Ergographen von Mosso erforscht; er hat hierbei ähnliche Erscheinungen festgestellt, wie wir sie bei der Ermüdung, die ja auch auf einer Ansammlung spezifischer Toxine beruht, kennen gelernt haben. Die Untersuchungen von Bossi ergaben, daß die Muskelkraft unmittelbar vor der Menstruation, während der Schwangerschaft an den Tagen, an denen die Periode sonst zu erwarten

---

[1]) Mit dem Eintritt der Konzeptionsmöglichkeit ist jedoch die volle Fähigkeit noch nicht entwickelt. Grassl erachtet als „Gebäroptimum", d. h. als diejenige Zeit, in welcher nach regelrechter Begattung am ehesten die Befruchtung erfolgt, das mittlere Drittel der Konzeptionsfähigkeit. Anfangs kinderlose Ehen werden oft noch befruchtet, wenn die Frau in die gebäroptimale Zeit kommt. (Siehe Grassl: „Das zeitliche Gebäroptimum." Soziale Medizin und Hygiene, Bd. II, 1907.)

wäre (physiologische Krisen der Schwangerschaft), besonders aber während der Geburt und der ersten Tage des Wochenbettes erheblich herabgesetzt ist.

In Anbetracht dieser Erscheinungen kann man sich leicht vorstellen, welche Folgen sich für die Gesundheitsverhältnisse ergeben, wenn zu dieser physiologisch bedingten Beeinträchtigung noch der Kräfteverbrauch infolge der Arbeit, die von den Frauen in und außer dem Hause zu leisten ist, hinzutritt. Diese Verbindung von Mutterschaft und Erwerbstätigkeit trifft jedoch nicht für alle Personen im gebärfähigen Alter zu, da in den Kreisen der Reichen und zumeist auch im Mittelstand die Berufsarbeit fast nur den Männern obliegt. Ferner muß man unterscheiden zwischen unverheirateten und verheirateten weiblichen Erwerbstätigen, weil vorzugsweise bei den letzteren, namentlich in den mittleren Jahren, die Konzeptionswahrscheinlichkeit sehr groß ist. Unser Interesse wendet sich daher gerade der zuletzt genannten Gruppe ganz besonders zu.

Über die Beteiligung des weiblichen Geschlechts an der Erwerbsarbeit haben uns schon die Tabellen 18, 19, 20 und 24 informiert. Hier seien noch einige statistische Angaben angereiht, die darüber unterrichten, wieviele unter den weiblichen Erwerbstätigen verheiratet sind.

Tabelle 49.

Die weiblichen Erwerbstätigen in den Berufsabteilungen nach dem Familienstande 1907 und 1895.

Berufsabteilungen a = 1907 b = 1895		Von den Erwerbstätigen waren			Zu- sammen	v. H. der Erwerbs- tätigen waren		
		ledig	verheiratet	verw. und geschieden		ledig	verhei- ratet	verw. u. ge- schied.
A. Landwirtschaft, Forst-	a	2 089 695	**2 013 415**	495 876	4 598 986	45,44	**43,78**	10,78
wirtschaft usw.	b	1 651 524	**615 301**	486 329	2 753 154	59,99	22,35	17,66
B. Bergbau, Industrie,	a	1 412 062	**447 947**	243 915	2 103 924	67,12	**21,29**	11,59
Baugewerbe	b	1 048 818	**250 666**	221 634	1 521 118	68,95	**16,48**	14,57
C. Handel und Verkehr einschließl. Gast- und	a	520 297	263 069	148 007	931 373	55,86	28,25	15,89
Schankwirtschaft	b	323 966	129 176	126 466	579 608	55,89	22,29	21,82
D. Häusliche Dienste und	a	177 053	52 822	91 029	320 904	55,17	16,46	28,37
Lohnarb. wechs. Art	b	122 266	28 595	83 004	233 865	52,28	12,23	35,49
E. Öffentliche Dienste u.	a	235 055	31 611	21 645	288 311	81,53	10,96	7,51
freie Berufsarten	b	135 815	22 643	18 190	176 648	76,88	12,82	10,30
F. Ohne Beruf u. Berufs-	a	605 714	141 465	1 045 028	1 792 207	33,80	7,89	58,31
angabe	b	397 270	59 992	658 287	1 115 549	35,61	5,38	59,01
Zusammen	a	5 039 876	2 950 329	2 045 500	10 035 705	50,22	**29,40**	20,38
	b	3 679 659	1 106 373	1 593 910	6 379 942	57,68	**17,34**	24,98

Man sieht, wie stark die Zahl der verheirateten erwerbstätigen Frauen in der Zeit von 1895—1907 zugenommen hat; früher kamen auf 100 Erwerbstätige im Deutschen Reich 17,34, jetzt 29,40 Verheiratete. Am meisten vergrößert hat sich die Zahl der verheirateten Frauen, die in der Landwirtschaft tätig sind. Diese Erscheinung scheint mir allerdings darauf zu beruhen, daß früher die Frauen der Landwirte zumeist nicht unter die Erwerbstätigen im Hauptberuf gerechnet wurden, während sie bei der letzten Zählung in diese Gruppe eingereiht wurden; wahrscheinlich nehmen diese Frauen jetzt mehr als ehedem an der Erwerbsarbeit teil, weil es auf dem Lande gegenwärtig zumeist an Hilfskräften fehlt. Eine große Änderung hinsichtlich der Erwerbsarbeit der verheirateten Frauen in der Landwirtschaft scheint mir trotz der großen Zahlenunterschiede nicht eingetreten zu sein; denn im Gegensatz zu den übrigen Berufsabteilungen löst, wie Silbermann zutreffend ausführt, in der Landwirtschaft die Heirat den Zusammenhang mit der Berufsarbeit nicht nur nicht, sondern befestigt ihn sogar noch; die Frauen auf dem Lande werden also wohl schon früher ebenso mitgearbeitet haben wie jetzt.

Sehr zu beachten ist dagegen die erhebliche Zunahme der verheirateten Erwerbstätigen in der Industrie. Man muß bedenken, daß noch im Jahre 1890 nur 130 079 verheiratete Frauen in Fabriken tätig waren; jetzt sind es mehr als 440 000.

Das Reichsamt des Innern hat auf Grund einer Reichstagsresolution (Stenographischer Bericht vom 22. Januar 1898, Seite 600) im Jahre 1899 mit Hilfe der Gewerbeaufsichtsbeamten eine Erhebung über die Beschäftigung verheirateter Frauen in Fabriken — Umfang, Gründe und Gefahren der Beschäftigung, Möglichkeit, Zweckmäßigkeit und Wege der Beschränkung — veranstaltet. Hierbei wurden als Gründe für die Erwerbsarbeit der verheirateten Frauen angegeben: Eigene Not der Arbeiterin oder Notlage ihrer Angehörigen, Trennung vom Manne, Krankheit, Invalidität, vorübergehende Arbeitslosigkeit, Trunksucht, Arbeitsscheu, Freiheitsstrafe, vor allem aber ungenügendes Einkommen des Ehemannes.

In den Arbeiterkreisen, in denen viel früher als in anderen Ständen geheiratet wird, braucht die Frau keine Mitgift in die Ehe zu bringen; der Mann setzt jedoch gewöhnlich voraus, daß die Frau mitverdient. Tatsächlich arbeitet die Arbeiterfrau auch außerhalb ihrer Häuslichkeit so viel und so lange, als es ihr Körperzustand und ihre Pflichten gegen die Familie zulassen.

Aber diejenigen Frauen aus dem Arbeiterstande, die „nur“ in ihrer Häuslichkeit schaffen, sind nicht weniger übel, ja eher noch schlimmer daran als die Erwerbstätigen; denn sie bleiben eben nur dann zu Hause, wenn die Arbeit in der Familie sie voll in Anspruch nimmt; für diese Arbeiterehefrauen, die in der Statistik nicht zu den Erwerbstätigen gezählt werden, weil sie keinen Lohn erhalten, gelten aber doch alle Betrachtungen, die sich auf das Problem „Mutterschaft und Arbeit“ beziehen.

Welch eine gewaltige Zahl von Arbeiterehefrauen hier in Betracht kommt, ersieht man aus der Berufsstatistik; von den über 5 Mill. verheirateten männlichen Erwerbstätigen in der Industrie gehört doch der bei weitem größte Teil der Arbeiterschaft an; und ähnlich steht es bei den über $1\frac{1}{2}$ Millionen verheirateten männlichen Erwerbstätigen im Handel und Verkehr; im großen ganzen treffen unsere Bemerkungen auf die Frauen der Handelsangestellten, unteren Beamten, Handwerker usw. ebenso zu wie auf die Frauen der Arbeiter im engeren Sinne.

Wie erwähnt, wurde bei der vom Reichsamt des Innern veranstalteten Erhebung auch danach gefragt, ob gesundheitliche Nachteile wesentlicher Art als Folgen der Fabrikbeschäftigung verheirateter Frauen zutage treten. Die Hälfte der Berichterstatter hat die Frage verneinend beantwortet; von einigen wurde hierbei noch hinzugefügt, daß „die Beschäftigung der Frauen an und für sich zu keinerlei Bedenken Anlaß gebe"; von anderen wurde bemerkt, daß „die unverheirateten Arbeiterinnen in gleicher Weise wie die Frauen den Einwirkungen etwaiger gesundheitsschädlicher Einflüsse ausgesetzt sind". — Daß aber tatsächlich die Verheirateten schwerer betroffen werden, geht aus zahlreichen Einzeldarstellungen hervor. Aus der Fülle des wertvollen Materials greifen wir nur einen auf den Bezirk Berlin sich beziehenden Bericht heraus, in dem es heißt:

„Der Frauenarzt Dr. C. bemerkt, er habe in den 12 Jahren von 1888—1899 als angestellter Frauenarzt der Ortskrankenkasse der Schneider, der Arbeiter der Wäschefabrikation und seit 1896 auch der Buchdrucker im ganzen 7574 Frauen und Mädchen ambulant behandelt, unter denen 6991 gynäkologisch erkrankt gewesen seien. Von diesen waren 4292 verheiratet gewesen, eine Zahl, die als auffallend groß zu bezeichnen sei. Der Aufsichtsbeamte fügt hinzu, daß mithin von den Kranken 61,4 % verheiratet, 38,6 % unverheiratet gewesen seien, während von allen Fabrikarbeiterinnen des Bezirks nur 18,2 % verheiratet, dagegen 81,8 % unverheiratet seien; die in Frage stehenden Gewerbe besäßen etwa die durchschnittliche Gefährlichkeit für die Berliner Arbeiterinnen."

Wir haben bei den bisherigen Darlegungen den Unterschied zwischen den verheirateten und unverheirateten Arbeiterinnen betont; in den proletarischen Kreisen ist nun aber hinsichtlich der sexuellen Betätigung der Unterschied zwischen den Verheirateten und Unverheirateten nicht gar so groß. Sehr zutreffend hat Max Marcuse geschildert, „daß auch der unverheirateten Proletarierin der Geschlechtsverkehr von der Sitte und Moral ihrer Kreise nicht verwehrt wird; er ist für sie im Gegenteil — man kann wohl sagen — eine Selbstverständlichkeit."

In den Berichten der großen Krankenkassen über die Häufigkeit der Erkrankungen wird daher auch zwischen verheirateten und unverheirateten weiblichen Mitgliedern nicht unterschieden. Gleichwohl bekommen wir aus diesen Angaben eine Vorstellung davon, wie die Erwerbsarbeit auf die Mutterschaftsverhältnisse einwirkt.

Bossi hat dargelegt, daß „die Knickung, Version, der Prolapsus des Uterus sowohl während als außer der Schwangerschaft häufig ihren Ursprung in der Natur und Beschaffenheit der Arbeit haben, welcher die Arbeiterin jeder Klasse (Arbeiterinnen der Fabriken, der Werkstätten, Bäuerinnen, Pianistinnen, Telephonistinnen, Maschinenschreiberinnen usw.) ausgesetzt sind". Desgleichen entstehen unter der Einwirkung der Berufsarbeit Verschlimmerungen entzündlicher Prozesse, Blutungen und Geschwülste an den weiblichen Sexualorganen. — So kommt es, daß, wie aus den Berichten der Leipziger Ortskrankenkasse und der Allgemeinen Ortskrankenkasse in Berlin hervorgeht, die weiblichen Kassenmitglieder mehr Krankheitsfälle und länger dauernde Erkrankungen darbieten als die männlichen Versicherten.

Als besonders schädlich erweist sich der Einfluß der Erwerbsarbeit während der **Schwangerschaft**; dies trifft namentlich bei solchen Arbeiterinnen zu, die mit giftigen Substanzen (Blei, Nikotin usw.) beruflich umzugehen haben; so entfielen auf 100 Wochenbetten bei den Polirerinnen in Metall, die Pflichtmitglieder der Leipziger Ortskrankenkasse waren, 53,6 Fehl- und Frühgeburten; **Rosenfeld** hat an dem Material der österreichischen Krankenkassenmitglieder festgestellt, daß auf je 100 Fabrikarbeiterinnen 0,14, dagegen auf je 100 Arbeiterinnen in Tabakfabriken 0,27 Frühgeburten kamen.

Die Erfahrungen bei der Leipziger Ortskrankenkasse lehren nun aber, daß diejenigen weiblichen Mitglieder, die in unmittelbarem Verkehr mit dem Publikum oder dem Arbeitgeber stehen, und daher darauf bedacht sein müssen, die Folgen des Geschlechtsverkehrs nicht erkennen zu lassen, weit weniger Wochenbetten aufzuweisen haben, als dem Durchschnitt bei allen Berufsarten entspricht; ziffernmäßige Angaben hierüber enthält die folgende Tabelle:

Tabelle 50.

Berufsart	Auf 1000 weibliche Personen entfielen Wochenbetten bei den	
	Pflichtmitgliedern	freiwilligen Mitgliedern
Im allgemeinen Durchschnitt bei allen Berufen . .	42,9	427,9
Bureau und Kontorpersonal.	5,9	139,4
Ladenpersonal, Verkäuferinnen	7,3	183,7
Köchinnen	13,1	228,7
Dienstmädchen	16,4	112,4

Diese Tabelle rechtfertigt die amtlich geäußerte Vermutung, daß von den genannten Berufen mehr als im Durchschnitt der Arbeiterbevölkerung antikonzeptionelle Mittel benutzt werden, und daß andererseits, wenn es ihnen nicht gelungen ist, die Schwangerschaft zu verhüten, mehr, als dem Durchschnitt entspricht, Maßnahmen zur künstlichen Unterbrechung der Gravidität ergriffen werden.

An dieser Stelle müssen wir die Frage aufwerfen, ob die Einleitung des künstlichen Aborts nicht nur in Krankheitsfällen, sondern auch bei **sozialer Indikation** gestattet sein sollte. Nach den §§ 218, 219 und 220 des Strafgesetzbuches für das Deutsche Reich ist die Abtreibung der Leibesfrucht verboten; die Zuwiderhandlung wird mit Zuchthaus bestraft. Gleichwohl hat die Rechtskommission des **Bundes deutscher Frauenvereine** beschlossen: „Die Frau muß als freie Persönlichkeit auch Herrin ihres Körpers sein dürfen; sie sieht es daher als unberechtigten Eingriff an, wenn sie bestraft werden soll, weil sie einen Keim vernichtet, der zunächst doch nur ein unlöslicher Bestandteil ihres eigenen Körpers ist." Es liegt also hier ein ungemein schwieriges Problem vor; solange die Fruchtabtreibung gesetzlich untersagt ist, kommt freilich, wie der Gynäkologe **Thorn** zutreffend darlegt, die soziale Indikation für die Einleitung des künstlichen Abortes nicht in Betracht. Es fragt sich aber, ob nicht Ausnahmen gestattet sein sollen; als hier hauptsächlich zu berücksichtigende Fälle werden von dem Gynäkologen **Peters** angeführt: Vergewaltigung oder Überrumpelung von Mädchen besserer Kreise, Schwangerschaft von Witwen, wo sexuelle Abstinenz zu schweren psychischen Alterationen führt, Gravidität der kinderreichen Proletarierfrau, die von ihrem schwer berauschten Mann zum Beischlaf gezwungen wurde. — Im Hinblick auf den Mißbrauch, der bei der Bewilligung von Ausnahmen leicht Platz greifen würde, halte ich es für richtiger, wenn an den bisherigen gesetzlichen Bestimmungen nichts geändert wird, so sehr auch die von Peters erwähnten Fälle zu bedauern sind.

Die Erwerbsarbeit übt noch in mancher anderen Hinsicht einen ungünstigen Einfluß auf die Mutterschaft aus. In völliger Übereinstimmung haben die Gynäkologen verschiedener Länder festgestellt, daß die Kinder derjenigen Frauen, die einige Wochen vor der Niederkunft sich der Arbeit enthielten, durchschnittlich 3—400 g mehr wogen als die Neugeborenen, deren Mütter bis kurz vor der Entbindung erwerbstätig waren. Die Früchte der Arbeitenden sind offenbar nicht zur vollen Reife gelangt.

Ferner ist zu betonen, daß diejenigen Wöchnerinnen, welche vorzeitig das Wochenbett verlassen, um früh die Arbeit wieder aufzunehmen, Gesundheitsschädigungen ausgesetzt sind; die Gebärmutter mit ihrer von der Niederkunft stammenden großen Wundfläche bedarf eben der gehörigen Ruhe, um sich zur Norm zurückzubilden. Zwingt die wirtschaftliche Not die Wöchnerin, gegen dieses diätetische Gesetz zu verstoßen, so bleiben in der Regel Unterleibserkrankungen nicht aus.

Auch über die Beziehung des Kindbettfiebers zu den wirtschaftlichen Zuständen seien hier einige Bemerkungen angeführt.

Nach amtlichen Mitteilungen werden in manchen preußischen Regierungsbezirken sehr viele Frauen entbunden, ohne den Beistand einer Hebamme zu genießen; es trifft dies für 40,1 % der Entbindungen im Regierungsbezirk Allenstein zu, aber auch in mehreren anderen Bezirken, Gumbinnen, Danzig, Marienwerder, Landespolizeibezirk Berlin, Köslin, Bromberg, sind die entsprechenden Ziffern sehr hoch. Aus diesen Angaben ist zu folgern, daß ein erstaunlich großer Prozentsatz von Frauen, zumeist wohl aus finanziellen Gründen, nicht in der Lage ist, sich die Hilfe einer Hebamme zu beschaffen. Da muß eben die Nachbarin oder sonst eine den Anforderungen der Asepsis nicht gewachsene Person Beistand leisten. Die hieraus entstehenden Folgen hinsichtlich einer Wochenbettinfektion sind leicht im voraus abzuschätzen. Tatsächlich lehrt die amtliche Statistik, daß diejenigen preußischen Regierungsbezirke, in denen zahlreiche Entbindungen ohne Hebamme stattgefunden haben, die höchsten Ziffern der Wochenbettsterblichkeit aufweisen.

Bemerkt sei hierbei noch, daß in den 44 Großstädten des Deutschen Reiches die Todesfälle im Kindbett, besonders an Kindbettfieber, häufiger sind als in den Mittelstädten und den sonstigen Gemeinden; diese Erscheinung wird amtlicherseits darauf zurückgeführt, „daß in den Großstädten die Zahl der öffentlichen und privaten Entbindungsanstalten durchweg recht hoch ist, und daß zahlreiche ihrer Entbindung entgegensehende weibliche Personen vom Lande und aus kleinen Gemeinden die Geburt des Kindes gern in einer großstädtischen Entbindungsanstalt erwarten, zumal wenn sie Grund haben, eine schwere, für ihr Leben gefahrvolle Entbindung zu fürchten".

Diese auf das ganze Deutsche Reich sich beziehenden Durchschnittsziffern sind freilich nur mit Vorsicht zu verwenden. Aus einer umfangreichen Spezialuntersuchung, die der Wiesbadener Kreisarzt Pilf durchgeführt hat, ergab sich, daß die Ziffer der Wochenbetterkrankungen bei der ländlichen Bevölkerung weit größer ist als bei der städtischen. — Die Diagnose „Wochenbettfieber" wird jedoch vielfach verschleiert; die pflichtgemäße Meldung eines solchen Krankheitsfalles unterbleibt oft.

Der Königsberger Gynäkologe G. Winter hat gezeigt, daß die Zahl der Meldungen durch die Hebammen weit hinter der wahren Ziffer steht. Die Statistik der Wochenbetterkrankungen steht mithin auf sehr unsicherer Basis.

Erwähnt sei noch, daß nach den Angaben von Weinberg auf 100 Geburten in Österreich bei Frauen von Bauern 2,34, von Industriearbeitern 0,74, von selbständigen Industriellen nur 0,38 Todesfälle an Wochenbettfieber kamen.

Schließlich bleibt zu erörtern, in welcher Weise die Erwerbsarbeit der Frauen auf die Stilltätigkeit einwirkt.

Wir haben in dem vorigen Kapitel an der Hand der Berliner Statistik gezeigt, daß die Stillfrequenz sehr gering ist; in der Reichshauptstadt hat in den letzten Jahrzehnten nur etwa ein Drittel der Mütter gestillt. Es fragt sich nun, ob diese Erscheinung allgemein beobachtet wird, und welche Gründe hierfür maßgebend sind.

Die Ausübung der Stilltätigkeit hängt von mannigfaltigen Bedingungen ab. Es gibt Gegenden, wo die Frauen es von altersher gar nicht anders wissen, als daß sie die Pflicht haben, zu stillen; in anderen Gebieten wird das Stillen, wie Uffenheimer berichtet, „als eine Schweinerei, als ein Geschäft für Zigeunerinnen" angesehen. Landessitten und Volksanschauungen spielen auf hygienischem Gebiet eine große Rolle; so kommt es, daß, wie im Jahr 1909 amtlich angegeben wurde, 83,4 % der Kinder in dem oberfränkischen, aber nur 19,2 % in den schwäbischen Städten die Mutterbrust erhielten.

Der Sachverhalt scheint mir folgender zu sein: Viele Frauen der Reichen und auch des Mittelstandes unterlassen das Stillen, weil ihnen das erforderliche Maß an Stillneigung (ähnlich wie der Fortpflanzungswille) fehlt; diese Erfüllung der Mutterpflicht ist ihnen zu unbequem, während die künstliche Ernährung des Kindes bei Unterstützung durch Dienstboten keine nennenswerte Unbehaglichkeit verursacht, und sie haben Geld genung, um eine gute, wenn auch teure Säuglingsmilch, die sie für einen hinreichenden Ersatz halten, zu kaufen. Die Mütter aus den unbemittelten Schichten dagegen haben viel mehr Mühe und Arbeit, wenn sie den Säugling künstlich ernähren; die Stlllung ist zudem viel billiger als die Flaschenernährung, selbst wenn sie hierfür wohlfeile, minderwerte Surrogate benutzen. Wenn trotz der Mühe und der Kosten auch von den unbemittelten Müttern, wie die Berliner Statistik[1]) lehrt, mehr als zwei Drittel nicht stillen, so kann im allgemeinen gar kein anderer Grund vorliegen als die wirtschaftliche Not; diesen Frauen fehlt es teils an der Stillfähigkeit infolge der Entkräftung, teils an der Stillmöglichkeit, weil sie außer dem Hause Arbeit zu verrichten haben.

Eine eingehende Untersuchung von Agnes Bluhm hat ergeben, daß im Deutschen Reich etwa dem dritten Teil der Mütter die physische Kraft mangelt, um ihre Kinder gehörig zu stillen.

Jedoch auch Unlust, Unkenntnis der hygienischen Bedeutung, die der natürlichen Säuglingsernährung innewohnt, vor allem aber wirt-

---

[1]) Von 1000 Säuglingen, die in Einzimmerwohnungen lebten, wurden nur 325,77, von den in Zweizimmerwohnungen 332,75 mit Muttermilch ernährt; der Prozentsatz der Gestillten in den wohlhabenderen Familien ist allerdings noch geringer. (Statistisches Jahrbuch der Stadt Berlin, 31. Jahrgang; Berlin 1909.)

schaftliche Not erweisen sich als Hindernisse. Man hat aus zahlenmäßigen Feststellungen in Berlin sowie in Barmen ersehen, daß in den wohlhabenden Kreisen und im Mittelstand noch weniger oft gestillt wird als bei den Unbemittelten. Allein, hieraus darf nicht geschlossen werden, daß im allgemeinen die Häufigkeit des Stillens von den wirtschaftlichen Verhältnissen unabhängig ist oder gar durch eine verbesserte ökonomische Lage beeinträchtigt wird.

Daß die Stillmöglichkeit durch die außerhäusliche Erwerbsarbeit der Mütter stark beeinträchtigt wird, ist ohne weiteres einzusehen. In Italien sowie in Spanien schreibt die Arbeiterschutzgesetzgebung vor, daß in Fabriken für Arbeiterinnen, die stillende Mütter sind, ein besonderer Stillraum zu schaffen, und daß ihnen Stillpausen ohne Lohnabzug zu gewähren sind. Im Deutschen Reich und auch in den sonstigen Staaten ist für arbeitende Mütter, die stillen wollen, nur in ganz seltenen Fällen Gelegenheit hierzu geboten. Wie die Erwerbstätigkeit die jungen Mütter, auch in ländlichen Bezirken, daran hindert, ihren Säuglingen die Brust zu reichen, erkennt man z. B. aus einer Schilderung im Generalbericht der Sanitätsverwaltung für das Königreich Bayern (das Jahr 1904 umfassend), wo es heißt:

„Aus dem Bericht von Starnberg ist noch zu erwähnen, daß die Winterkinder länger gestillt werden als die im Sommer geborenen. Auch der Bericht von Pirmasens äußert sich dahin, daß im Sommer das Stillen wegen der Arbeitsnotwendigkeit weniger intensiv betrieben und schon früh neben der Brust andere Nahrung gegeben wird.“

Unter den Müttern müssen die Unehelichen besonders erörtert werden. Es ist allerdings nicht die Aufgabe des Sozialhygienikers, ethische Maßstäbe bei der Beurteilung bestimmter Personengruppen zu benutzen, und wir sind weit davon entfernt, der betreffenden Einzelperson die ganze Schuld an ihrem Verhalten zuzuschieben. Aber es wurde ja oben schon (in dem Kapitel „Bevölkerungszusammensetzung und -bewegung“) darauf hingewiesen, eine wie große Anzahl von Niederkünften auf die Unehelichen unter 20 Jahren entfällt. Mögen hierfür auch mannigfaltige Gründe maßgebend sein, ein gewisser Leichtsinn ist hierbei nicht zu übersehen.

Auch sonst treffen wir bei den unehelichen Müttern moralische Defekte; so hat z. B. Mönkemöller festgestellt, daß unter den 1920 Korrigendinnen der Anstalt Himmelstür nicht weniger als 289 sich fanden, die nachweislich lebende, uneheliche Kinder geboren hatten; man erkennt hieraus, ein wie großes Kontingent für die Korrektionshäuser die unehelichen Mütter bilden. Dasselbe gilt, um dies hier schon anzuführen, für die unehelichen Kinder: unter den genannten 1920 Korrigendinnen waren 273, die unehelich geboren waren. Hiermit übereinstimmend lauten die Angaben von Aschaffenburg, wonach unter den Zuchthäuslern in Württemberg 27 %, im Berner Zuchthaus 14 % Illegitime waren; und hierbei muß man noch berücksichtigen, worauf Max Marcuse mit Recht hingewiesen hat, daß infolge der hohen Kindersterblichkeit bei den Unehelichen nur ein verhältnismäßig kleiner Teil von ihnen das „zuchthausfähige“ Alter erreicht.

In Erwägung dieser Feststellungen, an die sich weitere Angaben über das Schicksal der unehelichen Kinder noch in dem folgenden Kapitel anreihen werden, muß man unter den gegenwärtigen Zuständen die Zunahme der unehelichen Konzeption nach Möglichkeit zu verhüten suchen. Um Richtlinien für geeignete Maßnahmen zu gewinnen, ist es daher notwendig, daß man sich eingehender mit der wirtschaftlichen und sozialen Lage der unehelichen Mütter befaßt.

Das Statistische Amt der Stadt Dresden hat die Verhältnisse derjenigen unterstützungsbedürftigen Wöchnerinnen, die dort im Jahre 1909 niederkamen, eingehend untersucht. Von den 1169 [1]) unehelichen Müttern, auf die sich die Erhebung erstreckt, waren 433 = 37 % Fabrikarbeiterinnen, 370 = 32 % Dienstboten, je 11 % Handlungsgehilfinnen oder Kellnerinnen, 76 waren in selbständiger Stellung oder als Heimarbeiterinnen tätig, 8 gehörten freien Berufen (Sängerin, Artistin) an, und 17 waren Haustöchter. — Aus Arbeiterkreisen stammten 71 %, aus Handwerkerfamilien 21 %; der Stand der unteren und mittleren Beamten in Staat und Gemeinde sowie die freien Berufe stellten etwa 8 % von den hier in Betracht gezogenen Müttern. — Selbst unehelich geboren waren 7 %, halb oder ganz verwaist waren 46 %. — Unter den betreffenden unehelichen Vätern gehörten 58 % dem Arbeiterstande, 13 % dem kaufmännischen Personal an; dann folgen die Militärpersonen (gewöhnlich lautet die Angabe in solchen Fällen kurz „Soldat") mit 81, die selbständigen Gewerbetreibenden mit 60, die unteren und mittleren Beamten mit 41, die Angehörigen freier Berufe mit 28 Fällen; bezeichnend für den Leichtsinn der unehelichen Mütter ist es, daß 53 von den Untersuchten den Beruf des Vaters ihres Kindes überhaupt nicht gekannt haben. — Bei dem Monatsverdienst der ledigen Wöchnerinnen ist zu unterscheiden zwischen ausschließlicher Entlohnung in Geld und einem Lohn, neben welchem Kost und Logis gewährt wird. Von den Mädchen, deren Verdienst in Geld bestand, erhielten 42 monatlich noch nicht 20 M., 62 zwischen 20 und 30 M., 243 zwischen 30 und 40 M., 185 zwischen 40 und 50 M., 45 zwischen 50 und 60 M., 74 zwischen 60 und 100 M. Die anderen Wöchnerinnen waren zumeist Dienstmädchen; diese bekamen der Mehrzahl nach 15—20 M. Monatslohn.

Hier sei noch angefügt, daß von den 4291 unehelichen Müttern, die während des Jahres 1909 in München niedergekommen sind, 3112 ihre Heimat außerhalb der bayrischen Hauptstadt hatten. (Siehe: Mitteilungen des Statistischen Amtes der Stadt München 1910.)

Aus diesen Darlegungen gewinnt man ein Urteil darüber, in welchem Umfange man das soziale und wirtschaftliche Milieu für die Ziffer der unehelichen Niederkünfte verantwortlich machen muß.

Es fragt sich nun, welche Maßnahmen [2]) zu ergreifen sind, um die obwaltenden Mißstände, von denen wir mit Rücksicht auf den Raum nur die wichtigsten anführen konnten, zu beseitigen oder wenigstens zu mildern.

Als der ungünstigste Faktor hat sich die Erwerbsarbeit der verheirateten Frauen erwiesen. Es erhebt sich nun die Frage, ob man die

---

[1]) Nach dem Statistischen Jahrbuch für das Königreich Sachsen (39. Jahrgang) wurden in Dresden während des Jahres 1909 insgesamt 2775 uneheliche Neugeborene gezählt.

[2]) Alle Maßnahmen, die der Gesundheit von Mutter und Kind dienen, müssen auch den Unehelichen offenstehen. Andererseits sind Mittel zu ergreifen, um die Zahl der unehelichen Konzeptionen zu verringern. In Betracht kommen hier vor allem Verbesserungen der wirtschaftlichen Lage für die weiblichen Erwerbstätigen sowie Erziehung zur Willensstärke und sittlichen Kraft; zugleich muß namentlich in den Großstädten, für eine edle und doch fröhliche Unterhaltung an Sonn- und Feiertagen im Interesse der vielen auswärtigen Mädchen gesorgt werden.

Frauenarbeit gesetzlich verbieten soll. In der Tat hat z. B. der erfahrene Arzt und Hygieniker Schwartz den Ausschluß aller verheirateten Frauen von der Beschäftigung in der Fabrik verlangt; Ausnahmen will er nur dann zugelassen wissen, wenn dem Fabrikinspektor der Nachweis geliefert wird, daß die Hausarbeit, namentlich die Pflege der kleinen Kinder, anderweitig, insbesondere durch Hilfe von verwandten, zum Hause gehörenden Personen besorgt werden kann. Aber ein solches Verbot werden wir im Hinblick auf die obengenannten Gründe, welche die Erwerbsarbeit der verheirateten Frauen verursachen, als ebenso unzweckmäßig wie undurchführbar erachten müssen. Neben vielen anderen Bedenken müßte man z. B. auch den Einwand erheben, daß die unehelichen Mütter von dem Kinde nicht weniger nachteilig entbehrt werden würde als die eheliche. Wollte man aber alle ledigen Mütter von der Fabrikarbeit ausschließen, so würde man sie unzweifelhaft der Prostitution zutreiben.

Von anderer Seite wurde gefordert, daß die Arbeiterinnen während der ganzen Dauer der Schwangerschaft von der Erwerbstätigkeit fernbleiben sollen; so gern der Sozialhygieniker eine solche Prophylaxe durchgeführt wissen würde, so wenig kann er sie mit Rücksicht auf die finanzielle Lage der Gegenwart zurzeit befürworten. Fortschritte sind eben auch auf diesem Gebiete nur allmählich zu erreichen.

Wenn man auf die Einschränkung der Frauenarbeit hinwirken will, so muß man nach der Verbesserung der wirtschaftlichen Lage in den minderbemittelten Schichten im allgemeinen streben. Wo die Lebenshaltung des Familienvaters es erlaubt, da bleibt die Frau der Erwerbsarbeit fern. Darum gilt es vor allem, für höhere Löhne und billigere Lebensmittel zu sorgen. Aber auch durch eine geeignete Wohnungsreform wäre schon viel geholfen; wir haben gesehen, wie es in Frankfurt auf Grund der niedrigen Mietpreise erreicht wurde, daß die Frauen in ihrem Heim bleiben und sich ihren Kindern widmen können (S. 111).

Solange die Mütter sich nicht allgemein der außerhäuslichen Arbeit fernhalten können, wird man auf Maßnahmen bedacht sein müssen, die diesen Mißstand verringern. Hier kommt zunächst der Ausbau des staatlichen Frauen- bzw. Mutterschutzes in Betracht, worüber in dem Kapitel „Arbeiterschutz" das Nähere mitgeteilt wird. Weiter sind als überaus wichtige Einrichtungen die Mutterschaftsversicherung und zu ihrer Ergänzung die Mutterschaftskassen zu nennen; auch hierüber soll erst weiter unten in dem Kapitel „Mutterschaftsversicherung und Mutterschaftskassen" Ausführlicheres mitgeteilt werden. Ferner ist eine Reform des Hebammenwesens notwendig; doch auch diese Fragen werden wir erst in einem späteren Abschnitt behandeln. Neben diesen durch die Gesetzgebung geschaffenen und auszubauenden Maßnahmen, die freilich in absehbarer Zeit dennoch nicht alle Übelstände auf diesem Gebiete beseitigen können, ist man noch durch eine Reihe von anderen Einrichtungen bemüht, nach Möglichkeit Hilfe zu leisten.

Hier sind vor allem die Wöchnerinnenheime und Entbindungsanstalten zu nennen. In Deutschland gibt es jetzt in 81 Städten solche

Institute, deren ältestes die Straßburger Hebammenanstalt aus dem Jahre 1728 ist. Allerdings nehmen manche Anstalten, wie z. B. die dem Badischen Frauenverein gehörenden Wöchnerinnenasyle in Karlsruhe, Mannheim und Baden-Baden, uneheliche Schwangere nicht auf. Es ist daher ein anerkennenswertes Verdienst des „Deutschen Bundes für Mutterschutz[1])“ sowie der „Deutschen Gesellschaft für Mutter- und Kindesrecht“ und auch mancher konfessionellen Organisationen, daß sie namentlich im Interesse der Unehelichen Zufluchtsstätten bzw. Mütterheime gegründet haben; solche Institute gibt es bereits in Berlin, Barmen, Breslau, Frankfurt a. M., Hamburg, Leipzig, Mannheim und Stuttgart; auch in Wien sah ich vor kurzem ein solches Heim, das bei aller Einfachheit trefflich eingerichtet ist.

In Anbetracht der schlechten Wohnungsverhältnisse in den Arbeiterkreisen und der dadurch erschwerten Möglichkeit, die für die Entbindung notwendige Reinlichkeit zu erwirken, ist es wohl verständlich, daß jetzt die Zahl der Niederkünfte in den Entbindungshäusern sehr hoch ist; im letzten Berichtsjahre kamen gegen 130 000 Schwangere in solchen Anstalten nieder; diese Erscheinung ist vom hygienischen Standpunkte aus unter den obwaltenden Umständen als günstig zu bezeichnen, so sehr man es auch bedauern mag, daß der Forderung: „Die Geburt als wichtigstes Familienereignis gehört an den häuslichen Herd“ in vielen Fällen nicht entsprochen werden kann.

Von den sonstigen Maßnahmen, die dem Wohle der Mütter bzw. der Säuglinge dienen, sollen noch kurz erwähnt werden: die in zahlreichen Städten eingerichteten Krippen zur Aufnahme der Kinder während der Arbeitszeit der Mütter, die Mütterberatungsstellen oder Säuglingsfürsorgestellen[2]), die über die richtige Pflege und Ernährung

---

[1]) Der im Jahre 1905 gegründete „Bund“ hat sich die Aufgabe des Schutzes der verheirateten und der ledigen Mütter gestellt. Er fordert die völlige rechtliche und soziale Gleichstellung der unehelichen mit den ehelichen Kindern. Er bekämpft die sogenannte „doppelte“, d. i. für die Geschlechter verschiedene Moral, insbesondere die Ächtung der Frau um der bloßen Tatsache der außerehelichen Mutterschaft willen. (Siehe „Richtlinien“ des D. B. f. M., festgestellt vom Bundesausschuß, Dezember 1910.) Das Publikationsorgan ist „Die Neue Generation“. Im Jahre 1911 wurde eine „Internationale Vereinigung für Mutterschutz und Sexualreform“ gebildet. — Infolge von Differenzen, die vorzugsweise organisatorischer Art sind, ist eine Anzahl angesehener Mitglieder des „Bundes“ ausgetreten und hat im Jahre 1910 die „Deutsche Gesellschaft für Mutter- und Kindesrecht“ gebildet. — Der Sozialhygieniker ist nicht berufen, über die „neuethischen“ Bestrebungen dieser Organisationen zu urteilen; es ist aber unzweifelhaft, daß die begrüßenswerten sozialhygienischen Bemühungen dieser Vereine durch die Verbindung mit der „Neuen Ethik“ beeinträchtigt werden. Diesen Nachteil vermeidet die im Jahre 1907 hauptsächlich auf das Betreiben des Verfassers gegründete Propagandagesellschaft für Mutterschaftsversicherung, Hauptsitz Karlsruhe; diese Organisation widmet sich nur der sozialhygienischen Mütterfürsorge.

[2]) Über die Erfahrungen in den Säuglingsfürsorgestellen liegen aus vielen Orten, z. B. aus Berlin, Berichte vor; in der im Auftrage der Waisendeputation herausgegebenen Schrift „Die Säuglingsfürsorgestellen der Stadt Berlin im ersten Jahrfünft 1905—1909“ wird mitgeteilt, daß im letzten Berichtsjahr bereits fast ein Drittel der Berliner Säuglinge die Fürsorge dieser Institute genossen hat;

der Kinder Auskunft geben, die Stillprämien[1]), die mehrere Stadtverwaltungen und wohltätige Vereine gewähren, sowie die von dem Wiener Arzt Weiß geschaffene Stillkasse, in welche die Schwangeren kleine Beträge einzahlen, um sich im Falle der Stillfähigkeit Unterstützungen von 20—50 Kronen zu sichern, und schließlich die in Berlin, Frankfurt a. M., Mannheim und anderen Orten gegründeten Hauspflegevereine, die gegen eine geringe Entschädigung den Wöchnerinnen eine Pflegerin senden. Erwähnt seien endlich die „cantines maternolles" in Paris, in denen jede Mutter, die einen Säugling auf dem Arm trägt, kostenlos ein Mahl erhält.

So sucht man, wo sich nur die Möglichkeit bietet, die Mütter aus den unbemittelten Ständen zu unterstützen; man bemüht sich, die Frauen zur Selbsthilfe zu erziehen, was freilich noch großen Schwierigkeiten begegnet; daher wird man gerade auf diesem Gebiete für absehbare Zeit die Wohlttätigkeit nicht entbehren können. Erfreulicherweise widmet man jetzt im Allgemeinen den Müttern mehr Interesse als je. Überall dringt die Erkenntnis immer mehr durch, daß die Mütterfürsorge die beste Grundlage der Säuglingsfürsorge darstellt.

Literatur.

1. Rubner: „Lehrbuch der Hygiene." Leipzig 1907.
2. Georg Buschan: „Menschenkunde." Stuttgart 1909.
3. Bossi: „Einfluß der Menstruation, Schwangerschaft, der Geburt und des Puerperalstadiums auf die Muskelkraft." Archiv für Gynäkologie, Bd. 68. Berlin 1903.
4. Georg Neuhaus: „Die berufliche und soziale Gliederung des deutschen Volkes." München-Gladbach 1911.
5. J. Silbermann: „Die erwerbstätigen Frauen Deutschlands nach Familienstand und Alter." Zeitschrift für Sozialwissenschaft, Neue Folge II, Jahrgang 1911.
6. „Die Beschäftigung verheirateter Frauen in Fabriken." Bearbeitet im Reichsamt des Innern. Berlin 1901.

---

im Laufe der Zeit sahen sich die Mütter immer mehr veranlaßt, frühzeitig die Fürsorgestellen aufzusuchen. Unter den Neuaufgenommenen hat sich das Zahlenverhältnis zugunsten der Brustkinder verschoben, was nach den Eindrücken der Berliner Fürsorgeärzte als Erfolg der Fürsorgestellen zu betrachten ist.

[1]) Gegen die Stillprämien wurden Bedenken geäußert; man wies darauf hin, daß die Erfüllung einer Pflicht nicht belohnt zu werden braucht. — Früher war die Ausübung des Stillens einem gesetzlichen Zwang unterworfen. So verbot in Schweden ein königliches Reskript (vom Jahre 1755), die Kinder künstlich zu ernähren; das Verbot wurde (mit Hilfe von Polizeistrafen) auf das strengste durchgeführt. Auch in Preußen waren die jungen Mütter vor mehr als 100 Jahren zum Stillen gesetzlich gezwungen (Allgemeines Landrecht Teil II, Titel II, § 67, 68, 69). — Man hat neuerdings die Ausdrücke Stillunterstützung oder -beihilfe geprägt. Von einem Stillzwang ist jetzt in keinem Gesetz mehr die Rede; wohl aber sucht die Reichsversicherungsordnung durch eine (leider nur fakultative) Bestimmung die Stilltätigkeit zu vermehren; den stillenden Krankenkassenmitgliedern kann nach § 200 der RVO. ein Stillgeld gewährt werden. — Der Wert der Stillprämien wurde vielfach in Zweifel gezogen; man hat den Eindruck, daß vorzugsweise solche Mütter die Prämien empfingen, die auch ohnedies gestillt hätten. Der Karlsruher Arzt Schiller (siehe Zeitschrift für Säuglingsfürsorge, Bd. III, 1909) hat dargelegt, daß die Stillprämie sich in der Praxis in eine Belohnung für regelmäßigen Besuch des Unterrichtes in der Beratungsstelle gewandelt hat.

7. Max Marcuse: „Bürgerliche" und „proletarische" Sexualprobleme; Dokumente des Fortschritts, 3. Jahrgang, Heft 5.

8. Bossi: „Die Pathologie der weiblichen Geschlechtsorgane in Beziehung zur Arbeit." Zentralblatt für Gynäkologie, 33. Jahrgang, Nr. 35.

9. „Krankheits- und Sterblichkeitsverhältnisse in der Ortskrankenkasse für Leipzig und Umgebung." Berlin 1910.

10. Statistisches Jahrbuch der Stadt Berlin, 31. Jahrgang.

11. Rosenfeld: „Die Arbeiter in den österreichischen Tabakfabriken." Statistische Monatsschrift der k. k. statistischen Zentralkommission, Neue Folge, 3. Jahrgang, 1898.

12. W. Thorn: „Die Notwendigkeit gesetzlicher Bestimmungen für den künstlichen Abortus." Zentralblatt für Gynäkologie, Bd. 34, Nr. 15.

13. Peters: „Zur Frage der Notwendigkeit gesetzlicher Bestimmungen für den künstlichen Abortus." Zentralblatt für Gynäkologie, Bd. 34, Nr. 22.

14. „Das Gesundheitswesen des preußischen Staates 1909." Berlin 1911.

15. Medizinal-statistische Mitteilungen aus dem Kaiserl. Gesundheitsamte. 15. Bd., 2. Heft. Berlin 1912.

16. Traugott Pilf: „Die Wochenbetterkrankungen im Regierungsbezirk Wiesbaden von 1897—1908." Klinisches Jahrbuch, 26. Bd. Berlin 1911.

17. G. Winter: „Über Meldepflicht der Hebammen bei Wochenbettfieber." Zeitschrift für Medizinalbaemte, 21. Jahrgang, Nr. 3. Berlin 1908.

18. Agnes Bluhm: „Die Stillungsnot, ihre Ursachen und die Vorschläge zu ihrer Bekämpfung." Zeitschrift für soziale Medizin, Bd. 3. Leipzig 1908.

19. Mönkemöller: „Korrektionsanstalt und Landarmenhaus." Leipzig 1908.

20. Aschaffenburg: „Das Verbrechen und seine Bekämpfung." Heidelberg 1906.

21. Max Marcuse: „Uneheliche Mütter." Bd. 27 der „Großstadt-Dokumente." Berlin 1906.

22. „Die Verhältnisse unbemittelter lediger und verheirateter Wöchnerinnen in Dresden." Mitteilungen des Amtes der Stadt Dresden. Dresden 1912.

23. Köttnitz, Schuler u. Schwartz: „Die Überbürdung der Arbeiterinnen und Kinder in Fabriken." Deutsche Vierteljahrsschrift f. öffentl. Gesundheitspflege, Bd. 18. Braunschweig 1886; ferner Schwartz: „Die Folgen der Beschäftigung verheirateter Frauen in Fabriken vom Standpunkt der öffentl. Gesundheitspflege und Sozialreform." Ebenda Bd. 35.

24. Alfons Fischer: „Die Mutterschaftsversicherung in den europäischen Ländern." Gautzsch bei Leipzig 1911.

25. Siegfried Weiß: „Milchkassenorganisationen zur Förderung der Selbststillung." Wiener Klin. Wochenschrift, XVIII. Jahrgang, Nr. 27; 1905. — Ferner: „Die Organisation der Still- und Milchkassen in Wien." Concordia Nr. 13 vom 1. Juli 1908.

26. Henriette Fürth: „Die Mutterschaftsversicherung." Jena 1911.

2. Säuglinge.

Mit den Neugeborenen haben wir uns in den vorangegangenen Kapiteln schon vielfach befaßt; wir haben über die Geburtenziffern in den verschiedenen europäischen und einigen außereuropäischen Ländern, ferner über die Zahl der ehelichen und unehelichen Geburten, über die Sterblichkeit der Säuglinge je nach dem Geschlecht, über die Herkunft der Neugeborenen nach dem Stande der Eltern, über den Einfluß der Wohnungszustände auf die Mortalität der Kinder im ersten Lebensjahr u. a. m. berichtet.

Zur Ergänzung sollen nun hier noch einige besonders wichtige Angaben, die uns über die sozialhygienischen Zustände bei den Säuglingen unterrichten, angefügt werden.

Nichts ist neben der angeborenen Konstitution für das Schicksal des Neugeborenen von so großer Bedeutung wie die natürliche Ernährung. Dies ersehen wir am deutlichsten aus den mißlichen Folgen in solchen Fällen, in denen die Kinder die Mutterbrust entbehren mußten.

Wir haben in dem Kapitel „Fortpflanzung" bereits erwähnt, daß nach den Untersuchungsergebnissen von Paul Ehrlich, Wernicke u. a. bei künstlicher Immunität das in dem mütterlichen Blut befindliche Antitoxin auf den Embryo übergeht; diese Übertragung erfolgt auch durch die Milch einer künstlich immunisierten Mutter. Der Schluß liegt daher nahe, daß die auf natürliche Art entstandenen Antitoxine sich ebenfalls in der Milch finden und so in den Organismus des säugenden Kindes gelangen. Der menschliche Säugling kann nur in Gestalt von Frauenmilch diese Gegengiftkörper erhalten; dazu kommt noch, daß auch sonst die chemische Zusammensetzung der Muttermilch[1]) durch keine noch so sorgfältig zubereitete Mischung vollkommen richtig nachgeahmt werden kann.

So kann man schon a priori annehmen, daß die Säuglinge, die mit Surrogaten ernährt wurden, höhere Morbiditätsziffern darbieten als die Brustkinder. Leider fehlen zuverlässige Zahlenangaben über die Häufigkeit der Erkrankungen an bestimmten Krankheiten; wir bekommen jedoch eine Vorstellung hiervon aus der Betrachtung der Sterblichkeitsziffern. Eine lehrreiche Übersicht bietet folgende, von Mayet stammende Statistik:

Tabelle 51.

Krankheitsschutz durch Bruststillung.

Von je 1000 Säuglingen waren je 332 an der Brust und 668 anders ernährt. Berlin 1900.

Bei jeder Todesursache sollte man daher unter den Gestorbenen dieselbe Verteilung erwarten, letztere weicht aber zugunsten der Brustkinder ab.

Statt der jedesmal erwartungsmäßig *)	332	Lungenentzündung	115
Brustkinder starben nur an:		Lebensschwäche	127
Englischer Krankheit	34	Syphilis	129
Magen- und Darmkatarrh	41	Schwämmchen	133
Abzehrung	49	Drüsenabzehrung	152
Zahnen	62	Krämpfe	174
Magenkatarrh	66	Hirnhautentzündung	195
Gehirnwassersucht	67	nicht spezifizierten Todesursachen	203
Keuchhusten	83	Diphtheritis und Croup	208
Durchfall	89	Gelbsucht	258
Lungenschwindsucht	100	Bronchitis	262
Kehlkopfentzündung	107	Gehirnschlag	286

*) „Erwartungsmäßig", d. h. erwartungsmäßiger Anteil an 1000, wenn die Todesfälle an einer Todesursache = 1000 gesetzt werden.

---

[1]) Bemerkt sei noch, daß auch Tiere, die mit artfremder Milch aufgezogen werden, schlechter gedeihen, als die, welche von ihren Müttern oder Ammen der gleichen Art gestillt wurden.

Die in der Tabelle 51 enthaltenen Ziffern bestätigen durchaus unsere theoretischen Erwägungen.

Die Brustkinder zeigen eine viel bessere körperliche Entwickelung als die Flaschenkinder, so daß jeder erfahrene Arzt sofort an dem Aussehen des Säuglings erkennt, in welcher Weise er ernährt wurde. Vielfach ist die natürliche Ernährungsart ausschlaggebend auch für die günstige körperliche Entfaltung [1]) in den späteren Lebensjahren; dafür sollen einige Beispiele angeführt werden.

Russow zeigte, daß die Kinder, welche als Säuglinge die Mutterbrust erhalten hatten, in jedem der ersten 8 Lebensjahre durchschnittlich ein höheres Gewicht und einen größeren Wuchs aufwiesen als die, welche mit der Flasche aufgezogen wurden.

Die Wiener Kinderarzt Friedjung hat bei 155 Turnern eine Erhebung darüber veranstaltet, welche Ernährungsweise ihnen im Säuglingsalter zuteil wurde. Er hat hierbei unter anderem festgestellt: Von den 33 guten Turnern wurden 72 % gestillt, durchschnittliche Stilldauer 10 Monate; von den 66 mittelmäßigen Turnern wurden 66 % gestillt, Stilldauer 6,6 Monate; von den 56 schlechten Turnern wurden 57 % gestillt, Stilldauer 6,3 Monate. — Obwohl die Untersuchung sich auf eine verhältnismäßig sehr kleine Anzahl von Personen erstreckte, und wenn auch außer der Ernährungsart noch manche anderen Einflüsse für die turnerische Leistungsfähigkeit von Bedeutung sind, so sind die Feststellungen Friedjungs doch im Zusammenhang mit anderen Forschungsergebnissen beachtenswert.

So ist z. B. gefunden worden, daß zwischen der natürlichen Ernährungsweise und der späteren Militärtauglichkeit eine enge Beziehung besteht. Namentaus der sehr gründlichen und umfassenden Arbeit von Groth und Hahn hat sich dieser Zusammenhang deutlich ergeben. Auf Grund von Erhebungen der Impfärzte gelegentlich der Imptermine wurde für ganz Bayern festgestellt, wieviel Säuglinge des betreffenden Jahres gestillt wurden; die hierbei gewonnenen Resultate haben die beiden genannten Münchener Ärzte mit den Ergebnissen der Rekrutenstatistik verglichen und sind zu folgenden Schlußfolgerungen gelangt:

„Im allgemeinen fällt eine hohe Stillziffer mit hoher Tauglichkeit zusammen, aber durchaus nicht immer entspricht eine niedrige Stillziffer niedriger Tauglichkeit. Wir können ferner feststellen, daß in den gebirgigen

---

[1]) Feststellungen Berliner Schulärzte haben allerdings gezeigt, daß von dem Vorteil, den die Brustkinder genossen haben, beim Beginn der Schulpflicht nichts mehr zu merken ist. Schäfer fand unter 3000 Berliner Schulrekruten 31,6 % Brust- und 68,4 % Flaschenkinder; unter den 221 beanstandeten (zurückgestellten bzw. überwachten) Kindern waren 33 % Brust- und 67 % Flaschenkinder. „Unter den beanstandeten Kindern", so heißt es in dem Bericht der Schuldeputation, „besteht also zwischen Brust- und Flaschenkindern fast dasselbe Verhältnis wie in der Gesamtheit der Schulrekruten. Das Resultat muß also demnach etwa so formuliert werden, daß am Ende des sechsten Lebensjahres jedenfalls der Einfluß der Ernährung im Säuglingsalter seine Bedeutung verloren hat, und daß die an sich durch die natürliche Mutterbrusternährung gewonnenen Vorzüge im späteren Kindesleben durch andere, mächtige Faktoren überkompensiert werden, wodurch sich die Ernährungsunterschiede wieder verwischen." Ob das hier benutzte Zahlenmaterial hinreicht, und ob die in der Reichshauptstadt gefundenen Ziffern überall Geltung haben, erscheint mir zweifelhaft. Überdies gibt Schäfer an, daß unter den rachitischen und tuberkulösen Kindern die Flaschenkinder die Brustkinder um 57, bzw. 43 % überwiegen. — Ein Jahr darauf hat Wallenstein an einem Material von allerdings nur 446 Schulrekruten eines anderen Berliner Bezirks die Beobachtungen Schäfers bestätigen können. (Siehe: Paul Meyer: „Bericht über die Tätigkeit der Berliner Schulärzte im Jahre 1909/10, bzw. 1910/11." Berlin 1911.)

Gegenden bei niederer Tauglichkeit zwar keine hohe Sterblichkeit, wohl aber eine niedrige Stillziffer zu finden ist."

Tabelle 52.

Die Säuglingssterblichkeit im Jahre 1909.

Staaten und Landesteile	Im 1. Lebensjahre Gestorbene (ohne Totgeborene)		auf 100 Lebendgeborene		
	eheliche	uneheliche	überhaupt	eheliche	uneheliche
Provinz Ostpreußen	10 444	1 936	19,1	17,9	30,2
„ Westpreußen.	11 443	1 569	20,4	19,3	36,2
Stadt Berlin.	5 229	1 959	15,6	14,2	21,6
Provinz Brandenburg.	14 423	3 121	17,4	16,1	29,0
„ Pommern	7 774	1 487	17,7	16,6	27,2
„ Posen.	13 416	1 501	19,8	18,0	37,2
„ Schlesien	33 710	5 260	21,6	20,6	31,1
„ Sachsen	13 340	2 648	17,3	16,4	24,5
„ Schleswig-Holstein	4 925	1 085	13,2	12,0	24,9
„ Hannover	8 723	1 290	12,1	11,3	22,3
„ Westfalen	18 467	1 260	13,0	12,6	27,5
„ Hessen-Nassau	5 514	788	**10,3**	9,6	20,1
„ Rheinland	29 954	2 691	14,4	13,8	28,8
Hohenzollern	351	21	16,7	16,5	21,2
Preußen	177 713	26 616	**16,4**	15,4	27,8
Bayern rechts des Rheins	35 983	7 374	**22,8**	21,8	29,2
Bayern links des Rheins (Pfalz). .	4 065	421	**14,7**	14,1	22,3
Bayern	40 048	7 795	21,7	20,7	28,7
Königreich Sachsen	20 682	5 063	18,8	17,7	25,1
Württemberg	11 396	1 487	17,2	16,6	24,3
Baden	10 086	1 150	17,3	16,8	23,4
Hessen	4 117	605	13,0	12,3	22,0
Mecklenburg-Schwerin	2 005	514	14,8	13,5	22,9
Großherzogtum Sachsen	1 496	256	14,8	14,3	18,7
Mecklenburg-Strelitz	370	97	16,3	14,9	25,1
Oldenburg	1 499	187	11,1	10,5	22,7
Braunschweig	1 649	323	15,2	14,3	21,7
Sachsen-Meiningen	874	202	12,8	11,8	20,4
Sachsen-Altenburg	1 159	211	19,9	19,1	25,8
Sachsen-Coburg-Gotha	859	159	13,8	13,0	20,5
Anhalt	1 119	220	14,7	14,0	20,0
Schwarzburg-Sondershausen	306	64	13,5	12,5	21,2
Schwarzburg-Rudolstadt	353	49	13,1	12,9	14,7
Waldeck	148	10	10,5	10,4	12,8
Reuß älterer Linie	345	35	19,6	19,6	19,3
Reuß jüngerer Linie	740	131	20,3	19,6	25,1
Schaumburg-Lippe	121	12	11,2	10,6	25,5
Lippe.	449	49	10,5	9,9	23,3
Lübeck	351	69	13,9	12,9	22,1
Bremen	805	195	12,4	10,9	26,9
Hamburg	2 487	803	14,0	12,2	24,9
Elsaß-Lothringen	7 025	932	16,1	15,3	26,2
Deutsches Reich	**288 202**	**47 234**	**17,0**	**16,0**	**26,8**

Die große Bedeutung des Stillens ersehen wir aber am deutlichsten, wenn wir die Sterblichkeitsziffern der Brust- bzw. der Flaschenkinder jeweils in Beziehung zu der wirtschaftlichen Lage der Eltern setzen.

Doch zuvor seien noch einige Angaben über die Säuglingssterblichkeit im allgemeinen hier angeführt. Betrachten wir zunächst die Tabelle 52.

Die Tabelle 52 zeigt, wie sehr sich die einzelnen Bundesstaaten hinsichtlich der Säuglingssterblichkeit unterscheiden. Die größten Ziffern weist das rechtsrheinische Bayern auf. — Zugleich sehen wir, daß in allen Landesgebieten die Mortalität bei den unehelichen [1]) Kindern weit größer ist als bei den ehelichen.

Die Säuglingssterblichkeit hat während des letzten Jahrzehntes erheblich abgenommen; sie belief sich im Deutschen Reich zu Beginn dieses Jahrhunderts auf 20,7 %, und zwar auf 19,4 % bei den ehelichen, auf 33,9 % bei den unehelichen Lebendgeborenen. — Ähnliche Ergeb-

Tabelle 53.

Geburtenhäufigkeit und Säuglingssterblichkeit in den Jahren 1880 und 1909.

Städte	Geburten auf 1000 der Bevölkerung		Säuglingssterblichkeit auf 1000 Geburten im Vorjahre	
	1880	1909	1880	1909
1. London	35,3	24,2	15,8	10,2
2. Paris	25,6	17,6	18,4	9,4
3. Berlin	39,9	21,6	31,3	14,6
4. Wien	40,2	22,1	18,8	16,4
5. St. Petersburg	30,2	27,3	29,9	25,0
6. Moskau	36,8	31,8	34,6	32,6
7. Hamburg	38,4	24,4	?	13,8
8. Glasgow	37,1	26,5	14,4	12,8
9. Budapest	36,3	26,8	27,2	16,2
10. Liverpool	38,2	31,0	19,1	14,1
11. Manchester	36,9	27,5	17,9	12,8
12. Neapel	33,3	27,3	26,9	14,2
13. Mailand	33,0	23,8	15,2	12,4
14. München	39,6	25,1	36,9	19,2
15. Amsterdam	36,3	32,9	24,5	8,0
16. Birmingham	38,3	26,7	17,2	12,6
17. Dresden	35,1	23,3	24,3	13,3
18. Leipzig	34,0	25,2	24,9	17,2
19. Rom	28,8	23,4	18,8	13,4
20. Breslau	37,6	28,7	35,0	20,7

[1]) Die physische Minderwertigkeit der unehelichen Kinder gegenüber den ehelichen zeigt sich auch in der späteren körperlichen Entwicklung. Nach Untersuchungen von Spann waren in Frankfurt a. M. von den Legitimen 50,2, von den Illegitimen dagegen nur 32,6 % militärtauglich. (Siehe O. Spann: „Die Lage und das Schicksal der unehelichen Kinder"; Vorträge der Gehe-Stiftung zu Dresden; Leipzig 1909).

nisse wurden im Ausland gewonnen. Der Gründe für die Verminderung der Mortalität gibt es mehrere; sicherlich ist viel durch die Fortschritte auf wissenschaftlichem Gebiete und die hierauf gestützte, planmäßige Säuglingsfürsorge erreicht worden; eine nicht geringe Rolle können auch die günstigen Temperaturverhältnisse[1]) der letzten Jahre, die vielfach weniger heiße Sommermonate aufwiesen, gespielt haben; vor allem aber

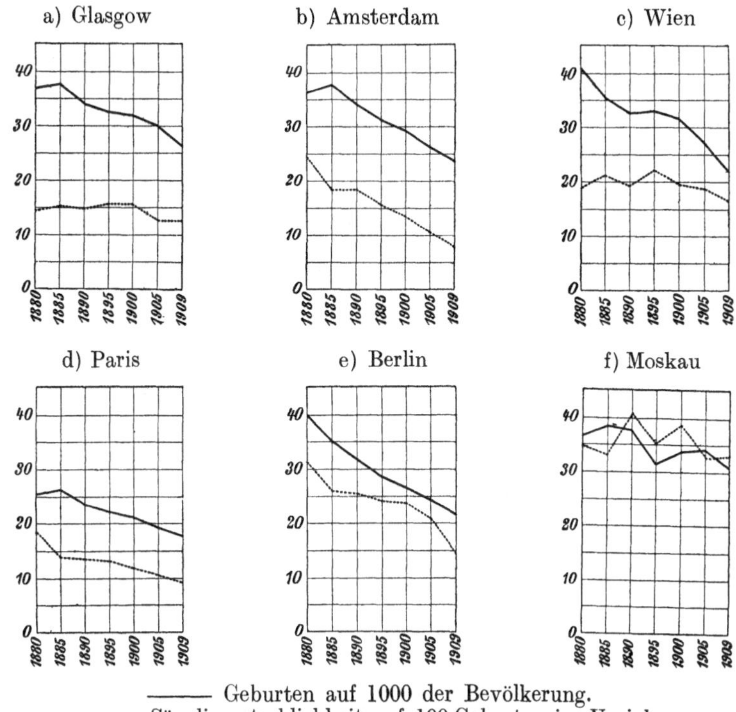

——— Geburten auf 1000 der Bevölkerung.
·············· Säuglingssterblichkeit auf 100 Geburten im Vorjahr.

Fig. 24. Die Säuglingssterblichkeit in Beziehung zu der Häufigkeit der Geburten in 6 europäischen Großstädten in der Periode 1880—1909.

muß man erwägen, inwieweit der Rückgang der Sterblichkeitszahlen auf die Verringerung der Geburtenziffern zurückzuführen ist. Hierüber belehren uns die Tabelle 53 und die Figur 24, welche Veröffentlichungen des Statistischen Amtes der Stadt Amsterdam entnommen sind.

Erst wenn man Geburten- und Sterblichkeitsziffern miteinander vergleicht, bekommt man ein zutreffendes Urteil: Paris z. B. hat eine sehr kleine Mortalitätszahl, aber auch die Geburtenziffer ist sehr gering; höher zu bewerten ist die niedere Sterblichkeitszahl in Amsterdam, weil hier eine immerhin noch ansehnliche Summe von Geburten vorliegt; besonders bemerkenswert ist, wie wenig Kinder in den Industriestädten Glasgow, Liverpool und Manchester sterben, obwohl hier verhältnismäßig viel Kinder geboren werden. Man beachte auch den starken Ge-

---

[1]) Der heiße Sommer 1911 hat überall einen Anstieg der Säuglingsmortalitätsziffern gegenüber den Zahlen der vorangegangenen Jahre bewirkt.

burtenrückgang in Berlin und insbesondere in Wien, demgegenüber die Sterblichkeitsabnahme nur wenig bedeutet. Hingewiesen sei schließlich noch auf die außerordentlich hohe Mortalität in Moskau.

Ganz besonders deutlich gelangen diese Vorgänge bei der graphischen Darstellung*) zum Ausdruck. (Siehe Figur 24.)

Die Beziehung der sozialen Stellung der Eltern zu der Mortalität der Neugeborenen zeigt folgende Übersicht über die Zustände in
Mecklenburg-Schwerin:

Tabelle 54.

Die Sterblichkeit der ehelichen Säuglinge nach der sozialen Stellung
der Eltern.

Soziale Stellung der Eltern	Durchschnittlich 1901 bis 1905			1906			1907		
	Lebendgeborene eheliche	Gestorbene		Lebendgeborene eheliche	Gestorbene		Lebendgeborene eheliche	Gestorbene	
		überhaupt	von 100 Lebendgeborenen		überhaupt	von 100 Lebendgeborenen		überhaupt	von 100 Lebendgeborenen
Selbständige in der Landwirtschaft (Besitzer, Pächter, Erbpächter, Büdner)	6 975	919	**13,2**	1 401	162	11,6	1 317	141	**10,7**
Selbständige im Großgewerbe, Kaufleute; ferner Ärzte, Rechtsanwälte, Künstler usw. . .	2 671	2 28	8,5	489	38	**7,8**	488	42	**8,6**
Selbständige im Handwerk, Kleinhandel, Gastwirte, Fuhrleute usw..	14 600	2 458	**16,8**	2 967	456	15,4	2 856	330	**11,6**
Öffentliche Beamte:									
a) Höhere Beamte, Pastoren, höhere Lehrer usw.	638	41	6,4	129	9	7,0	101	88	7,9
b) Mittlere Beamte . .	1 762	173	9,8	364	27	7,4	335	19	5,7
c) Unterbeamte	2 013	331	**16,4**	424	53	12,5	39	56	**14,3**
Privatbeamte	1 283	108	8,4	204	20	9,8	215	11	5,1
Gehilfen, Gesellen usw.	5 856	926	15,8	1 181	195	16,5	1 090	143	13,1
Fabrikarbeiter, Tagearbeiter usw. in den Städten	13 440	2 549	**19,0**	2 754	517	**18,8**	2 647	416	**15,7**
Tagelöhner, Knechte, Arbeiter, Häusler usw. auf dem Lande . . .	26 273	4 430	**16,9**	5 055	844	**16,7**	4 880	766	**15,7**
Militärpersonen:									
a) Offiziere u. Beamte	84	—	0,0	17	1	5,9	16	1	6,3
b) Unteroffiziere . . .	510	43	8,4	113	15	13,3	106	7	6,6
Rentner, Pensionäre, Altenteiler usw. . . .	82	14	17,1	26	3	11,5	35	7	20,0
Zusammen	76 187	12 220	**16,0**	15 124	2340	**15,5**	14 478	1947	**13,4**

*) Betreffs der Methode vergleiche die Bemerkungen über die Figur 3 (S. 50).

Wie man sieht, ist die Säuglingssterblichkeitsziffer in Mecklenburg-Schwerin weit geringer als die entsprechende Reichsdurchschnittszahl. Ferner erkennt man die sich je nach der sozialen Lage der Eltern ergebenden Unterschiede. Bemerkenswert ist, daß die für die unteren Beamten geltenden Ziffern denen der Fabrikarbeiter und Tagelöhner, also der Proletarier, gleichkommen. Erwähnt sei noch, daß die Sterblichkeitsziffer der Säuglinge bei den Selbständigen im Großgewerbe, bei Kaufleuten, Ärzten, Rechtsanwälten, Künstlern usw. im Jahre 1907 sich von der Durchschnittsziffer der Jahre 1901—1905 nicht unterscheidet, während bei den Selbständigen in der Landwirtschaft und noch mehr bei denen im Handwerk, Kleinhandel usw. ein recht erheblicher Rückgang der Säuglingsmortalität in dem genannten Zeitraume zu verzeichnen ist. In der erstgenannten Kategorie von Berufen war eben schon früher die Säuglingssterblichkeit infolge der wirtschaftlichen Verhältnisse und Bildung der Eltern niedrig, so daß sich die Ziffer wohl nur schwerlich noch viel weiter verringern läßt. Bei den anderen selbständigen Berufsarten, namentlich beim Handwerk und Kleinhandel, scheint der Rückgang der Mortalität zum guten Teil darauf zurückzuführen zu sein, daß hier die Maßnahmen der Aufklärung über Säuglingsernährung und -pflege auf fruchtbaren Boden gefallen sind, während ihr günstiger Einfluß bei den Säuglingen der ländlichen Tagelöhner und unteren Beamten vorläufig noch weniger in die Erscheinung tritt.

Wichtiger aber noch als selbst die günstige soziale und wirtschaftliche [1]) Lage der Eltern ist für das Gedeihen des Säuglings die natürliche Ernährung. Dies wiesen Kriege und Seutemann überzeugend nach; aus einer eingehenden Untersuchung der Säuglingsverhältnisse in Barmen ergab sich, daß bei einem Jahreseinkommen der Väter bis 1500 M. von den Brustkindern 7,3, von den Flaschenkindern 31,6 % starben; bei einem Einkommen über 1500 M. betrug die Mortalität der Brustkinedr 6,4, der Flaschenkinder 12,5%. Man sieht also, daß die Brustkinder selbst der Armen eine geringere Sterblickkeit zeigen, als die Flaschenkinder der Wohlhabenderen. Das gleiche Resultat wurde dann in mehreren anderen (ländlichen und städtischen) Gemeinden gewonnen.

An der hohen Bedeutung des Stillens kann also nicht mehr gezweifelt werden. Und doch wird man es in gewissen Fällen für günstiger erachten müssen, wenn der Säugling nicht die Milch seiner Mutter erhält. Dies gilt besonders für tuberkulöse, aber auch für diejenigen Mütter, dio boruflioh mit Giften in Berührung kommen. Unter anderem hat der Berliner Arzt Fleck nachgewiesen, daß durch die Milch der bleikranken Mütter deren Kinder bleikrank wurden; nach Kostials Angaben konnten plötzliche Todesfälle von Säuglingen nur durch direkten Übergang von Tabakgiften in die Muttermilch und auf diese Art entstandene Nikotinvergiftungen erklärt werden

Aus der Fülle der Angaben, die über die hygienischen Verhältnisse der Säuglinge unterrichten, seien hier nur noch einige Mitteilungen über die Sterblichkeit der Neugeborenen in den einzelnen Abschnitten des ersten Lebensjahres und in bestimmten Jahreszeiten angereiht.

---

[1]) Der Einfluß der wirtschaftlichen Verhältnisse auf die Säuglingssterblichkeit wurde schon oben in dem Kapitel „Bevölkerungszusammensetzung und -bewegung" (siehe S. 47) auf Grund der Bremischen Statistik dargelegt.

Rösle hat auf der Internationalen Hygiene-Ausstellung in Dresden an der Hand der Statistiken aus den meisten europäischen Ländern gezeigt, daß die Mortalität von Lebensquartal zu Lebensquartal abnimmt, und zwar am meisten vom 1. zum 2. Vierteljahr. Zugleich ersah man aus den schönen graphischen Darstellungen, daß die oben erwähnte Verminderung der Säuglingsmortalität während der letzten Jahre nur darauf beruht, daß die Sterblichkeit im ersten Lebensquartal, und hier wieder besonders im ersten Lebensmonat, geringer geworden ist.

Bemerkenswert ist eine Zusammenstellung des Karlsruher Arztes Behrens, die über die Sterblichkeit in Baden Auskunft gibt, wobei nicht nur zwischen den einzelnen Monaten, sondern auch zwischen den ersten Wochen des ersten Monats, den Tagen der ersten Woche und sogar den Stunden des ersten Lebenstages unterschieden wird.

Tabelle 55.

Sterblichkeit der ehelichen und unehelichen Kinder im ersten Lebensjahr nach dem Geschlecht sowie nach Alters-Stunden, -Tagen, -Wochen und -Monaten im Großherzogtum Baden im Durchschnitt der Jahre 1871—1890.

Jahres-durchschnitte	Tot-geb. in % der Geborenen überhaupt	in der Stunde			vom 2. bis 7. Tag	in der Woche			im Monat										
		1.	2. bis 12.	13. bis 24.		2.	3.	4.	2.	3.	4.	5.	6.	7.	8.	9.	10.	11.	12.
Männliche überhaupt:																			
1871/1890	12,6	2,8	2,7	1,6	6,5	8,6	8,6	5,4	13,2	11,2	8,6	6,7	5,1	4,9	3,4	3,0	3,2	2,2	1,9
Weibliche überhaupt:																			
1871/1890	11,0	2,7	2,3	1,5	5,6	7,8	8,0	4,8	13,1	11,2	9,1	7,2	5,6	5,2	3,8	3,4	3,6	2,6	2,4
Eheliche überhaupt:																			
1871/1890	11,3	3,3	2,9	1,8	6,5	8,2	7,9	4,0	10,9	10,1	8,7	6,9	5,7	5,5	3,9	3,7	4,0	2,8	2,6
Uneheliche überhaupt:																			
1871/1890	12,2	2,1	1,5	1,3	5,6	8,2	9,0	6,1	15,3	12,5	9,0	6,9	5,1	4,5	3,2	2,6	2,7	1,9	1,6

Die nach vielen Richtungen hin sehr interessante Tabelle 55 zeigt vor allem, daß die bei weitem gefährlichste Lebensstunde des Säuglingsalters die erste ist. Aber am ganzen ersten Tage und darüber hinaus bis etwa zum Schluß des ersten Monats ist die Sterbenswahrscheinlichkeit sehr groß. Diese Erscheinung ist offenbar teils durch die Schwierigkeiten bei der Entbindung, teils durch die angeborene Minderwertigkeit der Konstitution verursacht, während später die Höhe der Mortalität der Hauptsache nach von der Ernährungsart abhängt.

Es wurde schon in dem Kapitel „Wohnungswesen" betont, daß die Hitze den Säuglingen verhängnisvoll sein kann. Wir sehen daher, daß sich für die Mortalität der Neugeborenen ein Sommergipfel nachweisen läßt. Hierbei sind die Flaschenkinder ganz besonders gefährdet, besonders weil es in den warmen Monaten schwierig ist, die Milch keimfrei zu halten. Aber auch unter den Brustkindern sterben, wie Engel

Bey[1]) für die ägyptischen Städte nachgewiesen hat, viele infolge der Wärmeausstrahlungen in den heißen Sommertagen, besonders dann, wenn sie in „Wohnungen eng zusammengebauter Häuser" untergebracht sind.

Von großer Wichtigkeit ist es nun noch, zu wissen, welche Krankheiten die meisten Opfer unter den Säuglingen verlangen. Hierüber belehrt uns unter anderem eine Statistik, die sich auf die Verhältnisse im Königreich Bayern bezieht:

Tabelle 56.

| Jahr | Im 1. Lebensjahr starben im Königreich Bayern Kinder infolge der Hauptkinderkrankheiten | | | | | | | |
| | Angeborene Lebensschwäche und Bildungsfehler | | Magen- und Darmkatarrh | | Brechdurchfall | | Zusammen | |
	im ganzen	d. überh. gestorb. Säugl. Proz.	im ganzen	d. überh. gestorb. Säugl. Proz.	im ganzen	d. überh. gestorb. Säugl. Proz.	im ganzen	d. überh. gestorb. Säugl. Proz.
1910	12 108	27,7	11 180	25,5	4 141	9,5	27 429	62,7
1909	12 837	26,7	12 163	25,3	4 959	10,3	29 959	62,3
1908	13 185	26,8	12 816	26,0	5 311	10,8	31 312	63,6
1907	12 807	25,8	13 279	26,8	5 769	11,7	31 855	64,3
1906	13 208	25,6	13 361	25,9	6 040	11,7	32 609	63,2

Man erkennt aus der Tabelle 56, daß im Königreich Bayern im Jahre 1910 nicht weniger als 62,7 % aller gestorbenen Säuglinge an angeborener Lebensschwäche, an Magen-Darmkatarrh oder an Brechdurchfall verschieden sind. Es handelt sich also hierbei um Erkrankungen, die zum größten Teil aus den sozialhygienischen Mißständen resultieren und zu vermeiden gewesen wären. Denn es ist zu erwarten, daß bei gehöriger Ernährung und Schonung der Schwangeren sowie bei energischer Bekämpfung der Geschlechtskrankheiten, des Alkoholismus und anderer Krankheiten nicht ein so großer Prozentsatz von Kindern an angeborener Lebensschwäche zugrunde gegangen wären; ebenso wäre die Sterblichkeit an Magen-Darmkatarrh und Brechdurchfall nicht so hoch gewesen, wenn für eine weitere Verbreitung der Stilltätigkeit, für Beschaffung einwandfreier Säuglingsmilch zu erschwinglichen Preisen, für Behandlung der erkrankten Säuglinge im erforderlichen Umfange Sorge getragen worden wäre.

Daß gerade auch an den hier genannten vermeidbaren Krankheiten die Säuglinge der Armen in weit höherer Anzahl sterben als die Neugeborenen, die aus dem Mittelstand oder von den Wohlhabenden stammen, lehrt die schon wiederholt erwähnte Bremische Statistik. (Vergleiche Tabelle 123).

Wir haben jetzt noch zu erörtern, welche Maßnahmen zu ergreifen sind, um die Gefahren, denen die Säuglinge, und insbesondere die Neugeborenen aus den wirtschaftlich schwachen Bevölkerungsschichten, ausgesetzt sind, tunlichst zu beseitigen.

Oben wurde gezeigt, daß der wichtigste Faktor für das Gedeihen der Säuglinge die natürliche Ernährungsweise ist. Es gilt also, vor

---

[1]) Siehe den Katalog von Rösle.

allem dafür zu sorgen, daß möglichst jedes Kind von seiner Mutter gestillt wird. Welche Mittel notwendig sind, um die Stillneigung zu wecken,
die Stillfähigkeit zu stärken und die Stillmöglichkeit zu vergrößern,
wurde bereits in dem vorigen Kapitel dargelegt.

Diejenigen Neugeborenen, welche die Mutterbrust von Anfang an
oder vorzeitig entbehren müssen, sollen einen möglichst zweckmäßigen
Ersatz erhalten. An Systemen, wie man die künstliche Kinderernährung

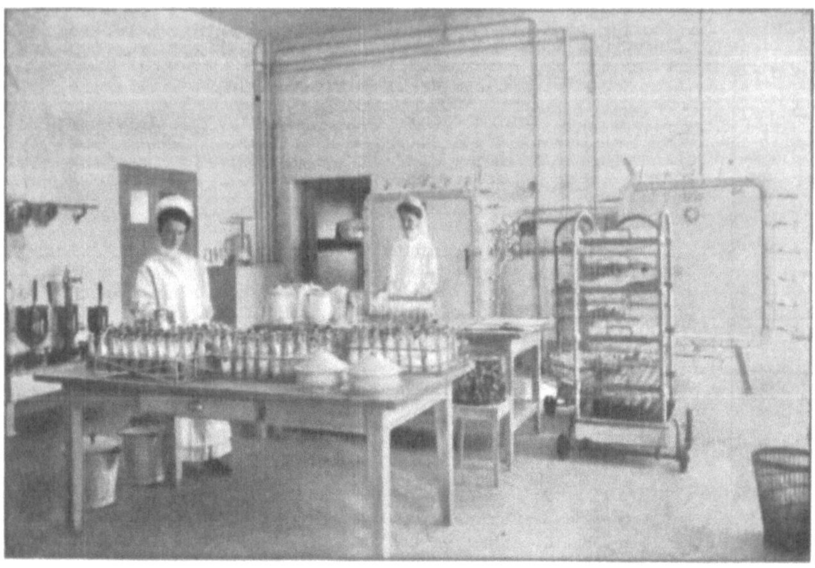

Fig. 25. Milchküche im Augusta-Viktoria-Haus zur Bekämpfung der Säuglingssterblichkeit in Berlin.

in den wohlhabenden Kreisen wirkungsvoll gestaltet, ist kein Mangel;
es kommt jetzt nur noch darauf an, auch den armen Kindern eine einwandfreie Milch zu beschaffen. Aber gewöhnlich fehlt es den Müttern
in diesen Kreisen an materiellen Mitteln, um den hygienischen Anforderungen genügen zu können. Darum müssen Institute gebildet
werden, von denen aus die Mütter zu tunlichst geringen Preisen eine
zweckdienlich zubereitete Nahrung für ihre Kinder erhalten. Nach den
neuesten amtlichen Angaben (siehe „Medizinalstatistische Nachrichten“,
herausgegeben vom Preuß. Stat. Landesamt Berlin 1912) gibt es jetzt
in Deutschland 57 Milchküchen, die zu diesem Zwecke von Stadtverwaltungen, Wohltätigkeitsvereinen oder Arbeitgebern gegründet wurden.

Der Milchküchen-Gedanke stammt aus Frankreich. Im Jahre 1893 gründete
Dufour in der Industriestadt Fécamp die erste derartige Anstalt, der er den
Namen „Goutte de lait“ gab. Nach diesem Vorbild wurden in Paris zahlreiche
Institute (oeuvre du bon lait) gegründet. In Wien wurde von dem Kinderarzt
Siegfried Weiß im Jahre 1904 eine Organisation geschaffen, die sich gemäß
ihrem Zweck „Verein Säuglingsmilchverteilung“ nennt. In New York und mehreren

anderen Städten hat der Philanthrop N a t h a n S t r a u ß Anstalten ins Leben gerufen, in der pasteurisierte Säuglingsmilch abgegeben wird.

Gegen die Milchküchen wird neuerdings eingewandt, daß sie, wenn die erforderliche ärztliche Kontrolle der Kinder fehlt, zu schematisch arbeiten, und daß der Betrieb zu teuer ist; man schätzt diese Anstalten daher jetzt vorzugsweise als Milchapotheken für erkrankte Säuglinge.

Neben einer geeigneten Ernährung verlangt das Gedeihen des Säuglings auch im übrigen hygienische Zustände. Es wurde ja oben nachdrücklich dargelegt, um wievielmehr die Kinder der Armen gefährdet sind; auch auf die Bedeutung des Wohnungswesens wurde hingewiesen. Alle Fortschritte auf dem Gebiete der Sozialreform und insbesondere auf dem der Wohnungsreform werden namentlich auch den Neugeborenen zugute kommen.

Nun sind aber außerdem noch einige spezielle Maßnahmen im Interesse der Säuglinge nötig. Bereits im vorigen Kapitel wurden die Mutterberatungsstellen oder Säuglingsfürsorgestellen erwähnt; diese stellen im Verein mit den Anstalten für Milchverteilung das System der offenen Fürsorge dar. Daneben gibt es noch eine geschlossene Fürsorge in Gestalt der Findelhäuser und Säuglingsheime; etwa in der Mitte zwischen dem offenen und geschlossenen System stehen die Krippen.

Die Krippen sind Anstalten, in welche die außerhäuslich erwerbstätigen Mütter frühmorgens ihre Kinder hinbringen, um sie abends nach der Arbeit wieder zu holen. Während der Nacht und an Sonn- und Feiertagen bleiben die Kinder bei ihren Müttern. Die übrige Zeit hindurch werden die Kinder in der Krippe versorgt. — Wünschenswert ist es, daß jede Krippe unter regelmäßiger Aufsicht eines Arztes steht, damit infizierte Kinder sofort als solche erkannt und isoliert werden. — Der erzieherische Wert der Krippe ist hoch zu veranschlagen; hier erhalten die Mütter ein Beispiel, wie sie die Kinder zu ernähren und zu pflegen haben. — Nach den schon erwähnten „Medizinalstatistischen Nachrichten" gibt es jetzt in 91 deutschen Städten Krippen.

Die Findelhäuser, in denen die Kinder zu ständigem Aufenthalt bleiben, waren und sind vielfach wegen ihrer enormen Mortalitätsziffern berüchtigt. Bezeichnend ist, daß V i l l e r m é als Inschrift für das Pariser Findelhaus die Worte: „Ici on fait mourir les enfants aux frais du public" vorgeschlagen hat. — Die Säuglingsheime dagegen sind mustergültig eingerichtete Institute, die bedürftige Kinder zur Pflege aufnehmen. In M ü n c h e n sah ich eine solche Anstalt, die allen erdenklichen Anforderungen der Hygiene vollauf gerecht wird. Säuglingsheime gibt es jetzt in vielen Städten; bisweilen sind sie mit Kinderkrankenhäusern oder mit Krippen verbunden.

Immer mehr strebt man dahin, die Säuglingsfürsorge mit der Mutterfürsorge zu vereinigen und alle hier in Betracht kommenden Maßnahmen zusammenzufassen. In Bayern, Hessen, Preußen und Baden wurden jeweils Zentralen[1]) geschaffen, die sich dann wieder als D e u t s c h e V e r -

---

[1]) Mehrere dieser Zentralen haben sich auch Publikationsorgane geschaffen; hier sind besonders zu nennen: a) „Unser Weg", Organ der Preuß. Landeszentrale für Säuglingsschutz, des Vereins für Säuglingsfürsorge im Reg.-Bez. Düsseldorf, der Hauptstelle für Säuglingsschutz in der Prov. Sachsen, des Frankfurter Verbandes für Säuglingsfürsorge, der Hauptstelle für Mütter- und Säuglingsfürsorge in Groß-Berlin; b) „Blätter für Säuglingsfürsorge", herausgegeben von der Zentrale für Säuglingsfürsorge in Bayern; c) „Zeitschrift für Säuglingsschutz", Zeitschrift der Deutschen Vereinigung für Säuglingsschutz.

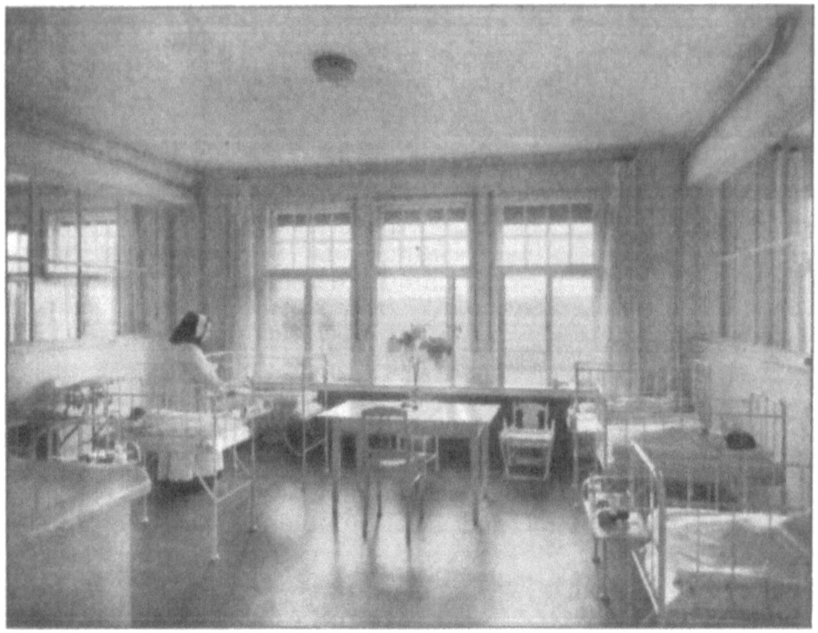

Fig. 26.   Saal im Säuglingsheim in München.

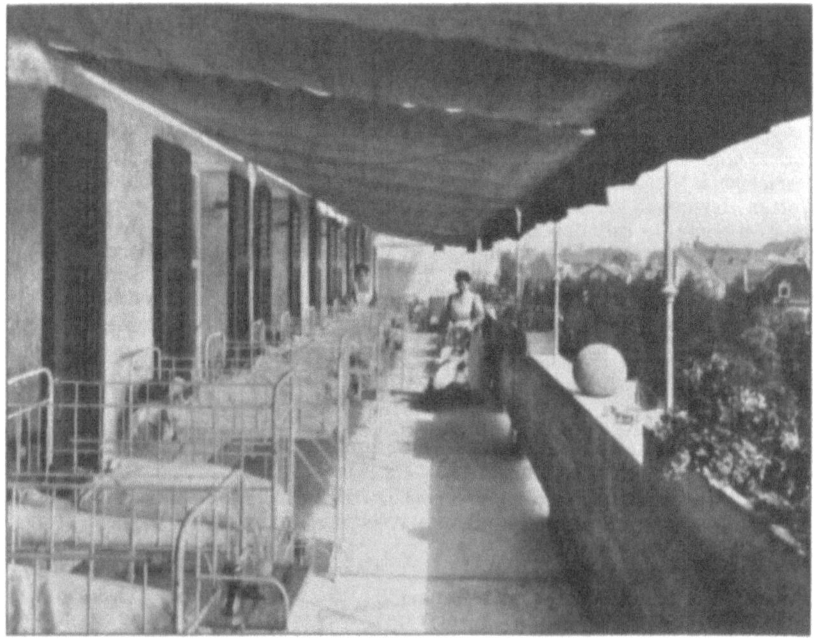

Fig. 27.   Terrasse im Säuglingsheim in München.

einigung für Säuglingsschutz zusammengeschlossen haben; diese Zentralen genießen die Protektion der Landesfürstinnen und werden von den angesehensten Männern der Wissenschaft, der Verwaltung usw. gefördert. Der wissenschaftlichen Erforschung auf dem Gebiete der Säuglingsfürsorge dient insbesondere das mit Reichsmitteln unterstützte „Kaiserin-Augusta-Viktoria-Haus zur Bekämpfung der Säuglingssterblichkeit" in Berlin.

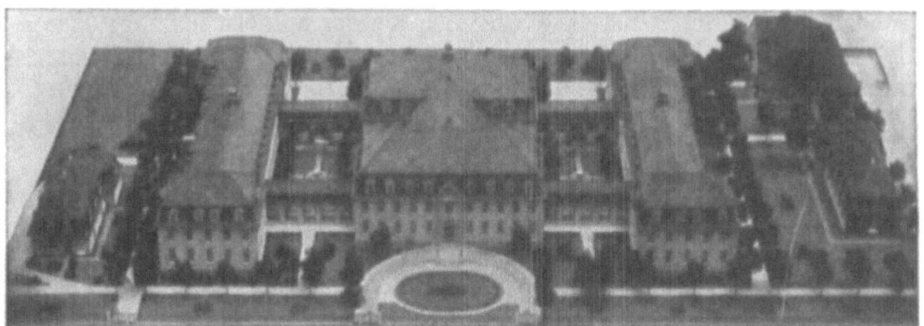

Fig. 28. Augusta-Viktoria-Haus zur Bekämpfung der Säuglingssterblichkeit in Berlin.

Außerordentlich schlecht ist für die kranken Säuglinge gesorgt. Man erkennt dies am deutlichsten aus der niedrigen Zahl der ärztlich Behandelten unter den gestorbenen Neugeborenen, worüber schon oben (siehe Anmerkung auf Seite 9) einiges mitgeteilt wurde.

Hier sei noch hinzugefügt, daß im Jahre 1910 in Baden von den 2195 Säuglingen, die angeblich an angeborener Lebensschwäche gestorben sind, nur 643, also noch nicht einmal ein Drittel, von denen, die an Verdauungskrankheiten verschieden sind, nur etwas mehr als die Hälfte ärztlich behandelt worden waren. — Nach Angaben von Hanauer „betrug die Zahl der ärztlich Behandelten im Bezirksamt Ingolstadt 13 % bei einer Säuglingssterblichkeit von 40,6 %, in Kelheim 4 % bei einer Sterblichkeit von 46,85 %, in Parsberg wurden gar nur 1,3 % der Verstorbenen ärztlich behandelt, die Säuglingssterblichkeit erreichte daher dort die exorbitante Höhe von 48,4 %".

Ich wüßte nichts zu nennen, was deutlicher als diese Zahlen zeigen könnte, wie mangelhaft unsere Fürsorgemaßnahmen immer noch gestaltet sind. Denn die genannten Ziffern besagen, daß entweder aus Gleichgültigkeit oder aus finanzieller Not auf ärztliche Hilfe verzichtet wurde, oder daß man im Hinblick auf die schlechten Wohnungs- und Ernährungsverhältnisse ärztliche Ratschläge für aussichtslos erachtet hat. Wie dem auch sei, der jetzige Zustand darf nicht bleiben. Es muß dafür gesorgt werden, daß jedes kranke Kind ärztlich untersucht wird. Unsere jetzigen Verhältnisse sind ja barbarischer als die Sitte der Spartaner; dort entschied wenigstens ein Kollegium erfahrener Männer, ob ein Kind als lebensunfähig zu bezeichnen und preiszugeben ist; bei uns diagnostizieren die eigenen Mütter oder sonstige Personen ohne Sachkenntnis „Lebensschwäche" oder „Verdauungskrankheiten" und lassen

die Kranken, ohne die Ansicht eines Arztes gehört zu haben, dahin-
siechen. Freilich kann man den armen Müttern nicht die ganze Schuld
zuschieben; sie sind eben nicht in der Lage, die Arztkosten selbst zu
tragen. Darum kann man nicht nachdrücklich genug den Ausbau der
Krankenversicherung in der Richtung der obligatorischen Familienversicherung fordern.

Einige Bemerkungen müssen wir noch den Maßnahmen widmen,
die namentlich für die unehelichen Säuglinge notwendig sind. Das
große Elend, in dem sich die illegitimen Kinder zumeist befinden, hat
die Staaten zu besonderen Vorbeugungsmitteln veranlaßt. Uffenheimer
unterscheidet hierbei 3 Systeme, das romanische und das germanische,
zwischen denen das ungarische steht.

Die romanische Art begünstigt die bedingungslose und geheime Übernahme
des Säuglings in öffentliche Fürsorge; man trennt das Kind in jeder Hinsicht von
den Angehörigen und macht es so zum „Findling"; die vollkommenste Ausbildung
dieses Systems stellt die Drehlade dar. Die Mutter legt dort ihr Kind ab, zieht,
ehe sie sich entfernt, an der Glocke der Anstalt, der Torwart dreht die Lade, in dem
sich der Säugling befindet, und hiermit ist die Aufnahme des Findlings vollzogen.
— Die in Frankreich im Jahre 1874 geschaffene Loi Théophile Roussel bewirkt
die Aufsicht über alle Kostkinder, die weniger als zwei Jahre alt sind; der staatlichen Fürsorge unterstanden im letzten Berichtsjahr (1908) 169 340 Kinder, von
denen 50,31% illegitim waren; 5224 Ärzte üben die Aufsicht über diese Kinderschar
aus; die staatliche Maßnahme kostete im letzten Jahr 2 193 727 Fr. Von den Säuglingen wurden 98% künstlich ernährt; über die Mortialität schweigen die Berichte.
Das germanische System strebt dahin, die Trennung der Mutter von dem
Kinde zu verhüten. Man ist aber zugleich bemüht, für den Säugling zu sorgen,
und zwar setzt die Hilfe unmittelbar nach der Geburt ein. Aufs beste bewährt
hat sich hierbei das Taubesche System. Der bekannte Leipziger Arzt hat im
Jahre 1883 vorgeschlagen, daß an Stelle der Einzelvormundschaft die Generalvormundschaft zu setzen ist; zugleich sollen die in Pflege gegebenen Kinder
von besoldeten Ziehkinderärzten und beamteten Aufsichtsdamen überwacht
werden. Diese Methode hat bewirkt, daß, während in Leipzig im Jahre 1884
noch nicht 25 % der Väter Alimente zahlten, jetzt fast 90 % ihren Verpflichtungen
nachkommen; die Tätigkeit der Ziehkinderärzte hatte zur Folge, daß die Mortalität der unehelichen Kinder in Leipzig jetzt nur noch um 4,6 % höher ist als
die Sterblichkeit der ehelichen, während vor der Einführung der Ziehkinder-
ordnung die Differenz 9,9 % betrug. — Das deutsche BGB. nahm in seinem Ein-
führungsgesetz auf die für ganz Sachsen geschaffene Einrichtung Rücksicht;
inzwischen ist die Generalvormundschaft auch in Koburg-Gotha, Bremen, Hamburg, Oldenburg und in gewissem Umfange in Bayern eingeführt worden.
Bei dem ungarischen System nehmen staatliche Kinderasyle, deren es jetzt
17 gibt, alle Kinder, die von ihren Eltern bzw. den dazu verpflichteten Angehörigen nicht erhalten werden können, jederzeit auf; während, wie der Budapester
Kinderarzt Szana mitteilt, einst 91 % der auf dem Lande verpflegten Säuglinge
starben, beträgt jetzt die Mortalität nur 16 %; und während man früher in den
ungarischen Dörfern fast täglich „Pester Kinder" zu Grabe trug, hatte das Budapester staatliche Kinderasyl im Jahre 1910 bereits viele Kolonien, in denen im
Sommer kein einziges Kind verschied.

So sehen wir, wie man sich überall bemüht, nach Kräften für die
Säuglinge zu sorgen; daß aber alle bisherigen Leistungen nicht ausreichen,
zeigt die immer noch hohe Sterblichkeit der Neugeborenen. Man muß
allerdings berücksichtigen, daß viele Bestrebungen auf dem Gebiete
der Mutter- und Säuglingsfürsorge erst jüngeren Datums sind, und daß

sie auf dem Lande noch so gut wie ganz fehlen. Für die nächsten Jahre sind gewiß wesentliche Fortschritte zu erwarten. Besonders sollte dahin gewirkt werden, worauf kürzlich auch Rosenhaupt hingewiesen hat, daß alle in einer Stadt befindlichen Mütter- und Säuglingsfürsorgeeinrichtungen ihre Erfahrungen austauschen und gemeinsam arbeiten. Vor allem aber muß noch weit mehr als bis jetzt durch staatliche Maßnahmen geschehen; was an den Säuglingen verabsäumt wurde, ist später nicht mehr oder nur sehr unvollkommen nachzuholen. „The child is father of the man", wie sich Wordsworth zutreffend geäußert hat. Aus vernachlässigten Säuglingen entwickeln sich unbefähigte Schulkinder, untaugliche Jünglinge und minderwertige Staatsbürger.

Literatur.

1. Mayet: „Konzeptionsbeschränkung und Staat." Medizinische Reform 1908, Nr. 18 und 19.

2. Russow: „Vergleichende Beobachtungen über den Einfluß der Ernährung mit der Brust und der künstlichen Ernährung auf das Gewicht und den Wuchs (Länge) der Kinder." Jahrbuch für Kinderheilkunde, Bd. 16, Heft 1 u. 2; 1881.

3. J. K. Friedjung: „Über den Einfluß der Säuglingsernährung auf die körperliche Rüstigkeit der Erwachsenen nebst Bemerkungen über Stilldauer." Wiener Klin. Wochenschrift, XX. Jahrg., Nr. 20, 1907.

4. Groth u. Hahn: „Die Säuglingsfürsorge in Bayern." Zeitschrift d. Kgl. Bayr. Statistischen Landesamts, München 1910, Heft 1.

5. Statistisches Jahrbuch für das Deutsche Reich. Berlin 1911.

6. „Statistique démographique des grandes villes du monde pendant les années 1880—1909." Première partie: Europe. — Communications statistiques publiées par le bureau municipal de Statistique d'Amsterdam. 1911.

7. Statistisches Handbuch für das Großherzogtum Mecklenburg-Schwerin. Schwerin 1910.

8. Kriege u. Seutemann: „Ernährungsverhältnisse und Sterblichkeit der Säuglinge in Barmen." Zentralblatt für allgemeine Gesundheitspflege, 25. Jahrgang, Heft 1 u. 2, 1906.

9. Fleck: „Die Krankheiten der Maler." Artikel im „Handbuch der Arbeiterkrankheiten". Jena 1908. Stephani: „Die Krankheiten der Tabakarbeiter." Ebenda.

10. Rösle: Sonderkatalog für die Gruppe Statistik der wissenschaftlichen Abteilung der Internat. Hygiene Ausstellung 1911.

11. R. Behrens: „Der Verlauf der Säuglingssterblichkeit im Großherzogtum Baden von 1852—1895." Beiträge zur Statistik des Großherzogtums Baden, Heft 46.

12. Statistisches Jahrbuch für das Königreich Bayern, XI. Jahrgang, 1911.

13. „Die Mutter- und Säuglingsfürsorge." Kurzgefaßtes Handbuch von G. Tugendreich, Stuttgart 1910.

14. Siegfried Weiß: „Milchverteilung." Artikel im Enzyklopädischen Handbuch des Kinderschutzes und der Jugendfürsorge, Leipzig 1911.

15. Statistische Mitteilungen über das Großherzogtum Baden, Jahrgang 1911, III. Sondernummer.

16. W. Hanauer: „Die soziale Hygiene des Jugendalters." Berlin 1911.

17. A. Uffenheimer: „Säuglings- und Jugendfürsorge." Nr. 90 der Sammlung „Wissenschaft und Bildung", Leipzig 1910.

18. „Année sociale internationale 1911", herausgegeben von Action populaire, Reims 1911.

19. M. Taube: „Ziehkinder." Artikel im Enzyklopädischen Handbuch des Kinderschutzes und der Jugendfürsorge, Leipzig 1911.

20. Klumker: „Die Berufsvormundschaft." Artikel im Handwörterbuch der Sozialen Hygiene, Leipzig 1912.

21. A. Szana: „Resultate der staatlichen Fürsorge für verlassene Säuglinge in Ungarn." Zeitschrift für Säuglingsfürsorge, Bd. V, Nr. 9, 1911.

22. H. Rosenhaupt: „Der weitere Ausbau der Frankfurter Säuglingsfürsorge." Unser Weg 1911, Nr. 8.

3. Kinder im Spielalter.

Zwischen den Säuglingen und den Schulkindern gibt es noch eine Altersklasse, die einer besonderen Erörterung bedarf; es sind dies die Kinder von 2—6 Jahren. Bisher hat sich die Hygiene um diese Gruppe nur wenig bekümmert; vorläufig hat man noch nicht einmal einen zutreffenden Namen für sie geprägt. Erst vor kurzer Zeit wurde vorgeschlagen, sie als „Kleinkinder zu bezeichnen, während sie zuvor in amtlichen Berichten „Übereinjährige" oder „Vorschulpflichtige" genannt wurden. Eins der hervorstechendsten Merkmale dieser Personengruppe ist, daß sie nach Beschäftigung verlangen, ohne daß man sie schon regelrecht lernen oder gar arbeiten lassen kann; man läßt sie daher spielen, wenn man sich auch bemüht, das Spiel so zu gestalten, daß es erzieherisch wirkt. Daß Spielen nimmt aber im Leben dieser Kindergruppe einen so breiten Raum ein, daß man für diese Altersklasse wohl den Namen Kinder im Spielalter wählen darf.

Tugendreich schätzt, daß von den 7 081 082 Kindern im Alter von 2—6 Jahren, die im Jahre 1900 in Deutschland gezählt wurden, wenigstens 5,5 Millionen fürsorgebedürftig sind. In Berlin allein stehen rund 175 000 Kinder in diesem Alter; unter ihnen würden etwa 150 000 sein, denen die Eltern aus eigenen Mitteln eine den gesundheitlichen Ansprüchen genügende Lebensweise nicht bieten können.

Über die sanitären Zustände der Kinder im Spielalter erhält man nur auf Umwegen Auskunft.

Seit mehreren Jahren veröffentlicht unter anderem die Städtische Schuldeputation in Berlin Berichte über die Tätigkeit der Schulärzte; hierbei werden auch Angaben über die physische Beschaffenheit der Schulrekruten mitgeteilt.

Während des letzten Berichtsjahres (1910/11) wurden 33 671 Berliner Schulanfänger (16 978 Knaben, 16 693 Mädchen) ärztlich untersucht. Wegen körperlicher oder geistiger Schulunfähigkeit wurden 3193 (1588 Knaben, 1605 Mädchen) d. i. 10,55 % zurückgestellt; in Überwachung wurden 7964 Schulanfänger = 23,5 % genommen; im ganzen wurden also 34 % der Schulrekruten als nicht voll schulfähig erachtet.

Über die krankhaften Zustände, derentwegen Zurückstellung oder Überwachung erforderlich wurde, belehrt eine Statistik der Berliner Schulärzte (siehe Tabelle 57).

Zur Ergänzung sei hier noch eine Statistik angereiht, welche einen Einblick in die Gesundheitsverhältnisse der Schulrekruten in der Schweiz gewährt.

Tabelle 57.

	zurückgestellt wurden			In Überwachung genommen wurden		
	Knaben	Mädch.	zus.	Knaben	Mädch.	zus.
1. Ungenügender Kräftezustand (Blutarmut)	582	693	1275	501	567	1068
2. Rachitis	174	190	364	207	172	379
3. Skrofulose	68	80	148	210	262	436
4. Knochentuberkulose	41	38	79	32	39	71
5. Lungentuberkulose	80	67	147	88	96	184
6. Sonstige Lungenleiden	38	48	86	11	104	215
7. Herzleiden	30	40	70	182	207	389
8. Nierenleiden	9	4	13	24	23	47
9. Nervenleiden	56	76	132	126	136	262
10. Epilepsie	13	11	24	27	22	49
11. Mangelhafte geistige Entwicklung a) zum Schulbesuch unfähig (Idioti)	44	24	68	2	9	11
b) geistig minderwertig	256	171	427	203	158	361
12. Sprachstörungen	53	39	92	365	160	525
13. Nasen- und Rachenleiden . . .	9	9	18	507	447	954
14. Augenleiden	20	18	38	368	397	765
15. Ohrenleiden	13	11	24	288	304	592
16. Hautkrankheiten	14	12	26	52	85	137
17. Verkrümmungen der Wirbelsäule	39	47	86	287	457	744
18. Bruchschäden	2	1	3	439	92	531
19. Bildungsfehler	5	12	17	45	34	79
20. Sonstige Krankheiten	30	24	54	89	58	147

Tabelle 58.

Ergebnisse der ärztlichen Untersuchung der ins schulpflichtige Alter gelangten Kinder 1901—1910 in 19 Kantonen.

Gesamtzahl der in die Schule eingetretenen Kinder	Davon mit Gebrechen behaftet	Art der Gebrechen								Sittlich verwahrlost
		mit geistigen Gebrechen behaftet			mit körperlichen Gebrechen behaftet					
		Blödsinnige	in geringerem Grade schwachsinnig	in höheren Grade schwachsinnig	Gehör-Organfehler	Sprach-Organfehler	Seh-Organfehler	Nervenkrankheiten	Andere Krankheiten	
608 954	64286	272	5198	1357	7243	7311	23912	404	18212	377
	100,0	0,40	8,09	2,11	11,27	11,37	37,20	0,62	28,35	0,59

Die schweizerische Statistik zeigt in Übereinstimmung mit den Berliner Ergebnissen, daß von den Schulrekruten mehr als 10 % völlig untauglich sind. Leider kann man die Berliner und die schweizerischen Angaben nur in bescheidenem Umfange miteinander vergleichen, weil die Methoden der Untersuchungen nicht übereinstimmen.

Des weiteren findet man Angaben, aus denen man Schlußfolgerungen auf die hygienischen Verhältnisse der Kinder im Spielalter ziehen kann, wenn man die Mortalitätsstatistiken betrachtet; wir benutzen hierfür die Tabelle 59, die sich auf das Königreich Sachsen bezieht.

Tabelle 59.

Alter der Gestorbenen	Zahl der im vornbezeichneten Alter Gestorbenen			
	1904	1905	1906	1907
1	2	3	4	5
unter 1 Jahr	36 511	36 863	30 985	29 309
1— 6 Jahre[1])	8 154	7 373	6 235	6 019
6—10 ,, [2])	1 172	1 097	1 678	1 746
10—20 ,, ...	2 231	2 299	2 211	2 246
20—30 ,, ...	3 890	3 871	3 695	3 697
30—40 ,, ...	4 096	4 090	3 851	4 063
40—50 ,, ...	4 664	4 878	4 674	4 865
50—60 ,, ...	6 382	6 517	6 182	6 522
60—70 ,, ...	8 131	8 639	8 347	8 737
70—80 ,, ...	8 545	8 777	8 164	8 664
80 Jahre uud darüber	3 781	4 008	3 591	4 040
unbekannt	13	20	18	8
zusammen	**87 570**	**88 432**	**79 631**	**79 916**

Vom Jahre 1906 an sind in dieser Zeile [1]) die 1—5 Jahre alten,

Man entnimmt der Tabelle 59, daß die Sterblichkeit bei der in Rede
stehenden Altersgruppe sehr hoch ist, wenngleich sich gegenüber dem
Säuglingsalter ein sehr bedeutender Unterschied zeigt. Bemerkt sei
hierbei noch, daß diese Statistik die einzige sein dürfte, bei der Kinder
vom Ende des ersten bis zum s e c h s t e n Lebensjahr zu einer Altersgruppe
zusammengefaßt wurden.

Welche Krankheiten am häufigsten die Todesursachen für die
Kinder im Spielalter darstellen, zeigt uns die folgende Tabelle 60,
welche die Feststellungen im Königreich B a y e r n betrifft:

Während die Säuglinge hauptsächlich infolge von angeborener
Lebensschwäche und Verdauungskrankheiten sterben, werden die

Tabelle 60

Sterblichkeit der Kinder unter 5 Jahren

Alter beim Tode	Angebl. Lebensschwäche und Bildungsfehler		Infektions-					
			Masern und Röteln		Keuchhusten		Tuberkulose (ohne Untersch. des Organs)	
	Überhaupt	in Proz.[1])	Überhaupt	in Proz.[1])	Überhaupt	in Proz.[1])	Überhaupt	in Proz.[1])
0—1 Jahr	12 108	27,7	636	1,5	1366	3,1	800	1,8
1—2 Jahre	—	—	635	10,7	447	7,5	484	8,1
2—3 ,,	—	—	199	9,9	127	6,3	241	12,0
3—5 ,,	—	—	131	6,3	58	2,8	342	16,4
Zusammen: 1910	12 108	22,5	1601	3,0	1998	3,7	1867	3,5
1909	12 837	21,7	1521	2,6	2188	3,7	2058	3,5

[1]) D. h. in % aller gestorbenen Kinder der gleichen Altersklasse.

im Jahre		Von je 100 Gestorbenen (mit Ausschluß derjenigen unbekannten Alters) standen im vornbezeichneten Alter im Jahre					
1908	1909	1904	1905	1906	1907	1908	1909
6	7	8	9	10	11	12	13
28 177	25 745	41,70	41,69	38,92	36,68	35,24	33,97
6 240	5 774	9,31	8,34	7,83	7,53	7,80	7,62
1 800	1 642	1,34	1,24	2,11	2,18	2,25	2,17
2 269	2 188	2,55	2,60	2,78	2,81	2,84	2,89
3 586	3 494	4,44	4,38	4,64	4,63	4,49	4,61
4 041	3 990	4,68	4,63	4,84	5,09	5,05	5,26
4 971	4 702	5,33	5,52	5,87	6,09	6,22	6,21
6 571	6 517	7,29	7,37	7,77	8,16	8,22	8,60
8 961	8 744	9,28	9,77	10,48	10,93	11,21	11,54
9 189	9 021	9,76	9,93	10,25	10,84	11,49	11,90
4 149	3 964	4,32	4,53	4,51	5,06	5,19	5,23
11	5	.	.	.	.	.	.
79 965	**75 786**	**100,00**	**100,00**	**100,00**	**100,00**	**100,00**	**100,00**

[2]) die 5—10 Jahre alten Personen verzeichnet.

Kinder im Alter von 1—5 Jahren vorzugsweise von den sogenannten Kinderkrankheiten, Masern, Röteln, Keuchhusten, Lungenentzündung, dahingerafft. Sicherlich spielen diese Krankheitsarten noch eine viel größere Rolle, als sich aus den Sterbeziffern erkennen läßt. Auffallend hoch ist der Prozentsatz der Kinder, die an Tuberkulose verschieden sind; hier sieht man die Folgen der sogenannten Schmierinfektion. Leider erhalten wir keine Auskunft über die Häufigkeit der Skrofulose und der englischen Krankheit.

Daß sich auch bei der Sterblichkeit der Kinder im Spielalter große Unterschiede je nach der Wohlhabenheit der Eltern zeigen, ersehen wir aus der Bremischen Statistik (siehe Tabelle 123).

an den wichtigeren Kinderkrankheiten.

krankheiten				Krankheit. der Atmungsorgane (außer Infektion u. Neubildung)		Krankheit des. Nervensystems (außer Gehirnschlag)		Krankh. der Verdauungsorgane			
Lungen-entzündung (Pneumonie)		Brech-durchfall						Magen- und Darmkatarrh		Sonst. Krankh. außer Brech-durchfall	
Über-haupt	in Proz.[1])	Über-haupt	in Proz.[1])	Über-haupt	in Proz.[1])	Über-haupt	in Proz.[1])	Über-haupt	in Proz.[1])	Über-haupt	in Proz.[1])
2621	6,0	4141	9,5	3578	8,2	4321	9,9	11 180	25,5	562	1,3
1165	19,6	225	3,8	894	15,0	444	7,5	528	8,9	83	1,4
285	14,2	47	2,3	171	8,5	172	8,6	80	4,0	39	1,9
239	11,4	31	1,5	132	6,3	192	9,2	55	2,6	65	3,1
4310	8,0	4444	8,3	4775	8,9	5129	9,5	11 843	22,0	749	1,4
4912	8,3	5328	9,0	5458	9,2	5474	9,3	12 869	21,8	849	1,4

In welchem Umfange die erkrankten Kinder ärztlich behandelt wurden, erkennen wir aus folgender Statistik, die sich auf das Königreich Sachsen bezieht:

Tabelle 61.

Von je 100 Todesfällen war die Todesursache ärztlich beglaubigt bei

In den Alters-gruppen	1909	1908	1907	1906	1905	1904	1903	1902	1901	1900
0— 1 Jahr	39,6	39,4	37,3	37,5	38,0	36,4	34,9	32,8	31,7	30,8
1— 5 Jahre	77,0	76,8	74,6	75,5	71,6	71,5	70,1	70,6	67,4	66,2
5—10 „	92,6	91,5	92,1	89,7	91,2	90,4	89,0	87,3	87,2	86,3
10—15 „	92,4	92,5	92,8	92,6	90,8	88,2	88,0	86,1	86,0	86,4

Wir sehen, daß den Kindern im Spielalter zwar in häufigeren Fällen als den Säuglingen ärztliche Hilfe zuteil wird, daß aber die Verhältniszahlen immer noch erheblich hinter denen der Schulkinder zurückbleiben;

Tabelle 62.

Sterblichkeit der Kinder unter 5 Jahren

Alter beim Tod	Gestorbene unter 5 Jahren		Angeborene Lebensschwäche und Bildungsfehler	Wichtigere Masern und Röteln
	im ganzen	davon ärztlich behandelt		
Unter 1 Monat.	3279	1101	2246	1
1 Monat bis unter 1 Jahr. . .	6652	4422	—	172
1 bis unter 2 Jahre	1639	1347	—	190
2 bis unter 5 Jahre	1035	890	—	91
Im ganzen unter 5 Jahre . . .	12605	7760	2246	454
Davon weiblich	5716	3505	970	220

erfreulich ist, daß die Ziffern der ärztlichen Beglaubigungen von Jahr zu Jahr zunehmen.

Zur Ergänzung der Angaben, welche die Tabellen 60 und 61 enthalten, sei hier noch die folgende auf das Großherzogtum Baden sich beziehende Statistik angefügt; die Tabelle 62 bietet einen lehrreichen Einblick in die Sterblichkeitsverhältnisse der Kinder während der einzelnen Lebensabschnitte bis zum Ende des 5. Jahres; zugleich erfährt man, in welchem Umfange den verstorbenen Kindern der betreffenden Altersgruppen ärztliche Hilfe zuteil wurde.

Die Fürsorgemaßnahmen für die gesunden Kinder dieses Alters haben vor allem die Aufgabe, Unfälle und sonstige Gefahren fernzuhalten. Die bedürftigen Kinder kommen entweder in dauernde Pflege, d. h. in Kinderasyle, oder in zeitweilige Pflege, d. h. in Krippen, Kinderbewahranstalten, Kinderschulen und Kindergärten. Die Krippen nehmen außer den Säuglingen noch Kinder bis zum 3. Lebenjahr auf, die Kinderbewahranstalten sind für Kinder von 2—4 Jahren bestimmt, in die Kinderschulen und Kindergärten kommen die 4- bis 6 jährigen. Kranke Kinder werden in Spezialkrankenhäusern behandelt oder Kinderheilstätten überwiesen. Letztere teilt Hanauer in sieben Gruppen: 1. Kinderheilstätten in Solbädern; 2. Seehospize; 3. die Heilstätten in Mineralbädern und klimatischen Kurorten; 4. die Kinderlungenheilstätten; 5. die Heilstätten für Kinder mit Knochen- und Gelenktuberkulose; 6. die Heimstätten und Rekonvaleszentenanstalten für Kinder; 7. die Walderholungsstätten.

Literatur.

1. Tugendreich: „Die Fürsorge für die Kleinkinder (im Alter von 2—6 Jahren)," Archiv f. soziale Hygiene, Bd. VI, Heft 2, 1911; ferner: „Kleinkinderfürosorge" Artikel im Handwörterbuch der sozialen Hygiene, Leipzig 1912.

2. Paul Mayer: „Bericht über die Tätigkeit der Berliner Schulärzte im Jahre 1909/10." Berlin 1911.

3. Statistisches Jahrbuch der Schweiz. XX. Jahrgang. Bern 1912.

4. Statistisches Jahrbuch f. das Kgr. Sachsen. 39. Jahrgang. 1911.

an den wichtigeren Kinderkrankheiten 1910.

Kinderkrankheiten							
Diphterie und Croup	Keuchhusten	Tuberkulose (ohne Unterschied der Organe)	Krankheiten d. Atmungsorgane (auß. Infektionskrankheit. u. Neubildgn.)	Tetanie, Eklampsie u. ähnliche Krämpfe	Krankheiten der Verdauungsorgane		
					im ganzen	Magen- und Darmkatarrh, Brechdurchfall	andere Krankheiten der Verdauungsorgane
1	12	5	79	214	523	494	29
31	217	152	562	527	3612	3563	49
61	65	100	170	78	263	250	13
122	34	150	65	15	97	63	34
215	328	407	876	834	4495	4370	125
92	190	204	416	372	1983	1930	53

5. Statistisches Jahrbuch für das Kgr. Bayern. XI. Jahrgang. 1911.

6. Statistisches Jahrbuch für das Großherzogtum Baden. 39. Jahrgang. Karlsruhe 1912.

7. 41. Jahresbericht des Kgl. Landes-Medizinalkollegiums über das Medizinalwesen im Kgr. Sachsen auf das Jahr 1909; Leipzig 1911.

8. W. Hanauer: „Die soziale Hygiene des Jugendalters." Berlin 1911.

4. Schulkinder.

Im Gegensatz zu den Kindern im Spielalter wird den Schulkindern schon seit geraumer Zeit von den Hygienikern viel Aufmerksamkeit gewidmet. Bereits J. P. Frank hat auf die Gefahren, die den Zöglingen einer schlecht gehaltenen Schule drohen, hingewiesen. Im Jahre 1836 veröffentlichte Lorinser, welcher in Oppeln als Arzt tätig war, eine viel erörterte Schrift „Zum Schutze der Gesundheit in den Schulen"; der Breslauer Augenarzt H. Cohn untersuchte im Jahre 1866 die Augen von 10060 Schulkindern, Virchow verlangte im Jahre 1869, daß Ärzte an den Arbeiten der Schulkommissionen teilnehmen sollen, und der Stuttgarter Arzt Ellinger forderte im Jahre 1877 die Anstellung von Schulärzten. — Aber erst mit der Entwicklung der Hygiene am Ende des vorigen Jahrhunderts entfaltete sich die Schulgesundheitspflege in größerem Umfange; günstig gewirkt hat hierbei ohne Zweifel die Anregung Kaiser Wilhelms II., der gelegentlich einer das höhere Schulwesen betreffenden Konferenz im Jahre 1890 die oft zitierten Worte: „Ich suche nach Soldaten, wir wollen eine kräftige Generation haben", aussprach. Mittlerweile ist die Schulhygiene ein starker Zweig der Wissenschaft geworden; große Verdienste haben sich hierbei namentlich der **Allgemeine deutsche** [1]) **Verein für Schulgesundheitspflege**, die **schweizerische Gesellschaft für Schulgesundheitspflege** [2]) und der **Internationale Kongreß** [3]) **für Schulhygiene** erworben.

Es ist auch durchaus erforderlich, daß man der Schulgesundheitspflege ein ganz besonderes Interesse widmet; denn der Staat zwingt die Kinder zum Besuch der Schule; dem Staat erwächst daher die Pflicht, dafür zu sorgen, daß die Befolgung seiner Vorschrift nicht mit gesundheitlicher Schädigung verbunden ist. Zunächst wandte man seine Aufmerksamkeit der Hygiene des Schulgebäudes und des Unterrichtes zu; man gelangte aber in der letzten Zeit erfreulicherweise von der **Schulhygiene** zur **Hygiene des Schulkindes**.

Der Sozialhygieniker hat auf diesem Gebiete zwei Hauptprobleme zu unterscheiden; er untersucht nicht nur, wie die Schule auf die Gesundheitszustände der Kinder im Schulalter, d. h. im Alter von 6—14 Jahren [4]), einwirkt, er prüft zugleich auch, welchen Einfluß die sozialen und wirtschaftlichen Verhältnisse auf diese Altersgruppen ausüben.

Die Schule kann in vielerlei Richtungen die Gesundheit der Schulkinder schädigen. Zunächst kann das Schulgebäude selbst zu beanstanden sein, vor allem dann, wenn die Schulzimmer nicht gehörig belichtet werden; im Klassenzimmer ist Gelegenheit zu starker Staubansammlung; schlecht eingerichtete Bänke geben zu Verbiegungen der Wirbelsäule Anlaß. Die zu starke Schülerfrequenz, die man nicht selten antrifft, vergrößert Ansteckungsgefahr, wenn eins unter den Kindern mit einer Infektionskrankheit behaftet ist. Der Unterricht kann Körper und Geist beeinträchtigen, wenn er zu früh beginnt, und wenn nicht für genügende Erholung gesorgt ist.

All diesen und anderen Fragen, welche die Gesundheitstechnik der Schule oder die Hygiene des Unterrichts betreffen, hat man früher

---

[1]) Publikationeorgan: a) „Gesunde Jugend"; b) „Zeitschrift für Schulgesundheitspflege".

[2]) Publikationsorgan: „Jahrbuch der Schweizerischen Gesellschaft für Schulgesundheitspflege."

[3]) Publikationsorgan: „Internationales Archiv für Schulhygiene."

[4]) Das Schulalter umfaßt nicht in allen Staaten die gleichen Lebensjahre; gewöhnlich währt die Schulpflicht vom 6.—14. Jahr, aber z. B. in Bayern nur vom 6.—13. Jahr.

trotz der ärztlichen Mahnungen kaum Beachtung geschenkt; so kam es, daß bis vor wenigen Dezennien vielfach arge Mißstände im Schulwesen obwalteten; auch in den Gymnasien ließ vieles zu wünschen übrig; aber besonders schlimm sah es in den Volksschulen aus, weil man vor allem hier mit der Bewilligung von finanziellen Mitteln zurückhielt. Es muß jedoch betont werden, daß gerade in den letzten Jahren außerordentlich viel Verbesserungen im Schulwesen zu verzeichnen sind; dies soll unten dargelegt werden.

Bevor wir aber die Maßnahmen schildern, die im Interesse der Schulkinder ergriffen wurden, wollen wir die sozialhygienischen Verhältnisse der Schulkinder erörtern.

Aus einer Untersuchung, die der Dresdener Lehrer Graupner an 42 000 Bezirksschülern und -schülerinnen sowie an 120 000 Knaben und Mädchen von Bürgerschulen ausgeführt hat, ergaben sich folgende Lehren: 1. die Kinder (sowohl in den Bürger- wie in den Bezirksschulen und ohne Unterschied des Geschlechts) sind durchschnittlich um so kleiner, je häufiger sie in der Schule nicht aufgerückt sind; 2. die minderbemittelten Bezirksschüler sind durchschnittlich ein Jahreswachstum kleiner als die besser bemittelten Bürgerschüler. Näheres hierüber erfahren wir aus den Tabellen 63 und 64.

Tabelle 63.

Schuljahr	1	2	3	4	5	6	7	8
				Knaben				
	cm	cm	cm	cm	cm	cm	cm	cm
Normal aufgerückt .	112,7	118,5	123,3	128,1	132,9	137,9	142,1	147,0
1 mal sitzengeblieben.	—	115,7	121,4	125,8	131,8	136,1	140,0	144,2
2 mal sitzengeblieben.	—	—	119,5	125,3	130,3	134,0	138,7	144,1
3- und mehrmal sitzen geblieben.	—	—	—	—	—	—	137,9	143,3

Tabelle 64.

Schuljahr	1	2	3	4	5	6	7	8
Lebensjahr	6½	7½	8½	9½	10½	11½	12½	13½
				Knaben:				
	cm	cm	cm	cm	cm	cm	cm	cm
Bürgerschule	117,4	123,4	128,0	132,6	135,0	139,8	145,6	150,0
Bezirksschule	112,7	118,5	123,3	128,1	132,9	137,9	142,1	157,0
				Mädchen:				
Bürgerschule	116,2	121,8	127,1	131,8	136,0	142,5	148,4	153,7
Bezirksschule	123,3	118,1	123,1	129,9	133,6	139,7	144,4	150,0

Wir sehen also, daß der Schulerfolg von der Körperhöhe, daß diese aber wieder von den ökonomischen Verhältnissen bedingt wird.

Samosch gibt eine Übersicht über mittlere Körperlänge und mittleres Gewicht von Schulkindern in verschiedenen Städten; hierbei sieht man, daß sich regionale Unterschiede zeigen; denn in Posen und in

Freiberg sind die Volksschulkinder kleiner als in Halle und in Berlin. Aber die Gymnasiasten der Reichshauptstadt sind wesentlich größer und wiegen erheblich mehr als die dortigen gleichaltrigen Volksschüler.

Den Einfluß von Stadt und Land auf die körperliche Entwickelung der Schulkinder zeigt der Greifswalder Pädiater Peiper in einer Tabelle, die sich auf die Verhältnisse im Kreise Köslin erstreckt:

Tabelle 65.

	Schulknaben im Alter von 6—7 Jahren				Schulknaben im Alter von 11—12 Jahren			
	Zahl	Durchschnitt			Zahl	Durchschnitt		
		des Körpergew. (g)	der Körperlänge (cm)	des Brustumfangs (cm)		des Körpergew. (g)	der Körperlänge (cm)	des Brustumfangs (cm)
Stadt.	1139	19 628	114,9	58 6	1061	30 351	135,9	66,5
Land.	1047	20 438	114,9	58,3	1219	31 314	137,5	67,3

Von großer Bedeutung wäre es, zu wissen, wie die Ernährungsverhältnisse der Schulkinder und insbesondere der Volksschulkinder gestaltet sind. Wir haben in dem Kapitel „Nahrungswesen" dargelegt, wie schwer es gegenwärtig noch ist, ein Urteil über die Ernährung bestimmter Bevölkerungsgruppen zu fällen; dies trifft auch für die Schulkinder zu. Zwar hat man sich in der letzten Zeit bemüht, in dieses Dunkel Licht zu bringen; in England und dann auch in Deutschland wurden eingehende Erhebungen über dieses Problem veranstaltet; allein, die Mangelhaftigkeit der Methode gestattet es nicht, Schlüsse mit zureichender Sicherheit zu ziehen. Immerhin lehren die Erfahrungen, die in der ärztlichen Praxis und bei den schulärztlichen Untersuchungen gewonnen wurden, daß ohne Zweifel viele der Volksschulkinder ungenügend genährt sind. Es steht fest, daß zahlreiche Kinder, ohne ein Frühstück erhalten zu haben, zur Schule gehen, viele auf ein warmes Mittagessen verzichten mußten. Wie weit als Grund hierfür Nachlässigkeit der Mütter oder wirtschaftliche Notlage der Eltern in Betracht kommen, ist naturgemäß sehr schwer exakt nachzuweisen; wenn man aber an die oben geschilderten geringen Einkommenverhältnisse, an die Steigerung der Lebensmittelpreise, an die Ausdehnung der Frauenarbeit denkt, so wird man wohl zu einem Urteil gelangen. Sicher ist jedenfalls, daß der schlechte Ernährungszustand auf die Schultüchtigkeit ungünstig einwirkt.

Den Einfluß der Ernährung auf die Disposition zu gewissen Erkrankungen hat der Stuttgarter Schularzt Gastpar festgestellt; die unterernährten Kinder zeigten einen erheblich größeren Prozentsatz Skoliose, adenoide Wucherungen oder andere Krankheiten als die gut genährten.

Für die Schulkinder, die im Laufe des Tages dem Unterricht anwohnen und die häuslichen Aufgaben erledigen mußten, ist es naturgemäß von großer Bedeutung, daß sie Körper und Geist gehörig ausruhen. Nach Axel Key soll die Nachtruhe der Kinder im Alter von 7—9 Jahren 11 Stunden, im Alter von 10—13 Jahren 10 Stunden, im Alter von 14 Jahren $9\frac{1}{2}$ Stunden währen. Der Berliner Schularzt Bernhard berichtet, daß bei den von ihm untersuchten Kindern die Schlafzeit aller Altersklassen hinter der als notwendig festgestellten wesentlich zurückbleibt; manche Kinder schliefen nur 5 Stunden. Als soziale Ursachen für die zu geringe Schlafdauer führt er an: Mithilfe bei der Heimarbeit, Austragen von Zeitungen und Backwaren sowie Straßenhandel. — Damit der Schlaf erfrischend wirken kann, muß auch der Schlafraum den hygienischen Anforderungen entsprechen. Wie es hiermit steht, wird man sich aus unseren Schilderungen des Wohnungswesens schon a priori vorstellen können. Doch sollen noch einige zahlenmäßige Angaben hier angeführt werden. Bernhard hat gefunden, daß 28% der Kinder mit vier, 10% mit fünf, 4,2% mit sechs und 2% mit mehr als sechs Personen im Zimmer schlafen; nur 33% schlafen allein im Bett, 63,5% zu zweien, 3,4% zu dreien und 0,1% zu vieren. Die Feststellungen Bernhards wurden in anderen Städten, z. B. in Magdeburg, bestätigt.

In den letzten Jahren ist durch die Schulärzte ein reiches Untersuchungsmaterial, das über die Krankheiten und Gebrechen der Schulrekruten und Schulkinder Auskunft gibt, veröffentlicht worden. Leider sind die Ergebnisse nur bedingt zu verwerten; denn die Resultate in der einen Stadt weichen von denen anderer Orte außerordentlich stark ab; diese Differenzen beruhen sicherlich weit weniger auf lokalen Unterschieden bei den Verhältnissen der Untersuchten als auf der Verschiedenartigkeit des Maßstabes, den die Untersucher anlegten. In Berlin wurden z. B. von 100 untersuchten Kindern 2,1, in Stuttgart 26,5 wegen Rachenwucherungen beanstandet; Störungen an der Wirbelsäule fand man in Berlin bei 2,1, in Breslau bei 13,1 % der Kinder.

Tabelle 66.

Infektionskrankheiten in den Schulen.

		Zahl der Fälle nach Richtigstellung der Diagnose								Davon waren in Behandlung		
		Scharlach	Diphtherie	Masern	Keuchhusten	Spitzpocken	Ziegenpeter	Sonstige	Zusammen	eines Arztes	eines Kurpfuschers	in keiner Behandlung
4 höhere Bürgerschulen	zusammen	40	32	239	15	24	8	1	359	330	3	29
	pro Schule	10,0	8,0	60,0	3,7	6,0	2,0	0,2	90,0	82,5	0,7	7,3
11 Bürgerschulen . .	zusammen	115	129	426	93	119	139	8	1021	764	2	102
	pro Schule	10,4	11,7	38,7	8,5	10,8	12,6	0,7	92,8	69,5	0,2	6,2
32 Bezirksschulen . .	zusammen	329	396	914	91	171	127	49	2083	1860	9	230
	pro Schule	10,3	12,4	28,6	2,8	5,3	4,0	1,5	65,1	58,1	0,3	7,2
Zusammen 47 Schulen	zusammen	484	557	1579	199	314	274	58	3463	2954	14	361
	pro Schule	10,1	11,6	32,9	4,2	6,5	5,7	1,2	72,1	61,5	0,3	7,5

Dagegen lassen sich mancherlei Schlüsse aus solchen Untersuchungen ziehen, bei denen eine Gleichartigkeit der Methode anzunehmen ist; dies trifft im allgemeinen bei Feststellungen zu, die aus derselben Stadt stammen. Hierbei verdienen die Untersuchungen der Leipziger Schulärzte über die Häufigkeit gewisser Krankheiten in 3 sozial verschiedenen Schularten besonderes Interesse. (Siehe Tabelle 66 u. 67.)

Tabelle 67.

Schulen	Zahl der Kinder	Körperliche Beschaffenheit mittel II und schlecht III	Augenstörungen	Gehörstörungen	Schlechte Zähne	Wucherungen und große Mandeln	Skoliose
		Proz.	Proz.	Proz.	Proz.	Proz.	Proz.
Höhere Bürgerschulen	787	**46,3**	24,0	**2,5**	59,8	**9,5**	**1,1**
Bürgerschulen . . .	2 975	41,0	19,1	4,8	65,4	13,4	2,8
Bezirksschulen. . .	6 746	**56,5**	19,3	**7,2**	69,3	**16,8**	**4,1**
Zusammen	10 508	51,0	19,6	6,2	67,5	15,3	3,5

Die Tabelle 66 lehrt, daß die soziale Lage auf das Vorkommen der akuten Infektionskrankheiten keinen Einfluß zu haben scheint; beachtenswert ist aber, daß den Schülern der höheren Bürgerschulen verhältnismäßig öfter als den Schülern der Bürgerschulen und noch viel öfter als denen der Bezirksschulen ärztliche Hilfe zuteil wurde. Darin und wohl auch in sonstigen sozialen Verhältnissen, die den Grad der Pflege bedingen, liegt die Ursache, warum, wie die Tabelle 123 zeigt, unter den armen Kindern im Schulalter an akuten Infektionskrankheiten (aber besonders auch an Tuberkulose) weit mehr sterben als unter denen des Mittelstandes oder der Reichen. Aus der Tabelle 67 ersehen wir, daß die Bezirksschüler häufiger eine schlechte Körperbeschaffenheit, Gehörstörungen, schlechte Zähne, Wucherungen und große Mandeln sowie Skoliose aufweisen als die Bürgerschüler.

Der Wiener Kinderarzt Hamburger hat bei 509 kranken Kindern die Pirquetsche Tuberkulinprobe angestellt und hierbei gefunden, daß das Prozentverhältnis der reagierenden Patienten von Lebensjahr zu Lebensjahr steigt; von den Kindern im Alter von 2 Jahren reagierten nur 9 %, von denen im Alter von 14 Jahren dagegen 94 %. Das Material ist freilich zu gering an Zahl, um endgültige Schlüsse zu gestatten. Andere Untersucher, die allerdings auch nur eine — für statistische Zwecke — zu geringe Ziffer von Patienten im Kindesalter in dieser Richtung prüften, fanden bei weitem nicht so viele reagierende Kranke. Immerhin kann man aus all diesen Ergebnissen schließen, daß etwa die Hälfte aller Kinder im Alter von 13—14 Jahren eine positive Reaktion darbietet.

Erwähnt sei hier noch, daß, wie die Tabelle 59 dartut, die Sterblichkeit bei den Personen im schulpflichtigen Alter so gering wie bei keiner anderen Altersgruppe ist; andererseits erkennt man aus der bremischen Statistik (siehe Tabelle 123), daß auch bei den Personen im Alter von 5—15 Jahren die Ärmeren höhere Mortalitätsziffern aufweisen als der Mittelstand und die Wohlhabenden.

Die Schulkinder der unbemittelten Schichten sind ganz besonders übel daran, wenn sie nicht nur mit den Schulaufgaben, sondern zugleich mit Erwerbsarbeit belastet sind. Bei der letzten deutschen Berufszählung wurde festgestellt, daß 23 402 Knaben und 9050 Mädchen, jeweils unter 14 Jahren, gewerblich tätig waren. Angaben über die Art und den Umfang der Beschäftigung von schulpflichtigen Kindern im Haushalte sowie in der Landwirtschaft und deren Nebenbetrieben sind bis jetzt im Deutschen Reich nicht veröffentlicht worden, obwohl eine entsprechende amtliche Erhebung im Jahre 1904 veranstaltet wurde, die Verarbeitung des Materials durch das Kaiserliche Statistische Amt bereits erfolgt und im Jahre 1908 dem Reichsamt des Innern überwiesen worden ist; mit Recht hat Niczky bemängelt, daß die Öffentlichkeit bisher nichts von den Ergebnissen dieser Untersuchung gehört hat.

Besser orientiert ist man über die Kinderarbeit in Österreich; eine Erhebung des Arbeitsstatistischen Amts im Handelsministerium im Jahre 1908 ergab unter anderem folgendes Resultat:

Tabelle 68.

Von den arbeitenden Schulkindern sind beschäftigt:	Schulkinder		Knaben		Mädchen	
	in absoluten Zahlen	in %	in absoluten Zahlen	in %	in absoluten Zahlen	in %
Nur in einem Arbeitszweige	82 719	55,8	46 420	59,4	36 299	51,7
u. zwar im Haushalt . .	27 263	18,4	8 654	11,1	18 609	26,5
in der Landwirtschaft . .	35 363	23,8	25 956	33,2	9 407	13,4
in der Industrie, einschließlich Gewerbe und Heimarbeit	15 521	10,5	8 563	11,0	6 958	9,9
im Gast- und Schankgewerbe	880	0,6	676	0,9	204	0,3
im Handel und Verkehr.	1 379	0,9	896	1,1	483	0,7
als Austräger (-innen), Laufburschen (-mädchen) u. dgl.	1 908	1,3	1 352	1,7	556	0,8
mit sonstiger Beschäftigung.	405	0,3	323	0,4	82	0,1
in Kombinationen mehrerer Arbeitszweige. . .	65 649	44,2	31 678	40,6	33 971	48,3
Summe	148 368	100,0	78 098	100,0	70 270	100,0

Welchen Einfluß die eheliche oder uneheliche Geburt der Kinder bzw. der Umstand, ob die Eltern leben oder nicht, auf die Häufigkeit der Kinderarbeit ausüben, darüber erteilt folgende ebenfalls auf Österreich sich beziehende Statistik Auskunft (siehe Tabelle 69).

Die bedeutungsvollste Frage auf dem Gebiete der Kinderarbeit ist nun aber wohl die nach der Gesamtbelastung, die dem Schulkinde aus der Verbindung von Schul- und Erwerbstätigkeit erwächst. Hierüber unterrichtet uns eine Erhebung im Kanton St. Gallen aus dem Jahre 1909. Die Untersuchung erstreckt sich auf 29 614 Kinder, von denen 32,44 % erwerbstätig sind. Über den Umfang der Arbeitszeiten,

Tabelle 69.

Von den in die tabellarische Bearbeitung einbezogenen Schulkindern sind	Schulkinder		
	überhaupt	hiervon arbeitende	
		in absoluten Zahlen	in %
a) ehelich	396 679	137 386	34,6
hiervon:			
mit lebenden Eltern	345 645	116 956	33,8
halbverwaist.	46 543	18 564	39,9
ganz verwaist	4 491	1 866	**41,5**
b) unehelich	21 712	8 088	37,3
hiervon:			
mutterlos	2 336	1 139	**48,8**
Summe	418 391	145 474	34,8

die für diese Kinder festgestellt wurden, gibt folgende Übersicht Auskunft:

Tabelle 70.

Gesamtbelastung in Stunden	bis 5	5—6	6—7	7—8	8—9	9—10	10—11	11—12	über 12
Prozent aller Kinder . .	4,7	3,9	10,6	18,2	**17,7**	**13,5**	**7,9**	**3,9**	**2,0**
Prozent der Knaben . .	4,3	3,6	10,6	19,4	17,2	13,4	7,7	3,9	2,1
Prozent der Mädchen .	5,1	4,4	10,6	16,6	18,3	13,6	8,2	4,0	1,9

Die Tabelle 70 zeigt, daß fast ein Drittel aller Kinder 8—10 Stunden in Schule und erwerbsmäßiger Tätigkeit zu verbringen haben, daß über 12 % 10—12 Stunden und 2 % sogar mehr als 12 Stunden tätig sein müssen.

Wenn auch eine umfassende Schilderung der Kinderarbeit im Deutschen Reich fehlt, so beleuchten doch einige Einzeldarstellungen die vorliegenden Mißstände. So enthält z. B. ein amtlicher, im Jahre 1910 erschienener Bericht aus Preußen folgende Angaben über die Art und Ausdehnung der Kinderarbeit:

„Hierüber sind bis jetzt noch wenig Ermittelungen angestellt. In Berlin hat ein Schularzt genaue Feststellungen in einer Knabenschule gemacht: Etwa 75 Kinder, also 10 v. H., sind hier gewerblich beschäftigt, von denen 47 für Fremde, 28 für die Eltern arbeiten. Krank sind 20 von diesen Kindern. In der Zeit von morgens 5 bis 8 Uhr sind 10 Kinder beschäftigt, die zum Teil in der Schule noch verschlafen sind. 23 Kinder hatten Arbeitskarten; der wöchentliche Verdienst schwankte zwischen 1 und 5 M. — Im Reg.-Bez. Hildesheim, wo vereinzelt Beschäftigung von Kindern im Hausgewerbe stattfindet, wurden gesundheitliche Mißstände nicht beobachtet; ähnlich ist es im Reg.-Bez. Coblenz, wo bei Mißständen von den Behörden sogleich Abhilfe geschaffen wird. Mißlicher sind die Zustände im Reg.-Bez. Düsseldorf, wo die Kinder in der Hausindustrie sehr ausgenutzt werden. Eine Überwachung ist hier schwer, weil nur die Kinder angemeldet werden, deren Tätigkeit nicht verheimlicht werden kann. Die Schulärzte haben nach Möglichkeit bei der Durchführung des Kinderschutzgesetzes mitgewirkt; in vielen Fällen wurde die Arbeitskarte versagt. In Wald, Kr.

Solingen, wurden in 6 Schulen 27 Arbeitskarten ausgestellt; von den beschäftigten
Kindern hatten 13 Zeitungen, 8 andere Sachen ausgetragen, 4 waren in der Hausindustrie, 2 in Gewerbe- und Hausarbeit beschäftigt. Das in der Hausarbeit
tätige Mädchen mußte täglich vom Schulschluß bis abends 7½ Uhr sämtliche
Hausarbeiten besorgen, das gewerblich beschäftigte half seiner Mutter bei der
ungesunden Arbeit des Messerputzens mit Wiener Kalk; diesen beiden zuletzt
genannten Kindern wurde die Arbeit als gesundheitsschädlich untersagt."

Aus unseren Darlegungen ergibt sich ganz von selbst, daß eine
Reihe von Maßnahmen erforderlich ist, um die sozialhygienischen
Zustände der Schulkinder zu verbessern.

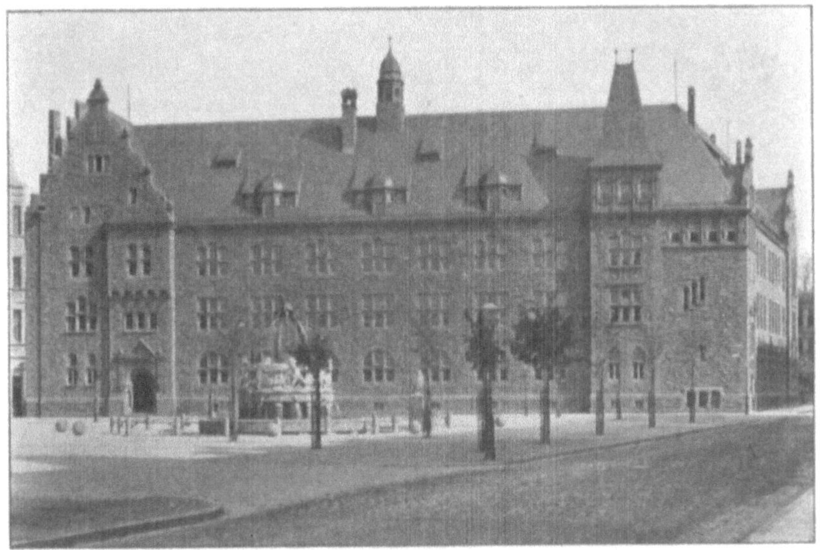

Fig. 29.   Volks- und Bürgerschule in Karlsruhe.

Vor allem wäre zu wünschen, daß die Erwerbsarbeit der Schulkinder verboten werden könnte; aber hier muß ebenso wie bei der Mütter-
arbeit auf die nun einmal bestehenden Verhältnisse Rücksicht genommen werden; man kann zurzeit nur fordern, daß mit Hilfe des
Kinderschutzgesetzes wenigstens die schlimmsten Mißstände ferngehalten werden sollen.   Hierüber wird in dem Kapitel „Arbeiterschutz"
das Nähere angegeben werden.

Bei den sonstigen Maßnahmen, die im Interesse der Gesunderhaltung
der Schulkinder nötig sind, ist zu unterscheiden zwischen solchen, welche
die Gefahren des Schulbetriebes verhüten, und solchen, welche
die Mißgunst der ökonomischen Lage mildern sollen.

Zunächst ist zu fordern, daß das Schulgebäude selbst den Anforderungen der Gesundheitstechnik entspricht. Erfreulicherweise kann
man beobachten, daß in den letzten Jahren hygienisch einwandfreie
und zugleich ästhetisch befriedigende Schulbauten erstellt wurden; ein

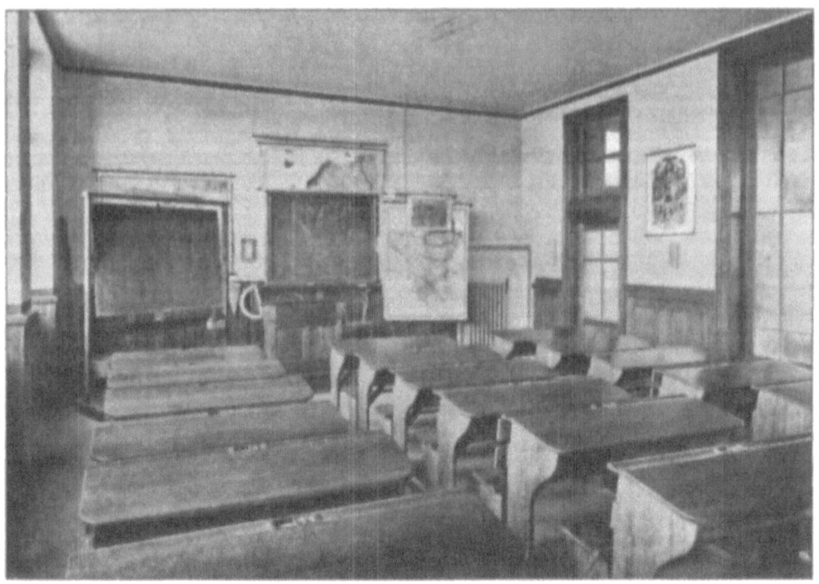

Fig. 30. Schulzimmer in einer Karlsruher Volksschule.

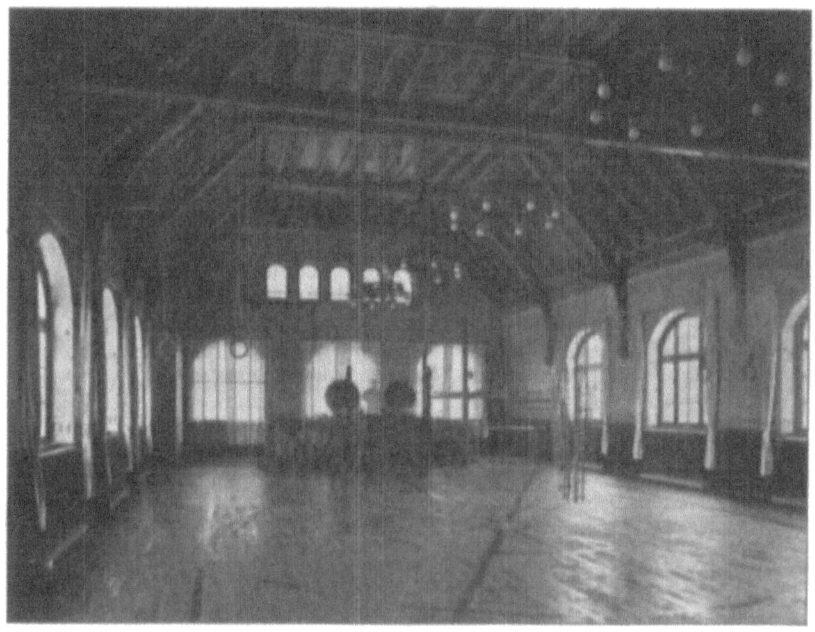

Fig. 31. Turnhalle in einer Karlsruher Volksschule.

Beispiel hierfür bietet eine der neuen Karlsruher Volksschulen, deren
Bild hier angefügt ist, dar.

Dann muß auch das Klassenzimmer bestimmten gesundheitlichen Regeln genügen; es muß hell sein, das Licht muß von links ein-
fallen; auf jeder Bank sollen möglichst nur 2 Kinder sitzen; die Bänke
müssen so ausgesucht sein, daß sie der Größe der Kinder entsprechen; der
Fußboden muß geölt oder mit Linoleum belegt sein; zwischen den Bank-
reihen muß sich ein hinreichender Raum befinden, damit man die Bänke
zum Zwecke einer gründlichen Fußbodenreinigung verschieben kann;
die Heizung erfolgt am besten von einer Zentrale aus; zum Aufhängen
der Mäntel und Hüte, zum Abstellen der Schirme muß außerhalb der
Klassenzimmer Gelegenheit gegeben sein. In jeder gut eingerichteten
Schule sind jetzt diese Forderungen erfüllt; unsere Figur 30 bietet
einen Einblick in ein Zimmer einer Karlsruher Volksschule, und zwar
haben wir absichtlich eine solche gewählt, die noch nicht einmal zu den
neuesten der badischen Residenz gehört.

Daß man auch in den Turnhallen, in denen sich ja die Kinder von
der geistigen Arbeit erholen sollen, für die Beseitigung aller hygienischen
Gefahren sorgen muß, versteht sich von selbst; die Halle muß gut belichtet und möglichst staubfrei gehalten sein; eine mustergültige, helle
und saubere Turnhalle stellt unsere Figur 31 dar.

Zugleich muß dahin gestrebt werden, daß die Schülerfrequenz
in keiner Klasse zu stark ist.

Erfreulich ist es, daß die auf ein Zimmer entfallende Schülerzahl
vielfach in der letzten Zeit vermindert werden konnte. So erfährt man
z. B. aus Hannover folgendes:

„Die Schülerzahl ist von 15 600 im Jahre 1890 auf 24 000 im Jahre 1900
und auf 31 800 im Jahre 1910 gestiegen, dementsprechend auch die Zahl der
Schulklassen von 252 auf 429 bzw. 599. Der Durchschnittsbesuch der Klassen
ist von 62 im Jahre 1890 auf 56 im Jahre 1900 und auf 53 im Jahre 1910 heruntergegangen.“

Ferner muß der Unterricht so gestaltet sein, daß er auf die Gesundheit der Kinder nicht nachteilig einwirkt. Da ist zunächst zu erwägen, ob das Ende des 6. Lebensjahres für den Schuleintritt der
richtige Termin ist; der Mannheimer Schularzt Stephani hält ihn für
zu früh, und der englische Schulhygieniker Newsholme ist der Ansicht,
daß der frühe Schulbesuch erziehliche Vorteile nicht zeitige, große
Kosten unnötig verursache und die körperliche und seelische Entwicklung des Kindes beeinträchtige; dagegen meint Fürst, daß für die Kinder
der Armen besser gesorgt ist, wenn sie frühzeitig in die Schule, die ihnen
viele Vergünstigungen gewährt, eintreten. — Eine weitere Frage ist
die nach dem täglichen Anfang des Unterrichtes. Über die Vorzüge
und Nachteile des frühen Schulbeginnes hat sich der Dresdener Stadt-
bezirksarzt in einem Gutachten[1]) geäußert; nachdem im Dresdener

---

[1]) Das Gutachten ist veröffentlicht im „21. Jahresbericht des Kgl. Landes-
Medizinal-Kollegiums über das Medizinalwesen im Kgr. Sachsen auf das Jahr
1909“. Leipzig 1911.

Schulausschuß alle Rektoren mit einer einzigen Ausnahme sich gegen die allgemeine Einführung des Achtuhrunterrichts im Sommer ausgesprochen haben, wurde ein Beschluß in diesem Sinne gefaßt. Dagegen wurde von der Berliner[1]) Schulverwaltung versuchsweise von dem 7-Uhr-Schulanfang Abstand genommen. — Erwähnenswert ist auch, daß man jetzt vielfach danach strebt, den Nachmittagsunterricht zu beseitigen. In Hannover[2]) wird seit dem Jahre 1900 im Sommer nachmittags nicht unterrichtet. Im Jahre 1904 erklärten sich die Eltern von 16 100 Schulkindern bei einer Abstimmung für die Ausdehnung des ungeteilten Unterrichts auf das Winterhalbjahr; die Eltern von 700 Kindern waren dagegen. Seit dem Jahre 1906 ist diese Einrichtung auch für das Winterhalbjahr getroffen worden. — Von großer Bedeutung ist, daß der Unterricht der geistigen Veranlagung der Kinder entspricht; oft sind einzelne Schüler nicht fähig genug, um den für den Durchschnitt bestimmten Lernstoff aufzunehmen; sie hemmen den guten Fortgang des Unterrichtes und leiden selbst an Körper und Geist Schaden, wenn sie mit den normal begabten Kindern gemeinsam unterrichtet werden; um dies zu vermeiden, hat der Mannheimer Stadtschulrat Sickinger eine Trennung der Kinder je nach der Veranlagung vorgeschlagen, ein System, das inzwischen schon in mehreren Städten mit gutem Erfolge eingeführt worden ist. Vielfach wurden für minderbegabte und geistesschwache Kinder Hilfsschulen geschaffen.

Um die Schüler vor Ansteckungen zu bewahren, werden kranke oder verdächtige Kinder vom Schulbetrieb ferngehalten. In der letzten Zeit richtet man sein Augenmerk auch darauf, daß eine Infektion durch den Lehrer ausgeschlossen bleibt; namentlich sollen tuberkulöse Lehrer mit den Schülern nicht in Berührung kommen.

Im Großherzogtum Baden bestimmt eine Ministerialverordnung vom 9. Mai 1911, daß, „wenn es sich um die Erkrankung an Lungen- und Kehlkopfschwindsucht bei Personen handelt, die in einer Schule oder Erziehungsanstalt und den dazu gehörigen Räumlichkeiten wohnen oder durch Teilnahme am Unterricht ihre Umgebung gefährden", Anzeige bei dem zuständigen Bezirksamt zu erstatten ist. Ob dieser Verordnung immer entsprochen wird und unter den gegebenen Verhältnissen entsprochen werden kann, scheint mir zweifelhaft zu sein. Darüber, wie oft solche Meldungen erfolgt sind, ist bisher amtlich nichts veröffentlicht worden. — Im Bezirk Oppeln wurden etwa 5500 Lehrer untersucht; unter diesen wurden 178 als tuberkuloseverdächtig bezeichnet. „Die genauere Untersuchung ergab bei 49 dieser krankheitsverdächtigen Lehrer geschlossene oder offene Tuberkulose; von ihnen starben im Laufe des Berichtsjahres vier, pensioniert wurden sieben. Die an offener Tuberkulose Leidenden wurden für längere Zeit beurlaubt und mußten vor ihrem Wiedereintritt den Nachweis erbringen, daß sie mit ihrem Auswurf keine Tuberkelbazillen ausstreuen. Die im Dienste befindlichen tuberkulösen Lehrer standen dauernd unter Kontrolle des Kreisarztes, der in Abständen von zwei bis drei Monaten über ihren Zustand der Regierung zu berichten hatte." (Siehe „Das Gesundheitswesen des Preußischen Staates im Jahre 1910"; Berlin 1912.)

Zu den für die Schulhygiene wertvollsten Einrichtungen gehört die Anstellung von Schulärzten. Nach Angaben von Burgerstein

---

[1]) Siehe „Bericht über die Tätigkeit der Berliner Schulärzte im Jahre 1909/10", erstattet von Paul Meyer. Berlin 1911.
[2]) Nach Angaben von Selter.

ist man in Belgien auf diesem Gebiete bahnbrechend vorangegangen;
in Brüssel besteht der schulärztliche Dienst seit dem Jahre 1874. Im
Deutschen Reich hat man zuerst in Leipzig (im Jahre 1892) 15 Schulärzte angestellt. Vorbildlich wurde die Wiesbadener Ordnung, die vom
preußischen Ministerium zur Nachahmung empfohlen wurde. Man muß
zwei Systeme unterscheiden, je nachdem der Schularzt im Haupt- oder
nur im Nebenamt tätig ist. Im Deutschen Reich gibt es jetzt gegen
1500 Schulärzte. Erwähnt sei noch, daß in England ein Gesetz vom
Jahre 1907 den lokalen Schulämtern die Pflicht auflegt, für ärztliche Untersuchungen Sorge zu tragen, und daß der Württembergische
Landtag soeben eine Vorlage angenommen hat, nach welcher in allen
Schulen, also auch in den Gymnasien, Schulärzte anzustellen sind.

Die Tätigkeit der Schulärzte besteht vor allem darin, die Schulrekruten auf ihre Schultauglichkeit hin zu prüfen, die schwachen
Kinder vom Schulbesuch fernzuhalten oder in Überwachung zu nehmen,
zeitweise die Schulen nach hygienischen Gesichtspunkten zu inspizieren,
in gewissen Zeitabständen die Schulkinder zu untersuchen und mit etwa
notwendigen Informationen für die Eltern zu versehen.

Daß das schulärztliche Wirken sich segensreich gestaltet hat,
ist ohne Zweifel; und doch ist es nur als eine Halbheit zu bezeichnen.

Der Schularzt würde seinen Namen nur dann in vollem Umfang
verdienen, wenn er die Schulkinder auch behandelt. Wir haben oben
darauf hingewiesen, eine wie große Anzahl von Schulkindern selbst bei
ernsten Erkrankungen der ärztlichen Behandlung entbehrt. Darin liegt
eine große Gefahr nicht nur für die Kranken selbst, sondern auch für
die Mitschüler, wenn die noch nicht völlig geheilten Kinder vorzeitig
wieder in die Schule zurückkommen. (Man denke z. B. an Diphtherie
oder Typhuspatienten, die noch wochenlang nach dem Schwinden
klinischer Symptome die Infektionserreger ausscheiden.) Es ist zudem
bekannt genug, daß die an die Eltern erteilten Ratschläge der Schulärzte
nicht befolgt werden, weil es an Geldmitteln für die erforderliche ärztliche Behandlung fehlt. Sehr bezeichnend sind folgende Darlegungen
im sächsischen Medizinialbericht (vom Jahre 1911):

„Die Gesamtzahl der in Überwachung zu nehmenden Kinder beträgt in
allen Klassen etwa 20 % aller Schüler, also bei einem Bestand einer Schule von
1500 Kindern etwa 300. Hierzu sind auch die sog. Schulinvaliden zu rechnen,
Kinder mit angeborener Hüftgelenkluxation, Blindheit auf einem Auge, Epilepsie,
Herzfehler usw. Alle diese Kinder in dauernde Fürsorge zu nehmen, soweit es
nicht durch die Hausärzte besorgt wird, liegt außerordentlich im Interesse der
Schule, und es dürfte kaum einen Punkt der Schulhygiene geben, in denen die
Forderungen der Lehrerschaft mit denen der Schulärzte so vollkommen übereinstimmen wie in diesem. Die Lehrerschaft, die noch jetzt vielfach
dem Institute der Schulärzte zum mindesten gleichgültig gegenüber-
steht, würde sich sofort mehr dafür erwärmen, sobald dieser Punkt
in Angriff genommen wird."

Gastpar teilt mit, daß in Stuttgart etwa 90 % aller Schulkinder,
sei es den Kassenarzt, sei es den Amtsarzt zur Verfügung haben, so daß
nur noch bei etwa 10 % die Behandlungsfrage nicht gelöst ist. Dies sind
verhältnismäßig günstige Zustände, die aber in anderen Orten schwerlich

anzutreffen sind. Solange die Familienhilfe nicht zu den obligatorischen Leistungen der Krankenkassen gehört, muß für ärztliche Behandlung der Schulkinder auf andere Weise gesorgt sein. Man sucht vorläufig durch Schulschwestern, wie man sie zuerst in Amerika und England, neuerdings auch in Stuttgart, Charlottenburg und Breslau angestellt hat, dahin zu wirken, daß die Eltern die schriftlichen Anordnungen des Schularztes befolgen. Aber hiermit ist eine gehörige Behandlung naturgemäß noch keineswegs gewährleistet.

Den richtigen Weg hat zuerst die Stadt Luzern eingeschlagen, indem sie eine Schulpoliklinik[1]) einrichtete. Über die Leiden, bei welchen ärztliche Hilfe geleistet wurde, gibt folgende Übersicht Auskunft:

Tabelle 71.

	1908—1909	1911—1912
1. Innere Krankheiten	298	647
2. Chirurgische Krankheiten.	142	163
3. Hautkrankheiten	182	179
4. Augenkrankheiten	223	179
5. Ohren- und Nasenkrankheiten	83	127
6. Parasiten	72	38

Erfreulicherweise hat man gegenüber den Zahnkrankheiten der Schulkinder längst das richtige Mittel angewandt; von den zahnärztlichen Untersuchungen ist man, namentlich auf Betreiben von Jessen, zur zahnärztlichen Behandlung gelangt; mehr als 20 deutsche Städte haben bereits eigene Schulzahnkliniken, die überaus segensreich wirken.

Da es infolge der mißlichen ökonomischen Verhältnisse vielen Kindern an der gehörigen Ernährung und Hautpflege fehlt, so hat man Schulspeisungen und Schulbäder eingerichtet.

Die Schulspeisungen stammen aus Frankreich; in England sind sie gesetzlich angeordnet. Im Deutschen Reich ist diese Einrichtung, um die sich Helene Simon[2]) große Verdienste erworben hat, immer noch im Verhältnis zu anderen Staaten mangelhaft entwickelt. Die Schulspeisung erfolgt bei uns auf Kosten der Stadtverwaltung oder eines Vereins; zuweilen übernimmt ein Verein die Ausführung, während die Stadt die Kosten trägt. Nach Selter haben jetzt 189 deutsche Städte die Schulspeisung in irgendeiner Form eingerichtet und dafür insgesamt 600 000 M. gebraucht, während in London allein im Jahre 1909 für Schulspeisung 1 240 000 M. aufgewendet wurden.

―――――

[1]) Kommunale Schulpolikliniken gibt es jetzt auch in Neuchâtel, Chaux de Fonds und in einigen belgischen Städten. Schlesinger hat in Straßburg eine private Schulpoliklinik eingerichtet. Er tritt für die Behandlung der Schulkinder durch den Schularzt ein; insbesondere sollen die Hilfsschüler durch den Hilfsschularzt behandelt werden. (Siehe: Eugen Schlesinger: „Die Behandlung der in der Schule krank befundenen Kinder durch den Schularzt. — Eine Schulpoliklinik"; Zeitschrift für Schulgesundheitspflege, XXIII. Jahrgang, 1910.) — Bemerkt sei hierbei noch, daß sich der deutsche Ärztetag im Jahre 1908 gegen die Behandlung der Schulkinder durch Schulärzte ausgesprochen hat.

[2]) Helene Simon: „Schule und Brot", Hamburg 1907.

Die Schulbäder, von denen wir eins aus einer (nicht ganz neuen) Karlsruher Volksschule abbilden, haben jetzt ebenfalls viele Städte eingerichtet; sie erfreuen sich bei den Schulkindern großer Beliebtheit. Ein Berliner Schularzt äußert sich hierüber folgendermaßen:

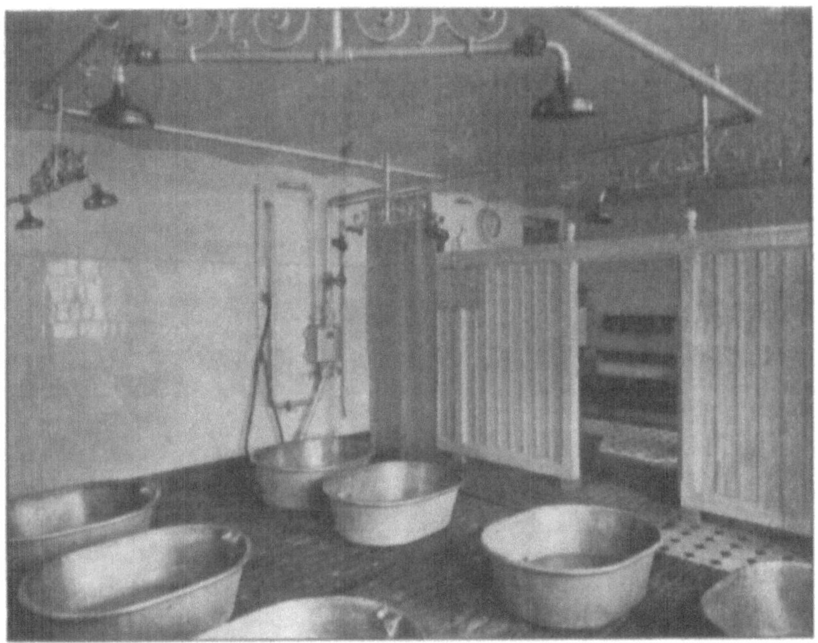

Fig. 32.   Brausebad in einer Karlsruher Volksschule.

„Die Bäder werden gern genommen und stiften viel Gutes. Die Kinder sind danach munterer und frischer. Viele der Kinder gewöhnen sich während der Schulzeit so an diese Bäder, daß sie diese liebe Gewohnheit in das spätere Leben mit hinübernehmen. Bei Knaben und Mädchen, die mich später als Kassenpatienten aufsuchten, konnte ich dies wiederholt konstatieren und ebenso die günstige Wirkung einer geregelten Hautpflege feststellen."

Über die Frequenz in einigen bayrischen Städten unterrichtet Tabelle 72 (S. 216).

Für körperlich schwache Kinder hat man eine Reihe von Fürsorgemaßnahmen getroffen. Hier ist vor allem die Waldschule zu nennen, mit deren Einrichtung Charlottenburg bahnbrechend gewirkt hat. Charlottenburg hat mit der Waldschule für Volksschulkinder so günstige Erfahrungen gemacht, daß neuerdings ein solches Institut auch für die Kinder der besseren Schulen geschaffen wurde. Dem Beispiele Charlottenburgs sind bereits 15 deutsche und viele ausländische Städte gefolgt.

Von der in den Waldschulen angewandten Methode gibt uns die Figur 33 eine Vorstellung; die einzelnen Lektionen sind kurz, und man gewährt den Kindern reichliche Zeit zum Ausruhen.

Tabelle 72.

Schul-jahr	München			Nürnberg		Fürth (2 Bäder)		Würzburg		Augsburg			
	Zahl der		Prozen-tuale Beteili-gung d. Kinder	Zahl der		Prozent. Beteilg. d.		Prozentuale Beteiligung d.		Zahl der		Prozent. Beteilg. der	
	besteh. Schul-bäder	abgegeb. Brause-bäder		besteh. Schul-bäder	abgegeb. Brause-bäder	Kna-ben	Mäd-chen	Kna-ben	Mäd-chen	besteh. Schul-bäder	baden-den Kinder	Kna-ben	Mäd-chen
1909/10	39	1 272 385	—	21	487 699	—	—	45—61	31—49	—	—	—	—
1908/09	38	1 211 315	74,2	21	495 498	70	54	39—60	35—46	5	3 816	84	62
1907/08	39	1 206 735	70,8	20	477 042	71	49	34—79	30—50	5	4 163	83	68
1906/07	39	1 120 661	71,7	19	448 363	70	51	34—78	30—50	5	4 053	80	60
1905/06	38	1 071 641	71,0	19	416 391	67	45	38—74	36—56	5	4 108	89	79
1904/05	33	980 096	72,4	19	398 886	66	45	42—69	32—44	3	2 283	84	68
1903/04	32	941 073	72,4	19	351 573	—	—	67	49	2	1 179	—	—
1902/03	28	836 224	69,1	16	343 689	—	—	57	43	—	--	—	—

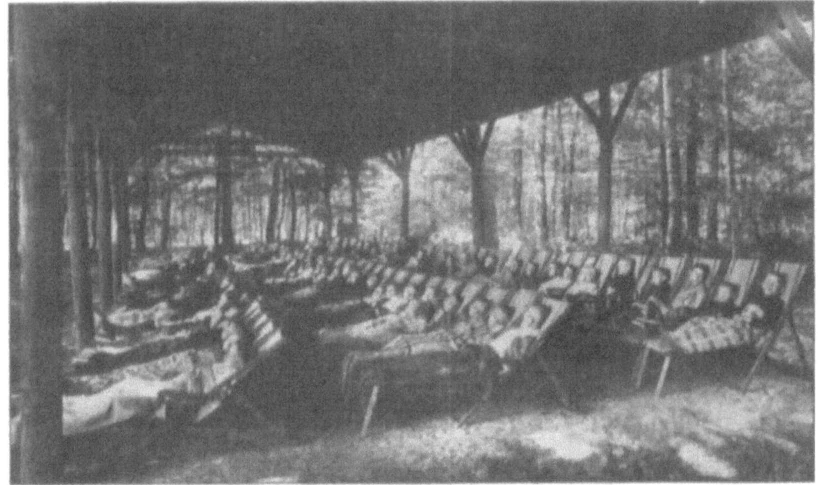

Fig. 33.   Liegehalle der Waldschule in Dortmund.

Während man mit Hilfe der Waldschule dahin strebt, schwächlichen Kindern einen geeigneten Unterricht zu bieten, sucht man durch Entsendung in die Ferienkolonien oder durch Beteiligung an den Schülerwanderungen während der schulfreien Wochen auf den Gesundheitszustand der Kinder fördernd einzuwirken.

Für taubstumme, blinde, krüppelhafte oder sittlich verwahrloste Kinder hat man jeweils besondere Unterrichtsanstalten eingerichtet.

So bemüht man sich nach Kräften, für die Erhaltung und Mehrung der Gesundheit bei unserer Schuljugend zu sorgen; und man kann mit Befriedigung feststellen, daß gerade auf dem Gebiete der Schulgesundheitspflege in den letzten Jahren außerordentlich große Fortschritte erreicht wurden.

Literatur.

1. G. Leubuscher: „Kurze Schilderung der Entwickelung der Schulhygiene und des Schulwesens in Deutschland.“ Aufsatz im „Schulhygienischen Taschenbuch“, herausgegeben von M. Fürst und E. Pfeiffer. Hamburg 1907.

2. H. Selter: „Der Stand der Schulhygiene.“ Dresden 1911.

3. Samosch: „Körpergröße und Gewichtsverhältnisse der Schulkinder.“ Aufsatz im „Schulhygienischen Taschenbuch“.

4. E. Peiper: „Ein Beitrag zur Frage der körperlichen Entwicklung der Schuljugend.“ Concordia 1911, Nr. 1.

5. „Die Ernährungsverhältnisse der Volksschulkinder.“ Vorbericht und Verhandlungen der 3. Konferenz der Zentralstelle für Volkswohlfahrt. Berlin 1909.

6. Gastpar: „Die Tätigkeit des Schularztes in der Stadt.“ Artikel im Handwörterbuch der sozialen Hygiene. Leipzig 1912.

7. Leo Bernhard: „Schlaf und Schlafverhältnisse.“ Artikel im Enzyklopädischen Handbuch des Kinderschutzes und der Jugendfürsorge. Leipzig 1911.

8. Poetter u. Kloberg: „Schulärztlicher Gesamtbericht für Leipzig über das Schuljahr 1910/11.“ Der Schularzt, 10. Jahrgang, Nr. 5 (Beilage der Zeitschrift für Schulgesundheitspflege 1912, Nr. 5).

9. Franz Hamburger u. R. Monti: „Die Tuberkulosehäufigkeit im Kindesalter.“ Münchner Med. Wochenschrift 1909, Nr. 9; ferner Schloßmann: „Die Tuberkulose der Kinder.“ Münchner Med. Wochenschrift 1909, Nr. 8.

10. W. Niczky: „Kinderarbeit in der Landwirtschaft.“ Soziale Praxis, Jahrgang XIX, Nr. 52.

11. „Erhebung über die Kinderarbeit in Österreich.“ Wien 1911.

12. „Die Erwerbstätigkeit der Schulkinder im Kanton St. Gallen,“ bearbeitet von P. Gross. St. Gallen 1910. Statistik des Kantons St. Gallen. Heft XXVII.

13. „Das Gesundheitswesen des Preuß. Staates im Jahre 1908,“ bearbeitet in der Med. Abteilung des Ministeriums der geistlichen, Unterrichts- und Medizinalangelegenheiten. Berlin 1910.

14. M. Fürst: „Der Einfluß der sozialen Lage auf die Schultauglichkeit.“ Artikel in dem Werk „Krankheit und soziale Lage.“ München 1912.

15. Jahresbericht über den Stand der dem Volksschulrektorat unterstellten städtischen Schulen in Mannheim im Schuljahr 1908/09.

16. L. Bürgerstein: „Schulhygiene.“ Bd. 96 der Sammlung „Aus Natur und Geisteswelt“. Leipzig 1912.

17. Berichte über die schulhygienischen Anstalten der Stadt Luzern. Schuljahr 1908/09 bzw. 1911/12.

18. Statistisches Jahrbuch für das Kgr. Bayern. XI. Jahrgang 1911.

19. H. Roeder und E. Wienecke: „Jugendwanderung und Jugendkraft. Ein Weg zum Ausbau moderner Jugendpflege.“ Berlin 1912.

5. Jugendliche.

Mit der Beendigung des schulpflichtigen Alters entscheidet es sich, ob der junge Mensch sogleich in das Erwerbsleben übertreten muß oder sich noch einige Zeit ausschließlich der Erweiterung seiner allgemeinen Kenntnisse widmen darf. Die große Masse der Kinder ist infolge der wirtschaftlichen Lage der Eltern gezwungen, unmittelbar, nachdem der gesetzlichen Schulpflicht genügt worden ist, einen Beruf zu ergreifen. Nur mit dieser Gruppe befassen wir uns hier, während den anderen jugendlichen Personen, wenigstens soweit es sich um Jünglinge handelt, erst in dem Kapitel „Gestellungspflichtige und Soldaten“ einige Darlegungen zu widmen sein werden.

Die Eigenart der Altersklasse, die uns an dieser Stelle beschäftigt, beruht darin, daß es sich um junge Menschen handelt, die sich noch in der Wachstumsperiode befinden, und die dennoch schon den Schädigungen des Berufslebens ausgesetzt sind. Die Arbeiterschutzgesetzgebung hat für die minderjährigen Erwerbstätigen besondere Bestimmungen geschaffen, und zwar so, daß hierbei für die Altersklasse von 14—21 Jahren noch wieder besondere Gruppen gebildet werden.

Der Leiter der badischen Fabrikinspektion Bittmann hat entsprechend den verschiedenen Gesetzesbestimmungen folgendes Schema entworfen:

13—14 Jahre	Kinder	jugendliche Arbeiter			
14—16 „	junge Leute				
16—18 „	heranwachsende Arbeiter	Jugend über 16 Jahre	Jugend unter 18 Jahren	Jugend oder Minderjährige	
18—21 „	herangewachsene Arbeiter				

Diese Klassifizierung ist gewiß als sachgemäß zu bezeichnen; allein eingebürgert hat sie sich bisher nicht; sie ist auch für den praktischen Gebrauch zu kompliziert.

In der sozialhygienischen Literatur, die sich in der letzten Zeit, um Verabsäumtes nachzuholen, mit Nachdruck auch den Jugendlichen widmet, bezeichnet man mit diesem Namen die männlichen und weiblichen Personen von 14—18 Jahren, wenngleich die statistischen Angaben sich gewöhnlich auch auf das 20. Lebensjahr erstrecken.

Nach Berechnungen von Kaup entfielen im Deutschen Reich im Jahre 1907 auf die 14—20 jährigen 11,1 % der Gesamtbevölkerung. Demselben Autor entnehmen wir folgende Zusammenstellung:

Tabelle 73.

Gebiet	Geschlecht	Zahl der erwerbstätigen Jugendlichen und ihr *Prozentsatz* von der gesamten ortsanwesenden Bevölkerung der nachstehenden Altersklassen							
		14—16 Jahre		16—18 Jahre		14—18 Jahre		18—20 Jahre	
		1895	1907	1895	1907	1895	1907	1895	1907
Deutsches Reich	m.	762 452	915 878	908 989	1 056 823	1 671 441	1 966 701	940 989	1 081 021
		72,1	*76,6*	*87,0*	*88,6*	*79,0*	*82,6*	*91,4*	*93,0*
	w.	369 271	553 104	488 172	637 280	857 443	1 226 384	510 274	664 038
		35,0	*44,4*	*46,1*	*56,4*	*40,5*	*50,2*	*48,4*	*56,6*
	zus.	1 131 723	1 468 982	1 397 161	1 730 103	2 528 884	3 193 085	1 451 263	1 745 059
		53,5	*60,1*	*66,4*	*72,6*	*60,0*	*66,2*	*69,6*	*74,7*

Wie man sieht, tritt mit zunehmendem Alter ein immer größer werdender Anteil in das Erwerbsleben ein. Die weiblichen Personen bleiben hierbei wesentlich hinter den männlichen zurück. Bemerkenswert ist auch, daß der Prozentsatz der erwerbstätigen Jugendlichen gemäß der Zählung vom Jahre 1907 in allen Altersklassen größer ist als im Jahre 1895. Man sieht, daß sich verhältnismäßig immer mehr junge Menschen dazu drängen oder gedrängt werden, frühzeitig ihr Brot selbst zu verdienen.

Erwähnt sei hierbei auch, daß von den in der Tabelle 73 genannten, für den Reichsdurchschnitt geltenden Ziffern die Zahlen für die einzelnen Bundesstaaten zum Teil erheblich abweichen. In Preußen und Hessen gibt es weniger, in Bayern,

Württemberg, Baden und Sachsen mehr jugendliche Erwerbstätige, als dem Reichs-durchschnitte entspricht.

Zur Ergänzung fügen wir noch folgende, ebenfalls einer Arbeit von Kaup entnommene Tabelle an, die uns darüber informiert, wie sich die erwerbstätigen Jugendlichen auf die verschiedenen Berufs-zweige verteilen.

Tabelle 74.

Erwerbszweig	Zählungsjahr	Jugendliche Personen der nachstehenden Altersklassen in nebenstehenden Erwerbszweigen							
		14—16 Jahre		16—18 Jahre		14—18 Jahre		18—20 Jahre	
		männl.	weibl.	männl.	weibl.	männl.	weibl.	männl.	weibl.
Landwirtschaft	1895	318 795	232 370	322 097	267 200	640 892	**499 570**	302 113	257 620
	1907	333 756	332 917	319 806	344 931	653 562	**677 848**	288 751	315 533
Industrie	1895	359 144	90 110	463 399	134 263	**822 543**	**224 373**	471 661	131 137
	1907	485 096	153 181	600 263	226 559	**1 085 539**	**379 740**	615 856	231 275
Handel u. Verkehr	1895	49 217	23 497	66 997	44 127	116 214	**67 624**	68 182	51 678
	1907	75 934	41 601	96 661	70 602	172 595	**112 203**	119 642	80 480
Häuslicher Dienst (ohne Wohnung)	1895	5 984	14 011	6 972	14 355	12 956	28 366	7 866	14 352
	1907	3 851	21 416	5 110	22 514	8 961	43 930	6 363	22 184
Häuslicher Dienst (mit Wohnung im Haushalte der Herrschaft)	1895	2 115	151 173	2 371	197 545	4 486	**348 718**	2 521	204 225
	1907	1 090	159 691	1 492	199 102	2 582	**358 793**	1 593	202 553

Man sieht, daß — in Übereinstimmung mit unseren Bemerkungen über die Gesamtheit der Erwerbstätigen — für die Industrie und den Handel seit 1895 eine bedeutende Vermehrung der Erwerbstätigenziffern vorliegt, während sich in der Landwirtschaft die Zunahme nur bei dem weiblichen Geschlecht feststellen läßt; besonders auffallend ist, wie wenig sich die Zahl der weiblichen Dienstboten vergrößert hat.

Die Gesundheitsverhältnisse der Jugendlichen sind nicht leicht zu beurteilen, da die sozialhygienische Forschung sich dieser Alters-klasse bisher erst in geringem Umfange gewidmet hat. Auf den Ge-sundheitszustand dieser Personengruppe wirken nicht nur die wirtschaft-lichen Verhältnisse im allgemeinen und die Berufsschädigungen im be-sonderen ein, sondern hier tritt ein Faktor hinzu, der bei den Er-wachsenen fehlt, nämlich das Wachstum. Übereinstimmend wurde von mehreren Untersuchern festgestellt, daß Körpergröße, Brustum-fang und Körpergewicht die größte Zunahme im Alter von 14—17 Jahren aufweisen. Für diese Zeit der Entwicklung wäre daher eine besonders aufmerksame Pflege erforderlich.

Aber wie sieht es hiermit in der rauhen Wirklichkeit aus; wie sind die Wohnungs-, Nahrungs- und Berufsverhältnisse der Jugendlichen beschaffen? Exakte Untersuchungen über die Art, wie die Jugendlichen wohnen, und wie ihre Beköstigung gestaltet ist, fehlen freilich. Man ist jedoch auf Grund der Beobachtungen von Ärzten und Gewerbeaufsichtsbeamten einigermaßen über die ob-waltenden Zustände informiert.

Die Lehrlinge wohnten früher gewöhnlich bei ihrem Meister. Daß die den jungen Menschen zugewiesenen Kammern in der Regel unzureichend waren, ja vielfach allen hygienischen Anforderungen Hohn sprachen, ist bekannt. Infolge der Entwicklung der Großbetriebe ist die außerberufliche Verbindung zwischen dem Lehrling und seinem Arbeitgeber gelöst; die jugendlichen Arbeiter benutzen jetzt, soweit sie nicht bei den Eltern wohnen, Schlafstellen; da sie für deren Miete nur einen geringen Preis aufwenden können, sind diese „Zimmer" zumeist schlecht gehalten, was die jungen, ungebundenen Leute dazu veranlaßt, in ihren freien Stunden Kneipen und Tanzlokale aufzusuchen. — So wenig wie für eine ordentliche Wohnung, so wenig sind für eine kräftige, der Wachstumsperiode entsprechende Nahrung die notwendigen Mittel vorhanden. Auch hieraus entsteht das Verlangen, sich das Mahl durch Alkoholika zu würzen oder sich dem Takakgenuß hinzugeben.

Verschiedene Wege sind eingeschlagen worden, um über die Einwirkung der Berufsarbeit auf die Gesundheitsverhältnisse der Jugendlichen Auskunft zu erhalten.

Prinzing hat bereits im Jahre 1902 auf Grund der Angaben über die Frankfurter Ortskrankenkasse und Österreichischen Krankenkassen die Morbiditätsverhältnisse der Jugendlichen mit denen der späteren Altersklassen verglichen. Hierbei stellte er die Erscheinung fest, „daß die Erkrankungsziffern der jungen Arbeiter vor dem 16. oder 20. Lebensjahr höher sind als in den späteren Lebensaltern[1]), doch findet sich dies nur bei den Krankheiten mit Erwerbsunfähigkeit". Und er fährt dann fort: „Zweierlei Ursachen bedingen dies: einmal eine geringere Energie der jugendlichen Arbeiter, infolge deren sie auch bei leichteren Erkrankungen zu Hause bleiben, sodann die kleinere Widerstandskraft, wenn größere Ansprüche an sie gestellt werden." — Im Jahre 1907 ist Prinzing noch einmal auf diesen Gegenstand, wieder auf Grund des genannten Materials, zurückgekommen und hat sich hierbei folgendermaßen geäußert: „Die kürzere Dauer der Erkrankungen beweist, daß das Mehr derselben nicht durch konstitutionelle Leiden bedingt ist, die durch die Berufsarbeit eine Verschlimmerung erfahren, sondern durch leichte Erkältungen und Verletzungen, durch Übermüdung und andere Dinge."

Kaup hat im Anschluß an diese Feststellungen die Krankheitsfrequenz der Jugendlichen ebenfalls mit den unmittelbar folgenden Altersklassen verglichen, und zwar an der Hand der Leipziger Ortskrankenkassenstatistik. Er bietet folgende Übersicht (siehe Tabelle 75):

Wie man sieht, sind auch nach dieser Statistik die Morbiditätsverhältnisse der männlichen (aber nicht der weiblichen) Jugendlichen ungünstiger als die der älteren Klassen. Eine allgemein gültige Gesetzmäßigkeit, die man aus den Darlegungen von Prinzing und Kaup vermutet, besteht jedoch nicht. Die auf die Leipziger Kasse sich erstreckenden Berechnungen zeigen, daß nicht nur für das Baugewerbe

---

[1]) Es sind offenbar nicht alle späteren Altersklassen gemeint, sondern nur die Altersklassen von 20—30 Jahren.

Tabelle 75.

Erkrankungsprozent bei den jüngeren Altersklassen
einiger Berufsgruppen.

(Nach der Statistik der Leipziger O.-Kr.-K. mit Angabe der Zahl der männlichen Erwerbstätigen im Alter von 14—18 Jahren für das Reich nach der Berufszählung von 1907.)

Berufsgruppen — Zahl der männlichen Jugendlichen (14—18) f. d. Reich. Alterskl.	Krankheitsfälle auf 100 Mitglieder		Krankheitstage auf ein Mitglied	
	männlich	weiblich	männlich	weiblich
Alle Berufe: 3 843 032				
15—19 J. *)	**37,3**	35,4	6,2	7,5
20—24 ,,	**35,5**	40,4	6,6	9,5
25—29 ,,	35,5	46,3	7,0	12,1
Metallverarbeitung: 395 798				
15—19 J.	**53,5**	45,9	**8,1**	8,3
20—24 ,,	46,7	58,0	7,8	21,3
25—29 ,,	43,4	68,7	8,2	16,7
Baugewerbe: 359 912				
15—19 J.	43,2	—	6,4	—
20—24 ,,	45,9	—	7,6	—
25—29 ,,	45,4	—	8,2	—
Industrie der Steine und Erden: 138 106				
15—19 J.	**54,0**	—	7,9	—
20—24 ,,	46,9	—	7,4	—
25—29 ,,	48,5	—	10,4	—
Textilindustr.: 133 474				
15—19 J.	**41,1**	44,3	**6,6**	8,6
20—24 ,,	35,2	54,6	6,3	11,7
25—29 ,,	39,4	65,7	7,1	15,9
Polygraphische Gewerbe: 52 108				
15—19 J.	**37,8**	42,2	6,5	8,5
20—24 ,,	34,8	47,3	8,2	11,2
25—29 ,,	32,1	52,1	8,5	13,9
Papierindustrie: 36 662				
15—19 J.	**42,3**	43,0	7,3	8,7
20—24 ,,	39,0	51,3	8,3	12,0
25—29 ,,	36,0	58,2	8,5	15,7

*) Die 15—19 jährigen männlichen Mitglieder der angeführten Berufe sind ihrer Zahl nach rund 40 % aller männlichen versicherungspflichtigen Mitglieder im Alter von 15—19 Jahren.

(siehe Tabelle 75), sondern auch für Bekleidung und Reinigung, chemische Industrie, Beherbergung und Erquickung, Gärtnerei, Land- und Forstwirtschaft, Lederindustrie, Industrie der Nahrungs- und Genußmittel und andere Berufsgruppen Ausnahmen vorliegen. Trotzdem wird man die Hinweise von Prinzing und Kaup wohl im Auge behalten müssen.

Einen guten Einblick in die Gesundheitsverhältnisse der Jugendlichen erhielte man, wenn die Schulkinder bei der Ausschulung ärztlich untersucht werden würden. Leider liegen solche Untersuchungsergeb-

Tabelle 76.

Untersuchungsergebnisse der Eingetretenen nach den Gewerben in Prozenten ausgedrückt.

Name der Schule nach dem Gewerbe	Zahl der untersuchter Schüler	Körperlänge unter 150 cm	Brustumfang unter 70 cm	Ernährungszustand			Farbe der sichtbaren Schleimhäute		Gesicht		Gehör		Zähne	
				gut	mittel	schlecht	normal	blaß	gut	schlecht	gut	schlecht	gut	schlecht
							in Prozenten							
Bäcker	176	27,2	24,4	56,2	43,8	—	64,8	35,2	89,3	10,7	96,7	3,3	75,0	25,0
Baugewerbe	57	8,7	—	59,6	38,6	1,8	73,7	26,3	94,7	5,3	96,6	3,4	87,8	12,2
Buchbinder	73	24,6	28,7	63,1	32,8	4,1	97,3	2,7	72,6	27,4	97,3	2,7	97,3	2,7
Drechsler	68	22,2	5,9	64,8	30,8	4,4	47,1	52,9	20,6	79,4	94,2	5,8	89,8	10,2
Elektriker und Installateure .	310	13,5	2,2	51,1	48,3	0,6	67,1	32,9	93,1	6,9	96,5	3,5	81,6	18,4
Gürtler und Bronzearbeiter. .	105	38,1	45,7	61,0	36,2	2,8	87,6	12,4	73,4	26,6	93,4	6,6	84,8	15,2
Kleidermacher	271	53,1	29,8	67,9	31,7	0,4	83,4	16,6	96,7	3,3	99,3	0,7	96,0	4,0
Kürschner.	168	41,0	41,6	80,5	19,0	0,5	94,7	5,3	67,3	32,7	95,3	4,7	97,6	2,4
Metallarbeiter	249	12,0	5,6	56,4	41,6	2,0	62,1	37,9	60,9	39,1	97,3	2,7	72,3	27,7
Metallschleifer	114	13,1	12,2	60,5	38,7	0,8	86,9	13,1	32,5	67,5	100,0	—	74,6	25,4
Schlosser	400	13,2	23,0	76,75	22,5	0,75	95,25	4,75	88,25	11,75	98,5	1,5	93,25	6,75
Schuhmacher.	147	26,5	41,5	40,8	59,2	—	58,5	41,5	79,6	20,4	97,3	2,7	92,5	7,5
Tapezierer.	65	38,4	35,2	29,3	70,7	—	27,7	72,3	90,8	9,2	97,0	3,0	83,1	16,9
Tischler	164	31,7	12,8	76,9	22,5	0,6	84.2	15,8	54,4	45,6	98,2	1,8	91,5	8,5
Kleidermacherinnen und Weiß- näherinnen	683	10,9	3,6	49,2	42,8	8,0	87,2	12,8	86,4	13,6	98,2	1,8	47,2	52,8
Summa	3050	21,9	16,9	60,2	37,3	2,5	29,3	20,7	79,2	20,8	97,5	2,5	78,1	21,9

nisse nicht vor. Dagegen ist man im Jahre 1909 in Wien dazu übergegangen, für 26 Fortbildungsschulen einen schulärztlichen Dienst einzurichten. Winter teilt in dem ersten Bericht über diese Institution unter anderem folgendes mit:

Die Untersuchung erstreckte sich im Schuljahr 1909/10 auf 3436 Lehrlinge; von diesen wurden nur drei als ganz ungeeignet für das erwählte Gewerbe befunden; 27 Lehrlinge hatten einen für sie minder geeigneten Beruf ergriffen. Von den Fortbildungsschülern wurden 3050 genauer geprüft. Hiervon wurden 303 mit Krankheiten oder Gebrechen Behaftete überwacht. Man fand also 10%, die der Überwachung bedürfen. Aber auch bei diesen Prüfungen ergaben sich wie bei den Untersuchungen der im vorigen Kapitel erwähnten Schulärzte große Verschiedenheiten zwischen den Feststellungen der einzelnen Ärzte; der eine fand, daß für 1—2%, der andere, daß für 20% von den jeweils untersuchten Fortbildungsschülern eine Überwachung notwendig sei. Über die Ergebnisse bei den einzelnen Gewerbearten gibt die Tabelle 76 Auskunft. Bemerkt sei hierbei noch, daß die soeben bekannt gegebenen Resultate für das Schuljahr 1910/11 mit den angeführten Ziffern im wesentlichen übereinstimmen.

Wie man sieht, ergreifen kleine und schwächliche Personen oft den Beruf der Buchbinder, Gürtler, Kleidermacher und Schuhmacher, während sich dem Baugewerbe und der Metallverarbeitung zumeist große und kräftige Jünglinge widmen.

Die Sterblichkeitsverhältnisse sind bei den Jugendlichen relativ günstig; wie z. B. die Tabelle 59 zeigt, ist die Sterblichkeit nur bei den 6—10 jährigen Kindern niedriger als bei den 10—20 Jahre alten Personen. Wie weit bei der Mortalität der Jugendlichen die wirtschaftlichen Verhältnisse eine Rolle spielen, läßt sich weder aus der bremischen Statistik (Tabelle 123) noch aus den Ergebnissen der Untersuchung in Halle a. S. erkennen, da diese Altersklasse nicht als besondere Gruppe behandelt wurde.

Aus einer englischen statistischen Publikation, die sich mit der Sterblichkeit der erwerbstätigen Bevölkerung befaßt, ersieht man, daß die Altersgruppe von 15—20 Jahren günstigere Ziffern aufweist als jede der folgenden. Auch die Jugendlichen bieten hierbei je nach dem Berufszweig erhebliche Unterschiede dar. Aber es läßt sich für diese Altersklasse noch weniger als für die späteren feststellen, welchen Einfluß auf die Mortalitätsverhältnisse die jeweiligen Berufsschädigungen ausüben; wenn z. B. Kellner, Buchdrucker, Friseure schon im Lehrlingsalter eine hohe, Müller und Maurer dagegen eine sehr niedrige Sterblichkeit zeigen, so kann hieraus kein Schluß auf die sanitäre Wirkung der betreffenden Erwerbstätigkeit gezogen werden; man muß vielmehr als Grund für die festgestellten Mortalitätsunterschiede die Tatsache betrachten, daß manchen Gewerben vorzugsweise kräftige, anderen hauptsächlich schwächliche Jünglinge sich widmen.

Prinzing hat die Sterblichkeit während der einzelnen Lebensjahre in Deutschland mit der Mortalität in England verglichen; er bietet hierüber folgende Zusammenstellung (siehe Tabelle 77):

Wie man aus der Tabelle 77 ersieht, zeigen die deutschen Jünglinge von 17—22 Jahren (neben den Schulkindern von 6—11 Jahren) ganz besonders ungünstige Zahlen.

Kaup, Schmidt-Gründler und andere sehen die Ursache für die physische Überlegenheit der englischen Jugend vorzugsweise

Tabelle 77.

Wird die Sterblichkeit der einzelnen Altersjahre in England während der Zeit von 1891—1900 gleich 100 gesetzt, so war sie in Deutschland:

Alter Jahre	Männlich	Weiblich	Alter Jahre	Männlich	Weiblich
0	136	141	20	126	111
1	98	101	21	122	113
2	108	108	22	116	116
3	113	108	23	110	118
4	111	112	24	106	118
5	112	114	25	104	118
6	120	122	26	102	118
7	130	132	27	100	117
8	138	140	28	99	115
9	143	144	29	98	114
10	141	139	30	97	113
11	121	123	31	96	111
12	104	113	32	95	109
13	98	113	33	94	106
14	98	116	34	93	104
15	100	114	35	93	103
16	104	108	36	93	100
17	111	104	37	92	98
18	119	105	38	91	95
19	126	109	39	91	93

darin, daß man jenseits des Kanals weit mehr als bei uns die Bedeutung der körperlichen Erziehung, namentlich auch die Freiluftübungen (outdoor excercises) würdigt. Allein, hierbei muß man, wie ich meine, zweierlei bedenken: Erstens ist zu berücksichtigen, daß die von Prinzing benutzten Sterbetafeln jeweils sich nur bis auf das Jahr 1900 erstrecken. Die amtlichen Angaben für das erste Jahrzehnt dieses Jahrhunderts liegen noch nicht vor; aber aus vorläufigen Mitteilungen (vgl. S. 44) darf man schließen, daß die Unterschiede zwischen den Mortalitätsverhältnissen der beiden in Rede stehenden Staaten sich mehr ausgeglichen haben. Ferner erscheint es mir zweifellhaft, ob wirklich die englische Proletarierjugend so sehr viel mehr als die deutsche an der sportlichen Betätigung teilnehmen kann; die Unterschiede dürften sich doch wohl hauptsächlich auf die besser situierte Jugend der beiden Länder beschränken.

In gewissem Umfange läßt sich auch die Rekrutenstatistik für die Beurteilung der hygienischen Zustände bei den Jugendlichen verwenden; hierüber wird jedoch erst in dem Kapitel „Gestellungspflichtige und Soldaten" berichtet.

An dieser Stelle sei aber noch auf eine besondere Gruppe innerhalb der jugendlichen Erwerbstätigen hingewiesen. In dem Kapitel „Arbeiterschutz" werden wir darlegen, daß die Nachtarbeit im allgemeinen für jugendliche Arbeiter verboten ist. Gleichwohl hat der Bundesrat das Recht, Ausnahmebestimmungen für solche Betriebe, in denen eine Arbeitsunterbrechung während der Nacht unmöglich ist, zu erlassen.

Entsprechend dieser Befugnis hat der Bundesrat durch Verordnungen[1]) vom Jahre 1902 und 1903 die nächtliche Beschäftigung Jugendlicher in Glashütten und verwandten Betrieben, in Walz- und Hammerwerken und in preußischen, badischen und elsaß-lothringischen Steinkohlenbergwerken gestattet.

Es fragt sich nun zunächst, in welchem Umfange die Jugendlichen an der Nachtarbeit teilnehmen. Soweit es sich um Arbeit in Steinkohlenbergwerken handelt, werden wohl alle in diesen Betrieben beschäftigten jungen Leute zur Nachtarbeit herangezogen. Es kommen hierbei, wie die Betriebsstatistik zeigt, in Betracht in

preußischen Steinkohlenbergwerken . . . . 13 159 Jugendliche
badischen   ,, ...   1   ,,
elsaß-lothringischen   ,, ...   629   ,,

Über die Zahl der in Glashütten und in Hammer- und Walzwerken zur Nachtzeit beschäftigten Jugendlichen gibt uns eine Erhebung Auskunft, welche die Reichsregierung und die Regierungen der Einzelstaaten auf Anregung der Gesellschaft für soziale Reform[2]) durch die Gewerbeaufsichtsbeamten im Jahre 1909 ausführen ließen. Hierbei wurden im Jahre 1909 an Jugendlichen in Glashütten ermittelt: in Preußen 1871, Bayern 314, Württemberg 36, Sachsen 173, Baden 35, Elsaß-Lothringen keine, Hessen 40, Sachsen-Weimar 52, Sachsen-Meiningen 14, Oldenburg 20, Schaumburg 30, Hamburg 6. In Walz- und Hammerwerken wurden in Preußen 1737, Bayern 11, Württemberg keine, Baden 6, Elsaß-Lohringen 249, Oldenburg 3 jugendliche Arbeiter gezählt.

Wie man sieht, handelt es sich um eine immerhin beträchtliche Anzahl von jugendlichen Personen, die an der Nachtarbeit teilnehmen. Die gesundheitlichen Gefahren, die mit der Nachtarbeit verbunden sind, dürften ohne weiteres zu erkennen sein: die Arbeit bei künstlichem Licht erfordert mehr Aufmerksamkeit und verursacht mehr Mühe als die Tätigkeit bei Tageslicht; auch ist der Schlaf in der stillen Nacht wirkungsvoller als bei dem Lärm des Tages. In diesem Sinne äußert sich auch auf Grund seiner Erfahrungen bei Arbeitern, die in Walz- und Hammerwerken beschäftigt sind, der Solinger Arzt Dr. Röpke. Der Franzose Georges de Lacoste bringt ferner die hohe Ziffer der Unfälle bei den Jugendlichen, die in der Metallverarbeitung tätig sind, mit der Nachtarbeit in Zusammenhang. Diese Kombination steht allerdings mit den Feststellungen in Deutschland nicht im Einklang. (Siehe: Klein: Die „Deutsche Arbeiterversicherung"). Wie dem nun auch sei, aus gesundheitlichen Gründen muß man verlangen, daß für das Verbot der Nachtarbeit der Jugendlichen keine Ausnahmen zugelassen werden.

Einer Erwähnung bedürfen unter den Jugendlichen noch diejenigen, für welche die Fürsorgeerziehung erforderlich ist. Diese Schutzmaßregel des Staates gegen das Anwachsen der Verrohung der Jugend wird vom Vormundschaftsrichter angeordnet, „wenn die Erziehungsberechtigten die elterliche Gewalt mißbrauchen,

---

[1]) Die Verordnungen, die sich auf die Nachtarbeit in Glashütten sowie in Walz- und Hammerwerken beziehen, waren für 10 Jahre erlassen worden; ihre Gültigkeit war mithin im Jahre 1912 abgelaufen. Bedauerlicherweise hat nun der Bundesrat die Verordnungen, wenn auch mit einigen — geringfügigen — Änderungen, wiederholt.

[2]) Siehe „Soziale Praxis", Jahrgang XIX, Nr. 49 und 50.

das Kind vernachlässigen oder sich eines ehrlosen und unsittlichen Lebenswandels schuldig machen (§ 1666 und 1838 des BGB.), wenn eine Straftat eines Minderjährigen vorliegt (§ 55 StGB.) oder wenn die Entfernung des Minderjährigen aus seiner Umgebung zur Verhütung seiner Verwahrlosung oder des völlig sittlichen Verderbens erforderlich ist".

Nach Angaben des preußischen Ministeriums des Innern zählte man am 31. III. 1910 in Preußen 31 164 männliche und 15 027 weibliche. Über die Abstammung sowie über die antisozialen Neigungen der Zöglinge bei der Übernahme in die Fürsorge unterrichten die Tabellen 78 und 79.

Tabelle 78.

Die Fürsorgezöglinge in Preußen nach ihrer Abstammung.

Jahr-gang	Von 100 Fürsorgezöglingen stammten aus Familien, in denen die Eltern ergeben waren:															frei von schlechten Neigungen
	der Trunksucht			der Unzucht			der Trunksucht u. der Unzucht			der Vater der Trunksucht, die Mutter der Unzucht	außer einem oder beiden vorgenannten Lastern noch geistig minderwertig waren		nur geistig minderwertig waren			
	nur der Vater	nur die Mutter	beide Teile	nur der Vater	nur die Mutter	beide Teile	nur der Vater	nur die Mutter	beide Teile		Vater	Mutt.	Vater	Mutter	beide Teile	
1909	16,8	2,2	4,3	0,5	5,0	0,3	0,9	1,1	0,2	3,0	0,8	0,7	1,1	1,1	0,1	65,4
1903	14,4	2,0	3,6	0,6	4,3	0,4	0,8	1,2	0,5	1,5	0,8	0,3	0,8	1,0	0,1	68,8

Tabelle 79.

Die Fürsorgezöglinge nach ihren Neigungen bei der Übernahme.

Jahr-gang	Von 100 Fürsorgezöglingen waren ergeben								waren frei von schlechten Neigungen	
	dem Landstreichen		der Trunksucht		der Unzucht		dem Diebstahl			
	m.	w.	m.	w.	m.	w.	m.	w.	m.	w.
a) bei den schulpflichtigen Zöglingen:										
1909	33,4	15,0	0,4	0,3	1,6	9,6	4,2	2,3	60,4	72,8
1901	34,2	16,2	0,7	0,1	1,9	6,9	2,7	1,4	60,5	75,4
b) bei den schulentlassenen Zöglingen:										
1909	33,7	5,9	2,8	0,4	5,3	66,5	4,7	1,8	53,5	25,4
1901	42,8	8,0	1,8	0,2	4,0	64,4	2,3	0,8	49,1	27,0

Wie man der Tabelle 78 entnimmt, war bei 35 % der Zöglinge die Fürsorgetätigkeit wegen Laster der Eltern, zumeist wegen Trunksucht des Vaters, der Mutter oder beider, erforderlich. Die Tabelle 79 zeigt, wie die schlechten Neigungen mit den Lebensjahren zunehmen. Unter den Schulentlassenen des weiblichen Geschlechtes waren 74,6 % mit lasterhaften Eigenheiten behaftet; zumeist war hier die Unzucht der Grund, der die Überweisung in die Fürsorge veranlaßte; bei den männlichen Zöglingen war das Landstreichen die Hauptursache für die ergriffene Schutzmaßregel.

Zur Verbesserung der sozialhygienischen Zustände bei den Jugendlichen ist vor allem dahin zu wirken, daß die jungen Leute nach der Entlassung aus der Schule einen Beruf wählen, der insbesondere dem jeweiligen körperlichen Zustande entspricht. Ob der betreffende Jüngling für das ihm zusagende Gewerbe tauglich ist, sollte der Arzt entscheiden. Vor der Beendigung der Schulpflicht müßten alle Kinder daraufhin untersucht werden, ob sie für den Beruf, dem sie sich widmen wollen, tauglich sind.

Für das große Heer der Schwächlinge, der Anämischen und Schwindsuchtskandidaten, für die kein Gewerbe recht geeignet ist, schlägt Winter mit Recht die Errichtung ländlicher Kolonien vor, in denen den jungen Menschen eine leichte, ihren Kräfteverhältnissen angepaßte Beschäftigung zugewiesen werden soll.

Zum Schutze der gesunden Jünglinge und Mädchen, die in das Erwerbsleben eintreten, sind mit besonderem Nachdruck alle gewerbehygienischen Forderungen, die wir in dem Kapitel „Arbeiter" erörtern, zu stellen. Denn zutreffend betont Hanauer, daß Schädigungen, die für den Erwachsenen verderblich sind, für den jugendlichen Organismus geradezu verhängnisvoll werden müssen.

Zugleich muß man auf Verbesserungen im Wohnungs- und Nahrungswesen bedacht sein. Hier sind vor allem zur Beseitigung des Schlafgängerwesens Ledigenheime erforderlich; ebenso muß für billige, solide Speisehäuser, in denen kein Trinkzwang herrscht, gesorgt sein. An dieser Stelle sei auch darauf hingewiesen, wie notwendig für die schulentlassenen Mädchen der Haushaltungsunterricht ist.

In den Fortbildungsschulen sollten einige Stunden in der Woche den Spielen im Freien gewidmet sein. Baden ist hierin vorangegangen. Ferner ist zu wünschen, daß auch in den Fortbildungsschulen regelmäßig ärztliche Untersuchungen stattfinden. Die Fortbildungsschulärzte könnten zugleich, wie dies in Wien bereits geschieht, hygienischen Unterricht[1], namentlich auch über sexuelle Fragen, erteilen. — Hier sei noch bemerkt, daß das Gremium der Wiener Kaufmannschaft einen schulärztlichen Dienst wie bei den gewerblichen Fortbildungsschulen einführen will, und daß die Absicht besteht, auch in Prag Fortbildungsschulärzte anzustellen, was sicherlich als Beweis für den Nutzen der Wiener Institution[2] anzusehen ist.

Erfreulicherweise nehmen sich jetzt viele Organisationen der schulentlassenen Jugend an; konfessionelle und politische Parteien kämpfen bereits um die jungen Menschen. Man kann Bedenken dagegen hegen, ob es gut ist, schon die Jugend in den Hader der Parteien einzureihen; immerhin haben diese Bestrebungen das Gute, die jungen Menschen zu edler Beschäftigung, zu sittlichem Verhalten und zu einer gesundheitsgemäßen Lebensweise zu erziehen und sie vor Exzessen in Baccho et Venere zu bewahren.

Besonders hervorzuheben sind die Bemühungen, die auf die körperliche Ertüchtigung der männlichen und weiblichen Jugend gerichtet

---

[1] Die Fortbildungsschülerinnen könnten hierbei auch in der Säuglingspflege unterrichtet werden.

[2] Im November 1911 und im Mai 1912 fanden auch in Schöneberg ärztliche Untersuchungen der Fortbildungsschüler statt. Wie ich einer brieflichen Mitteilung des dortigen Schularztes Gettkant entnehme, erstreckte sich die Untersuchung auf 1023 Schüler. In erster Linie sollte die Frage beantwortet werden, ob und in welchem Maße die Fortbildungsschüler sich für die von ihnen gewählten Berufsarten körperlich eignen; das Resultat war nicht sehr günstig.

sind. Man weckt in den jungen Leuten den Sinn zum Spielen im Freien zur Sommers- wie zur Winterszeit, zum Wandern in Wald und Feld und zu jeglicher sportlichen Betätigung.

Literatur.

1. Karl Bittmann: „Die jugendlichen Arbeiter in Deutschland." Schriften der Gesellschaft für soziale Reform, Heft 34. Jena 1910.

2. J. Kaup: „Jugendlichenpflege." Artikel im Handwörterbuch der sozialen Hygiene. Leipzig 1912; ferner: „Sozialhygienische Vorschläge zur Ertüchtigung unserer Jugendlichen." Berlin 1911.

3. Prinzing: „Die Erkrankungshäufigkeit nach Beruf und Alter." Zeitschrift für die gesamte Staatswissenschaft, 58. Jahrgang 1902; ferner: „Die hohe Morbidität der Lehrlinge und jungen Gehilfen in vielen Berufen." Zeitschrift für soziale Medizin, Bd. II.

4. „Krankheits- und Sterblichkeitsverhältnisse in der Ortskrankenkasse Leipzig und Umgegend." Berlin 1910.

5. Max Winter: „Bericht über den schulärztlichen Dienst an 26 Fortbildungsschulen in Wien im Jahre 1909/10." Das österreichische Sanitätswesen, XXII. Jahrg., Nr. 51 und 52; ferner: 40. Jahresbericht des Wiener Fortbildungsschulrates über das Schuljahr 1910/11.

6. Supplement to the 65. Annual Report of the Register general of births, deaths and mariages in England and Wales. Part II, London 1908.

7. Prinzing: „Vergleich der Sterblichkeit in England und Deutschland nach den neuen Sterbetafeln", Soziale Medizin und Hygiene, Bd. IV, Nr. 7 u. 8.

8. Schmidt- Gründler: „Eine gesunde Jugend: ein wehrkräftiges Volk." Leipzig 1912.

9. Jahresberichte der Gewerbeaufsichtsbeamten für das Jahr 1909.

10. Röpke: „Krankheiten der Eisenarbeiter." Weyls Handbuch der Arbeiterkrankheiten. Jena 1908.

11. Georges de Lacoste: „Le Travail de nuit des enfants." Paris 1911.

12. Sonderkatalog für die Gruppe Jugendfürsorge der Intern. Hyg.-Ausstellung in Dresden. Dresden 1911.

13. Sommerfeld, Jaffé und Sauer: „Wegweiser der Berufswahl." Hamburg 1904.

14. W. Hanauer: „Die soziale Hygiene des Jugendalters." Berlin 1911.

6. Gestellungspflichtige und Soldaten.

Im Deutschen Reich beginnt die Wehrpflicht mit dem vollendeten 17. Jahr. Jeder wehrpflichtige Deutsche wird mit dem 1. Januar des Jahres, in welchem er das 20. Lebensjahr vollendet, militärpflichtig, d. h. er muß sich bei der Behörde seines Aufenthaltsortes zur Eintragung in die Rekrutierungs-Stammrolle (Verzeichnis der Gestellungspflichtigen) melden. Die Militärtauglichen haben dann gewöhnlich als 20—22 jährige Jünglinge ihre Dienstzeit anzutreten. Die Gestellungspflichtigen und dienenden Mannschaften stellen also eine gut begrenzbare Altersklasse dar, für deren körperliches Verhalten ein besonders hohes Interesse obwaltet.

Der Gründe, warum man den Jünglingen, nicht aber den Jungfrauen, in dem genannten Alter eine so große Aufmerksamkeit widmet, gibt es mehrere. Vor allem spielen hier politische Gründe eine bedeutende Rolle. Von der physischen Beschaffenheit der Gestellungspflichtigen hängt die Qualität und Quantität des Heeresersatzes, mithin die nationale Machtstellung im Kreise der Völker ab. Dazu kommt, daß man seit langer Zeit bis auf die Gegenwart behauptet hat, das Land bilde die Hauptquelle für die Rekrutierung; hiermit hat man einen besonderen Schutz der Landwirtschaft (hohe Zölle, Liebesgaben usw.) begründen zu dürfen geglaubt. — Der Heeresergänzungsstatistik legen ferner die Rassehygieniker einen hohen Wert bei, indem sie die Tauglichkeitsziffern früherer Zeiten und der Gegenwart miteinander vergleichen und hieraus dann Schlüsse auf die Rassetüchtigkeit ziehen. — Schließlich benutzt man noch die Rekrutierungsergebnisse für die Beurteilung der Schul- bzw. Berufseinflüsse auf die körperliche Entwicklung der männlichen Jugend.

Es fragt sich nun zunächst, ob die Heeresergänzungsstatistik, welche Angaben über die Anzahl der Tauglichen unter den Gestellungspflichtigen enthält, für die Erörterung wissenschaftlicher Probleme verwendet werden kann.

Brentano[1]) hat bereits vor mehreren Jahren darauf hingewiesen, daß in München im Jahre 1902 unter den Militärpflichtigen mit den Namensanfangsbuchstaben A—K mehr für tauglich befunden wurden als unter den mit den folgenden Anfangsbuchstaben; dies sei nur dadurch gekommen, daß am Beginn des Aushebungsgeschäfts, das nach dem Alphabet vor sich geht, das Verhältnis des Bedarfes zum Vorrat noch nicht abzuschätzen ist, und der Militärarzt, um unter allen Umständen dem Bedarf zu genügen, bisweilen im Laufe der Aushebung den Maßstab bei der Beurteilung der Tauglichkeit ändern muß. — Mit Recht hat daher Prinzing betont, daß die Militärtauglichkeit kein einheitlicher Begriff sei. Ob ein Gestellungspflichtiger als diensttauglich bezeichnet wird, hängt nämlich allein von dem Ermessen der jeweiligen Ersatzbehörde ab. Diese Behörden haben jedoch nach Zeit und Ort sehr unterschiedliche Anschauungen. Bekannt ist ja, daß gegenüber den Einjährigen andere Maßstäbe angelegt werden wie gegenüber den sonstigen Gestellungspflichtigen. Vor allem aber richtet sich das Urteil des ausmusternden Militärarztes danach, ob die Untersuchung in einer dünn- oder dichtbevölkerten Gegend stattfindet. Dies hat mit aller Deutlichkeit soeben der Militärarzt Meinhausen zum Ausdruck gebracht. Ferner muß man bedenken, daß, wie der erfahrene Generalarzt v. Vogel dargelegt hat, kaum ein Rekrut so, wie er eintritt, wenngleich er tadellos gewachsen und beschaffen sein mag, zum Dienste körperlich tauglich ist, und daß er keine Marschleistung ausführen kann, zu der auch ein weniger kräftiger Soldat nach entsprechender Ausbildung mühelos fähig ist. Der Rekrut wird also erst im Laufe der Dienstzeit durch körperliche Erziehung tauglich gemacht; ob er sich den Strapazen, mit denen die Ausbildung verbunden ist, gewachsen zeigen wird, kann im voraus nicht mit Sicherheit angegeben werden; erweist er sich als dienstunfähig, so muß er entlassen werden.

Man sieht also, daß die Militärtauglichkeitsstatistik nur mit Vorsicht verwendet werden kann; immerhin bietet sie, namentlich seit-

---

[1]) Siehe Zeitschrift für soziale Medizin, Bd. II, Heft 3; 1907.

dem sie in mancher Richtung hin ausgebaut worden ist, für gewisse Fragen ein wertvolles Material.

Zunächst seien zur Orientierung aus dem amtlichen Zahlenstoff einige Angaben hier angeführt:

Tabelle 80.

Der jährliche Ersatzbedarf[1] betrug in runden Ziffern durchschnittlich:

1873—1875	150 000	Mann
1883—1885	160 000	„
1890—1892	202 000	„
1893—1898	268 000	„
1899—1901	279 000	„
1902—1905	273 000	„
1906—1909	280 000	„

Man ersieht aus dieser Zusammenstellung, daß der absoluten Zahl nach eine Verminderung der Kriegstüchtigkeit seit der Reichsgründung nicht vorliegt. Wie verhält es sich aber mit den Verhältnisziffern?

Im Jahre 1872 wurden 48,9 % der Gestellungspflichtigen[2] für tauglich befunden, im Jahre 1893 dagegen plötzlich 57,2 %; von da an sinkt die Ziffer von Jahr zu Jahr, und zwar betrug sie im Jahre 1902 noch 56,75, im Jahre 1910 dagegen nur 53,0 %.

Der beträchtliche Anstieg der Verhältniszahl im Jahre 1893 ist nicht etwa auf eine plötzlich aufgetretene erhebliche Verbesserung der Militärtauglichkeit zurückzuführen; denn dies wäre ja unmöglich; die Erscheinung stammt vielmehr daher, daß im Jahre 1893 eine besonders starke Erhöhung der Friedenspräsenzziffer vorgenommen wurde, was ja auch in den oben genannten absoluten Zahlen zum Ausdruck gelangte. Um nun die für die Heereserweiterung nötige Summe von Soldaten zu erhalten, hat man das für die Militärtauglichkeit erforderliche Größenmaß um 3 cm herabgesetzt. Hiermit ist aber eine Verminderung der Ansprüche an den Gesundheitszustand im allgemeinen keineswegs verbunden worden. Trotzdem wird immer wieder — neuerdings auch von Kaup[3] — darauf hingewiesen, daß die Erhöhung der Friedensstärke seit dem Jahre 1893 nur dadurch möglich war, daß man die Anforderungen an die Militärtauglichkeit herabgesetzt hat; und ferner wird von Kaup betont, daß man, da von Jahr zu Jahr die relativen Militärtauglichkeitsziffern sinken, vom Jahre 1920 an die Ansprüche noch weiter herabsetzen müssen wird, wenn es nicht gelingt, die degenerativen Erscheinungen zu bekämpfen.

Ich halte diese pessimistische Beurteilung für unbegründet. Es wird nämlich übersehen, daß es sich bei den obigen Militär-

---

[1] Die Angaben sind zum Teil einer Arbeit von Abelsdorf: „Abstammung, Beruf und Heeresersatz in ihren gesetzlichen Zusammenhängen." Med. Reform, Bd. XV, 1907 entnommen.

[2] Die Angaben sind einer Arbeit von Alsberg: „Militärtauglichkeit und Großstadteinfluß", Leipzig 1905 entnommen; ergänzt sind sie mit Hilfe des „Statistischen Jahrbuchs für das Deutsche Reich", 33. Jahrgang, 1912.

[3] Kaup: „Ernährung und Lebenskraft der ländlichen Bevölkerung." Berlin 1910.

tauglichkeitsfeststellungen keineswegs darum handelt, wieviel Prozent
der Gestellungspflichtigen in Wahrheit tauglich, sondern wieviel
als tauglich erklärt und tatsächlich ausgehoben worden sind.
Es ist doch ohne weiteres klar, daß bei der enormen Bevölkerungszunahme in Deutschland die Zahl der Dienstpflichtigen erheblich steigt,
und daß, ohne daß die absolute Zahl der Ausgehobenen sich im geringsten verringert, die Verhältnisziffer der tatsächlich Ausgehobenen
infolge des starken Angebotes sinkt. Damit ist aber nicht erwiesen,
daß jetzt verhältnismäßig weniger Militärtaugliche vorhanden sind.
Wer die Reichstagsverhandlungen vom 23. Februar 1911 verfolgt hat,
wird ersehen haben, daß nach den Angaben des Abgeordneten Speck,
der sich auf Mitteilungen des Regierungsvertreters in der Budget-
kommission stützte, im Jahre 1910 von den als tauglich bei der Muste-
rung bezeichneten Gestellungspflichtigen 86 322 Mann nicht einberufen
wurden, weil der Ersatzbedarf für die Armee und Marine bereits gedeckt
war. Wie kann man im Hinblick auf einen solchen Reichtum an Soldatenmaterial von abnehmender Kriegstüchtigkeit in Deutschland sprechen!

Es bleibt nun aber zu prüfen, ob wirklich seit dem Jahre 1893 die
Ansprüche an die Militärtauglichkeit herabgemindert worden sind.
Doch zuvor sollen noch einige Angaben aus der Heeresergänzungs-
statistik erörtert werden.

Früher wurde die Behauptung aufgestellt, daß die Landgemeinden
für die Heeresergänzung 3—4 mal wertvoller seien als die Städte; man
folgerte hieraus, daß im Interesse der Wehrhaftigkeit der Nation die
Landflucht zu verhüten und die weitere Industrialisierung hintanzu-
halten sei. Dieser Standpunkt findet noch jetzt seine wissenschaftliche
Stütze in den Arbeiten des Berliner Nationalökonomen Sering sowie in
den medizinischen Publikationen von Röse, Alsberg, Claassen u. a.,
während Brentano sowie die Ärzte Elben, von Vogel einen so großen
Vorzug der ländlichen Gemeinden und der landwirtschaftlichen Berufe
als Rekrutenquelle bestritten.

Auf Grund einer Erhebung, die sich auf die Mannschaften des
Jahres 1906 erstreckte, wurde festgestellt, wie sehr sich die Gemeinden hinsichtlich der relativen Rekrutenergiebigkeit je nach
ihrer Größenklasse unterscheiden. Bei der Berufszählung im
Jahre 1885 wohnten von der Reichsbevölkerung 56,29 % in
Landgemeinden, 12,39 in Landstädten, 12,92 in Kleinstädten, 8,90 in
Mittelstädten und 9,49 in Großstädten. Bezeichnet man nun den nach
dem Bevölkerungsprozentsatz zu erwartenden Anteil an Soldaten als
das „Soll“ jeder Gruppe, den tatsächlichen als das „Ist“, so verhält sich
nach den Ergebnissen der genannten Erhebung jenes zu diesem:

Tabelle 81.

bei den	Landgemeinden	wie	100	zu	114
„	„	Landstädten	„	100	„ 91
„	„	Kleinstädten	„	100	„ 86
„	„	Mittelstädten	„	100	„ 83
„	„	Großstädten	„	100	„ 65

Man sieht also, daß das „Ist“ umsomehr hinter dem „Soll“ zurückbleibt, je größer die Einwohnerzahl der Gemeinden ist. Zu diesem Ergebnis bemerkt aber die vom preußischen Statistischen Landesamt herausgegebene „Korrespondenz“ (vom 20. Februar 1909): „Der Beitrag der Städte, namentlich der Großstädte, ist jedoch nicht zu unterschätzen. Seine Bedeutung liegt in der absoluten Vermehrung des Mannschaftsbestandes. Die Feldzüge und Schlachten werden mit absoluten, nicht mit Verhältniszahlen ausgefochten; ein Heer von zwei Millionen wird einem von nur einer Million meist entscheidend überlegen sein, auch wenn das letztere aus einer an Rekruten verhältnismäßig viel ergiebigeren Bevölkerung hervorgegangen ist. Unsere Ziffern besagen nicht, daß unsere Wehrkraft ohne die Städte größer sein würde, sondern nur, daß sie nicht unwesentlich steigen würde, wenn wir imstande sein sollten, eine ebenso zahlreiche Bevölkerung zu ernähren, aber sie mehr zu dezentralisieren, statt sie in der bisherigen Weise immer mehr in Großstädten zusammenzuballen.“

Diesen vorsichtigen Schlußfolgerungen kann man beistimmen. Es muß aber noch betont werden, daß der Methode der Erhebung mit Recht Einwände entgegengehalten wurden. Es wurden ja, wie erwähnt, nur die dienenden Mannschaften, nicht alle Gestellungspflichtigen befragt. Da aber die Zahl der Militärpflichtigen in den Großstädten — im Gegensatz zu den dünn bevölkerten Landgemeinden — weit größer als der Bedarf ist, so ergibt sich hieraus, daß die großen Städte verhältnismäßig weniger stark im Heere vertreten sind.

Zur Ergänzung sei daher auch folgende Statistik[1]) angeführt, die über die Militärtauglichkeit aller Gestellungspflichtigen, je nach Herkunft und Beschäftigung, orientiert:

Tabelle 82.

Gruppen	Von je 100 endgültig Abgefertigten waren tauglich			
	1902	1905	1907	1910
I. Auf dem Lande geboren:				
a) in Land- und Forstwirtschaft beschäftigt	58,64	60,21	58,73	58,40
b) anderweitig beschäftigt	58,40	58,53	57,48	55,14
II. In der Stadt geboren:				
a) in Land- und Forstwirtschaft beschäftigt	58,52	57,77	56,80	56,25
b) anderweitig beschäftigt	53,52	51,34	49,87	47,87

Man sieht, daß, wenn auch eine Überlegenheit der auf dem Lande Geborenen nicht zu verkennen ist, der Unterschied zwischen dieser Gruppe und den Stadtgeborenen nur gering ist und sich jedenfalls als nicht so erheblich erweist, wie man aus den Ergebnissen der Erhebung vom Jahre 1906 vermuten müßte.

Erwähnt sei hier noch eine Untersuchung des Militärarztes Simon, die sich auf die im Jahre 1891 im Großherzogtum Baden geborenen

---

[1]) Zusammengestellt aus den alljährlich als Reichstagsdrucksachen erscheinenden Übersichten über die Ergebnisse des Heeresergänzungsgeschäftes.

Knaben erstreckt; von diesen wurden 55,5 % Soldaten. Simon stellte auf Grund des Pignetschen Verfahrens unter anderem fest, daß unter den „Besonders Kräftigen" und den „Kräftigen" die Landwirte keineswegs sehr hohe Zahlen aufweisen.

Schließlich sei noch folgendes, bei der obengenannten amtlichen Erhebung gewonnenes Ergebnis angeführt:

Tabelle 83.

Von den Mannschaften des Jahres 1906 waren vor dem Eintritt in den Heeresdienst tätig:

I. in der Landwirtschaft	157 545 =	**25,21** %
II. im Bergbau, Industrie, Handel und Verkehr, häuslichen Diensten, als Lohnarbeiter wechselnder Art, in freien Berufen usw.	451 360 =	**72,23** %
III. in keinem besonderen Berufe (Schüler, Rentner usw.)	15 956 =	2,55 %

Aus diesen Angaben ist zu entnehmen, daß nur etwa $\frac{1}{4}$ der am 1. Dezember 1906 im deutschen Heere dienenden Mannschaften vor der Aushebung einen landwirtschaftlichen Beruf ausgeübt hat. Indessen meine ich, daß auf diese Feststellung nur wenig Wert für das uns beschäftigende Problem zu legen ist. Mit Recht sagt Sering[1]), daß „offenbar eine Statistik des Berufes der Gestellungspflichtigen viel weniger Auskunft gibt über die Wirkungen der Beschäftigung auf die körperliche Entwicklung als über die Bedeutung, welche umgekehrt die körperliche Beschaffenheit des jungen Mannes auf die Wahl seines Berufes ausübt".

Weit bedeutungsvoller für die körperliche Entwicklung als die Berufstätigkeit der Gestellungspflichtigen selbst — diese hat ja nur eine kurze Zeit gewährt — ist das Milieu, aus dem sie hervorgegangen sind, d. h. der Beruf und die soziale Stellung ihrer Eltern. Hierüber gibt zum ersten Male die Erhebung vom Jahre 1906 Auskunft.

Tabelle 84.

Es waren auf 100 Teile des „Solls" tatsächlich unter den Mannschaften vorhanden Söhne von den

I. in der Landwirtschaft usw. beschäftigten Vätern
a) selbständigen   b) unselbständigen
180,32   73,79
II. anderweitig beschäftigten Vätern
a) selbständigen   b) unselbständigen
138,93   72,63

Man sieht, daß der Unterschied bei den Söhnen von den Unselbständigen sehr gering, daß dagegen die Differenz zwischen den Nachkommen der Selbständigen und denen der Unselbständigen sehr groß ist, ganz gleich, welcher Art die Berufstätigkeit der Väter ist. Auf die besondere Bedeutung dieser Feststellung hat der Verfasser sogleich nach Erscheinen der amtlichen Statistik hingewiesen; Widerspruch hat er nur bei Claassen[2]), dagegen

---

[1]) Zitiert von Brentano in „Patria", Jahrbuch der „Hilfe" 1906.
[2]) Siehe: Archiv für Rassen- und Gesellschaftsbiologie, 1910.

vielfach Zustimmung, so z. B. erst kürzlich wieder bei dem Militärarzt Graf[1]), gefunden.

Schon aus der Tabelle 84 geht deutlich hervor, wie die körperliche Entfaltung der Gestellungspflichtigen von der wirtschaftlichen Lage ihrer Eltern abhängt. Dies ersehen wir auch besonders deutlich aus folgender graphischen Darstellung:

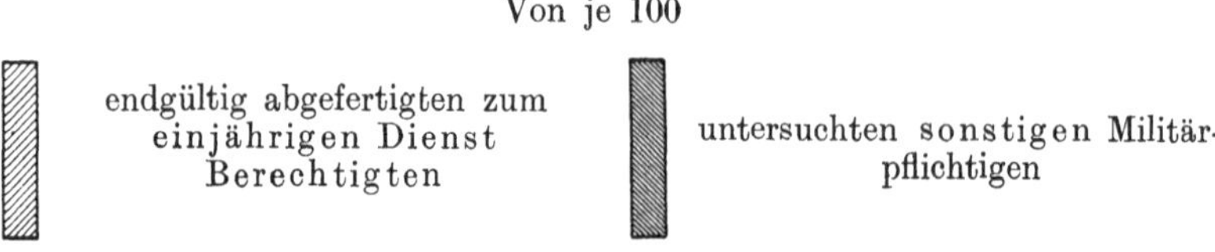

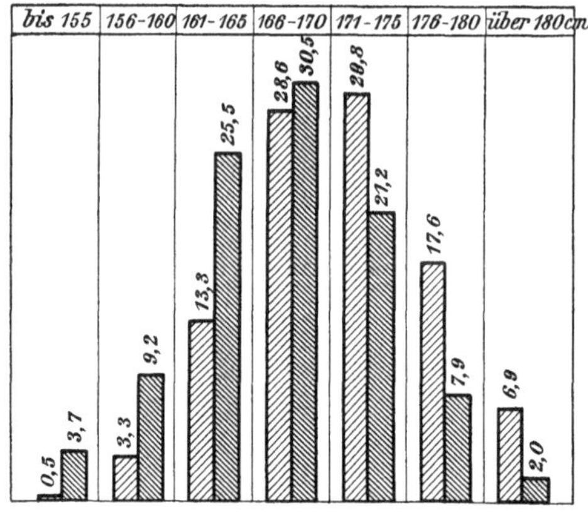

Fig. 34.   (Nach Schwiening.)

Die Figur 34 zeigt, daß die Einjährigen, die doch im allgemeinen wohlhabendere Eltern haben als die sonstigen Militärpflichtigen, unter den Kleineren weniger stark, unter den Größeren stärker vertreten sind als die übrigen Altersgenossen.

Daß die Einjährigen auch höhere Tauglichkeitsziffern aufweisen, erkennt man, wenn man die Angaben der **Figur 35** mit den allgemeinen Tauglichkeitsziffern (siehe Tabelle 82) vergleicht.

Zugleich lehrt die Figur 35, daß unter den Einfährigen sich erhebliche Unterschiede je nach der Schule, die sie besucht haben, zeigen. Es kommt hierbei aber wohl weniger auf die Schule selbst als auf die Dauer des Schulbesuches an.

Schwiening hat dargelegt, daß die Einjährigen bei einem Schulbesuch bis zum 16. Lebensjahr 64,6, bei einem Schulbesuch bis zum 17.—19. Lebensjahr 65,8, bei einem Schulbesuch bis zum 20. Lebensjahr 63,5 % Taugliche aufweisen; er kommt daher zu dem Schluß, daß „ein besonders langer Schulbesuch für die spätere Tauglichkeit zum aktiven Dienst nicht günstig, daß

---

1) Graf: „Vorträge aus dem Gebiete der Militärmedizin." Jena 1912.

Von je 100 Besuchern der nachstehenden Schulen waren **tauglich** zum Dienst mit der Waffe.

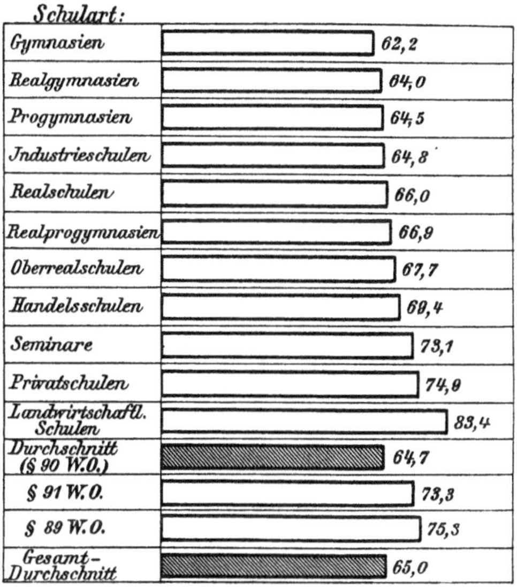

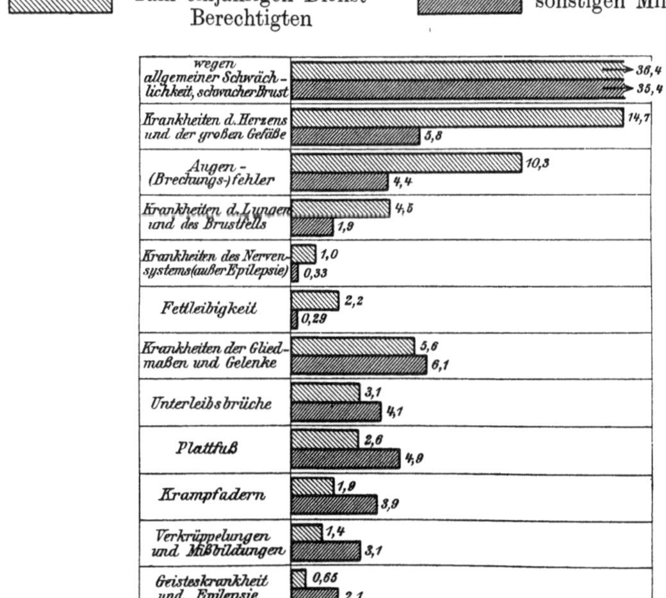

Fig. 35. (Nach Schwiening.)

Von je 100 dauernd zum aktiven Dienst mit der Waffe Untauglichen waren vom Heeresdienst befreit bei den

Fig. 36. (Nach Schwiening.)

aber auch ein frühes Verlassen der Schule der gesundheitlichen Entwicklung durchaus nicht besonders zuträglich zu sein scheint".

Den Einfluß des Mittelschulbesuches auf die körperliche Beschaffenheit erkennt man aus den Angaben der Figur 36.

Man sieht, daß unter den zum einjährigen Dienst Berechtigten verhältnismäßig weit mehr als unter den sonstigen Militärpflichtigen wegen allgemeiner Schwächlichkeit, Krankheiten des Herzens, der Lungen, des Nervensystems, namentlich aber auch wegen Augenfehler zum aktiven Dienst untauglich waren.

Aus all diesen Darlegungen geht hervor, daß man in Zukunft viel mehr als bisher auf die körperliche Erziehung der Mittelschüler bedacht sein muß. Andererseits haben wir erkannt, wie sehr die zukünftige Militärtauglichkeit eines Knaben von der wirtschaftlichen und sozialen Lage seines Vaters abhängt. Da die sozialen und wirtschaftlichen Verhältnisse der großen Masse in absehbarer Zeit keine nennenswerten Fortschritte machen werden, so muß man, wenn man die Verringerung der Militärtauglichkeitsziffern verhüten will, dahin streben, daß den unteren Schichten wenigstens in hygienischer Hinsicht die Kultur zuteil wird, welche die Söhne der Reichen und des Mittelstandes ohne weiteres genießen.

Daß die Militärtauglichkeit mit dem Entartungsproblem keinen Zusammenhang hat, wurde schon in dem Kapitel „Fortpflanzung" dargelegt; hier haben wir zudem ausführlicher gezeigt, daß die Militärtauglichkeit von wirtschaftlichen und sozialen Zuständen beeinflußt wird.

Wir kehren nun noch einmal zu der Frage zurück, ob die Militärtauglichkeit geringer geworden ist. Wir haben gesehen, daß die absoluten Ziffern seit 1893 zugenommen haben. Nun wird aber behauptet, daß dies nur möglich war, weil man die Ansprüche an die physische Beschaffenheit herabgesetzt hat. Ein Beweis für diese Behauptung wurde allerdings nicht erbracht. Gleichwohl wollen wir zeigen, daß eine solche Annahme unberechtigt ist.

Zu diesem Zwecke müssen wir die Gesundheitsverhältnisse unserer jetzigen und unserer früheren Soldaten betrachten und auch Vergleiche mit den Zuständen in ausländischen Armeen anstellen. Freilich erlaubt es der Raum nicht, hier eine Übersicht über die Militärhygiene zu bieten; wir müssen vielmehr zur Orientierung über diese Fragen auf die betreffenden Spezialwerke[1]) verweisen. Wir können nur einige wenige Punkte herausgreifen, die für die allgemeine soziale Hygiene von besonderem Interesse sind. Fassen wir zunächst die folgende Tabelle ins Auge:

---

[1]) Siehe Villaret und Paalzow: „Sanitätsdienst und Gesundheitspflege im deutschen Heere", Stuttgart 1909; ferner: Bischoff, Hoffmann, Schwiening: „Lehrbuch der Militärhygiene", 3 Bände, Berlin 1910 bzw. 1911; ferner: Schwiening: „Sanitätsstatistische Betrachtungen über Volk und Heer", Berlin 1910.

Tabelle 85.

Der Krankenzugang pro Mille der „Iststärke“ betrug im Durchschnitt der Berichtszeiträume:

1881/1886	**899,6**
1886/1891	**908,3**
1891/1896	812,3
1896/1901	687,5
1901/1906	610,3
1906/1907	610,5
1907/1908	**588,4**
1908/1909	598,8

Man erkennt aus dieser Zusammenstellung, eine wie große Verminderung der Krankenzugangsziffer von der Periode 1891/96 an (also gerade seit etwa 1893) vorliegt. In ähnlicher Weise ist auch die Zahl des durchschnittlichen täglichen Krankenstandes herabgegangen; sie betrug im Durchschnitt der Jahre 1886/87 bis 1890/91 noch 30 pro Mille der „Iststärke“; bei ununterbrochenem Sinken von Berichtsjahr zu Berichtsjahr belief sie sich zuletzt (1908/09) auf nur 25,2 $^0/_{00}$.

Ganz besonders interessant ist der Rückgang der Erkrankungen an Tuberkulose; diese Krankheit steht ja in engster Beziehung zu der Mangelhaftigkeit der Konstitution. Nach dem neuesten „Sanitätsbericht“ gingen an Tuberkulose zu im Jahre 1890/91 noch 3,3, im Jahre 1908/09 dagegen nur 1,7 $^0/_{00}$ der „Iststärke“.

Auch die Mortalität ist geringer geworden; dies lehrt folgende Statistik:

Tabelle 86.

Es starben:

im Durchschnitt der Jahre			1881/1886	**4,1** $^0/_{00}$ der „Iststärke“			
„	„	„	„ 1886/1891	3,3	„	„	„
„	„	„	„ 1891/1896	2,8	„	„	„
„	„	„	„ 1896/1901	2,2	„	„	„
„	„	„	„ 1901/1906	2,0	„	„	„
		im	„ 1906/1907	1,8	„	„	„
		„	„ 1907/1908	1,8	„	„	„
		„	„ 1908/1909	**1,8**	„	„	„

Nun muß allerdings zugegeben werden, daß jetzt mehr Soldaten als ehedem wegen Dienstunbrauchbarkeit entlassen werden, und zwar gerade seit dem Jahre 1893. Hieraus wurde von Claassen die Abnahme der Kriegstüchtigkeit geschlossen. Doch darf nicht übersehen werden, daß, wenn zwar im Jahre 1908/09 etwa 7000 Mann mehr entlassen werden mußten als durchschnittlich im Zeitraum 1881/82 bis 1885/86, seit dem Jahre 1893 der jährliche Ersatzbedarf ungefähr 270 000 Mann beträgt, gegenüber 160 000 Mann im Jahre 1881/82; es bleiben also jetzt trotz der größeren Entlassungsziffer über 100 000 kriegstüchtige Soldaten mehr bei den Truppen zurück als ehedem. Gegenüber einer solch gewaltigen Zunahme der absoluten Zahl kann nur ein Theoretiker, der den praktischen Anforderungen zu wenig Rechnung trägt, von einer Abnahme der Kriegstüchtigkeit sprechen.

Um unser Urteil über die Krankheits- und Sterblichkeitsverhältnisse im deutschen Heere noch zu vertiefen, wollen wir die entsprechenden Zustände auch bei einigen ausländischen Armeen betrachten.

Lenken wir zunächst unser Augenmerk auf die französischen Zustände. In Frankreich[1]) hat man trotz der sinkenden Geburtenziffer die Heerespräsenzstärke immer mehr vergrößert. In der Zeit von 1901 bis 1906 hat man wiederum die Truppenziffer von 554 000 auf 582 000 Mann hinaufzuschrauben versucht, obwohl während der Jahre 1881 bis 1886 die Zahl der männlichen Geburten von 481 000 auf 466 000 gefallen ist. Daraus resultiert, daß in Frankreich auf 100 männliche Lebendgeborene 97 Soldaten kommen, in Deutschland dagegen nur 30. Bei dem viel geringeren Angebot in Frankreich kann es daher nicht ausbleiben, daß man bei der Aushebung weniger anspruchsvoll vorgeht als in Deutschland. Und so kommt es, daß in der französischen Armee während der Jahre 1902 bis 1906 unter 1000 Soldaten 1825, in dem deutschen Heere zu derselben Zeit nur 610 Erkrankungen auftraten. Der große Unterschied zeigt sich besonders bei denjenigen Krankheiten, deren Entstehung vorzugsweise auf eine erhöhte Empfänglichkeit zurückzuführen ist. Auf 1000 Mann der Präsenzstärke erkrankten an Tuberkulose während des genannten Zeitraumes in der deutschen Armee 1,9, in der französischen 6,7; ferner an Grippe im deutschen Heer 8,3, im französischen 22,4, an Brustfellentzündung 3,6 gegen 8,2, an Ruhr 0,24 gegen 2,3. Und wie bei der Morbidität, so ist das Verhältnis auch bei der Mortalität. Besonders bezeichnend ist die Tatsache, daß die Tuberkulosemorbidität seit dem Jahre 1887 bis 1906 in der französischen Armee von 3,3 auf 6 $^o/_{oo}$ stieg, im deutschen Heere dagegen in der Zeit von 1890 bis 1906 von 3,3 auf 1,9 $^o/_{oo}$ sank.

Auch die sanitären Ergebnisse in der russischen[2]) Armee stehen hinter denen im deutschen Heere zurück.

Schließlich seien noch einige Ziffern über die deutsche Marine im Vergleich mit den entsprechenden Zahlen des Auslandes hier angeführt:

Tabelle 87.

Die Sterblichkeit wies folgende Zahlen auf:

1907/1908 in der deutschen Marine	3,1 $^o/_{oo}$
1907/1908 im deutschen Heer	1,8 $^o/_{oo}$
1908 in der englischen Marine	3,37 $^o/_{oo}$
1908 in der amerikanischen Marine	5,76 $^o/_{oo}$
1906/1907 in der österreichischen Marine	3,9 $^o/_{oo}$

Betrachtet man also die Krankheits- und Sterblichkeitsverhältnisse bei den deutschen Mannschaften während der letzten Jahrzehnte, und zieht man Vergleiche mit ausländischen Truppen, so wird man erkennen, daß die Zustände bei uns durchaus befriedigend sind, und daß unser Soldatenmaterial in den letzten Jahrzehnten — trotzdem die Heeresziffer auf etwa 600 000 Mann angewachsen ist — keineswegs an physischer Tüchtigkeit eingebüßt haben kann.

Gewiß sind diese Erfolge zum großen Teil dem Aufschwung der medizinischen und hygienischen Wissenschaft sowie der Einführung sanitärer Maßnahmen bei der Armee zu verdanken; dennoch darf man nicht verkennen, daß so günstige Resultate nicht zu gewinnen gewesen wären, wenn unsere militärpflichtige Jugend von Haus aus jetzt eine schlechtere Konstitution aufweisen würde als ehedem.

Andererseits haben wir gesehen, daß zweifellos in den Großstädten sowie überall innerhalb der wirtschaftlich schwachen

---

[1]) Vergleiche Löwenthal, La Revue 1909, Nr. 13.

[2]) Wojemo medizinski Journal 1909, Heft 10, zitiert in Roths „Jahresbericht über die Leistungen und Fortschritte auf dem Gebiete des Militärsanitätswesens für 1909".

Schichten eine physische Minderwertigkeit der Jugend vorherrscht; hier muß mit allen Mitteln der sozialen Hygiene für Verbesserungen gesorgt werden.

Literatur.

1. Prinzing: „Der Prozentsatz der Militärtauglichen als Maßstab der körperlichen Entwicklung einer Bevölkerungsgruppe." Zeitschrift für Sozialwissenschaft, Bd. XI, 1908.

2. Meinhausen: „Weitere Beiträge zur Wertung des Pignetschen Verfahrens." Archiv für soziale Hygiene, Bd. VII, Heft 3, 1912.

3. von Vogl: „Die wehrpflichtige Jugend Bayerns." München 1905.

4. „Die Herkunft der deutschen Unteroffiziere und Soldaten am 1. XII. 1906"; bearbeitet von Georg Evert, Zeitschrift d. Königl. Preußischen Statistischen Landesamts, Ergänzungsheft XXVIII. Berlin 1908.

5. Simon: „Untersuchungen an wehrpflichtigen jungen Badnern nach dem Pignetschen Verfahren." Archiv f. soziale Hygiene, Bd. VII, Heft 2, 1912.

6. Alfons Fischer: „Rekrutenstatistik und Volksgesundheit." Jahrbücher f. Nationalökonomie u. Statistik 1909.

7. Schwiening und Nicolai: „Über die Körperbeschaffenheit der zum einjährig-freiwilligen Dienst berechtigten Wehrpflichtigen Deutschlands." Veröffentlichungen aus dem Gebiet des Militär-Sanitätswesens, Heft 40, Berlin 1909.

8. Sanitätsbericht über die Kgl. Preuß. Armee, bearbeitet von der Medizinalabteilung des Kgl. Pr. Kriegsministeriums, Berlin 1911.

9. Walter Claassen: „Die abnehmende Kriegstüchtigkeit in Deutschland." Archiv f. Rassen- u. Gesellschaftsbiologie 1909, Heft 1; dazu die Bemerkungen von Alfons Fischer, ebenda 1910, Heft 2, und Claassens Replik in demselben Heft.

10. Sanitätsbericht über die Kaiserlich Deutsche Marine für den Zeitraum vom 1. Oktober 1908 bis 30. September 1909; Berlin 1911.

B. Berufsklassen.

Die Gesundheitsverhältnisse der Erwachsenen hängen hauptsächlich von der Berufstätigkeit ab, so sehr die Abstammung und die Entwicklung in der Jugend das körperliche Befinden auch in den späteren Altersjahren beeinflussen. Zur Beurteilung der sozialhygienischen Zustände müssen wir daher die sanitären Verhältnisse der einzelnen Berufsarten näher betrachten. Allein, im Hinblick auf den zur Verfügung stehenden Raum können wir uns nur mit wenigen Gruppen befassen. Die höheren Stände lassen wir daher fast unberücksichtigt, zumal ihnen in der Regel die Möglichkeit, eine hygienische Lebensweise zu führen, geboten wird; bei ihnen werden die gesundheitlichen Verhältnisse nicht von der Berufsarbeit an sich, sondern allenfalls infolge Unkenntnis oder mangelnder Willensstärke beeinträchtigt. Wir widmen mithin unsere Aufmerksamkeit neben dem Mittelstand besonders den wirtschaftlich schwachen Klassen.

Die Begriffe „Arbeiter" oder „Mittelstand" sind zwar nicht genau zu umschreiben. Es gibt Arbeiter, die mehr verdienen als mancher Beamte, Lehrer, selbständige Handwerker oder Kaufmann; auch muß berücksichtigt werden, daß die ökonomische Lage einer kinderreichen Familie selbst bei einem ganz ansehnlichen Einkommen ungünstiger sein kann als die Situation von kinderarmen Eltern, die über weit weniger Geldmittel verfügen. Trotz dieser und anderer Bedenken gegen die berufliche Klassifizierung ist es doch, im Hinblick auf die nicht zu übersehenden wirtschaftlichen und sozialen Unterschiede im allgemeinen, üblich und auch für unsere Erörterungen erforderlich, die erwachsene Bevölkerung nach Berufsgruppen einzuteilen.

1. Arbeiter.

Die Arbeiter[1]) bilden die größte Berufsklasse. Nach unserer Tabelle 24 stellte man bei der letzten deutschen Berufszählung $13\frac{1}{2}$ Millionen Arbeiter, darunter 3,2 Millionen weibliche, fest; dieselbe Statistik belehrt uns auch darüber, daß innerhalb der deutschen Arbeiterschaft die Industriearbeiter mit $8\frac{1}{2}$ Millionen Erwerbstätigen am stärksten vertreten sind, so daß die in der Land- und Forstwirtschaft sowie die im Handel und Verkehr beschäftigten Personen ziffernmäßig weit zurückbleiben; sodann ersieht man aus der Tabelle 24, daß sich die Summe der in der Industrie und im Handel[2]) tätigen Arbeiter in den letzten Jahren bedeutend vergrößert hat, während die der landwirtschaftlichen Arbeiter trotz der allgemeinen Bevölkerungszunahme geringer geworden ist. Wir werden daher vorzugsweise den gewerblichen Arbeitern unsere Betrachtungen zu widmen haben.

Mit den Arbeitern haben wir uns in den vorigen Kapiteln schon eingehend befaßt; ja, der größte Teil aller unserer Erörterungen beschäftigt sich mit dieser Personenklasse. Hier soll nun im besonderen dargelegt werden, welche gesundheitlichen Erscheinungen bei der Lohnarbeiterschaft auf Grund der Berufstätigkeit zutage treten. Einige Bemerkungen über die physiologische Wirkung der Arbeit im allgemeinen haben wir schon in der Einleitung zu dem Kapitel „Erholung" angeführt; jetzt sei nun zunächst untersucht, wie die Erwerbsarbeit das körperliche Befinden der Lohnarbeiter beeinflußt.

Die Industriearbeiter sind in Fabriken oder Werkstätten beschäftigt, während die land- und forstwirtschaftlichen Arbeiter hauptsächlich im Freien ihrem Beruf nachgehen. Wenn auch die Tätigkeit im Wald, im Feld und auf der Wiese namentlich bei rauher Witterung ohne Zweifel mancherlei gesundheitliche Gefahren mit sich bringt, so hat sie doch zumeist große Vorzüge vor der Arbeit in geschlossenen Räumen; denn die Fabriken und Werkstätten sind, besonders wenn sie schon vor mehreren Jahrzehnten gebaut worden sind, gewöhnlich ohne ge-

---

[1]) Über die Zahl der Lohnarbeiter in Deutschland und in ausländischen Staaten teilt das „Reichsarbeitsblatt" (Sonderbeilage zu Nr. 9, September 1912) folgendes mit: Deutschland hat 16,4, Österreich 10, Ungarn 3,4, Italien 10,5 Frankreich 10, Belgien 2,1, Großbritannien 14, Norwegen 0,4, Schweden 1, Dänemark 0,5, Spanien 7, Niederlande 1,5, Schweiz 0,8 Millionen Lohnarbeiter.

[2]) Die Arbeiter in Handelsbetrieben unterscheiden sich von den entsprechenden Erwerbstätigen in der Industrie nicht.

nügende Rücksicht auf die Gesundheit der Arbeiter eingerichtet worden. Wir werden in dem Kapitel „Arbeiterschutz" sehen, daß die Gewerbeaufsicht bemüht ist, für eine hygienische Beschaffenheit der Arbeitsstätten zu sorgen. Aber die Behörden können hierbei, ebenso wie auf dem Gebiet des Wohnungswesens, nur bescheidene Mindestanforderungen stellen und schrittweise vorgehen, weil sonst zu viele Betriebe zu beanstanden wären. — Für die dringendsten Ansprüche zur Beseitigung von Gefahren ist, von Ausnahmen, die immer noch zu verzeichnen sind, abgesehen, freilich dank der Schutzgesetzgebung gesorgt; aber es bleibt noch viel zu wünschen übrig.

Zunächst ist zu verlangen, daß die Arbeitsräume hinreichend belichtet sind, damit die Augen nicht überanstrengt, Unsauberkeiten leicht gesehen und Unfallgefahren vermieden werden; dazu sind breite Fenster oder Oberlicht[1]) erforderlich. Man besuche jedoch einmal in einer größeren Stadt eine Anzahl Fabriken und insbesondere Werkstätten und überzeuge sich, wie oft diese selbstverständliche Forderung noch unerfüllt ist. — Dazu kommt, daß die Arbeitsstätten vielfach im Winter nicht genügend geheizt werden, und daß andererseits nur in seltenen Fällen für Abkühlung während der heißen Sommermonate gesorgt wird. — Der schlimmste Feind der Arbeiter ist aber der Fabrikstaub. Dieser enthält je nach der Art des Betriebes scharfe, spitze oder fasrige, filzige, oft auch giftige Substanzen, welche die Bronchialschleimhaut reizen und verletzen oder sich im Lungengewebe festsetzen. So ist die Möglichkeit gegeben, daß zahlreiche Erkrankungen der Atmungsorgane, Katarrhe der Luftwege, Eisen-, Kohlen-, Steinstaublungen und hiermit im Zusammenhang Lungentuberkulose und andere Affektionen entstehen. — Nicht weniger gefährlich wirkt die Bildung von giftigen Gasen und Dämpfen, die sich in vielen Betrieben vollzieht; und auch die häufig entstehenden widerlichen Gerüche üben nach manchen Richtungen hin auf das körperliche Befinden einen nachteiligen Einfluß aus. — Ferner bewirkt der zeitweise starke Lärm[2]), wie man ihn oft in Fabriken findet, gesundheitliche Schädigungen des Gehörorgans und des Nervensystems. — All' diese Einflüsse machen sich bei den land- und forstwirtschaftlichen Arbeitern nicht oder doch weit weniger geltend. Andererseits muß betont werden, daß diese Berufsgruppen viel mehr als die Industriearbeiter den Unbilden der Witterung ausgesetzt sind, was häufig zu Erkältungskrankheiten und deren Folgen führt.

---

[1]) So günstig Oberlicht für die Beleuchtung ist, so nachteilig wirkt der Mangel großer Fenster hinsichtlich der Ventilation.

[2]) Erst in allerjüngster Zeit studiert man den Einfluß des Betriebslärms auf den Gesundheitszustand der Arbeiter. Dies Problem wurde von Alfred Peyser auf dem II. Internationalen Kongreß für Gewerbekrankheiten in Brüssel (1910) behandelt. Dort wurde beschlossen, weiteres Material zu sammeln und dies Thema auf die Tagesordnung des III. Internationalen Kongresses, der 1914 in Wien stattfinden soll, zu setzen. (Siehe Peyser: „Die gewerbl. Erkrankungen und Verletzungen des Gehörs", Archiv f. Soz. Hygiene, Bd. VI, Heft 2.)

Des weiteren übt die übermäßige Anstrengung der Muskulatur eine nachteilige Wirkung aus; die Landarbeiter, aber auch viele gewerbliche Arbeiter, so vor allem die Schmiede, Transport- oder Bauarbeiter, haben vielfach eine mit großer Kraftentfaltung verbundene Tätigkeit zu verrichten; bei anderen Arbeitern und oft bei Arbeiterinnen macht sich ein ungünstiger Einfluß auf die Muskulatur geltend, wenn sie lange Zeit hindurch stehen oder in gebückter Stellung sitzen müssen.

Die genannten Gesundheitsschädigungen zeigen sich mehr oder weniger bei fast allen Arbeitern; die Benachteiligungen treten aber naturgemäß umso schärfer in die Erscheinung, je länger die Arbeitszeiten währen.

Einige Berufskategorien sind ganz besonders gefährdet; es sind dies die sogenannten Giftarbeiter, die mit Phosphor, Blei, Quecksilber, Chrom oder Arsen bei ihrer Tätigkeit in Berührung kommen. — Nicht weniger nachteilig wirkt die ständige Nachtarbeit; hier sind namentlich die Bergarbeiter zu nennen, die ja immer bei künstlichem, meist unzureichendem Licht, ganz abgesehen von den sonstigen mißlichen Verhältnissen, ihrem Beruf nachgehen müssen. Erkrankungen des Blutes, des Nervensystems, der Augen u. a. m. sind bei diesen Berufsarten ganz besonders häufig zu erwarten.

a) Krankheits- und Sterblichkeitsverhältnisse.

Daß die Krankheits- und Sterblichkeitsverhältnisse bei den Arbeitern infolge der mannigfaltigen, mit der beruflichen Tätigkeit verbundenen Gesundheitsschädigungen im Vergleich zu der sonstigen Bevölkerung ungünstig sein müssen, läßt sich annehmen; aber der Beweis, daß gerade die Berufsarbeit und nicht das gesamte wirtschaftliche und soziale Milieu den hauptsächlichsten Einfluß auf die Gestaltung der sanitären Ergebnisse ausüben, ist nicht immer leicht zu führen. Als Material zur Beleuchtung der hygienischen Zustände innerhalb der Arbeiterbevölkerung werden gewöhnlich die Feststellungen der Krankenkassen benutzt. Allein, man muß auf diesem Gebiete besondere Vorsicht bei der Verwendung der statistischen Angaben walten lassen; nicht selten[1]) werden bei Betrachtungen der Krankenkassenstatistik wichtige Faktoren übersehen, so daß die Schlußfolgerungen

---

[1]) In der auf der Internationalen Hyg.-Ausstellung in Dresden verteilten Schrift „Die Arbeiterversicherung in den Ländern der heiligen Ungarischen Krone", herausgegeben vom Ungarischen Staatlichen Arbeiterversicherungsamt (Budapest 1911), wird behauptet, daß die „Gesundheitsverhältnisse der ungarischen Kassenmitglieder weitaus günstiger sind als in Österreich und im Deutschen Reich". Gestützt wird diese Ansicht auf die Feststellung, daß in Ungarn auf 100 Mitglieder weniger Tage mit Krankengeld entfallen als in den beiden anderen Staaten. Hierbei ist aber unberücksichtigt geblieben, daß die Kassenleistungen in Ungarn sehr niedrig sind, und daß daher die Arbeiter sich nur im äußersten Falle erwerbsunfähig schreiben lassen. In den allerletzten Jahren haben in Ungarn die Kassen ihre Leistungen erhöht, und sogleich ist die relative Krankenziffer bedeutend gestiegen Man sieht, zu welchen Fehlern man gelangt, wenn man einen wichtigen Faktor unberücksichtigt läßt. — Solcher Beispiele gibt es viele.

sich in Irrwegen verlieren. Darum kann nicht genug dazu ermahnt werden, gerade auf diesem Gebiete die strengste Kritik walten zu lassen.

In den letzten Jahren sind nun einige amtliche umfangreiche, zum Teil sehr genau durchgearbeitete statistische Publikationen, die sich mit den Krankheits- und Sterblichkeitsverhältnissen der Arbeiter befassen, veröffentlicht worden, aus denen sich immerhin gewisse Lehren entnehmen lassen. Unseren Darlegungen werden wir insbesondere die Veröffentlichungen, die sich auf die großen Krankenkassen[1]) in Frankfurt, Wien, Berlin und Leipzig beziehen, zugrunde legen.

Bemerkt sei hier, daß es nur wenige Krankenkassen gibt, deren Publikationen außer Angaben, die für Verwaltungszwecke von Bedeutung sind, auch sonstige Mitteilungen, insbesondere über die Affektionen, an welchen die Mitglieder erkrankt waren, enthalten. Als ich in London von dem Leiter einer der größten und angesehensten Krankenkassen Englands statistisches Material erhielt, fiel mir auf, daß die Berichte nichts über die Krankheitsdiagnosen enthielten; meine hierauf gerichtete Frage wurde mit dem Bemerken beantwortet, daß die Kassenleitung sich bemüht, möglichst viel zu leisten, und daß sie Statistik über Ausgaben für Kranke, Wöchnerinnen und Sterbefälle führt; an welchen Krankheiten die Unterstützungsberechtigten leiden, sei aber für die Verwaltung ohne Interesse.

Auch die deutschen Krankenkassen nehmen im allgemeinen den gleichen Standpunkt ein; vielfach haben jedoch die deutschen Statistischen Ämter die bei den Krankenkassen vorhandenen medizinischen Angaben zahlenmäßig verarbeitet.

Gewöhnlich wurden für die statistischen Bearbeitungen nur die mit Erwerbsunfähigkeit verbundenen Krankheitsfälle benutzt. Zu den wenigen Kassen, bei denen auch die erwerbsfähigen Kranken statistisch verwendet wurden, gehört die Frankfurter Kasse, bei welcher folgendes festgestellt wurde:

Tabelle 88.

	Frankfurter Ortskrankenkasse (1896)	Bockenheimer Ortskrankenkasse (1896)
Zahl der Krankheitsfälle	40 622	6343
Darunter mit Erwerbsfähigkeit . . .	25 662	3473
Darunter mit Erwerbsunfähigkeit . .	14 960	2870

Hieraus erkennt man, daß die Zahl der mit Erwerbsunfähigkeit verbundenen Krankheitsfälle weit geringer ist als die Zahl der leichteren Erkrankungen. Diese im allgemeinen geltende Feststellung trifft jedoch nicht für alle Berufsarten zu. So wurde z. B. gefunden, daß bei

---

[1]) Die Statistiken dieser Kassen erstrecken sich allerdings nicht nur auf Arbeiter im hergebrachten Sinne des Wortes. Ferner ist zu bemerken, daß sich gegen den Wert der genannten Statistiken mancherlei Bedenken erheben. Ein umfangreiches, sich auf eine Reihe von Jahren erstreckendes Material wurde nur für die Leipziger Kasse verwendet. Andererseits ist es zweifelhaft, ob die Diagnosen auf den Krankenscheinen dieser Kasse zuverlässig sind; es sind nämlich Diagnosen, die von den Ärzten zu Beginn der Krankheit gestellt wurden. Das Berliner Material dagegen stützt sich auf Schlußdiagnosen, die dem Statistischen Amt unmittelbar von den Ärzten zugehen. Notwendig ist auch, daß angegeben wird, wieviele von den Kassenmitgliedern Vollmitglieder sind; eine solche Differenzierung wurde jedoch nur bei der Frankfurter Kasse durchgeführt.

manchen Arbeiterkategorien in Wien das Verhältnis umgekehrt ist; bei den Transport- und Bauarbeitern, bei den Steinschleifern und Wäschern kommen noch nicht 40 mit Erwerbsfähigkeit verbundene Krankheiten auf je 100 Krankheitsfälle mit Erwerbsunfähigkeit, während Beamte, Handlungsgehilfen, Buchdrucker weit mehr geringfügige als schwere Affektionen aufweisen. Zu den zuerst genannten Berufsarten gehören eben gewöhnlich kräftige, robuste Männer, die nicht jede leichte Erkrankung hoch anschlagen, während die letzteren sich schneller entschließen, die Kasse in Anspruch zu nehmen. Allerdings spielt hierbei auch eine Rolle, daß die Frequenz der verschiedenen Krankheitsarten bei den einzelnen Berufsgruppen nicht dieselbe ist.

Über die bei den Kassenpatienten am häufigsten auftretenden Krankheiten gibt uns die Statistik der Leipziger Kasse, bei der jedoch nur die Erwerbsunfähigkeitsfälle berücksichtigt wurden, Auskunft. Hiernach entfielen von den Krankheitstagen auf die Krankheiten der Atmungsorgane 16,9 %, die Infektionskrankheiten (einschließlich Tuberkulose) 16,2 %, die Verletzungen 14,8 %, die Krankheiten der Verdauungsorgane 11,7 %, der Bewegungsorgane (einschließlich Rheumatismus) 10,5 %; auf diese 5 Gruppen, bei denen die Krankheitsfälle zum größten Teil durch geeignete Vorbeugungsmaßnahmen zu verhüten gewesen wären, kommen also schon mehr als 70 % aller Krankheitstage. — Ziffernmäßig von Bedeutung sind dann noch die allgemeinen Krankheiten mit 6,8 %, die Krankheiten der äußeren Bedeckungen mit 6,2 %, des Nervensystems mit 5,7 %, der Kreislauforgane mit 3,8 %, der Harn- und Geschlechtsorgane mit 3 % der Krankheitstage.

Tabelle 89.

Ständige Mitglieder der Frankfurter Ortskrankenkasse.

Krankheitswahrscheinlichkeit.		Relative Krankheitsdauer.	
Auf 100 Mitgliedstage treffen Krankheitstage, verbunden mit Erwerbsunfähigkeit		Auf 100 Mitglieder der erwerbsunfähig Erkrankten treffen Krankheitstage, verbunden mit Erwerbsunfähigkeit	
m.	w.	m.	w.
Maurer . . . 2,5	Näherinnen . 3,1	Weißbinder . 9,7	Näherinnen . 11,3
Schreiner . . 2,5	Fabrikarbeite-	Maurer . . . 8,5	Kellnerinnen 10,2
Schlosser . . 2,4	rinnen . . 2,6	Kellner . . . 8,2	Schneiderin-
Fabrikarbeiter 2,2	Schneiderin-	Schreiner . . 8,0	nen . . . 8,9
Weißbinder . 2,2	nen . . . 2,5	Fabrikarbeiter 7.9	Fabrikarbeite-
Buchdrucker . 2,0	Weibl. kaufm.	Schneider . . 7,9	rinnen . . 8,5
Fuhrleute . . 1,9	Angestellte 1,6	Ausläufer . . 7,6	Dienstboten . 7,9
Schuhmacher . 1,8	Dienstboten . 1,0	Schlosser . . 7,3	Weibl. kaufm.
Ausläufer . . 1,5	Kellnerinnen . 1,0	Schuhmacher 7,3	Angestellte 6.3
Mechaniker . 1,4	Allgemeiner	Bäcker . . . 7,3	Allgemeiner
Schneider . . 1,4	Durchschnitt 2,2	Buchdrucker . 7,0	Durchschnitt 8,6
Kaufleute . . 1,1		Mechaniker . 6,4	
Kellner . . . 1,1		Fuhrleute . . 6,3	
Bäcker . . . 0,8		Kaufleute . . 5,9	
Allgemeiner Durchschnitt 1,9		Allgemeiner Durchschnitt 7,4	

Wie sehr sich die einzelnen Berufsarten hinsichtlich der Krankheitshäufigkeit und -dauer unterscheiden, zeigt vorstehende Zusammenstellung.

Wie die Tabelle 89 lehrt, entspricht die Höhe der Krankheitswahrscheinlichkeit nicht immer der Länge der relativen Krankheitsdauer; eine Übereinstimmung liegt z. B. bei Maurern, Schreinern, Fabrikarbeitern vor; dagegen erkranken Kellner und Kellnerinnen verhältnismäßig selten, während sie hinsichtlich der Dauer der Erkrankungen sehr ungünstige Ziffern aufweisen. Diese Feststellung wird insbesondere dadurch erklärt, daß die Altersbesetzung bei den einzelnen Berufsarten sehr verschieden ist.

Wir müssen uns daher auch über die Altersklassen der erkrankten Kassenmitglieder informieren. Hierüber unterrichtet uns die Figur 37, welche den „Frankfurter Krankheitstafeln" entnommen ist.

Man erkennt sogleich die bedeutenden Unterschiede bei der Krankheitsfrequenz in den einzelnen Altersklassen innerhalb derselben Berufskategorien; zugleich sieht man die entsprechenden Differenzen je nach dem Geschlecht innerhalb der gleichen Berufsart; und schließlich sieht man auch, wie verschieden sich die Gestaltung bei den einzelnen Gruppen darbietet. Sehr beachtenswert ist auch die Erscheinung, daß die Vollmitglieder jeweils weit niedrigere Ziffern aufweisen als die offenbar wenig seßhaften, unständigen Mitglieder.

Um ein Bild davon zu bekommen, infolge welcher Krankheiten die Arbeiter je nach Geschlecht und Alter erwerbsunfähig werden, wollen wir die Angaben, welche die Berliner Krankenkasse betreffen, betrachten.

Beim männlichen Geschlecht waren am stärksten vertreten die Erkrankungen infolge äußerer Einwirkung (besonders Quetschungen, Zerreißungen, Verstauchungen mit fast einem Viertel (24,30 %) sämtlicher Erkrankungen; während infolge äußerer Einwirkungen 3803 Männer erwerbsunfähig waren, beträgt die entsprechende Zahl bei dem weiblichen Geschlecht nur 826. — Von Infektionskrankheiten sind Männer und Frauen fast gleich häufig befallen worden; auch die Krankheiten der Respirationsorgane zeigen keine sehr erheblichen Unterschiede bezüglich der Frequenz bei den beiden Geschlechtern. Dagegen ist ein Überwiegen der Verdauungskrankheiten bei den weiblichen Kassenmitgliedern vorhanden. Vor allem aber erkranken diese viel häufiger als die Männer an Krankheiten des Blutes, in dem Berichtsjahr waren es 3037 gegen 219 Männer. Und ganz besonders fällt der Unterschied bei den Erkrankungen der Geschlechtsorgane auf; nur 105 Männer waren infolge von Krankheiten an diesen Organen erwerbsunfähig gegen 2096 Frauen. Diese auffallende Erscheinung ist nur dadurch zu erklären, daß es sich bei den Geschlechtskrankheiten der Frauen vorzugsweise um solche Leiden gehandelt hat, die mit einer unzureichenden Pflege im Wochenbett zusammenhängen. — Auch die Dauer der Krankheit war bei den beiden Geschlechtern sehr verschieden, bei den Frauen wesentlich länger als bei den Männern. Während von diesen nach längstens 2 Wochen bereits mehr als zwei Drittel wieder arbeitsfähig waren, war es von jenen nur ein Drittel, und andererseits waren mehr als 4 Wochen krank von den Frauen die Hälfte, von den Männern nur drei Zehntel. Innerhalb der einzelnen Krankheitsgruppen ist die Dauer der Erkrankung abhängig von dem Alter des Patienten, dergestalt, daß sich mit dem höheren Lebensalter der Heilungsprozeß regelmäßig verlangsamt. So betrug bei den Verdauungskrankheiten der Anteil derjenigen Männer, die länger als 4 Wochen krank waren, bei den 15—29jährigen 11,59 %, bei den 45—59 Jahre alten 27,61 %, bei den im höheren Alter stehenden 25,83 %; bei den Krankheiten der Atmungsorgane stiegen die Sätze der entsprechenden Altersklassen von 30,38 auf 43,10 und 56,56 %, bei den äußeren Einwirkungen von 18,89 auf 38,06 und 51,43 %.

Den besten Einblick in die Wirkung, welche die jeweilige Berufsarbeit auf die Krankheitsverhältnisse ausübt, würden wir erhalten, wenn wir nun der Reihe nach prüfen könnten, welche Krankheiten sich am häufigsten bei den verschiedenen Altersklassen der einzelnen Berufsarten finden. Aber eine solche Erörterung, für welche Material

Auf 100 Mitgliedstage treffen Krankheitstage:

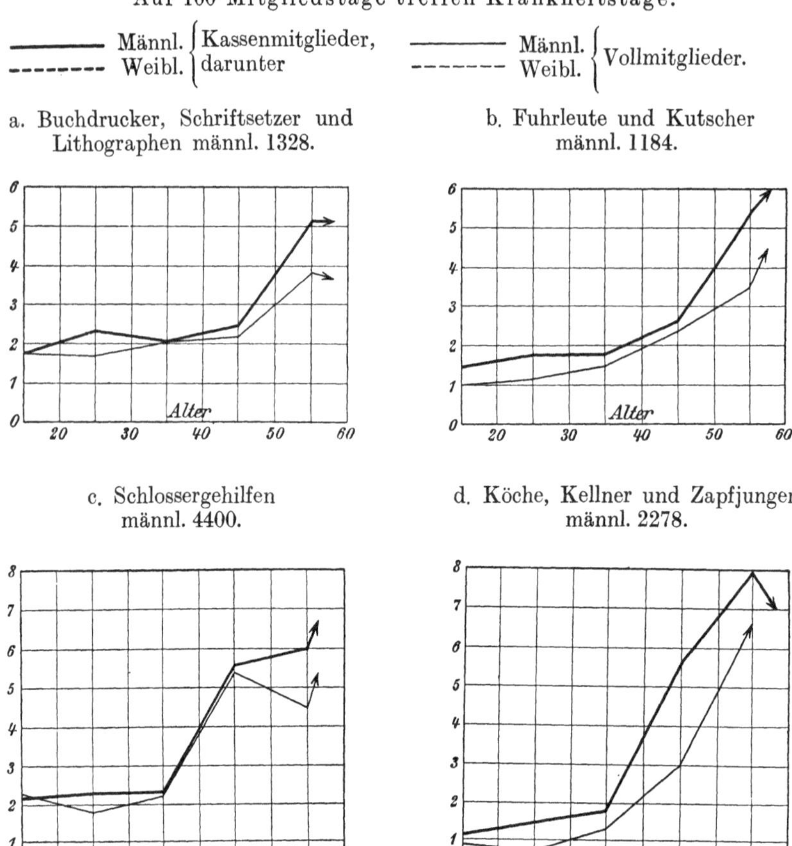

wohl vorhanden ist, würde den zur Verfügung stehenden Raum weit überschreiten. Hier müssen wir für eingehende Studien auf die statistischen Quellenwerke[1]) sowie auf die speziellen Lehr- und Handbücher der Gewerbe- und Arbeiterkrankheiten[2]) verweisen.

---

[1]) Siehe unter Literatur 1—4.

[2]) Siehe besonders: Layet: „Allg. und spezielle Gewerbepathologie und Gewerbehygiene", deutsche Übersetzung von Meinel, Erlangen 1877; Rambousek: „Lehrbuch der Gewerbehygiene", Wien 1905; E. Roth: „Gewerbehygiene", Leipzig 1907; Goliner: „Gewerbliche Gesundheitspflege", Groß-Lichterfelde 1910; ferner Schuler und Burckhardt: „Untersuchungen über die Gesundheitsverhältnisse der Fabrikbevölkerung in der Schweiz", Aarau 1889; „Handbuch der Arbeiterkrankheiten", herausgegeben von Th. Weyl, Jena 1908;

Um aber ein Beispiel für solche vergleichenden Studien zu bieten, wollen wir zwei nach vielerlei Richtungen hin Gegensätze darbietende Berufsgruppen: die Gärtnerei, Landwirtschaft und Forstwirt-

e. Handlungsgehilfen (Kommis, Buchhalter, Verkäuferinnen usw.)
männl. 3843. weibl. 2868.

f. Schneider, Schneiderinnen und Näherinnen
männl. 1102. weibl. 2489.

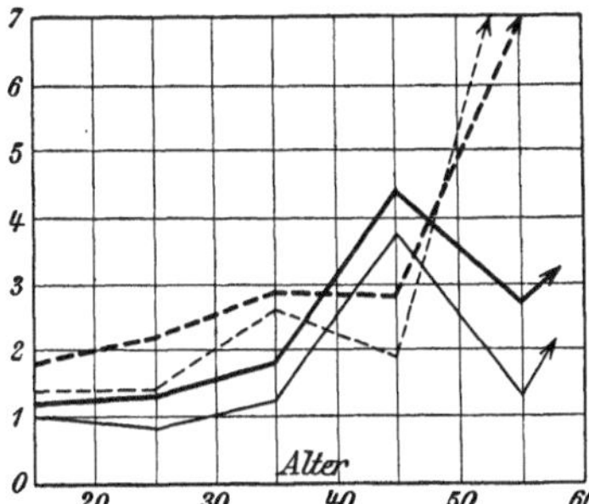

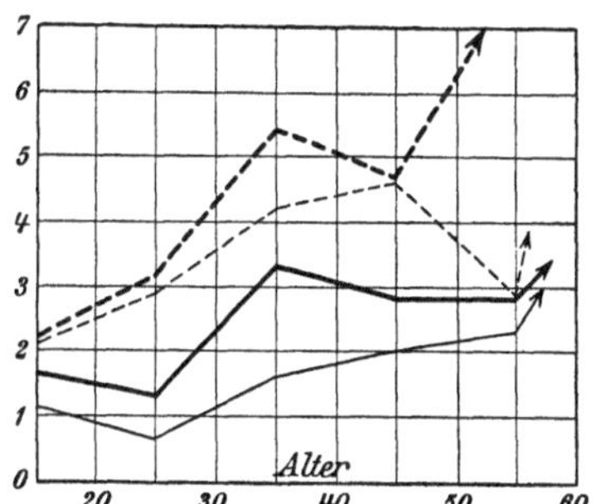

g. Arbeiter ohne nähere Bezeichnung (Tagelöhner, Fabrikarbeiter)
männl. 11 308. weibl. 4715.

h. Dienstpersonal aller Art (Ausläufer, Hausburschen, gewerbl. Dienstboten).
männl. 5502. weibl. 3619.

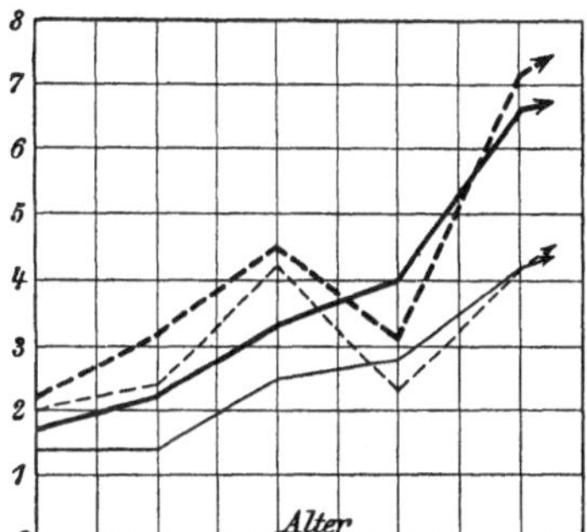

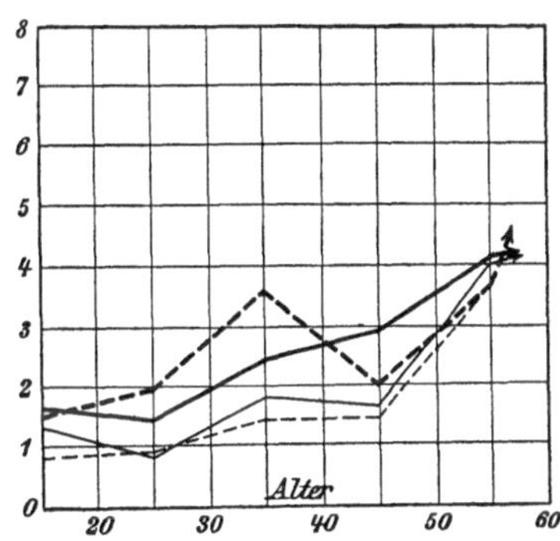

Fig. 37. Die Krankheitswahrscheinlichkeit für einzelne Berufsarten nach Altersstufen.

schaft (für welche in dem amtlichen systematischen Verzeichnis der Buchstabe G benutzt wird) und das polygraphische Gewerbe (Buchstabe Q) an der Hand der amtlichen Publikation über die Leipziger Kasse einander gegenüberstellen; wir finden zunächst folgende Statistik:

Tabelle 90.

	Berufsgruppe G	Berufsgruppe Q
Auf 100 Personen entfielen Krankheitsfälle	42,1	34,8
„ 100 „ „ Krankheitstage	1019,8	915,8
„ 1000 „ „ Todesfälle . .	13,43	7,60

Richard Bernstein: „Die Berufskrankheiten der Land- und Forstarbeiter", Stuttgart 1910. — Siehe auch das Kapitel „Gewerbliche Vergiftungen".

Betrachtet man die beiden Berufsarten unter Berücksichtigung des Altersaufbaues, so zeigt sich, daß hinsichtlich der Krankheitstage und Todesfälle die jüngeren Altersklassen der Gruppe Q ungünstiger dastehen. Von der Altersklasse 35/44 an zeigt aber bei den Krankheitstagen die Gruppe G ungünstigere Zahlen.

Diese Erscheinung erklärt das amtliche Werk folgendermaßen: „Es strömen dem polygraphischen Gewerbe, welches mehr Geschicklichkeit, Aufmerksamkeit und Nachdenken und weniger erhebliche Kraftleistungen beansprucht, schwächlichere Leute zu als der Gärtnerei, Land- und Forstwirtschaft; daher zunächst bei ersteren mehr Krankheit, mehr Sterblichkeit. Mit steigendem Alter werden den Arbeitern des ländlichen Berufes die damit verbundenen, große Körperkraft verlangenden Arbeiten zu schwer, und die Unbilden des Wetters werden allmählich schlechter vertragen. Hinzu kommt der Unterschied in der Lebenshaltung." Bemerkt sei hier noch, daß von je 100 männlichen Pflichtmitgliedern sich in der höchsten Beitrags(Lohn-)klasse I mit 4,51 M. und mehr täglichem Arbeitsverdienst befanden bei Gruppe Q 58 %, bei G aber nur 5 %.

Die Statistik lehrt ferner, daß die Angehörigen des polygraphischen Gewerbes besonders unter Vergiftungen, Erkrankungen des Nervensystems und der Tuberkulose zu leiden haben.

Bei anderen Infektionskrankheiten, namentlich Influenza und Typhus, zeigt aber die Gruppe G ungünstigere Zahlen. Dies gilt auch für die Krankheiten der Atmungsorgane und des Verdauungsapparates. Hier ist es wieder wichtig, eine Trennung in verschiedene Altersklassen zu machen. Man ersieht nämlich aus den Statistiken, daß die Gruppe G sowohl bei den Krankheiten der Atmungsorgane als auch bei denen des Verdauungsapparates in den jüngeren Altersklassen günstiger dasteht als die Gruppe Q; umgekehrt ist es aber von den mittleren Altersklassen an. Als Erklärung hierfür gibt die amtliche Publikation an, daß in der Gruppe G sich offenbar besonders kräftige und gesunde Leute befinden; daher kämen die günstigeren Resultate in den jüngeren Altersklassen. Von der Altersklasse 35/44 an ändere sich aber das Bild, weil dann die Unbilden der Witterung (scharfe Winde, Kälte, Nässe) bei der Außenarbeit immer schlechter vertragen werden. Der Polygraphie, als einem Gewerbe, welches nicht viel Kraftaufwand erheischt, strömen zwar die schwächlicheren Leute in verhältnismäßig größerer Zahl zu, und daher zeigt diese Berufsgruppe zunächst ungünstigere Verhältnisse. Die Arbeit in geschlossenen Räumen bewahrt sie aber vor der bei der Gruppe Q beobachteten übermäßigen Steigerung der Krankheitstage an den Krankheiten der Atmungsorgane. — Über die durch die Verdauungskrankheiten erzeugten häufigeren Krankheitstage bei der Gruppe G in den höheren Altersklassen fügt das amtliche Werk noch die Bemerkung hinzu, daß hier die niedrigere Lohnhöhe insofern von Einfluß sei, als dadurch die Güte der Ernährung leide, und die Folgen hiervon sich mit der Zeit mehr und mehr zeigen.

Es wurde oben schon erwähnt, ein wie großer Prozentsatz innerhalb der Krankheitstage durch die Verletzungen erzeugt wird. Hier ist noch nachzutragen, daß, gemäß den Feststellungen bei der Leipziger Kasse, auf 100 Krankheitsfälle 19,52 Unfälle und im besonderen 8 Betriebsunfälle kommen.

Während man über die speziellen Krankheitsverhältnisse innerhalb der deutschen Arbeiterschaft einen Einblick nur aus einigen Stichproben in Gestalt der Publikationen aus wenigen Städten erhält, wurden über die Unfallverhältnisse eingehende Erhebungen, die sich auf das ganze Reich erstreckten, von Amts wegen veranstaltet.

Auf Grund der letzten Untersuchung wurde festgestellt, daß im Jahre 1907 75 370 Personen wegen erlittener Unfälle zum ersten Male entschädigt wurden. Von je 100 Verletzungen betrafen:

92,76 männliche } Erwachsene
3,80 weibliche

3,09 männliche } Jugendliche
0,35 weibliche

In dem genannten Jahre kamen auf 1000 Vollarbeiter 9,58 Verletzte, die entschädigt wurden, während die entsprechende Ziffer im

Tabelle 91.
Häufigkeit und Folgen (Schwere) der Unfälle im Jahre 1909.

Berufsgenossenschaften und Gruppen dieser	Überhaupt	Tod
Fuhrwerks-Berufsgenossenschaft	**19,96**	**2,00**
Steinbruchs-Berufsgenossenschaft	15,83	1,67
Tiefbau-Berufsgenossenschaft	15,44	1,32
Knappschafts-Berufsgenossenschaft	15,38	2,14
Müllerei-Berufsgenossenschaft	14,20	1,05
Binnenschiffahrts-Berufsgenossenschaften	13,69	**2,92**
Brauerei- und Mälzerei-Berufsgenossenschaft	12,07	1,04
Holz-Berufsgenossenschaften	**11,75**	**0,38**
Staatsbetriebe für Schiffahrt, Baggerei, Flößerei	10,92	1,37
Bauwesen (Privatbetriebe)	10,58	0,81
Eisen- und Stahl-Berufsgenossenschaften	10,45	0,52
Papiermacher-Berufsgenossenschaft	9,16	0,58
Zucker-Berufsgenossenschaft	9,08	0,91
Ziegelei-Berufsgenossenschaft	9,07	0,89
Lagerei-Berufsgenossenschaft	9,02	0,67
Fleischerei-Berufsgenossenschaft	8,93	0,34
Berufsgenossenschaft der chemischen Industrie	8,63	0,65
Berufsgenossenschaft der Molkerei-, Brennerei- und Stärke-Industrie	8,19	0,49
Öffentliche Baubetriebe (Staatliche, Provinzial- und Kommunal-Bauverwaltungen)	7,53	0,68
Staatseisenbahnen, Post und Telegraphen	7,23	1,00
Berufsgenossenschaft der Gas- und Wasserwerke	7,17	0,54
Berufsgenossenschaft der Schornsteinfegermeister des Deutschen Reiches	6,97	1,87
Metall-Berufsgenossenschaften	6,58	0,13
Straßen- und Kleinbahn-Berufsgenossenschaft	6,43	0,80
Berufsgenossenschaft der Musikinstrumentenindustrie	6,06	—
Lederindustrie-Berufsgenossenschaft	5,86	0,35
Berufsgenossenschaft der Feinmechanik und Elektrotechnik	5,76	0,22
See-Berufsgenossenschaft	5,59	1,09
Privatbahn-Berufsgenossenschaft	5,35	0,72
Nahrungsmittel-Industrie-Berufsgenossenschaft	4,96	0,23
Glas-Berufsgenossenschaft	4,65	0,30
Marine- und Heeresverwaltung	4,32	0,17
Papierverarbeitungs-Berufsgenossenschaft	4,15	0,09
Töpferei-Berufsgenossenschaft	3,04	0,15
Deutsche Buchdrucker-Berufsgenossenschaft	2,96	0,06
Textil-Berufsgenossenschaften	2,86	0,11
Bekleidungsindustrie-Berufsgenossenschaft	2,00	0,05
Tabak-Berufsgenossenschaft	**0,52**	**0,02**
Gewerbe-, Bau- und See-Unfallversicherung	8,79	0,72
Unfallversicherung für Land- und Forstwirtschaft	**11,50**	**0,55**

Jahre 1897 nur 8,07 betrug. Über die Gründe für den Anstieg der Unfallhäufigkeit wird amtlicherseits folgendes angeführt:

„Verschärfte Kontrolle über die Anmeldung der Unfälle, Einstellung von nicht genügend angelernten und geübten Arbeitern, häufigere Verfolgung von Entschädigungsansprüchen infolge der besseren Vertrautheit mit der Unfallversicherungsgesetzgebung, immer bekannter werdende wohlwollende Auslegung des Begriffes „Betriebsunfall", Zunahme der Fälle, in denen ein ursächlicher Zusammenhang einer Verschlimmerung vorhandener Leiden durch einen Unfall anerkannt wird, häufigere Gewährung von Übergangs- und Gewöhnungsrenten in Fällen, wo streng genommen eine Beeinträchtigung der Erwerbsfähigkeit nicht mehr bestand, zahlreicher Arbeitswechsel usw." — Ob diese Angaben zutreffend sind, dürfte im Hinblick auf die sogleich folgenden Darlegungen sowie auf die Feststellungen, von denen im Kapitel „Unfallversicherung" zu reden sein wird, zweifelhaft erscheinen.

Über die Häufigkeit und Folgen der Unfälle bei den einzelnen Berufsarten gibt uns die Tabelle 91, S. 249 Auskunft.

Wir sehen, wie groß die Unterschiede insbesondere zwischen den Fuhrwerk- und den Tabakarbeitern hinsichtlich der Unfallgefahr sind. Ebenso groß sind die Differenzen, welche die Unfallfolgen betreffen; so kom en z. B. auf je 1000 Vollarbeiter in Fuhrwerkbetrieben 2,00, in der Tabakindustrie dagegen nur 0,02 tödliche Verletzungen vor. Nicht immer stimmt die Häufigkeit mit dem Grade der

Tabelle 92.

Die Folgen der Verletzungen (Grad der Erwerbsunfähigkeit).

Gewerbliche und landwirtschaftliche Berufsgenossenschaften	Erste Beurteilung (etwa 1 Jahr nach der ersten Zahlung einer Entschädigung)						Abgeschlossene Beurteilung (etwa nach 4 bis 5 Jahren)					
	Verletzte Personen, für welche im Jahre 1904 zum ersten Male Entschädigungen gezahlt worden sind											
	Verletzungsfolgen auf 100 Verletzte											
	Erwerbsunfähigkeit im Prozentsatze					Tod	Erwerbsunfähigkeit im Prozentsatze					Tod
				von mehr als						von mehr als		
	von 0	bis 25	25 bis 50	50 bis 75	75 bis einschl. 100		von 0	bis 25	25 bis 50	50 bis 75	75 bis einschl. 100	
1	2	3	4	5	6	7	8	9	10	11	12	13
Gewerbliche Berufsgenossenschaften insgesamt	**22,59**	45,47	16,67	4,30	3,24	7,63	**44,37**	32,32	10,25	3,13	1,87	8,06
Versicherungsanstalten der Baugewerbs-Berufsgenossenschaften, der Tiefbau- u. der See - Berufsgenossenschaft zusammen . .	**16,93**	41,18	19,84	5,04	4,08	12,93	**38,46**	30,90	12,09	3,17	2,19	13,19
Landwirtschaftl. Berufsgenossenschaften zusammen . . .	**17,02**	47,48	22,14	5,02	3,47	4,87	**50,00**	29,57	10,55	2,73	1,87	5,28

Unfallschwere überein; so ist z. B. bei der Holzverarbeitung und bei der land- und forstwirtschaftlichen Tätigkeit die relative Zahl der Unfälle sehr groß, während unter diesen Verletzungen verhältnismäßig sehr wenige zum Tode führen.

Einen etwas tieferen Einblick in die Folgen der Unfälle gewährt nebenstehende Statistik:

Man entnimmt der Tabelle 92, daß bereits ein Jahr nach dem Unfall die Folgen der Verletzungen bei einem großen Teil (16,93—22,59 %) soweit beseitigt wurden, daß eine in Prozenten ausdrückbare Erwerbsunfähigkeit nicht mehr festgestellt wurde; nach 4—5 Jahren trifft dies für fast die Hälfte (38,46—50,00 %) der Unfälle zu; ebenso bessert sich der Zustand bei den Verletzten mit einem hohen Prozentsatz von Erwerbsunfähigkeit im Lauf der Jahre, so daß der Grad der Erwerbsfähigkeit wieder zunimmt. Ob diese Angaben den tatsächlichen Verhältnissen entsprechen oder nur durch die Eigentümlichkeiten der Rechtsprechung auf dem Gebiete der Arbeiterversicherung in dieser Gestalt in die Erscheinung treten, wird im Kreise „Unfallversicherung" noch zu erörtern sein.

Von großem Interesse ist es ferner, zu wissen, auf welche Ursachen die Verletzungen zurückzuführen sind; hierüber wird amtlich angegeben, daß von den 81 248 Unfällen, für welche sich die Ursache ermitteln ließ, 19 803 bei der Arbeit an Maschinen, 61 445 bei anderen Arbeiten im Betriebe sich ereigneten. Auf wessen Schuldkonto die Verletzungen gebucht werden, zeigt die folgende Tabelle an (s. S. 252).

Die in der Tabelle 93 enthaltenen Angaben sind nur mit großer Vorsicht zu verwenden. Ein sehr großer Prozentsatz der Unfälle soll durch die Schuld der Arbeiter, nur ein sehr kleiner Teil durch die der Arbeitgeber verursacht sein; man geht wohl nicht fehl, wenn man annimmt, daß die für die Tabelle 93 benutzten Ziffern auf Angaben der Arbeitgeber beruhen; wären Mitteilungen der Arbeitnehmer[1]) berücksichtigt worden, so hätte das Ergebnis gewiß eine andere Gestalt erhalten. Auch der Begriff „allgemeine Betriebsgefahr" ist sehr unklar.

Eine zuverlässige Auskunft über die obige Frage erhält man, wenn man die verletzten oder getöteten Personen nach der Dauer ihrer Beschäftigung vor dem Unfall gruppiert. Die Statistik zeigt, daß von 100 verletzten Personen, für welche im Jahre 1907 zum ersten Male Entschädigungen gezahlt wurden, 67 % länger als 1 Jahr in dem jeweiligen Betriebe beschäftigt waren. Ferner sieht man, daß die Unfallhäufigkeit mit zunehmendem Alter größer wird; vor dem 30. Le-

---

[1]) Nach der vom Deutschen Holzarbeiterverband herausgegebenen Schrift „Unfallgefahren und Unfallschutz in der Holzindustrie" (Berlin 1912) werden die bei diesem Berufszweig sehr häufigen Unfälle durch die Gefährlichkeit des Betriebes an sich, durch vielfach mangelhafte Einrichtungen und zu lange Arbeitszeiten verursacht. Der Einfluß des Alkohols wird in Abrede gestellt, da nach den Feststellungen der Holzarbeiter am Montag (und Samstag) weniger Unfälle als an den übrigen Tagen vorkommen. Wenn man auch hiergegen skeptisch sein muß, so sind doch folgende Darlegungen beachtenswert: „Die Arbeitsräume sind oft ungenügend. Die Maschinen stehen zu eng aneinander, das Holz liegt umher, und ein Arbeiter hindert den anderen. Es läßt sich mitunter nicht vermeiden, daß der Nachbar unwillkürlich angestoßen wird; der Schreck hierüber ist schon manchmal die Ursache des Unfalls gewesen." Und weiter: „Sehr häufig fehlen die Schutzvorrichtungen, oder sie sind mangelhaft oder nicht im Gebrauch. Die Schuld daran wird meist den Arbeitern zugeschoben; öfters liegt es aber daran, daß die Schutzvorrichtungen unpraktisch sind. Wir billigen das Entfernen der Schutzvorrichtung nicht, aber wir verlangen, daß der Unternehmer für gute Schutzvorrichtungen sorgt, deren Benutzung er nötigenfalls erzwingen muß."

Tabelle 93.

Die Ursachen der Unfälle nach Betriebseinrichtungen und Vorgängen, bei denen sich die entschädigten Unfälle ereigneten.

Betriebseinrichtungen und Vorgänge, bei welchen sich die entschädigten Unfälle ereigneten	a 1907 b 1897	nicht ermittelt	Auf 100 verletzte und getötete Personen, für welche im Jahre 1907 (1897) zum ersten Male Entschädigungen gezahlt sind, entfallen														
				ermittelt und nachgewiesen													
			überhaupt	mangelhafte Betriebseinrichtungen	fehlende oder mangelhafte Schutzvorrichtungen	fehlende oder ungenügende Vorschriften, Anweisungen und Aufsicht seitens der Arbeitgeber	Schuld des Arbeitgebers Sp. 5—7	Ungeschicklichkeit, Unachtsamkeit und Unvorsichtigkeit	Nichtbenutzung oder Beseitigung der vorhandenen Schutzvorrichtungen	Handeln wider die bestehenden Vorschriften, Verordnungen und Anweisungen	Leichtsinn, Spielerei, Neckereien, Balgereien, Trunkenheit	Ungeeignete Bekleidung	Schuld des Arbeiters (Sp. 9—13)	Schuld des Arbeitgebers und Arbeitnehmers zugleich	Schuld von Mitarbeitern und anderen Personen	Allgemeine Betriebsgefahr	Sonstige Ursachen (unvorhergesehene Zufälle, höhere Gewalt, Erkrankung des Arbeitgebers und dgl.)
1	2	3	4	5	6	7	8	9	10	11	12	13	14	15	16	17	18
Gewerbe-, Bau- und See-Unfallversicherung insgesamt	a)	0,87	99,13	5,40	4,69	1,97	**12,06**	28,96	2,22	9,48	0,55	0,05	**41,26**	0,90	5,94	**37,65**	2,18
	b)	2,34	97,66	7,15	7,82	1,84	16,81	20,85	1,92	5,44	1,19	0,49	29,89	4,66	5,28	42,05	1,31
Maschinen	a)	0,44	99,56	5,42	12,00	1,55	**18,97**	28,75	4,61	18,04	0,67	0,14	**52,21**	2,01	3,93	**22,57**	0,31
	b)	1,84	98,16	6,96	16,32	2,34	25,62	25,58	3,23	13,29	1,60	0,88	44,58	9,52	3,97	16,04	0,27
Andere Betriebseinrichtungen u. s. w.	a)	1,01	98,99	5,39	2,32	2,11	**9,82**	29,03	1,44	6,70	0,51	0,03	**37,71**	0,56	6,59	**42,53**	2,79
	b)	2,50	97,50	7,21	5,00	1,68	13,89	19,29	1,48	2,84	1,05	0,36	25,02	3,05	5,72	50,66	1,66

bensjahre kommen auf 1000 Versicherte desselben Alters 6 Verletzte; die Ziffer steigt ununterbrochen und beläuft sich auf 14 für die Altersklasse von 50—70 Jahren; näheres ersieht man aus der Figur 38, welche dem Katalog für die auf der Internat. Hygieneausstellung in Dresden vom Reichsversicherungsamt veranstaltete Sonderausstellung entnommen ist. Im Hinblick auf diese Tatsachen scheint es nicht wahrscheinlich, daß so viele Unfälle aus Ungeschicklichkeit, Unvorsichtigkeit, Handeln wider bestehende Vorschriften usw. verursacht worden sind.

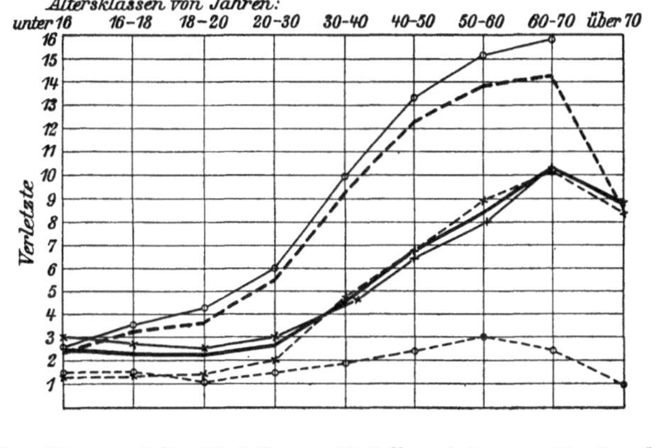

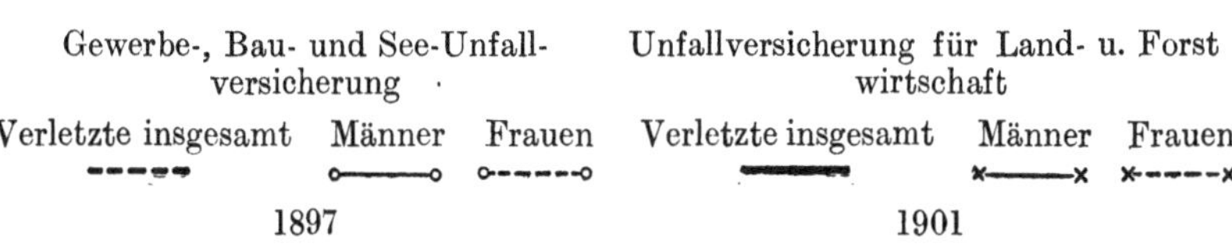

Fig. 38. **Unfallhäufigkeit nach Alter und Geschlecht.** Zahl der Verletzten, berechnet auf 1000 Versicherte desselben Alters und Geschlechts.

Beachtenswert sind ferner die Angaben über die Zeit, in der die Verletzungen vorkommen. Es entfallen auf den Sonntag 2,52, Montag 16,94, Dienstag 15,76, Mittwoch 15,66, Donnerstag 16,04, Freitag 16,28 und Samstag 16,80 % der Unfälle. Also am Montag ist die Ziffer am größten, was gewiß auf den abusus alcoholicus oder sonstige Ausartungen am Sonntag zurückzuführen ist. Man sieht aber, daß gegen Ende der Woche und besonders am Samstag ein beträchtlicher Aufstieg erfolgt; diese Erscheinung beruht zweifellos auf der Ermüdung infolge der Arbeit an den vorangegangenen Tagen; ganz besonders groß ist die Zahl der Verletzungen, wie noch bemerkt sei, am Samstag zwischen 3 und 6 Uhr nachmittags.

Auch über die **Invaliditäts**verhältnisse liegt ein reiches amtliches Material vor; leider ist es aber nicht immer so gestaltet, daß man zuverlässige Schlüsse daraus ziehen kann.

Wir besitzen amtliche Statistiken über die **Alters**gruppierung der Personen, die im Jahre 1895, sowie der, welche im Jahre 1907 invalidenversicherungspflichtig waren. Bedauerlicherweise beruht die Statistik für 1895 nur auf einer Schätzung, während die für 1907 auf einer sorgfältigen Zählung aufgebaut ist; ein Vergleich der Ziffern ist daher bedenklich. Stellt man trotzdem die Zahlen der beiden Untersuchungen einander gegenüber, so findet man, daß die Altersklassen 50—60, 60—70 und 70—80 im Jahre 1907 geringer besetzt sind als im Jahre 1895, während das Verhältnis bei den nichtversicherungspflichtigen Erwerbstätigen gerade umgekehrt ist. Dies würde dafür sprechen, daß innerhalb der Arbeiterschaft jetzt mehr Personen als ehedem vor dem 50. Lebensjahre sterben oder erwerbsunfähig werden.

Vergleicht man die Altersbesetzung der Invalidenrentenempfänger im Jahre 1907 mit der der Jahre 1896/99, so sieht man in der Tat, daß sich unter den Invaliden der Altersklassen von 20—29 und von 30—39 Jahren bei der letzten Zählung ein höherer Prozentsatz findet als früher. Allein, die Ziffern der beiden genannten Zeiträume sind nicht ohne Bedenken zu vergleichen. Denn der Begriff der Erwerbsunfähigkeit im Sinne des Invalidenversicherungsgesetzes ist im Laufe der Zeit nicht gleich geblieben; die Versicherungsträger sind infolge der Zunahme der Invalidenrenten jetzt zurückhaltender als ehedem bei der Rentenbewilligung; andererseits ist die versicherungspflichtige Bevölkerung gegenwärtig besser über die Gesetzgebung unterrichtet als früher, so daß jetzt verhältnismäßig mehr als ehedem Rentenansprüche geltend gemacht werden. Aus diesen Gründen sind Schlüsse aus den Invalidenrentenziffern verschiedener Zeiträume nur mit allem Vorbehalt zulässig. Wir wollen daher eine Zusammenstellung von Angaben betrachten, bei denen die eben genannten Bedenken weit weniger zutreffen, weil sich diese Ziffern auf Zeiträume erstrecken, in denen eine gleichartigere Verwaltungspraxis obgewaltet hat.

Tabelle 94.

Alter in Jahren	Von 100 Invaliden kommen auf die einzelnen Altersklassen			
	männlich		weiblich	
	1891 bis 1895	1896 bis 1899	1891 bis 1895	1896 bis 1899
20 bis 29	4	6	8	10
30 „ 39	8	9	7	9
40 „ 49	14	15	12	13
50 „ 59	28	28	27	27
60 „ 69	46	42	46	41
20 bis 69	100	100	100	100

Aber auch die Tabelle 94 zeigt, daß in der späteren Epoche (1896/99) relativ mehr Invalide der jüngeren Altersklassen gezählt wurden als in der früheren (1891/95).

Im ganzen genommen muß man — bei aller Vorsicht — aus dem zurzeit vorliegenden Material über die Invaliditätsverhältnisse schließen, daß die physische Beschaffenheit der Lohnarbeiterschaft sich in den letzten Jahrzehnten im allgemeinen nicht gebessert, sondern eher verschlechtert hat.

Betrachten wir nun noch die Krankheitsarten, welche die Invalidität verursacht haben. Hierüber können wir uns nur mit Hilfe einer schon einige Jahre alten Statistik informieren, da neueres, auf das ganze Reich sich beziehendes Material bisher leider nicht veröffentlicht wurde und in absehbarer Zeit auch nicht zu erwarten ist, wie ich einer brieflichen Auskunft des Reichsversicherungsamtes entnehme.

Tabelle 95.

Die Invaliditätsursachen nach dem Geschlechte der Invalidenrenten-Empfänger.

1896 — 1899	Männer Proz.	Frauen Proz.
Entkräftung, Blutarmut, Altersschwäche	15,0	22,1
Krankheiten der Lunge, ausschließlich Tuberkulose	16,7	8,9
Tuberkulose der Lungen	15,0	9,5
Gelenkrheumatismus, Gicht	6,2	8,5
Krankheiten des Herzens und der großen Blutgefäße	6,0	8,6
Krankheiten der Bewegungsorgane	5,0	5,2
Krankheiten der Augen	3,8	4,9
Krankheiten der Atmungswege	3,7	2,2
Krankheiten des Magens	3,0	3,1
Krebs usw.	2,5	2,7
Gehirnschlagfluß usw.	2,5	1,7
Krankheiten einzelner Nerven und Nervenbezirke	1,9	2,5
Geisteskrankheiten	1,8	2,1
Krankheiten der Haut und des Unterhautzellgewebes	1,7	2,2
Folgen mechanischer Verletzungen	2,0	1,3
Krankheiten des Rückenmarks	2,1	1,0
Unterleibsbrüche	2,0	0,9
Muskelrheumatismus	1,7	1,4
Krankheiten der Harn- und Geschlechtsorgane	0,6	3,5
Sonstige Krankheiten der Blutgefäße, Lymphgefäße und Lymphdrüsen	1,1	1,7
Krankheiten der Nieren	1,2	1,0
Krankheiten des Darms, der Leber oder Milz	1,0	1,0
Tuberkulose anderer Organe	1,0	1,0
Epilepsie und verwandte Formen	0,9	1,3
Sonstige Allgemeinleiden	0,7	0,9
Krankheiten des Brustfells	0,5	0,3
Krankheiten der Ohren	0,3	0,4
Krankheiten der sonstigen Verdauungsorgane	0,1	0,1

Die Tabelle 95 zeigt, daß die Männer weit mehr als die Frauen infolge von Erkrankungen der Luftwege invalide werden; diese Erscheinung hängt wohl damit zusammen, daß die Berufstätigkeit der Männer mehr als die der Arbeiterinnen mit Staubeinatmung und mit Gelegenheit zu Erkältungen verbunden ist. Die Frauen werden dagegen häufiger infolge von Entkräftung und Blutarmut invalide, was wohl auf die Anstrengungen bei häufigen Niederkünften sowie auf mangelhafte Ernährung infolge geringen Verdienstes zurückzuführen ist.

In Ermangelung neuerer Ziffern für das ganze Reich seien hier noch einige interessante Angaben, die sich auf das Großherzogtum Baden erstrecken, angereiht. In der Zeit von 1892—1911 wurden 67 969, im letzten Jahre 4486 Invaliditätsfälle gezählt. Über die Krankheitsarten, welche die Erwerbsunfähigkeit hervorgerufen haben, gibt folgende Zusammenstellung Auskunft.

Tabelle 96.

Invalidenrenten wurden bewilligt:

	1892/1911		1911	
wegen Lungentuberkulose	13 377	= 19,7 %	730	= 16,3 %
„ Tuberkulose anderer Organe . .	1 793	= 2,6 %	133	= 3,0 %
„ Krankheiten der Atmungsorgane	8 510	= 12,5 %	508	= 11,3 %
„ sonstiger Krankheiten	44 289	= 65,2 %	3115	= 69,4 %

Eingehendere Angaben über die Invaliditätsverhältnisse, nämlich über Geschlecht, Alter und Beruf der Rentenempfänger, enthält folgende Tabelle.

Tabelle 97.

Geschlecht, Alter, Beruf	1911			
	Lungenschwindsucht		Sonstige Krankheiten	
	Zahl	Proz.	Zahl	Proz.
männlichen Geschlechts	430	**58,9**	2284	**60,8**
weiblichen　　„　　	300	**41,1**	1472	**39,2**
im Alter von 20—24 Jahren . . .	88	12,1	54	1,4
„ „ „ 25—29 „ . . .	143	19,6	143	3,8
„ „ „ 30—39 „ . . .	229	31,4	353	9,4
„ „ „ 40—49 „ . . .	132	18,1	496	13,2
„ „ „ 50—59 „ . . .	90	12.3	732	19,5
„ „ „ 60—69 „ . . .	45	6,2	1451	38,6
„ „ „ 70—79 „ . . .	3	0,4	520	13,9
„ „ „ 80—89 „ . . .	—	—	7	0,2
Land- und Forstwirtschaft	79	**11,0**	981	**26,1**
Industrie, Gewerbe	518	**71,0**	1987	**52,9**
Handel, Verkehr	44	6,0	195	5,2
Wechselnde Arbeit	20	2,7	138	3,7
Gemeinde- u. dgl. Dienste	24	3,3	221	5,9
Gesindedienst	45	6,0	234	6,2

Hierzu ist noch zu bemerken, daß von den Versicherten 37,7 % weiblichen und 62,3 % männlichen Geschlechtes sind, während von den Invalidenrenten 39,5 % den weiblichen und 60,5 % den männlichen Versicherten zufallen; der Anteil des weiblichen Geschlechts ist also etwas zu hoch, namentlich die Schwindsuchtsfälle sind bei den weiblichen Versicherten in Baden sehr zahlreich. Beachtenswert ist, wie groß der Anteil der jüngeren Altersklassen (vor dem 50. Lebensjahr) an den Invaliditätsfällen wegen Schwindsucht ist. — Zu betonen ist auch, daß der Anteil der Industriearbeiter an der Lungenschwindsucht sich zu dem der landwirtschaftlichen Arbeiter wie 71 : 11 verhält, während der Unterschied der beiden Berufsarten bei den sonstigen Krankheiten bei weitem nicht so groß 52,9:26) ist. — Nachzutragen ist hier noch, daß von 100 Versicherten entfallen auf: Land- und Forstwirtschaft 15,8, Industrie und Gewerbe 60,5, Handel und Verkehr 11,0, wechselnde Arbeit 1,5, Gemeinde- und dgl. Dienste 2,1, Gesindedienst 7,3. Vergleicht man diese Ziffern mit den entsprechenden Zahlen der Tabelle 97, so findet man, daß hinsichtlich der Invalidität an Schwindsucht die Industriearbeiter,.

hinsichtlich der Invalidität an sonstigen Krankheiten die Berufsgruppe Landwirtschaft zu hohe Zahlen darbieten.

Schließlich bleiben noch die Mortalitätsverhältnisse der Lohnarbeiter zu betrachten. Hierüber liegen Angaben für das ganze Reich nicht vor; wir müssen daher wieder zu dem Material einzelner Krankenkassen greifen. Allerdings ist der Zahlenstoff der Leipziger Kasse so groß, daß die dort gefundenen Resultate für die ganze deutsche Arbeiterschaft Geltung haben dürften. Man kann daher diese Feststellungen mit den Sterblichkeitsverhältnissen der gesamten deutschen Bevölkerung vergleichen und gewinnt so ein Urteil über die speziellen Zustände bei den Arbeitern.

Das amtliche Werk, das sich mit der Leipziger Kasse befaßt, bietet folgende Zusammenstellung:

Tabelle 98.

Altersklasse	Männliche versicherungspflichtige und freiwillige Mitglieder zusammen			Nach der allgemeinen deutschen Sterbetafel	
	ein Jahr beobachtete Personen	Todesfälle	auf 100 000 Personen Todesfälle	auf 100 000 männliche Personen Todesfälle	nach der Sterbetafel mehr (+) weniger (—)
15—19	185 246	529	286	429	+ 143
20—24	177 857	877	493	584	+ 91
25—29	174 196	906	520	608	+ 88
30—34	132 104	866	656	715	+ 59
35—39	101 604	943	928	933	+ 5
40—44	75 651	953	1260	1221	— 39
45—49	53 432	857	1604	1567	— 37
50—54	36 352	776	2535	2067	— 68
55—59	23 041	652	2830	2782	— 48
60—64	13 649	558	4088	3942	— 146
65—69	7 166	417	5819	5757	— 62
70—74	3 156	228	7224	8558	+ 1334

Aus der Tabelle 98 erkennt man, daß die Kassenmitglieder bis zu der Altersklasse 35/39 günstigere Ziffern aufweisen. Dann aber zeigt sich deutlich, um wieviel schneller sich der Verbrauch der Lebenskraft bei der Arbeiterschaft als bei der Gesamtbevölkerung vollzieht.

Bemerkt sei jedoch, daß die Sterblichkeitsverhältnisse der weiblichen Kassenmitglieder nur in den Hauptjahren der Gebärtätigkeit ungünstiger sind als die der übrigen weiblichen Bevölkerung. — Hieraus ergibt sich schon, daß im Gegensatz zur Morbidität die Mortalität bei den männlichen Kassenmitgliedern größer ist als bei den weiblichen. Diese Erscheinung wurde vielfach beobachtet. So wurde an dem Material der Berliner Ortskrankenkasse festgestellt, daß von den Erkrankten 706, darunter 436 männliche und 270 weibliche Personen starben. Am größten ist die Differenz bei Krankheiten, die durch äußere Einwirkung verursacht wurden; von den 3803 männlichen Fällen dieser Gruppe starben 50, von den 826 weiblichen nur 2.

Betrachtet man die Sterblichkeitsverhältnisse bei den einzelnen Berufsarten, so findet man, daß die Mortalitätszahlen nicht immer den Morbiditätsziffern entsprechen. So wurde bei dem Material der Leipziger Kasse gefunden, daß z. B. die Hilfsarbeiter des Maurergewerbes verhältnismäßig etwa 3 mal soviel Krankheitsfälle und -tage aufweisen als die Bureau- und Kontorarbeiter, während die letzteren eine doppelt so hohe Sterblichkeit wie die ersteren darbieten. Das amtliche Werk erklärt diese Erscheinung folgendermaßen: Die geringe Sterblichkeit bei den Hilfsarbeitern des Mauergewerbes hat ihren Grund darin, daß sich diesem schwere Arbeite erfordernden Beruf nur ganz kräftige und gesunde Personen zuwenden, während die sehr hohe Mortalität der Bureauarbeiter daher rührt, daß dem Beruf dieser Gruppe schwächliche und kränkliche Personen zuströmen. Die hohen Arbeitsanstrengungen des schweren Berufs erzeugen aber, in Verbindung mit den Einflüssen der niedrigen Lebenshaltung (ungelernte Arbeiter), viel Krankheitsfälle, während die körperlich geringereAnstrengung des Kontorpersonals, sein Schutz gegen die Unbilden des Wetters und der erhöhte Bildungsstand einen günstigen Einfluß auf die Morbiditätsgestaltung dieser Berufsgruppe ausüben.

Es gibt aber auch eine Reihe von Berufsarten, bei denen sowohl die Mortalität wie die Morbidität besonders hohe Ziffern darbieten. Die ungünstigsten 5 männlichen Berufe sind: Freiluftarbeiter, Steinmetzen, Bierbrauer, Arbeiter in Papier- und Pappefabriken, Arbeiter in Handelsbetrieben mit Abfällen, Knochen, Lumpen, Tierhaaren usw.; zu den ungünstigsten weiblichen Berufen gehören: Arbeiterinnen in Papierfabriken, in der chemischen Industrie und in Maschinenfabriken.

b) Hygienische Verbesserungen bei der Berufsarbeit.

Entsprechend den oben geschilderten Schädigungen und Gefahren sind Maßnahmen zur Verbesserung der hygienischen Zustände im Betriebe dringend erforderlich. Erfreulicherweise sind schon manche wertvolle Einrichtungen getroffen worden, worüber nun berichtet werden soll.

Die wichtigste Aufgabe fällt hier ohne Zweifel der Gesetzgebung zu. Der Staat darf nicht zulassen, daß die Arbeitgeber mit der Lebenskraft der Arbeiter, deren mißliche wirtschaftliche Lage ihnen oft genug die Freiheit bei der Wahl ihrer Berufstätigkeit so gut wie ganz raubt, verschwenderisch umgehen, so daß, während jene vielfach Reichtümer ansammeln, diese in Scharen erkranken, sich häufig schwer verletzen, im besten Alter invalid werden und vorzeitig sterben. In allen Kulturstaaten hat darum seit Beginn der industriellen Entwicklung die Gesetzgebung eingegriffen, um die schreiendsten Mißstände zu beseitigen; dies werden wir in dem Kapitel „Arbeiterschutz" zu erörtern haben. Wenn auch durch diese staatlichen Maßnahmen bedeutende Fortschritte errungen worden sind, so wird man doch im Hinblick auf unsere obigen Darlegungen über die Krankheits- und Sterblichkeitsverhältnisse bei der

Arbeiterschaft zu der Überzeugung gelangt sein, daß die bestehenden Einrichtungen weit hinter den Anforderungen, die der Sozialhygieniker stellen muß, zurückbleiben.

Nun ist freilich zuzugeben, daß die Befriedigung solcher Ansprüche mit finanziellen Lasten für die Arbeitgeber verbunden ist. Weit verbreitet ist in den Kreisen des Unternehmertums die Ansicht, daß die Rücksicht auf die Gesundheitspflege der Arbeiter ja sehr edel,

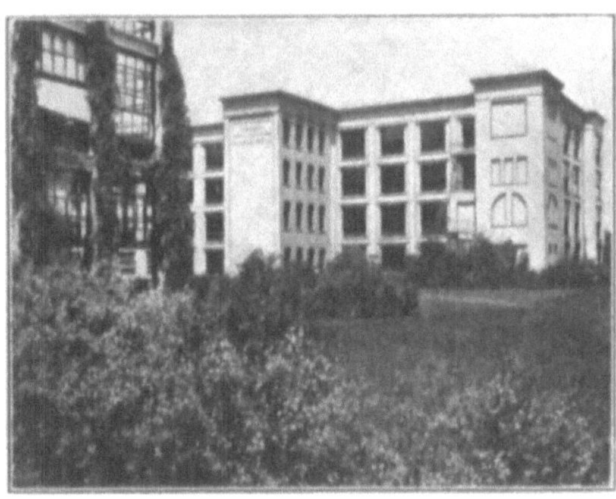

Fig. 39. Ein Fabrikgebäude der National-Registerkassen-Gesellschaft in Dayton.

aber wenig gewinnbringend ist; „mit Hygiene und Ethik kann man keine Eisenbahnen, Brücken, Warenhäuser usw. herstellen." Gewiß soll der Sozialhygieniker bei seinen Forderungen auf die Konkurrenzfähigkeit der Arbeitgeber bedacht sein; aber es gibt jetzt eine Reihe von Betriebsmaßnahmen, welche der Vermeidung von Krankheiten und Unfällen erfolgreich dienen und zugleich eine unmittelbare Verbilligung bei der Produktion bedeuten. Sodann ist zu betonen, daß es im Interesse eines geordneten Geschäftsganges und der Herstellung von Qualitätsarbeiten gelegen ist, wenn die Arbeitgeber auf eine gesunde, seßhafte Arbeiterschaft rechnen können.

Darum haben einige Unternehmer bereits aus eigenem Antriebe vortreffliche Einrichtungen in ihren Fabriken geschaffen. Vor allem wurde dahin gestrebt, die Arbeitsstätten hygienisch zu gestalten; man baute Fabriken mit breitem Fenster, durch die Luft und Licht in reichem Maße eindringen können; bei einstöckigen Anlagen wählt man vielfach Oberlicht, was hinsichtlich der Belichtung sehr günstig wirkt. Mustergültig ist die Fabrik der National-Registerkassen-Gesellschaft in Dayton. Man sieht auf den Abbildungen 39 und 40 einige der von Gartenanlagen umgebenen Gebäude, in welchen die Werkstätten bzw. Bureaus untergebracht sind.

Dem Äußeren jener Gebäude entspricht die innere Gestaltung. Wir führen hier aus dem amerikanischen Unternehmen einen

Fabriksaal an, in dem Arbeiterinnen beschäftigt sind. Man sieht, wie der Raum durch Tageslicht hell beleuchtet ist, und zwar so, daß nicht nur die Arbeiterinnen, die am Fenster sitzen,

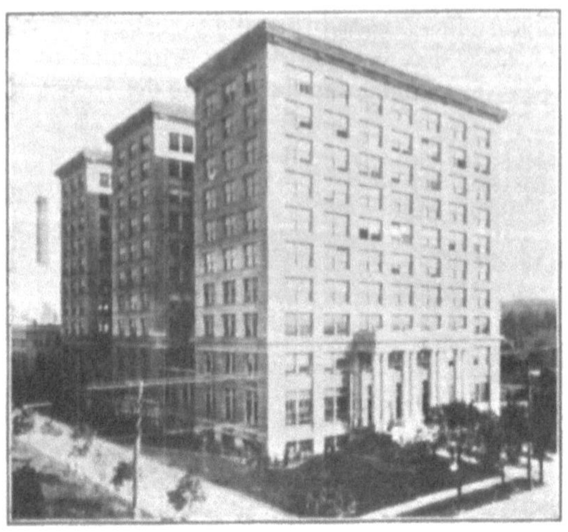

Fig. 40. Bureaugebäude der National-Registerkassen-Gesellschaft in Dayton.

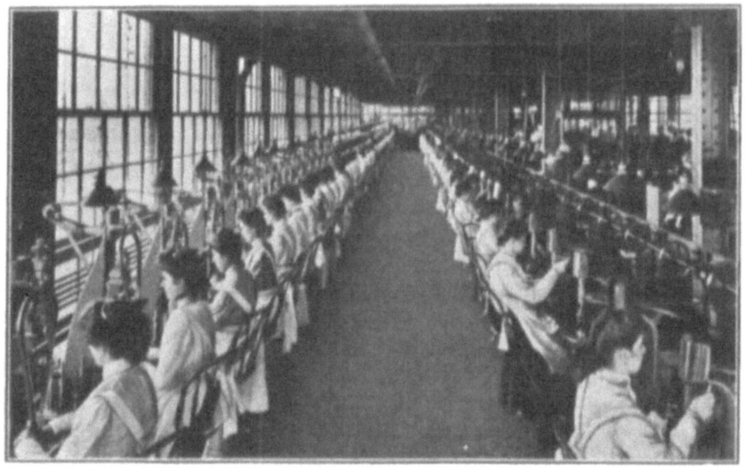

Fig. 41. Ein Saal in einem Fabrikgebäude der National-Registerkassen-Gesellschaft in Dayton.

sondern auch die in der Mitte des Saales über eine gute Beleuchtung verfügen. Hieraus erkennt man den Wert starker Lichtzuführung; der Fabrikraum kann dann eben weit mehr ausgenutzt werden; so wird neben der hygienischen Wirkung zugleich eine erhebliche Kostenverringerung bei der Produktion erzielt.

Hier sei bereits erwähnt, daß die Arbeitgeber gesetzlich verpflichtet sind, für geeignete Räume zur Aufbewahrung der Kleider,
für Gelegenheit zum Waschen u. a. m. zu sorgen. Darüber
gehen aber viele Arbeitgeber erheblich hinaus; sie haben für
ihre Arbeiter Bäder, Speiseräume und dgl. innerhalb der Betriebs-
anlage eingerichtet. Bis jetzt sind jedoch nur in wenigen Fabriken besondere und geeignete Räume vorgesehen, in denen sich bei plötzlichen
Erkrankungen die Patienten ausruhen und erholen können; namentlich

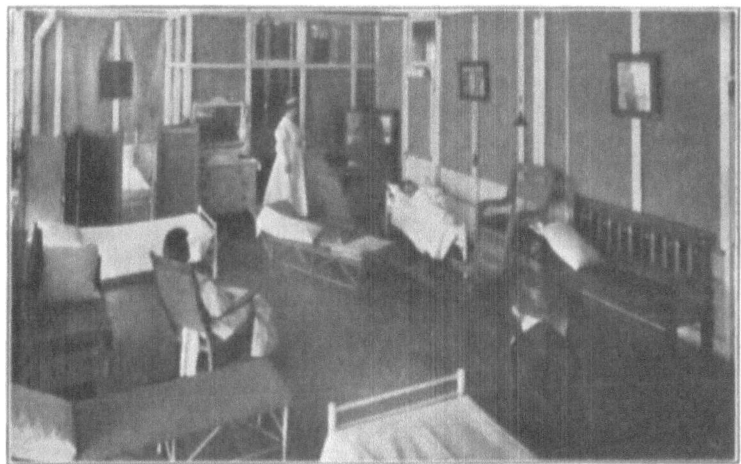

Fig. 42. Erholungssaal für Arbeiterinnen bei der National-Registerkassen-Gesellschaft in Dayton.

für Fabriken, die viel weibliches Personal beschäftigen, sind solche Ein-
richtungen erforderlich, da die Arbeiterinnen zur Zeit der Menstruation
oder Schwangerschaft oft von Krämpfen und sonstigen unerwarteten
Beschwerden befallen werden. Die Abbildung 42 zeigt uns, wie bei
dem amerikanischen Werk ein solcher Erholungssaal gestaltet wurde.
Vor allem aber gilt es, den Hauptfeind der Arbeitergesundheit, den
Werkstättenstaub, zu beseitigen. Dies ist freilich nicht leicht, denn
Staub gibt es überall, und besonders in Arbeitsräumen; eine gründliche
Reinigung kann aber täglich kaum vorgenommen werden. Man sucht
sich daher zu behelfen, so gut es geht. Einige Beispiele seien angeführt: In Druckereien sammelt sich der Staub in den Setzer-
kästen an; benutzt der Setzer die Buchstaben eines offenstehenden
Kastens, so ist er der Staubgefahr stark ausgesetzt, was hier
noch besonders schlimm ist, weil in dem Staub an den Lettern gewöhnlich Bleiteilchen enthalten sind. So entstehen die zahlreichen
Lungenerkrankungen sowie die Bleivergiftungen der Buchdrucker. Auf
der Dresdener Hygiene-Ausstellung hat deswegen die Firma C. Kehlert
einen Setzertisch demonstriert, der mit Jalousien versehen ist; mittels

dieser Einrichtung kann der Setzer schnell die Buchstaben bedecken und sie so vor dem Einstauben bewahren.

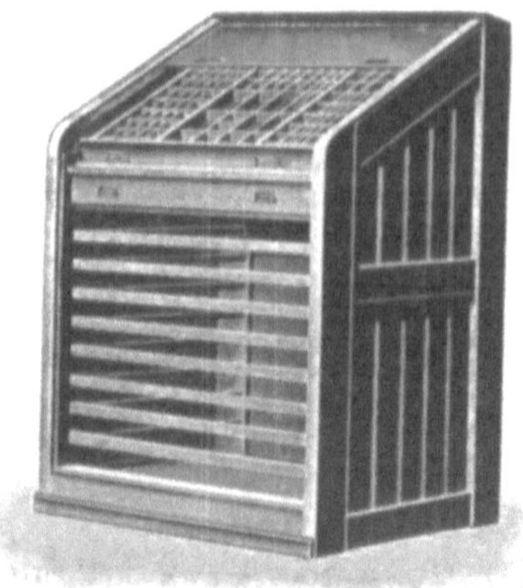

Fig. 43. Schriftkasten-Regal mit leicht auf- und abzubewegender Jalousie.

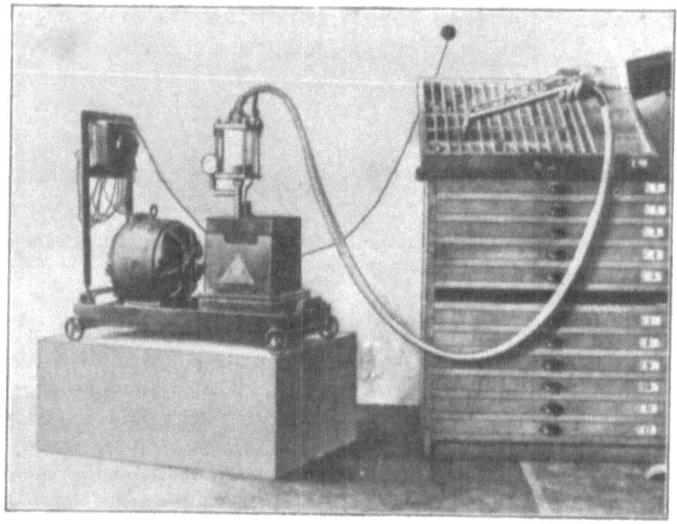

Fig. 44. Elektrischer Staubsauger für Druckereien (nach Serényi).

In neu einzurichtenden Druckereien wird sich die Aufnahme solcher Tische wohl empfehlen; ältere Betriebe aber, die bisweilen über hunderte, ja tausende von Setzertischen verfügen, werden sich dieser Jalousien schwerlich bedienen können. Hier ist es daher angebracht, möglichst oft den Staub mittels eines Staubsaugers zu entfernen; neuerdings verwendet man hierfür elektrische Apparate.

Erwähnt sei hierbei, daß früher die Setzerlehrlinge die Aufgabe hatten, mit einem Blasebalg die Kästen von Staub zu befreien, wobei

die jungen Leute naturgemäß den schlimmsten Gefahren ausgesetzt
waren. — Bei der Holz-, Eisen-, Steinbearbeitung usw. entfernt man
den Abfallstaub sogleich mittels Saugröhren, die mit einem außerhalb
der Werkstätte angebrachten Exhaustor verbunden sind, wie man dies
auf unserer Abbildung 45, die eine Szene in dem genannten amerikanischen Werk darstellt, sieht. In gut eingerichteten Holzbearbeitungs-
stätten werden die abgesogenen Späne sogleich weitergeleitet und zum
Heizen der Dampfmaschinen verwendet, so daß die Entstaubung
zugleich die Produktionskosten verringert. Ähnlich wie den Staub
entfernt man Gase und Dämpfe mit Hilfe von Exhaustoren aus den
Betriebsräumen.

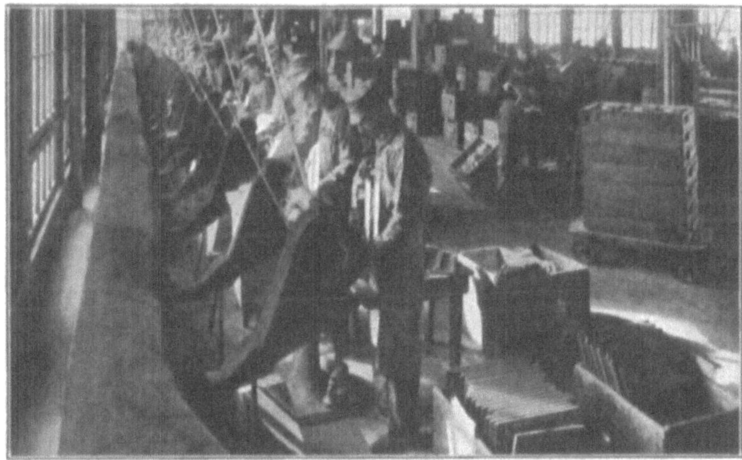

Fig. 45.   Staubabsaugung in einem Schleifersaal der Nat.-Reg.-Kass.-Gesellschaft.

Das Bestreben der modernen Technik geht dahin, möglichst alle
gesundheitsgefährlichen Arbeiten, die bisher von Menschenhand verrichtet werden mußten, durch Maschinenarbeit zu ersetzen. Früher
wurden schon von jungen Leuten Arbeiten ausgeführt, die mit außerordentlich großer Kraftanstrengung verbunden waren; heut tritt vielfach
an die Stelle der Muskelkraft ein geistreich erdachter Apparat. Als ein
Beispiel führen wir hier den Turmkran bei Häuserbauten an. Vor noch
kurzer Zeit mußten die „Speißbuben" Steine, Mörtel usw. auf Leitern
mehrere Stockwerke in die Höhe tragen; jetzt hebt in einem Augenblick
der Kran die schwersten Behälter mit Zement oder große Steinblöcke
bis auf die oberste Etage.

Ebenso mußten die Arbeiter in Schmelzereien früher mittels Stangen
die metallenen Gegenstände in die enorme Hitze ausspeienden Öfen
schieben und dann wieder herausholen; jetzt fährt ein elektrisch be-
triebener Beschickwagen an den Ofen heran und besorgt diese Arbeiten.
— So hat man in vielen Betriebsarten die Handarbeit durch Maschinen-

arbeit ersetzt und hierbei nicht allein einen erheblichen Gesundheits-
schutz, sondern gewöhnlich auch eine Verringerung der Produktions-

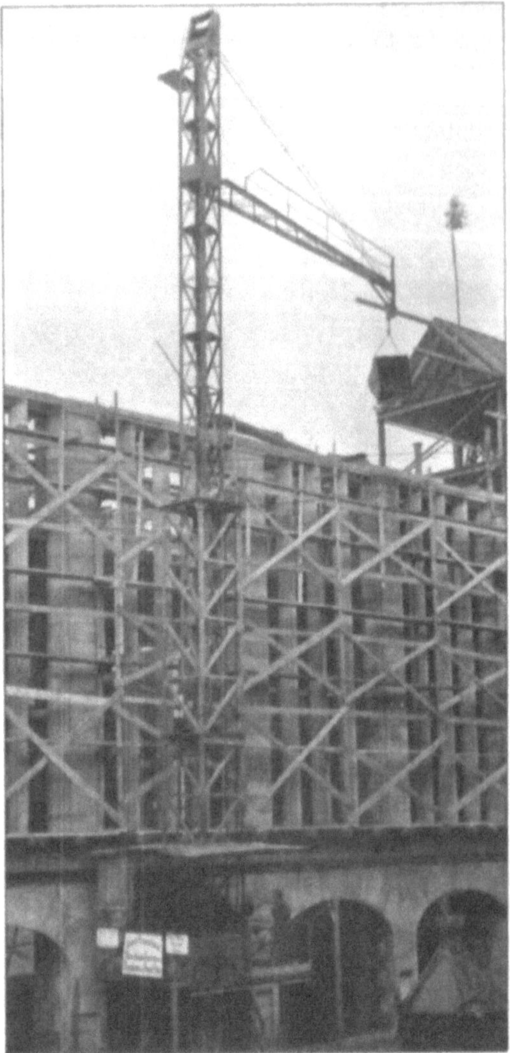

Fig. 46. Elektrischer Turmkran zum Heben des Baumaterials.

kosten erzielt. Ausführlichere Angaben über diese wichtige Frage enthält die Übersicht, die der Gewerbeaufsichtsbeamte von Hannover über
seinen Bezirk bietet:

Tabelle 99.

Gesundheitsgefährliche Betriebe			Zahl der Arbeiter		Bemerkungen zu Spalte 5
Betriebsart	Art der Arbeit				
	früher mit Hand	jetzt mit Maschine	früher mit Hand	jetzt an Maschine	
1	2	3	4	5	6
Marmor-schleiferei	Bearbeitung der Steine m. Raspel und Feile	Schleifscheibe m. Staubabsaugung	6	1	Ohne Staubgefahr
Glashütte	Glasblasen mit dem Munde	Flaschen-blasmaschine	120	20	Wegfall der Lungen-arbeit. Keine Jugend-lichen mehr am Ofen u. in d. Nachtschicht
Gießereien	Formen	Formmaschine	150	50	
Gießereien	Gußputzen	Gußputzma-schine m. Sand-strahlgebläse	20	4	Staubgefahr erheb-lich vermindert
Schmirgel-scheiben-anfertigung	Reinigung der Formplatten m. Schmirgelkörn.	Plattenreini-gungsmaschine	4	1	Ohne Staubgefahr
Schwefel-säurefabrik	Kiesöfen mit Hand-beschickung	Mechanische Rühröfen	24	10	Fast ohne Aus-hauchung schweflig-saurer Gase
Farbenfabrik	Farbenmischen	Mischmaschine	2	2	
Farbenfabrik	Sieben, Trans-port und Ein-sacken	Luftsicht-maschine mit selbsttätiger Einsackung	2	1	Teilweise Blei- und Anilinfarben, jetzt fast ohne Staub
Phosphat-fabriken	Ausräumen der Aufschließkeller	Aufschließ-maschine mit maschineller Ausräumung	20	6	Belästigung durch Staub und Gase fast verschwunden
Phosphat-fabriken	Transport des Phosphatmehles	Maschinelle Transport-einrichtungen	25	14	
Gummi-warenfabrik	Eintauchen von Gegenständen in Schwefelkohlen-stofflösung	Tauchmaschine mit Absaugung	150	4	150 Arbeiterinnen kommen jetzt mit Schwefelkohlenstoff nicht mehr in Be-rührung
Zigaretten-fabrik	Zigaretten-anfertigen	Zigaretten-maschine	560	7	Ohne Staubgefahr
Buch-druckereien	Handsetzen	Setzmaschine	114	20	Die unmittelbare Berührung mit dem Bleimetall fällt weg
			1197	140	

Die Tabelle 99 lehrt, daß jetzt bei vielen Betriebsarten die gesundheitsgefährliche Handarbeit durch Maschinenarbeit ersetzt wird, daß man hierdurch Krankheiten verhütet und zugleich an den Produktionskosten spart.

Besonders wichtig ist es, daß man durch geeignete Maßnahmen die Unfallgefahr vermindert. Verletzungen erfolgen ja, wie die Tabelle 93 zeigt, aus den verschiedensten Gründen. Vielfach haben daher die Behörden zweckdienliche Vorschriften erlassen; es muß nur noch dafür gesorgt werden, daß Arbeiter und Unternehmer diesen Verordnungen

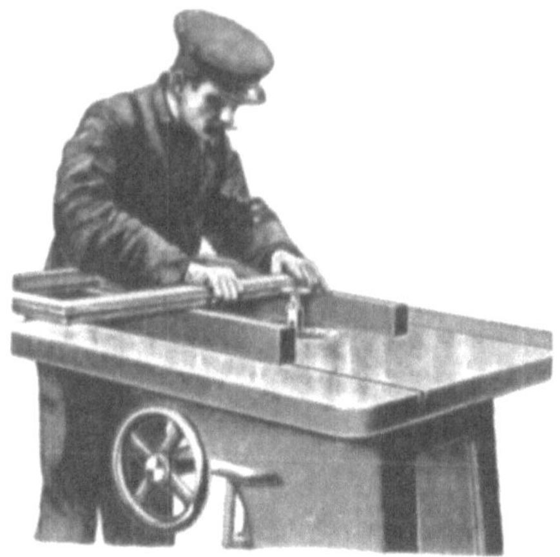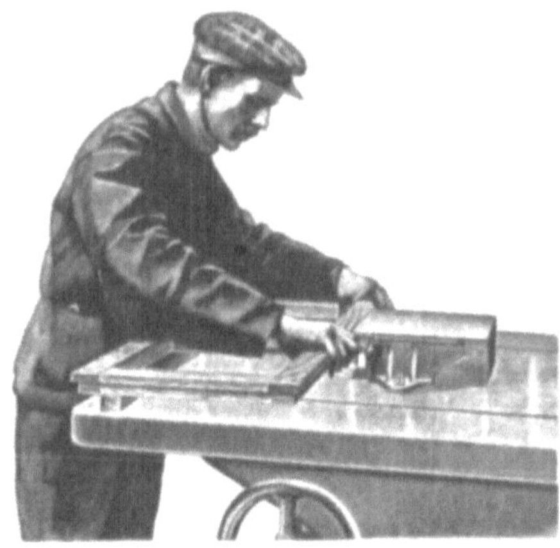

Fig. 47. (Nach Kurt Hofmann.)

a) Einschneiden der Schlitze für Fischbänder an einem Fensterrahmen, wie es seither — ohne Schutzvorrichtung — ausgeführt wurde.

b) Einschneiden von Schlitzen für die Fischbänder an einem Fensterrahmen unter Verwendung der Schutzvorrichtung (Schlitzapparat), wodurch die Berührung der runden Säge mit der Hand verhindert wird.

entsprechen. Von den Arbeitern wird man vor allem fordern müssen, daß sie sich bei der Berufstätigkeit des Alkoholgenusses enthalten und auch sonst, insbesondere an Sonntagen sich dessen bewußt sind, welchen Gefahren sie sich infolge des Alkoholmißbrauchs aussetzen. — Sodann muß aber verlangt werden, daß die Gestaltung der Betriebe einwandfrei ist; es muß vor allem für eine hinreichende Beleuchtung und auch für genügenden Raum gesorgt sein. Insbesondere ist es notwendig, daß die Maschinen mit Schutzvorrichtungen versehen sind. Solcher Maßnahmen gibt es jetzt viele.

Wir führen als ein Beispiel eine Schutzvorrichtung an einer Fräse an. Die Erfahrung lehrt, daß die Holzarbeiter sich namentlich an Fräsen verletzen; unsere Abbildung 47b zeigt, wie man jetzt die Unfallgefahr durch Umkleidung gefährlicher Maschinenteile zu vermeiden trachtet. Wer Gelegenheit hat, eine moderne Fabrik für Holzbearbeitung zu besichtigen, wird erstaunt sein, wie wenig man von den Maschinenteilen, den Fräsen, Kreis- oder Bandsägen sieht; fast alles ist mit Holz oder

Blech umgeben, damit die Arbeiter sich an den Messern der Sägen nicht verletzen. Freilich, einen absolut sicheren Schutz gibt es nicht; der Arbeiter muß eben die Maschine kennen und sich ihrer sachgemäß und vorsichtig bedienen.

Sehr viele Unfälle ereigneten sich früher bei den Transmissionen. Moderne Fabriken sorgen aber dafür, daß die Treibriemen, wenn irgend möglich, durch den Fußboden nach unten geleitet werden, während sie früher gerade nach oben geführt wurden; wie unsere Abbildung 48 zeigt, ist jetzt nur ein kleines Stück der Transmission im Fabriksaal, und auch dieses wird noch in geeigneter Weise umkleidet.

Schließlich sei noch demonstriert, wie man auch durch geeignete Bekleidung bei der Arbeit, durch Brillen, Schutzschirme usw. die Arbeiter vor Verletzungen zu schützen sucht; wir wählen hierfür Szenen aus dem Gußstahlwerk von Fr. Krupp in Essen. (Siehe Fig. 49 u. 50.)

Die Arbeiter klagen jedoch häufig darüber, daß ihnen die namentlich in Giftbetrieben erforderlichen Schutzkleider und sonstigen Schutz-

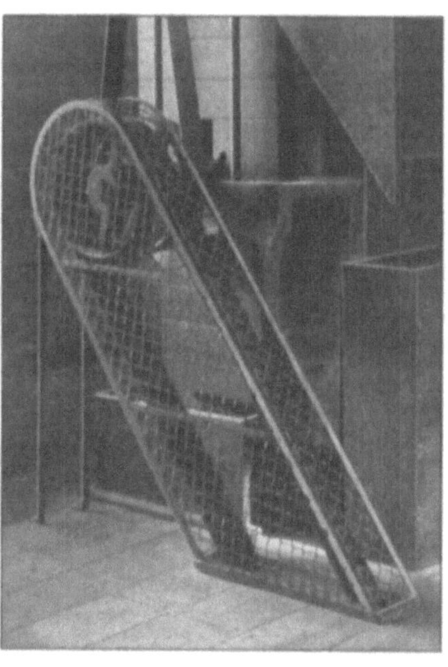

Fig. 48. Einfriedigung durch den Fußboden gehender Riemen. (Nach G. Schlesinger.)

mittel nicht in gehörigem Umfange gewährt werden. So heißt es z. B. in einer soeben erschienenen Schrift, welche die Resultate einer Erhebung über die hygienischen Zustände in den Vergoldereibetrieben darbietet, daß nur wenige Betriebe den Arbeitern zweckmäßige Schutzkleidung und praktische Respiratoren zur Verfügung stellen; meist benutzen die Arbeiter daher während der unsauberen Tätigkeit alte Garderobenstücke, „an deren Reinigung meistens nicht zu denken ist, und die daher von Schmutz starren". (Siehe: „Die hygienischen Zustände in den Vergoldereibetrieben", herausgegeben vom Vorstande des Deutschen Holzarbeiterverbandes, Berlin 1912.)

Wir haben oben gesehen, daß die meisten Verletzungen, abgesehen vom Montag, am Samstag und insbesondere in den letzten Arbeitsstunden vorkommen. Für die Vermeidung von Unfällen wie überhaupt für die Krankheitsverhütung gibt es keine bessere Maßnahme als die Beseitigung der langen Arbeitszeiten. Die Erfahrung hat gelehrt, daß infolge der Herabsetzung der außerordentlich langen Arbeitszeit in

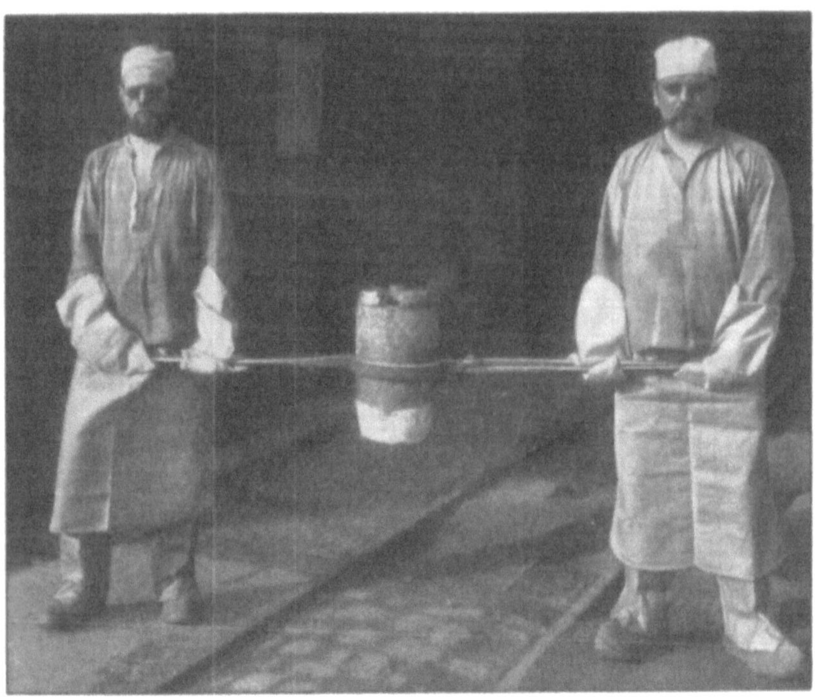

Fig. 49. Gießer von Tiegelstahl, zum Schutze gegen Verbrennungen Brillen, Handsäcke, Schurzfelle und leichte Gamaschen tragend.

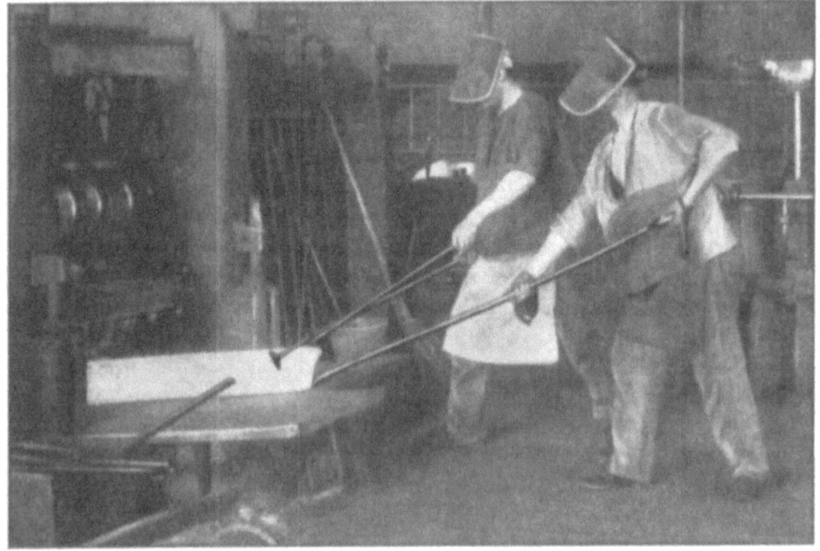

Fig. 50. Walzer am Blockwalzwerk, zum Schutze gegen die herumsprühenden glühenden Schlackenteile mit Schutzschirmen aus Drahtgeflecht ausgerüstet.

schweizerischen Stickereien auf 11 Stunden die Zahl der Krankheitstage um 25 % fiel; ein gleicher Erfolg wurde bei den Arbeitern der Gebläse-Hochöfen in West-Cumberland erreicht, nachdem man statt der 12- die 8 stündige Arbeitszeit eingeführt hatte. Hierbei ist noch zu betonen, daß die Verringerung der Arbeitsstunden weder eine Minderung der Produktion noch eine Kürzung des Lohnes zur Folge gehabt hat. So ergab sich z. B. in belgischen Schwefelsäurefabriken, in denen früher in zwölfstündigen Schichten gearbeitet wurde, nach Einführung der Nettoarbeitszeit von $7\frac{1}{2}$ Stunden keine geringere Produktivität, obwohl die sonstigen Betriebseinrichtungen sich nicht geändert hatten; in den optischen Werkstätten der Firma Zeiß in Jena verdienten die Akkordarbeiter bei neunstündiger Arbeitszeit pro Stunde 61,9, bei achtstündiger 71,9 Pf.

So wird man es begreiflich finden, daß die organisierte Arbeiterschaft den Achtstundentag verlangt. Dieser Forderung, die übrigens zuerst von keinem Geringeren als von dem hervorragenden Arzt Hufeland (1762—1836) gestellt wurde, wird sich jeder einsichtige Sozialhygieniker anschließen. Hiermit soll nicht gesagt sein, daß von heut auf morgen überall eine solche Arbeitsverkürzung eintreten muß; aber man muß mit Nachdruck dahin wirken, daß diesem Ziele zugestrebt wird. Bedauerlicherweise sehen wir aber, daß nur zu oft zu den langen Arbeitszeiten noch Überstunden hinzutreten.

Wer unsere bisherigen Darlegungen, insbesondere dieses Kapitel, durchdacht hat, wird sich davon überzeugt haben, daß die sozialhygienischen Verhältnisse der Arbeiter im allgemeinen trotz der Verbesserungen, die man in den letzten Jahrzehnten eingeführt hat, noch recht mißlich sind. Ganz besonders auf dem Gebiete der Arbeitergesundheitspflege erwachsen den Unternehmern, dem Staat und der Gesellschaft bedeutungsvolle Pflichten. Der Wiener Soziologe Goldscheid hat darauf hingewiesen, daß wir „mit menschlichen Gebeinen heizen, weil die Existenzbedingungen der Bergarbeiter derartig niederträchtig sind", und daß wir den „Boden mit Blut düngen und die Tiere mit Menschenfleisch füttern, weil die Existenzbedingungen der Landarbeiter aller Kultur und allen Entwicklungserfordernissen Hohn sprechen". Mögen diese Worte auch Übertreibungen enthalten, zutreffend ist Goldscheids Gedankengang, daß bisher bei der Nationalökonomie die Menschenökonomie so gut wie ganz unberücksichtigt geblieben ist, und daß „ein Zeitalter der Sozialversicherung ohne das eherne Fundament wissenschaftlicher Menschenökonomie schlimmste und kostspieligste Oberflächlichkeit ist". Die Menschenökonomie muß aber ihren Anfang bei der Arbeitergesundheitspflege nehmen.

Literatur.

1. Frankfurter Krankheitstafeln, Beiträge zur Statistik der Stadt Frankfurt a./M. Neue Folge, Heft 4. Frankfurt 1900.

2. Siegfried Rosenfeld: „Die Gesundheitsverhältnisse der Wiener Arbeiterschaft." Statistische Monatsschrift, herausgegeben von der K. K. Statistischen Zentral-Kommission. Neue Folge. X. Jahrgang, 1905, Septemberheft; 1906, Januar-Mai-Hefte.

3. Statistisches Jahrbuch der Stadt Berlin. 31. Jahrgang. Berlin 1909.

4. „Krankheits- und Sterblichkeitsverhältnisse in der Ortskrankenkasse für Leipzig und Umgegend", bearbeitet vom Kaiserl. Statist. Amt, Berlin 1910.

5. „Gewerbe-Unfallstatistik für das Jahr 1907", Amtl. Nachrichten des Reichsversicherungsamtes 1910, 1. Beiheft, Teil 1, 2 und 3. Berlin 1910.

6. „Die deutsche Arbeiterversicherung", Katalog der Sonderausstellung auf der Intern. Hyg.-Ausstell. in Dresden 1911, bearbeitet von G. A. Klein; Berlin 1911.

7. „Statistik der Invalidenversicherung", Amtl. Nachr. des Reichsversicherungsamtes 1901, Beiheft 1; ferner Amtl. Nachr. des Reichsversicherungsamtes vom 15. Nov. 1911.

8. „Statistik der Ursachen der Erwerbsunfähigkeit", Amtl. Nachr. des Reichsversicherungsamtes 1903, Beiheft 2; ferner Amtl. Nachr. des Reichsversicherungsamtes vom 15. Januar 1909.

9. Geschäftsbericht des Vorstandes der Landesversicherungsanstalt Baden für das Kalenderjahr 1910; desgl. für 1911.

10. W. H. Tolmann: „Wie ein Fabrik-Unternehmen die industrielle Hygiene fördert." Herausgegeben zur intern. Ausstell. für Verhinderung von Unfällen und industrielle Hygiene. Mailand 1912. Ferner: Berta und Leopold Katscher: „Zwei Musterarbeitgeber". Heft 199 der Sammlung „Kultur und Fortschritt". Gautzsch bei Leipzig 1908.

11. Jahresbericht der Gewerbeaufsichtsbeamten und Bergbehörden für das Jahr 1910. Bd. I: Preußen. Berlin 1911.

12. „Illustrierter Leitfaden für die Unfallverhütungstechnik", herausgegeben von dem Vorstand der südwestdeutschen Holzberufsgenossenschaft, verfaßt von Rud. Hofmann, Stuttgart 1909.

13. „Unfallverhütung und Betriebssicherheit", herausgegeben von dem Verbande der deutschen Berufsgenossenschaften, verfaßt von Georg Schlesinger und Konrad Hartmann. Berlin 1910.

14. C. Zadek: „Der Achtstundentag eine gesundheitliche Forderung". Berlin 1907.

15. Ernst Bernhard: „Höhere Arbeitsintensität bei kürzerer Arbeitszeit". Staats- und sozialwissenschaftliche Forschungen, Heft 138. Leipzig 1909.

16. R. Goldscheid: „Höherentwicklung und Menschenökonomie." Leipzig 1911.

2. Heimarbeiter.

Aus der gewaltigen Schicht der Arbeiter müssen wir einige Gruppen zu besonderen Erörterungen herausgreifen; dies trifft vor allem für die Heimarbeiter und Dienstboten zu, zwei Kategorien, die jeweils eine bedeutende Personenzahl aufweisen und sich durch die Eigenart der Tätigkeit von der übrigen Arbeiterschaft unterscheiden.

Der Heimarbeiter hebt sich dadurch von den anderen Lohnarbeitern ab, daß er in seiner eigenen Wohnung, also nicht in der Fabrik oder Werkstätte des Unternehmers, Erwerbsarbeit verrichtet. Bemerkt sei hierbei jedoch, daß Handwerker, die mit den Konsumenten am Ort un-

Tabelle

Die Ausbreitung der Hausindustrie im Großherzogtum Baden

Zahl der hausindustriell beschäftigten Personen									Gesamtz. d. i. d. Fabrik. und diesen gleichgestellten Betrieben beschäftigten Arbeiter		
Über 14 Jahre			Unter 14 Jahren			Im ganzen					
m.	w.	zus.	m.	w.	zus.	m.	w.	zus.	m.	w.	zus.
5039	11994	**17033**	760	1017	**1777**	5799	13011	18810	140491	59175	**199666**

mittelbar in Verkehr treten, nicht zu den Hausindustriellen gerechnet werden, auch wenn sie in ihrem Heim ihr Handwerk ausüben. Zum Begriff des Hausindustriellen gehört es, daß er im Auftrag eines gewöhnlich auswärts wohnenden Fabrikanten Waren herstellt und diese zumeist durch Vermittlung eines Zwischenmeisters abliefert.

In dem Kapital „Arbeitsverhältnisse" haben wir schon einige Angaben über die Zahl der Heimarbeiter und die von ihnen verdienten Löhne mitgeteilt. Hier seien noch ergänzende Daten angeführt.

Einen Überblick über den Umfang der Heimarbeit in Baden und über die Alters- und Geschlechtsgruppierung der badischen Hausgewerbetreibenden gewährt die gründliche Erhebung des Fabrikinspektors Bittmann, dessen Publikation wir die untenstehende Tabelle 100 entnehmen:

Aus dieser Statistik ersieht man, daß unter den badischen Heimarbeitern sich doppelt so viel weibliche wie männliche Personen befinden. Etwa 10% sind Kinder unter 14 Jahren. Unter 100 Einwohnern sind 1,1 und unter 100 Arbeitern insgesamt sind 8,5 hausindustriell tätig. Die Heimarbeit stellt also einen erheblichen volkswirtschaftlichen Faktor in Baden dar.

Bei den Heimarbeitern muß man mehrere Kategorien unterscheiden; vor allem ist zu trennen nach Hauptarbeit und Nebenarbeit. Letztere bietet namentlich der landwirtschaftlichen Bevölkerung in den stillen Wintermonaten einen willkommenen Verdienst, so daß gegen eine solche Tätigkeit im allgemeinen nichts einzuwenden ist. Ganz anders ist die Sachlage bei den gewöhnlich in den Großstädten lebenden zahlreichen Näherinnen, Stickerinnen sowie bei den Webern, den Zigarrenmachern, den Schneidern usw., die ausschließlich von der Heimarbeit leben. Am schlimmsten daran sind aber alte Personen und die sog. halben Kräfte, die in der Fabrik keine Arbeit mehr erhalten.

Welches Elend in diesen Kreisen sich findet, wurde auf mehreren Heimarbeitsausstellungen, so z. B. in Berlin, Frankfurt, Zürich, hinreichend dargetan. Erwähnt sei hier, daß, nach Angaben von Broda, Näherinnen in Berlin bei einer 11—12 stündigen Arbeitszeit, in denen sie 1 Dutzend Wollhemden nähen, 1,50 M. erhalten, daß in sächsischen Landorten Frauen bei Knüpfarbeit 3 M. wöchentlich verdienen, daß in österreichischen Dörfern Metallpoliererinnen einen täglichen Lohn von 0,8—1,3 M. haben, daß Züricher Stickerinnen pro Stunde 2 Pf. erwerben.

Derartige Beispiele ließen sich in großer Zahl anführen. Es seien aber hier nur noch einige Ergebnisse, die das französische Arbeits-

100.

zu Anfang des XX. Jahrhunderts.

Von 100 Arbeitern insgesamt sind Heimarbeiter			Die Bevölkerung betrug nach der Zählung vom 1. Dezember 1900			Unter 100 Einwohnern befinden sich hausindustriell beschäftigte Personen			Auf 100 Einwohner entfallen Fabrikarb.
m.	w.	zus.	m.	w.	zus.	m.	w.	zus.	
3,9	18,0	**8,5**	926277	941667	1867944	0,7	1,4	**1,1**	10,7

amt bei seiner Erhebung in den Jahren 1905—1908 gewonnen hat, mitgeteilt. Die Enquete erstreckte sich auf die Heimarbeit in der französischen Weißzeugherstellung; besonders eingehend wurden die wirtschaftlichen Verhältnisse der Pariser Heimarbeiterinnen untersucht.

Hierbei stellte man fest, daß 43 % der Weißnäherinnen weniger als zehn Stunden, 43 % zehn bis zwölf und 13 % mehr als zwölf Stunden täglich arbeiten. Der Verdienst schwankt zwischen 0,16 und 0,26 Frcs. pro Stunde. Hierbei ist aber zu bedenken, daß es in diesem Erwerbszweig neben einer Hochsaison auch stille Zeiten gibt. Der jährliche Verdienst von $^3/_5$ der Arbeiterinnen liegt unter 400 Frcs., $^1/_4$ erhält 400—600 Frcs. und die übrigen mehr als 600 Frcs.

Man wird sich leicht vorstellen können, wie sich bei einem solchen Einkommen die Wohnungs- und Ernährungsverhältnisse gestalten. Das französische Arbeitsamt publiziert einige Haushaltungsrechnungen; von diesen sei das Budget einer 39 jährigen Witwe, die 6 Kinder im Alter von 4 bis 20 Jahren hat, hier wiedergegeben:

Tabelle 101.

Ausgaben	Frcs.	Frcs.	Einnahmen	Frcs.
Brot, 730 kg zu 0,375 Fr.	273,75		Verdienst der Mutter	206,98
Rind-Schmorfleisch, 130 kg zu 1,40 Frcs.	182,00		Verdienst der beiden Töchter	1 300,00
Hammelfleisch, 52 kg zu 1,30 Frcs. . . .	67,60		Unterstützung v. Wohltätigkeitsanstalten	108,00
Speck, 40 kg zu 2,40 Frcs.	108,00		Unterstützung von einer mildtätigen Person	27,70
Butter, 40 kg zu 2,40 Frcs.	108,00			
Öl, 7 kg zu 1,60 Frcs.	11,20	1 560,30	Zusammen:	1 642,68
Milch, 365 Liter zu 0,25 Frcs.	91,25			
Verschiedene Gemüse	219,00			
Wein, 365 Liter zu 0,30 Frcs.	109,50			
520 Mahlzeiten außer dem Hause von den beiden jungen Mädchen eingenommen .	390,00			
Steinkohlen, 500 kg .	34,00			
Holzkohlen, 20 hl zu 4 Frcs.	80,00	114,00		
Petroleum für den Haushalt, 180 Liter zu 0,50 Frcs.		90,00		
Kleidung u. Schuhwerk	200,00			
Wäsche	150,00	350,00		
Arzt und Arznei . . .		51,00		
Miete		200,00		
Zusammen . . .		2 365,30		
Einnahmen . . .		1 642,68		
Rest. . . .		722,62		
Schulden . . .		86,00		
Fehlbetrag . . .		808,62		

Ähnlich wie in Paris sind die Zustände in Berlin. Unsere Abbildung 51 gewährt einen Einblick in die Berliner Heimarbeitsverhältnisse. Die Szene ist von einem Krankenkontrolleur der Berliner Ortskrankenkasse der Kaufleute aufgenommen worden. Man

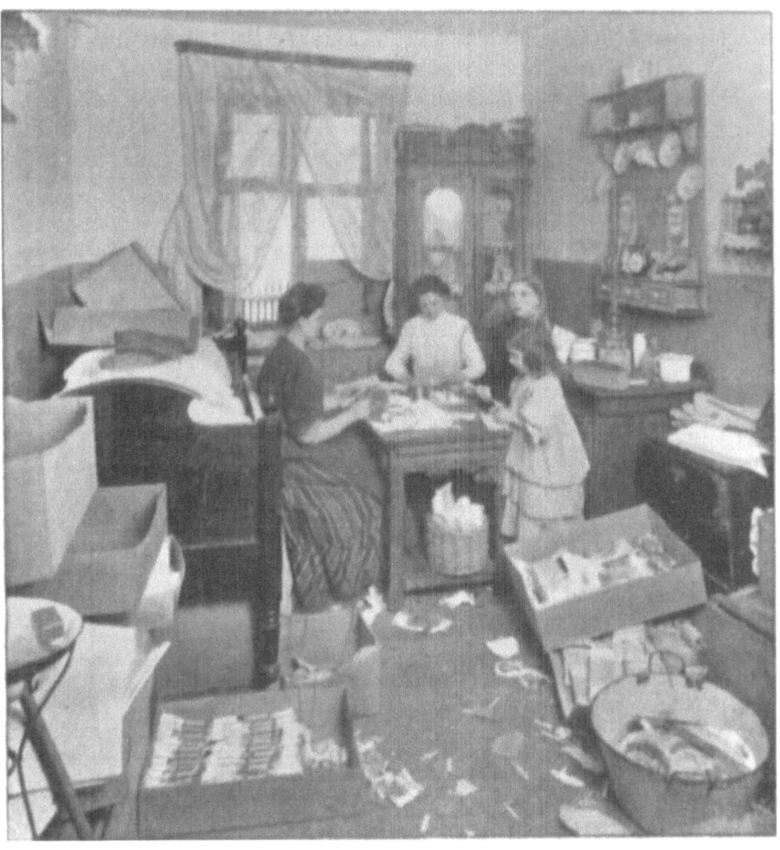

Fig. 51. Berliner Heimarbeiterin bei der Herstellung von Knallbonbons; die 16 jährige, lungenkranke Tochter schläft in diesem Raum; die beiden schulpflichtigen Mädchen müssen bei der Arbeit helfen.

sieht, daß in demselben Raume gearbeitet, gekocht und geschlafen wird; Kinder müssen der Mutter bei ihrer Tätigkeit helfen. Ähnliche Anblicke wie auf diesem Bilde gewinnt jeder Arzt, der zu kranken Näherinnen, Schneidern usw. kommt.

Das Schlimmste bei der Entlohnung der Heimarbeiter liegt darin, daß sie, weil jegliche Organisation fehlt, in den letzten Jahrzehnten, während alles teurer geworden ist, Lohnverbesserungen nicht erzielt haben. Hierüber führte Friedrich Naumann im Reichstag folgendes aus:

,,Ich habe mit Hausindustriellen durchgegangen: wie war Euer Lohn vor 40 Jahren? wie war er vor 30 Jahren? wie war er vor 10 Jahren? und wie ist er heute? Und das Ergebnis heißt: die übrige Welt hat sich gewandelt, die Preise sind teurer geworden, für die geringere, durchschnittliche Hausindustrie bleibt aber einfach der Lohn stationär."

In Anbetracht dieser wirtschaftlichen Mißstände wird man sich ohne weiteres ein Urteil über die sozialhygienische Lage der Heimarbeiter bilden können. Es wäre aber erwünscht, wenn man auf amtlichen Mitteilungen beruhende, ziffernmäßige Angaben über die Krankheits- und Sterblichkeitsverhältnisse der Heimarbeiter zur Verfügung hätte. Leider liegt solches Material nur in sehr beschränktem Umfange vor.

Gelegentlich der Internationalen Hygieneausstellung in Dresden hatten sich die Gewerkschaften erboten, geeigneten Stoff zur Orientierung über die Gesundheitsverhältnisse der Heimarbeiter zu beschaffen. Infolge des Einflusses der sächsischen Regierung konnte das Vorhaben der Arbeiterorganisationen nicht ausgeführt werden; wenn auch die Befürchtungen der genannten Regierung, daß das von den Gewerkschaften angebotene Material nicht objektiv gesammelt sein würde, vielleicht nicht unberechtigt waren, so hätte die Heimarbeitsausstellung dennoch nicht ferngehalten werden dürfen. Infolge des Verhaltens der Regierung wird man zu der Annahme geneigt sein, daß die Gesundheitsverhältnisse der Heimarbeiter überaus mißlich sind.

Einen Einblick in die Invaliditätsverhältnisse der Hausindustriellen gewährte in der Kommission, welche den Entwurf der Reichsversicherungsordnung zu beraten hatte, der Regierungsvertreter, als es sich darum handelte, die Heimarbeiter der Invalidenversicherung zu unterstellen; er führte hierbei aus:

,,Die Zahl der durchschnittlich jährlich neu zu bewilligenden Invalidenrenten würde auf je 1000 Hausgewerbetreibende 16 betragen, während im Gesamtdurchschnitt aller Versicherten auf je 1000 Versicherte nur 7,3 Invalidenrenten bewilligt würden. Ebenso verhalte es sich mit den Altersrenten. Bei den Hausgewerbetreibenden betrage die Zahl der 70 und mehr Jahre alten Erwerbsfähigen auf je 1000 Personen 41, im Gesamtdurchschnitt aller Versicherten 14,2. Eine allgemeine Zwangsversicherung der Hausgewerbetreibenden müßte daher mit sehr ungünstigen Verhältnissen rechnen, so daß ihre Einführung die anderen Zwangsversicherten stark benachteiligen würde."

Mit Recht erwiderte dem Regierungsvertreter ein Abgeordneter in der Kommission, daß die genannten Zahlen gerade für die Ausdehnung der Versicherungspflicht auf die Heimarbeiter sprächen. Die Invalidenversicherung sei ins Leben gerufen für die Arbeiter, die invalide, die Altersversicherung für jene Arbeiter, die alt würden; diese Versicherungswerke seien geschaffen worden, um bedürftigen Leuten zu helfen, nicht aber um Geld zu sammeln! Unter den Hausgewerbetreibenden seien sehr oft Leute, die in der Fabrik nicht mehr unterkommen konnten; gerade um diese hilfsbedürftigsten Menschen handele es sich somit. Daher sei es auch erklärlich, daß die Invaliditätsziffer bei den Hausindustriellen größer sei als bei den sonstigen Arbeitern.

Leider wurde bei der endgültigen Gestaltung der Reichsversicherungsordnung davon abgesehen, die Versicherung auch auf die Heimarbeiter auszudehnen.

Eine ausführliche Schilderung von den beruflichen Gesundheitsschädigungen, denen die Heimarbeiter ausgesetzt sind, bietet, Bittmann in seiner oben erwähnten Publikation. Er legt dar, daß die Schildmaler in der Uhrenindustrie mit Bleikolik bedroht sind, daß sich beim Lumpensortieren, Säckeflicken, Bürsteneinziehen, bei der Tabakverarbeitung usw. größere oder geringere Staubmengen entwickeln, daß das andauernde Brennen der Lötlampe beim häuslichen Kettenmachen die Luft ungemein verschlechtere, daß die imprägnierten Segelstoffe die Atmosphäre in Wohn- und Schlafräumen oft beinahe unerträglich machen, daß beim Bügeln des Überzugs von Seidenhüten und ebenso bei der Kartonnagenarbeit sowie beim Dütenkleben lästige Gerüche entstehen; besonders gesundheitsschädlich sei die überlange Arbeit der Näherinnen, die häufig in schlechten, ungenügend ventilierten Räumen ihre Tätigkeit verrichten müssen.

Bittmann zeigt auch, welche Gefahren den Konsumenten infolge der unhygienischen Verhältnisse bei den Heimarbeitern drohen.

In einem Orte, wo es viel häusliche Tabakarbeiter gibt, waren Röteln, Lungenentzündung und andere Krankheiten ausgebrochen; die Kinder waren in den Arbeitsräumen untergebracht. — Kartonnagearbeiten werden auch von Schwerkranken, z. B. Lungenleidenden, ausgeführt; es seien schon im Bett arbeitende Patienten angetroffen worden. Oft käme es vor, daß ein krankes Kind, welches über und über mit tuberkulösen Wunden bedeckt ist, auf dem Tisch sitzt, auf welchem Düten hergestellt werden, die, wie der Aufdruck zeigt, für Eßwaren aller Art bestimmt sind.

Es fragt sich nun, welche Maßnahmen zur Verbesserung der sozialhygienischen Verhältnisse der Heimarbeiter erforderlich sind. Diese Probleme haben unter anderem auch der Deutsche Verein für öffentliche Gesundheitspflege bei der Versammlung im Jahre 1909 beschäftigt.

Man ist sich darüber klar, daß die Heimarbeit nicht ganz verboten werden kann. Auch auf der soeben genannten Tagung wurde der Wert der Heimarbeit in gewissen Fällen anerkannt. Und mit Recht hat Naumann darauf hingewiesen, daß die 190 000 Berliner Heimarbeiterinnen nicht in Fabriken überzuführen sind, und daß ein großer Teil von ihnen der Prostitution oder der Armenpflege anheimfiele, wenn man die Heimarbeit beseitigen würde.

Kaup hat als Referent bei der erwähnten Versammlung geäußert, daß allgemeine Bestimmungen der Gewerbeordnung, wie Einhaltung der Sonntagsruhe, Verbot der Nachtarbeit, Schwangeren- und Wöchnerinnenschutz auch auf die Heimarbeit ausgedehnt werden möge, wofern der Verdienst eine Rücksichtnahme auf die Gesundheit gestattet. So gern man Kaup beistimmen möchte, so skeptisch muß man dagegen sein, ob sich in Wahrheit solche Schutzbestimmungen in der Heimarbeit durchführen und deren Befolgung kontrollieren lassen würden.

Gefordert werden muß mit Nachdruck die Einreihung des Heimarbeiters in die Invalidenversicherung; erfreulich ist, daß durch die Reichsversicherungsordnung wenigstens die Krankenversicherung auch auf die Heimarbeiter ausgedehnt wird.

18*

Das Heimarbeitsproblem ist in allererster Linie ein Lohnproblem; es gilt, gesetzliche Maßnahmen zu schaffen, mit deren Hilfe den Heimarbeitern Löhne, wobei sie existieren können, garantiert werden.

Nach den Darlegungen von Broda wurden in Australien im Jahre 1896 durch Staatsgesetze Lohnämter eingerichtet, die aus Arbeitgeber- und Arbeitnehmer-Delegierten sowie einem unparteiischen Vorsitzenden bestehen, und die berufen sind, Minimallöhne für Zeit- und Akkordarbeit festzulegen. Zunächst hatte man für das Bekleidungsgewerbe Minimallöhne fixiert. Wie man an dem Werte des Exportes an Herrenkleidern ersieht, hat das Gewerbe unter den auf Grund des Gesetzes erwirkten Lohnerhöhungen in keiner Weise gelitten.

In England wurde infolge der eifrigen Propaganda der Anti-Sweating-League nach australischem Muster ein Gesetz geschaffen, das am 1. Januar 1910 in Kraft getreten ist; es erstreckt sich zunächst auf die Kleidererzeugung sowie auf die Herstellung von Zündholzschachteln, Wäsche und Kettchen.

. In Österreich und Frankreich sind ähnliche Gesetze in Vorbereitung.

Der deutsche Reichstag hat am 20. Dezember 1911 ein Hausarbeitsgesetz verabschiedet. Seine hauptsächlichsten Bestimmungen beziehen sich auf die hygienische Gestaltung der Wohnräume, in denen Heimarbeit verrichtet wird. Die wichtigste Anordnung, die zu fordern ist, nämlich die Einrichtung von Lohnämtern zur gesetzlichen Festlegung von Minimallöhnen, wurde bedauerlicherweise in das Gesetz nicht aufgenommen.

Schließlich sei noch erwähnt, daß man sich jetzt bestrebt, die aus den Mißständen bei den Heimarbeitern stammenden Gefahren für die Konsumenten zu beseitigen. In Sachsen haben im Anschluß an eine Ministerialverordnung[1]) vom Jahre 1908, welche sich auf die Ausbreitung ansteckender Krankheiten durch die Heimarbeit bezieht, die Vereinigung deutscher Zucker- und Schokoladenfabrikanten und der Arbeitgeberverband der Zigarettenindustrie in Dresden und Umgebung prophylaktische Maßnahmen getroffen; sie haben angeordnet, „daß das Arbeitsmaterial nur in bestimmten Kartons und Kisten abgeholt, aufbewahrt und wiedergebracht, keinesfalls in Krankenzimmern aufbewahrt und bearbeitet, auch nicht auf Tische, Fußböden oder Möbel ausgeschüttet und immer nur in kleinen Mengen verarbeitet werden darf". Ferner wurden bestimmte Reinlichkeitsvorschriften erlassen und die Beschränkung ausgesprochen, daß jede Person nur für eine Fabrik arbeiten darf; dasselbe gilt von den in einer Stube beschäftigten Personen.

Literatur.

1. Karl Bittmann: „Hausindustrie und Heimarbeit im Großherzogtum Baden zu Anfang des XX. Jahrhunderts." Karlsruhe 1907.

---

[1]) In der Verordnung des sächsischen Ministeriums des Innern vom 30. III. 1908 werden die Medizinalbehörden und Bezirksärzte aufgefordert, Maßregeln gegen die Verbreitung ansteckender Krankheiten durch Heimarbeitsprodukte zu veranlassen, jedoch unter Schonung der Erwerbsverhältnisse der betroffenen Familien.

2. R. Broda: „Inwieweit ist eine gesetzliche Festlegung der Lohn- und Arbeitsbedingungen möglich?" Berlin 1912.

3. „Enquête sur le travail à domicile dans l'industrie de la lingerie", herausgegeben vom Ministère du Travail et de la Prévoyance Sociale; Paris 1907—1911. Referiert im „Reichsarbeitsblatt" 1912 Nr. 3.

4. Friedrich Naumann: „Hausindustrie", eine Reichstagsrede, gehalten am 2. März 1908, nach dem amtlichen Stenogramm; Berlin-Schöneberg 1908.

5. Bericht der 16. Kommission über den Entwurf einer Reichsversicherungsordnung. Viertes Buch: Invaliden- und Hinterbliebenenversicherung. Nr. 946 der Reichstagsdrucksachen der 12. Legislaturperiode, II. Session 1909/11.

6. J. Kaup: „Hygiene der Heimarbeit", Vortrag, gehalten auf der 34. Versammlung des „Deutschen Vereins für öffentl. Gesundheitspflege"; ferner: die an den Vortrag sich anschließende Diskussion. „Deutsche Vierteljahrsschrift f. öff. Gesundheitspflege" 1910, Heft 1.

7. Hausarbeitsgesetz vom 20. Dez. 1911; Reichsgesetzblatt 976.

8. 41. Jahresbericht des Kgl. Landes-Medizinal-Kollegiums über d. Medizinalwesen im Kgr. Sachsen auf das Jahr 1909; Leipzig 1911.

3. Dienstboten.

Unter den erwerbstätigen Personen nehmen auch die Dienstboten eine besondere Stellung ein, so daß eine spezielle Erörterung ihrer sozialhygienischen Verhältnisse erforderlich erscheint. Der Beruf der häuslichen Dienstboten — nur mit diesen, nicht aber auch mit den gewerblichen, befassen wir uns an dieser Stelle — unterscheidet sich von fast allen anderen Berufsarten durch die Art der Entlöhnung, die hier stets nur zum Teil in Geld, zum Teil in Wohnung und Beköstigung besteht. Die häusliche Gemeinschaft mit dem Arbeitgeber zwingt dieser Klasse der Erwerbstätigen die Eigenart auf; ein Hauptcharakteristikum des Dienstbotenberufes ist die ständige Arbeitsbereitschaft.

In den Tabellen 17 und 18 haben wir bereits mitgeteilt, wie hoch sich die Ziffer der häuslichen Dienstboten im Deutschen Reich beläuft. Wir haben gesehen, daß trotz der starken Bevölkerungszunahme die absolute Zahl der Dienstboten seit der Berufszählung vom Jahre 1882 gesunken ist. Ferner haben wir erkannt, daß unter den häuslichen Dienstboten sich bei der letzten Berufszählung nur sehr wenige männliche Personen befanden, so daß wir von ihnen an dieser Stelle absehen können. Die Ziffer der weiblichen Dienstboten betrug dagegen im Jahre 1907 mehr als 1¼ Million, so daß auf sie immerhin 13 % aller weiblichen Erwerbstätigen im Deutschen Reiche (vgl. Tab. 19) fallen.

An dieser Stelle seien noch einige Angaben aus der Berufsstatistik nachgetragen.

Von den 1 249 583 weiblichen Dienstboten waren 28 880 unter 14 Jahren, 159 691 standen im Alter von 14—16 Jahren; über 42 000 waren älter als 50 Jahre; die große Masse der Dienstboten steht also im Alter von 16—50 Jahren, die höchste Ziffer (338 000) entfällt auf die im Alter von 20—25 Jahren. Ledig waren von den Gezählten 1 207 924, verheiratet nur 9045, verwitwet oder geschieden 32 414. Man sieht also, daß fast nur unverheiratete Personen den Dienstbotenberuf ausüben.

Die sozialen Zustände, in denen die Dienstboten leben, sind bisher nur in sehr geringem Umfange erforscht worden, was in Anbetracht der großen Zahl von Personen, die sich diesem Berufe widmen, verwunderlich ist.

Der Berliner Dozent Stillich hat im Jahre 1902 eine Enquete veranstaltet, indem er an mehrere Tausend Dienstboten und Herrschaften in Berlin Fragebogen sandte. Bedauerlicherweise ist man dieser Erhebung, die in Anbetracht der Tatsache, daß es an amtlichem Material über die Lage der Dienstboten fehlt, einer Unterstützung zweifellos wert war, in den Kreisen der Befragten mit Argwohn, ja sogar mit Spott begegnet. Infolge der ablehnenden Haltung seitens der großen Mehrzahl sind bei dem Untersucher nur 459 von Dienstboten und 187 von Herrschaften beantwortete Fragebogen eingelaufen. Aus diesem geringfügigen Material kann man naturgemäß nur mit größter Vorsicht Schlüsse ziehen.

Auch die von der Arbeiterschutzkommission des Bundes deutscher Frauenvereine veranstaltete Erhebung, über deren Ergebnisse Else Kesten - Conrad im Jahre 1910 berichtete, ist fast überall auf energischen Widerstand gestoßen. Diese Untersuchung erstreckte sich auf 10 große und 3 kleine Städte; von den versandten Fragebogen wurden 1502, und zwar 807 seitens der Hausfrauen, 695 seitens der weiblichen Bediensteten ausgefüllt. Auch dieser Zahlenstoff ist verhältnismäßig klein.

Immerhin gewinnt man aus den Mitteilungen von Stillich und Kesten - Conrad einen Einblick in die sozialhygienischen Zustände der Dienstboten. So führt Stillich z. B. an, daß nach den Angaben der Herrschaft von 75 Mädchen 45 auf einem Hängeboden, 13 in der Küche, 8 in einer Abteilung des Badezimmers, 5 in einer Kammer, 3 im Korridor und 1 im Keller schliefen. Von ähnlichen Zuständen berichtet Kesten-Konrad aus Halle, Freiburg, Breslau und anderen Städten; in Königsberg schlafen von den befragten Mädchen 14% in der Küche, „ein Mißstand, der für die Familie sicher ebenso unangenehm ist wie für jene".

Diese unhygienischen Verhältnisse wird jeder Arzt, der häufiger Dienstboten zu behandeln hat, angetroffen haben. Es sei zudem hier erwähnt, daß bei der Erhebung der Wohnungsverhältnisse in der Stadt München[1]) festgestellt wurde, daß die Schlafräume von etwa 2000 Dienstboten nur indirekt belichtet wurden, d. h. keine Fenster hatten.

Die Ernährung der Dienstboten scheint im allgemeinen nicht ungünstig zu sein. Nach den Feststellungen von Stillich haben 401 Mädchen (88,5 %) die Frage, ob sie sich satt essen können, bejaht. Jeder Arzt einer Dienstbotenkrankenkasse weiß jedoch, daß sich unter den Dienstboten zahlreiche blasse und an Magen- und Darmkrankheiten leidende Mädchen befinden. Andererseits muß hierbei berücksichtigt werden, daß die große Mehrzahl der Dienstmädchen in den Städten vom Lande stammt; sie vertragen vielfach weder die städtische Luft noch Kost. Nach den Angaben von Kesten-Conrad stammen 58,3% der

---

[1]) Siehe: „Die Erhebung der Wohnverhältnisse in der Stadt München 1904—1907." Mitteilungen des Statistischen Amtes der Stadt München, Bd. XX, Heft 1, Teil I—IV.

Dienstmädchen vom Lande, 29,4% sind aus anderen Städten einge-
wandert.

Die Arbeitszeit der Dienstboten läßt sich infolge der Eigenart
ihrer Tätigkeit nach Stunden kaum angeben. Stillich berichtet, daß
etwa die Hälfte der Mädchen länger als 16 Stunden, die andere kleinere
Hälfte 12—16 Stunden und nur etwa 2 % weniger als 12 Stunden zu
arbeiten haben.

Die Löhne der Dienstboten unterscheiden sich je nach dem Ort
und der Tätigkeitsart. In den südwestlichen Städten wie Frankfurt, Mannheim, Heidelberg, Freiburg sind, wie Kesten-Conrad angibt, die
Löhne höher als in den östlichen Orten. Köchinnen verdienen mehr als
Hausmädchen und Mädchen für alles. Bemerkenswert ist, daß nach
Angaben von Kuczynski der durchschnittliche Jahreslohn der häuslichen Dienstboten in Schöneberg in der Zeit von 1904—1911 von 186 M.
auf 236 gestiegen ist, so daß die Zunahme pro Monat etwa 4 Mk.
beträgt.

Über die Krankheitsverhältnisse der häuslichen Dienstboten
liegen, meines Wissens, einwandfreie statistische Angaben[1]) nicht vor.
Nur auf Umwegen kann man ein Bild von den sanitären Zuständen bei
dieser Berufsklasse gewinnen, nämlich aus den Invaliditäts- und Sterblichkeitsziffern. Nach den Mitteilungen des Reichsversicherungsamtes,
die allerdings, soweit sie Ziffern über die Berufszählung vom Jahre 1895
enthalten, nur mit Vorsicht verwandt werden können, gab es damals
4 105 658 weibliche Versicherte, von denen 1 264 052 auf die Berufsabteilungen: häusliche Dienste, öffentlicher Dienst, in der Haushaltung
ihrer Herrschaft lebende Dienende für häusliche Dienste entfielen. Auf
diese 3 Berufsabteilungen kamen mithin im Jahre 1895 etwa 30 % aller
weiblichen Versicherten.

Über die Invaliditätsursachen der weiblichen Rentenempfänger
aus diesen 3 Berufsabteilungen[2]) gibt uns die Tabelle 102, S. 280
Auskunft:

Wie man aus der Tabelle 102 ersieht, beträgt der Anteil der 3 Berufsabteilungen
bei keiner Invaliditätsursache (mit Ausnahme von Gelenkrheumatismus und Gicht)
30% der für die Gesamtheit der weiblichen Versicherten geltenden Ziffern. Hieraus
erkennt man, daß im Durchschnitt die Gesundheitsverhältnisse der Dienstboten günstiger sind ais die der übrigen weiblichen Versicherten.

---

[1]) Julius Heller hat eine Morbiditätsstatistik der Dienstboten anzu-
fertigen versucht, indem er das Zahlenmaterial des Abonnements-Vereins der
Dienstherrschaft für erkrankte Dienstboten in Berlin benutzte. Die Berechtigung
seiner Statistik wurde in Abrede gestellt. Auch mir erscheint es zweifelhaft,
ob man aus seinen Ziffern, die bei einem „auserlesenen" Material, nicht bei der
Gesamtheit der Dienstboten gewonnen wurden, Schlüsse ziehen darf. Heller
stellte die für die Dienstboten erhaltenen Zahlen den für die weiblichen Handelsangestellten geltenden gegenüber und gelangte zu dem Ergebnis, daß die Morbiditätsverhältnisse der ersteren günstiger sind als die der letzteren. (Siehe:
„Medizinische Reform" 1910, Nr. 32.)

[2]) In der amtlichen Invaliditätsstatistik sind besondere Angaben für die Berufsabteilung „Öffentlicher Dienst" an dieser Stelle nicht enthalten; die Ziffern sind
offenbar sehr klein und daher belanglos.

Tabelle
Die weiblichen Rentenempfänger nach Beruf

Berufsabteilung	Entkräftung, Blutarmut, Altersschwäche	Gelenk-rheumatismus, Gicht	Lungen-tuberkulose	Tuberkulose anderer Organe
A.) Landwirtschaft, Gärtnerei u. Tierzucht, Forstwirtschaft und Fischerei	7 940	2742	2063	293
B.) Bergbau u. Hüttenwesen, Industrie und Bauwesen	5 524	2146	4468	384
C.) Handel u. Verkehr	466	255	254	20
D.) Häusliche Dienste (einschl. persönliche Bedienung), Lohnarbeit wechselnder Art . .	2 361	890	397	32
E.) Militär-, Hof-, bürgerlicher und kirchlicher Dienst, auch sogenannte freie Berufsarten. .	279	81	74	9
G.) In der Haushaltung ihrer Herrschaft lebende Dienende für häusliche Dienste	3 448	1618	1317	160
Zusammen	20 018	7732	8573	898

Nun muß allerdings berücksichtigt werden, daß, wie wir gesehen haben, die große Masse der Dienstboten in verhältnismäßig jugendlichen Jahren steht. Wir müssen daher die Invaliditätsverhältnisse bei den einzelnen Altersklassen betrachten. Hierüber unterrichtet uns folgende Statistik:

Tabelle 103.
Auf 1000 Invaliditätsfälle der Jahre 1896/99 kamen weibliche Versicherte:

Alter in Jahren	Invaliditätsursache: Tuberkulose der Lungen			Invaliditätsursache: Krankh. der Lungen außer Tuberkulose		
	Landwirtschaft, Gärtnerei, Tierzucht, Forstwirtschaft	Industrie	In der Haushaltung ihrer Herrschaft lebende Dienende für häusliche Dienste	Landwirtschaft, Gärtnerei, Tierzucht, Forstwirtschaft	Industrie	In der Haushaltung ihrer Herrschaft lebende Dienende für häusliche Dienste
20—24	284	597	322	34	38	36
25—29	231	373	265	39	44	39
30—34	161	373	193	48	49	42
35—39	144	285	139	45	55	32
40—44	86	203	100	65	66	41
45—49	78	140	70	74	78	50
50—54	46	82	42	91	90	67
55—59	36	59	26	109	115	83
60—64	17	28	15	118	119	89
65—69	10	14	10	115	117	98

Auch aus der Tabelle 103 ergibt sich, daß das Gesinde in allen Altersklassen günstigere Ziffern aufweist als die Industriearbeiterinnen; in den jüngeren Altersklassen (bis 44 Jahre) bieten aber hinsichtlich der Invaliditätsfälligkeit an Tuberkulose die landwirtschaftlichen Arbeiterinnen günstigere Ziffern dar als die häuslichen Dienstboten; hinsichtlich der Invaliditätsfälligkeit infolge nichttuberkulöser Lungenkrankheiten sind die Unterschiede wechselnd und geringfügig.

102.
und den wichtigsten Invaliditätsursachen.

Krebs usw.	Geistes-krankheiten	Epilepsie usw.	Krankheiten der Nerven	Krankheit der Augen	Krankheiten der Atmungswege	Krankh. der Lunge außer Tuberkulose	Krankh. des Herzes u. der gr. Blutgefäße	Krankh. des Magens	Krankh. d. Harn- und Geschlechtsorgane	Krankh. der Bewegungsorgane
953	713	500	656	1671	710	3059	2680	1094	1257	2034
814	543	334	824	1441	615	2572	2323	786	884	1184
67	41	15	83	123	87	276	244	67	103	114
200	69	78	162	402	255	917	727	278	344	411
33	15	16	48	54	31	110	97	34	42	42
333	489	199	482	773	335	1163	1710	579	569	879
2400	1870	1142	2256	4464	2033	8097	7781	2838	3199	4664

Zur Ergänzung dieser Angaben, welche sich auf schon längere Zeit
zurückliegende Feststellungen beziehen, seien hier noch einige amtliche
Mitteilungen neueren Datums angeführt. — Im Großherzogtum Baden
entfielen gemäß der Berufszählung vom Jahre 1907 auf die weiblichen
häuslichen Dienstboten 7,3 % aller weiblichen Versicherten. Vergleicht
man hiermit die Zahlen in der Tabelle 97, so findet man, daß dieser Prozentsatz von den Dienstboten hinsichtlich der Invaliditätsfälligkeit bei
Lungenschwindsucht und sonstigen Krankheiten während des Jahres
1911 nicht erreicht wurde. Also auch hier sehen wir, daß die sanitären
Verhältnisse der Dienstboten günstiger sind, als dem Durchschnitt der
weiblichen Versicherten entspricht.

Diese Angaben über die günstigen Invaliditätsverhältnisse der
Dienstboten stehen im Einklang mit den Sterblichkeitsziffern. Nach
Mitteilungen des statistischen Amtes der Stadt Halle starben an Lungentuberkulose im Alter von 15—30 Jahren 41,95 % aller weiblichen
Gestorbenen, von den gestorbenen Dienstboten dagegen nur 27,5 %;
auch im Alter von 30—60 Jahren zeigt sich eine starke Differenz zugunsten der Dienstmädchen.

Wenn wir auch in den obigen Darlegungen vielfach darauf hinweisen
konnten, daß nach dem vorliegenden Material, welches freilich keineswegs entgültige Schlüsse erlaubt, die sanitären Verhältnisse der Dienstboten relativ günstig sind, so wird man dennoch erkannt haben, daß auch
bei dieser Berufsklasse hygienische Mißstände vorhanden sind. Insbesondere wäre es wünschenswert, daß, wie für die gewerblichen Arbeiterinnen, so auch für die häuslichen Dienstboten eine Schutzgesetzgebung
geschaffen wird; auch hier müssen die Arbeitszeiten gesetzlich geregelt
und die Schlaf- und Arbeitsräume der Kontrolle von staatlichen Aufsichtsbeamten unterstellt werden. Erfreulich ist es, daß auf Grund der

Reichsversicherungsordnung nunmehr sämtliche Dienstboten in die Krankenversicherung einbezogen werden, während bisher hierfür in vielen Bundesstaaten, so vor allem in Preußen, der gesetzliche Zwang fehlte.

Literatur.

1. Berufstatistik, herausgegeben vom Kaiserl. Statistischen Amt. Statistik des Deutschen Reiches Bd. 203, 1. Berlin 1910.

2. Oskar Stillich: ,,Die Lage der weiblichen Dienstboten in Berlin." Berlin 1902.

3. Else Kesten - Conrad: ,,Zur Dienstbotenfrage." Archiv f. Sozialwissenschaft und Sozialpolitik. Bd. 31, 1910.

4, Kuczynski: ,,Dienstbotenlöhne in Schöneberg." Überreicht vom Städtischen Arbeitsamt Schöneberg gelegentlich der Ausstellung ,,Die Frau in Haus und Beruf" im Frühjahr 1912 zu Berlin.

5. ,,Statistik der Invalidenversicherung für die Jahre 1891—1899." Amtl. Nachrichten des Reichsversicherungs-Amtes 1901, Beiheft 1. Berlin 1901.

6. ,,Statistik der Ursachen der Erwerbsunfähigkeit." Amtl. Nachricht. des RVA. 1903, Beiheft 2. Berlin 1904.

7. Geschäftsbericht des Vorstandes der Landesversicherungsanstalt Baden für das Kalenderjahr 1911.

8. ,,Über den Einfluß von Beruf und Lebensstellung auf die Todesursachen in Halle a. S. 1901—1909." Beiträge zur Statistik der Stadt Halle, Heft 18. Halle 1912.

4. Handelsangestellte.

Zu den Handelsangestellten gehören Verkäufer und Verkäuferinnen, Geschäftsreisende sowie das männliche und weibliche Bureaupersonal. Wie groß im Deutschen Reich die Ziffer der Handlungsgehilfen ist, geht aus der Tabelle 24 hervor. Sicherlich ist aber auch ein sehr erheblicher Teil der Angestellten in der Industrie zu jener Zahl hinzuzurechnen, so daß sich die Summe der Handelsangestellten auf etwa $\frac{3}{4}$ Million belaufen dürfte.

Die sozialhygienische Lage dieser Berufsklasse ist noch weit weniger einheitlich als die der Arbeiter. Vielfach sind die Bureaubeamten und Verkäufer nichts anderes als Proletarier, die nur etwas besser angezogen sind als die Arbeiter; häufig sind aber die Handelsangestellten auch zu den wohlsituierten Schichten zu rechnen.

Im allgemeinen ist die Tätigkeit der Angestellten weniger mit Gesundheitsschädigungen verbunden als die der Lohnarbeiter, insbesondere sind jene den gewerblichen Vergiftungen und Verletzungen im Betriebe nur in seltenen Fällen ausgesetzt; im ganzen ist auch ihr Einkommen größer als das der Arbeiterschaft. Andererseits werden an sie höhere Ansprüche, so vor allem hinsichtlich der Kleidung, gestellt. Vielfach sind auch ihre Arbeitsräume unzulänglich, und die Arbeitszeiten namentlich in den sogenannten Saisongeschäften manchmal ungebührlich lang; viele Handelsangestellten genießen nicht einmal die Sonntagsruhe im vollen Umfange.

Der ,,Deutschnationale Handlungsgehilfenverband" hat im Jahre 1908 eine Erhebung bei seinen Mitgliedern veranstaltet, um Material

zur Beurteilung über die wirtschaftliche Lage der deutschen Handlungsgehilfen zu gewinnen. Für die Untersuchung wurden die Antworten
von 33 611 Angestellten benutzt.

Hierbei wurde über die Gehaltsverhältnisse folgendes eruiert.

Tabelle 104.

Von je 100 Handlungsgehilfen

bezogen ein Einkommen	in der Industrie	im Großhandel	im Kleinhandel
bis 2000 Mark	69.86	73,71	85,52
über 2000 Mark	30,14	26,29	14,48

Die überwiegende Mehrheit aller Handlungsgehilfen verdient also
jährlich weniger als 2000 M. Aus diesen Einkommensverhältnissen kann
man schon in gewissem Umfang einen Schluß auf die sozialhygienische
Lage dieser Klasse ziehen. Es muß aber hierbei noch berücksichtigt
werden, daß an Angestellte, wie erwähnt, höhere Ansprüche als an
Arbeiter mit gleichem Lohn gestellt werden; der Beruf und die gesellschaftliche Stellung geben zu einem größeren Aufwand Veranlassung.
Daß die Bezüge als unzureichend empfunden werden, ersieht man unter
anderem an der verhältnismäßig geringen Heiratsziffer der Handlungsgehilfen. Nach der genannten Erhebung waren nur 23,4% verheiratet,
76,25% ledig, 0,33 % verwitwet oder geschieden; von den Angestellten
hatten vor dem 30. Lebensjahre nur 39% geheiratet.

Auf Anregung der „Gesellschaft für soziale Reform" wurden
vor kurzem Enqueten über die Lage der Angestellten in einzelnen
Handelszweigen veranstaltet, wodurch man Aufschluß über eine Reihe
von Spezialfragen erhielt. Das bei diesen Erhebungen gewonnene Material
wurde von H. E. Krüger bearbeitet; seiner soeben erschienenen Publikation, welche die Ergebnisse dieser Untersuchung darbietet, sind die
folgenden Angaben entnommen.

Von 1986 Buchhandlungsgehilfen, die durchschnittlich pro Jahr 2080 M.
verdienten, hatten 2,67 % weniger als 1000 M., 24,55 % weniger als 1500 M.,
35 % bis 2100 M., 21,72 % bis 3000 M. Einkommen; also nur 16 % verfügten
über eine Einnahme von mehr als 3000 M. — Von den Bankbeamten kommen
32 % auf die Gehaltsklasse bis 1600 M., 31 % bis 2400 M., 26 % bis
4000 M. — Bei den Handlungsreisenden ist das Einkommen sehr verschiedenartig, zumeist aber günstig; bisweilen erreicht es die Höhe von 8—12000 M. und mehr.

Über die Gehälter, welche die Angestellten in Warenhäusern beziehen, geben
die beiden folgenden Zusammenstellungen Auskunft:

Tabelle 105.

Die Gehaltsverhältnisse der männlichen Angestellten.

	Durchschnittl. Mindestgehalt M.	Durchschnittl. mittl. Gehalt M.	Durchschnittl. Höchstgehalt M.
Einkäufer, Abt.-Chef . . .	197,50	298,50	396,—
Dekorateure	126,—	190,—	253,—
Buchhalter	139,—	193,—	248,50
Verkäufer	102,—	141,—	179,—
Lehrlinge	17,—	26,—	36,—

Tabelle 106.

Die Gehaltsverhältnisse der weiblichen Warenhausangestellten.

	Durchschnittl. Mindestgehalt M.	Durchschnittl. mittl. Gehalt M.	Durchschnittl. Höchstgehalt M.
Directrice, Abteilungs-Vorsteherin, Einkäuferin . .	130,50	164,—	193,—
Kassiererin	69,50	88,50	107,—
Verkäuferin	43,50	86,—	128,—
Lehrmädchen	12,50	20,50	28,—

Wie man sieht, sind in den Warenhäusern die Gehälter, namentlich für das männliche Personal, teilweise verhältnismäßig günstig; dagegen haben die Verkäuferinnen und Kassiererinnen vielfach ein sehr geringes Einkommen. — Bemerkt sei hier aber, daß in den Konsumvereinen die Kontorbeamten und Verkäuferinnen noch weniger verdienen; etwas besser bezahlt sind die Lagerhalter und -halterinnen, bei denen die Bezahlung jedoch ebenfalls nicht im Einklang mit ihrer verantwortungsvollen Tätigkeit und mit der Länge der Arbeitszeit — bis zu 16 Stunden täglich — steht.

Die Arbeitszeit beträgt im Buchhandel für die Angestellten in Verlags- und Kommissionsgeschäften 9—10, für die in offenen Ladengeschäften 10—11 Stunden; die Sonntagsruhe ist fast vollständig eingeführt, nur im Sortiment kommt es an kleineren Orten häufig vor, daß Sonntags von 11—1 oder 12—1 Uhr gearbeitet werden muß. — Die Bankbeamten haben gewöhnlich eine 8 stündige Arbeitszeit mit einer Mittagspause von 2 Stunden; Sonntagsarbeit kommt im allgemeinen nicht mehr vor. — Die Arbeitszeit der Handlungsreisenden ist nach Stunden nicht zu bestimmen.

Über die Arbeitszeiten der Warenhausangestellten ist folgendes ermittelt worden.

Tabelle 107.

Die Arbeitszeit der Warenhausangestellten beträgt

bei   2   % der Betriebe   9   Stunden
,,   60½   ,,   ,,   ,,   10   ,,
,,   16⅔   ,,   ,,   ,,   10½   ,,
,,   14   ,,   ,,   ,,   11   ,,
,,   5⅓   ,,   ,,   ,,   11½   ,,
,,   1½   ,,   ,,   ,,   12   ,,

Tabelle 108.

Die Sonntagsarbeit der Warenhausangestellten dauert

bei   6½   % der Betriebe   0   Stunden
,,   12½   ,,   ,,   ,,   2   ,,
,,   3⅔   ,,   ,,   ,,   2½   ,,
,,   23 1/10   ,,   ,,   ,,   3   ,,
,,   37   ,,   ,,   ,,   4   ,,
,,   7⅖   ,,   ,,   ,,   5   ,,

Über die Urlaubsbewilligung für Handlungsgehilfen haben wir schon in dem Kapitel „Erholung" einige Angaben, die allerdings bei einer schon viele Jahre zurückliegenden Untersuchung gewonnen wurden, mitgeteilt. Hier seien nun noch die Ergebnisse der von der „Gesellschaft für soziale Reform" angeregten Erhebungen angeführt.

Im Buchhandel hat sich die Gewährung eines Sommerurlaubs in den letzten Jahren immer mehr eingebürgert; im Verlags- und Kommissionsgeschäft bildet eine acht- bis vierzehntägige Urlaubszeit fast die Regel, während die Angestellten im Sortiment sich noch oft mit wenigen Tagen begnügen müssen.

Bei den Bankbeamten ist die Urlaubsgewährung so gut wie allgemein eingeführt; die Dauer der Ferien richtet sich nach dem Dienstalter, in den Großbanken beträgt sie 10—30 Tage. — Über die Urlaubsbewilligung in Warenhäusern (sämtliche Warenhäuser gewähren Ferien) unterrichtet die Tabelle 109.

Tabelle 109.

Im Durchschnitt belief sich der gewährte Urlaub bei

	im 1. Jahre	im 2. Jahre	im 3. Jahre
66 % der Warenhäuser . .	auf 5 Tage	auf 8 Tage	auf 10 Tage
15 „ „ „	„ 6 „	„ 10 „	„ 14 „
19 „ „ „	„ 8 „	„ 14 „	„ 21 „

Sehr häufig genügen die Arbeitsräume der Handlungsgehilfen den gesundheitlichen Ansprüchen nicht. Zahlenmäßige Angaben hierüber bietet die Berliner Vereinigung der Buchhandlungsgehilfen:

Tabelle 110.

Es klagen über	Schlechte Beleuchtung	Mangelhafte Heizung	Fehlende od. ungenügende Sitzgelegenheit	Schlechte Aborte	Ungenügende Waschgelegenheit	Schlechte Luft	Schmutz	Engigkeit	Zugluft
von 575 Gehilfen im Sortiment . . .	91	88	222	16	6	41	13	15	6
von 389 Gehilfen im Verlag	11	19	115	1	1	8	8	11	4
von 65 Gehilfen im Kommissions- u. Barsortimentsgeschäft . .	8	9	20	1	1	—	3	2	1
	110	116	357	18	8	49	24	28	11

Über die Krankheitsverhältnisse der Handelsangestellten finden sich in der Publikation von Krüger nur spärliche Angaben; immerhin sind folgende Mitteilungen, die sich auf die Handlungsreisenden erstrecken, beachtenswert:

„Nach den angestellten Erhebungen sind als das Durchschnittsalter eines reisenden Kaufmanns 44,95 Jahre anzusehen. Diese Ziffer wirkt erschreckend. Auch stellt sich früher als in anderen Berufsarten die Berufsinvalidität ein, d. h.

der Reisende verfügt nicht mehr über den gesundheitlichen Fonds, um seine Reisetätigkeit fortzusetzen; zum mindesten muß er sie einschränken, die Touren abkürzen, größere Pausen machen usw. Mit welchem Jahre diese gänzliche oder teilweise Invalidität eintritt, darüber fehlt es an statistischem Material; doch läßt sich nach den Erfahrungen des Verbandes annehmen, daß nach dem 50. Lebensjahre ein Abnehmen der Reiseleistungsfähigkeit bemerkbar wird. In der von dem Verband begründeten Kranken- u. Begräbniskasse (freie Hilfskasse) kommen auf je 500 Krankheitsfälle 47 Nervenerkrankungen, 64 Rheumatismus- und Gichterkrankungen, 43 Magen- und Darmerkrankungen, 50 Influenzaerkrankungen, 44 Zahnerkrankungen usw., während andere Krankheiten einen viel geringeren Prozentsatz ausmachen."

Tabelle 111.

Beruf	Auf 100 Personen kamen Krankheitsfälle	Auf 100 Personen kamen Krankheitstage	Auf 1000 Personen kamen Sterbefälle
Bureau- u. Kontorpersonal (männlich)	21,0	510,7	7,48
Verkäufer, Kommis . . .	18,7	400,4	4,82
Bureau- u. Kontorpersonal (weiblich)	23,1	559,7	2,40
Verkäuferinnen.	29,9	733,3	3,42

Tabelle

	Handelshilfsarbeiter				Handlungs-	
	Krankheitsfälle		Krankheitstage		Krankheitsfälle	
	1911	1910	1911	1910	1911	1910
1. Vergiftungen	0,38	0,31	0,58	0,35	0,30	0,30
2. Störungen der Entwicklung und Ernährung.	1,96	1,99	2,23	2,26	4,18	3,56
3. Krankheiten der Haut, Knochen, Muskeln und Sehnen	21,93	23,18	18,60	19,30	15,29	16,01
4. Krankheiten des Gefäßsystems .	4,12	4,85	5,76	6,78	5,09	5,54
5. Krankheiten des Nervensystems	8,06	8,66	11,37	11,64	15,19	14,60
6. Krankheiten der Respirationsorgane	17,20	16,46	23,71	22,86	17,83	18,48
7. Krankheiten des Verdauungsapparates	12,33	12,29	8,86	9,16	16,47	15,75
8. Krankheiten der Harn- und Geschlechtsorgane	4,23	4,35	5,21	5,59	6,70	7,72
9. Infektionskrankheiten	8,77	6,91	5,72	4,57	10,60	9,80
10. Verletzungen und andere äußere Einwirkungen	20,80	20,80	17,80	17,37	8,14	7,88
11. Nicht festgestellte bzw. nicht ermittelte Krankheiten	0,22	0,20	0,16	0,12	0,21	0,36
und nach Altersgruppen						
bis 15 Jahre	3,62	3,74	2,44	2,56	7,61	6,25
von 16—20 Jahren.	15,26	14,86	11,93	11,42	29,06	27,38
„ 21—25 „	16,37	15,77	14,18	13,40	23,85	25,22
„ 26—30 „	14,71	15,42	13,40	13,96	11,55	12,39
„ 31—35 „	13,51	13,37	13,44	13,66	7,16	8,15
„ 36—40 „	10,43	10,09	11,42	10,27	5,27	5,67
„ 41—45 „	8,86	8,93	10,10	10,20	4,30	4,26
„ 46—50 „	6,60	6,72	7,67	8,43	3,50	3,38
„ 51—55 „	4,09	4,16	5,15	5,66	2,77	2,81
„ 56—60 „	2,92	3,24	4,31	4,57	2,41	2,16
über 60 Jahre	3,63	3,70	5,96	5,87	2,52	2,33

Schon die Krankheitskurven der Frankfurter Ortskrankenkasse (siehe Figur 37) haben uns gezeigt, daß die Handlungsgehilfen günstigere Krankheitsverhältnisse darbieten als die meisten der sonstigen bei jenen graphischen Darstellungen berücksichtigten Berufsarten. Zu dem gleichen Ergebnis gelangt man auf Grund der Feststellungen bei der Ortskrankenkasse für Leipzig und der Ortskrankenkasse für den Gewerbebetrieb der Kaufleute, Handelsleute und Apotheker zu Berlin.

Über die Krankheits- und Sterblichkeitsverhältnisse der bei der Leipziger Ortskrankenkasse versicherten Handelsangestellten unterrichtet vorstehende Statistik (s. Tabelle 111, S. 286):

Aus der Tabelle 111 ergib sich, daß das weibliche Personal mehr Krankheitsfälle- und tage aufweist als das männliche, während dieses hinsichtlich der Mortalität ungünstiger dasteht als jenes. Wir sehen also auch hier dieselben Verschiedenheiten zwischen den beiden Geschlechtern, wie wir sie bei der Arbeiterschaft kennen gelernt haben. — Vergleichen wir nun noch die Angaben der Tabelle 90 mit denen der Tabelle 111, so finden wir, daß die Handelsangestellten weit günstigere

112.

gehilfen		Handelshilfsarbeiterinnen				Handlungsgehilfinnen			
Krankheitstage		Krankheitsfälle		Krankheitstage		Krankheitsfälle		Krankheitstage	
1911	1910	1911	1910	1911	1910	1911	1910	1911	1910
0,40	0,42	0,11	0,10	0,11	0,08	0,11	0,10	0,08	0,04
4,51	3,72	12,00	12,06	10,77	10,75	18,01	16,85	16,42	14,93
12,23	13,19	13,64	13,91	12,49	12,14	10,38	10,16	8,62	8,14
6,64	6,66	4,89	4,94	6,23	5,81	3,22	3,73	3,95	4,33
18,23	17,68	12,68	12,38	15,11	13,69	12,75	12,29	15,78	14,58
27,37	26,91	15,94	17,55	20,95	23,07	14,66	16,31	23,32	24,49
11,26	10,57	13,67	13,39	9,79	10,40	18,00	18,49	11,93	13,66
7,05	8,95	14,59	15,49	15,48	16,18	10,79	11,18	12,15	12,21
6,49	6,07	8,06	5,60	5,37	3,92	8,02	6,95	4,94	4,65
5,70	5,57	4,27	4,48	3,57	3,89	3,97	3,86	2,76	2,94
0,12	0,26	0,15	0,10	0,13	0,07	0,09	0,08	0,05	0,03
4,87	3,95	6,13	5,74	3,84	3,68	6,15	5,81	4,30	4,31
23,07	23,02	13,20	13,13	10,45	11,22	41,00	39,91	35,07	35,95
22,94	23,83	14,82	13,98	13,85	13,24	27,80	27,80	29,23	28,78
12,15	13,01	13,90	14,14	14,72	14,43	12,92	13,45	14,49	15,10
7,74	8,49	13,25	13,69	13,58	13,94	6,24	6,23	8,01	7,31
6,65	6,89	10,76	11,40	11,47	12,17	2,68	3,—	3,78	3,65
5,71	5,11	8,79	8,38	9,87	8,77	1,80	1,61	2,61	2,25
5,27	4,80	7,01	7,55	7,42	8,23	0,77	0,88	1,15	1,06
4,13	4,22	5,59	5,04	6,57	5,79	0,57	0,75	0,76	0,75
3,54	3,07	3,42	3,83	4,08	4,54	0,32	0,27	0,39	0,29
3,93	3,61	3,13	3,12	4,15	3,99	0,15	0,29	0,21	0,55

Krankheits- und Sterblichkeitsziffern darbieten als die Arbeiter der beiden berücksichtigten Berufsgruppen.

Sehr zu beachten sind ferner die Ergebnisse der genannten Berliner Krankenkasse; ihre Statistiken über die Verteilung der mit Erwerbsunfähigkeit verbundenen Krankheiten nach Alters- und Krankheitsgruppen sind auf Grund von 54 654 Schlußdiagnosenkarten hergestellt; hiervon kamen im Jahre 1911 (1910) 30 521 (27 590) auf männliche und 24 133 (21 126) auf weibliche Mitglieder.

Aus den in der Tabelle 112 enthaltenen Verhältnisziffern ersieht man, daß die Handlungsgehilfen wegen Krankheiten des Nervensystems und des Verdauungsapparates häufiger und länger erwerbsunfähig sind als die Handelshilfsarbeiter; letztere zeigen dagegen ungünstigere Ziffern bei Erkrankungen der Haut, Knochen, Muskeln und Sehnen sowie bei Verletzungen. — Bei dem weiblichen Personal fällt auf, daß die Handlungsgehilfinnen mehr und länger dauernde Krankheitsfälle wegen Störungen der Entwicklung und Ernährung aufweisen als die Handelshilfsarbeiterinnen; hieraus ist zu schließen, daß dem Beruf der ersteren häufiger als dem der letzteren schwächliches und schlecht genährtes Personenmaterial zuströmt. — Bemerkenswert ist ferner, daß die Handlungsgehilfen in den jüngeren Altersklassen häufiger und länger erkranken als die Handelshilfsarbeiter; von der Altersklasse 26—30 Jahre an ist das Verhältnis aber ohne Ausnahme umgekehrt. Diese Erscheinung ist wohl so zu erklären, daß die Handlungsgehilfen von Hause aus schwächlicher sind als die Handelshilfsarbeiter, daß auf diese aber mehr Gesundheitsschädigungen im Beruf einwirken als auf jene. Noch stärker treten diese Differenzen bei einem Vergleich der entsprechenden Zahlen, die für das weibliche Personal gelten, in die Erscheinung.

Betrachtet man die Zahlen der Krankheitsfälle und -tage während der letzten fünf Jahre, so ergibt sich, daß die Nerven- und Verdauungskrankheiten bei den Handlungsgehilfen und -gehilfinnen zugenommen haben. Die Vermehrung der Nervenkrankheiten wird darauf zurückgeführt, daß die Tätigkeit im Handelsgewerbe sich immer intensiver und anstrengender gestaltet hat. Die Zunahme der Verdauungskrankheiten soll, nach der Meinung der Kassenverwaltung, auf mangelhafter und unregelmäßiger Ernährung beruhen. Der Kutscher, Packer, Hausknecht erhält in der kleinen Wirtschaft, die er besucht, eher noch kräftige, an Hausmannskost erinnernde Speisen, während das Restaurant dem Kommis für 0,80 bis 1 M. ein zwar aus drei bis vier Gängen bestehendes, aber an Nährwert und Bekömmlichkeit unzulängliches Menü liefert. Mit Recht deutet die Kassenverwaltung darauf hin, daß die Errichtung von Magenheilstätten sich immer mehr als notwendig erweist, und daß die Krankenkasse die Gewährung von Krankenkost einführen soll, was auf Grund der Reichsversicherungsordnung gestattet sein wird.

Aus den Schlußdiagnosenkarten konnte in 11 032 Fällen die Krankheitsursache festgestellt werden; davon entfielen auf:

Tabelle 113.

	1911			1910
Unfälle	6407	= 58,08 %	gegen	58,97 %
Tuberkulose	2738	= 24,82 ,,	,,	24,40 ,,
Geschlechtskrankheiten . . .	1583	= 14,35 ,,	,,	13,80 ,,
Alkoholismus	304	= 2,75 ,,	,,	2,83 ,,

auf

Handelshilfsarbeiter	Handlungsgehilfen
6158 — 30,84 %	2087 = 19,78 %

der eingegangenen Karten.

Handelshilfsarbeiterinnen	Handlungsgehilfinnen
1606 = 11,77 %	1181 = 11,26 %

der eingegangenen Karten.

Die Erkrankungen waren zurückzuführen bei den

	Handelshilfsarbeitern			Handlungsgehilfen		
	1911		1910	1911		1910
auf	Fälle	%	%	Fälle	%	%
Unfall	4441 = 72,12	gegen	72,85	909 = 43,56	gegen	41,34
Tuberkulose . .	929 = 15,09	,,	14,59	514 = 24.63	,,	27,21
Geschlechts-krankheiten .	605 = 9,82	,,	9,17	551 = 26,40	,,	26,99
Alkoholismus . .	183 = 2,97	,,	3,39	113 = 5,41	,,	4,46

	Handelshilfsarbeiterinnen			Handlungsgehilfinnen		
	1911		1910	1911		1910
auf	Fälle	%	%	Fälle	%	%
Unfall	606 = 37,73	gegen	39,91	451 = 38,19	gegen	39,65
Tuberkulose . . .	776 = 48,32	,,	47,18	519 = 43,94	,,	42,75
Geschlechts-krankheiten . .	218 = 13,58	,,	12,71	209 = 17,70	,,	17,29
Alkoholismus . .	6 = 0,37	,,	0,20	2 = 0,17	,,	0,31

Die Tabelle 113 zeigt, daß die Handlungsgehilfen weit höhere Ziffern bei Tuberkulose und Geschlechtskrankheiten aufweisen als die Handelshilfsarbeiter; man sieht hier den Einfluß der minderwertigen Konstitution und der ausschweifenden Lebensweise bei den Angestellten. Die Unterschiede beim weiblichen Personal sind in dieser Hinsicht nicht so stark. Auffallend ist, daß die Handlungsgehilfen auch gegenüber dem Alkoholismus ungünstigere Zahlen darbieten.

Aus all diesen Darlegungen geht hervor, daß zwar im ganzen genommen die sozialhygienischen Verhältnisse der Handelsangestellten besser sind als die der Arbeiter, daß aber auch hier sich in mannigfacher Hinsicht Mißstände zeigen.

Die Verbesserungsmaßnahmen müssen sich auch bei den Angestellten vor allem auf Erhöhung des Einkommens, Verkürzung der Arbeitszeit, Beseitigung der Sonntagsarbeit, hygienische Gestaltung der Arbeitsräume erstrecken; Fortschritte sind hierbei ebenfalls namentlich von der Selbsthilfe durch Zusammenschluß der Interessenten und durch Einwirkung auf die Gesetzgebung zu erreichen.

Bisher hat sich die deutsche Gesetzgebung mit dem Arbeitsschutz der Handelsangestellten nur in sehr bescheidenem Umfange befaßt. Der § 139 e der Gewerbeordnung schreibt vor, daß von 9 Uhr abends bis 5 Uhr morgens offene Verkaufsstellen für den geschäftlichen Verkehr geschlossen sein müssen. Der Spielraum für die Ausnutzung der Arbeitskraft ist also, wie man sieht, so groß, daß der Sozialhygieniker sich mit dieser Fixierung allein nicht zufrieden geben kann. Und auch die Bestimmungen der §§ 139 g und 139 h sind unzureichend. Der erstere verleiht den Polizeibehörden die Befugnis, im Wege der Verfügung für einzelne offene Verkaufsstellen besondere Maßnahmen zum Schutze des Lebens und der Gesundheit der Angestellten anzuordnen; auf Grund des § 139 h kann der Bundesrat Vorschriften darüber erlassen, welchen Anforderungen Laden-, Arbeits- und Lagerräume in hygienischer Hinsicht zu genügen haben. Diese Bestimmung wurde dem Gesetz insbesondere in der Absicht[1]) eingefügt, um eine geeignete und ausreichende Sitzgelegenheit[2]) für die Angestellten zu beschaffen. Der Bundesrat hat daraufhin — mit Wirkung von 1. April 1901 — angeordnet, daß in offenen Verkaufsstellen und in den dazu gehörenden Schreibstuben für ausreichende Sitzgelegenheit gesorgt sein muß.

So günstig diese bundesrätliche Anordnung gewirkt hat, so wenig kann man sich mit diesen unzureichenden Bestimmungen in der deutschen Gewerbeordnung begnügen. Und dies umsoweniger, als manche ausländische Staaten seit vielen Jahren weit wirkungsvollere Maßnahmen getroffen haben.

In England gibt es bereits seit dem Jahre 1886 ein Arbeiterschutzgesetz für das Handelsgewerbe, in welchem unter anderem bestimmt wird, daß Personen unter 18 Jahren in offenen Verkaufsläden nicht länger als 74 Stunden arbeiten dürfen; da es aber an hinreichender Kontrolle fehlt, so kommen, wie Georg Adler mitteilte, oft Übertretungen vor.

Wie W. Laß berichtet, ist in Westaustralien seit dem Jahre 1898 ein Gesetz in Kraft, wonach in den größeren Orten die Verkaufszeit nur von 8 Uhr morgens bis 6 Uhr abends währen darf; lediglich am Mittwoch und Samstag dürfen die Gehilfen bis 10 Uhr abends beschäftigt werden. Ein ähnliches Gesetz besteht in Neusüdwales seit dem Jahre 1900.

Literatur.

1. „Die wirtschaftliche Lage der deutschen Handlungsgehilfen im Jahre 1908." Bearbeitet nach statistischen Erhebungen des deutschnationalen Handlungsgehilfenverbandes. Hamburg 1910.

2. H. E. Krüger: „Die wirtschaftliche und soziale Lage der Privatangestellten." Schriften der Gesellschaft für soziale Reform, Heft 32 und 33, Jena 1912.

3. Geschäftsbericht pro 1911 der Ortskrankenkasse für den Gewerbebetrieb der Kaufleute, Handelsleute und Apotheker zu Berlin.

4. „Krankheits- und Sterblichkeitsverhältnisse in der Ortskrankenkasse für Leipzig und Umgebung." Berlin 1910.

5. Georg Adler: „Handlungsgehilfe", Artikel im Handwörterbuch der Staatswissenschaften, Bd. V, Jena 1909.

6. W. Laß: „Die sozialreformatorische Gesetzgebung und die Handlungsgehilfenfrage." Leipzig 1904.

---

[1]) Siehe Begründung zum Entwurf eines Gesetzes, betreffend Abänderung der Gewerbeordnung; 2. Anlageband der „Stenograph. Berichte über die Verhandlungen des Reichstages", 10. Legislaturperiode, 1 Session 1899/1900, Berlin 1899.

[2]) Bei einer Rundfrage, welche die Berliner Ortskrankenkasse der Kaufleute an 266 Ärzte im Jahre 1899 richtete, ergab sich, daß 240 Ärzte das fortwährende Stehen der Verkäuferinnen unbedingt, 22 Ärzte unter gewissen Bedingungen als Ursache krankhafter Störungen betrachten; nur 4 Kassenärzte hatten die Frage verneint.

5. Beamte.

Zum Schluß unserer den einzelnen Berufsklassen gewidmeten Betrachtungen seien hier noch einige Darlegungen über die sanitären Verhältnisse der Beamten angereiht. Man hat den gesundheitlichen Zuständen dieser Kategorie bisher relativ wenig Aufmerksamkeit gewidmet. Für uns hat aber die hygienische Lage der Beamten ein großes Interesse; denn erstens handelt es sich auch hier um Schichten, die nach vielen Hunderttausenden zählen; und zweitens ist es für uns wertvoll, die sanitären Verhältnisse dieser Klasse mit denen die Arbeiter und Handelsangestellten zu vergleichen.

Die wirtschaftlichen und sozialen Zustände der Beamten sind sehr verschiedenartig, und zwar je nach der Art der Tätigkeit und je nach dem Rang. Gemäß unseren obigen Ausführungen interessieren uns vorzugsweise die unteren und mittleren Beamten; die oberen werden nur zum Zwecke des Vergleiches herangezogen. Mit Rücksicht auf den Raum können wir hier naturgemäß nicht alle, sondern nur die der Zahl nach stärksten Beamtenkategorien behandeln. —

Die Beamten stellen in hygienischer Hinsicht ein „ausgelesenes" Personal dar; denn ihrer Anstellung geht eine ärztliche Untersuchung voraus. Ihre Tätigkeit ist zumeist eine geistige, körperlich weniger anstrengende als die der Arbeiter; auch die Arbeitszeiten sind im allgemeinen nicht so lang wie bei der Arbeiterschaft. Ferner ist zu betonen, daß die Beamten mit Sicherheit auf ein genau bestimmtes Einkommen rechnen können. Aber darum ist die Berufstätigkeit der Beamten noch keineswegs frei von Gesundheitschädigungen.

Man muß vor allem bedenken, daß die Einnahmen der Beamten gewöhnlich weit geringer sind als die der ihnen sozial gleichgestellten Angehörigen von freien Berufen. Dazu kommt, daß an die Beamten in und außer dem Beruf Anforderungen gerichtet werden, deren Befriedigung oft mit beträchtlichem Kostenaufwand verbunden ist. Ferner muß berücksichtigt werden, daß die Beamten nicht frei in der Wahl ihrer Arbeit sind, daß auf sie das Verhalten ihrer Vorgesetzten, Kollegen, Untergebenen einwirkt, daß sie vielfach mit dem schwer zu befriedigenden Publikum in Berührung kommen, daß sie alle Kraft daran setzen müssen, ihre Stellung zu wahren und im Range zu steigen — kurz, daß jeder Einzelne eine Summe von geistigen Anstrengungen, die anscheinend mit der eigentlichen Berufstätigkeit gar nicht verbunden sind, aufwenden muß, wenn er nicht in den Hintergrund gedrängt werden will.

Es machen sich aber auch vielerlei unmittelbare Berufsschädigungen bei den Beamten geltend, was wir sogleich erkennen werden, wenn wir uns jetzt den sanitären Verhältnissen bestimmter Kategorien zuwenden.

a) Eisenbahnbeamte.

Die „Eisenbahner" umfassen die verschiedensten sozialen Schichten; vielfach verrichten die unteren Beamten eine vorzugsweise körperlich

Tabelle

Krankheitshäufigkeit des der Krankenversicherung unter-

	A Stations-, Abfertigungs- und Bureaupersonal				B Zug- und Dampfschiff-Begleitungspersonal	
	a im Arbeitverhältnis stehende Bedienstete		b im vertragsmäßigen Dienstverhältnis befindliche, als Beamte verwendete Personen			
	Durchschn. Mitgliederstand 4893		Durchschn. Mitgliederstand 402		Durchschn. Mitgliederstand 743	
	Krankheits-		Krankheits-		Krankheits-	
	fälle	tage	fälle	tage	fälle	tage
Insgesamt	3 180	57 356	208	4 716	365	7 683
Davon entfallen:						
auf 100 Mitglieder	64,99	—	51,74	—	49,13	—
auf 1 Mitglied . .	—	11,72	—	11,73	—	10,34
auf 1 Krankheitsfall	—	18,03	—	22,67	—	21,05

Tabelle

Krankheitshäufigkeit der zur freien ärztlichen Behandlung be-

	A Beamte des Stations-, Abfertigungs- und Bureaudienstes, die ausschließlich oder zumeist auf dem Bureau beschäftigt sind		B Beamte, deren Tätigkeit sich mehr im Freien als auf dem Bureau abwickelt, und die nicht zu einer der unter den nachfolgenden Buchstaben aufgeführten Beamtengruppen gehören	
	Durchschn. Personalstand 2723		Durchschn. Personalstand 1620	
	Krankheits-		Krankheits-	
	fälle	tage	fälle	tage
Insgesamt	1 101	24 865	1 046	25 844
Davon entfallen:				
auf 100 Beamte	40,43	—	64,57	—
auf 1 Beamten	—	9,13	—	15,95
auf 1 Krankheitsfall	—	22,58	—	24,71

anstrengende Tätigkeit und unterscheiden sich darum kaum von der
Arbeiterschaft, aus der sie hervorgegangen sind. Andere versehen den
Zug- oder Abfertigungs- oder Bureaudienst, wobei dann jeweils wiederum
mehrere Rangstufen zu trennen sind. — Es ist nun für den Sozialhygieniker ungemein interessant, die verschiedenen Tätigkeitszweige
innerhalb der Eisenbahnbeamtenschaft hinsichtlich ihrer sanitären
Verhältnisse miteinander zu vergleichen.

Über die sozialhygienischen Zustände dieser großen Personengruppe
erhalten wir eine Vorstellung, wenn wir die Statistik der Dienstun-
fähigkeitsfälle und -ursachen sowie der Mortalitätsziffern
betrachten.

114.
liegenden Personals der badischen Eisenbahnen im Jahre 1911.

C		D		E		A—E	
Zug und Dampfschiff-Beförderungspersonal		Bahnunterhaltungs- und Bahnbewachungspersonal		Werkstättepersonal		Im ganzen	
Durchschn. Mitgliederstand 1144		Durchschn. Mitgliederstand 5930		Durchschn. Mitgliederstand 4714		Durchschn. Mitgliederstand 17826	
Krankheits-		Krankheits-		Krankheits-		Krankheits-	
fälle	tage	fälle	tage	fälle	tage	fälle	tage
925	15 585	2 992	60 444	2 781	60 733	10 451	206 517
80,86	—	50,46	—	58,99	—	58,63	—
—	13,62	—	10,19	—	12,88	—	11,59
—	16,85	—	20,20	—	21,84	—	19,76

115.
rechtigten Beamten der badischen Eisenbahnen im Jahre 1911.

C		D		E		A—E	
Zug- und Dampfschiff-Begleitungspersonal		Zug- und Dampfschiff-Beförderungspersonal		Bahnunterhaltungs- und Bahnbewachungspersonal		Im ganzen	
Durchschn. Personalstand 2161		Durchschn. Personalstand 1927		Durchschn. Personalstand 2266		Durchschn. Personalstand 10 697	
Krankheits-		Krankheits-		Krankheits-		Krankheits-	
fälle	tage	fälle	tage	fälle	tage	fälle	tage
1 128	25 859	1 689	29 540	1 039	22 667	6 003	128 781
52,20	—	87,65	—	45,85	—	56,12	—
—	11,97	—	15,33	—	10,00	—	12,04
—	22,92	—	17,49	—	21,82	—	21,45

Das hierüber veröffentlichte Material ist allerdings spärlich. Die alljährlich publizierten Angaben über die „Wohlfahrtseinrichtungen der Preußisch-Hessischen Eisenbahngemeinschaft" sind nicht eingehend genug für unsere Zwecke. Ausführlich dagegen sind die Darlegungen über die „Krankheits-, Sterbe- und Invalidisierungsfälle bei der Preußisch-Hessischen Eisenbahngemeinschaft und der Generaldirektion der Reichseisenbahnen in Elsaß-Lothringen im Kalenderjahr 1907", welche Schwechten und Herzfeld auf Grund amtlicher Quellen bearbeitet haben. Am zweckdienlichsten für unsere Betrachtungen scheint mir das von der Generaldirektion der badischen Staatsbahnen veröffentlichte Material zu sein. Hier wird über die Häufigkeit der mit Erwerbs- bzw. Dienstbehinderung verbundenen Krankheitsfälle Statistik geführt, und zwar einerseits für das Personal, das der Krankenversicherung unterliegt, und andererseits für die höher besoldeten und daher versicherungsfreien, aber zur freien ärztlichen Behandlung berechtigten Beamten.

Vergleichen wir zunächst die letzte Spalte (A—E) der Tabelle 114 mit der entsprechenden Spalte der Tabelle 115, so finden wir, daß die Kassenmitglieder (zu ihnen gehören nur relativ wenige Beamte, die früher versicherungspflichtig waren und nach ihrer etatsmäßigen Anstellung freiwillig Mitglieder der Kasse blieben) ungünstigere Verhältnisziffern hinsichtlich der Erkrankungshäufigkeit aufweisen als die Beamten. Betrachten wir ferner die einzelnen Kategorien in jeder der beiden Tabellen, so sehen wir, daß das auf den Lokomotiven beschäftigte Personal (C der Tabelle 114 und D der Tabelle 115) die höchsten Krankheitszahlen darbietet, daß dann die Arbeiter (A a), die Beamten, die vorzugsweise im Freien (B der Tabelle 114) tätig und daher Wind und Wetter ausgesetzt sind, und das Werkstättenpersonal (E der Tabelle 113) folgen; weit günstiger steht das Personal da, das im Bureau beschäftigt ist, und zwar zeigen hierbei die etatsmäßig Angestellten wieder eine Überlegenheit gegenüber den Mitgliedern der Betriebskrankenkasse. —

Sehr lehrreich sind dann auch die Angaben darüber, wie häufig die einzelnen Krankheitsarten bei den beiden Personalschichten auftreten.

Die Tabelle 116 zeigt zunächst, daß die Kassenmitglieder kleinere Zahlen bei Influenza, Gicht und Rheumatismus aufweisen als die Beamten; diese Erscheinung dürfte wohl auf eine größere Empfindlichkeit der letzteren, die sie zur Krankmeldung leichter geneigt macht, zurückzuführen sein. Daß die Beamten dagegen häufiger an Nervenkrankheiten leiden als das andere Personal, scheint mir mit der die geistige Kraft stärker absorbierenden Tätigkeit der ersteren zusammenzuhängen. — Weit größer als bei den Angestellten sind die Tuberkuloseziffern bei den Versicherungspflichtigen; letztere weisen auch bei den Krankheiten der äußeren Bedeckungen sowie vor allem bei den Verletzungen weit höhere Zahlen auf; hier sehen wir offenbar Einflüsse der wirtschaftlichen Lage und des Berufes.

Leider bietet das badische Material keine nach dem Geschlecht getrennten Angaben. Aus der Arbeit von Schwechten und Herzfeld läßt sich aber entnehmen, daß das weibliche Personal im Bureau- sowie im inneren Abfertigungsdienst weit häufiger erkrankt als die entsprechenden männlichen Beamten. Auch nach den Angaben der württembergischen Betriebskrankenkasse weisen die weiblichen Beamten verhältnismäßig höhere Krankheitsziffern auf als die männlichen.

Vergleicht man die Krankheitsziffern der preußisch-hessischen Eisenbahn-Betriebskrankenkassen mit denen der badischen, so zeigt sich, daß die ersteren weit günstiger dastehen. Hier scheinen regionale Unterschiede vorzuliegen, die wohl mit dem Altersaufbau des Personals zusammenhängen (die älteren Arbeiter und Beamten scheiden wahrscheinlich in Preußen früher aus dem Dienst). Schwechten und Herzfeld haben ihr Material nach Direktionsbezirken geteilt; hierbei ergab sich, daß bei der Direktion Straßburg, also auch einem südwestdeutschen Gebiet, die Krankheitsziffern noch höher sind als in Baden, während die Zahlen, die sich auf ostelbische Direktionen (Königsberg, Posen, Breslau, Stettin) beziehen, am niedrigsten sind. Das Eisenbahnpersonal in der bayrischen Pfalz zeigt günstigere, das Personal im rechtsrheinischen Bayern dagegen ungünstigere Ziffern als die badischen Eisenbahnen.

Im Hinblick auf die obengenannten hohen Krankheitszahlen bei dem Zugbeförderungspersonal seien hier noch einige Bemerkungen über die Gesundheitsverhältnisse dieser Gruppe angeführt.

Der Ludwigshafener Versicherungsmathematiker Braun hat auf der Grundlage der von dem „Verein Deutscher Lokomotivführer und Heizer" in den

Jahren 1887—1909 gesammelten Beobachtungen die Sterbens-, Invaliditäts- und Unfallwahrscheinlichkeit berechnet und seine Ergebnisse mit den Resultaten einer gleichartigen Untersuchung, die sich auf das Material der Jahre 1868—1884 erstreckte, verglichen.

Braun stellte fest, daß während der beiden letzten Jahrzehnte die Mortalität bei den Lokomotivführern und Heizern in den Altersjahren von 20—60 sich bedeutend verkleinert hat. Dieser Rückgang steht im Einklang mit der Entwicklung der Sterblichkeitsverhältnisse bei der allgemeinen Bevölkerung. Nach der Ansicht von Braun kommt aber noch hinzu, daß „bessere Urlaubsverhältnisse, das Alkoholverbot, die auf den Lokomotiven geschaffenen Schutzvorrichtungen, die Verbesserungen in Aufenthalts- und Übernachtungsräumen usw., mit einem Wort die Abschwächung der durch die Besonderheit des Berufes entstehenden Gesundheitsgefahren sicher nicht ohne Einfluß geblieben sind". Schließlich habe aber auch die vom Alter 50 an stark gestiegene Pensionierung zu der Verminderung der Sterblichkeitswahrscheinlichkeit beigetragen. — Braun zeigt dann weiter, daß in den letzten Jahrzehnten die Invaliditätswahrscheinlichkeit in den Altersjahren bis 45 einen auffallend starken Rückgang und von den 50er Jahren an eine auffallend große Steigerung erfahren habe. Er sieht die Ursache für diese Erscheinungen darin, daß, obwohl die Dienstdauer allmählich etwas günstiger geworden ist, und die früher verwendeten Lokomotiven infolge ihrer technischen Mangelhaftigkeit schwieriger zu behandeln waren, der gestiegene Verkehr eine schnellere Zugfolge, größere Fahrgeschwindigkeit und Vermehrung der Signale bedinge, was den Dienst anstrengender gestalte, zumal die Maschinen infolge ihrer komplizierten Bauart schwerer zu bedienen sind. „Die Intensität der Arbeitsleistung ist größer geworden und hat eine größere und raschere Abnutzung der Arbeitsfähigkeit zur Folge." — Bemerkt sei noch, daß die Entwicklung der Unfallwahrscheinlichkeit dieselbe Tendenz zeigt wie die der Invaliditätswahrscheinlichkeit.

Interessant sind auch die Ausführungen, die der bayrische Bahnarzt Zeitlmann im Jahre 1902 auf dem 5. Deutschen Bahnärztetag in München vortrug. Er hatte für die Jahre 1890—1899 festgestellt, daß die Erkrankungsziffern bei dem Fahrpersonal im allgemeinen sehr hoch sind, daß sich aber große Unterschiede zwischen den einzelnen Betriebswerkstätten zeigen. Die Differenzen unter den 16 größeren Betriebswerkstätten waren am stärksten zwischen Augsburg, bei dessen Lokomotivpersonal 142%, und Schweinfurt, bei dessen Lokomotivpersonal 64% der Beamten erkrankten. Bei näherer Untersuchung fand Zeitlmann, „daß diese Verschiedenheiten weder durch den Altersaufbau, noch durch die Art der Erkrankungen, noch durch örtliche und klimatische Einflüsse bedingt sein können. Es drängte alles zu der Annahme, daß die Ursache der Verschiedenheiten in rein dienstlichen Verhältnissen liegen müsse." Man berechnete nun für das Personal der beiden Betriebswerkstätten die Leistungen, und da zeigte sich, daß die Lokomotivführer der Bertiebswerkstätte Schweinfurt hinsichtlich der auf jeden Dienstfähigkeitstag entfallenden Ausbleibezeit ein Mehr von 1,4 Stunden aufwiesen, während sie an jedem Dienstfähigkeitstage 23 Kilo-

Tabelle
Krankheitsstatistik nach

	Der Krankenversicherung unter-		
	Es entfallen		
	Krankheitsfälle auf 100 Mitglieder	Krankheitstage	
		auf ein Mitglied	auf einen Krankheitsfall
I. Allgemeine und Blutkrankheiten:			
a) Influenza	6,86	0,84	12,21
b) Gicht und Rheumatismus jeder Art	7,06	1,23	17,47
c) Karzinome und andere bösartige Neubildungen	0,04	0,03	66,00
d) alle übrigen Krankheiten	0,80	0,21	26,13
zusammen	**14,76**	**2,31**	**15,62**
II. Krankheiten des Nervensystems:			
a) Geisteskrankheit	0,04	0,09	221,29
b) Ischias, Neuralgie, Neurasthenie und Neurose.	1,51	0,37	24,51
c) alle übrigen Krankheiten	0,35	0,20	58,74
zusammen	**1,90**	**0,66**	**34,83**
III. Krankheiten der Augen	**0,84**	**0,14**	**17,26**
IV. Krankheiten der Ohren	**0,46**	**0,13**	**27,51**
V. Krankheiten der Atmungsorgane:			
a) Lungentuberkulose	0,49	0,65	133,46
b) Asthma, Emphysem, Bronchitis, Bronchial-, Brust- und Lungenkatarrh, Lungen- und Rippenfellentzündung	6,20	1,80	29,07
c) alle übrigen Krankheiten	0,66	0,11	16,35
zusammen	**7,35**	**2,56**	**34,86**
VI. Krankheiten der Kreislauforgane	**1,12**	**0,51**	**48,88**
VII. Krankheiten der Verdauungsorgane:			
a) Magen- und Darmkatarrh	7,41	0,95	12,78
b) alle übrigen Krankheiten	6,00	0,97	16,23
zusammen	**13,41**	**1,92**	**14,32**
VIII. Krankheiten der Harn- und Geschlechtsorgane:			
a) Gonorrhöe, Schanker und Syphilis	0,03	0,02	61,00
b) alle übrigen Krankheiten	0,53	0,20	38,49
zusammen	**0,56**	**0,22**	**39,62**
IX. Krankheiten der äußeren Bedeckungen:			
a) Zellgewebsentzündung, Karbunkel, Furunkel und sonstige Geschwüre	3,37	0,41	12,06
b) alle übrigen Krankheiten	1,36	0,20	14,68
zusammen	**4,73**	**0,61**	**12,81**
X. Krankheiten der Bewegungsorgane	**1,05**	**0,20**	**19,35**
XI. Anderweitige Krankheiten und unbestimmte Diagnosen	**0,42**	**0,08**	**19,36**
XII. Verletzungen:			
a) Betriebsunfälle	9,85	1,87	18,97
b) sonstige	2,18	0,37	16,86
zusammen	**12,03**	**2,24**	**18,59**

116.
Krankheitsarten.

liegendes Personal		Zur freien ärztlichen Behandlung berechtigte Beamte				
Sterbefälle		Es entfallen			Sterbefälle	
		Krankheits-fälle auf 100 Beamte	Krankheitstage			
im ganzen	Auf 1000 Mit-glieder		auf einen Beamten	auf einen Krankheitsfall	im ganzen	auf 1000 Beamte
—		7,44	1,04	13,93	4	
2		9,13	1,91	20,95	2	
3		0,03	0,01	51,67	—	
6		1,12	0,32	28,18	4	
11		17,72	3,28	18,51	10	
—		0,04	0,03	91,00	—	
—		2,89	0,86	29,78	—	
1		0,97	0,37	37,63	6	
1		3,90	1,26	32,33	6	
—		0,81	0,16	19,80	—	
1		0,35	0,09	26,41	—	
25		0,06	0,12	187,00	4	
15		6,04	1,69	27,97	8	
1		0,86	0,14	16,35	—	
31		6,96	1,95	28,03	12	
25		1,01	0,51	50,65	13	
3		7,60	1,06	14,01	4	
16		6,54	1,15	17,68	8	
19		14,14	2,22	15,71	12	
3		0,50	0,18	36,07	2	
3		0,50	0,18	36,07	2	
—		2,35	0,37	15,71	—	
—		1,07	0,19	17,43	1	
—		3,42	0,56	16,25	1	
—		1,10	0,34	30,87	—	
1		0,58	0,14	24,56	1	
9		3,90	1,03	26,29	2	
6		1,71	0,31	18,38	—	
15		5,61	1,34	23,88	2	
107	6,00				59	5,52

meter weniger zurückzulegen hatten als ihre Amtsgenossen in Augsburg. So gelangt man mit Zeitlmann zu folgenden Schlüssen: Die auffallend hohen Erkrankungsziffern bei einer einzelnen Dienstgruppe sind als Folge dienstlicher Inanspruchnahme zu betrachten; die starke Krankheitsfälligkeit ist aber nicht untrennbar mit dem Dienst verbunden, sie kann durch Erleichterungen im Dienst erheblich vermindert werden.

b) Postbeamte.

Ähnliche Unterschiede hinsichtlich der sozialen Lage und der Tätigkeitsart wie bei den Eisenbahnern findet man bei den Beamten der Post.

Eine Vorstellung von den sanitären Verhältnissen der letzteren erhält man mit Hilfe der alljährlich von der deutschen Reichspost- und Telegraphenverwaltung veröffentlichten Statistik über die Krankheits- und Sterbefälle der Beamten- und Unterbeamtenklassen.

Betrachten wir zunächst die allgemeinen Angaben.

Tabelle 117.

Zahl der Krankheitsfälle[1]), Krankheitstage und Sterbefälle.

Beamten- und Unterbeamtenklassen	Zahl der Beamten und Unterbeamten einschl. der Stellvertret. Ende 1910	Es kommen			auf 1000 Beamte usw. Sterbe- fälle
		auf 1000 Beamte usw. Krankheits- fälle	auf 1 Krank- heitsfall Krank- heits- tage	auf 1 Be- amten usw. Krank- heits- tage	
A. Beamte					
1. Vorsteher von Ämtern I u. II, Vize-Direktoren, Orts-Aufsichtsbeamte u. Stellenvorsteh. (Obersekretäre usw).	4 408	375,2	56,5	21,2	14,5
2. Sonstige männliche Postbetriebs-beamte	46 149	426,1	35,8	15,2	4,4
3. Sonstige männliche Telegraphen- und Fernsprechbetriebsbeamte . .	10 981	656,6	31,1	20,4	5,6
4. Post- u. Telegraphengehilfinnen .	19 407	594,1	29,8	17,7	2,3
A. zusammen	**8 0945**	**494,9**	**34,1**	**16,9**	**4,6**
B. Unterbeamte.					
5. Unterbeamte im Post-, Telegraphen- und Fernsprechdienst (ohne Nr. 6)	93 551	617,4	32,4	20,0	4,4
6. Landbriefträger und Postboten im Landbestelldienst	29 703	373,1	26,7	10,0	3,6
B. zusammen	**123 254**	**558,5**	**31,5**	**17,6**	**4,2**
im ganzen (A. u. B.)	204 199	533,3	32,5	17,3	4,4
Nachrichtlich zu A. 4:					
a) Etatsmäßig angestellte Post- und Telegraphengehilfinnen	5 436	1125,6	34,0	38,2	3,7
b) Nichtetatsmäßig angestellte Post- und Telegraphengehilfinnen . . .	13 971	387,3	25,2	9,7	1,8

[1]) Jede Erkrankung — auch wenn ein Beamter usw. an demselben Leiden mehrmals erkrankte — ist als ein besonderer Fall gezählt.

Die Tabelle 117 zeigt, daß die höheren und mittleren Postbeamten insgesamt kleinere Krankheitsziffern aufweisen als alle Unterbeamten zusammen. Die höheren Beamten wiederum erkranken seltener als die mittleren; erstere weisen aber größere Sterblichkeitsziffern auf als alle anderen Postbeamten, was ohne Zweifel mit dem Altersaufbau zusammenhängt. — Die höchsten Krankheitsziffern bieten die etatsmäßig angestellten Post- und Telegraphengehilfinnen dar, was in deutlichem Gegensatz zu der Krankheitsfälligkeit ihrer nichtetatsmäßig angestellten Kolleginnen sich befindet; diese Erscheinung beruht zum großen Teil wohl auf einer im Laufe der Jahre sich geltend machenden Berufsschädigung, da auch die männlichen mittleren Telegraphenbeamten sehr häufig erkranken; andererseits scheinen die Beamtinnen, wenn sie einmal etatsmäßig angestellt sind, zur Krankmeldung leichter geneigt zu sein als vor ihrer definitiven Anstellung. — Bemerkenswert ist die niedrige Krankenziffer der Landbriefträger, die sogar kleiner ist als die der hohen Beamten; diese Tatsache ist wohl dahin zu deuten, daß es sich bei ersteren um von Hause aus sehr kräftige Personen handelt, unter denen sich zudem vorzugsweise jüngere Elemente befinden.

Einen tieferen Einblick in die gesundheitlichen Zustände der Postbeamten gewinnen wir, wenn wir die Krankheitsfälle nach Krankheitsgruppen einteilen (s. Tabelle 118, S. 300).

Der Tabelle 118 entnehmen wir, daß die Unterbeamten viel häufiger an Infektionskrankheiten (hier spielt die Influenza eine große Rolle), besonders auch an Tuberkulose sowie an den Krankheiten der Bewegungsorgane und an Verletzungen erkranken als die anderen Beamten; letztere weisen dagegen viel höhere Krankheitsziffern bei den Krankheiten des Nervensystems auf. Hier sehen wir also dieselben Einflüsse der wirtschaftlichen Lage und der Berufsarbeit bei den verschiedenartigen Beamtenklassen der Post, wie wir sie oben bei dem Eisenbahnpersonal getroffen haben.

Schließlich seien noch die amtlich publizierten Angaben über die Todesursachen bei den Postbeamten, und zwar verglichen mit den bei der übrigen Bevölkerung Preußens, angeführt (s. Tabelle 119, S. 300).

Die Statistik lehrt, daß sowohl die männlichen als auch die weiblichen Beamten der Post (von belanglosen Ausnahmen abgesehen) bei allen Todesursachen erheblich günstigere Ziffern als die sonstigen Personen des jeweiligen Geschlechts in den entsprechenden Altersklassen darbieten.

Eisenstadt hat die Sterbekarten von 1903—1908 des deutschen Postverbandes unter anderem daraufhin geprüft, ob sich dort ein Vermerk über den Einfluß des Dienstes und der Diensträumlichkeiten auf die jeweilige Todesursache befindet. In der Tat wurde in mehreren Fällen eine solche Beziehung angenommen.

Aus Darlegungen in der Deutschen Postzeitung ersieht man, daß der Nachtdienst mit seiner Verantwortlichkeit und seinen schädlichen Reizen (künstliches Licht, alkoholhaltige Getränke, Kaffee, Tabak), langes Stehen vor dem Abfertigungsspind, Angst vor Tadel und Strafen, geistige Überarbeitung, rücksichtslose Behandlung seitens des Publikums Ausfüllung der dienstfreien Stunden mit Vorbereitung zu Prüfungen u. a. m. die Ursachen für die häufigen Fälle von Nervosität darstellen. Aus derselben Quelle entnehmen wir, daß die Postbeamten beim Schalterdienst sehr häufig unter lästigem Zugwind zu leiden haben, was als Ursache für Erkältungen und hiermit im Zusammenhang als Grundlage für die Tuberkuloseentstehung in Betracht kommt.

Tabelle 118.   Krankheits- und Sterbefälle

Es entfallen	Infektions- und parasitäre Krankheiten				Örtliche — Zusammen		Krankheiten des Nervensystems				Krankheiten der Atmungsorgane			
	Zusammen		darunter Tuberkulose				Im ganzen		darunter Neurasthenie		Im ganzen		darunter Lungenentzündung (katarrhalische usw.) u. Brustfellentzündung (Rippenfellentzündung)	
	Krankheitsfälle	Sterbefälle	Krankheitsfälle	Sterbefälle	Krankheitsfälle	Sterbefälle	Krankheitsfälle	Sterbefälle	Krankheitsfälle	Sterbefälle	Krankheitsfälle	Sterbefälle	Krankheitsfälle	Sterbefälle
Auf 1000 Beamte (A) .	61,9	0,8	0,6	0,5	391,8	3,3	103,7	0,6	40,1	—	66,7	0,4	4,3	0,2
Auf 1000 Unterbeamte (B) .	85,7	1,0	1,8	0,8	437,7	2,5	44,7	0,3	13,2	—	76,1	0,5	9,0	0,3

Tabelle 119.

1909, Todesursachen	Reichspost- u. Telegraphenverwaltung — Lebende männl. Beamte, Unterbeamte u. Ruhegehaltsempfäng. 201 474 — Sterbefälle		Preußen — Lebende männliche Personen über 20 Jahre: 10 439 850 — Sterbefälle		Reichspost- u. Telegraphenverwaltung — Lebende weibliche Beamte: 19 329 — Sterbefälle		Preußen — Lebende weibl. Personen über 20 bis 40 Jahre: 5 831 940 — Sterbefälle	
	Zahl	Auf 1000 Beamte, Unterbeamte u. Ruhegehaltsempfänger	Zahl	Auf 1000 Lebende	Zahl	Auf 1000 weibl. Beamte	Zahl	Auf 1000 Lebende
Gesamt-Sterbefälle	1964	9,75	179825	17,22	34	1,76	31718	5,44
Hiervon starben an:								
Scharlach, Masern u. Röteln, Diphtherie u. Krupp	3	0,01	184	0,02	1	0,05	178	0,03
Tuberkulose . . .	250	1,24	24489	2,35	6	0,31	12040	2,06
Krankheiten des Nervensystems .	245	1,22	16153	1,55	6	0,31	1713	0,29
Krankheiten der Atmungsorgane . .	269	1,34	28011	2,68	6	0,31	3395	0,58
Darunter Lungenentzündung (Pneumonie)	140	0,69	16108	1,54	4	0,21	2081	0,36
Krankheiten der Kreislauforgane .	405	2,01	24442	2,34	1	0,05	3151	0,54
Krankheiten der Nieren, sonstigen Harnorgane usw.	76	0,38	5031	0,48	2	0,10	1131	0,19
erunglückungen .	37	0,18	7854	0,75	—	—	388	0,07

nach Krankheitsgruppen. Tabelle 118.

| Krankheiten unter | | | | | | | | | | | | | | | |
| Krankheiten der Kreislauforgane | | Krankheiten der Verdauungsorgane | | Krankheiten der Nieren, sonstigen Harnorgane usw. | | Krankheiten der äußeren Bedeckungen | | Krankheiten der Bewegungsorgane | | Verletzungen und anderweitige äußere Einwirkungen | | Sonstige Krankheiten | | Gesamtzahl der | |
Krankheitsfälle	Sterbefälle	Krankheitsfälle	Sterbefälle	Krankheitsfälle	Sterbefälle	Krankheitsfälle	Sterbefälle	Krankheitsfälle	Sterbefälle	Krankheitsfälle	Sterbefälle	Krankheitsfälle	Sterbefälle	Krankheitsfälle	Sterbefälle
26,7	1,1	94,3	0,6	13,1	0,2	20,5	0,02	31,2	0,04	19,2	0,4	41,2	0,5	494,9	4,6
24,6	0,6	108,0	0,3	8,4	0,1	32,1	0,01	82,4	0,02	48,1	0,5	35,1	0,7	558,5	4,2

c) Lehrer.

Die Lehrer sind, im Gegensatz zu den Post- und Eisenbahnbeamten, eine aus sozial ziemlich gleichartigen Personen bestehende Beamtengruppe; sie haben ausschließlich eine geistige Arbeit zu verrichten.

Ihre Berufsarbeit zwingt sie aber vielfach, in überfüllten, staubigen Räumen tätig zu sein; der Unterricht, der Verkehr mit den Schülern und deren Eltern, mit Vorgesetzten und Kollegen erfordert eine Summe geistiger Anstrengungen, so daß der Lehrerberuf keineswegs so leicht ist, wie vielfach angenommen wird. Nach Angaben von Thiersch erkranken die Lehrer sehr häufig an Neurasthenie sowie an katarrhalischen Affektionen der oberen Luftwege; Tuberkulose[1] soll nach diesem Autor als eigentliche Lehrerkrankheit nicht in Frage kommen.

Die Krankheits- und Sterblichkeitsverhältnisse der Lehrer wurden in den letzten Jahren eingehender statistisch untersucht.

Aus einer im Jahre 1894 von Karup und Gollmer veröffentlichten Arbeit, die sich auf das Material der Lebensversicherungsbank in Gotha erstreckt, geht hervor, daß die Elementarlehrer im Alter von 26—60 Jahren höhere Sterblichkeitsziffern aufweisen als die Universitätslehrer, evangelischen Geistlichen und die Gymnasiallehrer, dagegen niedrigere Ziffern als die katholischen Geistlichen und Ärzte; die Stadtlehrer stehen günstiger da als die Landlehrer. Bemerkt sei noch, daß nach Karup und Gollmer die Sterblichkeit der Lehrer, namentlich der Landlehrer, an Schwindsucht häufiger ist als die der anderen eben genannten Berufsarten.

---

[1]) Vergleiche die Angaben über die Tuberkulose der Lehrer im Kapitel „Schulkinder“, Seite 212.

Größeres Interesse als diese Angaben, die sich auf ein viele Jahre zurückliegendes Material beziehen, haben zwei Untersuchungen, welche im Jahre 1909 durchgeführt wurden.

Die erste, deren Ergebnisse Mannzen veröffentlicht hat, erstreckt sich auf die Gesundheitsverhältnisse der an den Kieler Volks- und Mittelschulen angestellten Lehrer und Lehrerinnen im Schuljahre 1909. Die Erhebung bezieht sich auf 41 Schulen; an diesen waren 361 Lehrer und 194 Lehrerinnen außer den Rektoren tätig; letztere wurden in die Untersuchung nicht einbezogen. Die Lehrer versäumten wegen Krankheit 7233 Stunden; ein Lehrer im Durchschnitt 20 Stunden; die Lehrerinnen versäumten wegen Krankheit 8666 Stunden; eine Lehrerin im Durchschnitt fast 45 Stunden. Man sieht also, um wieviel größer die Krankheitsziffer der Lehrerinnen als die der Lehrer ist.

Binge hat die Mortalitätsverhältnisse der Volksschullehrer und -lehrerinnen im Hamburgischen Stadtgebiet untersucht und die Ergebnisse mit denen der allgemeinen Bevölkerung in Hamburg und im Reich verglichen.

Tabelle 120.

| Alter | Mittlere Lebensdauer für die | | | | | |
| | weibliche Bevölkerung | | Hamburger Volksschullehrerinnen | männliche Bevölkerung | | Hamburger Volksschullehrer |
	des Reiches	Hamburgs		des Reiches	Hamburgs	
20	43,37	47,35	50,92	41,23	42,54	46,84
25	39,43	43,13	46,19	37,38	38,60	42,29
30	35,62	38,97	41,51	33,46	34,63	37,90
35	31,87	34,83	36,89	29,59	30,63	33,58
40	28,14	30,82	32,59	25,89	26,76	29,26
45	24,37	26,87	28,56	22,37	23,16	24,97
50	20,58	22,94	24,57	19,00	19,78	21,03
55	16,98	16,99	20,56	15,81	16,71	17,48
60	13,60	15,77	16,99	12,82	14,07	14,15
65	10,62	12,48	14,06	10,12	11,04	10,97
70	8,10	9,79	11,09	7,76	8,66	8,19
75	6,07	7,29	8,12	5,80	6,43	5,92
80	4,48	5,58	5,51	4,23	5,16	4,16
85	3,32	4,00	3,57	3,05	3,74	2,90
90	2,52	3,06	2,25	2,23	3,43	1,91

Wie man aus der Tabelle 120 ersieht, weisen sowohl die Hamburgischen Volksschullehrer wie die Lehrerinnen günstigere Ziffern auf als die übrige Bevölkerung Hamburgs und des Reiches. Man erkennt also hier wiederum wie bei den Darlegungen über die Postbeamten, daß die Beamten bessere sanitäre Verhältnisse darbieten, als dem Durchschnitt entspricht. Allerdings ist hierbei zu berücksichtigen, daß die Beamten ein „ausgelesenes" Material darstellen; sie werden, wie oben erwähnt wurde, nur nach vorausgegangener ärztlicher Untersuchung angestellt.

Eine besondere Erwähnung erfordert die Tatsache, daß es den deutschen Eisenbahn- und Postbeamtinnen sowie den Lehrerinnen verboten ist, zu heiraten. Im Gegensatz hierzu stehen die Bestimmungen[1])

---

[1]) Siehe die Darlegungen von Bertha Wallroth in „Die Lehrerin" 1910, Nr. 17.

in Österreich, in der Schweiz, in England, Frankreich, Belgien, Holland, Italien, Finnland und in den Vereinigten Staaten. In Österreich wird den Lehrerinnen sechs Wochen vor und nach der Entbindung Urlaub erteilt; ebenso werden für die kritische Zeit die Lehrerinnen in Italien und England dispensiert. In Frankreich[1]) wird den Volksschullehrerinnen sowie den Beamtinnen der Post, der Telegraphie und des Telephondienstes im Anschluß an die Entbindung ein Urlaub von 2 Monaten unter Auszahlung des vollen Gehaltes zugebilligt; die Zahl der hier genannten Beamtinnen beläuft sich auf 18 600, die Ziffer der Volksschullehrerinnen auf 70 800; von den insgesamt 117 000 weiblichen Beamten in Frankreich bleiben jetzt nur noch 27 000, die von der staatlichen Mutterfürsorge nicht umfaßt werden. Man vergleiche hiermit die entsprechenden Zustände im Deutschen Reich. — In der Praxis ergibt sich freilich, daß auch von den Beamtinnen in ausländischen Staaten nur verhältnismäßig wenige verheiratet sind. Vom gesundheitlichen Standpunkte aus wird man auch für die Beamtinnen die Verbindung von Mutterschaft und Beruf nicht wünschen. Aber andererseits wird der Hygieniker das von Staats wegen erzwungene Zölibat, das in einer gewiß nicht unbeträchtlichen Anzahl von Fällen zu Gesundheitsstörungen führt, nicht billigen können.

Alles in allem betrachtet, bieten die Beamten günstigere sanitäre Zustände dar als der Durchschnitt der Bevölkerung und als insbesondere die Arbeiterschaft; aber immerhin finden ich auch innerhalb der Beamtenschaft, wie wir gesehen haben, mancherlei hygienische Mißstände, deren Beseitigung anzustreben ist.

Literatur.

1. Leese: „Wohlfahrtseinrichtungen der Preußisch-Hessischen Eisenbahngemeinschaft im Jahre 1910.“ Archiv für Eisenbahnwesen, Jahrgang 1912, Heft 1.

2. Schwechten und Herzfeld: „Die Krankheits-, Sterbe- und Invalidisierungsfälle bei der Preußisch-Hessischen Eisenbahngemeinschaft und der Generaldirektion der Reichseisenbahnen in Elsaß-Lothringen im Kalenderjahr 1907.“ Archiv für Eisenbahnwesen 1909, Beilageheft.

3. Jahresbericht über die Staatseisenbahnen und die Bodensee-Dampfschiffahrt im Großherzogtum Baden für das Jahr 1911. Karlsruhe 1912.

4. „Wohlfahrtseinrichtungen der Kgl. Württembergischen Verkehrsanstalten im Jahre 1910.“ Archiv f. Eisenbahnwesen, Jahrgang 1912, Heft 4.

5. „Jahresbericht der Kgl. Bayerischen Staatseisenbahn-Verwaltung für das Betriebsjahr 1910.“ München 1911.

6. Heinrich Braun (Ludwigshafen): „Die Sterblichkeits- und Invaliditätsverhältnisse des Lokomotivpersonals deutscher Eisenbahnen.“ Zeitschrift f. d. gesamte Versicherungswissenschaft 1911.

7. Zeitlmann: „Die Erkrankungs-, Invaliditäts- und Sterblichkeitsverhältnisse der bayerischen Eisenbahnbediensteten.“ Bericht über die Verhandlungen des fünften deutschen Bahnärzte-Tages zu München am 18. und 19. September 1902. Nürnberg.

8. Statistik der deutschen Reichs-Post- und Telegraphen-Verwaltung für das Kalenderjahr 1910, Berlin 1911.

9. H. L. Eisenstadt: „Beiträge zu den Krankheiten der Postbeamten.“ Berlin 1909, 1910 und 1911.

10. „Deutsche Postzeitung“, insbesondere Jahrgang 1907, Nr. 46, Jahrgang 1908, Nr. 24, und Jahrgang 1909, Nr. 3 und 8.

---

[1]) Siehe „Année sociale internationale 1911“, Reims 1912.

11. Thiersch: ,,Verhütung und Bekämpfung der Lehrerkrankheiten, insbesondere an den Volksschulen." Gesunde Jugend, IX. Jahrgang, Heft 2 u. 3, 1909.

12. Karup und Gollmer: ,,Die Mortalitätsverhältnisse der Lehrer nach den Erfahrungen der Lebensversicherungsbank in Gotha; Jahrbücher für Nationalökonomie und Statistik 1894, 3. Folge, Bd. VIII.

13. Mannzen: ,,Die Gesundheitsverhältnisse der an den Kieler Volks- und Mittelschulen angestellten Lehrer und Lehrerinnen im Schuljahr 1909." Statistische Beilage zur Pädagogischen Zeitung, 8. Jahrgang, Nr. 9, 1910.

14. Binge: ,,Untersuchungen über die Mortalitätsverhältnisse der Volksschullehrer und -lehrerinnen im Hamburgischen Stadtgebiet." Statistische Beilage zur Pädagogischen Zeitung, 8. Jahrgang, Nr. 9.

IV. Beziehungen einzelner Krankheitsarten zu den sozialen und wirtschaftlichen Verhältnissen.

1. Medizinalstatistische und sozialpathologische Übersicht.

In den vorangegangenen Abschnitten haben wir uns schon vielfach mit den Beziehungen der sozialen und wirtschaftlichen Zustände zu den Krankheiten im allgemeinen sowie zu einzelnen Krankheitsgruppen befaßt; wir hatten hierbei aber nicht Gelegenheit, alle, nicht einmal alle wichtigen Erkrankungsarten nach ihrer sozialpathologischen Bedeutung hin zu betrachten. Darum sollen in diesem Abschnitt noch einige Ergänzungen angefügt werden.

Mit vollem Recht betont Grotjahn, daß die Tragweite einer Krankheitsart vom sozialen Standpunkt aus in erster Linie durch ihre Häufigkeit bestimmt wird; schon hiermit ist der scharfe Gegensatz zu der üblichen pathologisch-anatomischen und klinischen Betrachtungsweise gekennzeichnet; denn diese legt keinen Wert auf die Frequenz, ,,ja, mit besonderer Vorliebe hat sie sich sogar den selteneren und seltensten Fällen zugewandt". — Es muß aber betont werden, daß der Sozialpathologe und der Sozialhygieniker die auf naturwissenschaftlicher Basis aufgebauten Arbeiten der pathologischen Anatomie und der Klinik keineswegs entbehren können. Man wird jedoch fordern, daß die nach den Methoden jener Wissenschaften erzielten Ergebnisse durch statistische Untersuchungen und durch sozialwissenschaftliche Erwägungen ergänzt werden.

Die Beziehungen der sozialen Verhältnisse zu den menschlichen Krankheiten faßt Grotjahn in folgendes Schema: 1. Die sozialen Verhältnisse schaffen oder begünstigen die Krankheitsanlage. 2. Die sozialen Verhältnisse sind die Träger der Krankheitsbedingungen. 3. Die sozialen Verhältnisse vermitteln die Krankheitserregung. 4. Die sozialen Verhältnisse beeinflussen den Krankheitsverlauf.

Bevor wir jedoch diese Beziehungen bei den einzelnen Krankheitsarten näher betrachten können, wollen wir uns darüber informieren, welche Affektionen besonders häufig auftreten.

Leider ist die Krankheitsstatistik bis jetzt sehr mangelhaft entfaltet; dagegen besitzt man aus allen Kulturstaaten statistische Angaben über die Todesursachen.

Zunächst sei eine dem Statistischen Jahrbuch für das Königreich Bayern entnommene Zusammenstellung, die sich auf das Deutsche Reich sowie auf einige Bundesstaaten erstreckt, hier wiedergegeben.

Tabelle 121.

Von je 100 000 Einwohnern
starben an untenbezeichneten Todesursachen:

Todesursachen	Preußen	Bayern	Sachsen	Württemberg	Deutsches Reich
1. Angebor. Lebensschw. und Bildungsfehler ..	110,2	188,7	77,4	125,4	113,3
2. Altersschwäche (über 60 J.)	172,9	165,0	137,7	163,1	166,2
3. a) Kindbettfieber . .	4,4	5,6	5,4	5,5	4,7
b) Andere Folgen der Geburt(Fehlgeburt) od. des Kindbetts .	5,3	7,7	5,6	5,5	5,5
4. Scharlach.	21,1	9,8	8,5	19,8	17,2
5. Masern und Röteln .	16,6	23,9	8,0	9,8	16,0
6. Diphtherie und Krupp	24,5	25,3	24,7	28,6	24,1
7. Keuchhusten	24,6	32,8	13,9	19,3	23,6
8. Typhus	4,7	1,6	3,3	3,9	4,1
9. Übertragbare Tierkrankheiten.	1,0	0,1	0,1	0,04	0,1
10. a) Rose (Erysipel). .	3,2	4,8	3,4	4,8	3,5
b) Andere Wundinfektionskrankheiten	6,3	11,4	8,0	12,6	7,6
11. Tuberkulose	151,5	234,2	146,9	173,8	165,1
darunter Tuberkulose d. Lungen (Lungenschwindsucht)	.	196,4	125,4	144,2	141,8
12. Lungenentzündung (Pneumonie)	141,4	144,7	99,5	151,8	139,2
13. Influenza	10,6	9,7	9,1	12,0	10,7
14. Andere übertragbare Krankheiten	4,3	5,0	3,8	2,7	4,1
15. Krankheiten der Atmungsorgane (ausschließlich 6, 7, 11, 12, 13 und 20).	93,3	139,3	66,8	92,6	95,6
16. Krankheiten d. Kreislaufsorgane (Herz usw.	141,7	185,2	162,0	210,1	152,9
17. a) Gehirnschlag . . .	55,7	75,8	64,1	74,8	61,1
b)Andere Krankheiten des Nervensystems	54,3	119,8	246,2	79,9	85,5
18. Krankheiten der Verdauungsorgane (ausschließlich 11, 20) . .	198,3	342,9	221,8	302,1	221,6
darunter a) Magen- und Darmkatarrh	92,4	196,7	177,3	247,8	169,2
b) Brechdurchfall . .	54,2	81,6			
c) Blinddarmentzündung	5,3	8,0	5,3	4,6	5,8

(Fortsetzung nächste Seite!)

Fischer, Hygiene.   20

Fortsetzung der Tabelle 121.

Todesursachen	Preußen	Bayern	Sachsen	Württem-berg	Deutsches Reich
19. Krankheiten der Harn- und Geschlechtsorgane (ausschl. 3, 11, 14 und 20)	28,9	44,9	29,1	29,6	31,4
20. a) Krebskrankheit . .	65,8	99,4	83,1	95,9	74,7
b) Andere Neu- bildungen.	7,5	10,5	10,2	9,3	8,2
Gewaltsamer Tod:					
21. a) Selbstmord . . .	21,0	15,5	33,4	20,1	22,0
b) Mord und Totschlag	2,2	2,6	1,2	2,4	2,1
c) Verunglückung od. and. gewaltsame Ein- wirkung	36,2	30,7	29,4	35,5	35,0
22. Andere benannte To- desursachen.	201,3	68,8	91,3	110,4	153,2
darunt. Alkoholismus (Säuferwahnsinn) . .	2,7	1,9			
23. Todesursache nicht an- gegeben u. unbekannt	54,8	5,4	1,6	1,5	37,1
Gestorbene überhaupt	1662,7	2011,1	1595,5	1802,8	1685,4

Zur Ergänzung sei noch eine Statistik angeführt, welche über eine Reihe von Todesursachen in einigen ausländischen Staaten und Städtegruppen informiert.

Tabelle 122.   Von je 100 000 Einwohnern starben

Staaten und Städtegruppen.	Jahr	Ein-wohnerzahl in Tausend	Pocken	Fleck-fieber	Typhus	Diph-terie einschl. Krupp
Deutsches Reich	1909	62 971	0,04	0,003	4,2	24,5
Österreich, die im Reichsrate ver- tretenen Königreiche und Länder	1909	28 515	0,05	1,2	12,8	28,5
Schweiz	1909	3 585	0,08	.	3,2	16,2
Belgien	1909	7 452	0,5	.	9,3	15,3
Niederlande	1910	5 895	0,02	0,2	5,2	6,9
Rußland	1910	70 320	72,7	11,0	30,3	124,0
Die 348 größten Orte des Deut- schen Reichs.	1910	23 495	0,01	.	4,4	23,9
70 größte Städte und Gemeinden Österreichs.	1910	5 115	0,02	0,3	9,3	19,3
18 große städtische Gemeinden der Schweiz	1910	899	—	.	5,2	14,9
72 Städte Frankreichs (mit 30000 und mehr Einwohnern) . . .	1909	8 269	0,4	0,02	17,0	10,8
77 größte Städte Englands . .	1910	16 941	0,05	.	5,4	11,7
73 Städte Belgiens (nebst den 12 Vororten von Brüssel). . . .	1910	2 841	0,1	.	10,1	8,0
75 Städte Dänemarks.	1910	1 096	0,2	—	2,7	8,2
32 Städte Rumäniens	1910	7 000	—	1,4	46,4	29,5
49 Städte Spaniens	1910	3 362	13,8	5,2	35,3	26,2

Aus den Tabellen 121 und 122 ersieht man, daß sich bei Tuberkulose, Lungenentzündung und bei den sonstigen Krankheiten der Atmungsorgane sehr hohe Ziffern finden; wir werden daher diesen Affektionen hier besondere Beachtung widmen müssen. Ferner sehen wir, daß auch Brechdurchfall, Magen-Darmkatarrh und angeborene Lebensschwäche sehr häufig als Todesursachen verzeichnet sind; allein, die Beziehungen der Säuglingskrankheiten zu den wirtschaftlichen und sozialen Verhältnissen haben wir schon in früheren Kapiteln erörtert. Ebenso brauchen wir hier, im Hinblick auf die vorangegangenen Darlegungen, namentlich in dem Kapitel „Mütter", nicht noch einmal die Frauenkrankheiten vom sozialpathologischen Standpunkte aus zu behandeln; es sei aber darauf hingewiesen, daß diese Affektionen sehr verbreitet sind, wenngleich dies aus den Sterbeziffern nicht ersichtlich ist. — Des weiteren lehren die beiden Tabellen, daß jetzt die akuten Infektionskrankheiten der Zahl nach nur eine geringe Rolle spielen; lediglich Rußland weist noch hohe Ziffern bei Pocken, Typhus, Diphtherie, Masern und Scharlach auf. — Große Ziffern finden wir aber wieder bei den Krankheiten der Kreislauforgane, des Nervensystems und bei den bösartigen Geschwülsten. Die Geschlechtskrankheiten, Alkoholismus sind dagegen nur als seltene Todesursachen genannt, die gewerblichen Vergiftungen sind hier überhaupt nicht angeführt, obwohl diese Krankheiten in der Morbiditätsstatistik eine bedeutungsvolle Stellung einnehmen. Gerade diese Affektionen haben wegen ihrer Beziehungen zu den wirtschaftlichen und sozialen Zuständen für uns ein besonders hohes Interesse.

Bei Schlußfolgerungen aus der Mortalitätsstatistik muß man aber nicht nur deswegen sehr vorsichtig sein, weil die Morbiditätsfrequenz nicht immer der Sterblichkeitshäufigkeit entspricht, sondern auch weil die Diagnose der Todesursachen auf sehr unsicherer Basis beruht.

an untenbezeichneten Krankheiten: Tabelle 122.

Masern und Röteln	Scharlach	Keuchhusten	Lungentuberkulose	Tuberkulose anderer Organe	Lungenentzündung	Sonstige Krankheiten der Atmungsorgane	Influenza	Brechdurchfall, Magen- u. Darmkatarrh	Krebs oder bösartige Geschwülste
16,3	17,5	24,1	144,4	23,7	141,8	97,4	10,9	172,4	84,5
43,5	56,5	30,1	299,5		218,1	.	.	33,7	77,8
10,4	4,7	23,6	167,6	69,8	196,7		.	70,7	130,4
35,9	15,9	28,0	101,8	27,0	169,1	86,4	15,7	125,4	64,2
20,0	2,0	17,9	118,0	38,0	72,5	158,1	12,1	98,0	106,8
109,2	171,5	84,6	.	.	.	.	.	223,2	.
16,8	11,4	16,0	177,8		200,6		2,8	152,0	.
21,1	17,0	10,5	381,5		167,9	.	.	37,4	132,6
8,5	3,7	14,8	194,4	80,4	118,0		.	51,1	.
15,6	6,1	6,2	308,9	61,9	89,2	251,3	24,3	95,4	116,5
30,6	7,9	29,3	.	.	.	.	.	38,4	.
22,8	6,1	12,5	106,8	21,6	72,7	133,9	6,1	126,3	73,6
5,7	10,9	13,0	108,3	34,6	40,4	98,1	13,6	90,6	141,1
9,3	68,8	12,8	286,9	72,9	332,3	73,9	7,6	237,8	78,2
28,0	10,6	9,9	227,1	56,2	165,6	302,4	37,1	263,9	83,0

Tabelle 123.

Alterstufen / Todesursachen	Wohlhabende			Mittelstand			Ärmere			Insgesamt		
	Auf je 10 000 Lebende jeden Geschlechts und jeder Altersstufe kommen Gestorbene											
	m.	w.	zus.	m.	w.	zus.	m.	w.	zus.	m.	w.	zus.
Gesamtzahl der Gestorbenen . . . . davon:	105	58	73	109	106	107	210	182	196	147	108	125
0 bis 1 Jahr: Gestorbene . . . . . . davon:	598	381	489	804	1031	909	3018	2119	2558	1851	1486	1676
Angeb. Lebensschwäche .	213	169	192	226	240	233	595	388	489	404	304	356
Atrophie, Magen- u. Darmkatarrh	43	85	64	124	264	188	1132	720	921	603	471	540
Masern und Keuchhusten	43	—	21	—	—	—	145	180	163	78	94	86
Tuberkulose	43	—	21	21	96	55	87	152	121	57	109	83
Krankheiten der Atmungsorgane	43	—	21	247	167	211	377	319	347	277	217	248
Krämpfe	85	85	85	21	120	67	348	194	269	192	252	173
Übrige. u. unb. Ursachen	128	42	85	165	144	155	334	166	248	241	138	190
1 bis 5 Jahre: Gestorbene . . . . . . davon:	31	25	28	65	121	92	277	246	262	152	160	156
Magen- und Darmkatarrh usw.	7,8	—	4,0	5,4	—	2,8	20	15	17	13	7,1	9,8
Masern u. Keuchhusten .	7,8	—	4,0	—	12	5,6	44	75	60	21	39	30
Tuberkulose	—	8,3	4,0	22	35	28	56	48	52	32	36	34
Sonstige Infektionskrankheiten	7,8	17	12	16	17	17	44	15	29	27	16	21
Krankheiten der Atmungsorgane	—	—	—	—	29	14	60	60	60	27	37	32
Übrige und unb. Ursachen	7,8	—	4,0	22	29	25	52	34	43	32	25	29
5 bis 15 Jahre: Gestorbene . . . . . . davon:	10	24	17	20	30	25	47	34	40	28	30	29
Tuberkulose	2,6	8	5,3	4,3	4,6	4,5	11	13	12	6,4	9	7,7
Sonstige Infektionskrankheiten	—	5,4	2,6	6,5	11	8,9	12,8	11	11,9	7,1	9,7	8,4
Übrige und unb. Ursachen	7,8	11	9,2	8,7	14	11	23	9,4	16	14	11	13
15 bis 30 Jahre: Gestorbene . . . . . . davon:	23	9,6	12	31	24	27	62	70	66	42	25	32
Kindbettfieber	—	—	—	—	—	—	—	5,9	—	—	1,2	—
Lungentuberkulose . . .	2,6	1,6	1,8	9	11	10	25	40	32	14	12	13
Sonstige Infektionskrankheiten	5,2	3,2	3,5	3,9	2,3	3,0	11	5,9	11	7	3,5	5,5
Selbstmord	2,6	0,5	0,9	3,9	2,3	3,0	8,3	1,5	5,2	5,5	1,2	2,7
Sonstiger gewaltsamer Tod	2,6	1,1	1,3	3,9	1,1	2,4	11	1,5	6,6	6,5	1,2	3,1
Übrige und unb. Ursachen	10	3,2	4,4	10	6,9	8,5	7,1	16	11	9	6,7	7,7

Altersstufen Todesursachen	Wohlhabende			Mittelstand			Ärmere			Insgesamt		
	\ Auf je 10000 Lebende jeden Geschlechts und jeder Altersstufe kommen Gestorbene											
	m.	w.	zus.	m.	w.	zus.	m.	w.	zus.	m.	w.	zus.
30 bis 60 Jahre:												
Gestorbene	86	46	62	106	70	86	165	107	136	121	72	94
davon:												
Kindbettfieber	—	—	—	—	—	—	—	2,3	—	—	0,7	—
Lungentuberkulose . . .	10	2,9	5.8	19	11	15	52	34	43	29	15	21
Sonstige Infektionskrankheiten	5,8	2,9	4,0	4,5	2,9	3,7	7,9	3,5	6,9	6,1	3,1	4.8
Lungenentzündung und sonstige Krankheiten d. Atmungsorgane . . .	7,3	4,8	5,8	10	7,7	9,0	25	8,2	17	15	6,8	10
Herz- und Blutgefäßkrankheiten	20	4,8	11	14	8,7	11	16	19	17	16	10	13
Gehirnschlag u. sonstige Krankheiten des Nervensystems	8,7	3,8	5,8	13	8,7	10	11	13	12	11	8,2	10
Krankheiten der Verdauungsorgane	7,3	3,8	5,2	5,7	9,7	7,8	11	2,3	6,9	8,2	5,5	6,7
Krebs und sonstige Neubildungen	12	17	15	16	9,7	13	6,8	18	12	11	15	13
Selbstmord	4,4	—	1,7	8	3,9	5,7	10	1,2	5,7	7,7	1,7	4,5
Sonstiger gewaltsamer Tod	—	—	—	5,7	—	2,6	9	1,2	5,2	5,3	0,3	2,6
Übrige und unb. Ursachen	10	5,8	7,5	10	6,7	8,4	16	4,7	10	12	5,8	8,7
über 60 Jahre:												
Gestorbene	547	480	507	578	548	561	518	502	509	550	508	526
davon:												
Altersschwäche	56	95	80	70	93	82	48	89	71	59	93	78
Tuberkulose	11	19	16	18	13	15	35	31	33	20	21	20
Lungenentzündung und sonstige Krankh. der Atmungsorgane . . .	40	76	61	105	133	121	97	131	16	79	110	97
Herz- und Blutgefäßkrankheiten	175	103	132	117	106	111	131	52	86	142	90	112
Gehirnschlag u. sonstige Krankheiten d. Nervensystems	96	50	68	111	75	90	62	31	45	91	53	70
Krankheiten der Verdauungsorgane	34	11	20	18	27	23	28	16	21	26	18	21
Nierenentzünd. u. sonstige Krankh. d. Harn- und Geschlechtsorgane . .	17	19	18	35	13	23	6,9	—	3,0	20	12	15
Krebs und sonstige Neubildungen	45	65	57	58	75	68	41	94	71	49	76	65
Selbstmord	11	—	4,6	18	—	7,5	21	21	21	16	5,9	10
Übrige und unb. Ursachen	62	42	50	29	13	20	48	37	42	47	31	38

Die Statistik der Todesursachen würde doch nur dann volles Vertrauen
verdienen, wenn sie sich auf ärztliche Diagnosen im Anschluß an die
Behandlung stützen würde. Es gibt aber nur wenige Länder, die
Statistik darüber führen, wie viele von den Verstorbenen ärztliche Be-

handlung genossen haben. Die Fig. 52 zeigt uns, daß zahlreiche Kranke sterben, ohne behandelt worden zu sein.

a) Von je 100 Verstorbenen überhaupt wurden vorher ärztlich behandelt:

b) Von je 100 Verstorbenen männlichen bzw. weiblichen Geschlechts wurden vorher ärztlich behandelt:

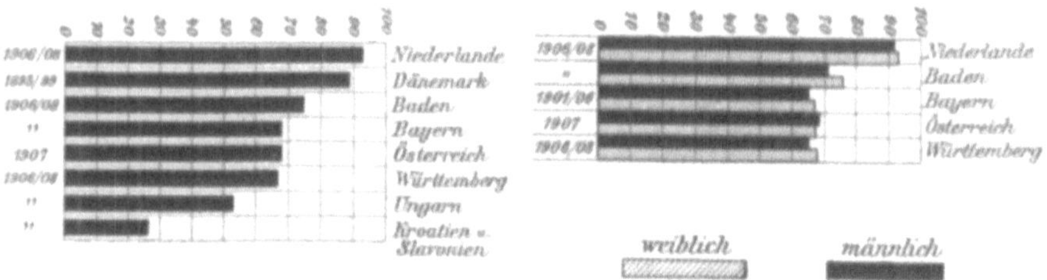

Fig. 52. Die ärztlich Behandelten unter den Gestorbenen. (Nach Rösle.)

Die graphische Darstellung lehrt zwar, daß den Verstorbenen weiblichen Geschlechts etwas häufiger als denen des männlichen Geschlechts ärztliche Behandlung zuteil geworden ist; aber auch hier sind die Ziffern noch zu klein.

Man sollte erwarten, daß wenigstens eine ärztliche Beglaubigung der Todesursachen in allen Fällen erfolgt; auch dies trifft, wie die Fig. 53 demonstriert, nicht zu.

Von je 100 Todesursachen wurden ärztlich beglaubigt:

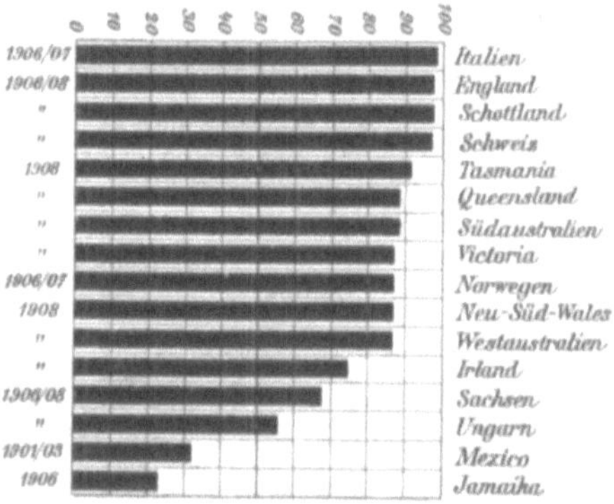

Fig. 53. Die Häufigkeit der ärztlichen Beglaubigungen der Todesursachen. (Nach Rösle.)

Bemerkt sei noch, daß aus manchen Staaten, so vor allem aus Preußen, überhaupt keine Statistik über die Häufigkeit der ärztlichen Behandlung oder Beglaubigung vorliegt, so daß man also gar nicht beurteilen kann, welches Maß von Zuverlässgkeit den Todesursachenstatistiken aus diesen Staaten zukommt.

Nun wird zwar in den Statistiken von Baden, Bayern, Württemberg usw. mitgeteilt, daß bei manchen Todesursachen, z. B. bei Typhus, Kindbettfieber, Krebs, so gut wie in jedem Fall eine ärztliche Behandlung stattgefunden hat. Aber gegen diese Angaben muß man skeptisch sein;

denn wenn zahlreiche Personen verschieden sind, ohne eine ärztliche Behandlung genossen zu haben, dann kann man nicht mit Sicherheit behaupten, daß sich unter diesen nicht auch Typhus-, Wochenbettfieber- und Krebsfälle befunden haben.

Da jedoch zuverlässige Krankheits- bzw. Todesursachenstatistiken fehlen, so müssen wir uns eben vorläufig mit dem vorliegenden Material behelfen. Dies hat man vielfach in Beziehung zu den wirtschaftlichen Zuständen gesetzt und hieraus Schlüsse auf die hygienische Wirkung der Wohlhabenheit gezogen. Wir haben schon in früheren Kapiteln hierüber berichtet; an dieser Stelle sei noch eine die einzelnen Altersklassen und Krankheitsarten zugleich berücksichtigende Statistik aus Bremen angeführt (s. Tabelle 123, S. 308 und 309).

Von den Angaben der Tabelle 123 war oben schon mehrfach die Rede; in den folgenden Darlegungen werden vor allem die Ziffern, die sich auf die Erwachsenen beziehen, benutzt werden.

In Ergänzung dieser die Sterblichkeitsverhältnisse beleuchtenden Statistiken seien zur Beurteilung der sozialpathologischen Bedeutung der einzelnen Krankheiten noch einige Angaben über deren Anteil an den Invaliditätsursachen angereiht. Schon die Tabelle 94 hat uns darüber informiert, wie häufig die jeweilige Krankheitsart Invalidität erzeugt. Da aber die dort enthaltene Reihe der Krankheiten zu wenig vollständig ist, und überdies die Zustände, auf die sich die Tabelle 94 erstreckt, viele Jahre zurückliegen, so sei hier noch eine ausführliche Statistik, welche die Invaliditätsverhältnisse der letzten beiden Jahre im Bereich der Thüringischen Landesversicherungsanstalt wiedergibt, dargeboten.

Tabelle 124.

Nr.	Invaliditätsursache	Bewilligte Invaliden- und Krankenrenten im Jahre			
	Bezeichnung	1910		1911	
		absolut	Proz.	absolut	Proz.
1a)	Entkräftung	44		50	
b)	Blutarmut und Krankheiten des Blutes	56		45	
c)	Altersschwäche	211 = 311	9,08	257 = 352	9,71
2a)	Gelenkrheumatismus	296		343	
b)	Gicht	20 = 316	9,22	38 = 381	10,51
3	Muskelrheumatismus	26	0,76	32	0,88
4	Tuberkulose der Lungen	482	14,06	427	12,06
5	Tuberkulose anderer Organe . . .	35	1,02	41	1,13
6a)	Krebs	119		149	
b)	Andere bösartige Geschwülste . .	9		14	
c)	Gutartige Geschwülste (ausschließl. Ziff. 22b)	5 = 133	3,88	6 = 169	4,66
7a)	Syphilis	14		15	
b)	Tripper	2		3	
c)	Infektions- und parasitäre Krankheiten (ausschließl. Ziff. 2a) . . .	14		13	
	zusammen	1303	38,02	1382	38,95

(Fortsetzung nächste Seite!)

Fortsetzung der Tabelle 124.

Nr.	Invaliditätsursache Bezeichnung	Bewilligte Invaliden- und Krankenrenten im Jahre			
		1910		1911	
		absolut	Proz.	absolut	Proz.
	Übertrag	1303	38,02	1382	38,95
d)	Alkoholvergiftung	12		17	
e)	Bleivergiftung.	7		2	
f)	Sonstige Vergiftungen	3		1	
g)	Zuckerkrankheit	14		17	
h)	Sonstige, nicht unter Ziffer 1—7 g entfallende Allgemeinleiden . . .	3 = 69	2,01	8 = 76	2,10
8	Geisteskrankheiten	104	3,03	97	2,68
9	Krankheiten des Gehirns und seiner Häute	41	1,20	70	1,93
10a)	Epilepsie	22		25	
b)	Sonstige funktionelle Neurosen . .	173 = 195	5,69	206 = 231	6,37
11	Krankheiten. des Rückenmarks	51	1,49	56	1,54
12	peripherer Nerven oder N. Bez. .	52	1,52	57	1,57
13	der Augen	92	2,68	81	2,23
14	der Ohren	9	0,26	10	0,28
15a)	der Nase und ihrer Nebenhöhlen	2		1	
b)	des Kehlkopfes, der Luftröhre .	63 = 65	1,90	76 = 77	2,12
16	des Brustfelles.	18	0,53	13	0,36
17	der Lungen (Asthma usw.) . . .	351	10,24	408	11,26
18	des Herzens	312	9,10	326	8,99
19a)	der Schlagadern (ausschließlich Ziff. 18)	293		267	
b)	der Blutadern, Venen	36		37	
c)	der Lymphgefäße	3 = 332	9,69	1 = 305	8,41
20	des Magens	59	1,72	49	1,35
21a)	des Darms und des Bauchfells .	12		13	
b)	der Leber, Gallenblase	17 = 29	0,85	18 = 31	0,86
22a)	der Mundhöhle, des Rachens . .	2		2	
b)	Kropf	7 = 9	0,26	2 = 4	0,11
23a)	Unterleibsbrüche (auch Bauchbr.)	22		20	
b)	Senkung der Baucheingeweide . .	2 = 24	0,70	6 = 26	0,72
24	Krankheiten der Nieren	27	0,79	41	1,13
25	Krankheiten der Harnwege. . . .	58	1,69	62	1,71
26a)	Krankheiten der Haut.	17		15	
b)	Unterschenkelgeschwüre	41 = 58	1,69	35 = 50	1,38
27	Krankheiten der Knochen	76	2,22	75	2,07
28a)	Folgen mechanischer Verletzungen	89		66	
b)	Traumatische Neurosen.	2 = 91	2,66	2 = 68	1,88
29	Anderweitige Krankheiten und unbestimmte Diagnosen	2	0,06	—	0,00
	zusammen	3427	100,00	3625	100,00

Aus der Tabelle 124 geht hervor, daß auch hinsichtlich der Invaliditätserzeugung die Lungentuberkulose an oberster Stelle steht; ferner findet man hohe Ziffern bei sonstigen Krankheiten der Lungen, bei Affektionen des Herzens und der Gefäße, bei Gicht, Altersschwäche sowie Neurosen und Krebs; die anderen Krankheiten treten gegenüber den genannten bei der Ätiologie der Invalidität in den Hintergrund.

Literatur.

1. A. Grotjahn: Soziale Pathologie. Berlin 1912.
2. Statistisches Jahrbuch für das Kgr. Bayern. XI. Jahrgang. München 1911.
3. Statistisches Jahrbuch für das Deutsche Reich, 33. Jahrgang. Berlin 1912.
4. Sonderkatalog der Gruppe Statistik der Dresdner Internat. Hygieneausstellung, bearbeitet von Rösle. Dresden 1911.
5. Mitteilungen des Bremischen Statistischen Amtes im Jahre 1911 Nr. 1.
6. Verwaltungsbericht des Vorstandes der Thüringischen Landesversicherungsanstalt in Weimar für das Jahr 1911.

2. Tuberkulose.

Die Schwindsucht ist allgemein als eine Volks-, als eine Proletarierkrankheit bekannt; wir müssen daher ganz besonders dieser Seuche unsere Betrachtungen zuwenden.

(Berechnet auf 10 000 Lebende der Gesamtbevölkerung.)

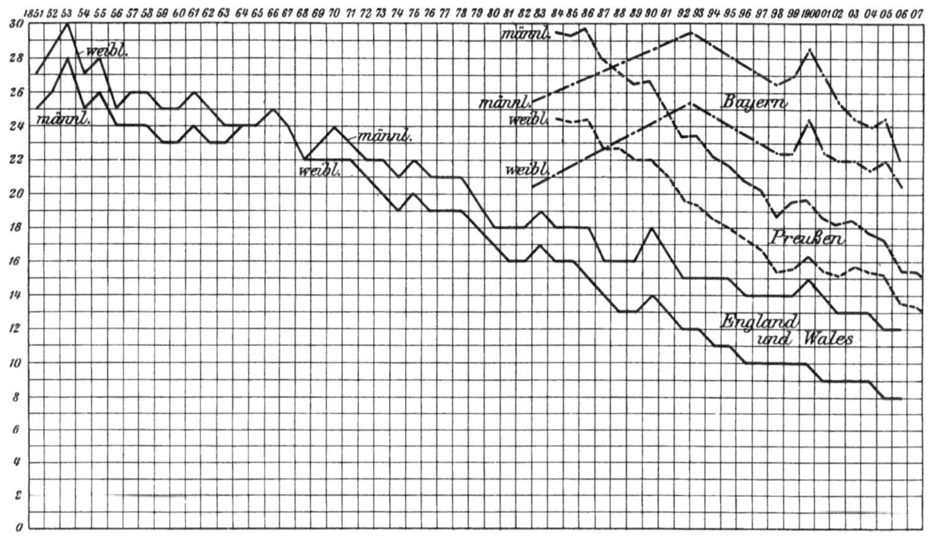

Fig. 54. Verlauf der Sterblichkeitskurven für Lungentuberkulose in England und Wales, Preußen und Bayern.

Über die starke Verbreitung der Tuberkulose haben uns schon die Sterblichkeitsziffern unterrichtet. Die Krankheit dauert jedoch bekanntlich mehrere Jahre — im Durchschnitt etwa sieben Jahre —, so daß naturgemäß die Zahl der Kranken noch weit größer ist, als man aus der Mortalitätsstatistik schließen würde; da man annimmt, daß auf einen Todesfall an Schwindsucht zirka 10 lebende tuberkulöse Personen zu rechnen sind, so dürften sich im Deutschen Reich etwa 1 Million Phthisiker befinden. Welch enorme wirtschaftliche Schädigung und eine wie große Ansteckungsgefahr aus dieser gewaltigen Verbreitung der Schwindsucht resultiert, ist ohne weiteres ersichtlich.

Über die Gestaltung der Tuberkulosemortalität in einigen Staaten während der letzten Jahrzehnte unterrichtet die Fig. 54.

Diese Figur, die einer Arbeit von Kaup entnommen ist, zeigt, daß in Preußen und England die Tuberkulosesterblichkeit seit der Mitte der 80er Jahre erheblich gesunken ist. Ferner sieht man, daß in Preußen die Mortalität sich wesentlich vermindert hat, schon ehe die Heilstättenbewegung eingesetzt hat. Des weiteren erkennt man, daß die Sterblichkeit in Bayern weit höher ist, und daß sich dort der Einfluß der zielbewußten Bekämpfungsmaßnahmen vorläufig nur langsam bemerkbar macht. Andererseits ergibt sich, daß die Mortalität in England ständig seit Jahrzehnten gesunken ist, während man erst jetzt in England beginnt, den Tuberkulosekampf mit Hilfe von Volkssanatorien aufzunehmen. Sodann erfahren wir durch die graphische Darstellung, daß in dem ausgesprochenen Industriestaate England, in dem es freilich keine die Lebensmittelpreise hinauftreibenden Kornzölle gibt, die Tuberkulosesterblichkeit weit niedriger ist als in Preußen. Schließlich zeigt uns die Figur 54, daß in allen drei Staaten die Mortalität bei dem weiblichen Geschlecht stets nicht unbeträchtlich niedriger ist als bei dem männlichen.

Betrachten wir aber die Differenz bei der Tuberkulosesterblichkeit der beiden Geschlechter etwas genauer, indem wir nach Altersklassen gruppieren.

Tabelle 125.

Übersicht der Sterbefälle an Tuberkulose in Preußen nach Geschlecht und Lebensalter während des Jahres 1909.

Altersklassen der Gestorbenen	An Tuberkulose starben			Von 10 000 Lebenden der Altersklassen starben an Tuberkulose		
	männl.	weibl.	überh.	männl.	weibl.	überh.
Von 0 bis 1 Jahr .	1 351	1 178	2 529	24,92	22,35	23,65
,, 1 ,, 2 Jahre.	857	767	1 624	17,01	15,52	16,27
,, 2 ,, 3 ,, .	432	431	863	8,87	8,96	8,91
,, 3 ,, 5 ,, .	614	591	1 205	6,17	6,01	6,09
,, 5 ,, 10 ,, .	916	1 135	2 051	4,00	4,99	4,49
,, 10 ,, 15 ,, .	840	1 406	2 246	4,02	6,77	5,39
,, 15 ,, 20 ,, .	2 231	2 770	5 001	11,64	14,64	13,13
,, 20 ,, 25 ,, .	3 328	3 303	6 631	20,76	20,46	20,61
,, 25 ,, 30 ,, .	2 977	3 257	6 234	18,59	20,29	19,44
,, 30 ,, 40 ,, .	5 407	5 480	10 887	20,71	20,98	20,85
,, 40 ,, 50 ,, .	4 989	3 338	8 327	25,21	16,17	20,60
,, 50 ,, 60 ,, .	4 301	2 585	6 886	32,18	17,26	24,30
,, 60 ,, 70 ,, .	2 665	2 094	4 759	30,88	19,83	24,80
,, 70 ,, 80 ,, .	761	714	1 475	20,91	15,20	17,69
über 80 Jahre . . .	61	90	151	7,44	7,79	7,64
unbekannt	—	2	2	—	—	—
Zusammen	31 730	29 141	60 871	16,47	14,74	15,59

Wie man aus der Tabelle 125 ersieht, steht das weibliche Geschlecht in seiner Gesamtheit zwar günstiger da als das männliche; dies gilt jedoch nicht für alle Altersklassen. Wir finden, daß vom 5.—20. Lebensjahr, d. h. in den Entwicklungs-Jahren, sowie im Alter von 25—40 Jahren, d. h. in der Hauptzeit der Gebärtätigkeit, das weibliche Geschlecht höhere Ziffern aufweist als das männliche. Vom 40. Lebensjahre an ist die Mortalität bei den Männern größer als bei den Frauen.

Wir finden also in der Tuberkulosesterblichkeit dieselben Verhältnisse wieder wie bei der allgemeinen Mortalität. Man wird nicht behaupten können, daß lediglich die schwere Erwerbsarbeit die hohen Sterbeziffern auf der Seite der Männer erzeugt, da das weibliche Geschlecht, wie wir gesehen haben, offenbar unter dem schädigenden Einfluß der Geschlechtsfunktionen so sehr zu leiden hat wie die Männer unter den Berufsschädigungen; wenn trotzdem das weibliche Geschlecht in den oberen Altersklassen, jedoch nur in diesen, günstigere Zahlen darbietet, so läßt sich diese Erscheinung hinreichend als Folge der oben von uns geschilderten Wanderungsverhältnisse erklären.

Die Tuberkulosesterblichkeit zeigt ferner beträchtliche Differenzen je nach der Siedelungsart.

Tabelle 126.

A u f   10 000   L e b e n d e   s i n d   i m   D u r c h s c h n i t t   d e r   J a h r e 1886—1905   i n   P r e u ß e n   a n   T u b e r k u l o s e   g e s t o r b e n:

Regierungsbezirk	Auf dem Lande	In den Städten
Königsberg	12,07	22,07
Gumbinnen	16,68	17,60
Danzig	12,60	22,07
Marienwerder	12,09	20,50
Potsdam	17,60	18,20
Frankfurt a. O.	17,90	22,70
Stettin	16,60	22,20
Köslin	14,09	20,70
Stralsund	17,70	27,10
Posen	17,04	24,40
Bromberg	15,10	21,40
Breslau	22,80	35,40
Liegnitz	16,70	25,10
Oppeln	23,30	25,90
Magdeburg	17,70	21,80
Merseburg	11,10	19,30
Erfurt	21,20	22,40
Schleswig	19,60	24,50
Hannover	26,10	24,50
Hildesheim	21,30	21,50
Lüneburg	20,20	21,03
Stade	25,60	21,20
Osnabrück	34,60	31,80
Aurich	24,60	21,30
Münster	32,80	39,02
Minden	30,30	25,60
Arnsberg	26,50	28,05
Kassel	21,70	25,90
Wiesbaden	29,80	27,20
Koblenz	28,90	26,80
Düsseldorf	29,10	27,50
Köln	34,40	30,20
Trier	27,80	24,40
Aachen	27,50	23,20
Sigmaringen	25,80	30,20

Wie man aus der Tabelle 126, welche einer Arbeit von Hillenberg entnommen ist, ersieht, ist die Tuberkulosemortalität auf dem Lande zumeist niedriger als in den Städten; es kommen jedoch, wie sich aus der Statistik ergibt, häufig auch Ausnahmen von dieser Regel vor.

Bemerkt sei noch, daß sich, nach Angaben des badischen Ministerialreferenten Obermedizinalrat Hauser, ein Parallelismus zwischen Säuglings- und Tuberkulosemortalität im Großherzogtum Baden zeigt.

Tabelle 127.

Es starben während des Jahres 1907:

Im Amtsbezirk	Säuglinge auf 100 Lebendgeborene	An Lungenschwindsucht auf 1000 Einwohner
Bruchsal	27,1	26,2
Wiesloch	27,7	25,0
Schwetzingen	24,3	32,2
Mannheim	20,0	21,8
Pforzheim	18,7	18,1
Villingen	14,9	14,9
Triberg	14,6	12,2
Schönau	11,2	11,4
Müllheim	9,2	16,2

Diejenigen Bezirke, in denen viele Säuglinge sterben, bieten auch die höchsten Tuberkuloseziffern dar, was gewiß als ein deutlicher Beweis gegen die Annahme eines durch die Kindersterblichkeit erzeugten Ausleseprozesses zu betrachten ist; man kann vielmehr vermuten, daß dieselben wirtschaftlichen Mißstände, welche die hohen Tuberkulosezahlen erwirken, auch für den Umfang der Säuglingssterblichkeit bestimmend sind.

Wenn man den Kampf gegen diese verheerende Volksseuche führen will, so muß man sich vor allem über die Ursache der Erkrankung klar sein.

Immer noch gibt es Vertreter der Anschauung, daß die Tuberkulose lediglich auf Vererbung beruhe. Diese Meinung verficht Riffel seit Jahrzehnten bis auf den heutigen Tag mit aller Zähigkeit, indem er sich auf ein umfangreiches Material, das in badischen Dörfern mit Hilfe der Familienforschung gewonnen wurde, stützt. Obwohl die Riffelschen Anschauungen, so interessant sein Material an sich ist, der Kritik nicht standhalten, da man aus seinen Angaben oft ebensogut das Gegenteil seiner Schlüsse folgern kann, so spielen sie sonderbarerweise doch in der Literatur der Rassenbiologie eine gewisse Rolle. Es ist daher erfreulich, daß auch Dörner genaue Familienforschungen in einem badischen Landorte durchgeführt hat; hierbei hat sich ergeben, daß der Einfluß der elterlichen Tuberkulose auf die Nachkommenschaft keineswegs ein so bedeutungsvoller Faktor ist, wie die sozialen Einwirkungen, die durch die Wohnungs-, Ernährungs- und Arbeitsverhältnisse bedingt werden.

Abgesehen von einigen Eigenbrödlern stehen alle Forscher jetzt auf dem Standpunkt, daß es ohne den von Koch entdeckten Tuberkelbazillus keine Tuberkulose gibt. Freilich herrscht noch keine völlige Einstimmigkeit darüber, ob nur der menschliche Tuberkelbazillus oder auch der des Rindes die Krankheit zu erzeugen vermag. Den gegenwärtigen Stand der Wissenschaft erkennt man aus folgenden Schlußsätzen, die auf dem Internationalen Tuberkulosekongreß zu Rom im April 1912 einstimmige Annahme fanden:

I. Bei der Bekämpfung der Tuberkulose ist das Hauptgewicht auf die Verhütung der Übertragung von Mensch zu Mensch, besonders in der Familie zu legen.

II. Die Ansteckung des Menschen durch den Perlsuchtbazillus tritt an Häufigkeit gegenüber dem humanen Bazillus zurück; trotzdem sind die Maßnahmen gegen die Ansteckung mit dem Rinderbazillus aufrecht zu halten.

Ein weiteres, bisher nicht völlig geklärtes Problem stellt die Frage dar, ob die neben der Infektion durch den Bazillus für die Entstehung der Krankheit zweifellos erforderliche Disposition angeboren ist oder erworben wird. Man kann wohl auf Grund des vorliegenden Materials behaupten, daß die Anlage zu dieser Erkrankung sowohl durch eine angeborene Minderwertigkeit der Konstitution als auch später durch Einflüsse äußerer Art erzeugt werden kann.

Das Zusammentreffen zahlreicher Tuberkulosefälle in den gleichen Familien spricht dafür, daß es sich bei der Entstehung der Krankheit neben der Infektion um eine angeborene Disposition handelt.

Andererseits gibt es zahlreiche Belege für den Zusammenhang von äußeren Einflüssen mit der Verbreitung der Schwindsucht.

Tabelle 128.

Es starben in Halle a. S. während der Jahre 1901—1909 an Tuberkulose:
Männliches Geschlecht.

Soziale Stellung	15—30 Jahre alt (IIa = 100 gesetzt)			30—60 Jahre alt (IIa = 100 gesetzt)			15—60 Jahre alt (IIa = 100 gesetzt)		
	absol.	Proz.	rel. Intens.[1]	absol.	Proz.	rel. Intens.	absol.	Proz.	rel. Intens.
I. Selbständige	9	36,00	212	131	20,44	142	140	21,02	141
IIa. Höhere und mittl. Beamte	9	17,00	100	26	14,36	100	35	14,96	100
IIb. Untere Beamte	10	21,28	125	40	20,51	143	50	20,66	138
III. Privatbeamte	33	49,25	290	41	23,70	165	74	30,83	206
IV. Gelernte Arbeiter	171	44,53	262	176	29,98	209	347	35,74	239
V Ungelernte Arbeiter	64	40,51	238	127	23,48	164	191	27,32	83

Weibliches Geschlecht.

Soziale Stellung	absol.	Proz.	rel. Intens.	absol.	Proz.	rel. Intens.	absol.	Proz.	rel. Intens.
I. Selbständige	25	44,64	99	89	19,69	134	114	22,44	125
IIa. Höhere und mittl. Beamte	9	45,00	100	25	14,71	100	34	17,89	100
IIb. Untere Beamte	14	31,82	71	40	23,53	160	54	25,23	141
III. Privatbeamte	9	40,91	91	26	25,00	170	35	27,78	155
IV. Gelernte Arbeiter	96	51,06	113	115	25,44	173	211	32,97	184
V. Ungelernte Arbeiter	58	42,65	95	88	22,80	155	146	27,97	156
VI. Gesinde	45	32,61	72	5	12,20	83	50	27,93	156

[1]) Unter relativer Intensität versteht man das Verhältnis zwischen Verhältniszahlen, wobei man eine von ihnen gleich 100 setzt und hiernach den Wert der anderen Verhältniszahlen berechnet.

Wir haben schon in früheren Abschnitten und auch an der Hand der Bremischen Statistik (Tabelle 123) gezeigt, in welchem Umfange die Tuberkulosehäufigkeit von der Wohlhabenheit beeinflußt wird. Wir führen hier zur Ergänzung zunächst eine Statistik aus einer kürzlich erschienenen Arbeit an, aus welcher man die Tuberkulosesterblichkeit bei fünf verschiedenen sozialen Gruppen erkennen kann (s. Tabelle 128, S. 317).

Man sieht unschwer, daß die Tuberkulosemortalität bei dem männlichen Geschlecht in den Reihen der höheren und mittleren Beamten am niedrigsten, in denen der Arbeiter dagegen am höchsten ist; bei dem weiblichen Geschlecht trifft diese Erscheinung in vollem Umfange allerdings nur für die Personen von 30 bis 60 Jahren zu.

Über die Tuberkulosemortalität bei den einzelnen Berufsgruppen unterrichtet uns Fig. 55, die wir in einer Arbeit von Kölsch finden:

Derselbe Autor hat an der Hand der bayerischen Tuberkulosestreblichkeitsziffern des Jahres 1908 eine eingehende Übersicht über die Beteiligung der einzelnen Berufsarten an der Phthise dargeboten:

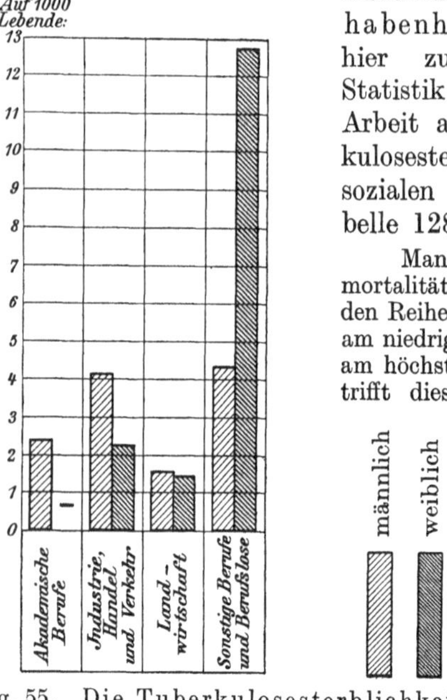

Fig. 55. Die Tuberkulosesterblichkeit bei einzelnen Berufsgruppen.

Tabelle 129.

Tuberkulosesterblichkeit nach Berufen in Bayern 1907.

Beruf	15—19	20—29	30—39	40—49	50—59	60—69	zus.	Zählung	Auf 1000 Lebende
Männlich:									
Ärzte	—	—	1	—	—	2	3	5211	1,92
Apotheker	—	3	1	—	—	—	4	1767	2,26
Bäcker u Konditoren	9	33	22	11	7	1	83	29 607	2,80
Bahnbedienstete	2	12	30	48	9	13	114	46 321	2,46
Beamte, diverse	—	10	6	8	4	3	31	6 693	5,54
Bergleute	4	9	12	4	6	2	37	8 875	4,17
Brauer	1	17	23	17	12	4	74	22 766	3,25
Buchbinder	1	10	3	1	—	—	15	4 143	3,62
Buchdrucker	6	23	8	2	5	—	44	8 984	4,90
Bürsten- und Pinselmacher	1	7	2	2	—	1	13	3 887	3,34
Drechselr	1	4	7	6	7	7	32	6 165	5,19
Gärtner	1	4	6	4	5	1	21	6 240	3,37
Gasanstaltsarbeiter	—	—	2	4	3	—	9	2 767	3,25

Fortsetzung der Tabelle 129.

Beruf	Altersklassen							Zählung	Auf 1000 Lebende
	15—19	20—29	30—39	40—49	50—59	60—69	zus.		
Gastwirte, Kellner	1	11	42	38	26	12	130	20 672	7,45
Glasarbeiter	1	11	9	7	7	4	39	10 242	3,81
Goldschläger . . .	—	5	5	3	3	2	18	1 048	17,18
Hafner	—	2	3	4	1	3	13	1 803	7,21
Hechler	—	—	—	—	1	—	1	666	1,50
Holzarbeiter, div.	—	2	11	14	7	4	38	3 777	10,06
Journalisten . . .	—	—	1	—	—	1	2	905	2,21
Kalkbrenner. . . .	—	—	2	—	—	—	2	813	2,46
Kammacher . . .	—	—	1	—	1	—	2	366	5,46
Klempner	1	14	5	12	—	1	33	6 459	5,11
Landwirtschaft . .	86	162	181	206	311	275	1221	671 957	1,82
Maurer	7	42	61	44	61	32	247	24 156	10,23
Müller	2	7	8	12	15	12	56	11 938	4,69
Musiker	1	10	14	6	1	1	33	3 821	8,64
Offiziere	—	—	—	—	1	1	2	3 460	**0,58**
Pfarrer	—	4	5	5	—	1	15	8 166	**1,84**
Porzellanarbeiter .	1	6	8	13	4	3	35	8 622	4,06
Postbedienstete . .	1	9	13	17	14	1	55	18 377	2,99
Schlosser	16	43	17	11	8	8	103	12 827	8,03
Schmiede	4	27	22	18	23	7	101	16 594	6,09
Schneider	17	46	45	21	13	19	161	32 581	4,94
Schornsteinfeger . .	—	2	2	2	—	—	6	1 478	4,06
Schreiner	6	48	52	28	15	19	168	12 565	**13,37**
Steinschleifer und -hauer	7	43	77	78	49	21	275	10 242	**26,85**
Taglöhner und Gelegenheitsarb.	12	84	133	129	160	107	625	7 521	**83,10**
Tüncher, Maler . .	5	35	26	24	12	7	109	14 969	7,28
Weber	5	3	8	5	6	6	33	19 194	1,72
Zementarbeiter . .	—	3	—	1	—	—	4	1 267	3,16
Ziegeleiarbeiter . .	3	2	4	3	6	3	21	22 559	0,93
Zimmerer	3	12	24	20	15	19	93	17 894	5,20
Männliche Berufe überhaupt:	368	1241	1313	1174	1155	863	6114	1 990 231	**3,07**
Weiblich:									
Bauernstand . . .	126	290	304	219	167	134	1240	867 902	**1,43**
Blumenmacherinnen	—	3	3	—	—	—	6	901	6,66
Bürsten- und Pinselmacherinnen	1	5	1.	—	—	—	7	2 904	2,41
Diakonissinnen . .	—	1	4	1	—	1	7	921	7,60
Kellnerinnen . . .	2	12	3	—	1	—	18	11 246	1,60
Klosterfrauen . . .	2	41	43	9	2	3	100	13 564	7,37
Lehrerinnen . . .	3	10	3	—	—	6	18	11 632	**1,55**
Mägde u. Köchinnen	72	179	72	27	19	10	379	27 350	**13,86**
Schneiderinnen . .	19	81	39	9	9	5	163	25 157	6,48
Taglöhnerinnen . .	1	10	18	25	13	13	80	2 292	**34,90**
Verkäuferinnen . .	11	22	5	3	—	—	41	16 892	2,43
Wäscherinnen, Büglerinnen . . .	1	8	2	6	3	1	21	9 244	2,27
Zigarrenarbeiterinnen	—	7	2	—	—	—	9	6 508	1,38
Weibliche Berufe überhaupt:	539	1511	1390	808	590	470	5308	1 305 584	**4,07**

Die Tabelle 129 lehrt, daß gewisse Berufsarten, insbesondere Offiziere, Pfarrer, Ärzte sehr niedrige Sterblichkeitsziffern aufweisen, während manche Berufsarten, so z. B. die Schreiner, Steinschleifer und vor allem die Taglöhner, ganz besonders häufig an Schwindsucht sterben.

Erwähnt sei auch, daß nach Angaben von Sommerfeld in Berufen ohne Staub 2,39, in Berufen mit Staub 5,42, im Durchschnitt der gleichaltrigen Berliner Gesamtbevölkerung 4,93 auf 1000 Lebende an Tuberkulose zugrunde gehen.

Aus all diesen Darlegungen, die wir mit Rücksicht auf den Raum nicht noch um weitere Beispiele vermehren wollen, geht unzweifelhaft hervor, daß wirtschaftliche und berufliche Mißstände den ungünstigsten Einfluß auf die Verbreitung der Schwindsucht ausüben.

Nachdem wir einen Einblick in die Gestaltung der Tuberkuloseverhältnisse gewonnen haben, werden wir leicht beurteilen können, welcher Maßnahmen es bedarf, um die Entstehung neuer Krankheitsfälle zu verhüten.

Zunächst wird man dahin streben müssen, daß tuberkulöse Personen sich nicht fortpflanzen [1]). Allein, diese theoretisch zweifellos berechtigte Forderung ist gegenwärtig noch schwer in die Praxis überzuführen. Der Kampf gegen die Tuberkulose kann sich daher nur darauf richten, die Tuberkelbazillen, wo sie in Massen auftreten, zu vernichten und dadurch die Infektionsgefahr zu verhüten, sowie darauf, die Einflüsse, unter denen die Disposition erworben wird, zu beseitigen oder wenigstens herabzumindern.

Da im wesentlichen die Tuberkulose auf einer Infektion mit Bazillen, die von Menschen ausgehustet werden, beruht, so gilt es, die Erkrankten als solche zu erkennen, sie bazillenfrei zu machen und, solange dies nicht gelungen ist, die Kranken zu isolieren und alle Gegenstände, die mit ihnen in Berührung gekommen sind, zu desinfizieren.

Darum ist es erforderlich, daß durch ärztliche Untersuchungen möglichst frühzeitig die Kranken entdeckt und ihrer Umgebung entzogen werden. Hier wäre vor allem ein auch von dem tuberkulösen Arbeiter Thomas ausgesprochener Vorschlag, daß staatlich angestellte Ärzte in Fabriken die erkrankten Arbeiter heraussuchen mögen, zu beherzigen. Durchaus zutreffend schildert Thomas, daß eine große Zahl von Arbeitern das Gesundsein simuliert, weil zum Kranksein das Geld fehlt, und weil sie von Tag zu Tag hoffen, daß Husten und Stechen von selbst aufhören würden. Im Interesse der Kranken, ihrer Angehörigen und Arbeitskollegen ist es dringend geboten, daß die Tuberkulösen isoliert und einem Heilverfahren unterworfen werden.

Bemerkt sei hierbei noch, daß seit einigen Jahren die militärärztlichen Untersuchungen zum Zwecke der rechtzeitigen Krankheitserkennung und Einleitung eines Heilverfahrens nutzbar gemacht worden sind. In welchem Umfange diese Maßnahme zur Anwendung gelangte, darüber gibt die folgende Statistik Auskunft:

----

[1]) Über Heiratsverbote für Tuberkulöse wurde schon in dem Kapitel „Fortpflanzung" berichtet. — Die Frage, ob die Einleitung des künstlichen Abortes bei phthisischen Schwangeren statthaft bzw. geboten ist, bedarf noch der Klärung.

Tabelle 130[1]).

Anzahl der Leute, welche während des Jahres 1911 im Bereiche der preuß. Armee und der sächsischen Armeekorps bei militärärztlichen Untersuchungen als der Einleitung eines Heilverfahrens bedürftig ermittelt worden sind.

	Beim Ersatzgeschäft		Bei sonstigen militärärztlichen Untersuchungen (Entlassungen a. d. Militärdienst usw.)		Insgesamt	
	absol.	Proz. *)	absol.	Proz. *)	absol.	Proz. *)
Tuberkulose der oberen Luftwege und Lunge . .	1136	15,5	166	26,7	1302	16,4
,, ,, Knochen und Gelenke	20	0,27	3	0,48	23	0,29
,, ,, Haut (einschl. Lupus)	30	0,41	4	0,64	34	0,43
,, anderer Organe . .	5	0,07	4	0,64	9	0,11
insgesamt . .	1191	—	177	—	1368	—

*) Prozent der betr. Armeesumme.

Wenn auch der Kampf gegen die Tuberkulose nicht zu einem Kampf gegen die Tuberkulösen ausarten darf, so wird man doch im Interesse der Allgemeinheit verlangen müssen, daß wie bei anderen gemeingefährlichen Krankheiten auch die Tuberkelbazillenausscheider bei der zuständigen Gesundheitsbehörde angezeigt werden.

In der Tat ist die Anzeigepflicht bei Erkrankungsfällen an offener Tuberkulose bereits in mehreren Staaten, so in Baden, Bayern, Sachsen, Hamburg und seit dem 1. Januar 1912 auch in England, eingeführt worden. In der Praxis dürfte jedoch das Anzeigegebot im Interesse der Kranken oft genug umgangen werden, und wenn man in England hofft, dadurch, daß den Ärzten die Anzeige honoriert wird, zu einem zuverlässigen Material zu kommen, so wird man sich nach meiner Meinung in dieser Erwartung sicherlich täuschen.

Im Interesse der Allgemeinheit wie der Kranken selbst liegt es, letztere einem Heilverfahren zu unterwerfen. Nachdem Brehmer[2]) und Dettweiler[3]) die Heilbarkeit der Phthise mit Hilfe der physikalisch-diätetischen Methode bei geeigneten Patienten ihrer Sanatorien nachgewiesen hatten, suchte man, was vom Standpunkte der sozialen Hygiene gewiß zu billigen ist, dies Verfahren zu verallgemeinern, indem man es auf minderbemittelte Kranke ausdehnte.

Begünstigt wurde dies Bestreben in erster Linie durch das Invalidenversicherungsgesetz, insbesondere durch seine Novelle vom Jahre 1899; das Nähere über die Organisation dieser legislatorischen Institutionen wird unten mitgeteilt werden. Hier sei jedoch erwähnt, daß Gebhardt, der Leiter der Landesversicherungsan-

---

[1]) Die Tabelle 130 ist dem Geschäftsbericht 1912 des deutschen Zentral-Kommitees zur Bekämpfung der Tuberkulose entnommen; sie stammt von dem Stabsarzt Hetsch.

[2]) Brehmer schuf 1854 seine Heilanstalt in Görbersdorf in Schlesien.

[3]) Dettweiler, Brehmers Schüler, gründete im Jahre 1876 die Heilanstalt Falkenstein im Taunus; im Jahre 1892 richtete er die erste Volksheilanstalt für Lungenkranke in Ruppertshain, nahe bei Falkenstein, ein.

stalt der Hansastädte, sowie der Posener Arzt Pauly die ersten waren, welche auf Grund des Invalidenversicherungsgesetzes bei Lungenkranken Heilverfahren einleiteten. Ihr Beispiel wurde überall nachgeahmt, und so entstand die deutsche Heilstättenbewegung. Jede der Landesversicherungsanstalten besitzt jetzt eine oder mehrere Heilanstalten für Lungenkranke. Besondere Verdienste um die Aus-

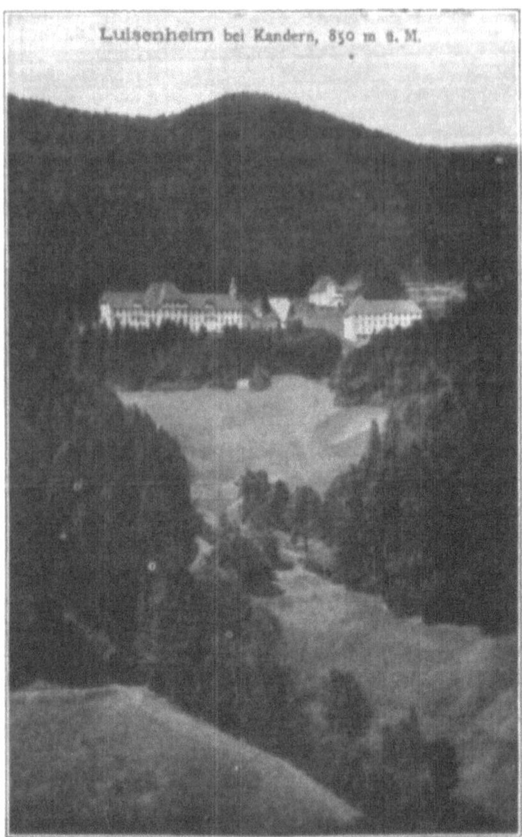

Fig. 56. Die von der Landesversicherungsanstalt Baden errichtete Heilanstalt Luisenheim für weibliche Tuberkulöse.

dehnung der Volkssanatorien haben sich der Volksheilstättenverein vom Roten Kreuz sowie die Ärzte von Leyden, Ziemssen, Fränkel, Leube und Pannwitz erworben.

Die Lungenheilstätten werden in waldreicher, wenn irgend möglich, in hochgelegener[1]) Gegend errichtet. Die Behandlung besteht haupt-

---

[1]) Die hohe Lage der Heilanstalt ist sicherlich nicht ohne Belang; hierauf und auf der Zahl der Sonnentage beruht die Wirkung der Schweizer Kurorte für Tuberkulöse. Unter diesem Gesichtswinkel betrachtet, ist es zweifelhaft, ob man recht daran handelt, in der Ebene und auf einer niederen Anhöhe Heilanstalten zu errichten. — Erwähnt sei an dieser Stelle auch eine Feststellung von Rösle

sächlich in einer Liegekur, kräftiger Ernährung und Hautpflege. In
manchen Sanatorien wird zugleich die spezifische Therapie verwendet.
Einige Heilanstalten lassen die Kranken in den letzten Wochen vor der
Entlassung leichte Arbeiten verrichten, eine Methode, gegen die jedoch
Bedenken laut wurden.

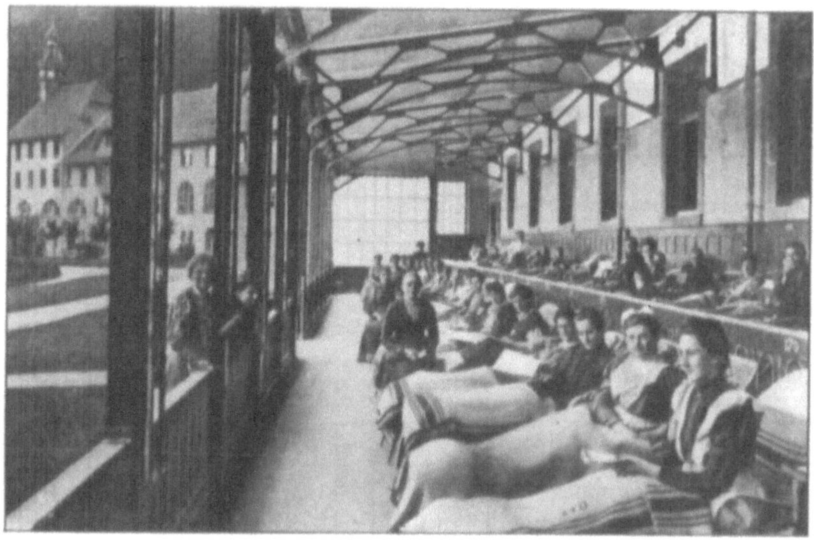

Fig. 57. Liegehalle in der Heilanstalt Luisenheim.

Über die Entwicklung und die Dauererfolge der Heilbehandlung von Tuberkulösen sowie von anderen Kranken, die auf Grund
der Invalidenversicherung Kuren genommen haben, unterrichtet
folgende Zusammenstellung (s. Tabelle 131):

Dio Dauererfolge bei Phthisikern und anderen Kranken sind, wie
man sieht, von Jahr zu Jahr häufiger geworden. Man hat nun aber gegen
die Bedeutung der Lungenheilstätten den Einwand erhoben, daß hier
vorzugsweise solche Patienten Aufnahme finden, die noch im Anfangsstadium (Stadium I) der Erkrankung stehen, mithin auch ohne eine
so kostspielige Behandlung häufig wieder erwerbsfähig werden. Um

(Sonderkatalog für die Gruppe Statistik der Internat. Hygien. Ausstell. in Dresden):
„Das überraschende Ergebnis, daß in einigen sächsischen Städten, die sich von jeher
durch geringe Tuberkulosesterblichkeit auszeichnen, die Wohnungsdichtigkeit am größten ist, gab Veranlassung, den Einfluß der Höhenlage auf
die Tuberkulosesterblichkeit festzustellen. Die Untersuchungen haben auch tatsächlich gelehrt, daß im allgemeinen die Tuberkulosesterblichkeit mit zunehmender
Höhenlage kleiner wird, und daß in jenen Städten der Einfluß der ungünstigen
Wohnungsverhältnisse durch ihre höhere Lage kompensiert wird."
In Betracht gezogen wurden selbstverständlich nur solche Städte, die hinsichtlich
der beruflichen und sozialen Verhältnisse keine großen Abweichungen zeigen,
deren Höhenlage aber sehr verschieden ist.

Tabelle 131.

Erfolge der Heilbehandlung von Lungentuberkulose und anderen Krankheiten bei Männern und Frauen 1900 bis 1909.

Lungentuber-kulose . .	1900	1901	1902	1903	1904	1905	1906	1907	1908	1909
Männer . . .	8442	10 821	12 187	14 937	16 957	19 085	21 959	22 258	26 437	29 277
Frauen . . .	2652	3 844	4 302	5 211	6 520	7 536	9 063	9 816	12 288	12 955

Von 100 Behandelten erlangten — behielten Erwerbsfähigkeit	Männer									
	1900	1901	1902	1903	1904	1905	1906	1907	1908	1909
am Ende des Behandlungsjahres . . .	66	70	72	73	73	76	77	77	77	79
1. Jahres nach der Behandl. . . .	48	53	57	59	61	63	65	65	66	—
2. ,, ,, ,, ,, . . .	40	45	48	51	53	54	55	55	—	—
3. ,, ,, ,, ,, . . .	35	38	44	46	48	48	49	—	—	—
4. ,, ,, ,, ,, . . .	30	32	40	43	44	44	—	—	—	—

Von 100 Behandelten erlangten — behielten Erwerbsfähigkeit	Frauen									
	1900	1901	1902	1903	1904	1905	1906	1907	1908	1909
am Ende des Behandlungsjahres . . .	67	72	76	77	76	78	81	80	81	80
1. Jahres nach der Behandl. . . .	52	60	62	64	66	67	70	69	72	—
2. ,, ,, ,, ,, . . .	46	51	54	57	59	60	63	62	—	—
3. ,, ,, ,, ,, . . .	40	45	50	53	56	55	58	—	—	—
4. ,, ,, ,, ,, . . .	35	39	47	50	51	52	—	—	—	—

Andere Krankheiten	1900	1901	1902	1903	1904	1905	1906	1907	1908	1909
Männer . . .	8755	9176	9837	11 868	12 182	13 098	14 354	15 702	17 172	19 942
Frauen . . .	5276	6009	6196	7 761	8 426	9 224	10 212	11 035	12 240	14 058

Von 100 Behandelten erlangten — behielten Erwerbsfähigkeit	Männer									
	1900	1901	1902	1903	1904	1905	1906	1907	1908	1909
am Ende des Behandlungsjahres . . .	62	65	64	69	69	74	75	78	77	79
1. Jahres nach der Behandl. . . .	48	53	52	55	59	63	65	67	67	—
2. ,, ,, ,, ,, . . .	42	47	46	52	53	58	58	61	—	—
3. ,, ,, ,, ,, . . .	39	43	44	48	51	54	54	—	—	—
4. ,, ,, ,, ,, . . .	35	38	41	46	48	51	—	—	—	—

Von 100 Behandelten erlangten — behielten Erwerbsfähigkeit	Frauen									
	1900	1901	1902	1903	1904	1905	1906	1907	1908	1909
am Ende des Behandlungsjahres . . .	66	67	70	72	74	77	77	79	78	81
1. Jahres nach der Behandl. . . .	51	56	58	61	64	67	68	70	70	—
2. ,, ,, ,, ,, . . .	45	51	52	57	59	62	62	65	—	—
3. ,, ,, ,, ,, . . .	43	47	49	54	56	58	59	—	—	—
4. ,, ,, ,, ,, . . .	39	43	47	52	54	56	—	—	—	—

über die Berechtigung solcher Einwände ein Urteil zu gewinnen, wollen wir die in der folgenden Tabelle enthaltenen Angaben prüfen.

Tabelle 132.

Die wegen Lungentuberkulose behandelten Personen nach dem Krankheitsgrade.

Im Jahre 1909 abgeschlossene Heilbehandlungsfälle:

	Männer u. Frauen insgesamt				Männer				Frauen			
Stadium[1]	0	I	II	III	0	I	II	III	0	I	II	III
In Heilbehandlung genommen	—	17 841	12 540	4 744	—	12 015	9 161	3 590	—	5 826	3 399	1 154
Ergebnis am Schlusse der Behandlung:												
Gebessert . . .	897	18 628	8 215	1 389	539	12 600	6 302	1 126	358	6 028	1 913	263
Nicht gebessert	27	1 229	1 978	2 782	24	872	1 286	2 017	3	357	692	765

[1]) Stadium 0: Merkmale der Stadien I bis III nach der Behandlung nicht nachweisbar.
,,   I: Leichte teilweise Erkrankung eines Lungenlappens.
,,   II: Leichte Erkrankung eines ganzen oder schwere Erkrankung eines halben Lungenlappens.
,,   III: Erkrankung über Stadium II mit Höhlenbildung in den Lungen.

Die Tabelle 132 zeigt uns, daß tatsächlich nicht nur bei Tuberkulösen im Anfangsstadium, sondern auch bei solchen Kranken, die sich bereits im Stadium II oder III befanden, oft gute Erfolge erzielt wurden.

Nun soll zwar nicht verschwiegen werden, daß seitens mancher Versicherungsanstalten das Heilverfahren unnötigerweise zuweilen sehr kostspielig, ja sogar luxuriös gestaltet wurde. Es ist vorgekommen, daß in einigen Lungenheilanstalten pro Tag und Kopf fast 10 M. verausgabt wurden; es wird berichtet, daß man in einer Heilstätte eine Kegelbahn für 18000 M. gebaut und zur Erheiterung der Kranken vier Orchestrions, ein jedes im Preise von 12000 M., aufgestellt hat. Das geht natürlich zu weit. Allein, diese Vorkommnisse dürfen keineswegs verallgemeinert werden.

Des weiteren wurde aber gegenüber den Heilstätten, namentlich von Brauer und Grotjahn, betont, daß diese Institute, die ja nur die Wiederherstellung der Erwerbsfähigkeit zum Zweck haben, „für die Bekämpfung der Tuberkulose als Volkskrankheit — für die Verhütung stets wiederkehrender, neuer Erkrankungen — kaum in Betracht kommen". Eine erhebliche Verminderung der Tuberkulose durch die Heilstätten erkennen die genannten Autoren nicht an und erwarten sie auch in Zukunft von jener Methode nicht. Es werden daher zur Ergänzung der Heilstätten Heimstätten nach norwegischem Vorbilde gefordert; in diesen sollen die unheilbaren Tuberkulösen untergebracht und isoliert werden. Das Heimstättenwesen würde es ermöglichen, den Kampf zugleich gegen die Disposition wie gegen die Infektion zu führen.

Diese Beurteilung des Heilstättenwesens muß man aber wohl für zu pessimistisch erachten.

Wurden doch immerhin durchschnittlich über 75 % von den versicherten Tuberkulösen, welche die Sanatoriumsbehandlung genossen haben, wieder vollerwerbsfähig, und ein großer Teil von ihnen behält die Arbeitskraft über Jahre hinaus. Sodann muß vor allem berücksichtigt werden, daß in den Volksheilstätten, deren es zurzeit 97 gibt, rund 52 000 schwindsüchtige Erwachsene jährlich aufgenommen, d. h. für einige Monate isoliert werden; bei diesem Aufenthalt werden sie eingehend über die Grundsätze einer hygienischen Lebensführung und die Vernichtung der im Auswurf enthaltenen Krankheitserreger unterwiesen. Tausende von ihnen, die als Bazillenausscheider in die Heilstätte kamen, verlieren dort ihre Bazillen.

Trotzdem wird man den Vorschlag, Heimstätten zu errichten, durchaus billigen können. Allerdings wird man Lungenkranke nicht leicht dazu bewegen, ein solches Asyl, von dem sie keine Genesung erhoffen, und wohin sie sich weniger im eigenen Interesse als zum Nutzen für die Allgemeinheit begeben sollen, aufzusuchen. Dennoch hat, wie Schmittmann berichtet, die Versicherungsanstalt Rheinprovinz einen Weg gefunden, um die Tuberkulösen im vorgeschrittenen Krankheitsstadium zu isolieren; sie verbringt die Kranken auf die Tuberkuloseabteilungen der allgemeinen, namentlich der kleineren, ländlichen Krankenhäuser, deren die Versicherungsanstalt jetzt 40 zur Verfügung hat.

Neben dieser Methode bewährt sich, wie Schmittmann berichtet, auch das Spezialkrankenhaus für Lungenkranke aller Stadien. Die ersten derartigen Institute wurden im Jahre 1907 in München-Gladbach und Hannover eingerichtet; diesem Beispiele folgten oder sind im Begriff zu folgen: Breslau, Charlottenburg, Schöneberg und Köln. — In Rom besuchte ich kürzlich ein großes Tuberkulosekrankenhaus für Hunderte von Patienten der verschiedenen Stadien; ich hatte den Eindruck, daß man mit der dort angewandten Methode den Zweck der Isolierung und zugleich der Behandlung wohl erreicht. — Die Zahl der bei der Landesversicherungsanstalt Rheinprovinz verpflegten tuberkulösen Invaliden betrug im Jahre 1911 469, darunter 101 Frauen.

Außer den Heil- und Heimstätten gelangen jedoch noch manche andere wertvolle Systeme für die Behandlung von Tuberkulösen zur Anwendung. Man muß mit der Therapie bereits bei den Kindern einsetzen. Hier handelt es sich darum, der sog. Schmier-Infektion, der Skrofulose und dem Initialstadium der Tuberkulose wirksam zu begegnen. Vor allem aber sind die erkrankten oder disponierten Schulkinder in geeigneter Weise zu behandeln und eventuell in Waldschulen zu unterrichten. Für erwachsene Leichtkranke oder Tuberkuloseverdächtige kommen die Walderholungsstätten[1]), deren erste den Bemühungen von Becher und Lennhoff zu verdanken war, in Betracht. Zugleich wird man mit Vorteil solche Kranken einer Tuberkulinkur

---

[1]) Nach dem neuesten Bericht gibt es jetzt in Deutschland 103 Walderholungsstätten; sie dienen den Kranken zum Aufenthalt während der Tagesstunden.

unterwerfen, und zwar namentlich nach der von Petruschky mit viel Erfolg angewandten Etappenbehandlung. Zweckdienlich ist es auch, nach dem Vorschlage des zuletzt genannten, um den Ausbau der Tuberkulinbehandlung sehr verdienten Forschers die spezifische Therapie mit der Heilstättenkur alternieren zu lassen oder zu kombinieren.

Man wird auch im übrigen für die tuberkulösen Patienten sorgen müssen. Nicht allein die Verbesserung der Wohnungsverhältnisse, sondern auch die der Ernährung müssen angestrebt werden; hat doch der Münchner Arzt Freudenberger nachgewiesen, daß die Einkommensverhältnisse der arbeitsunfähigen, zu Hause wohnenden Kranken der Münchner Ortskrankenkasse in der überwiegenden Mehrzahl der Fälle zu einer hinlänglichen, geschweige denn zu einer reichen Ernährung nicht genügen.

Neben den genannten Maßnahmen müssen aber noch viele kleine Mittel zur Anwendung gelangen; hierbei bewähren sich trefflich die Auskunfts- und Fürsorgestellen[1]), die man jetzt in zahlreichen Orten eingerichtet hat. Vor allem kommt es hierbei darauf an, die Aufklärung über das Wesen der Tuberkulose in die weitesten Kreise zu tragen.

So wird es mit vereinten Kräften gelingen, auch dieser schlimmsten aller Seuchen Herr zu werden.

Literatur.

1. Kaup: ,,Betrachtungen über die Bekämpfung der Tuberkulose in einigen Ländern, namentlich in England, Frankreich, den Vereinigten Staaten, Norwegen, Schweden und Dänemark, und ihre Nutzanwendung für Deutschland.'' Concordia 1910.

2. ,,Das Gesundheitswesen des Preußischen Staates im Jahre 1909.'' Berlin 1911.

3. Hillenberg: ,,Tuberkulose (auf dem Lande).'' Artikel im Handwörterbuch der Soz. Hygiene. Leipzig 1912.

4. Wilhelm Hauser: ,,Die Gesundheitszustände'' in dem Werk ,,Das Großherzogtum Baden'', Bd. I, 1912.

5. A. Riffel: ,,Die Erblichkeit der Schwindsucht und tuberkulösen Prozesse.'' Karlsruhe 1890; ferner: ,,Weitere pathogenetische Studien über Schwindsucht und Krebs und einige andere Krankheiten. Nach eigener Methode angestellt.'' Frankfurt a. M. 1901; ferner: ,,Schwindsucht und Krebs im Lichte vergleichend-statistisch-genealogischer Forschung.'' Karlsruhe 1905.

6. Dörner: ,,Ein Beitrag zur Pathogenese der Tuberkulose.'' Beiträge zur Klinik der Tuberkulose, Bd. XX, 1911.

7. ,,Der Stand der Tuberkulose-Bekämpfung im Frühjahr 1912.'' Geschäftsbericht des Deutschen Zentral-Komitees zur Bekämpfung der Tuberkulose, erstattet von Nietner. Berlin 1912.

8. ,,Über den Einfluß von Beruf und Lebensstellung auf die Todesursachen in Halle a. S. 1901—1909.'' Beiträge zur Statistik der Stadt Halle, herausgegeben vom Statist. Amt, Heft 18. Halle 1912.

---

[1]) Nach dem neuesten Bericht gibt es jetzt im Deutschen Reich 713 Auskunfts- und Fürsorgestellen; dazu kommen 537 Ortsausschüsse im Großherzogtum Baden; diese erfreulich hohe Ziffer ist größtenteils dem tatkräftigen Interesse der Großherzogin Luise, der Protektorin des Badischen Frauenvereins, zu verdanken.

9. Kölsch: ,,Arbeit und Tuberkulose." Archiv für soziale Hygiene, Bd. VI, Heft 1—3; ferner: ,,Arbeit bzw. Beruf in ihrem Einfluß auf Krankheit und Sterblichkeit." Aufsatz in dem Werk ,,Krankheit und soziale Lage." München 1912.

10. Sommerfeld: ,,Die Schwindsucht der Arbeiter." Berlin 1910.

11. Thomas: ,,Proletarierkrankheit und kranke Proletarier." Frankfurt am Main 1908.

12. Hetsch: Deutsche Militärärztliche Zeitschrift, Jahrg. 41, Heft 9.

13. ,,Die deutsche Arbeiterversicherung." Katalog der Sonderausstellung der Kranken-, Unfall- und Invalidenversicherung auf der Internat. Hygieneausstellung in Dresden 1911. Berlin 1911.

14. L. Brauer: ,,Der Einfluß der Krankenversorgung auf die Bekämpfung der Tuberkulose als Volkskrankheit." Beiträge zur Klinik der Tuberkulose, Bd. II, 1905.

15. A. Grotjahn: ,,Krankenhauswesen und Heilstättenbewegung." Leipzig 1908.

16. Schmittmann: ,,Unterbringung Tuberkulöser im vorgeschrittenen Krankheitsstadium bei der Landesversicherungsanstalt Rheinprovinz." Verhandlungen der Sitzung des Ausschusses, Berlin, den 13. Juni 1912, einberufen vom deutschen Zentral-Komitee zur Bekämpfung der Tuberkulose.

17. J. Petruschky: ,,Vorträge zur Tuberkulosebekämpfung." Leipzig 1900; ferner desgl., neue Folge. Leipzig 1911.

18. Freudenberger: ,,Die allgemeinen Lebensverhältnisse arbeitsunfähiger tuberkulöser Mitglieder der Ortskrankenkasse für München." Anhang zu dem ,,Bericht der Kommission für Arbeiterhygiene und Statistik der Abteilung für freie Arztwahl 1907—1909", herausgegeben von Eppstein. München 1910.

Tabelle

Durchschnittliche Sterblichkeit an Erkrankungen der

Jahre	0—1 Jahr	1—2 Jahr	2—3 Jahr	3—5 Jahr	5—10 Jahr	10—15 Jahr	15—20 Jahr
1. Männlich:							
a) an T							
1876—79	23,58	19,92	12,13	6,62	4,15	4,52	17,92
1900—04	29,07	18,99	9,64	5,99	3,92	4,58	14,63
b) an NT							
1876—79	83,19	51,13	19,52	8,64	3,51	2,18	3,28
1900—04	218,18	122,38	37,14	15,64	5,38	2,73	4,65
2. Weiblich:							
a) an T							
1876—79	20,96	20,67	13,12	7,46	5,73	7,77	19,14
1900—04	24,40	18,07	9,85	6,73	5,33	8,09	16,84
b) an NT							
1876—79	69,06	50,86	19,84	9,47	3,56	2,25	2,50
1900—04	177,77	114,43	37,40	15,82	5,88	3,46	4,10

3. Nichttuberkulöse Erkrankungen der Atmungsorgane.

Die Tabellen 121 und 122 haben gelehrt, daß neben der Tuberkulose (T) auch die nichttuberkulösen Erkrankungen der Atmungsorgane (NT) die Sterblichkeitsziffern erheblich vergrößern. Uns interessiert nun die

Frage, inwieweit diese Krankheitsarten[1]) — Lungenemphysem, Lungenentzündung (und zwar vorzugsweise die sehr häufigen Bronchopneumonien der Kinder und Greise), Rippenfellentzündung — mit wirtschaftlichen und sozialen Einflüssen in Beziehung stehen.

Mit diesem Problem hat man sich erst in der letzten Zeit eingehender befaßt; besonders hat sich der Kreisarzt Ascher um die Erforschung dieses Zusammenhanges hohe Verdienste erworben.

Ascher hat die starke Zunahme der in Rede stehenden Erkrankungen an der Hand der Statistik erwiesen und ist zu dem Ergebnis gelangt, daß diese Erscheinung durch die die industrielle Ausdehnung begleitende Rauchentwicklung bedingt wird. Diesem Autor entnehmen wir unter anderem folgende Feststellungen:

1. Während der letzten Jahrzehnte hat in Preußen in allen Altersklassen (von belanglosen Ausnahmen abgesehen) die Sterblichkeit an T erheblich ab-, die Mortalität an NT wesentlich zugenommen, was man aus der Tabelle 133 ersieht.

2. Die Mortalität an Scharlach, Masern und Diphtherie bei Säuglingen ist seit 1876 in industriellen Bezirken gefallen, während die an NT ganz bedeutend gestiegen ist; diese Entwicklung fehlt dagegen in landwirtschaftlichen Gebieten. (s. Tabelle 134, S. 330.)

3. In Gebieten mit ausgedehnter Textilindustrie ist die Sterblichkeit an T größer als an NT, während dies Verhältnis in Kohlenbergwerkbezirken gerade umgekehrt ist (s. Tabelle 135, S. 330).

133.
Atemwege in Preußen seit 1876 auf 10 000 Lebende.

20—25 Jahr	25—30 Jahr	30—40 Jahr	40—50 Jahr	50—60 Jahr	60—70 Jahr	70—80 Jahr	über 80 Jahre
34,65	40,19	44,66	57,35	82,53	111,82	74,89	30,24
22,89	24,58	26,25	35,01	43,86	48,75	29,18	12,69
6,24	7,44	13,35	22,40	38,55	64,69	70,90	49,74
6,37	6,95	11,65	24,26	50,27	107,73	147,32	152,07
25,11	33,74	38,34	40,17	54,15	75,87	49,69	20,84
20,99	25,32	24,35	21,90	24,99	30,49	20,43	10,51
3,40	4,71	6,91	11,30	24,27	48,87	51,95	36,56
4,79	6,55	8,80	13,57	30,20	82,27	118,10	130,09

Die Ursache für diese Erscheinung ist aber, wie Ascher darlegt, „nicht in einer Vernichtung der Tuberkelbazillen durch den Kohlenstaub zu suchen, wie man früher glaubte, sondern in der besseren Körperkonstitution der Kohlenarbeiter und ihrem sozial besseren Niveau. Die andern mit Kohle beschäftigten Arbeiter,

---

[1]) Die als Kohlen-, Eisen-, Steinhauer- usw. Lungen bezeichneten Affektionen gehören naturgemäß auch zu diesen Krankheitsarten; da aber bei diesen Berufskrankheiten der Zusammenhang mit den wirtschaftlichen Verhältnissen ohne weiteres ersichtlich ist, so bedarf es keiner weiteren Erörterung hierüber.

Tabelle 134.

Sterblichkeit der Säuglinge in 6 Kreisen (auf 1000 Lebendgeborene):

	landwirtschaftliche Ostpreußens			industrielle Schlesiens			industrielle Rheinlands		
	NT	Scharlach und Masern	Diphtherie	NT	Scharlach und Masern	Diphtherie	NT	Scharlach und Masern	Diphtherie
1876	4,0	3,1	13,7	3,4	10,9	4,4	3,7	2,1	2,8
1880/81	1,6	4,7	34,9	5,0	8,7	5,5	6,6	3,4	3,6
1885/86	3,4	18,2	30,3	7,3	7,8	8,8	12,2	4,1	2,6
1890/91	4,2	9,9	25,0	10,7	4,1	7,9	15,3	2,3	2,2
1895/96	5,9	7,4	13,9	15,2	3,9	3,2	16,7	2,7	2,2
1900/01	6,9	7,1	10,5	19,5	6,4	2,7	21,2	2,8	1,6

Tabelle 135.

Sterblichkeit auf 1000 Lebende in Städten:

Textil (Chemnitz, Krefeld, Gera)		Rauch (Essen, Königshütte, Oberhausen)	
T	NT	T	NT
2,1	1,6	1,8	4,6

wie die Kohlenträger, oder im Ruße Arbeitende, wie die Kaminkehrer und Rußhändler, haben eine höhere als durchschnittliche Sterblichkeit an Tuberkulose.“

Trotz der Fülle des von Ascher angeführten Stoffes hält Grotjahn es noch für unentschieden, daß die Zunahme der Erkrankungen der Atmungsorgane lediglich auf der starken Rauchentwicklung beruht; nach seiner Meinung könnten „verschiedene uns noch unbekannte Eigentümlichkeiten der Industriegegenden zusammenwirken“. Als einen ätiologischen Hauptfaktor für die Erkrankungen der Atmungsorgane erachtet er die Minderwertigkeit der allgemeinen Körperkonstitution.

„Denn wenn wir“, so äußert sich Grotjahn, „bei einer Anzahl von Erkrankungen der Atmungsorgane „Erkältung“ als unmittelbare Ursache annehmen müssen, so heißt das doch nur, daß die mittelbare, ätiologisch aber viel wichtigere, wenn auch ihrem Wesen nach völlig ungeklärte Basis, auf der die Erkältung in einer Bevölkerung, die doch seit Jahrzehnten an die Wirkung des nämlichen Klimas gewöhnt ist, beruht, erst noch zu suchen sei. Das kann nur eine erworbene oder angeborene Minderwertigkeit der Atmungsorgane sein; denn ohne eine solche würden die elementaren Faktoren wirkungslos vom Organismus abprallen.“

So beachtenswert dieser Hinweis ist, so wenig kann man Grotjahn beistimmen, wenn er dem Einfluß der sozialen Lage auf die Erhöhung der Disposition zur Erkrankung der Atmungsorgane eine nur unbedeutende Rolle beimißt. Dieser Zusammenhang ist schon aus der Bremischen Statistik klar zu ersehen gewesen. Es seien aber hier noch folgende Tabellen aus der in Halle a. S. durchgeführten Untersuchung angereiht:

Tabelle 136.

Sterblichkeit der Säuglinge an Lungenentzündung.

Soziale Stellung	absolut	Proz. der Gestorbenen	relat. Intensität
I. Selbständige	67	12,93	96
II. a) Höhere und mittlere Beamte	19	13,47	100
b) Untere Beamte	45	14,38	107
III. Privatbeamte	25	15,92	118
IV. Gelernte Arbeiter	168	14,69	109
V. Ungelernte Arbeiter.	230	16,73	124
VI. Gesinde	12	20,00	148

Tabelle 137.

Krankheiten der Atmungsorgane.

Männliches, Geschlecht.

Soziale Stellung	15—30 Jahre alt gestorben		30—60 Jahre alt gestorben			15—60 Jahre alt gestorben		
	absolut	Proz.	absolut	Proz.	rel. Intens.	absolut	Proz.	rel. Intens
I. Selbständige . .	2	8,00	56	8,74	122	58	8,71	127
II. a) Höhere und mittlere Beamte	3	5,66	13	7,18	100	16	6,84	100
b) Untere Beamte	3	6,38	19	9,74	133	22	9,09	133
III. Privatbeamte .	4	5,97	16	9,25	129	20	8,33	122
IV. Gelernte Arbeiter	25	6,51	92	15,67	218	117	12,05	176
V. Ungelernte Arbeiter	10	6,33	79	14,61	203	89	12,73	186

Weibliches Geschlecht.

Soziale Stellung	15—30 Jahre alt gestorben		30—60 Jahre alt gestorben			15—60 Jahre alt gestorben		
	absolut	Proz.	absolut	Proz.	rel. Intens.	absolut	Proz.	rel. Intens
I. Selbständige . .	3	5,36	50	11,06	125	53	10,43	132
II. a) Höhere und mittlere Beamte	—	—	15	8,82	100	15	7,89	100
b) Untere Beamte	2	4,55	13	7,65	87	15	7,01	89
III. Privatbeamte .	—	—	8	7,69	87	8	6,35	80
IV. Gelernte Arbeiter	7	3,72	58	12,83	145	65	10,16	129
V. Ungelernte Arbeiter	10	7,35	33	8,55	97	43	8,24	104
VI. Gesinde	6	4,35	6	14,63	166	12	6,70	85

Die Tabellen 136 und 137 zeigen, daß die sozial höher stehenden Berufsarten weit günstigere Ziffern aufweisen. Die höhere Sterblichkeit der Säuglinge in den unteren Schichten beruht offenbar auf dem Mangel an hinreichender Pflege und an ärztlicher Behandlung. Die größere Mortalität bei den Unterbeamten und vor allem bei den Arbeitern beweist den Einfluß der Berufstätigkeit, was man umso deutlicher dadurch erkennt, daß die für das männliche Geschlecht geltenden Unterschiede zwischen den einzelnen sozialen Klassen bei den weiblichen fehlen. Daß gewisse Berufsarten ganz besonders der Erkrankung der Atmungsorgane ausgesetzt sind, ging schon aus den Darlegungen der den einzelnen Berufsklassen gewidmeten Kapitel hervor.

Den angeführten Tatsachen entsprechend muß man folgende Maßnahmen zur Verminderung der Krankheitsziffern fordern: 1. Allgemeine
Hebung der wirtschaftlichen und sozialen Verhältnisse, insbesondere
Erweiterung und Ausdehnung des Arbeitsschutzes für alle Berufsarten,
die einer starken Staubbelästigung oder den Unbilden der Witterung
ausgesetzt sind; 2. Einschränkung des Rauches durch Ferngasversorgung,
Erzeugung von Elektrizität mit Hilfe der Wasserkräfte, durch sachgemäße Handhabung der Öfen und des Heizmaterials sowie durch
sonstige technische Vorkehrungen; 3. Festigung der allgemeinen Körperkonstitution durch Abhärtung sowie Verhütung der angeborenen kon-
stitutionellen Minderwertigkeit durch rassedienstliche Maßnahmen.

Literatur.

1. Ascher: „Die Rauchplage in den Städten." Deutsche Vierteljahrsschrift
f. öffentl. Gesundheitspflege 1910, Heft I; ferner: „Atmungserkrankungen (nicht
tuberkuloser Art)." Artikel im Handwörterbuch d. Soz. Hygiene. Leipzig 1912.

2. A. Grotjahn: „Soziale Pathologie." Berlin 1912.

3. „Über den Einfluß von Beruf und Lebensstellung auf die Todesursachen
in Halle a. S. 1901—1909." Beiträge zur Statistik der Stadt Halle, Heft 18.
Halle 1912.

4. Herz- und Gefäßkrankheiten.

Auch die Herz- und Gefäßkrankheiten tragen viel zu der Höhe der
allgemeinen Mortalitätsziffern bei. Hierbei ist jedoch noch zu berücksichtigen, daß viele dieser Leiden (z. B. Herzneurose, Krampfadern) mit
erheblichen Beschwerden verbunden sein können, ohne zum Tode zu
führen. — Die Herz- und Gefäßerkrankungen sind zumeist auf Intoxikationen oder Infektionen sowie auf Stoffwechselstörungen zurückzuführen; namentlich spielen Alkoholismus, Syphilis, Gelenkrheumatismus,
Fettsucht hierbei eine große Rolle; die Beziehungen der wirtschaftlichen
und sozialen Verhältnisse zu diesen Affektionen wirken daher auch auf
die Herz- und Gefäßkrankheiten ein. Da einzelne von den genannten
Grundkrankheiten vorzugsweise sich bei der wohlhabenden Bevölkerung finden, so folgt daraus, daß die Begüterten, insbesondere in den
höheren Altersklassen, eine größere Sterblichkeit an Herz- und Gefäß-
affektionen darbieten als der Mittelstand und die Ärmeren.

Diese Erscheinung trat uns schon in der Bremischen Statistik (Tabelle 123) entgegen. Wir fügen hier zur Ergänzung noch zwei Übersichten
an, von denen die eine sich auf das Material der Gothaer Lebensversicherungsbank, die andere auf das des Statistischen Amtes in Halle erstreckt.

Tabelle 138.

Auf 100 zu erwartende Todesfälle infolge von Krankheiten der Zirkulations-
organe wurden tatsächlich beobachtet bei den mit

weniger als 3000 M. Versicherten	83
3000—6000 M.　　　　„　　.	98
über 6000 M.　　　　„　　.	128

Als Grund der Übersterblichkeit bei den wohlhabenderen Bevölkerungsklassen führen Karup und Gollmer unvernünftige Lebensweise und übermäßigen Gebrauch von Genußmitteln an.

Tabelle 139.

Sterblichkeit an organischen Herzleiden im Alter von 30—60 Jahren.

Soziale Stellung	Männl. Geschlecht			Weibl. Geschlecht		
	absolut	Proz.	rel. Intens.	absolut	Proz.	rel. Intens.
I. Selbständige.	52	8,11	98	56	12,39	132
II. a) Höhere und mittlere Beamte	15	8,29	100	16	9,41	100
b) Untere Beamte	14	7,18	87	20	11,76	125
III. Privatbeamte	13	7,51	90	10	9,61	102
IV. Gelernte Arbeiter	35	5,96	72	46	10,18	108
V. Ungelernte Arbeiter	31	5,73	69	29	7,51	80

Die Tabelle 139 lehrt, daß — beim männlichen Geschlecht — die oberen Stände eine erheblich höhere Mortalität darbieten als die Unterbeamten und die Arbeiter; auch in dieser Statistik treten die Unterschiede bei dem weiblichen Geschlecht nicht so deutlich hervor.

Literatur.

1. Karup und Gollmer: ,,Die Sterblichkeit nach Todesursachen unter den Versicherten der Gothaer Lebensversicherungsbank für Deutschland 1829—78.'' Jahrbücher für Nationalökonomie und Statistik, 1890, N. F., Bd. 20.

2. Über den Einfluß von Beruf und Lebensstellung auf die Todesursachen in Halle a. S. 1901—1909.'' Beiträge zur Statistik der Stadt Halle, Heft 18.

5. Nerven- und Geisteskrankheiten.

In den Sterblichkeitsstatistiken nehmen die Nerven- und Geisteskrankheiten keinen so großen Raum ein, wie er der Häufigkeit dieser Affektionen entsprechen würde; gerade auf diesem Gebiete gibt es zahllose Leiden, die nicht unmittelbar zum Tode führen, und deren sozialpathologische Bedeutung daher aus der Todesursachenstatistik allein nicht nach Gebühr erkannt werden kann. —

Trotzdem sei darauf hingewiesen, daß sowohl nach den Bremischen wie nach den Hallenser Sterblichkeitstabellen die Unterschiede bei den einzelnen, nach der Wohlhabenheit bzw. nach der sozialen Stellung gruppierten Klassen nicht erheblich sind, ja, daß sogar die unteren und ärmeren Schichten, namentlich in den höheren Altersjahren, kleinere Ziffern aufweisen als die Bessersituierten. Erinnert sei hier auch daran, daß die Beamten und Handelsangestellten, entsprechend ihrer vorzugsweise geistig anstrengenden Beschäftigung, häufiger an Krankheiten des Nervensystems leiden als die Arbeiter, die zumeist mit großer Körperkraft tätig sind.

Die Zahl der Nervenkranken ist bis jetzt noch nicht festgestellt worden; auch über die Ziffer der Geisteskranken fehlen Angaben für das Deutsche Reich, während man in England schon seit 100 Jahren über entsprechendes statistisches Material verfügt. — Nach Kraepelin

kommt in Indien auf 70 000 Einwohner, in Java auf 50 000 ein Geistes-
kranker; dagegen wurden in Preußen unter 10 000 Einwohnern 26, in
Zürich sogar 97 Geisteskranke gezählt.

Der Ursachen für die Entstehung von Nerven- und Geisteskrankheiten gibt es viele. Zunächst sei hier der Einfluß der Vererbung hervorgehoben.

Aus den von Koller bzw. Diem ausgeführten Untersuchungen, die sich
auf je etwa 2000 Geistesgesunde und Geisteskranke erstrecken, und deren Ergebnisse auf der Internationalen Hygiene-Ausstellung in Dresden dargestellt waren, ließ
sich erkennen, daß „auch bei Geistesgesunden belastende Momente[1]) in der direkten
Aszendenz gar nicht selten sind, daß sie aber bei Geisteskranken erheblich häufiger
vorkommen". Nach Koller fanden sich alle belastenden Momente insgesamt bei
den Eltern der Geisteskranken doppelt, nach Diem anderthalbmal so häufig wie
bei den Eltern der Gesunden. — Erwähnt sei noch, daß nach Weygandt mehr
als 50 % aller schwachsinnigen Kinder trunksüchtige Eltern gehabt haben.

Schon aus diesen Darlegungen geht hervor, welch' große Rolle
bei der Entstehung der Nerven- und Geisteskrankheiten der Alkoholismus spielt; wir kommen hierauf in einem besonderen Kapitel zurück;
hier sei nur betont, daß infolge dieses Zusammenhanges die wirtschaftliche und soziale Bedingtheit des Alkoholmißbrauches auch auf die Ausdehnung jener Affektionen von Einfluß ist. Das gleiche gilt für die
Syphilis, deren ätiologische Bedeutung für die Nerven- und Geisteskrankheiten ebenfalls besonders darzulegen sein wird. Mit Rücksicht auf
den verfügbaren Raum können wir hier freilich nicht alle Intoxikationen und Infektionen, welche die Zahl der Nerven- und Geisteskrankheiten vermehren, erörtern. Nur eine im Deutschen Reich zwar unbekannte, in Italien aber, namentlich früher, viel verbreitete Krankheit,
Pellagra[2]) sei noch erwähnt.

Diese Affektion, die sich bei den ärmsten Bevölkerungsschichten zeigt und
auf den Genuß von verdorbenem Mais zurückzuführen ist, äußert sich anfangs in
Magen-Darmstörungen, später aber in Erkrankungen der nervösen Organe und der
Psyche. Durch eine geeignete Gesetzgebung und eine vortrefflich organisierte Auf-
klärungsarbeit ist es in Italien gelungen, die Zahl der Pellagrafälle erheblich zu
vermindern; im Triennium 1887/1889 starben an dieser Krankheit 10 284, im
Triennium 1890/92 sogar 12 286, im Jahre 1909 dagegen nur 1420 Personen.
Dies ist ein schöner Erfolg zielbewußter Arbeit im Dienste der Volksgesundheits-
pflege.

Allgemein wird seitens der Sachverständigen der Meinung Ausdruck gegeben, daß die Nerven- und Geisteskrankheiten im Zunehmen
begriffen sein dürften. Die Ursache hierfür soll in unseren neuen
Kulturverhältnissen liegen. Die Hast des modernen Lebens, die An-
spannung aller Kräfte, um sich im Konkurrenzkampf zu behaupten,
haben eine weit verbreitete Nervosität erzeugt. Dies gilt auch bereits
für die Arbeiterschaft. Je mehr sich die Lebens- und Arbeitsverhältnisse

---

[1]) Als solche wurden bei der Untersuchung betrachtet: Geisteskrankheit,
Nervenkrankheit, Trunksucht, Schlagfluß, Altersverblödung, abnormer Charakter,
Selbstmord.

[2]) Vgl. Alf. Fischer: „Die internat. Ausstellung f. soziale Hygiene in Rom."
Münch. med. Wochenschrift 1912, Nr. 26.

des Proletariers den der bürgerlichen Kreise nähern, umsomehr wird auch er, wie Laehr darlegt, „ein Opfer ihrer Kulturbedürfnisse und gerät in immer größere Gefahr, infolge gehäufter gemütlicher Spannung der Nervosität anheimzufallen". Natürlich soll dieser Hinweis nicht besagen, daß man die Arbeiter von den Errungenschaften der Kultur fernhalten muß; es soll vielmehr nur darauf hingedeutet werden, daß die Arbeiter nicht blind alle Modetorheiten des Bürgertums nachahmen sollen, in der Meinung, dadurch an dem Kulturfortschritt teilzunehmen.

Von sonstigen Ursachen für die Entstehung der Nerven- und Geisteskrankheiten ist das sexuelle Moment zu nennen. Ob freilich die infantile Erotik hierbei eine so große Rolle spielt, wie der Wiener Psychiater Freud meint, ist noch eine ungelöste Frage. Sicher aber ist, wie man z. B. aus den Feststellungen des Kölner Arztes Meirowsky ersieht, daß zahlreiche Schulkinder onanieren oder schon frühzeitig den Beischlaf ausüben; es gilt also, die Schuljugend über die Gefährlichkeit dieser Verrichtungen aufzuklären. Ohne Zweifel trägt andererseits das freiwillig oder unfreiwillig durchgeführte Zölibat (bei katholischen Geistlichen, Klosterfrauen, Beamtinnen, Lehrerinnen usw. sowie bei vielen Personen des Mittelstandes, deren Einkommen die Gründung einer Familie noch nicht gestattet), erheblich zur Vermehrung der nervösen Erkrankungen bei.

Schließlich sei erwähnt, daß viele Eltern — in übertriebenem Ehrgeiz — ihre Kinder mit Lehrstoff überbürden; besonders schädlich für das Nervensystem eines Kindes ist, wenn es eine Materie lernen soll, für die es keine Begabung hat. Mit Recht betont der Kölner Hygieniker Cramer: „Einem Gymnasiasten, der keine Mathematik begreift, muß es ungefähr so zu Mute sein, wie einem unmusikalischen Maler, der plötzlich die Geige spielen soll." Kein Wunder, wenn die falschen Lern- und Erziehungsmethoden eine nervöse und überreizte Jugend erzeugen.

Wir können nun allerdings im Rahmen dieser gedrängten Übersicht nicht alle Nerven- und Geisteskrankheiten in ihren Beziehungen zu den wirtschaftlichen und sozialen Verhältnissen schildern; wir müssen vielmehr hier auf die größeren Werke[1]) verweisen. Aber aus der Fülle des Stoffes seien doch zwei Krankheitsarten, die für uns ein besonderes Interesse haben, herausgegriffen: die Rentenhysterie und der Selbstmord.

Vielfach ist behauptet worden, daß die soziale Versicherungsgesetzgebung auf den Charakter zahlreicher Arbeiter demoralisierend eingewirkt und die Rentenhysterie erzeugt habe. Daß es unter den Arbeitern, wie unter der sonstigen Bevölkerung auch, Leute gibt, die durch Täuschung oder bewußte Übertreibung ihrer Beschwerden eine möglichst hohe Rente zu erlangen trachten, ist wohl wahr. Aber ohne Zweifel nehmen viele Ärzte, denen es an sozialem Verständnis fehlt, oder die im Solde der Arbeitgeberpartei stehen, oft grundlos Simulation an. In

---

[1]) Siehe: 1. Grotjahn: „Soziale Pathologie." Berlin 1912; 2. Handwörterbuch der Sozialen Hygiene, Berlin 1912; 3. „Krankheit und soziale Lage." München 1912.

trefflicher Weise hat der Präsident des Reichsversicherungsamtes Kaufmann[1]) kürzlich den Sachverhalt auf dem 26. Berufsgenossenschaftstage dargelegt; unter anderem bestätigte er das Wort von Möbius, daß „die Zahl der Simulanten, welche der Arzt beobachtet haben will, gewöhnlich im umgekehrten Verhältnis zu dem ärztlich-psychologischen Wissen des Beobachters steht". Und weiter hat Kaufmann die Feststellungen des Leiters der medizinischen Klinik in Bonn, Schultze, daß die Zahl der Rentenneurasthenie- und hysteriefälle im Verhältnis zur Gesamtzahl der Unfälle außerordentlich gering ist, hervorgehoben und hinzugefügt, daß der von ihm befragte Vertrauensarzt einer Berliner großen Berufsgenossenschaft sich dieser Auffassung angeschlossen habe.

Schließlich seien noch einige Bemerkungen über den Selbstmord angereiht.

Daß es sich bei den Personen, die Selbsttötung versuchen oder ausführen, um kranke Menschen handelt, geht unter anderem aus einer Untersuchung von Gaupp, der 124 während der 1904—1906 auf die Münchner psychiatrische Klinik verbrachten Selbstmordkandidaten[2]) untersucht hat, hervor. Von diesen erwies sich nur eine einzige Person als psychisch gesund, und diese war ein 21jähriges Dienstmädchen im 8. Monat der Schwangerschaft.

Über die Häufigkeit der Selbstmordversuche sind naturgemäß zuverlässige Zahlenangaben nicht zu erhalten. Dagegen gibt uns die amtliche Statistik[3]) Auskunft über die Selbstmordversuche, die den Tod zur Folge hatten. Zunächst erfahren wir daß im letzten Berichtsjahr die absolut und relativ größte Selbstmordziffer vorliegt, die je festgestellt wurde. Im Jahre 1899 entfielen auf 100 000 Einwohner 19,5, im Jahre 1908 jedoch 21,9 Selbstmorde; im Jahre 1899 waren es 10 761, im Jahre 1908 aber 13 765. Von diesen Selbstmorden des Jahres 1908 wurden 10 659 von männlichen, 3106 von weiblichen Personen ausgeübt, d. h. auf 100 männliche kamen 29,1 weibliche Selbstmörder. Der Anteil der Frauen an den Selbstmorden ist in den letzten Jahren gestiegen; im Jahre 1907 entfielen auf 100 männliche Selbstmöder sogar 31,0 weibliche, während es z. B. im Jahre 1901 deren nur 25,2, im Jahre 1902 nur 26,3 waren. Diese Erscheinungen dürften wohl mit der in Deutschland feststellbaren Zunahme der Erwerbstätigkeit zusammenhängen; dies gilt insbesondere für die Frauen.

Zu betonen ist noch, daß sich in jüngster Zeit die Nachrichten von Schülerselbstmorden bedenklich mehren; die Ursachen für diese traurige Erscheinung sollten eingehend erforscht werden. Denn es handelt sich hierbei, wie Lily Braun[4]) zutreffend geschildert hat, nicht nur um die unglücklichen Kinder, die ihrem Leben ein Ende gesetzt haben; es stehen hinter ihnen „Tausende, die nicht sterben, deren Leben aber vergiftet wird".

---

[1]) Kaufmann: „Licht und Schatten bei der deutschen Arbeiterversicherung." Berlin 1912.

[2]) In München wird jeder, der bei der Ausübung eines Selbstmordversuches betroffen wird, der psychiatrischen Klinik überwiesen.

[3]) Siehe: Statistik des Deutschen Reiches, Bd. 227.

[4]) Lily Braun: „Die Emanzipation der Kinder." München 1912.

Aus der Verschiedenartigkeit der Ursachen, welche die zahlreichen Fälle von Nerven- und Geisteskrankheiten erzeugen, ergibt sich, daß vielerlei Maßnahmen zur Beseitigung der obwaltenden Mißstände in die Wege geleitet werden müssen. Vor allem wird man auf eine richtige Bildung von Körper und Geist bei Kindern und Erwachsenen bedacht sein müssen. Wie segensreich würde es in unserem Zeitalter des Amerikanismus wirken, wenn alle Menschen die Lehre Ruskins, daß nicht nur Zeit, sondern auch Gesundheit Geld ist, daß aber Geld seinerzeit nicht wieder in Gesundheit zurückverwandelt werden kann, beherzigen würden.

Neben der Belehrung sind auch praktische Maßnahmen erforderlich. Mit Recht wurde ein Reichsgesetz[1]) zur Bekämpfung des Lärms vorgeschlagen. Für Kinder mit ausgesprochener Individualität, die nicht unterdrückt werden soll, hat man besondere Landerziehungsheime eingerichtet. Zur Kräftigung der Gesundheit bzw. zu ihrer Wiederherstellung hat man seit langer Zeit schon für die Begüterten Sanatorien geschaffen; erfreulich ist es, daß neuerdings die Landesversicherungsanstalten, insbesondere die der Rheinprovinz, Nervenheilstätten für die minderbemittelte Bevölkerung gebaut haben.

Als ein schönes Zeichen modernen Geistes ist auch die gegenwärtige Gestaltung der Irrenfürsorge zu betrachten; gerade auf diesem Gebiete sind in der letzten Zeit, in der vortrefflich eingerichtete Irrenanstalten geschaffen wurden, große Fortschritte erzielt worden. Allein, auch jetzt genügen die Anstalten noch nicht dem Bedarf. Die Irrenanstalten müssen so gehalten sein, daß die Angehörigen der Kranken vor deren Überweisung nicht zurückschrecken; nur so kann erreicht werden, daß die erforderliche Anstaltsbehandlung möglichst frühzeitig zur Anwendung gelangt. Zugleich muß dafür gesorgt sein, daß in den Anstalten genügend Betten vorhanden sind, um tunlichst alle Geisteskranken dort unterzubringen. Dies Ziel ist in England annähernd erreicht, während die deutschen Bundesstaaten gegenwärtig hiervon noch ziemlich weit entfernt sind.

Literatur.

1. Gruber und Rüdin: „Fortpflanzung, Vererbung, Rassenhygiene." Katalog der Gruppe Rassenhygiene der Intern. Hygiene-Ausstellung in Dresden. 1911.

2. Weygandt: „Verhütung der Geisteskrankheiten." Würzburger Abhandl. a. d. Gesamtgebiet d. prakt. Medizin, IV. Bd., 6. Heft. Würzburg 1904.

3. Max Laehr: „Die Nervosität der heutigen Arbeiterschaft." Allgemeine Zeitschrift für Psychiatrie, 66. Band. 1909.

4. E. Meirowsky: „Geschlechtsleben, Schule und Elternhaus." Heft 12 der Flugschriften der Deutschen Gesellschaft zur Bekämpfung der Geschlechtskrankheiten; Leipzig 1911.

5. A. Cramer: „Die Ursachen der Nervosität und ihre Bekämpfung." Deutsche Vierteljahrsschrift f. öffentl. Gesundheitspflege 1909, Heft I.

6. Gaupp: „Über den Selbstmord." München 1910.

7. „Heilstätte Roderbirken. Errichtet von der Landesversicherungsanstalt Rheinprozvinz." Düsseldorf 1912.

8. „Denkschrift über den Stand der Irrenfürsorge in Baden", erstattet von Max Fischer. Karlsruhe 1909.

---

[1]) Auerbach: „Ein Reichsgesetz, betreffend die Gesundheitsschädigungen durch Lärm." Medizinische Klinik 1908.

6. Alkoholismus.

Unter die Psychosen ist auch der Alkoholismus zu rechnen; dieser Affektion sei jedoch wegen ihrer tiefgreifenden Bedeutung eine besondere Erörterung gewidmet.

Die Trunksucht beruht auf einer verminderten Widerstandskraft gegenüber dem Verlangen nach alkoholischen Getränken; insofern handelt es sich hier um eine Geisteskrankheit. Andererseits ist der chronische Alkoholmißbrauch nicht immer als Psychose zu bezeichnen. Der Abusus alcoholicus kann jedoch infolge der Intoxikation sowohl auf das gesamte Nervensystem wie auch auf andere Organe (Herz, Niere, Leber usw.) einwirken.

Verschiedene Faktoren kommen als Ursachen für die Trunksucht in Betracht; sie kann auf ererbter Basis beruhen oder durch das soziale Milieu erzeugt sein. Aus den schon in dem vorhergehenden Kapitel er-

Tabelle 140.

Internationaler Gesamtalkoholkonsum.

Länder	Auf den Kopf der mittleren Bevölkerung treffen im Durchschnitt der Jahre 1901—1905 Liter						
	Bier	Wein	50 proz. Branntwein	Absoluter Alkohol			
				Bier	Wein	Branntwein	insgesamt
1. Frankreich	36,0	139,0	7,00	1,40	16,70	3,50	21,60
2. Italien	98,0	114,0	1,30	0,03	13,70	0,65	14,40
3. Belgien	218,0	4,6	7,00	8,70	0,55	3,50	12,80
4. Schweiz	64,0	74,0	4,00	2,60	7,40	2,00	12,00
5. Dänemark	{ 58,0[1]) / 37,0[2])	1,5	14,10	{ 2,32[1]) / 0,37[2])	0,18	7,05	9,90
6. Großbritannien und Irland	133,0	1,6	5,20	6,65	0,24	2,60	9,50
7. Deutsches Reich . . .	119,0	6,6	8,10	4,76	0,66	4,05	9,50
8. Österreich-Ungarn . .	42,0	17,7	10,30	1,68	2,12	5,15	8,95
9. Bulgarien	1,7	51,4	1,35	0,68	6,17	0,68	7,50
10. Ver. Staaten v. Nordamerika	67,0	1,8	5,30	3,35	0,27	2,65	6,30
11. Schweden	{ 36,0[1]) / 23,0[2])	0,6	7,60	{ 1,44[1]) / 0,23[2])	0,13	3,80	5,60
12. Rumänien	1,0	21,0	4,00	0,04	2,52	2,00	4,60
13. Rußland	4,5	4,0	5,20	0,18	0,60	2,60	3,40
14. Norwegen	15,7	1,6	3,20	0,60	0,20	1,60	2,40
15. Finnland	{ 8,1[1]) / 2,1[2])	0,5	2,80	{ 0,32[1]) / 0,02[2])	0,60	1,40	2,30

[1]) Steuerpflichtiges, 4 % Alkohol enthaltendes Bier.
[2]) Steuerfreies, ca. 1 % Alkohol enthaltendes Bier.
[3]) Der Alkoholgehalt des Bieres ist mit 5 % in England und den Vereinigten Staaten, in allen übrigen Ländern mit 4 % angenommen.
[3]) Der Alkoholgehalt des Weines ist in England und den Vereinigten Staaten mit 15 %, im Deutschen Reich und in der Schweiz mit 10 %, in allen übrigen Ländern mit 12 % angenommen.

wähnten Untersuchungen von Diem ersieht man, daß die Trunksüchtigen häufiger von Geisteskranken als von Geistesgesunden
abstammen. Andererseits steht es außer Zweifel, daß die Alkoholfrage
mit der Wohnungs-, Ernährungs- und Lohnfrage eng zusammenhängt.
Die schlechten Wohnungsverhältnisse, der Mangel an Zeit und Koch-
kenntnissen bei den Arbeiterfrauen treiben die Männer in die Wirtshäuser,
und die geringen Löhne lassen keinen andern Genuß als die niedrigen
Alkoholfreuden zu.

Wir können hier allerdings keine ausführliche Darstellung des Alkoholismus bieten, sondern müssen uns damit begnügen, auf die wichtigsten
Angaben hinzuweisen.

Zunächst sei eine Übersicht, die einer Arbeit von Rösle entnommen
ist, über den Alkoholverbrauch in einigen Staaten angeführt (s. Tab. 140).

Wie man sieht, ist der Konsum insgesamt in Frankreich am größten; das
Deutsche Reich steht hierbei etwa in der Mitte. Auffallend hoch ist der Bier-
verbrauch in Belgien, ferner in Großbritannien und im Deutschen Reich. Be-
merkenswert ist, wieviel Branntwein in Dänemark getrunken wird, aber auch
Österreich-Ungarn, das Deutsche Reich und Schweden weisen hierbei sehr hohe
Ziffern auf. Am günstigsten stehen Norwegen und Finnland da.

Welch enorme Summen das deutsche Volk für alkoholische Getränke ausgibt,
legt das „Reichsarbeitsblatt" dar; es schätzt den jährlichen Aufwand allein für
Bier und Branntwein auf 2487 Millionen Mark. Dazu kommen noch etwa 372,5
Millionen für Wein. „Die gesamte jährliche Ausgabe an alkoholischen Getränken
würde demnach annähernd nach wie vor auf nahezu drei Milliarden Mark
zu veranschlagen sein, also immer noch mehr als doppelt so viel wie
sämtliche Ausgaben für Heer und Marine, mehr als viermal so viel
wie die Aufwendungen für die gesamte Arbeiterversicherung und
etwa fünfmal so viel als die Ausgaben für die öffentlichen Volksschulen."

Erwähnt sei hierbei, daß gerade die Arbeiter, welche einen niederen
Lohn haben, gewöhnlich einen relativ hohen Prozentsatz ihres Einkommens für alkoholische Getränke verwenden. Bemerkenswert ist
ein Vergleich zwischen den Alkoholverbrauchsbeträgen in mehreren
Kulturstaaten. Nach Laquer ist der durchschnittliche Jahreslohn
einer Arbeiterfamilie am höchsten in den Vereinigten Staaten, dann
folgen England und Frankreich, und zuletzt kommen Belgien und Deutschland. Gerade umgekehrt verhält sich, wie man aus der dem genannten
Autor entnommenen Übersicht erkennt, der Anteil an dem Arbeiter-
einkommen, der in den erwähnten Ländern für alkoholische Getränke
verausgabt wird.

Tabelle 141.

Der Arbeiter verwendet durchschnittlich für:

	in Amerika	England	Frankreich	Belgien	Deutschland
Wohnung	16 %	11 %	7,7 %	9,7 %	6,2 %
Nahrung	42	47	49	47	51
Kleidung	18	16	22	24	20
Alkohol	3,7	4,4	4,7	5,2	5,1
Tabak	2	2,6	1,3	1,6	1,4

Wie die Tabelle 141 zeigt, wird für den Alkoholgenuß eine enorme
Summe vergeudet, und es ist ohne weiteres klar, daß das engbemessene

Arbeitsbudget unter diesen überflüssigen Ausgaben leiden muß, was an sich schon zu Gesundheitsschädigungen führt.

Dazu kommt der verheerende Einfluß, den der häufige, übermäßige Alkoholkonsum durch die toxische Wirkung verursacht. Es ist freilich nicht leicht, bei dem Durchschnitts-Alkoholkonsumenten die

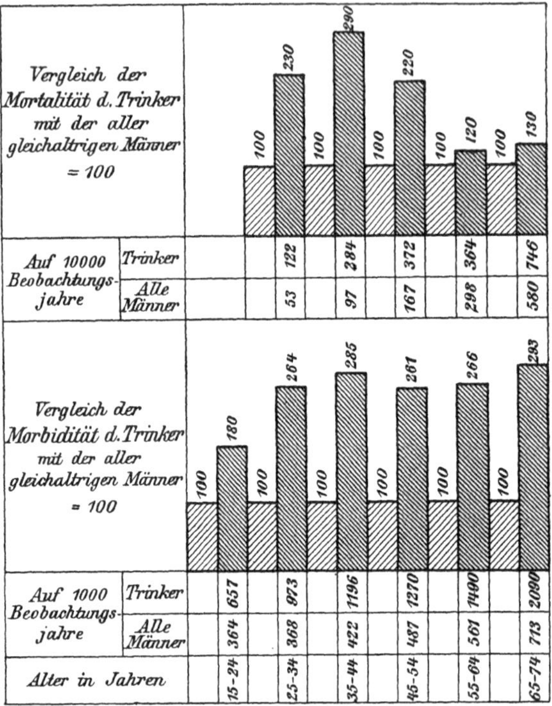

*) 952 674 Beobachtungsjahre.
**) 4847 Beobachtungsjahre an 630 Trinkern.

Fig. 58. Krankheits- und Sterblichkeitsziffern der Trinker in der Leipziger Ortskrankenkasse.

Schädigungen im Einzelfalle nachzuweisen; greift man aber aus einer bestimmten Schicht die notorischen Trinker heraus, um ihre sanitären Verhältnisse mit den der übrigen Bevölkerung zu vergleichen, so erkennt man deutlich, um wieviel ungünstiger die Alkoholiker dastehen.

Eine solche Gegenüberstellung wurde an dem Material der Leipziger Ortskrankenkasse durchgeführt; die Figuren[1]) 58 und 59 erteilen über die Ergebnisse Auskunft.

Wie die Figuren 58 und 59 lehren, weisen die Alkoholiker in allen Altersklassen sowohl bei der Morbidität als auch bei der Mortalität bedeutend höhere Ziffern auf.

---

[1]) Die Figuren sind dem „Wegweiser durch die wissenschaftliche Sondergruppe Alkoholismus auf der Dresdener Internationalen Hygieneausstellung zu Dresden 1911" entnommen.

Die Figur 59 zeigt, daß die Alkoholiker bei allen Krankheitsarten größere Zahlen darbieten als die Allgemeinheit, nur bei der Tuberkulose ist es umgekehrt. Aus dieser Fesstellung darf jedoch nicht geschlossen werden, daß der Alkoholismus eine besondere Festigkeit gegenüber der Tuberkulose verleiht; es muß vielmehr angenommen werden, daß die Alkoholiker vorzugsweise aus solchen Berufsarten stammen, denen sich kräftige Männer zu widmen pflegen.

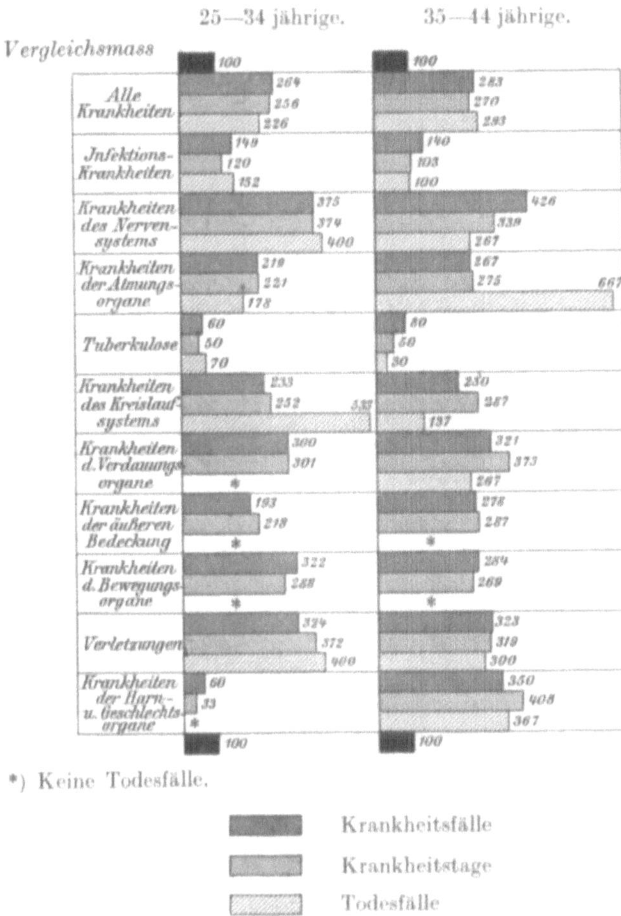

Fig. 59. Häufigkeit einzelner Krankheitsarten bei den Trinkern im Vergleich mit den entsprechenden Angaben bei allen männlichen Versicherten der Leipziger Ortskrankenkasse.

Die Gesundheitsschädigung des Alkoholgenusses — und zwar nicht nur des übermäßigen, sondern auch des maßvollen — sucht man darzutun, indem man zeigt, daß die Abstinenten günstigere Mortalitäts- und Morbiditätsziffern aufweisen als die übrigen.

Hoppe bietet eine Übersicht über die Krankheitszeiten in abstinenten und nichtabstinenten Krankenkassen Englands; auf die Abstinenten entfallen in allen Altersklassen weniger Krankheitstage als auf die anderen. — Whittaker hat die Lebensdauer von abstinenten und nichtabstinenten Inhabern von Lebensversicherungspolicen miteinander verglichen; auch hierbei stellte sich die Überlegenheit der Enthaltsamen heraus. Solche Gegenüberstellungen der Abstinenten und der Allgemeinheit scheinen mir jedoch nicht einwandfrei zu sein. Abstinenten widmen im allgemeinen der Pflege ihrer Gesundheit große Aufmerksamkeit; wenn sie günstigere hygienische Ergebnisse darbieten, so braucht dieser Erfolg nicht nur aus der Abstinenz zu resultieren.

In der allgemeinen Todesursachenstatistik spielt der Alkoholismus zwar eine geringe Rolle; in welchem Umfange aber die Trunksucht in ihren verschiedenartigen Krankheitsformen die Krankenhäuser und Irrenanstalten füllt, läßt sich aus folgenden Angaben[1]) entnehmen:

In den Jahren 1905, 1906, 1907 sind 9414, 10 347, 11 525, im ganzen 31 286 Kranke, darunter 1994 weibliche Personen, in den deutschen Krankenanstalten wegen Alkoholismus und Säuferwahnsinns neu aufgenommen worden. Während des Zeitraums von 1905 bis 1907 wurden in den Anstalten für Geisteskranke, Epileptiker, Idioten, Schwachsinnige und Nervenkranke 17 568 männliche und 1518 weibliche Personen wegen Alkoholismus behandelt; dies sind allerdings nur 5,72 Proz. aller Anstaltsfälle. Hierbei muß aber berücksichtigt werden, daß bei den Kranken, die sich wegen Seelenstörungen, Epilepsie, Hysterie u. a. m. in den genannten Anstalten befanden, die Leiden zu einem sehr erheblichen Prozentsatz infolge Alkoholmißbrauchs entstanden sind.

Die stärkere Beteiligung der männlichen Personen an der Ziffer der Alkoholkranken hat sich schon aus diesen Mitteilungen ergeben. Hier seien noch das Königreich Preußen betreffende Angaben angeführt, aus denen man erkennt, um wieviel mehr Männer als Frauen an Säuferwahnsinn sterben. Im Jahre 1908 wurden in Preußen 1007 Sterbefälle an Säuferwahnsinn bei den Männern, bei den Frauen 150 festgestellt, d. h. von 100 Gestorbenen waren 87,04 männlichen, 12,96 weiblichen Geschlechts.

Erwähnt sei noch, daß diejenigen Erwerbstätigen, deren Beruf zu häufigem Alkoholgenuß Anlaß gibt — Bierbrauer[2]), Gastwirte, Kellner — weit höhere Sterblichkeitsziffern darbieten als die Allgemeinheit.

Nach den Erfahrungen der Gothaer Lebensversicherungsgesellschaft war, wenn man die erwartete mittlere Mortalität der Männer gleich 100 setzt, die Sterblichkeit bei den Brauereibediensteten 162, Schankwirten 155, Gastwirten 147, Weinküfern, Kellermeistern 144, Brauereibesitzern usw. 141, Hoteliers 131, Brauern usw. 121, Weinhändlern, Weinbergsbesitzern 104.

Die gleichen Erfahrungen hat man neuerdings für ganz England[3]) gewonnen, was man aus der folgenden Zusammenstellung erkennt.

---

[1]) Siehe Rahts: „Die Heilanstalten des Deutschen Reiches nach den Erhebungen der Jahre 1905, 1906 und 1907.“ Medizinalstatistische Mitteilungen aus dem Kaiserl. Gesundheitsamt, Bd. 14, Berlin 1910; sowie: „Das Gesundheitswesen des Preußischen Staates im Jahre 1908.“ Berlin 1910.

[2]) Die Besitzer des Alkoholkapitals wollen diese Tatsache verschleiern. Auf der Internationalen Hygiene-Ausstellung in Dresden hatte die Deutsche Brauer-Union eine eigene Abteilung; sie demonstrierte angeblich auf amtlichen Statistiken beruhende Angaben über die günstigen hygienischen Zustände bei den Brauern. Durch nachträglich von der Ausstellungsleitung angebrachte Tafeln wurden die Angaben der Brauer-Union aber als irreführend gekennzeichnet.

[3]) Siehe Supplement to the 65. Annual Report of the registrar-general of births, deaths and mariages in England and Wales, Part II. London 1908.

Tabelle 142.

Sterblichkeit in England während der Jahre 1900—1902.

Berufsart	Alkoholismus	Leber-erkrankungen	Gicht	Erkrankungen des Nervensystems	Selbstmord	Schwindsucht	Erkrankungen der Harnorgane
Erwerbstätige Männer und Pensionäre	100	100	100	100	100	100	100
Taglöhner	250	137	150	226	163	263	185
Schornsteinfeger	300	119	200	140	142	152	63
Dock-Arbeiter.	313	81	100	109	63	165	123
Brauer	294	270	250	110	121	133	150
Wirtschafts- und Hotel-Inhaber	694	744	550	183	216	145	244
Wirtschafts- und Hotel-Angestellte	819	181	100	142	189	290	192

Welch verhängnisvolle Folgen der Alkoholismus zeitigt, dafür seien noch einige Angaben hier kurz angeführt. Nach Laquer[1]) werden im Deutschen Reich 150 Millionen Mark jährlich durch die Geschlechtskrankheiten eingebüßt, hiervon fallen mittelbar $\frac{1}{3}$ bis $\frac{1}{2}$ dem Alkoholmißbrauch zur Last. Hingewiesen sei ferner darauf, daß die Trinker, wie an dem Material der Leipziger Ortskrankenkasse festgestellt wurde, weit häufiger Stellung und Beruf wechseln als die übrigen Kassenmitglieder. Bekannt ist ja auch, daß zahlreiche Verbrechen unter dem Einfluß des Alkohols begangen werden. Die Beziehung des Alkoholmißbrauchs zur Zahl der Verletzungen wurde schon früher dargelegt. Und schließlich sei die Einwirkung des Alkohols auf die Nachkommenschaft betont; hierüber belehrt uns folgende Tabelle[2]):

Tabelle 143.

Einfluß des Alkohols auf die Nachkommenschaft beim Menschen.
5845 finnländische Familien.

	Zahl der Fami-lien	Durchschnitts-alter des Vaters	Durchschnitts-alter der Mutter	Zahl der Kinder	Kinder pro Familie	Durchschnitts-gewicht bei der Geburt in g Knaben	Durchschnitts-gewicht bei der Geburt in g Mäd-chen	Davon bis zum Ende der Beobach-tungszeit gestorben	Fehl-ge-burten
Abstinente	1551	39,02	34,56	3695	2,38	3970	3670	13,45 %	1,07%
Mäßige . . .	1833	39,75	33,40	6673	3,64	3780	3590	23,17 %	5,26%
Trinker . . .	2461	38,36	34,56	9640	3,92	3700	3460	32,02 %	7,11%

Gegenüber diesen zahlreichen und bedeutungsvollen Mißständen sind naturgemäß mannigfache Verbesserungsmaßnahmen er-

---

[1]) Siehe Soziale Praxis 1904, Nr. 30.
[2]) Siehe Gruber und Rüdin: „Fortpflanzung, Vererbung, Rassenhygiene."
München 1911.

forderlich. Zunächst wird man verlangen, daß eine umfassende Sozialreform Platz greift, um zu angemessenen Wohnungs-, Ernährungs- und
Lohnverhältnissen zu gelangen. Daneben aber wird man auf kleinere
Mittel nicht verzichten können. Vor allem ist Aufklärung und Belehrung
nötig. Diesen Aufgaben widmen sich mit großem Eifer die Mäßigkeits-
bzw. Enthaltsamkeitsvereine. Über die Ausdehnung der Letzteren
im Jahre 1902 gibt folgende Übersicht[1]) Auskunft:

Tabelle 144.

1. Erwachsene Mitglieder.

Internationaler Guttemplerorden, Großloge I (dänisches Sprachgebiet)	2 800
„ „ „ II (das übrige Deutschland)	40 053
Neutraler unabhängiger Guttemplerorden	2 000
Die übrigen Absplitterungen des I. O. G. T.	2 500
Blaues Kreuz, deutscher Hauptverein	35 302
Evangelisch-Kirchliches Blaues Kreuz	5 500
Freies Blaues Kreuz	2 404
Katholisches Kreuzbündnis	4 100
Verein abstinenter Katholiken	1 300
Deutscher Arbeiter-Abstinentenbund	2 040
Deutscher Bund abstinenter Studenten	271
Zusammen	98 270

2. Jugendliche.

Internationaler Guttemplerorden, Großloge II	12 752
Hoffnungsbund des deutschen Hauptvereins vom Blauen Kreuz	6 095
Freies Blaues Kreuz	525
Schutzengelbund des Kreuzbündnisses	9 200
Germania, Abstinentenbund an deutschen Schulen	362
Zusammen	28 934

Ob der Enthaltsamkeit oder der Mäßigkeit der Vorzug gebührt, ist
ein bisher ungelöstes Problem. Die völlige Abstinenz ist durch ihr opfer-
williges Beispiel von hohem Wert für die Propaganda. Und wo es sich
um Trunksüchtige handelt, wird man unbedingt die Abstinenz zum
Zwecke der Heilung fordern müssen. Es ist aber aussichtslos und auch
überflüssig, von gesunden Menschen zu verlangen, daß sie auf den
gelegentlichen Alkoholgenuß im Interesse der Kranken verzichten
sollen. Gerade den Minderbemittelten, denen nur wenig Vergnügungen
zu Gebote stehen, wird man einen mäßigen Alkoholgenuß an Feiertagen gönnen müssen. Ob man nun aber mehr die Abstinenz oder die
Mäßigkeit befürwortet, unter allen Umständen muß gegen die noch
weitverbreiteten Trinkersitten angekämpft werden.

Bei der Ungewißheit, ob die Forderung einer allgemeinen Abstinenz
berechtigt ist, wird man für ein völliges Alkoholverbot, wie es in manchen
amerikanischen Staaten eingeführt ist, schwerlich eintreten können.
Es sei übrigens bemerkt, daß nach den Beobachtungen von Helenius-
Sepälä in den Verbotgesetzstaaten zahlreiche Geheimschenken bestehen. — Auch gegenüber dem Wert des Gothenburger Systems,
das in einer Monopolisierung und Reglementierung des Branntwein-

---

[1]) Nach dem „Reichsarbeitsblatt" 1910, Heft 3.

handels besteht, sind berechtigte Zweifel laut geworden. Dagegen wird
man die sogenannte Gasthausreform durchaus billigen können;
es muß mehr als bisher Gelegenheit geschaffen werden, daß diejenigen,
die im Wirtshaus zu essen genötigt sind, nicht zum Konsum alkoholischer
Getränke veranlaßt werden.

Erforderlich ist dann weiter, daß Trunksüchtige sich nicht fortpflanzen; man wird hierbei an Heiratsverbot und Vasektomie
denken müssen.

Neben den Maßnahmen zur Verhütung der Trunksucht müssen Einrichtungen zur Behandlung von Alkoholikern geschaffen werden.
Vorläufig gibt es jedoch im Vergleich zu der hohen Zahl der Potatoren
noch zu wenig Trinkerheilstätten, in denen Kranke aus den minderbemittelten Schichten Aufnahme finden können. Hier erwächst der
Arbeiterversicherung eine sicherlich dankbare Aufgabe. Die Belastung
der sozialen Versicherung in allen ihren Teilen durch die Trunksüchtigen
ist außerordentlich stark; darum hat das Reichsversicherungsamt bereits im Jahre 1906 insbesondere den Trägern der Invalidenversicherung
neben anderen Maßnahmen auch die Heilbehandlung Alkoholkranker
in psychiatrisch geleiteten Trinkerheilstätten empfohlen.

Gegen die Einleitung eines solchen Heilverfahrens hegte man anfänglich Bedenken, weil es an zahlenmäßigen Belegen für die Rentabilität einer derartigen
Therapie fehlte. Trotzdem haben einige Landesversicherungsanstalten den Versuch
gewagt. Während im Jahre 1905 nur 57 alkoholkranke Personen in Heilbehandlung genommen waren, stieg die Zahl der Behandelten im Jahre 1910 auf 677,
darunter 7 Frauen. Besondere Aufmerksamkeit widmet die Landesversicherungsanstalt Westfalen diesem Zweige der Invaliditätsverhütung. Im Jahre 1910
wurden auf Veranlassung dieser Versicherungsanstalt 121 Personen in Trinkerheilstätten behandelt, was einen Kostenaufwand von 45 000 M. verursachte. Der
Erfolg war sehr günstig, da von den seit 1905 behandelten 383 Pfleglingen 58 als
endgültig gebessert und 104 als dauernd geheilt entlassen werden konnten.

Bemerkt sei noch, daß auf Grund der Reichsversicherungsordnung
die Krankenkassen auch den Alkoholikern ihre Fürsorge angedeihen
lassen müssen, freilich mit gewissen Modifikationen. Trunksüchtigen
können nämlich statt des Krankengeldes ganz oder teilweise Sach-
leistungen, insbesondere auch die Aufnahme in eine Trinkerheilanstalt
gewährt werden. Diese Anordnung ist sehr zu begrüßen, denn einerseits
muß verlangt werden, daß die Krankenkassen auch ihren trunksüchtigen
Mitgliedern Hilfe leisten, andererseits aber müssen Vorkehrungen dafür
getroffen werden, daß das Krankengeld nicht zu weiterem Alkoholmißbrauch verwendet wird.

Zum Schluß sei noch auf eine staatliche Maßnahme hingewiesen,
die der Bekämpfung des Alkoholismus und der Ausbreitung des Mäßig-
keits- bzw. Abstinenz-Gedankens zu dienen geeignet ist. Es ist ja eine
vielfach festgestellte Tatsache, daß zahllose Verbrechen und Vergehen,
namentlich jugendlicher Personen, auf alkoholische Exzesse zurückzuführen sind. Nun kann bei zuvor unbescholtenen Personen Strafaufschub unter der Bedingung des Wohlverhaltens gewährt werden. Der
in St. Louis amtierende Richter Pollard schlug daher vor, man solle bei

Delikten, die im Zustande der Trunkenheit begangen wurden, den Strafaufschub an die Zusicherung des Verurteilten knüpfen, daß er sich während einer bestimmten Zeit des Alkoholgenusses enthalten werde. Den Pollardschen Gedanken hat man bereits auch in den deutschen Bundesstaaten Lippe und Hessen aufgegriffen.

Literatur.

1. E. Rösle: „Alkoholkonsumstatistik." Artikel im Handwörterbuch der Sozialen Hygiene, Leipzig 1912.

2. „Reichsarbeitsblatt" 1910, Heft 3.

3. B. Laquer: „Einfluß der sozialen Lage auf den Alkoholismus." Artikel in dem Werk „Krankheit und soziale Lage", München 1912. Ferner: „Der Haushalt des amerikanischen und deutschen Arbeiters." Volkmanns Sammlung klinischer Vorträge, Leipzig 1906.

4. R. Burckhardt: „Alkoholismus und Volksgesundheit", ein Wegweiser durch die wissenschaftliche Sondergruppe Alkoholismus auf der Internationalen Hygieneausstellung zu Dresden. Berlin 1911.

5. „Krankheits- und Sterblichkeitsverhältnisse in der Ortskrankenkasse für Leipzig und Umgegend", Bd. 1 und 4. Berlin 1910.

6. Hugo Hoppe: „Die Tatsachen über den Alkohol." München 1912.

7. Th. P. Whittaker: „Alkoholische Getränke und Lebensdauer." Übersetzt von W. M. Hall. München 1910.

8. Andrä: „Die Sterblichkeit in den Berufen, die sich mit der Herstellung und dem Verkauf geistiger Getränke befassen." Zeitschrift für die gesamte Versicherungswissenschaft 1905, Heft V.

9. Helenius Seppälä: „Über das Alkoholverbot in den Vereinigten Staaten von Nord-Amerika." Jena 1910.

10. Ernst Rolffs: „Das Gothenburger System und die deutsche Abstinenzbewegung." Hamburg 1910.

11. „Arbeiterversicherung und Alkoholismus." Monatsblätter für Arbeiterversicherung 1912, Nr. 4.

12. Juliusburger: „Zur sozialen Bedeutung der Psychiatrie." Medizinische Reform 1911.

7. Geschlechtskrankheiten.

In den Tabellen, die über die Invaliditäts- bzw. Todesursachen Auskunft geben, weisen die Geschlechtskrankheiten nur sehr geringe Ziffern auf. Trotzdem sind diese Affektionen außerordentlich häufig; aber es ist ungemein schwer, hierüber zuverlässige Statistiken zu erhalten. Begegnet die Morbiditätsstatistik schon im allgemeinen großen Hindernissen, so gilt dies noch weit mehr bei solchen Krankheiten, an deren Verheimlichung die Betroffenen zumeist ein starkes Interesse hegen.

Es finden daher nur in wenigen Staaten regelmäßige Zählungen, welche die Häufigkeit der venerischen Krankheiten betreffen, statt; lediglich aus Dänemark und Norwegen, wo nach Angaben von Blaschko anonyme Meldepflicht der Kranken vorgeschrieben ist, liegen brauchbare Ziffern vor. Das Deutsche Reich in seiner Gesamtheit verfügt nicht über eine Statistik der Geschlechtskranken; wohl aber wurden in einzelnen Gebieten Erhebungen veranstaltet.

Auf Veranlassung des preußischen Kultusministers wurde im Jahre 1900 eine Zählung von allen über 15 Jahre alten Geschlechtskranken, die in Preußen[1]) am

---

[1]) A. Guttstadt: „Die Verbreitung der venerischen Krankheiten in Preußen." Zeitschrift d. Kgl. Statistischen Bureaus, Ergänzungsheft 20; Berlin 1901.

30. April jenes Jahres in ärztlicher Behandlung standen, durchgeführt. — In manchen Orten, z. B. in Hannover[1]), wurde von den jeweiligen Spezialärzten für Geschlechtskrankheiten die Ziffer der im Laufe eines Jahres beobachteten venerischen Patienten festgestellt. — Fortlaufende Statistiken über die Häufigkeit der Geschlechtskranken liegen aus den deutschen Krankenanstalten[2]), sowie über die Zahl der venerischen Kranken in der Armee[3]) vor. — Besonders interessant ist eine im Herzogtum Braunschweig[4]) veranstaltete Erhebung; sie erstreckt sich zwar nur auf einen kleinen Staat, aber sie umfaßt doch immerhin ein Gebiet mit Stadt- und Landbevölkerung und wurde auf eine verhältnismäßig lange Zeit, nämlich vom 1. Februar bis 31. Juli 1909, ausgedehnt; insgesamt wurden hierbei 747 Geschlechtskranke festgestellt.

Die Geschlechtskrankheiten kommen hauptsächlich in den Städten vor, und zwar verhältnismäßig umso häufiger, je größer die Einwohner-

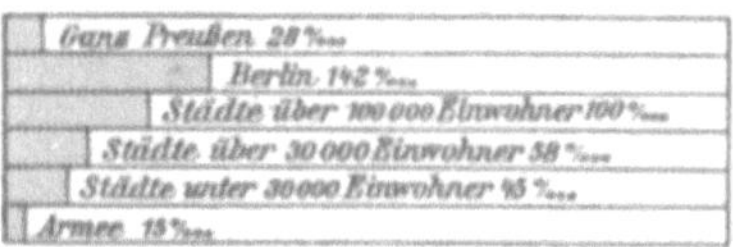

Fig. 60. Verbreitung der Geschlechtskrankheiten in der Preußischen Bevölkerung am 30. April 1900.

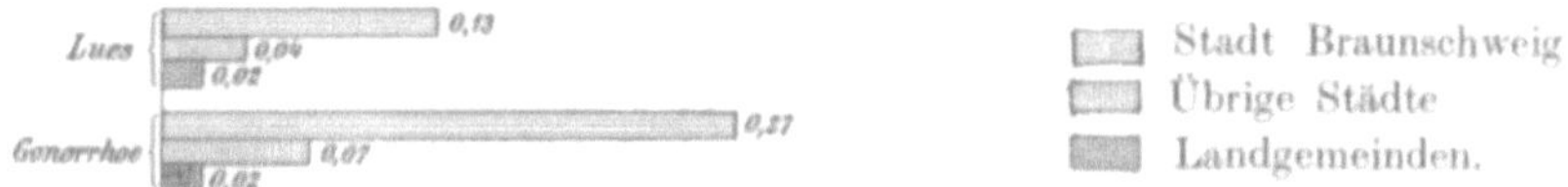

Fig. 61. Das prozentuale Verhältnis der Kranken zur Bevölkerung in Stadt und Land in Braunschweig.

zahl ist. Dies erkennt man sowohl aus der graphischen Darstellung, die sich auf Preußen, als auch aus der, die sich auf Braunschweig bezieht.

Hiermit stimmt ferner die Angabe in dem Sanitätsbericht über die preußische Armee überein, wonach die relative Zahl der geschlechtskranken Soldaten umso größer ist, je mehr Einwohner die jeweilige Garnison zählt (s. Tabelle 145, S, 348).

Wie häufig die verschiedenen Arten der Geschlechtskrankheiten sich bei jedem der beiden Geschlechter finden, zeigt folgende graphische Darstellung aus Braunschweig (s. Fig. 62).

---

[1]) Siehe „Das Gesundheitswesen des Preuß. Staates im Jahre 1908." Berlin 1910.

[2]) Rahts: „Die Heilanstalten des Deutschen Reiches nach Erhebungen der Jahre 1905, 1906 und 1907." Medizinalstatistische Mitteil. aus d. Kaiserl. Gesundheitsamt, Bd. 14; Berlin 1910.

[3]) „Sanitätsbericht über d. Kgl. Preuß. Armee für den Berichtszeitraum 1908/1909"; Berlin 1911.

[4]) „Die Geschlechtskrankheiten im Herzogtum Braunschweig nach d. Erhebung vom 1. Februar bis 31. Juli 1909." Beiträge zur Statistik des Herz. Braunschweig, Heft XXV; Braunschweig 1911.

Tabelle 145.

Es betrug der Zugang in Promille der Iststärke in Standorten mit einer Kopfzahl von:

	30—400	401—1000	1001—3000	3001—5000	5001—10000	über 10000
1875/1876	24,1	22,4	22,7	31,9	34,2	48,6
1885/1886	33,2	22,0	28,0	30,8	34,5	36,8
1895/1896	20,6	21,6	22,0	24,7	23,8	39,2
1905/1906	11,9	13,0	16,9	18,1	19,8	26,6
1906/1907	8,3	14,0	14,6	18,6	20,3	26,5
1907/1908	**5,7**	13,1	15,2	19,6	18,5	**26,8**
1908/1909	**5,8**	13,1	15,9	20,4	19,7	**25,9**

Fig. 62. Die venerischen Kranken in Braunschweig nach dem Geschlecht.

Über die Verteilung der venerischen Affektionen nach dem Familienstand der Erkrankten gibt folgende Tafel Auskunft.

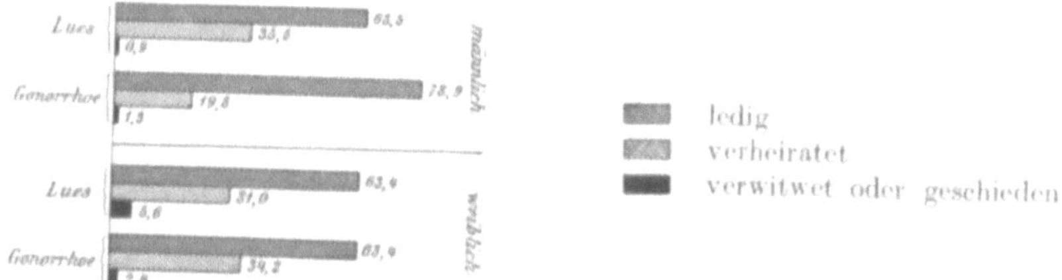

Fig. 63. Die prozentuale Verteilung der venerischen Kranken in Braunschweig nach dem Geschlecht und dem Familienstande.

Schließlich unterrichtet die Figur 64 darüber, in welchen Altersklassen Lues und Gonorrhöe vorkommen.

Diese graphischen Darstellungen geben uns ein Bild von den mißlichen Zuständen: Man sieht, wie zahlreiche Personen, die verheiratet sind, an Geschlechtskrankheiten leiden; man erkennt auch, daß sich die venerischen Affektionen schon
bei Jünglingen und Mädchen im frühen Alter finden.

Die Häufigkeit der Geschlechtskrankheiten ist bei den einzelnen
sozialen Schichten verschieden groß, wie man aus der folgenden einer
Arbeit von Blaschko entnommenen Darstellung erkennt (s. Fig. 65).

Die Darstellung lehrt, daß die venerischen Affektionen am häufigsten bei
Prostituierten auftreten, was mit deren traurigem Gewerbe zusammenhängt;
sehr hoch ist aber auch die Krankheitsziffer bei den Studenten und Kaufleuten,
während Arbeiter und Soldaten verhältnismäßig selten von diesen Krankheiten
befallen sind.

Man darf hieraus wohl schließen, daß zum großen Teil die körperliche Anstrengung, wie man sie bei Soldaten und Arbeitern beobachtet,
die Häufigkeit des außerehelichen Beischlafes und damit die Gefahr

der Infektion verringert. Hierfür spricht auch die bei den Mannschaften
der preußischen Armee angetroffene Erscheinung, daß die Soldaten im
ersten Dienstjahre, in dem die Strapazen schwerer zu ertragen sind,

a) Lues

b) Gonorrhoe

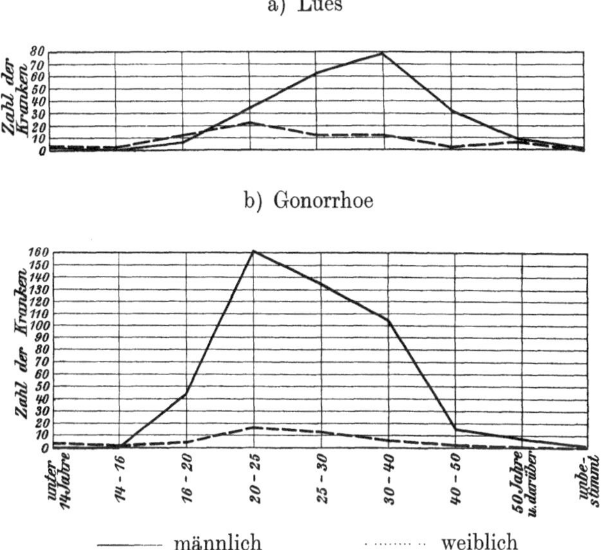

Fig. 64. Die venerischen Kranken in Braunschweig nach Altersklassen

seltener wegen venerischer Krankheiten behandelt werden müssen
als die Soldaten im zweiten und in höheren Dienstjahren. Im letzten
Berichtsjahr gingen wegen Geschlechtskrankheiten zu von den Mannschaften des ersten Dienstjahres 12,0, von denen des zweiten 17,1, von denen in höheren Dienstjahren 21,8 $^0/_{00}$.

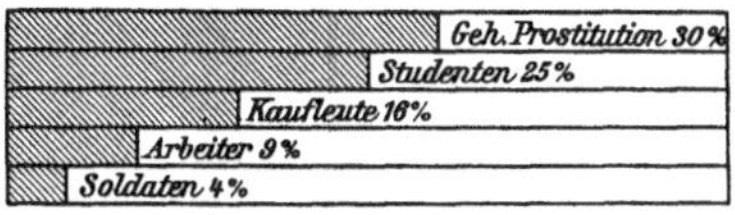

Fig. 65. Verbreitung der
Geschlechtskrankheiten in den
verschiedenen Bevölkerungsschichten Berlins.

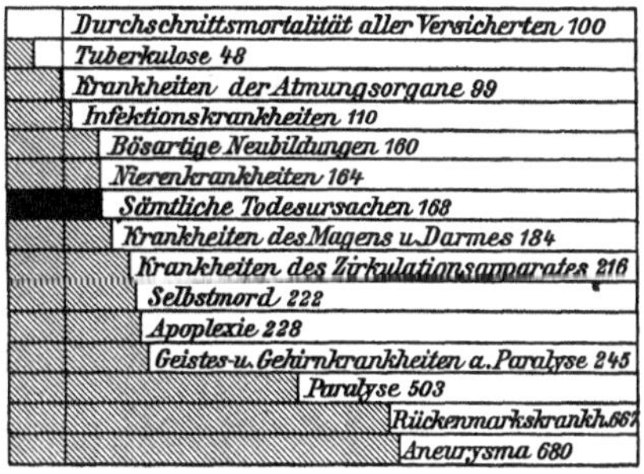

Fig. 66. Sterblichkeit der Syphi-
litiker, nach den verschiedenen
Krankheiten geordnet.
(Auf Grund der Erfahrungen bei der
Gothaer Lebensversicherungsgesellschaft.)

Über den Zusammenhang der venerischen Affektionen mit
anderen Krankheiten wurden in den vorhergehenden Kapiteln
schon mehrere Angaben mitgeteilt; hier sei noch eine graphische Darstellung geboten, aus der man erkennt, daß die Syphilitiker bei einer

Reihe von Krankheitsarten weit höhere Sterblichkeitsziffern, als dem Durchschnitt entspricht, aufweisen.

Von den Geschlechtskrankheiten ist die Lues insofern die gefährlichere, als sie, wie wir eben sahen, indirekt zu einer Erhöhung der Mortalitätsziffern führt. Die Genorrhöe wird dagegen häufig als eine harmlose „Kinderkrankheit" betrachtet. Mag auch die gonorrhoische Entzündung in zahlreichen Fällen ohne weitere Schädigung verlaufen, so hinterläßt sie doch häufig Nachwirkungen, die zu verhängnisvollen Konsequenzen führen. Dies wurde in trefflicher Weise von dem erfahrenen Frauenarzt Hofmeier folgendermaßen geschildert:

„Es gibt kaum etwas Traurigeres als das Schicksal der in der Hochzeitsnacht schwer gonorrhoisch infizierten jungen Frau. Als blühendes Mädchen ist sie mit seeligen Hoffnungen in die Ehe getreten; nach den ersten Kohabitationen stellt sich eine Entzündung der Geschlechtsteile ein, welche die weiteren Annäherungen des Mannes schmerzhaft, oft unmöglich macht. Schon während der Hochzeitsreise kommt es zu heftigen Schmerzen in der Beckengegend, es folgt mitunter schon jetzt ein wochenlanges Krankenlager an „Unterleibsentzündung", und eine gebrochene Frau steht wieder auf, die krank bleibt, solange sie lebt oder wenigstens solange sie menstruiert, und die nachweisbare Teilnahme der Tuben an der Erkrankung läßt die Hoffnung, die allein sie noch aufrecht erhält, daß sie Mutter werden möge, dem kundigen Arzt als absolut unerfüllbar erscheinen."

Ohne Zweifel behindern die Geschlechtskrankheiten in erheblichem Umfange die Volksvermehrung. Der alljährliche Geburtenausfall in Deutschland durch Gonorrhöe allein wird auf 200 000 Kinder berechnet; von den Säuglingen, die infolge angeborener Lebensschwäche sterben, stammt sicherlich ein großer Teil von syphilitischen Eltern.

Schließlich sei noch bemerkt, daß zahlreiche Fälle von Blindheit früher dadurch zustande kamen, daß die gonorrhoisch infizierte Mutter ihr Kind bei der Entbindung ansteckte; dank der Methode von Credé ist diese Gefahr so gut wie völlig beseitigt worden.

Die Geschlechtskrankheiten werden, von seltenen Ausnahmen abgesehen, beim Beischlaf erworben, und zwar in der Regel beim außerehelichen Verkehr. Da dieser zumeist mit geheimen oder öffentlichen Prostituierten, von denen wohl alle infiziert sind, ausgeübt wird, so muß man in der Prostitution die Hauptquelle für die Verbreitung der Geschlechtskrankheiten erblicken. Wir müssen daher diesem Gewerbe hier einige Erörterungen widmen.

Die Prostitution war schon im Altertum bekannt; sie hat nie gefehlt und wird immer vorhanden sein, solange es weibliche Personen gibt, die mühelos ein glitzerndes Dasein führen wollen, auch wenn sie hierbei ihren Körper feilbieten müssen.

In der letzten Zeit wurde das soziale Milieu, aus dem die geheimen und öffentlichen Dirnen hervorgehen, an mehreren Orten untersucht. Man stellte fest, daß die Prostituierten vielfach in sehr jugendlichen Jahren, und zwar als Waisen oder Halbwaisen, ihr Gewerbe begonnen haben. Zumeist stammen sie aus dem Kreise der Kellnerinnen oder der sonstigen Personen in Wirtschafts- und Hotelbetrieben. Auch die Dienstboten verfallen besonders oft dem Dirnentum.

Es liegt nahe, im Hinblick auf die Gefährlichkeit der Prostitution die völlige Beseitigung dieses Gewerbes zu fordern. In der Tat hat sich eine Organisation, die Abolitionisten[1]), gebildet, welche, wie schon ihr Name sagt, die Prostitution abschaffen wollen. So edel die Absicht dieser Bewegung sein mag, so wird man doch Leonhard recht geben müssen, wenn er sich hierüber folgendermaßen äußert:

„Die Bestrebungen der Abolitionisten geben zurzeit gewissermaßen nur eine Perspektive für die Zukunft, während sie sich um die tatsächlich bestehende Prostitution wenig kümmern, bzw. sie nicht weiter behelligt wissen wollen. Ich aber möchte da fragen: ist es erlaubt, praktisch und vernünftig, jetzt die gemeingefährlichen Geisteskranken, Diebe und Verbrecher einfach laufen zu lassen und nur darauf hinauszuarbeiten, für eine spätere Zukunft ihre Zahl zu verringern oder durch Schaffung möglichst guter, hygienischer, moralischer und ethischer Zustände sie allmählich aussterben zu lassen? Sicherlich nicht."

Da sich die Prostitution nun einmal nicht beseitigen läßt, so muß man auf Mittel sinnen, um sie möglichst gefahrlos zu gestalten. Jedoch über die Wege, welche hierbei einzuschlagen sind, ist man sich noch nicht einig; die einen verlangen die Kasernierung, andere nur die Reglementierung der Prostitutierten; wieder andere halten diese beiden Maßnahmen für zwecklos. In der Tat ist es nicht möglich, mit Hilfe der Untersuchung der Dirnen eine Gewähr dafür zu bieten, daß das Gewerbe nur von Gesunden ausgeübt wird, während die Reglementierung und Kasernierung den Anschein erwecken, als wenn eine solche Sicherheit sich erreichen ließe. Wenn nun aber auch der Endzweck der Untersuchung sich nicht völlig erzielen läßt, so erreicht man bei diesen Systemen doch die Beseitigung der schlimmsten Mißstände. Namentlich Jacoby hat für Freiburg nachgewiesen, daß in der kurzen Zeit, für welche man die Kasernierung ausgesetzt hatte, die Häufigkeit der Luesfälle erheblich zugenommen hat. Die Kasernierung der Dirnen hat, vom Standpunkte der Sittlichkeit aus betrachtet, zweifellos gewisse Nachteile, vom Standpunkte der Hygiene aus ist dieses System, besonders, wenn es nach Art des Bremer[2]) Bordells durchgeführt ist, als das kleinere Übel zu betrachten; hierbei ist am besten die Möglichkeit geboten, die Prostituierten zu beaufsichtigen und zu untersuchen.

---

[1]) Die Abolitionisten kämpfen dagegen an, daß der Staat die Prostitution als ein notwendiges Übel ansieht, als Gewerbe anerkennt und reglementiert; sie besitzen in mehreren Staaten Organisationen, die sich zur Internationalen abilitionistischen Föderation zusammengeschlossen haben; in 18 deutschen Städten haben sie Zweigvereine.

[2]) Über das Bremer System wird folgendes mitgeteilt: „Die betreffende Straße ist vollständig von den umgebenden Stadtteilen abgeschlossen. Der Einblick in die Straße wird durch ein torähnliches Gebäude verhindert. Die Bewohnerinnen der Straße werden nur auf ihren Antrag unter Kontrolle gestellt und in die Straße eingewiesen. Ein zwangsweises Unterkontrollestellen und Einweisen in die Straße findet grundsätzlich nicht statt. Jedes Mädchen, das zu dem Besitzer der Straße nur in dem Verhältnis von Mieter und Vermieter steht, hat eine selbständige Wohnung, bestehend aus zwei geräumigen Zimmern und einer Küche. Für seinen Lebensunterhalt hat das Mädchen selbst zu sorgen. Auf Wunsch werden dieselben jederzeit aus der Kontrolle entlassen, und es wird ihnen zum Ergreifen eines anderen Gewerbes möglichst geholfen. Für die ärztlichen Untersuchungen

Um der Ausdehnung der Geschlechtskrankheiten entgegenzuwirken, wurden in letzter Zeit manche Maßnahmen ergriffen, während man bis vor kurzem den venerischen Affektionen gegenüber die Vogelstraußpolitik einschlug. Im Jahre 1902 wurde die Deutsche Gesellschaft zur Bekämpfung der Geschlechtskrankheiten[1]) gegründet, die mit Nachdruck die Aufklärung über das Wesen und die Verhütung der venerischen Affektionen betreibt. — Insbesondere belehrt man seit kurzem die Schüler der obersten Klassen über dieses Gebiet. Zugleich sucht man bei den Jünglingen den Willen zur Enthaltsamkeit zu stärken; in dieser Richtung bewegen sich die Bestrebungen vieler Jugendorganisationen, insbesondere des „Weißen Kreuzes".

Sodann bemüht man sich, das Strafgesetzbuch im Sinne der Krankheitsverhütung auszubauen, da die jetzigen Bestimmungen[2]) den Anforderungen nicht genügen.

Und schließlich sei erwähnt, daß man auch den Mädchenhandel, eine wichtige Quelle der Prostitution, zu bekämpfen trachtet; es haben sich zu diesem Zwecke in mehreren Staaten Komitees gebildet, die in gewissen Zeitabständen internationale Konferenzen abhalten.

Die Geschlechtskrankheiten sind heilbar. Es muß mithin dafür gesorgt werden, daß jedem Patienten eine sachgemäße Behandlung zuteil wird. Seit der Novelle des Krankenversicherungsgesetzes vom Jahre 1903 wird auch den Kassenmitgliedern, die an einer Geschlechtskrankheit leiden, freie Behandlung gewährt. Aber immer noch gibt es zahlreiche Geschlechtskranke, denen ohne besonderen Geldaufwand eine Behandlung nicht zur Verfügung steht; da sie die vielfach hohen Kosten für den Arzt scheuen, so wenden sie sich oft an Kurpfuscher, bei denen sie billiger zu fahren meinen. Um diesem Mißstand wirkungsvoll zu begegnen, wäre es zweckmäßig, eine Maßnahme, die in Italien[3])

---

der Mädchen und für die Badeeinrichtungen ist ein besonderes Haus vorhanden. — Zur Verhütung von Geschlechtskrankheiten werden an den Kontrolltagen von den Ärzten Schutzartikel verabfolgt. In der Wohnung eines jeden Mädchens befindet sich unter Glas und Rahmen an nicht zu übersehender Stelle ein Anschlag, der auf die Nützlichkeit der Anwendung dieser Mittel aufmerksam macht und einen Hinweis auf die §§ 223, 230 und 231 des Strafgesetzbuches enthält. Nach Einführung der Schutzartikel hat sich ein bedeutender Rückgang der Geschlechtskrankheiten bei den Mädchen bemerkbar gemacht."

[1]) Publikationsorgan: „Mitteilungen der Deutschen Gesellschaft zur Bekämpfung der Geschlechtskrankheiten."

[2]) Der § 223 des StGB. lautet: „Wer vorsätzlich einen anderen körperlich mißhandelt oder an der Gesundheit beschädigt, wird wegen Körperverletzung mit Gefängnis bis zu drei Jahren oder mit Geldstrafe bis zu eintausend Mark bestraft. Ist die Handlung gegen Verwandte aufsteigender Linie begangen, so ist auf Gefängnis nicht unter einem Monat zu erkennen."

§ 230 lautet: „Wer durch Fahrlässigkeit die Körperverletzung eines anderen verursacht, wird mit Geldstrafe bis zu neunhundert Mark oder mit Gefängnis bis zu zwei Jahren bestraft."

§ 231 lautet: „In allen Fällen von Körperverletzung kann auf Verlangen des Verletzten neben der Strafe auf eine an denselben zu erlegende Buße bis zum Betrage von 6000 Mark erkannt werden."

[3]) Siehe O. Solbrig: „Über bemerkenswerte Einrichtungen auf dem Gebiet

auf Grund eines besonderen Gesetzes geschaffen wurde, nachzuahmen. In Italien müssen die Städte mit mehr als 40 000 Einwohnern spezielle Institute zur unentgeltlichen Behandlung der venerischen Krankheiten errichten. Die Zahl dieser Institute hängt von der Bevölkerungsziffer in der jeweiligen Stadt ab.

Durch Paul Ehrlichs Erfindung des Salvarsan werden der Bekämpfung der Lues die hoffnungsvollsten Aussichten eröffnet; dies darf man schon jetzt behaupten, wenn auch vorläufig über den Wert dieses Heilmittels noch nicht völlige Übereinstimmung vorherrscht.

Segensreich wirkt auch die Wassermannsche Reaktion, mit deren Hilfe sich feststellen läßt, ob die jeweilige Syphiliserkrankung gänzlich geheilt ist; die Bedeutung dieser Untersuchungsmethode tritt ganz besonders bei solchen Fällen in die Erscheinung, wo es sich um Personen handelt, die trotz vorangegangener luetischer Infektion heiraten wollen.

Literatur.

1. A. Blaschko und W. Fischer: „Einfluß der sozialen Lage auf die Geschlechtskrankheiten." Artikel in dem Werk „Krankheit und soziale Lage." München 1912.

2. „Führer durch die Ausstellung der Deutschen Gesellschaft zur Bekämpfung der Geschlechtskrankheiten." Internat. Hygiene-Ausstellung, Dresden 1911. Leipzig 1911.

3. Schröder-Hofmeier: „Handbuch der Krankheiten der weiblichen Geschlechtsorgane." Leipzig 1893.

4. Hermann Müller: „Zur Kenntnis der Prostitution in Zürich und zur sozialhygienischen Bekämpfung der Prostitution und ihrer Schädigungen." Statistik der Stadt Zürich Nr. 11; Zürich 1911.

5. A. Neher: „Die geheime und öffentliche Prostitution in Stuttgart, Karlsruhe und München mit Berücksichtigung des Prostitutionsgewerbes in Augsburg und Ulm sowie den übrigen größeren Städten Württembergs." Paderborn 1912.

6. St. Leonhard: „Die Prostitution, ihre hygienische, sanitäre, sittenpolizeiliche und gesetzliche Bekämpfung." München 1912.

7. E. Jacobi: „Der Einfluß der Aufhebung der polizeiärztlichen Prostituiertenuntersuchung auf die Ausbreitung der Syphilis in Freiburg i. B." Münchner med. Wochenschrift 1909, Nr. 23.

8. J. Ninck: „Mädchenhandel mit besonderer Beziehung auf die Schweiz." Basel 1912.

8. Gewerbliche Vergiftungen.

In den früheren Kapiteln, namentlich in dem, das der Berufsklasse „Arbeiter" gewidmet ist, haben wir uns schon vielfach mit den gewerblichen Vergiftungen befaßt; wir wollen hier noch einige Angaben über diese Affektionen nachtragen; denn diese Krankheitsarten interessieren den Sozialhygieniker vor allem deswegen in erhöhtem Maße, weil bei ihnen die Berufsschädigung am reinsten in die Erscheinung tritt.

In der Mortalitätsstatistik sind die gewerblichen Vergiftungen gar nicht angeführt, weil sie nur in verhältnismäßig sehr seltenen Fällen die

---

der öffentlichen Gesundheitspflege in Rom. Reisebericht." Vierteljahrsschrift für gerichtliche Medizin und öffentliches Sanitätswesen, Jahrgang 1910, XXXIX. Bd., 2. Supplementsheft.

Todesursache darstellen. Aber dennoch ist die Zahl der Krankheitsfälle, welche auf Intoxikationen im Betriebe zurückzuführen sind, nicht
gering zu schätzen. Freilich lassen sich diese Erkrankungen nicht in
ihrem vollem Umfange statistisch erfassen, und namentlich dann nicht,
wenn — im Gegensatz zu manchen Infektionskrankheiten — hier
keine Anzeigepflicht besteht.

In England müssen die Ärzte seit dem Jahre 1895 jede gewerbliche
Vergiftung bei der Behörde angeben; und wenn auch, wie Teleky
meint, die Ärzte, weil sie nicht ganz unabhängig sind, diese Pflicht wohl
öfter umgehen werden, so ist eine nicht absolut vollständige Statistik
immer noch besser als gar keine; man erhält doch wenigstens Mindest-
ziffern. Unter diesem Gesichtswinkel verdient die von Teleky gebotene
Statistik Beachtung:

Tabelle 146.

Gewerbliche Vergiftungen in England. (Die eingeklammerten Zahlen geben
die Todesfälle an.)

	1900—1909	
Bleivergiftung	6762	(275)
1. Hüttenwerke	412	(18)
2. Kupferwerke	75	(4)
3. Bleischmelzen und -gießen	109	(3)
4. Bleiarbeit und Löten	217	(12)
5. Druckereien	200	(17)
6. Feilenhauen	211	(19)
7. Verzinnen und Emaillieren	138	(2)
8. Bleiweißerzeugung	1295	(38)
9. Miniumerzeugung	108	—
10. Keramik	1065	(57)
10a. Abziehbilder für Keramik	48	—
11. Glasschleifen und -polieren	48	(9)
12. Emaillieren von Eisenplatten	52	(1)
13. Akkumulatoren	285	(6)
14. Farbenerzeugung	422	(7)
15. Wagenbau	697	(41)
16. Schiffbau	269	(10)
17. Verwendung von Farben in anderen Industrien	452	(18)
18. Andere Industrien	659	(20)
Phosphorvergiftung	17	(5)
Arsenikvergiftung	91	(7)
Quecksilbervergiftung	84	—

Wie man sieht, entfallen auf die Bleivergiftungen die höchsten
Zahlen.

Die gewerblichen Gifte wirken auf mannigfache Organe ein; die
folgende, ebenfalls England betreffende Statistik zeigt, um wieviel die
Sterblichkeit der mit giftigen Substanzen beschäftigten Arbeiter die
Mortalität aller Erwerbstätigen bei einzelnen Krankheitsgruppen übertrifft.

In Deutschland fehlt eine offizielle Statistik über die gewerblichen Erkrankungen. Der Fabrikarzt und verdienstvolle Gewerbehygieniker Curschmann hat daher im Auftrage der Berufsgenossenschaft der chemischen Industrie
die Krankheits- und Sterblichkeitsverhältnisse der in diesem Gewerbe tätigen

Tabelle 147.

Sterbefälle in England.

Berufsarten	alle Todesursachen		Krankheiten der Harnorgane		Krankheiten des Nervensystems		Schwindsucht		Krankheiten des Blutkreislaufs		Krankheiten der Atmungsorgane	
	1890—92	1900—02	1890—92	1900—02	1890—92	1900—02	1890—92	1900—02	1890—92	1900—02	1890—92	1900—02
Alle männlichen Erwerbstätigen	100	100	100	100	100	100	100	100	100	100	100	100
Bleiarbeiter	187	150	390	310	282	174	80	95	216	169	180	182
Feilenmacher . . .	190	173	252	310	257	249	218	214	162	123	191	192
Blechner, Anstreich., Glaser	118	113	200	185	160	137	117	116	113	109	102	96
Zinkarbeiter . . .	125	96	204	148	41	147	129	131	100	33	157	145
Töpfer	179	154	150	106	152	137	180	158	182	158	302	281
Wagen- und Eisenbahnwaggonarbeit.	109	84	165	108	127	127	102	71	107	81	113	86
Glaswarenfabrikation	156	130	150	138	187	138	160	154	124	130	202	159
Kupferarbeiter und Kupferschmiede	145	113	144	90	103	109	159	91	149	103	184	212
Chemikalienfabrikation	146	111	127	85	119	94	88	55	133	115	227	190
Schlosser, Arbeiter für Gas- u. Wasseranlagen	97	96	121	154	132	115	121	122	83	85	93	88
Schriftsetzer . .	115	101	123	113	119	105	177	166	105	89	86	73

Arbeiter untersucht. Der Autor kommt zu dem Ergebnis, daß Vergiftungen in chemischen Betrieben nur selten vorkommen, und daß die „Gefahren in dieser Industrie jedenfalls nicht größer als die einer anderen" sein dürften. Bemerkt sei noch, daß unter den von Curschmann für die Untersuchung benutzten Betrieben nur wenig Bleifabriken waren. — Der „Verein deutscher Bleifarbenfabrikanten" hat auf der Internationalen Hygieneausstellung in Dresden eine Schrift[1]) verbreitet, aus der hervorgeht, daß sich bei den in Bleifabriben beschäftigten Arbeitern die Zahl der Krankheitsfälle und -tage in der Zeit von 1905—1910 erheblich vermindert hat. Ob diese Erhebungen völlig einwandfrei sind, ist schwer zu beurteilen.

Unter den gewerblichen Giften interessieren uns namentlich Phosphor, Quecksilber und Blei.

Die Phosphorvergiftung ist besonders durch die verheerende Einwirkung auf die Knochen gefährlich. Die Sterblichkeit der Erkrankten wird auf 15—20 % geschätzt. Glücklicherweise sind Phosphor-

---

[1]) In dem sehr gehaltvollen Geschäftsbericht der Ortskrankenkasse der Maler zu Berlin für das Jahr 1911 (Berlin 1912) wird der in der Schrift der Bleifabriken beleuchtete Erfolg in Abrede gestellt. Aus dem Material der Ortskrankenkasse der Maler zu Berlin und der Zentral-Kranken-und Sterbekasse der Maler Deutschlands (Sitz Hamburg) ergibt sich, daß der Erfolg während der letzten 6 Jahre teils fehlt, teils nur geringfügig ist. — Es kann auch an dieser Stelle nicht eindringlich genug davor gewarnt werden, nach der einen oder anderen Richtung hin weitgehende Schlüsse aus den Krankenkassenstatistiken ohne sonstige Unterlagen zu ziehen. (Vergleiche die Darlegungen auf Seite 242.)

vergiftungen jetzt kaum mehr zu befürchten. Bekanntlich wurde der weiße Phosphor hauptsächlich in der Zündhölzchenfabrikation verwendet. Auf Grund eines internationalen Vertrages vom 26. Sept. 1906 wurde in zahlreichen europäischen und außereuropäischen Staaten die Benutzung des weißen Phosphors in der Zündholzindustrie verboten.

Nach dem Bericht der „Internationalen Vereinigung für gesetzlichen Arbeiterschutz" stehen jetzt von den europäischen Ländern der freien Erzeugung nur noch Belgien, Norwegen, Rußland, Schweden und die Türkei außerhalb des Vertrages; dazu kommen die Länder des Staatsmonopols: Bulgarien, Griechenland, Portugal, Rumänien und Serbien.

Auch die Quecksilbervergiftung spielt jetzt nicht mehr die Rolle wie ehedem. Gefährdet sind vor allem die Arbeiter in den Hüttenwerken; seit man jedoch zu dem „in kurzen (1 monatlichen) Intervallen erfolgenden Arbeitswechsel mit Versetzung zu vollkommen ungefährlicher Arbeit" übergegangen ist, sind, wie Teleky in seiner gründlichen Abhandlung über die gewerbliche Quecksilbervergiftung dargelegt hat, die Krankenziffern sehr gering geworden. — Ebenso ist das Belegen der Spiegel, seitdem hierbei Silber statt Quecksilber benutzt wird, eine unschädliche Tätigkeit geworden. — Dagegen treten immer noch zahlreiche und schwere Fälle von Quecksilberintoxikation in der Hutindustrie — hier werden Hasen- und Kaninchenfelle mit salpetersaurem Quecksilber behandelt — auf. — Von sonstigen Gewerbearten sind namentlich die Erzeugung von Sublimat und Kalomel sowie die Fabrikation von Baro- und Thermometern mit der Gefahr der Quecksilbervergiftung verbunden.

Die größte Bedeutung unter allen gewerblichen Vergiftungen kommt jedoch, wie wir gesehen haben, der Bleiintoxikation zu. Kaup hat untersucht, wieviel solcher Fälle während der letzten Jahre in preußischen Krankenanstalten behandelt wurden. Naturgemäß kann man die volle Ziffer der Erkrankten hierbei nicht feststellen. Trotzdem ist das Ergebnis der Kaupschen Arbeit interessant. Im Jahre 1907 suchten insgesamt 920 Bleikranke preußische Krankenanstalten auf, darunter 283 Maler, 177 Bleiweiß- und Bleifarbenarbeiter, 120 Hüttenarbeiter und 57 Arbeiter des polygraphischen Gewerbes. Kaup stellte ferner fest, daß die Zahl der in preußischen Krankenanstalten behandelten Bleikranken in den letzten Jahren erheblich zurückgegangen ist; sie belief sich in den Jahren 1899—1900 auf 1601 bzw. 1510.

Zur Verhütung der gewerblichen Vergiftungen werden mannigfaltige Maßregeln ergriffen. Zunächst ist hervorzuheben, daß eine Reihe von Vorschriften der deutschen Gewerbeordnung und von Bundesratsverfügungen der Beseitigung von früher vielfach beobachteten Mißständen gedient hat. Die Arbeitgeber mußten bedeutungsvolle Einrichtungen zum Schutze der Arbeiter schaffen. Nun müssen aber auch die Arbeiter über den Zweck dieser Maßnahmen unterrichtet und dazu ermahnt werden, den hygienischen Anforderungen nachzukommen. „Denn zum Fortschritt auf gewerbehygienischem Gebiet sind — das mag bei dieser Gelegenheit ausdrücklich betont werden — Verständnis und guter Wille auf der Arbeiterseite ebenso unentbehrlich wie auf der Arbeitgeberseite." (Ritzmann.) Vorträge und Merkblätter[1]), vor allem aber das gute Beispiel einsichtsvoller Arbeitskollegen werden hier von Nutzen sein. — Vielfach hat man jetzt erkannt, daß das Wesen der gewerblichen Vergiftungen und die Maßnahmen zu ihrer Bekämpfung noch zu wenig erforscht sind. Darum hat man in jüngster Zeit besondere Institute gegründet, die diesem Studium und zugleich der Aufklärung in den breiten Volksschichten gewidmet sind; hier sind vor allem die Gewerbeklinik[2]) in Mailand und das Institut für Gewerbehygiene[3]) in Frankfurt a. M. hervorzuheben.

Schließlich sind auch einige Einrichtungen, die bei uns noch fehlen, in England jedoch schon seit geraumer Zeit vorhanden sind, zu nennen. Hierzu gehört zunächst die bereits erwähnte Anzeigepflicht. Vor allem aber muß man verlangen, daß die Gewerbekrankheiten den Betriebsunfällen gleichgestellt werden. Mit Recht bezeichnet Hanauer es als ein soziales Unrecht, „daß z. B. ein Arbeiter, dem durch Herabfallen eines schweren Eisenstückes oder durch Hineingeraten in die Maschine der Arm zerquetscht wurde, eine lebenslängliche angemessene Rente erhielt, während derselbe Arbeiter, wenn der Arm durch Lähmung infolge Bleiintoxikation verstümmelt und arbeitsunfähig wird, vollständig leer ausgeht". — In England werden auf Grund eines Gesetzes vom Jahre 1906 (The Workmens Compensation Act) auch bei Arbeitsunfähigkeit oder Tod infolge von manchen Gewerbekrankheiten Entschädigungen gezahlt; zu diesen industrial diseases gehören: Milzbrand, Blei-, Quecksilber-, Phosphor- und Arsenikvergiftungen, sowie die Wurmkrankheit. Im letzten Berichtsjahr (1909) zählte man 3346 solcher Krankheitsfälle, von denen 33 mit dem Tode endeten. Die bei weitem meisten Fälle, nämlich 2733, kamen auf die Bergleute. Besonders häufig waren Unterhautzellgewebsentzündungen an der Hand oder in der Kniegegend, Nystagmus und Bleivergiftungen die Ursache für die Erwerbsunfähigkeit. — Im Deutschen Reich ist man zu dieser dringend erforderlichen Maßnahme noch nicht gelangt; bei der Neugestaltung der Unfallversicherung im Jahre 1911 wurde nur erreicht, daß der Bundesrat die Ausdehnung der Entschädigungspflicht auf bestimmte gewerbliche Berufskrankheiten beschließen kann; hoffentlich wird der Bundesrat von dieser Befugnis ausgiebigen Gebrauch machen.

Literatur.

1. L. Teleky: „Vergiftungen (gewerbliche)." Artikel im Handwörterbuch der Sozialen Hygiene. Leipzig 1912.
2. Supplement to the 65. Annual Report of the Registrar-General of births, deaths and marriages in England and Wales, Part II; London 1908.

---

[1]) Das Kaiserliche Gesundheitsamt hat ein mustergültiges Blei-Merkblatt herausgegeben; auch das Institut für Gewerbehygiene in Frankfurt hat ein Bleimerkblatt für Hüttenarbeiter verfaßt.

[2]) Siehe Alf. Fischer: „Die internationale Ausstellung für soziale Hygiene in Rom." Münch. med. Wochenschr. 1912, Nr. 26.

[3]) Siehe „Die Aufgaben des Instituts f. Gewerbehygiene zu Frankfurt a. M." (Denkschrift und Arbeitsplan.)

3. F. Curschmann: „Chemische Großindustrie." Artikel im Handwörterbuch für Soziale Hygiene, Leipzig 1912.

4. „Gesundheitsverhältnisse in der deutschen Bleifarben-Industrie", dargestellt vom Verein deutscher Bleifarbenfabrikanten; Dresden 1911.

5. „Bericht des Bureaus der Internationalen Vereinigung für gesetzlichen Arbeiterschutz über die Tätigkeit der Vereinigung seit der VI. Delegiertenversammlung (1910—1912)." Zürich 1912.

6. L. Teleky: „Die gewerbliche Quecksilbervergiftung." Schriften des Institutes für Gewerbehygiene zu Frankfurt a. M.; Berlin 1912.

7. J. Kaup: „Der Stand der Bleivergiftungen in den gewerblichen Betrieben Preußens." Archiv f. Soziale Hygiene, Bd. VI, Heft 1.

8. Ritzmann: „Die hygienischen Verhältnisse in den Gewerbebetrieben der Stadt Karlsruhe." Abhandlung im Jahresbericht des badischen Gewerbeaufsichtsamtes für das Jahr 1911; Karlsruhe 1912.

9. W. Hanauer: „Die Versicherung der Gewerbekrankheiten." Zeitschrift für Versicherungsmedizin 1910, Nr. 11 und 12.

10. Statistics of compensation and of proceedings under the workmen's compensation act, liability act, 1880, during the year 1909; London 1910.

9. Rheumatismus und Gicht.

Bei den rheumatischen Erkrankungen unterscheidet man solche der Muskeln und solche der Gelenke, ferner akute und chronische Formen. Der chronischen Gelenkentzündung (Arthritis rheumatica chronica) stellt man in der Wissenschaft die Gicht (Arthritis urica) gegenüber; in der Praxis sind aber diese Differenzierungen nicht immer durchführbar, und daher werden diese Krankheiten in der amtlichen Statistik gewöhnlich zusammengefaßt. Diesem Verfahren können wir uns bei unseren Darlegungen anschließen, und dies umsomehr, als die verschiedenen Arten des Rheumatismus und der Gicht unter denselben Bedingungen, nämlich zumeist bei Betätigungen, bei denen man Wind und Wetter ausgesetzt ist, entstehen und gewöhnlich zu den gleichen Folgen, nämlich zu einer mit zunehmendem Alter sich vergrößernden Behinderung im Gebrauch der Gliedmaßen, führen.

In der Todesursachenstatistik sind diese Krankheiten gar nicht angeführt, in der Invaliditätsstatistik (siehe Tabelle 95) spielen sie dagegen eine beträchtliche Rolle. Welchen Umfang sie in der Krankheitsstatistik einnehmen, konnten wir schon aus der Tabelle 116 ersehen; hierbei fanden wir auch, daß die höher besoldeten Beamten häufiger an Gicht und Rheumatismus erkranken als die Arbeiter und Unterbeamten. Diese Feststellung deutet darauf hin, daß die genannten Affektionen nicht im Zusammenhang mit der Ungunst der wirtschaftlichen Verhältnisse stehen, wie wir dies für andere Krankheiten erkannt haben; ja, man nimmt sogar an, daß insbesondere die Gicht auf übermäßigen Genuß von Fleisch und alkoholischen Getränken zurückzuführen sei.

Wir finden jedoch auch in den Kreisen der Minderbemittelten Gicht und chronischen Rheumatismus sehr häufig; aber aus den Statistiken der Krankenkassen läßt sich die wahre Verbreitung dieser Krankheiten nicht erkennen, weil hier nur die mit Erwerbsunfähigkeit verbundenen Erkrankungsfälle gezählt werden. Gleichwohl seien einige Ziffern aus dem Material der Leipziger Ortskrankenkasse mitgeteilt.

Tabelle 148.

Auf 100 000 männliche versicherungspflichtige Mitglieder der Leipziger Ortskrankenkasse kamen:

	Krankheits-fälle	Krankheits-tage	Todesfälle
Akuter Gelenkrheumatismus	392	11 858	3
Chronischer Gelenkrheumatismus . .	585	18 675	4
Muskelrheumatismus	3316	59 099	4
Gicht	109	2 942	0

Bemerkenswert ist eine an dem Material der Leipziger Ortskrankenkasse amtlich ausgeführte Untersuchung über die Beziehung der Gicht zu einzelnen Berufen, insbesondere zu den Bleiberufen, mit Unterscheidung der Altersklassen; wir finden hierüber folgende Statistik:

Tabelle 149.

Auf 1000 männliche Pflichtmitglieder entfielen Krankheitstage an Gicht:

In der Altersklasse	15/24	25/34	35/44	45/54	55/64	65/74
Bei dem polygraphischen Gewerbe	2	15	94	232	419	692
Bei allen Berufsgruppen zusammen	1	9	50	119	186	145
Das polygraphische Gewerbe erleidet an Gicht-Krankheitstagen gegenüber allen Berufen das .	2-	1,7-	1,9-	2,9-	2,3-	4,8fache

Ferner wurde festgestellt, daß auf die Schriftgießer das 5,9fache, auf die Blei- und Zinkgießer das 7fache der erwartungsmäßigen Zahl von Gichtkrankheitstagen kamen. Aus diesen Ergebnissen darf man wohl mit großer Wahrscheinlichkeit schließen, daß die Arbeit mit Blei auf die Entstehung der Gicht einen fördernden Einfluß ausübt.

Es zeigte sich aber auch, daß die tatsächliche Zahl der Krankheitstage an Gicht bei den Bierbrauern das 10-, bei den Kellnern das 2,8-, bei den Köchen das 13,8- und bei den Kürschnern das 3,0fache der erwartungsmäßigen Ziffer beträgt. Aus dieser Erscheinung bei den 3 ersten der genannten Berufsarten darf man wohl folgern, daß der starke Alkoholkonsum und vielleicht auch eine üppigere Ernährung auf die Entstehung der Gicht eingewirkt haben; dagegen läßt sich die häufige Erkrankung an Gicht bei den Kürschnern vorläufig nicht erklären.

Im Hinblick auf die vielen durch Rheumatismus und Gicht erzeugten Invaliditätsfälle greifen seit einiger Zeit die Landesversicherungsanstalten auch auf diesem Gebiete zu prophylaktischen Maßnahmen, um die dauernde Erwerbsunfähigkeit der Erkrankten zu verhüten. Die Landesversicherungsanstalt Rheinprovinz hat sogar kürzlich ein eigenes Landesbad in Aachen zu diesem Zwecke errichtet.

In welchem Umfange und mit welchem Erfolge einige Versicherungsanstalten die Heilbehandlung bei Rheumatikern und Gichtkranken eingeleitet haben, darüber berichtet das Reichsversicherungsamt folgendes: Im Jahre 1911 ließ die Versicherungsanstalt Rheinprovinz 732, die Anstalt für Schwaben und Neuburg 70, die Anstalt für Thüringen 302 solche Kranke behandeln. Ein Heilerfolg wurde bei etwa 90% erzielt. Die Anstalt für Schwaben und Neuburg hat festgestellt, daß unter den 27 im Jahre 1906 auf ihre Kosten behandelten Kranken Ende 1911 noch 11 erwerbsfähig waren.

Literatur.

1. „Krankheits- und Sterblichkeitsverhältnisse in der Ortskrankenkasse für Leipzig und Umgegend." Berlin 1910.

2. „Landesbad Aachen-Burtscheid, errichtet von der Landesversicherungs-anstalt Rheinprovinz." Düsseldorf 1912.

3. „Statistik der Heilbehandlung." Amtliche Nachrichten des Reichs-versicherungsamtes 1912, Beiheft 1. Berlin 1912.

10. Bösartige Neubildungen (Krebs).

Die Tabelle 121 hat uns bereits gelehrt, daß die Neubildungen und insbesondere die Krebskrankheit sehr häufige Todesursachen sind. Auch in der Invaliditätsstatistik (siehe Tabelle 95) stehen die malignen Tumoren nicht an einer der untersten Stellen. Dagegen spielen die bös-artigen Neubildungen in der Krankenkassenstatistik eine verhältnis-mäßig geringe Rolle.

Man muß aber bei Verwendung der Krebsstatistik ganz besonders vorsichtig sein. Denn es handelt sich hierbei um eine Krankheitsart, die in häufigen Fällen selbst für den erfahrenen, mit allen Mitteln der Diagnostik ausgestatteten Arzt schwer zu erkennen ist. Betrug doch, nach Prinzing, der Prozentsatz der bei Lebzeiten nicht erkannten Karzinome im Krankenhaus Friedrichshain in Berlin 21,9, in Kiel 19,6. Nun muß man bedenken, in wie vielen Fällen auch bei Krank-heiten, die zum Tode führten, eine ärztliche Behandlung (gerade bei Personen in den oberen Altersklassen) überhaupt nicht stattgefunden hat.

In den letzten Jahren wurde ärztliche Behandlung mehr in Anspruch genom-men, und die diagnostischen Hilfsmittel sind ausgebaut worden. Trotzdem gehen immer noch zahlreiche Fälle für die Krebsstatistik verloren. — Besonders skeptisch muß man aber sein, wenn die gegenwärtige Häufigkeit der Krebsfälle mit der in früheren Jahrzehnten verglichen wird. Besonders aus den eben genannten Gründen ist anzunehmen, daß jetzt mehr Krebsfälle als ehedem erkannt und gezählt werden. Dazu kommt noch, daß das Karzinom eine vorzugsweise in den höheren Alters-klassen in die Erscheinung tretende Erkrankung ist, und daß durch die jetzige stärkere Besetzung der oberen Altersklassen eine Zunahme von Krebsfällen bedingt sein kann.

In welcher Anzahl die bösartigen Neubildungen und insbesondere Krebs bei den einzelnen nach Altersklassen getrennten sozialen Gruppen als Todesursachen festgestellt wurden, erkennt man aus dem Material der Stadt Halle (Tab. 150).

Wie man sieht, bieten die höheren und mittleren Beamten die ungünstigsten Ziffern dar. Diese Erscheinung ist aber offenbar auf die stärkere Besetzung dieser Gruppen in den höheren Altersklassen zurück-zuführen. Weinberg hat an dem Material von Stuttgart unter Berück-sichtigung der Altersbesetzung für die an Krebs gestorbenen Frauen nachgewiesen, daß die Mortalität bei den sozial höheren Ständen geringer, bei den sozial niederen Ständen größer war, als sich erwarten ließ. Die häufig beobachtete größere Krebssterblichkeit in den Kreisen der Wohlsituierten dürfte daher nur scheinbar vorhanden sein.

Tabelle 150.
Krebs und sonstige Neubildungen.
Männliche Personen.

Soziale Stellung	15—30 Jahre alt	30—60 Jahre alt			15—60 Jahre alt		
	absolut	absolut	%	rel. Intens.	absolut	%	rel. Intens.
I. Selbständige. . .	—	70	10,92	79	70	10,51	91
IIa. Höhere u. mittlere Beamte	2	25	13,81	100	27	11,54	100
IIb. Untere Beamte .	—	24	12,31	89	24	9,92	86
III. Privatbeamte . .	—	16	9,25	67	16	6,67	58
IV. Gelernte Arbeiter	1	55	9,37	68	56	5,77	50
V. Ungelernte Arbeit.	—	65	12,01	87	65	9,30	80

Weibliche Personen.

Soziale Stellung	15—30 Jahre alt	30—60 Jahre alt			15—60 Jahre alt		
	absolut	absolut	%	rel. Intens.	absolut	%	rel. Intens.
I. Selbständige. . .	2	91	20,13	74	93	18,31	76
IIa. Höhere u. mittlere Beamte	—	46	27,06	100	46	24,21	100
IIb. Untere Beamte .	1	28	16,47	61	29	13,55	56
III. Privatbeamte. .	—	28	26,92	99	28	22,22	92
IV. Gelernte Arbeiter	3	77	17,03	63	80	12,50	52
V. Ungelernte Arbeit.	5	74	19,17	71	79	15,13	62
VI. Gesinde	4	4	9, 6	36	8	4,47	19

Krebs allein.
Männliches Geschlecht.

Soziale Stellung	15—30 Jahre alt	30—60 Jahre alt			15—60 Jahre alt		
	absolut	absolut	%	rel. Intens.	absolut	%	rel. Intens.
I. Selbständige. . .	—	58	9,05	86	58	8,71	97
IIa. Höhere u. mittlere Beamte	2	19	10,50	100	21	8,97	100
IIb. Untere Beamte .	—	21	10,77	102	21	8,68	97
III. Privatbeamte . .	—	15	8,67	83	15	6,25	70
IV. Gelernte Arbeiter	—	49	8,35	79	49	5,05	56
V. Ungelernte Arbeit.	—	60	11,09	106	60	8,58	96

Weibliches Geschlecht.

Soziale Stellung	15—30 Jahre alt	30—60 Jahre alt			15—60 Jahre alt		
	absolut	absolut	%	rel. Intens.	absolut	%	rel. Intens.
I. Selbständige. . .	2	73	16,15	72	75	14,76	74
IIa. Höhere u. mittlere Beamte	—	38	22,35	100	38	20,00	100
IIb. Untere Beamte .	1	26	15,29	68	27	12,62	63
III. Privatbeamte . .	—	22	21,15	95	22	17,46	87
IV. Gelernte Arbeiter	2	68	15,04	67	70	10,94	55
V. Ungelernte Arbeit.	4	68	17,62	79	72	13,79	69
VI. Gesinde. . . .	—	4	9,76	44	4	2,23	11

Krebs tritt auch als Berufskrankheit auf. Aus einer eingehenden Darlegung von Adolf Theilhaber ergibt sich, daß der Berufskrebs sich bei Ruß- und Schornsteinfegern, Teer- und Parafinarbeitern, Brikettarbeitern, Röntgentechnikern als Hautkrebs, bei Köchinnen

Tabelle 151.

Übersicht der bei der Berufs- und Betriebszählung vom 12. Juni 1907 für die Berufsabteilungen ermittelten Personen, verglichen mit den überhaupt sowie an Krebs Gestorbenen, unter Hervorhebung der erwerbtätigen Männer im preußischen Staate für das Jahr 1908.

Berufsabteilungen	Lebende		Gestorben im Jahre 1908				Von 10 000			
					an Krebs		Lebenden starben		erwerbstätigen Männern starb.	
	überhaupt	erwerbstätige Männer	überhaupt	erwerbstätige Männer	überhaupt	erwerbstätige Männer	überhaupt	an Krebs	überhaupt	an Krebs
1.	2.	3.	4.	5.	6.	7.	8.	9.	10.	11.
A. Land- u. Forstwirtschaft . . .	10 739 484	3 148 515	164 727	42 488	4787	2644	153,38	4,46	134,95	8,40
B. Industrie. . . .	16 037 014	5 610 781	240 878	56 617	6498	3648	150,20	4,05	102,69	6,50
C. Handel und Verkehr	4 782 650	1 543 430	64 829	19 888	2685	1411	135,55	5,61	128,68	9,14
D. Häusl. Dienste, auch Lohnarbeit wechselnder Art	1 372 831	122 387	48 675	9 860	2026	726	354,56	14,76	805,64	59,32
E. Militär, Beamte sowie freie Berufsarten . . .	1 903 492	860 590	17 926	7 013	946	475	94,17	4,97	81,49	5,52
F. Ohne Beruf und Berufsangabe .	3 154 422	999 313	156 689	54 372	8660	2612	496,73	27,45	544,09	26,14

Tabelle 152.

Von 10 000 Lebenden starben an Krebs	1908	1907	Von 10 000 Lebenden starben an Krebs	1908	1907
Armee und Kriegsflotte . .	0,75	0,68	Landwirtschaft, Gärtnerei und Tierzucht	4,44	4,34
Bergbau, Hütten- u. Salinenwesen, Torfgräberei . . .	1,61	1,63	Baugewerbe	4,50	4,23
Industrie der Steine u. Erden	1,79	2,14	Verkehrsgewerbe	4,72	4,98
Chemische Industrie . . .	1,84	1,88	Lederindustrie und Stoffe .	4,82	4,72
Versicherungsgewerbe . . .	2,35	5,17	Gast- und Schankwirtschaft	5,03	5,17
Industrie der Maschinen, Instrumente und Apparate	2,57	2,59	Forstwirtschaft und Fischerei	5,16	3,79
Industrie d. forstwirtschaftl. Nebenprodukte, Leuchtstoffe, Seifen, Fette, Öle, Firnisse	2,66	2,35	Kirche und Gottesdienst, Mission	5,60	6,83
Polygraphische Gewerbe . .	2,92	3,50	Industrie der Holz- und Schnitzstoffe	5,95	5,35
Häusliche Dienste	2,95	2,60	Gesundheitspflege und Krankendienst	6,41	6,05
Papierindustrie	3,11	2,48	Bekleidungsgewerbe	6,43	6,40
Industrie der Nahrungs- und Genußmittel	3,71	3,87	Literatur, Presse und Schaustellungen aller Art, auch Musik	6,55	6,87
Metallverarbeitung	4,00	4,04	Handelsgewerbe	6,76	6,32
Reinigungsgewerbe	4,01	4,80	Künstlerische Gewerbe . .	7,69	7,16
Bildung, Erziehung u. Unterricht, Bibliotheken usw..	4,03	4,20	Hofstaat, Diplomatie, Reichs-, Staats-, Gemeinde- usw. Verwaltung, Rechtspflege usw.	7,71	6,39
Textilindustrie	4,33	4,27			

als Magenkrebs und bei Anilin- und Naphtholarbeitern als Blasenkrebs zeigt. Obwohl diese Affektionen sich bei den genannten Berufen häufiger als sonst finden, so ist ihre Zahl immerhin doch nur klein.

Auch der Zusammenhang von Unfall und Krebsentstehung wurde erforscht. Löwenstein, der ein verhältnismäßig großes Material prüfte, ist zu dem Ergebnis gelangt, daß „wir an der Tatsache des Vorhandenseins einer ätiologisch verantwortlichen und wirksamen Rolle des „Unfallereignisses" in der Lehre der Krebskrankheit zu zweifeln nicht mehr berechtigt sein können".

Behla hat die Beziehungen der Krebssterblichkeit zu den einzelnen Berufsabteilungen und -arten an der Hand der preußischen amtlichen Statistik für das Jahr 1908 berechnet. Seine Resultate geben wir in den Tabellen 151, 152 und 153 wieder.

Tabelle 153.

Von 10 000 erwerbstätigen Männern starben an Krebs	1908	1907	Von 10 000 erwerbstätigen Männern starben an Krebs	1908	1907
Armee und Kriegsflotte . .	0,58	0,50	Metallverarbeitung	6,11	5,74
Bergbau-, Hütten- u. Salinenwesen, Torfgräberei . . .	2,84	2,40	Bildung, Erziehung u. Unterricht, Bibliotheken usw.	6,81	6,39
Polygraphische Gewerbe .	3,25	4,18	Baugewerbe	7,12	6,48
Industrie der Steine und Erden	3,35	3,80	Gesundheitspflege und Krankendienst	7,87	6,17
Chemische Industrie . . .	3,96	4,57	Verkehrsgewerbe	8,25	8,67
Industrie der Maschinen, Instrumente und Apparate	4,29	4,22	Landwirtschaft, Gärtnerei und Tierzucht	8,35	8,22
Versicherungsgewerbe . . .	4,38	6,42	Gast- und Schankwirtschaft	8,59	9,44
Industrie der forstwirtschaftlichen Nebenprodukte, Leuchtstoffe, Seifen, Fette, Öle, Firnisse	4,62	4,14	Textilindustrie	8,60	8,81
			Künstlerische Gewerbe . .	8,86	11,22
Papierindustrie	5,17	4,71	Industrie der Holz- und Schnitzstoffe	9,28	8,46
Reinigungsgewerbe	5,39	5,24	Handelsgewerbe	10,26	9,51
Literatur, Presse u. Schaustellungen aller Art, auch Musik	5,55	8,81	Forstwirtschaft u. Fischerei	10,39	7,86
			Bekleidungsgewerbe	11,14	9,89
Industrie der Nahrungs- und Genußmittel	5,68	6,39	Hofstaat, Diplomat., Reichs-, Staats-, Gemeinde- usw. Verwaltung, Rechtspflege usw.	11,54	10,14
Lederindustrie und Industrie lederartiger Stoffe . . .	6,78	7,32	Kirche, Gottesdienst, Mission	12,52	15,57
			Häusliche Dienste	12,91	14,29

Zu diesen Statistiken macht Behla folgende Bemerkungen:

„Ist es nicht auffallend und merkwürdig, daß unter den sechs Berufsabteilungen A bis F gerade die Abteilungen Land- und Forstwirtschaft sowie im häuslichen Dienste stehende und Tagelöhner so häufig an Krebs erkranken? Und unter den 21 Berufsgruppen von B und C finden wir nach der Übersicht als krebsreiche Gruppen Holz-, Papier-, Leder-, Textilindustrie, die Bekleidung und Reinigung, die Industrie der Nahrungs- und Genußmittel, die Schank- und Gastwirtschaft, während Bergbau und Hütten, Steine und Erden, die Metallindustrie und Maschinenindustrie, die chemische Industrie, die polygraphischen Gewerbe, das

Versicherungsgewerbe demgegenüber nur kleine Verhältniszahlen aufweisen. Tritt da nicht sofort beim näheren Analysieren der Eigentümlichkeiten dieser Gruppen der Unterschied zutage, daß wir bei den krebsarmen Gruppen sozusagen mehr reinliche, bei den krebsreichen mehr unreinliche Beschäftigungsarten vor uns haben, oder, anders ausgedrückt, Berufe, die wesentlich mit anorganischen Substanzen, und Berufe, die mit organischen, zersetzungsfähigen, faulenden, schimmligen, modrigen, kohligen Substanzen verbunden sind?"

Und so kommt Behla zu der Schlußfolgerung, daß hinsichtlich der Krebsätiologie von bloßen Altersunterschieden nicht die Rede sein könne. Er fragt dann nach der Endursache für die Krankheit. Diese erblickt er nicht in der Berufstätigkeit, sondern er nimmt einen Erreger an, für dessen Wirksamkeit bei den einzelnen Berufsarten durch die Beschäftigungsart eine verschieden große Disposition entsteht.

Ob diese Folgerungen berechtigt sind, ist freilich noch zweifelhaft; immerhin sind nicht nur die statistischen Angaben an sich, sondern auch die von Behla gezogenen Schlüsse beachtenswert.

Da weder die Ursache noch die Bedingungen für die Entstehung der Krebskrankheiten bekannt sind, so ist es naturgemäß unmöglich, gegen diese Affektionen prophylaktische Maßnahmen zu ergreifen. Trotzdem hat auch der Sozialhygieniker an dieser Krankheitsart ein hohes Interesse. Denn wenn wir auch kein Mittel besitzen, um die Krebskrankheit zu verhüten, so weiß man doch, daß das Karzinom oft dauernd bestetigt werden kann, wenn es rechtzeitig erkannt und durch Operation entfernt wird. Es muß also dahin gewirkt werden, daß bei allen in Betracht kommenden Erkrankungsfällen auch in den minderbemittelten Kreisen für eine ärztliche Untersuchung Gelegenheit geboten und erforderlichenfalls durch Operation Hilfe geleistet wird.

Literatur.

1. Prinzing: „Handbuch der Medizinischen Statistik." Jena 1903.

2. „Über den Einfluß von Beruf und Lebensstellung auf die Todesursachen in Halle a./S. 1901—1909." Beiträge zur Statistik der Stadt Halle, Heft 18. Halle 1912.

3. W. Weinberg: „Krebs und soziale Stellung bei der Frau." Zeitschrift für Krebsforschung 1912.

4. Adolf Theilhaber: „Der Einfluß der sozialen Lage auf die Entstehung von Geschwülsten." Demnächst erscheinende Abhandlung in dem Werk „Krankheit und soziale Lage". München 1912.

5. S. Löwenstein: „Über Unfall und Krebskrankheit." Tübingen 1910.

6. Behla: „Krebs und Tuberkulose in beruflicher Beziehung vom Standpunkte der vergleichenden internationalen Statistik." Medizinalstatistische Nachrichten, herausgegeben vom Kgl. Preuß. Statistischen Landesamt, zweiter Jahrgang, Heft 1. Berlin 1910.

11. Verdauungskrankheiten.

Die Häufigkeit der Verdauungskrankheiten haben wir schon aus den in der Tabelle 121 wiedergegebenen Mortalitätsziffern erkannt. Hierbei spielen jedoch die zumeist bei den Säuglingen auftretenden Magen- und Darmaffektionen eine besonders große Rolle. Da wir uns mit den zuletzt genannten Krankheiten schon in dem Kapitel „Säuglinge" befaßt haben, so können wir hier auf diese Darlegungen hinweisen; an dieser Stelle beschäftigen wir uns nur mit den Verdauungskrankheiten der Erwachsenen.

In der Invaliditätsstatistik (siehe Tabelle 95) nehmen die Verdauungskrankheiten einen verhältnismäßig geringen Raum ein. Dagegen bieten sie in der Krankenkassenstatistik große Zahlen dar.

Auf 100 000 männliche versicherungspflichtige Mitglieder der Leipziger Ortskrankenkasse entfielen infolge von Krankheiten der Verdauungsorgane 6022 Krankheitsfälle mit 91 715 Krankheitstagen; auf 100 000 weibliche Mitglieder 8764 Fälle mit 157 529 Tagen. Diese Ziffern geben jedoch kein richtiges Bild von der Häufigkeit der Verdauungskrankheiten bei den Krankenkassenmitgliedern; denn in der Statistik der Leipziger Ortskrankenkasse wurden nur die mit Erwerbsunfähigkeit verbundenen Krankheitsfälle berücksichtigt. Gerade aber die Verdauungskrankheiten führen nur in relativ seltenen Fällen zur vollen Arbeitsbehinderung. Aus dem Material der Frankfurter Ortskrankenkasse erkennt man, daß in dem für die Untersuchung benutzten Jahr an Krankheiten der Verdauungsorgane 1875 Personen erwerbsunfähig, dagegen 5453 erwerbsfähig erkrankt waren; auf 100 männliche Vollmitglieder kamen 13,1 erwerbsfähig und 4,4 erwerbsunfähig Erkrankte, auf 100 weibliche Vollmitglieder entfielen 18,3 erwerbsfähig und 6,6 erwerbsunfähig Erkrankte.

Vergleicht man nun die Zahlen der erwerbsunfähigen Kranken bei der Ortskrankenkasse Leipzig mit den entsprechenden Ziffern bei der Frankfurter Ortskrankenkasse, so ergibt sich eine gewisse Übereinstimmung. Stellen wir aber die Resultate der genannten Krankenkassen den entsprechenden für die Post- und Eisenbahnangestellten geltenden Angaben gegenüber (vgl. Tabellen 116 u. 118), so finden wir, daß diese Beamten viel häufiger an Verdauungskrankheiten leiden.

Diese Feststellung ist wohl durch die mit dem Dienst oft verbundene Eile und Unregelmäßigkeit bei den Mahlzeiten zu erklären.

Als sonstige Ursachen für die häufigen Verdauungskrankheiten sind mancherlei Mißstände zu nennen, die wir bereits in dem Kapitel „Nahrungswesen" erörtert haben. Die Verteuerung der Nahrungsmittel bewirkt, daß vielfach Eßwaren minderer Qualität gekauft und dann bei der Zubereitung scharf gewürzt werden; zugleich wird hierdurch dem starken Konsum von Alkohol und Tabak Vorschub geleistet.

Erwähnt sei aber auch, daß die Verdauungskrankheiten häufig auf die mangelhafte Beschaffenheit der Zähne zurückzuführen sind. Bei dem weiblichen Geschlecht hängen Magenerkrankungen oft mit der Bleichsucht zusammen; dies gilt ganz besonders für die vom Lande stammenden, in die Städte eingewanderten Dienstboten.

Einige Arten unter den Verdauungskrankheiten sollen an dieser Stelle noch besonders hervorgehoben werden. Hierzu gehört insbesondere die Wurmkrankheit, die früher namentlich bei den Bergarbeitern in großer Zahl auftrat, jetzt aber dank geeigneter Reinigungsmaßnahmen in ihrem Umfange erheblich eingeschränkt wurde. Ferner sei hier an die schon in dem Kapitel „Nerven- und Geisteskrankheiten" erwähnte Pellagra erinnert, welche auf den Genuß von verdorbenem Mais zurückzuführen ist, und die ebenfalls infolge zweckdienlicher Einrichtungen während der letzten Jahre an Zahl erheblich zurückgegangen ist.

Literatur.

1. „Krankheits- und Sterblichkeitsverhältnisse in der Ortskrankenkasse für Leipzig und Umgegend." Berlin 1910.

2. „Frankfurter Krankheitstafeln." Beiträge zur Statistik der Stadt Frankfurt a. M. Frankfurt 1900.

12. Zahnkrankheiten.

Die Bedeutung gesunder Zähne für die Verhütung von Verdauungskrankheiten haben wir bereits im vorigen Kapitel erwähnt. Es fragt sich nun, in welchem Umfange Zahnkrankheiten vorliegen. Die Mortalitäts- und Invaliditätsstatistiken geben hierüber naturgemäß keine Auskunft. Aber auch die Krankenkassenstatistiken versagen hierbei, da sie nur über die mit Erwerbsunfähigkeit verbundenen Krankheitsfälle berichten, die Zahnkrankheiten aber nur selten zur völligen Arbeitsbehinderung führen; in den Frankfurter Krankheitstafeln sind die Zahnkrankheiten nicht besonders berücksichtigt worden.

Man kann sich aber aus den in der letzten Zeit vielfach durchgeführten Schüleruntersuchungen eine Vorstellung von der Verbreitung der Zahnkrankheiten bilden. Auf Veranlassung des Vorstandes der Zentralstelle für Schulhygiene in Dresden wurden, wie Guido Fischer mitteilt, in 43 Städten Deutschlands Untersuchungen der Schulkinder vorgenommen. „Es wurden untersucht und gefunden bei 160 058 Schulkindern mit 2 521 521 gesunden Zähnen 1 243 802 erkrankte Zähne. Die Durchschnittszahl der erkrankten Zähne betrug 7,7. Durchschnittlicher Prozentsatz der erkrankten Zähne war 31,7%, völlig gesunde Gebisse nur 3,1%, von den erkrankten Zähnen waren gefüllt 0,53%."

Wie bereits in dem Kapitel „Schulkinder" erwähnt wurde, hat man in einer Anzahl von Städten Schulzahnkliniken eingerichtet. Bahnbrechend auf diesem Gebiete war Straßburg, wo Jessen seit einer Reihe von Jahren mit Energie und größtem Erfolge für die Zahnpflege und -behandlung der Klein- und Schulkinder eintritt. Aus einem amtlichen, im Jahre 1910 erschienenen Berichte über die Erfahrungen in Straßburg seien hier einige Mitteilungen wiedergegeben.

Die Gesamtleistungen der Straßburger Schulzahnklinik in der Zeit von 1902—1909 erkennt man aus der Tabelle 154.

Zur unentgeltlichen Behandlung sind in der Stadt und ihren Vororten alle Straßburger Volksschulkinder berechtigt. Über die Zahl der in Betracht kommenden Kinder gibt, jeweils nach dem Stande vom 31. März, die Tabelle 155 Auskunft.

Tabelle 154.

Es wurden	Kinder untersucht	Kinder behandelt	mit Füllungen	und Extraktionen
im 1. Jahre	5 343	2 666	699	2 912
„ 2. „	6 900	4 967	4 832	6 530
„ 3. „	4 372	6 828	7 065	7 985
„ 4. „	834	7 491	8 340	8 552
„ 5. „	8 535	5 849	7 476	7 134
„ 6. „	180	6 218	7 011	5 428
„ 7. „	—	6 795	7 034	6 744
in 7 Jahren	26 164	40 814	42 457	45 285

Tabelle 155.

Im Rechnungsjahre	Kleinkinder-schule	Volksschule	Im ganzen
1903	4381	15 739	17 119
1904	3986	13 068	17 054
1905	4265	13 303	19 073
1906	4259	14 348	18 607
1907	4371	14 763	19 134
1908	4477	15 492	19 969
1909	4119	15 840	19 959

Ein Vergleich der Tabellen 154 und 155 zeigt, in welchem Prozentsatz die zur Benutzung der Schulzahnklinik berechtigten Kinder diese Einrichtung in Anspruch genommen haben.

Die Kosten dieses Instituts betrugen 2300 M. im Jahre 1902, 2750 M. im Jahre 1903, 10 550 M. im Jahre 1909. Die Schulzahnklinik ist, nach dem amtlichen Berichte, jetzt am Ende ihrer Leistungsfähigkeit angelangt, da das vorhandene Personal für eine weitere Entwickelung nicht ausreicht.

Mit berechtigtem Stolz weist Jessen auf die 42 457 Füllungen im Munde von Volksschulkindern hin, von denen die meisten früher niemals an Zahnpflege gedacht haben. Die Untersuchung der Kinder in den Schulen hat Jessen im letzten Jahre völlig aufgegeben, weil bereits ein solcher Überschuß an Patienten vorhanden ist, daß die Schulzahnklinik nicht alles bewältigen kann. Die Behandlung wird jetzt als Hauptsache betrachtet, weil nur sie zum Ziele führt. Die Untersuchung in den Schulen erfolgt jetzt nur durch die Schulärzte, bei denen die Bestrebungen der Schulzahnklinik die beste Unterstützung gefunden haben. Schulärzte, Lehrer, Stadtverwaltung und Schulzahnklinik arbeiten Hand in Hand.

Von Interesse sind ferner die Ergebnisse der Erhebungen, die alljährlich zweimal von den Straßburger Volksschullehrern ausgeführt werden, um festzustellen, wie viel von den Schulkindern Zahnbürsten besitzen, und wieviele von ihnen sich Zahnbürsten nicht beschaffen können. Nach der letzten Untersuchung (1. Oktober 1909) waren 6126 Kinder nicht in der Lage, sich Zahnbürsten zu besorgen; bei der ersten Erhebung lautete die Ziffer 7528, bei der zweiten 6980.

Auch die militärischen Untersuchungen haben ergeben, wie zahlreiche Personen mit Zahnkrankheiten behaftet sind. Auf Grund der

Erhebungen mehrerer Untersucher kommt Guido Fischer zu dem Schluß, „daß von 1000 Mann nur 6,1% gute Gebisse hatten; durchschnittlich besaßen pro Kopf 1,4 Stück fehlende, und 4,5 Stück erkrankte Zähne, davon konnten 2,1 Stück erhalten, und 2,3 Stück mußten entfernt werden".

Die deutsche Heeresverwaltung ist sich der starken Verbreitung der Zahnkrankheiten unter den Mannschaften wohl bewußt. Es wurden daher an mehreren Lazaretten Abteilungen für Zahnkranke eingerichtet, über deren Tätigkeit im Berichtszeitraum 1908—1909 die Tabelle 156 Auskunft gibt.

Tabelle 156.

Garnisonlazarett	Zahn-reinigungen	Aus-ziehungen	Vorläufige Füllungen, Einlagen	Bleibende Füllungen	Kiefer-bruch-schienen	Stiftzähne	Gebiß-platten	Kronen-brücken-arbeiten	Repara-turen u. Um-arbeitungen von Platten
Breslau	—	525	535	505	—	—	—	—	—
Chemnitz . . .	36	428	233	212	—	10	17	—	3
Dresden . . .	—	1408	595	500	1	3	79	—	—
Hannover . .	—	199	214	96	—	—	—	—	—[1])
Karlsruhe . .	25	703	140	457	—	4	90	—	—
Mainz	54	1496	210	351	—	9	46	3	13
Straßburg i. E.	45	2153	1308	952	—	22	140	30	90

[1]) Zahl nicht näher angegeben.

Auch die Träger der Invalidenversicherung wissen die Bedeutung der Zahnkrankheiten wohl zu würdigen. Da die Mangelhaftigkeit eines Gebisses die Verdauung beeinträchtigt, und hieraus mit dauernder Erwerbsunfähigkeit verbundene Erkrankungen entstehen können, so dehnen die Versicherungsanstalten die Einleitung von Heilverfahren auch auf das Gebiet der Zahnkrankheiten aus.

Das Heilverfahren besteht in diesem Falle in der Gewährung von Zahnersatz, zu dessen Beschaffung die Versicherungsanstalten einen gewissen Betrag (gewöhnlich 20 M.) beisteuern. Diese Hilfeleistung wird jedoch nur geboten, wenn mindestens 6 Zähne zu ersetzen sind, dagegen nicht, wenn es sich lediglich um die Beseitigung von Schönheitsfehlern handelt.

Über den Umfang und die Kosten der Zahnbehandlung auf Veranlassung der Träger der Invalidenversicherung im Jahre 1911 gibt die Tabelle 157 Aufschluß.

Tabelle 157.

Es sind behandelt worden			Kostenaufwand			Davon sind ersetzt worden durch Kran-kenkassen, Gemein-den, Versicherte und sonstige Dritte	Bleibt wirklicher Kosten-aufwand
Männer	Frauen	zu-sammen	für Männer M.	für Frauen M.	zu-sammen M.	M.	M.
16 630	14 217	30 847	559 470	522 549	1 082 019	223 106	858 913

Besonders erwähnt sei, daß die Landesversicherungsanstalt Berlin seit dem Jahre 1908 in ihrem Geschäftshaus ein zahnärztliches Institut eingerichtet hat; in der einen Abteilung wird die Vorbehandlung durchgeführt (Entfernung kranker Zähne und Zahnwurzeln, Füllung kariöser Zähne, Reinigung der Zähne und Behandlung von Mundkrankheiten), in der andern Abteilung werden die künstlichen Zähne und die Ersatzstücke eingesetzt. Die Versicherungsanstalt Württemberg hat im Jahre 1911 einen Antrag des Württembergischen Krankenkassenverbandes auf Errichtung einer Zahnklinik in Stuttgart oder mehreren Zahnkliniken an verschiedenen Orten des Landes abgelehnt. Lediglich die Landesversicherungsanstalt Mecklenburg hat bis jetzt Heilverfahren für Zahnkranke noch nicht übernommen.

Literatur.

1. Guido Fischer: „Zahnpflege." Artikel im Handwörterbuch der sozialen Hygiene. Leipzig 1912.

2. Jahrbuch der Medizinalverwaltung in Elsaß-Lothringen über das Jahr 1909. Straßburg 1910.

3. Jessen: „Die Notwendigkeit zahnärztlicher Schulung für den praktischen Arzt." Würzburger Abhandlungen aus dem Gesamtgebiet der praktischen Medizin, Bd. II, Heft 12. Würzburg 1902.

4. Sanitätsbericht über die Kgl. Preuß. Armee usw. für den Berichtszeitraum vom 1. Oktober 1908 bis 18. Juni 1909. Berlin 1911.

5. „Statistik der Heilbehandlung." Amtliche Nachrichten des Reichsversicherungsamtes 1912, Beiheft 1. Berlin 1902.

13. Gebrechen.

Aus der Reihe der Gebrechlichen greifen wir hier die Blinden, Taubstummen und Krüppel heraus, um über diese beklagenswerten Menschen einige kurze Angaben zu bieten. Diese Gruppen haben für den Sozialhygieniker vorzugsweise deswegen Interesse, weil sie nicht selbst für sich sorgen können, und weil für sie, soweit sie den Kreisen der Minderbemittelten entstammen, die Gemeinde oder der Staat (neben wohltätigen Vereinen) die Fürsorge übernehmen müssen. Es gilt daher, die Gebrechlichen in geeigneten Anstalten nach Möglichkeit dazu auszubilden, daß sie wenigstens einen Teil der Kosten für ihren Lebensunterhalt selbst erwerben können.

Bei der Volkszählung im Jahre 1905 wurden auf 100 000 Einwohner in Preußen 56 Blinde gegen 83 im Jahre 1880 und 93 im Jahre 1871 festgestellt. Man sieht also, daß die Verhältnisziffer gesunken ist, was auf manche hygienischen Maßnahmen (Credé'sches Verfahren bei Neugeborenen, Verhütung der Pocken, geeignete ärztliche Behandlung kranker Augen usw.) zurückzuführen ist.

Die Blindheit ist in etwa 25% der Fälle angeboren; erworben wird sie namentlich infolge infektiöser Erkrankungen (Diphtherie, Masern, Scharlach, Skrofulose, Gonorrhöe usw.) und durch Verletzungen.

Die Ausbildung der Blinden erfolgt in Blindenanstalten. Da erste derartige Institut wurde im Jahre 1783 von Hany in Paris gegründet; sein Beispiel wurde 1806 von Zeune in Steglitz und 1808 in Wien nachgeahmt. Die höchsten Schülerzahlen weisen nach dem Stand vom 1. März 1911 auf: Berlin (269), Breslau (234), Düren (231), Chemnitz (225) und Halle (193).

Bei der Volkszählung im Jahre 1900 stellte man für ganz Deutschland 49 750, im Jahre 1905 für Preußen 33 567 Taubstumme fest.

Die Taubheit ist, nach Angaben von Huschens, bei etwa 50,4% angeboren, also bei 49,6 erworben. Die angeborene Taubheit ist häufig auf erbliche Belastung von tauben Eltern, Verwandtschaftsehen, ausschweifendes Leben der Eltern (Alkoholismus usw.) zurückzuführen. Erworben wird die Taubheit bei Gelegenheit der infektiösen Kinderkrankheiten und infolge von Verletzungen.

Die Taubstummen sucht man, ebenso wie die Blinden, in besonderen Anstalten zu Werte schaffenden Gliedern des Staates zu erziehen. Im Jahre 1810 gab es in Deutschland 5 solche Institute mit 108 Schülern und 11 Lehrern, während man 89 Anstalten mit 7611 Schülern und 867 Lehrern im Jahre 1910 zählte.

Nach Angaben von Hauptlehrer Birklen (Darstellungen auf der Internationalen Hygieneausstellung in Dresden) hat Europa 380 000 Taubstumme; von den Schulpflichtigen bleiben 70% ohne Unterricht.

Auch den Krüppeln bringt man in neuester Zeit ein größeres Interes e entgegen. Infolge der glänzenden Entwicklung der Orthopädie gelingt es jetzt, viele krüppelhafte Kinder wesentlich zu fördern, so daß dann eine geeignete Ausbildung Aussicht auf Erfolg hat.

Die Verkrüppelungen sind vorzugsweise durch Erkrankungen der Knochen und der Nerven, sowie durch angeborene Mißbildungen verursacht. Rhachitis, Tuberkulose und Syphilis spielen hierbei eine große Rolle.

Die Zahl der Krüppel in Deutschland dürfte mehr als 200 000 betragen. Man schätzt, daß allein die Ziffer der jugendlichen Krüppel, welche der Aufnahme in ein Krüppelheim bedürftig sind, sich auf etwa 56 000 beläuft. Zurzeit sind aber nur 39 derartige Anstalten, die für 3371 Pfleglinge Raum bieten, vorhanden. Die weitere Entwicklung des Krüppelheimwesens ist daher dringend erforderlich.

So schöne Erfolge nun auch in diesen Anstalten für die Gebrechlichen erzielt wurden, so wenig gelingt es im allgemeinen, die Zöglinge voll erwerbsfähig zu machen. Mit Recht weist Grotjahn darauf hin, daß man hier am deutlichsten erfahren kann, daß Arbeits- und Erwerbsfähigkeit nicht immer ganz übereinstimmen. Ein Gebrechlicher wird nie imstande sein, sich auf dem Arbeitsmarkt zu behaupten. Für diese Elemente fordert Grotjahn daher Versorgungsheime, „in deren Rahmen sie immerhin eine erhebliche Arbeit leisten können und für die Gesamtheit noch billiger zu verpflegen sind als bei dem volkswirtschaftlich teueren und für die Individuen selbst würdelosen Bettel".

Literatur.

1. Grotjahn: „Soziale Pathologie." Berlin 1912.
2. Sonderkatalog für die Gruppe Jugendfürsorge der Internationalen Hygiene-Ausstellung Dresden 1911. Dresden 1911.
3. Jak. Huschens: „Die soziale Bedeutung der Taubstummenbildung." Trier 1911.
4. R. Biesalski: „Leitfaden der Krüppelfürsorge." Hamburg 1911.
5. Stenographischer Bericht über den I. Deutschen Kongreß für Krüppelfürsorge. Hamburg 1910.

14. Pocken.

Die Pocken sind eine Krankheitsart, die der gegenwärtigen Generation der deutschen Ärzte fast ganz unbekannt sein dürfte. Nur in unseren Grenzgebieten, namentlich im Osten, kommen jetzt noch vereinzelte, durch Ausländer verursachte Ansteckungen vor. Trotz der geringen Zahl und trotz der Tatsache, daß die Pocken, wenn sie epidemisch auftreten (gerade so wie alle anderen akuten Infektionskrankheiten), unterschiedslos Arme und Reiche befallen, bringt der Sozialhygieniker dieser Krankheitsart ein hohes Interesse entgegen.

Zum Schutze gegen die Pocken hat man auf Grund des Reichsgesetzes vom Jahre 1874 die Impfung eingeführt; es war hiermit zum ersten Male ein gesetzlicher Zwang im Interesse der Krankheitsverhütung auf die gesamte deutsche Bevölkerung ausgeübt worden. Gegen diese Maßnahme ist aber eine immer größer werdende, Personen aller Stände umfassende Bewegung entstanden, die mit Hilfe ihres politischen Einflusses das Impfgesetz zu beseitigen sich nachdrücklichst bemüht. Es fragt sich, welche Stellung hierzu der vorurteilslose Sozialhygieniker einzunehmen hat.

Die Impfgegner haben in zahlreichen Städten Vereine gegründet, die sich zum „Deutschen Reichsverband zur Bekämpfung der Impfung" zusammengeschlossen haben; außerdem gibt es einen „Deutschen Verein impfgegnerischer Ärzte" und einen „Deutschen Verein impfgegnerischer Juristen". Diesen Vereinigungen dient „Der Impfgegner" als Publikationsorgan.

Einer der Hauptführer von den Impfgegnern, Molenaar, hat in einer soeben erschienenen Schrift „25 zwingende Gründe zur Beseitigung des Impfzwanges" angeführt. Von diesen Argumenten verdienen folgende erörtert zu werden:

1. Die Impfung ist eine künstliche Krankmachung vermittels eines als gefährlich erkannten Giftstoffes.

2. Die Impfung hat in unzähligen Fällen akute und chronische Krankheiten (darunter Syphilis, Tetanus, Krebs, Tuberkulose, Skrofulose usw.), nicht selten auch Lähmungen, Verkrüppelungen und Entstellungen und in Tausenden von offiziell zugestandenen Fällen den Tod zur Folge gehabt.

3. Die Impfung hat in Millionen offiziell konstatierter Fälle als Schutzmittel gegen die Pocken versagt. Die diesen Schutz beweisen sollenden Statistiken sind von hervorragenden Medizinern und Statistikern vielfach als nicht stichhaltig erwiesen worden.

4. Das (für den Reichstag maßgebende) Gutachten von 1872, welches den sicheren Schutz und die absolute Ungefährlichkeit behauptet, war wissentlich falsch.

5. Die Impfung kostet jährlich viele Millionen, die nicht nur zwecklos vergeudet, sondern dazu verwendet werden, unsagbares Unheil anzurichten.

6. Die durch die Impfung hervorgerufenen Krankheiten bringen den Betroffenen außer allen übrigen Qualen und Sorgen oft schwere finanzielle Einbußen, die ihnen nie vergütet werden.

Diese in einer agitatorischen Form verkündeten Gründe sind nur scheinbar zutreffend. Es handelt sich zwar in der Tat bei der Impfung um eine künstlich erzeugte Krankheit; allein, diese fast stets harmlos verlaufende Affektion kann man wohl in Kauf nehmen, wenn man dadurch die an die Gewißheit grenzende Wahrscheinlichkeit erlangt, vor einer schweren Krankheit geschützt zu werden. — Nun sind aber allerdings in manchen Fällen Schädigungen im Anschluß an die Impfung aufgetreten. Die Übertragung von Syphilis kann jedoch jetzt, wo ausschließlich mit Kuhlymphe geimpft wird, nicht mehr vorkommen. Ob die sonstigen Schädigungen mit der Impfung in einem ursächlichen Zusammenhang stehen, läßt sich bisweilen nicht leugnen, aber auch nicht beweisen; daß solche Fälle im Verhältnis zu den nach Millionen zählenden Impfungen in nennenswerter Anzahl vorliegen, trifft nicht zu. Amtliche Ziffern werden hierüber alljährlich veröffentlicht; sie finden jedoch aber in den Kreisen der Impfgegner keinen Glauben. Darum können letztere auch nicht verlangen, daß man, namentlich im Hinblick auf ihr agitatorisches Gebaren, ihren Angaben Vertrauen entgegenbringt. — Richtig ist der Hinweis, daß die Impfung oft ihren Schutz versagt hat; die volle Wirksamkeit des Impfschutzes hält tatsächlich nicht immer eine unbegrenzte Zeit hindurch an; man muß daher eben die Impfung wiederholen, was auch bei uns geschieht. — Wenn dem Reichstag im Jahre 1872 angegeben wurde, daß die Impfung absolut ungefährlich ist, so liegt hierin wohl eine Unrichtigkeit. Aber der Reichstag hätte damals dem Gesetz gewiß auch ohne diese Angabe zugestimmt; ganz Deutschland stand damals unter dem Eindruck des deutsch-französischen Krieges, in dem man die Erfahrung gewonnen hatte, daß die nichtgeimpfte französische Armee enorme Verluste infolge der Pocken zu verzeichnen hatte, während auf der Seite der deutschen (geimpften) Truppen nur 278 Pockentodesfälle festgestellt wurden. — Die Impfung kostet allerdings jährlich viele Millionen; ob diese Summe aber wirklich „vergeudet" wird, werden wir entscheiden können, wenn wir die sogleich anzuführenden Statistiken geprüft haben werden; wir werden dann auch ermessen können, ob die Statistiken, die den Impfschutz beweisen sollen, stichhaltig sind. — Schließlich sei noch bemerkt, daß es naturgemäß bedauerlich ist, wenn jemand infolge der staatlich erzwungenen Impfung finanzielle Einbuße erleidet. Mit Recht schlägt daher Grotjahn vor, daß bei nachgewiesener Impfschädigung von Staats wegen eine Entschädigung gewährt werden soll.

Untersuchen wir nun, mit welchen Argumenten amtlicherseits die Notwendigkeit der Impfung begründet wird.

Im Jahre 1910 hatte sich die Petitionskommission des Reichstages mit einer Bittschrift des Naturheilvereins Rastatt zu beschäftigen, in der die Aufhebung des Impfzwanges verlangt wurde, und in der für den Fall der Ablehnung dieser Forderung das Ansinnen gestellt wurde, daß die Eltern, die vor der Behörde erklären, die Impfung ihrer Kinder nach ihrem Gewissen nicht verantworten zu können, davon befreit werden sollen. Es wurde also die Einführung der Gewissensklausel, wie sie in England seit dem Jahre 1898 besteht, gefordert. Bereits in der Petitionskommission trugen Breger, als Kommissar des Kaiserlichen Gesundheitsamtes, und Kirchner, als Kommissar des Preußischen Ministeriums für geistliche usw. Angelegenheiten, ein umfangreiches Material vor, aus dem jeder Einsichtige erkennen mußte, daß die Aufhebung des Impfzwanges sowohl wie auch die Einführung der Gewissensklausel die schwersten hygienischen Fehler bedeuten würden. Trotzdem erfolgten in den Reichstagssitzungen vom 30. Januar und vom 1. Februar 1911 heftige Angriffe gegen das Impfgesetz und die beiden genannten Kommissare. Kirchner sah sich daher gezwungen, in der zuletzt genannten Sitzung noch einmal und in noch ausführlicherer Weise den Standpunkt der Regierung darzulegen.

Aus dem von Kirchner angeführten Material seien hier nur zwei Statistiken hervorgehoben, die in unseren Tabellen 158 und 159 wiedergegeben sind.

Tabelle 158.

Es starben im Königreich Preußen von je 100 000 Einwohnern an Pocken:

Im Jahre	In der Zivilbevölkerung	Im Heere	Im Jahre	In der Zivilbevölkerung	Im Heere	Im Jahre	In der Zivilbevölkerung	Im Heere
1825	15,4	9,9	1853	39,5	0,8	1881	3,6	0
1826	14,4	13,1	1854	43,6	2,3	1882	3,6	0
1827	25,4	18,8	1855	9,7	0	1883	2,0	0
1828	19,0	28,7	1856	7,3	0	1884	1,4	0
1829	19,3	27,0	1857	13,3	0,7	1886	1,4	0,2
1830	24,1	22,1	1858	26,4	0	1887	0,5	0
1831	11,9	75,0	1859	19,6	1,4	1885	0,5	0
1832	30,3	66,7	1860	19,0	?	1888	0,3	0
1833	60,1	75,0	1861	30,2	?	1889	0,5	0
1834[1])	49,1	28,1	1862	21,1	0,5	1890	0,1	0
1835	27,1	3,5	1863	33,8	0	1891	0,066	0
1836	18,8	6,4	1864	46,3	0,5	1892	0,30	0
1837	15,3	2,4	1865	43,8	0,5	1893	0,44	0
1838	16,8	5,5	1866	62,0	3,1	1894	0,25	0
1839	14,5	1,6	1867	43,2	0,8	1895	0,076	0
1840	16,1	2,4	1868	18,8	0,4	1896	0,02	0
1841	14,5	1,6	1869	19,4	0,4	1897	0,02	0
1842	22,4	1,6	1870	17,5	0	1898	0,04	0,2
1843	28,3	2,4	1871	243,2	27,8	1899	0,08	0
1844	27,0	2,4	1872	262,4	5,4	1900	0,14	0
1845	15,9	0,8	1873	35,7	3,4	1901	0,16	0
1846	15,3	0,8	1874[2])	9,5	0,4	1902	0,04	0
1847	9,5	0	1875	3,6	0	1903	0,04	0,2
1848	13,7	0,8	1876	3,1	0	1904	0,047	0
1849	10,8	0,8	1877	0,3	0	1905	0,027	0
1850	15,7	0,8	1878	0,7	0	1906	0,08	0
1851	13,0	2,3	1879	1,3	0	1907	0,061	0
1852	18,9	0,8	1880	2,6	0	1908	0,161	0

Der Tabelle 158 entnimmt man, daß die Zahlen der Pockentodesfälle im preußischen Heer seit dem Jahre 1835, in der Zivilbevölkerung seit 1875 ganz auffallend gesunken sind; im Jahre 1834 wurde aber in der Armee, im Jahre 1874 in der Zivilbevölkerung die Schutzimpfung eingeführt.

---

[1]) Einführung der Impfung im Heere.
[2]) Erlaß des Reichsimpfgesetzes, das am 1. Juli 1875 in Kraft trat.

Tabelle 159.

(Nach dem „Bulletin mensual de l'office international d'hygiène publique".)
Es starben von je 100 000 Einwohnern jährlich nach dem Durchschnitt von
1900 bis 1908 an Pocken in:

Chile	78,2	Australien	0,7
Britisch-Indien	44,1	Schweiz	0,37
Rußland	25,1	Österreich	0,14
Spanien	22,3	Deutschland	
Ägypten	10,9	Niederlande	
Frankreich	10,5	Japan	
Belgien	6,4	Rumänien	0,0
Italien	5,9	Schweden	
Ungarn	1,7	Dänemark	
Großbritannien und Irland	1,2	Norwegen	
Finnland	1,1		

Die Tabelle 159 zeigt, daß in Deutschland, in den Niederlanden, in Japan,
Rumänien, Schweden, Dänemark und Norwegen, d. h. in den Staaten, in denen
der Impfzwang besteht, die Pockensterblichkeitsziffer gleich Null ist, während
in den andern Ländern die Pockenmortalität mehr oder weniger hoch ist.

Gegen die Einführung der Gewissensklausel führte Breger folgende
aus England stammende Statistik an:

Tabelle 160.

Die Zahl der Pockentodesfälle betrug in England und Wales:

Jahr	Todesfälle	Jahr	Todesfälle
1898	253	1904	507
1899	174	1905	116
1900	85	1906	21
1901	356	1907	10
1902	**2464**	1908	12
1903	760		

Und Kirchner teilte über die Wirkung der Gewissensklausel
folgendes mit:

„Früher geschah die Impfung in England allgemein, es wurden fast alle
Kinder geimpft. Die Zahl der Kinder aber, die der Impfung entzogen wurden,
hat seit 1898 von Jahr zu Jahr zugenommen; im Jahre 1907 betrug sie 22,3 %
von sämtlichen impfpflichtigen Kindern. Also beinahe der vierte Teil sämtlicher Kinder eines jeden Jahrganges bleibt in England ungeimpft."

Welch ein gewaltiger Unterschied sich in England bei der letzten
Pockenepidemie (1901 bis 1902) zwischen Geimpften und Ungeimpften
gezeigt hat, darüber wurden von den beiden Kommissaren merkwürdiger-
weise keine Angaben vorgetragen. Es sei daher hier eine über diese Frage
unterrichtende, für London geltende Statistik angeführt, die einer
Arbeit von George Newman, dem ärztlichen Gesundheitsbeamten
eines Londoner Stadtteiles (Medical Officer of Health of the Metro-
politan Borough of Finsbury), entnommen ist (s. Tab. 161).

Aus der Tabelle 161 erkennt man neben anderen wichtigen Tatsachen
vor allem die interessante Erscheinung, daß von den geimpften Kranken unter
20 Jahren nur 1,9 %, von den nicht geimpften Kranken dieser Altersklasen
aber 31,2 % gestorben sind.

Tabelle 161.

Alter	Geimpft			Nicht geimpft		
	Erkran-kungsfälle	Gestorben	Gestorben Proz.	Erkran-kungsfälle	Gestorben	Gestorben Proz.
Unter 1 Jahr	—	—	—	187	130	69,5
1— 5 „	18	—	—	524	209	39,8
5—10 „	116	2	1,7	563	103	18,2
10—15 „	334	4	1,1	386	88	22,7
15—20 „	829	19	2,2	233	62	26,6
Zus. unter 20 Jahr. .	1297	25	1,9	1893	592	**31,2**
„ über 20 „ . .	5648	680	12,0	384	160	41,6
Zusammen	6945	705	**10,1**	2277	752	**33,0**

Wer das in den Tabellen 158—161 angeführte Material vorurteilslos prüft, muß, nach meiner Meinung, zu dem Schluß gelangen, daß der im Deutschen Reich bestehende Impfzwang sich als segensreich erwiesen hat, und daß für eine Änderung dieses Schutzverfahrens hinreichende Gründe nicht vorliegen.

Literatur.

1. Molenaar: „Impfschutz und Impfgefahren." München 1912.
2. A. Grotjahn: „Soziale Pathologie." Berlin 1912.
3. Reichstagsdrucksache Nr. 571; 12. Legislaturporiode, II. Session 1909/10.
4. Stenographischer Bericht der 119. Reichstagssitzung vom 1. Februar 1911.
5. George Newman: „The health of the state." London 1907

V. Allgemeine Maßnahmen der sozialen Hygiene.

In den vorigen Abschnitten haben wir die Faktoren des sozialen Gesundheitswesens, die sanitären Zustände bei den einzelnen Personenklassen sowie die Beziehungen der wichtigsten Krankheitsarten zu den sozialen und wirtschaftlichen Verhältnissen geschildert; hierbei haben wir jeweils auch die Verbesserungsmaßnahmen angeführt, die bereits angewandt werden oder angewandt werden sollten. Manche bedeutungsvolle Einrichtungen sind aber sehr umfangreich, da sie sich auf viele der erörterten Gebiete zugleich erstrecken. Diese Institutionen konnten in den vorigen Kapiteln, die speziellen Themen gewidmet sind, nur gestreift werden, erheischen aber ihrer Tragweite und ihrer umfassenden Natur nach eine besondere Darlegung. Die Schöpfer dieser Maßnahmen sind entweder gemeinnützige Organisationen oder städtische bzw. staatliche Verwaltungen oder die Landes- bzw. Reichsgesetzgebung; vielfach findet aber auch eine Gemeinschaftsarbeit von mehreren dieser Faktoren statt.

Diese Einrichtungen unterscheiden sich jedoch nicht nur nach den Urhebern, sondern auch nach den Zielen, die erreicht werden sollen; man wird hierbei namentlich folgende 6 Gruppen auseinander zu halten haben: 1. Maßnahmen zur Kräftigung der Gesundheit, 2. Maßnahmen zur Verhütung von Krankheiten, 3. Maßnahmen zur Behandlung von Krankheiten, 4. Maßnahmen zur Verhütung der Invalidität und Fürsorge für die Invaliden, 5. Fürsorge für Greise und 6. Fürsorge für Arme. — Allerdings wird auch hier eine scharfe Trennung nicht immer durchführbar sein, weil manche Einrichtung mehreren Aufgaben zugleich dient.

Bevor wir diese Institutionen erörtern, seien einige allgemeine Bemerkungen über deren Schöpfer eingeflochten. Am wünschenswertesten wäre es, wenn alle Bevölkerungsklassen in der Lage wären, für sich selbst zu sorgen; dazu sind jedoch weite Kreise nicht fähig. Die Begüterten, der Mittelstand und die Oberschicht der Arbeiter haben sich, soweit es erforderlich war, Organisationen geschaffen, die der Krankheitsverhütung dienen und zugleich im Falle einer Erkrankung, eines Unfalles usw. tatkräftig eingreifen. Aber der größte Teil der unbemittelten Bevölkerung ist für die Selbsthilfe noch nicht reif und finanziell zu schwach; hier muß erst eine Erziehung vorausgehen; auch ist es notwendig, daß aus öffentlichen Mitteln Hilfe zur Selbsthilfe tritt. An Vereinen, die diese Arbeit leisten, fehlt es nicht, aber in der Regel ist ihre Kraft zu gering; darum muß zunächst dahin gestrebt werden, daß die Pionierarbeit der jeweiligen Organisation durch die Gemeindeverwaltung erweitert und vertieft wird. Oft kann aber ein Unternehmen nicht lebensfähig bleiben, wenn es nur auf einen Ort begrenzt bleibt; darum muß der Weg von der kommunalen Institution zur landes- bzw. reichsgesetzlichen Regelung führen. Jedoch auch hierbei kann man noch nicht stehen bleiben; kein Staat vermag heutzutage tiefgreifende Einrichtungen auf dem Gebiete der sozialen Reform zu treffen, wenn nicht die Gewähr besteht, daß die Konkurrenzländer zu ähnlichen dem sozialen Fortschritt dienenden Maßnahmen bereit sind. Man muß deswegen dahin wirken, daß sozialhygienische Maßnahmen, wie namentlich die Arbeiterschutzbestimmungen und die einzelnen Zweige des sozialen Versicherungswesens, auf Grund internationaler Vereinbarungen möglichst gleichartig und gleichzeitig in allen Kulturstaaten eingeführt werden; nur so wird man den Hindernissen, die sich den sozialen Reformen entgegenstellen, erfolgreich begegnen und den jeweiligen Institutionen die erforderliche Ausdehnung sichern können.

1. Maßnahmen zur Kräftigung der Gesundheit.

Die Hygiene hat eine doppelte Aufgabe: sie hat sich die Verhütung von Gesundheitsschädigungen zum Ziel gesetzt, zugleich aber sucht sie — positiv — die Gesundheit zu mehren. Reiche Ernährung, langdauernde Erholung, häufige Reinigungen usw. stellen noch keine Kräftigung der Gesundheit dar; sie erwirken nur einen Ersatz für den vorangegangenen Verbrauch.

Die körperliche Ertüchtigung einer Bevölkerung wird zunächst durch rassehygienische Maßnahmen erzielt; hierüber wurde schon das Wichtigste in dem Kapitel „Fortpflanzung" angeführt. Sodann muß dafür Sorge getragen werden, daß jeder Organismus sich gesundheitsgemäß entwickeln kann; auch über die Mittel, die hier in Betracht kommen: Bruststillung, einwandfreie Wohnung und Ernährung der Kinder und Jugendlichen, Schwimmbäder, Schülerwanderungen usw. wurde schon berichtet. Für die Mehrung der Gesundheit bei den Erwachsenen sind vor allem systematische Hautpflege und sportliche Betätigung erforderlich. Im Hinblick auf die Darlegungen in dem Kapitel „Hautpflege" haben wir uns jetzt nur noch mit der sozialhygienischen Bedeutung des Sports zu befassen.

Sport und Spiele im Freien dienen der Ausbildung des Muskelsystems und der Gelenkigkeit, der Lungen, des Herzens, des Gesichtsund Gehörsinnes, aber auch des Willens, des Mutes und der Selbstüberwindung.

Sportliche Betätigung hat es zu allen Zeiten gegeben; der Sinn hierfür hat jedoch, namentlich durch die Erfindung neuer Formen, in den letzten Jahren bedeutend an Ausdehnung gewonnen; besonders das Spiel im Freien wird in größerem Umfange erst seit ganz kurzer Zeit gepflegt.

Den Sozialhygieniker interessieren naturgemäß nur die Formen des Sportes und der Spiele, an denen weite Volkskreise beteiligt sind. Obwohl nun tatsächlich breite Schichten sich dieser Art der Gesundheitspflege widmen, hat sich die amtliche Statistik bisher recht wenig mit der Ausdehnung des Sportes befaßt, so daß es schwer ist, ein zahlenmäßiges Bild von seiner sozialhygienischen Bedeutung zu erhalten.

Über die Mitgliederzahl in den einzelnen Sportsverbänden hat die Reichsstatistik nur zweimal — im Statistischen Jahrbuch für das Deutsche Reich 1906 und 1907 — berichtet; über das Turnwesen in den deutschen Städten mit über 50 000 Einwohnern sowie über Spielplätze und Jugendspiele im Jahre 1905 enthält das Statistische Jahrbuch deutscher Städte (1908) Angaben; neueres Material, auf das es gerade hierbei besonders ankommt, da Sport und Spiele sich in der neuesten Zeit mächtig entfaltet haben, findet man, meines Wissens, nur im Statistischen Jahrbuch für das Königreich Bayern zur Statistik des Herzogtums Braunschweig sowie in den Jahresberichten der betreffenden Vereine.

Im neuesten „Jahrbuch der Turnkunst" wird eine Zusammenstellung geboten, die unsere Tabelle 162 wiedergibt.

Wie man sieht, ist die deutsche Turnerschaft die stärkste Organisation; dann folgen die Bergsport- und Wandervereine. Hier ist noch zu bemerken, daß der Deutsche und Österreichische Alpenverein allein 89 804 Mitglieder im Jahre 1910 aufweist; der badische Schwarzwaldverein zählte im Jahre 1911 in seinen 72 Sektionen 12 267 Mitglieder. — Erfreulich ist es, daß auch unter den Arbeitern sich eine große Zahl organisierter Turner befindet. Auch unter den Schwimmern und vor allem unter den Touristen sind viele aus den Kreisen der Arbeiter oder der ihnen sozial Gleichgestellten; in mehreren Städten Österreichs und Süddeutschlands wurden bereits Arbeitervereine gegründet, die unter dem Namen „Verein der Naturfreunde" dem Wandersport huldigen und für billige Unterkunft auf den Bergen sorgen.

Tabelle 162.

Name	Zahl der Verbände bzw. Vereine	Zahl der Mitglieder
Deutsche Turnerschaft	9108 Vereine	946 115
Bergsport und Wandervereine .	—	350 000
Arbeiter-Turnerbund	1800 Vereine	145 000
Radfahrsport	16 Verbände	100 000
Deutscher Fußballbund . . .	1053 Vereine	82 326
Deutscher Ruderverband . . .	350 ,,	60 000
Deutsche Sportbehörde für Athletik	740 ,,	57 706
Arbeiter-Radfahrerbund . . .	—	40 000
Deutscher Schwimm-Verband .	250 Vereine	32 000
Deutscher Lawn-Tennis-Bund .	90 Verbände	18 000
Deutscher Athletenverband . .	238 Vereine	15 456
Deutscher Turnerbund	186 ,,	14 403
Deutscher Skiverband	29 Verbände	12 634
Deutscher Seglerverband . . .	41 Vereine	11 200
Deutsche Schwimmerschaft . .	76 ,,	11 900
Deutscher Eislaufverband. . .	50 ,,	6 000
Verschiedene Ballspielverbände (Golf, Kricket, Hockey) . .	30 ,,	3 000
Jüdische Turnerschaft (zum großen Teil außerhalb Deutschlands).	—	3 000

Zu beachten ist ferner, daß sich neuerdings auch dem Wintersport ein hohes Interesse zuwendet; so betrug z. B. in dem deutschen Touring-Club, Sitz München, die Zahl der Wintersport treibenden Mitglieder im Jahre 1910 bereits 1400, während sie sich im Jahre 1908 nur auf 800 belief.

Über die gesundheitlichen Vorteile des Sports braucht nichts mehr gesagt zu werden; Voraussetzung ist hierbei jedoch, daß Unmäßigkeiten und Tollkühnheiten vermieden werden. In welchem Umfange solche Übertreibungen mit ihren verhängnisvollen Folgen vorkommen, läßt sich freilich zahlenmäßig nicht angeben. Nur über die tödlichen Unfälle in den Alpen liegen Ziffern vor; im letzten Berichtsjahr wurden 100 tödliche Unfälle gezählt. Wenn auch diese Zahl verhältnismäßig nicht groß ist, so muß dennoch mit Nachdruck vor waghalsigen Exkursionen gewarnt werden, damit der herrliche, Körper und Geist erfrischende Bergsport, der in den letzten Jahren mit Recht immer mehr Freunde gewinnt, nicht in Mißkredit gerät.

Besonders erfreulich ist es, daß die turnerische Betätigung auch unter den Frauen im letzten Jahrzehnt wesentlich zugenommen hat. Nach von Valta zählte man im Jahre 1910 bereits 53 447 organisierte Turnerinnen gegenüber 24 135 im Jahre 1900.

Der rührigen Arbeit des Zentral - Ausschusses zur Förderung der Volks- und Jugendspiele in Deutschland ist es zu danken, daß das Spiel im Freien von Vereinen und Schulen während der letzten Jahre in immer größerem Umfange betrieben wird.   Ziffernmäßige

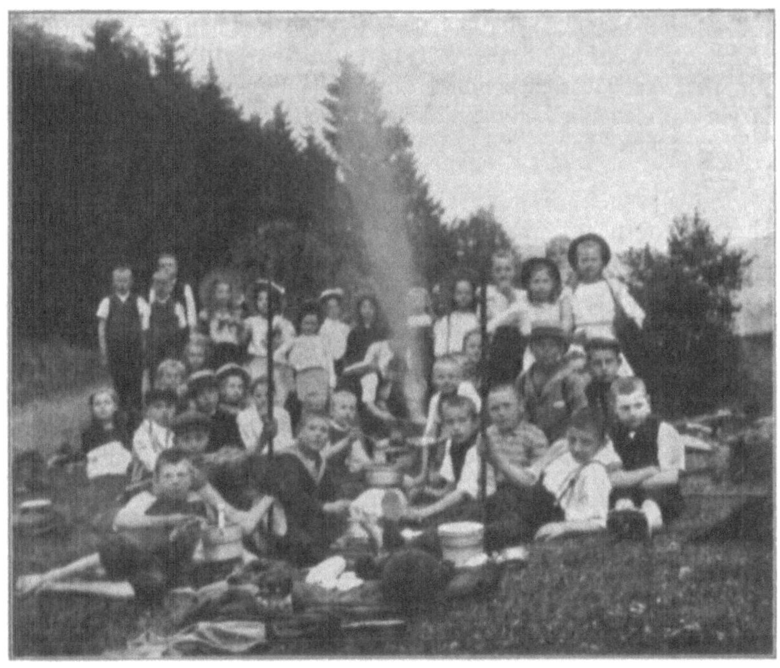

Fig. 67. Schulkinder auf einer Wanderung beim Abkochen. (Nach Raydt.)

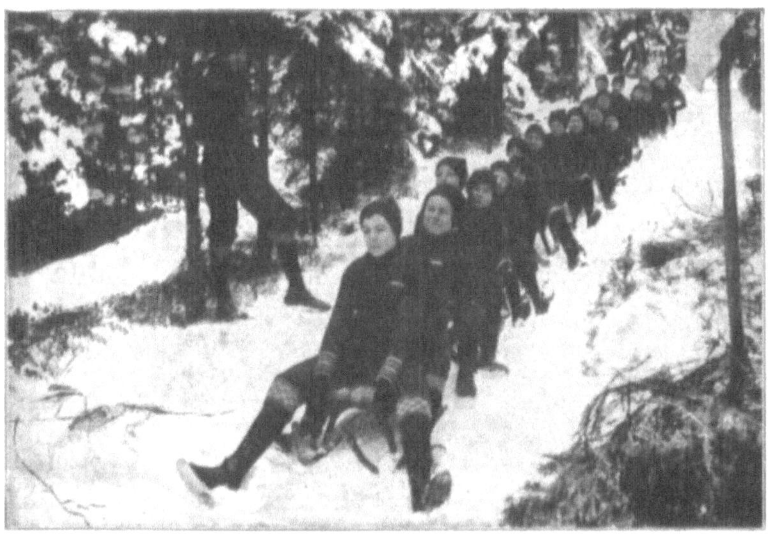

Fig. 68. Schulknaben beim Rodeln. (Nach Raydt.)

Angaben hierüber liegen z. B. aus der Stadt Braunschweig vor. Von den Schülern der höheren Schulen nahmen an dem Spielunterricht im Jahre 1881 nur 16,1 %, im Jahre 1910 dagegen 65,8 % teil; hierbei ergeben sich noch wesentliche Unterschiede zwischen den einzelnen Arten der höheren Schulen: die Schüler des Realgymnasiums betätigten sich in weit größerer Zahl als die der humanistischen Gymnasien.

In jüngster Zeit haben die Bestrebungen, die Schuljugend zu körperlichen Übungen in die freie Natur zu führen, ganz besonders stark an Ausdehnung gewonnen. Die in Bayern durch die Initiative junger Offiziere gebildeten Wehrkraftvereine sowie der in West- und Süddeutschland gegründete Pfadfinderbund fanden viel Anklang bei der Schuljugend. Im Herbst 1911 wurden, namentlich unter der anfeuernden Führung des Generalfeldmarschalls v. d. Goltz, alle diese dem gleichen Ziele zustrebenden Vereine und Verbände in einer besonderen Organisation, dem Jungdeutschlandbund, zusammengefaßt.

Literatur.

1. „Statistisches Jahrbuch für das Kgr. Bayern." München 1911.
2. „Jahrbuch der Turnkunst 1911." Leipzig 1911.

Tabelle

Zahl der im Jahre 1910

Land	den zum internationalen Sekretariat der gewerkschaftl. Landeszentralen		den zur internationalen christlichen Gewerkschaftskommission	
	gehörigen Verbänden			
	zusammen	davon weibl.	zusammen	davon weibl.
1	2		3	
Deutschland	2 017 298	161 512	295 129	21 833
Großbritannien	709 564	.	—	—
Ver. St. v. Amerika	1 562 112	.	—	—
Frankreich	400 000	.	—	—
Italien	359 383	38 230	—	—
Österreich	400 565	46 607	46 553	11 120
Schweden	85 176	5 715	—	—
Niederlande	44 378	.	7 480	.
Belgien	76 974	.	49 478	.
Dänemark	101 563	11 209	—	—
Schweiz	63 863	5 043	11 780	6 000
Ungarn	86 478	5 577	—	—
Norwegen	46 397	2 800	—	—
Spanien	40 984	.	—	—
Finland	15 346	.	—	—
Rumänien	8 515	.	—	—
Bosnien-Herz.	6 068	236	—	—
Serbien	7 418	222	—	—
Kroatien-Slav.	5 108	.	—	—
Diese Staaten zusammen	6 037 190	273 151	410 420	38 953

3. Richard von Valta: „Sportswesen." Abhandlung in dem Werk „Die Statistik in Deutschland nach ihrem heutigen Stand." München und Berlin 1911.

4. „Der Turn- und Spielunterricht in den Schulen der Stadt Braunschweig." Beiträge zur Statistik des Herzogtums Braunschweig, Heft XXV, Braunschweig 1911

5. von der Goltz: „Jung Deutschland." Aufsatz im Jahrbuch 1912 für Volks- und Jugendspiele. Leipzig 1912.

6. H. Raydt: „Fröhlich Wandern." Leipzig 1912.

2. Maßnahmen zur Verhütung von Krankheiten.

Während die bisher angewandten Mittel zur Kräftigung der Gesundheit sich noch in bescheidenem Rahmen bewegen, sind die Maßnahmen zur Krankheitsverhütung zahlreich und bedeutungsvoll; gerade die hierbei wirksamen Einrichtungen stellen zurzeit den Kern der sozialhygienischen Fürsorge dar.

a) Sozialhygienische Wirksamkeit von Vereinen.

Unter den Organisationen, die es sich zur Aufgabe gemacht haben, die soziale Lage der wirtschaftlich schwachen Klassen zu heben, gebührt,

163.

gewerkschaftlich Organisierten.

Mitglieder bei				Gesamtzahl der Mitglieder überhaupt	
konfessionellen (soweit nicht in Sp. 3)		sonstigen			
Arbeiterverbänden					
zusammen	davon weibl.	zusammen	davon weibl.	zusammen	davon weibl.
4		5		6	
197 840	37 210	941 788	1172	3 452 055	221 727
.	.	1 726 140	.	2 435 704	221 283
.	.	494 046	.	2 056 158	.
.	.	629 238	.	1 029 238	.
48 167	.	523 761	.	931 311	38 320
35 789	.	134 678	2537	617 585	56 264
.	.	36 004	962	121 180	6 677
28 575	.	73 256	.	153 689	7 126
.	.	.	.	126 452	.
.	.	21 311	.	122 874	11 209
20 487	12 599	.	.	96 130	23 642
.	.	300	.	86 778	5 577
.	.	1 056	.	47 453	2 800
.	.	.	.	40 984	.
.	.	.	.	15 346	.
.	.	201	.	8 515	.
.	.	.	.	6 269	236
.	.	.	.	7 418	222
.	.	1 497	.	6 605	.
330 858	49 809	4 583 276	4671	11 361 744	594 993

neben den politischen Parteien[1]), die den sozialen Fortschritt anstreben, der erste Platz den Gewerkschaften. Der moderne Gewerkschaftsgedanke stammt aus England. Dort führen die Trades Unions seit der Entwicklung des Industrialismus einen schweren Kampf mit den Arbeitgebern. Der Sozialhygieniker kann freilich im allgemeinen in diesen Streit der Arbeitskraft mit dem Kapitalismus nicht eingreifen; aber vom sozialhygienischen Standpunkte aus wird man jeden Erfolg, den die Arbeiterorganisationen auf dem Gebiete menschenwürdiger Arbeitsbedingungen erzielen, begrüßen müssen.

In dem Gegenwartsstaat ist jeder Arbeitgeber berechtigt, aus seinem Unternehmen einen möglichst großen Nutzen für sich zu ziehen, sei es auch auf Kosten der Arbeitergesundheit. Wir haben zwar Gesetze, die sich gegen die schlimmsten Mißstände auf diesem Gebiete richten; aber wir sind von befriedigenden Verhältnissen trotzdem noch weit entfernt. Vorläufig bleibt noch vieles den Vereinbarungen der beiden Interessentenparteien überlassen, und hierbei muß gegenüber dem kapitalkräftigen Unternehmer, dem es an Menschenmaterial infolge der hohen Bevölkerungsziffer und der starken Einwanderung kulturell niedrig stehender Elemente nicht fehlt, der einzelne Arbeiter unterliegen, wenn er nicht von seiner Organisation geschützt wird. Erhöhung der Löhne, die, wie wir gesehen haben, vielfach noch klein sind, Verringerung der oft sehr langen Arbeitszeiten, Verbesserungen im Betriebe zum Schutze der Arbeiter usw. gewähren die Arbeitgeber — von vereinzelten Ausnahmen abgesehen — nicht aus freien Stücken, sondern nur unter dem Drucke der Gewerkschaften, die ihren Einfluß auch auf die Gesetzgebung und Verwaltung ausüben.

Schon hieraus erkennen wir, welch' hohe sozialhygienische Bedeutung den Arbeiterorganisationen zukommt; wir werden aber noch einige weitere wichtige Maßnahmen der Gewerkschaften zu schildern haben. Doch zuvor sei auf die dem Statistischen Jahrbuch für das Deutsche Reich entnommene Übersicht über die gegenwärtige Ausdehnung dieser Vereine in mehreren Staaten verwiesen (s. Tab. 163, S. 380 und 381).

Wie man der Tabelle 163 entnimmt, ist die Ziffer der Organisierten am größten in Deutschland; die deutschen Gewerkschaften haben sich in den letzten Jahren so kraftvoll entwickelt, daß sie die viel älteren Trades Unions an Zahl weit überflügelt haben. Aber trotzdem ist auch bei uns die Summe der Organisierten im Verhältnis zu der Ziffer aller in Betracht kommenden Arbeiter gering. — Ferner zeigt die Tabelle 163, daß von den deutschen 3½ Millionen Organisierten über 2 Millionen auf die sog. freien Gewerkschaften entfallen. Neben diesen gibt es noch die christlichen Gewerkschaften, die Hirsch - Dunckerschen Gewerkvereine sowie konfessionelle Arbeitervereine u. a. m.; obgleich auch die Tätigkeit dieser Organisationen vom sozialhygienischen Standpunkt aus hoch zu bewerten ist, so kommt ihnen — schon wegen der weit geringeren Zahl ihrer Mitglieder — nicht die Bedeutung zu wie den freien Gewerkschaften.

––––––––––

[1]) Auf die Tätigkeit der politischen Parteien einzugehen, liegt nicht im Arbeitsgebiet des Sozialhygienikers. Jedoch sei erwähnt, daß ohne Zweifel jede Partei meint, auf ihre Art am besten dem Volkswohl und insbesondere auch der Volksgesundheit dienen zu können.

Die Leistungen der Gewerkschaften sind naturgemäß in den einzelnen Ländern sehr verschieden; dies hängt von der Art der jeweiligen staatlichen Maßnahmen, deren Lücken die Organisationen auszufüllen bestrebt sind, ab. Aber fast alle Gewerkschaften gewähren Reise-, Arbeitslosen- und Krankenunterstützungen; neben der oben geschilderten Wirksamkeit der Arbeiterorganisationen liegt hierin deren Hauptbedeutung für die soziale Hygiene. Außerdem bieten sie noch Invalidenbeihilfen und Sterbegeld. Die Einzelheiten hierüber erkennt man aus folgender Tabelle:

Tabelle 164.

Anteil der einzelnen Ausgabeposten an der Gesamtjahresausgabe für 1910 bei den gewerkschaftlichen Organisationen.

Land	Gesamtjahresausgabe, die der Berechnung zugrunde liegt	Von der Gesamtjahresausgabe entfallen auf							
		Unterstützungen						Streiks	Agitation und Verwaltung, Verbandsorgan
		überhaupt	davon für						
			Reise- und Arbeitslosenunterstützung	Krankenunterstützung	Invalidenunterstützung	Sterbegeld	Sonstige Unterstützungen		
	M	v. H.	v. H.	v. H.	v. H.	v. H.	v. H.	v. H.	v. H.
Deutschland. .	65 660 516	31,55	37,90	50,94	2,47	5,79	2,90	33,49	34,96
Großbritannien	53 537 332	66,87	39,65	23,83	22,93	5,89	7,70	13,48	19,65
Italien	227 696	5,20	98,38	.	.	1,62	.	0 46	94,34
Österreich . .	8 894 136	38,64	42,94	27,84	7,94	7,10	14,18	10 01,	51,35
Schweden . . .	3 075 282	24,47	48,05	1,36	0,85	.	49,74	26,21	49,32
Niederlande . .	1 012 783	19,00	12,69	76,27	—	9,97	1,07	7,19	73,81
Dänemark . .	2 712 895	70,60	89,73	5,47	1,56	1,98	1,26	5,95	23,45
Schweiz . . .	1 333 197	31,26	17,27	59,71	19,50		3,52	33,54	35,20
Ungarn	1 398 683	46,17	45,79	32,56	18,51	.	3,14	—	53,83
Norwegen . .	1 093 454	42,56	31,58	49,04	2,18	17,20	—	38,38	19,06
Finland . . .	176 109	17,64	53,98	3,49	—	—	42,53	16,23	66,13
Bosnien-Herz. .	72 591	26,73	71,81	18,33	—	—	9,86	34,65	38,62
Serbien	60 180	23,76	53,02	12,48		1,00	3,50	30,37	45,87
Kroatien-Slav.	93 647	38,40	37,77	33,73	.	2,10	26,40	8,54	53,06

Neben den materiellen Leistungen dieser Organisationen ist zu erwähnen, daß sie auch bemüht sind, das allgemeine Bildungsniveau ihrer Mitglieder zu heben und insbesondere für hygienische Aufklärung sorgen. Schließlich sei noch bemerkt, daß viele Verbände Rechtsauskunftsstellen unterhalten, welche die Arbeiter vor allem auch bei Unfall- und Invalidenrentenstreitverfahren mit Rat und Tat unterstützen.

Da der hohe Wert der Organisationen für die Volksgesundheit klar zu erkennen ist, wird auch der Sozialhygieniker wünschen, daß die Vorbedingung für ihre Wirksamkeit, die Koalitionsfreiheit, in vollem Umfange gesetzlich angeordnet und tatsächlich geboten wird.

Außer den Gewerkschaften entfalten auch die Genossenschaften eine bedeutsame Tätigkeit. Über die Entwicklung der Konsumgenossenschaften wurde schon in dem Kapitel „Nahrungswesen" berichtet. Hier sei noch eine im „Reichsarbeitsblatt" gebotene Übersicht über die Ausdehnung der deutschen Baugenossenschaftsverbände angereiht.

Tabelle 165.

Die Baugenossenschaftsverbände im Deutschen Reiche.

Baugenossenschaften	Jahr	Zahl der Verbände bzw. Vereine	Zahl der Mitglieder	Anzahl der bis zum Berichtsjahre fertiggestellten Häuser	Anzahl der Wohnungen
1. Verband der auf der Grundlage des gemeinschaftlichen Eigentums stehenden Baugenossenschaften Berlin	1905	103	48 242	1313	12 152
	1906	127	53 818	1652	15 012
	1907	150	61 065	1898	17 228
	1908	174	65 697	2149	19 727
	1909	190	72 797	2543	23 345
2. Verband der schleswig-holsteinischen Baugenossenschaften Kiel	1907	37	14 234	—	—
	1909	32	13 650	2123	5 114
3. Revisionsverband der Baugenossenschaften des Verbandes deutscher Beamtenvereine Berlin	1907	21	4 953	242	1 970
	1909	31	7 127	410	2 914
4. Verband-ostpreußisch. Baugenossenschaften Königsberg i. P.	1907		1 854	—	—
	1908	22	2 028	157	—
	1909		2 566	197	1 101
5. Verband rheinischer Baugenossenschaften Düsseldorf	1904	114	12 074	4242	9 020
	1905	127	12 523	4286	10 382
	1906	132	13 206	—	—
	1907	142	14 730	—	—
	1908	148	16 300	5920	13 982
6. Verband westfälischer Baugenossenschaften Münster	1907	82	12 000	—	—
	1909	115	16 278	2364	7 660
7. Verband bayerischer Baugenossenschaften, -gesellschaft und -vereine München	1910	46	7 075	499	2 529
8. Revisionsverband der Baugenossenschaften des bayrischen Eisenbahnpersonals München	1905	15	1 592	—	—
	1909	38	2 618	198	1 552
9. Verband württembergischer Baugenossenschaften Ludwigsburg	1909	6	700	33	154
10. Verband der Bauvereine im Großherzogtum Hessen-Darmstadt	1905	22	1 347	—	—
	1909	32	2 157	378	872

Aus Tabelle 165 ergibt sich, daß das Baugenossenschaftswesen, dessen Umfang durch die angegebene Statistik gewiß noch nicht ganz erfaßt ist, in den letzten Jahren — man betrachte z. B. die für den unter 1 genannten Baugenossenschaftsverband geltenden Ziffern der Jahre 1905 und 1909 — einen sehr erheblichen Fortschritt aufweist. Der unter 1 genannte Verband besaß im Jahre 1909 bereits über 23 000 Wohnungen und erreichte hiermit die größte Anzahl unter allen Verbänden. Auf ihn folgt hinsichtlich der Anzahl der Wohnungen der Verband rheinischer Baugenossenschaften mit gegen 14 000 Wohnungen; dieser Verband zeichnet sich dadurch aus, daß er die meisten Häuser, nämlich 5920, gebaut hat, was auf die im Rheinlande noch viel verbreitete Sitte des Wohnens in Ein- und Zweifamilienhäusern zurückzuführen ist.

Schließlich müssen an dieser Stelle noch die Vereine hervorgehoben werden, deren sozialhygienische Wirksamkeit vorzugsweise auf ideellem Gebiet liegt; diese Organisationen widmen sich der hygienischen Aufklärung des Volkes. Hier ist vor allem der Deutsche Verein für Volkshygiene [1]) zu nennen. Die Organisationen, die besonderen Teilen der Hygiene ihre Arbeit zuwenden, so namentlich die Vereine, welche sich die Belehrung über das Wesen der Tuberkulose, der Geschlechtskrankheit, des Alkoholmißbrauches usw. zur Aufgabe gestellt haben, sind in früheren Kapiteln schon erwähnt worden. Eine allgemeine hygienische Tätigkeit entfaltet auch der Deutsche Bund für naturgemäße Lebens- und Heilweise (Naturheilkunde)[2]). Diese Organisation, die im Jahre 1889 gegründet ist, umfaßt gegenwärtig 899 Ortsvereine mit 149 728 Mitgliedern aus allen Volksschichten; die Zahl ihrer Anhänger wird auf 1 Million Personen geschätzt. Die Heilbehandlungspropaganda dieser Vereinigung wird unten zu erörtern sein, an dieser Stelle muß jedoch betont werden, daß die hygienische Erziehungsarbeit der Naturheilvereine ohne Zweifel von Wert ist.

Die beiden zuletzt genannten Organisationen widmen sich vorzugsweise der Aufklärung über die Gesundheitspflege der Einzelperson; da sie sich aber mit ihren Belehrungen an die breiten Massen wenden, so wohnt dieser Arbeit auch eine sozialhygienische Bedeutung inne. Neuerdings haben sich jedoch besondere Arbeitergesundheitsvereine gebildet; diese sind der Meinung, daß zuerst die sozialhygienische Basis geschaffen sein müsse, ehe die von den Naturheilvereinen[3]) gestellten Forderungen der Individualhygiene erfüllt werden können. Der „Verband der Vereine für Volksgesundheit"[4]), welcher im Jahre 1907 gegründet wurde und jetzt 65 Vereine mit 10 644 Mitgliedern besitzt, erstrebt:

„Aufklärung über Wohnungswesen, Ernährung, Arbeit, Bewegung, Ruhe, Erholung, Geschlechtsleben und Geistespflege; insbesondere Festsetzung eines höchstens acht Stunden betragenden Normalarbeitstages, Verbot der Erwerbsarbeit für Kinder unter 14 Jahren, Verbot der Nachtarbeit, außer für solche Industriezweige, die ihrer Natur nach aus technischen Gründen oder aus Gründen der öffentlichen Wohlfahrt Nachtarbeit erheischen. Eine ununterbrochene Ruhepause von mindestens 36 Stunden in jeder Woche für jeden Arbeiter. Gesund-

---

[1]) Publikationsorgan: „Blätter für Volksgesundheitspflege"; außerdem gibt der Verein in zwanglosen Heften „Veröffentlichungen des Deutschen Vereins für Volkshygiene" heraus.

[2]) Publikationsorgan: „Der Naturarzt."

[3]) In dem Programm des „Deutschen Bundes" werden zwar auch einige sozialhygienische Forderungen gestellt; daß jedoch die Naturheilvereine tatsächlich die soziale Hygiene nicht genügend berücksichtigt haben, geht aus folgenden Bemerkungen in dem offiziellen Bericht über die X. Bundesversammlung in Frankfurt a. M., Pfingsten 1912 hervor: „Ebenso wurde aus der Mitte der Versammlung heraus der Redaktion empfohlen, die sozialhygienischen Probleme noch mehr, als bisher schon geschehen, zu beleuchten, was von der Redaktion auch bereitwilligst zugesagt wurde." (Siehe: Der Naturarzt, 1912, Nr. 7).

[4]) Pubikationsorgan: „Die Volksgesundheit."

heitliche Überwachung aller gewerblichen Betriebe, durchgreifende gewerbliche Hygiene."

Diese Forderungen wird der Sozialhygieniker durchaus billigen können. Die Wünsche des „Verbandes" hinsichtlich der Heilbehandlung bewegen sich allerdings in der Richtung der Naturheilvereine; aus letzteren sind die neuen Organisationen hervorgegangen, um neben der „bürgerlichen" eine „proletarische" Naturheilbewegung zu schaffen.

Endlich ist noch eine Anzahl von Vereinen zu nennen, die sich ganz oder häufig der wissenschaftlichen Erforschung sozialhygienischer Probleme widmen. Hier muß vor allem die Wirksamkeit der „Gesellschaft für soziale Medizin, Hygiene und Medizinalstatistik" sowie des „Deutschen Vereins für öffentliche Gesundheitspflege" und des „Zentralkomitees der Deutschen Vereine vom Roten Kreuz" hervorgehoben werden. — Viel zur Klärung sozialhygienischer Fragen haben auch der „Verein für Sozialpolitik", die „Gesellschaft für soziale Reform", ferner der „Deutsche Verein für Armenpflege und Wohltätigkeit", der „Evangelisch-soziale Kongreß", die „Freie kirchlich-soziale Konferenz", der Volksverein für das katholische Deutschland", der „Deutsche Verein für ländliche Wohlfahrts- und Heimatpflege" u. a. m. beigetragen. — Auch in den ausländischen Staaten bestehen entsprechende Vereine, deren Aufzählung jedoch, selbst bei Beschränkung auf die wichtigsten Organisationen, zu viel Raum einnehmen würde. — Eine bedeutungsvolle Arbeit leisten sodann die das wissenschaftliche Material sammelnden Zentralen, deren erste das Musée sociale in Paris war. Nach seinem Vorbild wurden das „Soziale Museum" in Frankfurt, die „Zentralstelle für Volkswohlfahrt in Berlin", das „American Institute of Social Service in New York", das „British Institut of Social Service" in London, das „Soziale Museum" in Budapest, das „Museo Social" in Barcelona, die „Zentralstelle für soziale Literatur in der Schweiz" in Zürich, sowie entsprechende Institute in Stockholm, Amsterdam, Kopenhagen und Moskau geschaffen. Diese Zentralen legen bald den Schwerpunkt auf eine wissenschaftliche Erforschung sozialer Zustände, bald wollen sie direkt der praktischen Arbeit dienen. In Grunde kommt dies, wie v. Erdberg darlegt, auf eins hinaus, da der praktischen Arbeit Erfolg nur dann beschieden ist, wenn sie auf dem Boden wissenschaftlicher Erkenntnis aufgebaut ist.

Literatur.

1. „Statistisches Jahrbuch für das Deutsche Reich." Berlin 1912.
2. „Reichsarbeitsblatt" 1910, Nr. 11.
3. Hermann Wolf: „Der Verband der Vereine für Volksgesundheit (Verband der Arbeitergesundheitsvereine), seine Stellung zu den ihm verwandten Organisationen und seine Entstehung." Dresden 1911.
4. R. v. Erdberg: „Wohlfahrtspflege", Artikel im Handwörterbuch der Staatswissenschaften, Bd. VIII, Jena 1911.

b) Arbeiterschutz.

Weit wirksamer noch als die Maßnahmen der Vereine erweisen sich naturgemäß Institutionen der Gesetzgebung. Hier gebührt den Arbeiterschutzgesetzen der vorderste Platz.

Die ersten gesetzlichen Anordnungen auf diesem Gebiet wurden in England im Jahre 1802 — allerdings noch in primitiver Form — geschaffen. Wie notwendig sie gegenüber der rücksichtslosen Ausbeutungsgier des damaligen englischen Unternehmertums waren, erkennt man z. B. aus folgender Schilderung von Herkner:

„Man nahm an, daß viele Verrichtungen an den neuen Maschinen von den kleinen flinken Fingern der Kinder weitaus besser ausgeführt werden könnten als durch die gröberen und ungelenkeren Erwachsenen. Da sorgten in England die Armenverwaltungen dafür, daß es den Fabrikanten an kindlichen Arbeitskräften nicht mehr fehlte. Diese Behörden erblickten in dem Kinderbedarf der Fabriken eine vortreffliche Gelegenheit, sich ihrer Aufgabe, die Armenkinder zur Erwerbsfähigkeit zu erziehen, höchst einfach zu entledigen. Es entwickelte sich ein förmlicher Handel mit Kindern. An einem verabredeten Tage versammelte der Armenaufseher die Kinder, und der Fabrikant wählte diejenigen, die ihm tauglich erschienen, aus. Die Kinder galten als „Lehrlinge“, erhielten keinen Lohn, sondern nur Kost und Wohnung, diese aber oft in so erbärmlicher Beschaffenheit, daß die Sterblichkeit der Kinder eine ungewöhnliche Höhe erreichte. Die tägliche Arbeitszeit betrug im allgemeinen sechzehn Stunden. Nicht selten wurde aber auch bei Tage und bei Nacht gearbeitet. Man sagte damals in Lancashire, daß die Betten nicht kalt würden. Das Lager, das die Kinder der Tagesschicht verließen, wurde sofort von denjenigen in Anspruch genommen, die während der Nacht gearbeitet hatten. Die Bezahlung der Aufseher richtete sich nach den Arbeitsleistungen der Kinder, die deshalb bis zur völligen Erschöpfung angetrieben wurden. Manche dieser Unglücklichen strebten danach, sich ihrem „Lehrverhältnisse“ durch die Flucht zu entziehen. Bestand diese Gefahr, so scheute man sich nicht, die Kinder gleich Verbrechern mit Ketten zu fesseln. Der Tod bildete den einzigen Ausweg, die ersehnte Rettung, und Selbstmorde kamen unter Fabrikkindern in der Tat hier und da vor.“

In Deutschland war es stellenweise nicht viel besser; teilt doch ein amtlicher Bericht aus dem Jahre 1824 mit, daß in manchen Fabriken schon 6 jährige Kinder von 6 Uhr morgens bis 8 Uhr abends beschäftigt waren.

Schon vor der Reichsgründung gab es in Deutschland eine Gewerbeordnung, welche die schlimmsten Mißstände zu beseitigen suchte. Erhebliche Verbesserungen des Arbeiterschutzgesetzes wurden jedoch erst durch die Novellen vom Jahre 1891, 1900 und 1908 erzielt.

In der jetzt vorliegenden Gestalt enthält die deutsche Gewerbeordnung vor allem folgende wichtige Bestimmung:

„Die Gewerbeunternehmer sind verpflichtet, die Arbeitsräume, Betriebsvorrichtungen und Gerätschaften so einzurichten und zu unterhalten und den Betrieb so zu regeln, daß die Arbeiter gegen Gefahren für Leben und Gesundheit soweit geschützt sind, wie es die Natur des Betriebes gestattet.

Insbesondere ist für genügendes Licht, ausreichenden Luftraum und Luftwechsel, Beseitigung des bei dem Betrieb entstehenden Staubes, der dabei entwickelten Dünste und Gase sowie der dabei entstehenden Abfälle Sorge zu tragen.

Ebenso sind diejenigen Vorrichtungen herzustellen, welche zum Schutze der Arbeiter gegen gefährliche Berührungen mit Maschinen oder Maschinenteilen oder gegen andere in der Natur der Betriebsstätte oder des Betriebes liegenden Gefahren, namentlich auch gegen die Gefahren, welche aus Fabrikbränden erwachsen können, erforderlich sind.“

„In Anlagen, deren Betrieb es mit sich bringt, daß die Arbeiter sich umkleiden und nach der Arbeit sich reinigen, müssen ausreichende, nach Geschlechtern getrennte Ankleide- und Waschräume vorhanden sein.

Die Bedürfnisanstalten müssen so eingerichtet sein, daß sie für die Zahl der Arbeiter ausreichen, daß den Anforderungen der Gesundheitspflege entsprochen wird, und daß ihre Benutzung ohne Verletzung von Sitte und Anstand erfolgen kann.“

Diese Anordnungen werden wirkungsvoll durch die im Unfallversicherungsgesetz enthaltenen Unfallverhütungsvorschriften ergänzt, welche lauten:

„Die Berufsgenossenschaften sind verpflichtet, die erforderlichen Vorschriften zu erlassen über
1. die Einrichtungen und Anordnungen, welche die Mitglieder zur Verhütung von Unfällen in ihren Betrieben zu treffen haben,
2. das Verhalten, das die Versicherten zur Verhütung von Unfällen in den Betrieben zu beobachten haben.‘‘

Bemerkt sei noch, daß der Bundesrat befugt ist, für einzelne Gewerbe, in denen den Arbeitern besondere Gefahren drohen, Sondervorschriften zu erlassen; demgemäß hat der Bundesrat bereits eine Anzahl von Verordnungen, z. B. solche, die sich auf die Herstellung von Bleifarben und anderen Bleiprodukten, auf die Arbeit in Buchdruckereien, Steinbrüchen, Lumpensortieranstalten, auf die Herstellung von Zigarren u. a. m. erstrecken, bekannt gegeben.

Ungemein wichtig wäre es, daß die Arbeitszeit gesetzlich begrenzt wird. In Deutschland ist bis jetzt die Festsetzung einer Maximalarbeitszeit für erwachsene männliche Arbeiter nicht erzielt worden; eine solche Fixierung besitzen von europäischen Staaten nur Frankreich, Österreich, Rußland und die Schweiz; der Maximalarbeitszeit umfaßt in Frankreich 12, in den anderen Staaten 11 Stunden.

Über die in der Gewerbeordnung enthaltenen Bestimmungen, welche sich auf die Sonntagsruhe sowohl der Arbeiter als auch der Handelsangestellten beziehen, wurden in früheren Kapiteln schon Angaben angeführt.

Besondere Vorschriften finden sich in den Gewerbeordnungen aller Staaten über die Arbeit der Frauen. Das deutsche Gesetz schreibt hierüber folgendes vor:

„Arbeiterinnen dürfen nicht in der Nachtzeit von acht Uhr abends bis sechs Uhr morgens und am Sonnabend sowie an Vorabenden der Festtage nicht nach fünf Uhr nachmittags beschäftigt werden.
Die Beschäftigung von Arbeiterinnen darf die Dauer von 10 Stunden täglich, an den Vorabenden der Sonn- und Festtage von acht Stunden, nicht überschreiten. Zwischen den Arbeitsstunden muß den Arbeiterinnen eine mindestens einstündige Mittagspause gewährt werden.
Nach Beendigung der täglichen Arbeitszeit ist den Arbeiterinnen eine ununterbrochene Ruhezeit von mindestens elf Stunden zu gewähren.
Arbeiterinnen, welche ein Hauswesen zu besorgen haben, sind auf ihren Antrag eine halbe Stunde vor der Mittagspause zu entlassen, sofern diese nicht mindestens einundeinhalbe Stunde beträgt.‘‘

Erwähnenswert sind an dieser Stelle die zutreffenden Darlegungen von Lily Braun, welche sich im Jahre 1901 zu den Arbeiterinnenschutzbestimmungen unter anderem folgendermaßen äußerte:

„Die Erkenntnis, daß besonders die verheiratete Frau zur Führung ihres Haushalts mehr freier Zeit bedarf, hat zur Festsetzung der Mittagspause geführt, die 1—1½ Stunden zu dauern pflegt. Es wirkt wie Ironie, wenn man sich vergegenwärtigt, daß in dieser Zeit nicht nur die Hauptmahlzeit des Tages im Kreise der Familie eingenommen werden soll, sondern vorher noch zubereitet werden muß, und die Arbeiterin meist für den Weg hin und her von der Fabrik den größten Teil der verfügbaren Zeit in Anrechnung zu bringen hat. Die deutsche Gesetzgebung hat überdies nicht einmal die anderthalb Stunden festgelegt, sondern nur eine, und bestimmt, daß die weitere halbe Stunde der Arbeiterin „auf ihren Antrag‘‘ freigegeben werden soll. Welche Arbeiterin aber, die sowieso stets um die Erhaltung ihrer Arbeitsgelegenheit zittert, entschließt sich zu solcher Bitte? Tatsächlich konstatierten die Gewerbeaufsichtsbeamten wiederholt, daß Arbeiterinnen, die den Wunsch danach aussprachen, mit Entlassung bedroht wurden.‘‘

Unter den Frauenschutzvorschriften müssen die Anordnungen über den Mutterschutz besonders erörtert werden; denn diese Bestimmungen haben nicht nur im Interesse der Frau, sondern auch in dem ihrer Nachkommenschaft eine hohe Bedeutung.

Das erste Land, das Mutterschutzbestimmungen schuf, war die Schweiz, wo im Jahre 1877 gesetzlich angeordnet wurde, daß der Schwangeren-Wöchnerinnenschutz auf acht Wochen, wovon zwei auf die Zeit vor der Entbindung entfallen dürfen, auszudehnen sei; bei dem Wiedereintritt der Wöchnerin in die Fabrik müssen nachweislich sechs Wochen seit der Niederkunft verstrichen sein. Kein Staat hat bis heute eine längere Schonungsfrist bestimmt.

Dem rühmlichen Vorgehen der Schweiz folgte im Jahre 1878 als erster unter den Staaten das Deutsche Reich, dann Ungarn, Österreich, Belgien und die Niederlande. Unter dem Einfluß der internationalen Arbeiterschutzkonferenz in Berlin vom Jahre 1890, wo einstimmig beschlossen wurde, daß Wöchnerinnen erst nach Ablauf von vier Wochen nach ihrer Niederkunft beschäftigt werden dürfen, schufen England, Schweden, Portugal und Norwegen, später dann auch Dänemark, Italien und Spanien Mutterschutzgesetze, während eine solche Maßnahme noch jetzt in Frankreich und Rußland fehlt.

Gewöhnlich erstrecken sich die Arbeitsverbote auf die ersten vier Wochen nach der Entbindung. Am weitesten ausgedehnt ist der Mutterschutz jetzt, neben der Schweiz, in Deutschland. Bei uns hatte man zunächst eine obligatorische Ruhezeit von drei Wochen für die niedergekommenen Arbeiterinnen eingeführt. Die Gewerbeordnung für das Deutsche Reich vom Jahre 1891 brachte bereits eine Erweiterung, indem sie bestimmte, daß Wöchnerinnen während vier Wochen nach der Niederkunft überhaupt nicht und während der folgenden zwei Wochen nur dann beschäftigt werden dürfen, wenn das Zeugnis eines approbierten Arztes dies für zulässig erklärt.

Erst 31 Jahre nach dem erwähnten schweizerischen Gesetz, nämlich im Dezember 1908, beschloß der Deutsche Reichstag, dem Wöchnerinnen-Arbeitsverbot eine Ausdehnung nach dem Vorbilde der Schweiz zu geben; die neueste Novelle der Gewerbeordnung brachte folgende Abfassung:

„Arbeiterinnen dürfen vor und nach ihrer Niederkunft im ganzen während acht Wochen nicht beschäftigt werden. Ihr Wiedereintritt ist an den Ausweis geknüpft, daß seit ihrer Niederkunft wenigstens sechs Wochen verflossen sind.‘‘

Aber auch die gegenwärtige Gestaltung der Mutterschutzbestimmungen genügt noch nicht. Erstens ist die Dauer[1]) der obligatorischen Arbeitsenthaltung noch zu gering bemessen, dazu kommt, daß die Schutzbestimmungen sich nur auf die gewerblichen Arbeiterinnen beziehen,

---

[1]) Der internationale Kongreß für Hygiene im Jahre 1900 stellte die These auf, daß jede Arbeiterin Anspruch auf Ruhe während der letzten drei Monate ihrer Schwangerschaft habe. (Zitiert von Dr. David in der Reichstagsrede vom 8. Mai 1911.) Zu der gleichen Forderung gelangte der Kongreß für Geburtshilfe und Frauenheilkunde in Nantes im Jahre 1901 (siehe Louis Franc: „Die Versicherung der Mutterschaft‘‘, übersetzt von Mardon; Leipzig 1902).

also nur auf einen geringen Bruchteil, etwa den neunten Teil, aller erwerbstätigen Frauen und Mädchen im gebärfähigen Alter; das nach vielen Millionen zählende Heer der nicht erwerbstätigen Ehefrauen von Arbeitern und ihnen sozial Gleichgestellten ist hierbei noch nicht hinzugerechnet worden, obwohl sie des gleichen Schutzes wie jene bedürfen.

Ebenso wie für die Frauen hat man für die Kinder und Jugendlichen besondere Vorschriften getroffen. Bei den jungen Leuten zwischen 14 und 16 Jahren darf die Arbeitszeit in Fabriken 10 Stunden pro Tag nicht übersteigen. Die Arbeit während der Nachtstunden ist für die jugendlichen Arbeiter im allgemeinen verboten; nur in besonderen Fällen darf der Bundesrat Ausnahmen zulassen, worüber schon in dem Kapitel „Jugendliche" Mitteilungen gemacht worden sind.

Kinder unter 13 Jahren dürfen in Fabriken nicht beschäftigt werden, Kinder über 13 Jahre nur dann, wenn sie nicht mehr schulpflichtig sind. Die Arbeitszeit der letzteren darf die Dauer von 6 Stunden täglich nicht überschreiten.

Für schulpflichtige Kinder hat man besondere Verordnungen geschaffen, wobei unterschieden wird, je nachdem es sich um eigene oder fremde Kinder handelt. In manchen Betrieben, so in Berg- und Hüttenwerken, Brüchen, Ziegeleien, in der Tabakindustrie, bei Bauten, in Werkstätten mit Motorenbetrieb u. a. m. dürfen Kinder nicht tätig sein. Über ihre Beschäftigung bei öffentlichen Vorstellungen oder in Gastwirtschaften bestehen spezielle Bestimmungen. Verboten ist die gewerbliche Tätigkeit fremder Kinder unter 12 Jahren sowie eigener Kinder unter 10 Jahren. Aber auch in den Betrieben, in denen die Arbeit von Kindern gestattet ist, dürfen diese weder nachts noch in der Schulzeit überhaupt länger als 3 Stunden (in den Ferien höchstens 4 Stunden) täglich tätig sein. Sonntagsarbeit ist im allgemeinen verboten; dagegen unterliegt die Kinderarbeit in der Landwirtschaft sowie im Haushalt keiner Beschränkung.

Die Durchführung der Arbeiterschutzbestimmungen läßt sich naturgemäß nur dann gewährleisten, wenn für eine entsprechende Kontrolle gesorgt ist; hierfür bedient man sich teils der Polizeiorgane, teils besonderer vom Staate angestellter, gewöhnlich technisch geschulter Gewerbeaufsichtsbeamten.

Zu bemängeln ist jedoch, daß infolge der zu geringen Zahl von Beamten die Betriebe gewöhnlich nur einmal im Jahre revidiert werden; manche, in der Regel die kleineren, Fabriken bzw. Werkstätten konnten oft gar nicht kontrolliert werden.

Während des Jahres 1910 wären im Deutschen Reich 282 592 Betriebe mit 6 617 584 Arbeitern zu revidieren gewesen; von den Aufsichtsbeamten konnten jedoch nur 154 538 Betriebe mit 5 590 806 Arbeitern besucht werden. — Ähnlich lauten die Feststellungen in ausländischen Staaten.

Wie notwendig die Revisionen sind, ergibt sich schon aus der hohen Zahl von Bestrafungen, die wegen Zuwiderhandlungen gegen die Bestimmungen der Schutzgesetze den Unternehmern auferlegt werden mußten. Das Internationale Arbeitsamt bietet hierüber für viele Staaten die entsprechenden Angaben; im Jahre 1909 sind z. B. in England 3542, in Frankreich 5201 Verurteilungen erfolgt. Wegen der Verschiedenartigkeit der Verhältnisse sind hier jedoch internationale Vergleiche nicht angebracht. Für das Deutsche Reich findet man im „Reichsarbeitsblatt" folgende Übersicht.

Tabelle 166.

A. Vergehen gegen die Gewerbeordnung.

	Gestrafte Handlungen	Verurteilte Personen
I. Arbeitsordnung	40	36
II. Arbeitslohn	24	26
III. Arbeitszeit in offenen Verkaufsstellen .	3 828	3 764
IV. Sonntagsruhe	10 552	10 514
V. Arbeitsräume, Einrichtungen, Betriebsregelung usw.	2 185	2 061
VI. Kennzeichnung der Arbeiter	3	3
VII. Frauenschutz	1 730	1 638
VIII. Jugend- und Kinderschutz nach der Gewerbeordnung	1 003	944
B. Andere Gesetze.		
IX. Kinderschutz mit dem Kinderschutzgesetz	3 579	3 723
X. Anfertigung von Phosphorzündhölzern	—	—
XI. Schutz der Schiffsmannschaft auf Seeschiffen	23	18
XII. Arbeiterversicherung	1 647	1 564
Summe { 1910	24 614	24 291
{ 1909	22 200	21 743

In manchen Staaten bedient man sich bei der Gewerbeaufsicht der Mitwirkung von Ärzten.

In Großbritannien sind schon seit langer Zeit Ärzte[1] in der Fabrikinspektion tätig; im Jahre 1910 gab es 2248 solcher „Certifying Surgeons". Sie haben insbesondere die Aufgabe, die Kinder und Jugendlichen unter 16 Jahren auf ihre Tauglichkeit zur Arbeit in bestimmten Betrieben zu untersuchen und über den Befund Zeugnisse auszustellen, ferner über die Unfälle und gewerblichen Vergiftungen der Aufsichtsbehörde zu berichten, die Arbeit in gefährlichen Betrieben zu beaufsichtigen und auf Anordnung des Ministeriums Sondererhebungen durchzuführen. — Im Jahre 1910 wurden 423 195 Personen unter 16 Jahren ärztlich geprüft; 3912 männliche und 9291 weibliche Personen wurden als untauglich für die beabsichtigte Fabrikarbeit gefunden und daher zurückgewiesen. In Bleibetrieben und einigen chemischen Fabriken wurden 169 430 Arbeiter und 41 380 Arbeiterinnen untersucht; daraufhin wurden 620 Personen von der Arbeit ausgeschlossen, während 269, die früher ausgeschlossen waren, wieder zugelassen werden konnten.

In Belgien hat man seit dem Jahre 1895 der Zentralverwaltung der Gewerbeaufsicht einen Arzt zuerteilt, dem vier weitere Mediziner in der Provinz angereiht sind. Diese Gewerbeärzte werden von zahlreichen praktischen Ärzten, den „Médecins aggréés", bei ihrer Tätigkeit unterstützt. Letztere werden ebenfalls von der Regierung zum Zweck bestimmter Untersuchungen angestellt und ent-

---

[1] Diese Ärzte führen zwar Privatpraxis aus, dürfen aber an den ihnen zugewiesenen Betrieben nicht interessiert sein.

sprechend ihren Funktionen honoriert; sie sind verpflichtet, alle gewerbehygienisch wichtigen Beobachtungen der Behörde anzuzeigen und namentlich die Bleiarbeiter in gewissen Zeitabständen zu prüfen. Im Jahre 1908 wurden bei 94 von 903 Bleiarbeitern Symptome, die auf die gewerbliche Vergiftung zurückzuführen sind, festgestellt.

Im Großherzogtum Baden wurde im Jahre 1907 ein ärztlicher Gewerbeinspektor angestellt; seit dem Beginn des Jahres 1912 werden ihm lediglich gewerbehygienische Aufgaben zugewiesen. In Bayern wurde im Jahre 1909 dem Gewerbeaufsichtsamt ein ärztlicher Beirat mit dem Titel „Landesgewerbearzt" beigegeben.

In den sonstigen Staaten, in denen den Gewerbeaufsichtsbehörden eigene Ärzte noch nicht zugewiesen wurden, bedient man sich erforderlichenfalls des Rates der Kreisärzte.

Wie man sieht, ist die Mitwirkung von Ärzten bei der Gewerbeaufsicht im Deutschen Reich noch sehr mangelhaft entwickelt; eine erhebliche Erweiterung dieser wichtigen Tätigkeit ist dringend geboten. Zweckdienlich wäre es ferner, auch Arbeiter im Gewerbeaufsichtsdienst zu beschäftigen, da diese oft imstande sind, aus ihren Erfahrungen heraus Anregungen zu geben.

Zum Schluß sei noch erwähnt, daß man sich bemüht, die wichtigsten Aufgaben des Arbeiterschutzes international zu regeln. Diesem Zwecke diente bereits die schon oben erwähnte internationale Arbeiterschutzkonferenz, die im Jahre 1890 auf Einladung des Deutschen Kaisers in Berlin tagte. Die damals begonnenen Arbeiten wurden fortgeführt, und so kam es im Jahre 1900 zur Gründung der Internationalen Vereinigung für gesetzlichen Arbeiterschutz, deren ständiges Organ das Internationale Arbeitsamt in Basel darstellt. Dieser Vereinigung gehören gegenwärtig 13 europäische Staaten an; sie tagt alle 2 Jahre. Bis jetzt hat sie, abgesehen von manchen wissenschaftlich wertvollen Publikationen, zwei bedeutungsvolle praktische Erfolge aufzuweisen: 1. das Verbot des weißen Phosphors in der Zündholzindustrie; hierüber wurde schon in dem Kapitel „Gewerbliche Vergiftungen" berichtet; 2. das Verbot der Nachtarbeit der Frauen. Beide Bestimmungen beruhen auf einer internationalen Vereinbarung vom Jahre 1906. Die Nachtarbeit der Frauen ist außer im Deutschen Reich seit dem Beginn des Jahres 1912 in Österreich, Ungarn, Belgien, Spanien, Frankreich, England, Italien, Luxemburg, Niederlande, Portugal, Schweden und in der Schweiz verboten.

Den weiteren Arbeiten der internationalen Vereinigung ist der beste Erfolg zu wünschen. Denn wenn auch, wie wir gesehen haben, auf dem Gebiete des Arbeiterschutzes schon mancher Fortschritt erreicht wurde, so sind doch noch genug Mißstände vorhanden, deren Beseitigung dringend ist. Verbesserungen sind aber gerade auf diesem Gebiete umso eher zu erwarten, je mehr man zu internationalen Vereinbarungen gelangt.

Literatur.

1. Heinrich Herkner: „Die Arbeiterfrage." Berlin 1908.
2. A. Bender: „Arbeiterschutzgesetzgebung." Artikel im Handwörterbuch der sozialen Hygiene. Leipzig 1912.
3. J. H. van Zanten: „Die Arbeiterschutzgesetzgebung in den europäischen Ländern." Jena 1902.

4. Lily Braun: „Die Frauenfrage, ihre geschichtliche Entwicklung und ihre wirtschaftliche Seite." Leipzig 1901.

5. Alfons Fischer: „Die Mutterschaftsversicherung in den europäischen Ländern." Leipzig 1911.

6. „Die Gewerbeaufsicht in Europa." Herausgegeben vom Internationalen Arbeitsamt, Jena 1911.

7. Die „Berichte der Gewerbeaufsichtsbeamten für das Jahr 1911"; Reichsarbeitsblatt 1912, Nr. 10.

8. Kölsch: „Entwicklung, Wege und Ziele des gewerbeärztlichen Dienstes." Archiv für soziale Hygiene, Bd. VII, Heft 1.

9. Ritzmann: „Die englische Gewerbeaufsicht im Jahre 1910." Concordia 1912, Nr. 13.

10. Holtzmann: „Die ärztliche Überwachung der Arbeiter bei der Arbeit und die Grundzüge der ärztlichen Versorgung der Fabrikarbeiter in Deutschland." Zeitschrift für Versicherungsmedizin 1911, Heft 1 und 2.

11. Bericht des Bureaus der Internationalen Vereinigung für gesetzlichen Arbeiterschutz über die Tätigkeit der Vereinigung seit der VI. Delegiertenversammlung (1910—1912). Zürich 1912.

c) Mutterschaftsversicherung und Mutterschaftskassen.

In den obigen Darlegungen wurde die Bedeutung des Arbeitsverbotes für Schwangere und Wöchnerinnen betont; aber diese Schutzbestimmungen sind eher ein Fluch als ein Segen, wenn die vom Gesetz auferlegte Arbeitsenthaltung nicht mit entsprechenden Entschädigungen für die Lohneinbuße verbunden ist. Mit Recht heißt es in dem Année sociale internationale[1]): „Interdire le travail avant et après les couches, c'est bien; mais le repos c'est le chômage, et le chômage c'est absence du salaire, l'absence du salaire c'est la famine."

Vom hygienischen Standpunkt ist zuvörderst eine Wöchnerinnenunterstützung zu fordern; erst an den Anspruch auf diese hätte man die Pflicht der Arbeitsenthaltung knüpfen dürfen. Tatsächlich hat man aber bisher in allen Staaten zunächst Mutterschutzbestimmungen geschaffen. Nur in Luxemburg wird auf Grund der Krankenversicherung pekuniäre Beihilfe im Falle des Wochenbettes ohne Arbeitsverbot gewährt.

Andererseits sind die Mutterschutzbestimmungen in den Gewerbeordnungen nicht zu unterschätzen. Denn sie weisen mit Nachdruck darauf hin, daß die Arbeitsenthaltung für die Wöchnerinnen der arbeitenden Klassen erforderlich ist. Erfahrungsgemäß sind in einer ganzen Reihe von Staaten den Arbeitsverboten finanzielle Unterstützungen gefolgt.

Welcher Wert für die Krankheitsverhütung der Arbeitsenthaltung während der letzten Zeit der Schwangerschaft und in den ersten Wochen nach der Niederkunft innewohnt, wurde in dem Kapitel „Mütter" dargetan. Jeder Züchter von Pferden oder Rindern hält die trächtige Stute oder Kuh von der Arbeit fern, führt sie auf die besten Weideplätze und bietet ihr reichliches Futter. Aber die schwangeren Frauen der minderbemittelten Schichten müssen bis an die Entbindung heran und die Wöchnerinnen schon kurze Zeit nach der Niederkunft tätig sein. Hiergegen kann Abhilfe nur durch solche Maßnahmen geschaffen werden, die den Frauen ein Recht auf Unterstützungen während der Arbeitsenthaltung gewähren.

---

[1]) Année sociale internationale 1912. Reims 1912.

Tabelle 167.

Kassenart	Jahr	Weibliche Mitglieder	Auf 100 männliche Mitglieder kommen weibliche
Gemeindekrankenversicherungen . . .	1885	124 533	27,0
	1892	335 418	39,7
	1904	512 043	51,0
	1910	594 916	55,2
Ortskrankenkassen	1885	274 576	21,8
	1892	641 147	27,2
	1904	1 492 061	38,8
	1910	2 228 606	48,3
Betriebskrankenkassen.	1885	280 347	28,6
	1892	377 353	27,6
	1904	555 170	26,0
	1910	683 693	. 26,4
Baukrankenkassen	1885	137	1,1
	1892	612	2,1
	1904	453	2,0
	1910	780	4,9
Innungskrankenkassen.	1885	602	2,5
	1892	3 673	5,0
	1904	43 572	21,2
	1910	50 680	20,6
Eingeschriebene Hilfskrankenkassen .	1885	69 665	10,5
	1892	62 206	8,5
	1904	77 104	9,9
	1910	84 979	10,1
Landesrechtliche Hilfskrankenkassen .	1885	29 380	25,3
	1892	24 119	22,5
	1904	6 398	20,7
	1910	6 694	22,8
Alle Kassenarten zusammen	1885	778 898	22,2
	1892	1 444 528	26,2
	1904	2 686 801	33,5
	1910	3 650 348	38,8

Auf diesem Gebiete ist das Deutsche Reich vorbildlich vorangeschritten. Schon in die erste Fassung seiner „Krankenversicherung der Arbeiter" (1883) wurden Bestimmungen über Gewährung von Wöchnerinnenunterstützungen aufgenommen.

Dieses erste Gesetz zeigte freilich eine große Reihe von Mängeln und Lücken. Zu den Fehlern, unter denen wir noch heute leiden, gehört vor allem die Verschiedenheit der Krankenkassen. Es gibt deren sieben, nämlich Orts-, Betriebs-, Bau-, Innungskrankenkassen sowie eingeschriebene und landesrechtliche Hilfskassen und schließlich die Gemeindekrankenversicherung.

Tabelle 168.

Kassenart	Jahr	Wöcherinnen- und (von 1904 an) Schwangeren- Unterstützung	Auf 1 weibliches Mitglied kam Aufwand für Schw. und W.-U.
Ortskrankenkassen	1892	588 608	0,92 M.
	1893	799 563	1,11
	1904	2 696 555	1,81
	1910	4 442 043	1,99
Betriebskrankenkassen.	1892	604 485	1,60
	1893	833 540	2,13
	1904	1 518 549	2,74
	1910	1 914 307	2,80
Baukrankenkassen	1892	386	0,63
	1893	513	1,03
	1904	527	1,16
	1910	892	1,14
Innungskrankenkassen	1892	3 440	0,94
	1893	4 190	0,72
	1904	46 700	1,07
	1910	43 585	0,86

Bedauerlicherweise sind jedoch nur die Orts-, Betriebs-, Bau- und Innungskrankenkassen zu Wochenbettunterstützungen verpflichtet, während unter allen Kassenarten gerade bei den Gemeindeversicherungen (siehe Tab. 167) der Prozentsatz der weiblichen Mitglieder am größten ist.

Ein weiterer Fehler lag darin, daß die Beihilfe den Niedergekommenen anfangs nur drei Wochen hindurch geboten wurde. Allerdings wurde die Unterstützungsdauer bereits im Jahre 1892 auf 4 Wochen, dann auf 6 und nun durch die Reichsversicherungsordnung[1]) auf 8 Wochen ausgedehnt.

Auch der Personenkreis, auf den sich die Krankenversicherung und damit die Wöchnerinnenversicherung erstreckte, erwies sich als unzureichend; durch die neue Gestaltung des Gesetzes werden insbesondere auch die Dienstboten, Heimarbeiterinnen und die landwirtschaftlichen Arbeiterinnen versicherungspflichtig. Aber im Hinblick auf die Zahl der erwerbstätigen Frauen und Mädchen im Deutschen Reich ist diese Ausdehnung immer noch unzulänglich.

In den Tabellen 167 und 168 bieten wir ein Bild von der Entfaltung der gesetzlichen Schwangeren-Wöchnerinnen-Fürsorge im Deutschen Reich.

So anerkennenswert die vorbildliche Einrichtung im Deutschen Reich war, und so beachtenswert ihre Entwicklung sich gestaltet hat, so wenig

---

[1]) Die durch die RVO. neueingeführten Landkrankenkassen brauchen die Wochenhilfe nur 4 Wochen hindurch zu gewähren; als ob die landwirtschaftlichen Arbeiterinnen und Dienstboten, welche in den Gebieten. in denen es Landkrankenkassen geben wird, diesen angehören müssen, einer geringeren Schonungsfrist nach der Entbindung bedürfen als die sonstigen weiblichen Erwerbstätigen!

durfte man sich hiermit nun zufrieden geben. Namentlich die Frauenrechtlerinnen haben sich um den Ausbau der Wochenhilfe große Verdienste erworben.

Als erste unter ihnen hat in Deutschland Lily Braun im Jahre 1897 die Probleme der Mutterschaftsversicherung behandelt. Ihr folgten mehrere andere so vor allem Else Lüders, Henriette Fürth, Alice Salomon, sowie eine Reihe von Organisationen, insbesondere der Mannheimer Verein „Frauenbildung — Frauenstudium“, der „Bund deutscher Frauenvereine“, der „Bund für Mutterschutz“, die „Propagandagesellschaft für Mutterschaftsversicherung, Sitz Karlsruhe“; von männlicher Seite haben sich namentlich Mayet, der Reichstagsabgeordnete David und der Verfasser um die Durchführung einer umfassenden Wöchnerinnenfürsorge bemüht.

Trotz alledem werden auch nach der Reichsversicherungsordnung die Leistungen[1]) ungenügend sein. Das Wöchnerinnengeld wird in Höhe des Krankengeldes gewährt. Letzteres beträgt jedoch in der Regel nur die Hälfte des Tagelohnes, hauptsächlich damit der Simulation ein Riegel vorgeschoben wird. Obwohl im Falle eines Wochenbettes eine solche Täuschung naturgemäß ausgeschlossen ist, hat man, entgegen allen Petitionen, die Wöchnerinnenunterstützung so gering bemessen.

Da mithin der Kreis der Versicherten zu klein und die Unterstützungshöhe zu gering bleiben, andererseits für absehbare Zeiten eine Verbesserung auf dem Gebiete der gesetzlichen Mutterschaftsversicherung im Deutschen Reich nicht zu erwarten ist, hat man, namentlich auf die Anregung des Verfassers hin, in mehreren Städten Mutterschaftskassen gegründet. Diese sollen als Ersatzkassen für die nichtversicherungspflichtigen, aber dennoch bedürftigen Frauen wirken; den Versicherungspflichtigen sollen sie als Zuschußkassen dienen, um die unzulänglichen Leistungen der staatlichen Wochenhilfe zu ergänzen.

Die erste deutsche Mutterschaftskasse wurde in Karlsruhe[2]) gegründet; es folgten Heidelberg[3]) und Baden-Baden. Während diese

---

[1]) Neben den obligatorischen sind auch fakultative Leistungen in dem Gesetz vorgesehen. Es kann an Stelle des Wochengeldes Kur und Verpflegung in einem Wöchnerinnenheim, ferner Wartung durch Hauspflegerinnen (unter Abzug des halben Wochengeldes) geboten werden. Sodann können Hebammendienste und ärztliche Geburtshilfe, die bei der Entbindung erforderlich werden, zugebilligt werden. Es darf auch für die Dauer von 6 Wochen ein Schwangerengeld in der Höhe des Krankengeldes geboten werden. Ferner kann ein Stillgeld bis zur Höhe des halben Krankengeldes 12 Wochen hindurch gewährt werden. Schließlich dürfen diese Unterstützungen auch den versicherungsfreien Ehefrauen von Versicherten zugebilligt werden. Erfahrungsgemäß wird aber seitens der Krankenkassen von solchen Befugnissen nur ein sehr geringer Gebrauch gemacht.

[2]) Die Karlsruher Mutterschaftskasse gewährt nach einjähriger Mitgliedschaft 20, nach zweijähriger 30, nach dreijähriger 40 Mark als Wochengeld, dazu ein Stillgeld von 6 Mark; die Kassenmitglieder haben 50 Pf. pro Monat zu entrichten. Anspruch auf Leistungen besteht erst nach einjähriger Mitgliedschaft. Mitglied kann jede weibliche Person, die in Karlsruhe wohnt oder beschäftigt ist, werden, wofern ihr jährliches Familieneinkommen die Summe von 3000 Mark nicht übersteigt.

[3]) Die Heidelberger Kasse hat besonders schöne Erfolge trotz ihres kurzen Bestehens aufzuweisen. (Siehe J. Bruno: „Die Mutterschaftsversicherung und

Kassen von Propagandagesellschaften geschaffen wurden, stellt die Einrichtung in dem sächsischen Städtchen Sebnitz die erste kommunale Mutterschaftskasse dar. In jüngster Zeit ist der Marine-Stabsarzt Möhlmann[1]) für die Gründung von Marine-Mutterschaftskassen eingetreten.

Von den ausländischen Staaten haben Österreich, Ungarn, Luxemburg, Norwegen und England die deutsche Krankenversicherung nachgeahmt und dadurch eine gesetzliche Wochenhilfe geschaffen. Die Leistungen der drei ersten Staaten reichen an die im Deutschen Reich bei weitem nicht heran; über die Einrichtungen in Norwegen und England liegen wegen der Kürze ihrer Dauer noch keine Erfahrungen vor. Betont sei aber hierbei, daß nach dem englischen Gesetz auch die versicherungsfreien Ehefrauen von Versicherten im Falle der Entbindung Unterstützungen erhalten, und daß in England der Staat, in Norwegen Staat und Gemeinden zu den Kosten der Versicherung beitragen. — Auch in der Schweiz werden den Krankenkassen zu ihren Ausgaben für Wöchnerinnenunterstützung und Stillgeld Subventionen von Staats wegen gewährt.

Selbständige Mutterschaftsversicherungsgesetze hat man in Italien und in Schweden geschaffen: in beiden Ländern bietet der Staat Zuschüsse für die Kostendeckung.

In Frankreich gibt es zwar keine staatliche Mutterschaftsversicherung; aber die Mutualités maternelles, deren erste dem Pariser Industriellen Poussineau zu verdanken ist, sind jetzt in zahlreichen Städten vorhanden und weisen einen beachtenswerten Mitgliederstand auf. Diese Mutterschaftskassen werden auch vom Staat finanziell unterstützt; ihre hygienischen Erfolge hinsichtlich der hohen Zahl der Stillenden unter den Versicherten und der niedrigen Sterbeziffern bei den Säuglingen, deren Mütter die Leistungen der Mutualité maternelle genießen, sind außerordentlich groß, was zum Teil darauf beruht, daß diese Institute mit anderen gemeinnützigen Einrichtungen (Consultations de nourissons und oeuvres sociales du bon lait) zusammenwirken.

Erwähnt sei schließlich noch, daß man auch in Italien zur Ergänzung der staatlichen Mutterschaftsversicherung, die sich auf einen viel zu kleinen Kreis erstreckt, private Mutterschaftskassen gegründet hat. Aber auch schon lange Zeit vor dem Mutterschaftskassengesetz wurden in einigen Städten (Mailand, Turin, Rom u. a. m.), namentlich auf das Betreiben von Paolina Schiff und von Senator Ugo Pisa private Mutterschaftskassen geschaffen.

Wie man sieht, kann das Deutsche Reich vom Auslande auch auf dem Gebiete der Mutterschaftsversicherung manches lernen; wenngleich unser Vaterland hinsichtlich der gesetzlichen Regelung der Wochenhilfe jetzt noch unzweifelhaft den ersten Platz einnimmt, so wird es doch eifrig darauf bedacht sein müssen, diesen Rang auch in Zukunft zu behaupten.

Literatur.

1. „Die Krankenversicherung im Jahre 1910." Statistik des Deutschen Reiches, Bd. 248. — Siehe auch die entsprechenden Bände der früheren Jahre.

2. Lily Braun: „Die Mutterschaftsversicherung." Berlin 1906.

3. Else Lüders: „Das Problem der Mutterschaftsversicherung." Zeitschrift für die gesamte Versicherungswissenschaft, Bd. V, Heft 1.

4. Henriette Fürth: „Die Mutterschaftsversicherung." Jena 1911.

---

ihre Bedeutung für die Säuglingsfürsorge." Veröffentlichungen aus dem Gebiete der Medizinalverwaltung, Berlin 1912.)

[1]) Siehe „Zweck und Ziel einer Mutterschaftskasse für die Marine", Auszug aus einem Vortrage von Marine-Stabsarzt Möhlmann; Beilage zur Marine-Rundschau, Oktober 1912.

5. Alice Salomon: „Mutterschutz und Mutterschaftsversicherung." Leipzig 1908.

6. Mayet: „Der Schutz von Mutter und Kind durch reichsgesetzliche Mutterschafts- und Familienversicherung." Berlin 1911.

7. David: Siehe stenographischen Bericht des Reichstags, 169. Sitzung vom 8. V. 1911.

8. Alfons Fischer: „Über Mutterschaftsversicherung und Mutterschaftskassen." Deutsche Vierteljahrschrift f. öffentl. Gesundheitspflege 1908, Heft 3 und 4; ferner: „Die Mutterschaftsversicherung in den europäischen Ländern." Leipzig 1911.

9. M. Marcus (Stockholm): „Die Gesetzgebung betr. die Mutterschaftsversicherung." Annalen für Soziale Politik und Gesetzgebung, Bd. I, Heft 4 und 5. Berlin 1912.

10. Paolina Schiff: „Sulla Necessita della Institutione di una Assicurazione mutua della Maternità." Milano 1897.

d) Arbeitslosenfürsorge.

Wir haben in früheren Kapiteln vielfach auseinandergesetzt, welche gesundheitlichen Gefahren den Arbeitern aus ihrer Arbeit erwachsen; aber das schlimmste Übel, das ihnen droht, ist die Arbeitslosigkeit. Arbeitslos sein heißt für die meisten hungern. In dem Kapitel „Arbeitsverhältnisse" haben wir geschildert, wie groß zu manchen Zeiten die Zahl der Arbeitslosen ist (siehe Seite 72).

Daß die Verdienstlosigkeit die Zahl der Krankheitsfälle erhöht, wurde vielfach beobachtet. Graf von Posadowsky hat in seiner Reichstagsrede vom 2. März 1905 dargelegt, daß, sobald der erste Schnee fällt, die Krankenziffer bedeutend in die Höhe steigt, und die Krankenkassen dann zu Versicherungskassen gegen die Arbeitslosigkeit werden. Mag diese Erscheinung auch in manchen Fällen auf Mißbrauch beruhen, so ist doch sicher, daß der Mangel an Verdienst, ganz abgesehen von den seelischen Alterationen, zu wesentlichen Einschränkungen namentlich bei der Ernährung führen muß, woraus sich dann ohne weiteres Gesundheitsschädigungen ergeben. In der Vermeidung der Arbeitslosigkeit und in der Fürsorge für die Arbeitslosen werden wir mithin wichtige Maßnahmen für die Krankheitsverhütung zu erblicken haben.

Die zeitweise auftretende Arbeitslosigkeit läßt sich bei dem gegenwärtigen Wirtschaftssystem nicht vermeiden; und ob es je eine in wesentlichen Stücken bessere Ordnung geben wird, kann niemand voraussagen. Der Sozialhygieniker richtet seine Betrachtungen auf die gegebenen Verhältnisse; und hierbei ist auf Zeiten der Arbeitslosigkeit zu rechnen. Diese kann durch wirtschaftliche Krisen oder durch die sog. tote Saison verursacht sein; dann spricht man von unverschuldeter Arbeitslosigkeit; freiwillig bzw. verschuldet wird sie genannt, wenn sie infolge Streik oder Aussperrung entstanden ist. Vom sozialhygienischen Standpunkte aus ist es gleichgültig, aus welchem Grunde der Arbeiter verdienstlos ist; denn in jedem Fall ergibt sich die gleiche Notlage. Da es sich aber bei Streiks oder Aussperrungen um Parteikämpfe handelt, in die der Sozialhygieniker nicht eingreifen darf, so wendet er sein Interesse vorzugsweise der unverschuldeten Arbeitslosigkeit zu.

Nur der unverschuldeten Arbeitslosigkeit gegenüber werden, abgesehen von den Leistungen der Gewerkschaften, Maßnahmen ergriffen. Hier ist zunächst der Arbeitsnachweis zu erwähnen. Nach Angaben von Most besaßen 82 deutsche Groß- und Mittelstädte im Jahre 1910 Einrichtungen zum Zweck der Arbeitsvermittlung.

Indessen, es gelingt auch den Arbeitsnachweisen, so segensreich sie oft wirken, in zahlreichen Fällen nicht, Arbeit zu beschaffen. Darum haben viele Städte Notstandsarbeiten veranstaltet; zu diesem Mittel haben 35 Städte im Winter 1909/10 (58 Städte im Winter 1908/09) gegriffen.

An diesen Notstandsarbeiten, die ohne Rücksicht auf Rentabilität vergeben werden und daher oft sehr kostspielig sind, können sich wohl Tagelöhner, aber nicht gelernte Handwerker, denen eine grobe Tätigkeit fremd ist, beteiligen; für letztere muß in anderer Weise gesorgt werden. Das einzige hier in Betracht kommende Mittel ist die finanzielle Unterstützung.

Über das Ziel ist man sich in weiten Kreisen der Sozialpolitiker und auch der Behörden einig; aber über den Weg, der dorthin führt, gehen die Ansichten noch weit auseinander.

Das erste System der Arbeitslosenversicherung schuf die Gemeinde Bern, die im Jahre 1903 eine Versicherungskasse gegen Arbeitslosigkeit einrichtete; diesem Beispiel folgte Köln im Jahre 1896 und dann Leipzig im Jahre 1905. Die fakultativen Einrichtungen nach Art der Sparkassen werden jedoch nur von wenigen Arbeitern benutzt und sind nur durch erhebliche Zuschüsse existenzfähig. Trotzdem wohnt ihnen ein hoher Wert für die Propaganda des Arbeitslosenversicherungsgedankens inne.

Einen Schritt vorwärts kam man, als Louis Varlez in Gent vorschlug, die Arbeitslosenunterstützung der Gewerkschaften durch Subventionen aus kommunalen Mitteln zu unterstützen. In der Tat verfährt Gent seit dem Jahre 1900 in dieser Weise. Die allseitige Zufriedenheit mit dem Genter System erkennt man daran, daß es jetzt in allen belgischen Städten mit mehr als 40000 Einwohnern und in vielen kleineren Orten eingeführt ist.

Gegen diese Methode wurden aber außerhalb Belgiens lebhafte Bedenken geäußert. Zunächst wurde darauf hingewiesen, daß dies System die Gewerkschaften stärke, wogegen sich die Arbeitgeber, welche die Hauptsteuerzahler in den Städten sind, wandten. Ferner wurde betont, daß die Gewerkschaften nicht alle Arbeiter umfassen und insbesondere nicht die bedürftigsten; dieser Einwand trifft für Deutschland und andere Staaten erheblich mehr zu als für Belgien.

Gleichwohl hat man das Genter System auch außerhalb Belgiens vielfach benutzt. Die erste deutsche Stadt, die diese Methode anwandte, war Straßburg (1907). In den interessanten Berichten über die dortige Arbeitslosenversicherung wird immer wieder hervorgehoben, daß die naturgemäß erforderliche Kontrolle der Arbeitslosen durch die Zusammenarbeit mit den Gewerkschaften erheblich erleichtert wird. Dem Beispiel von Straßburg folgten Mülhausen, Erlangen und andere Städte.

Nun wird gegen das Genter System unter anderem noch angeführt, daß eine einzelne Stadt eine solche Einrichtung nicht treffen könne, wenn sie nicht zu einer Masseneinwanderung des Proletariats Anlaß geben will. Vielfach ist daher die Ansicht geäußert worden, daß die Arbeitslosenversicherung staatlich zu regeln sei. In der Tat ist dieser

Gedanke mit Benutzung des Genter Systems in Dänemark verwirklicht worden. Auch Norwegen hat ein entsprechendes Arbeitslosenversicherungsgesetz geschaffen. In Norwegen wurde jedoch die Bildung besonderer Maßnahmen, welche die Billigung der Gewerkschaften nicht finden konnten, gefordert; die Folge hiervon war, daß die ganze Einrichtung mißglückt ist. In Frankreich genießen die Arbeiterberufsvereine, welche Arbeitslosenunterstützungen gewähren, staatliche Subventionen. Der französische Staat hat hierfür die Jahressumme von 110 000 Frs. ausgeworfen; bemerkenswert ist aber, daß dieser Betrag bisher stets nur zum geringen Teil in Anspruch genommen wurde.

Die bisherigen Erfahrungen haben gelehrt, daß eine Arbeitslosenversicherung ohne die Gewerkschaften nicht durchführbar ist. Da aber die vielen unorganisierten Arbeiter von der Fürsorge nicht ausgeschlossen bleiben sollen, so schuf man in Freiburg i. B. ein System, das eine Kombination des Genter Vorbildes mit der Kölnischen Spareinrichtung darstellt. Es hat sich aber auch in Freiburg gezeigt, daß die Zahl der Sparer belanglos ist. Immerhin muß man anerkennen, daß die in Freiburg angewandte Methode durchaus berechtigt und gerecht ist.

Ganz vortrefflich sind die Bestimmungen des englischen Arbeitslosenversicherungsgesetzes.

Die neue Bill ist mit dem Krankenversicherungsgesetz verbunden worden, was durchaus zu billigen ist; sie erstreckt sich zunächst nur auf die Arbeiter in der Maschinenbau- und Schiffsbauindustrie sowie im Baugewerbe, so daß ihr also vorerst etwa $2\frac{1}{2}$ Millionen Arbeiter unterstellt sind. Zur Aufbringung der Mittel haben Arbeitgeber und Arbeitnehmer die gleichen Beträge zu entrichten; außerdem gewährt der Staat einen Zuschuß. Die Versicherung stützt sich auf die staatlichen Arbeitsnachweise; an diese sind die Einzahlungen zu leisten, und von hier werden die Unterstützungen ausbezahlt; die Mitglieder der Trades Unions erhalten jedoch ihre Beträge durch Vermittlung der Arbeiterorganisationen.

In Deutschland ist vorläufig eine staatliche Regelung nicht zu erwarten. Die Reichsregierung überläßt diese Aufgabe den Einzelstaaten, und die Regierungen der Bundesstaaten meinen, daß das Problem der Arbeitslosenversicherung nur reichsgesetzlich oder durch die Städte zu lösen ist; der dritte deutsche Städtetag hat sich aber im Jahre 1911 gegen die städtische Arbeitslosenversicherung ausgesprochen. So weist immer eine Instanz der anderen die Aufgabe, eine Arbeitslosenversicherung zu schaffen, zu. Im Jahre 1909 fand in Karlsruhe eine vom Minister von Bodman einberufene Konferenz über die Frage der Arbeitslosenversicherung statt; hierbei waren die Schlußworte des Ministers: „Die Arbeitslosenversicherung muß kommen und wird kommen." Trotzdem die Zweite Kammer der badischen Landstände im Jahre 1910 in einer Resolution die Regierung aufgefordert hat, in das nächste Budget den Betrag von 100 000 M. zum Zwecke der Unterstützung für diejenigen Gemeinden, welche Arbeitslosenversicherung einführen, einzustellen, wurde diesem Wunsche der Abgeordneten nicht entsprochen; die Kammer hat im Jahre 1912 die gleiche Resolution gefaßt. Hoffen wir, daß der erwähnte Spruch des badischen Staatsmannes in absehbarer Zeit auch für Deutschland zur Tat wird.

Literatur.

1. O. Most: „Arbeitsvermittlung und Arbeitslosenfürsorge in den Jahren 1908—1910." Abhandlung im Statistischen Jahrbuch deutscher Städte, 18. Jahrg. Breslau 1912.

2. „Denkschrift der Badischen Regierung über die Arbeitslosenversicherung." Karlsruhe 1909.

3. „Denkschrift der Stadt Charlottenburg betreffend die Verwendung städtischer Mittel für Zwecke der Arbeitslosenversicherung." Vorgelegt von Jastrow. Charlottenburg 1909.

4. H. Handke: „Das Problem der Arbeitslosenversicherung." Leipzig 1911.

5. „Die Arbeitslosenversicherung der Stadt Straßburg." Straßburg 1909, 1910, 1911.

6. Oskar Jaeger: „Arbeitslosenversicherung in Norwegen." Heft IIIb des Werkes „Die Arbeiterversicherung im Auslande". Groß-Lichterfelde 1908.

7. Alfons Fischer: „Soziales Versicherungswesen in Frankreich;" ferner: „Soziales Versicherungswesen in England." Artikel im Handwörterbuch der Sozialen Hygiene. Leipzig 1912.

8. „Geschäftsbericht des städtischen Arbeitsamtes Freiburg i. B. für das Jahr 1911." Freiburg 1912.

3. Maßnahmen zur Behandlung von Krankheiten.

Die sachgemäße Behandlung im Falle einer Krankheit ist zum Zwecke einer möglichst schnellen Wiederherstellung und zur Verhütung einer Verschlimmerung unbedingt nötig. Aus dieser Anforderung erwachsen aber den Minderbemittelten und häufig auch den Angehörigen des Mittelstandes finanzielle Bedrängnisse. Darum ist es aus sozialen und hygienischen Gründen eine wichtige Aufgabe des Staates, namentlich für die Arbeiter und die ihnen sozial gleichgestellten Kreise eine geeignete Krankenfürsorge zu beschaffen. Hierfür sind mannigfache Maßnahmen notwendig, deren wichtigste an dieser Stelle erörtert werden sollen.

a) Krankenversicherung.

Die umfassendste Einrichtung auf dem Gebiet der Krankenfürsorge ist die Krankenversicherung. Solche Institutionen auf privater Basis gab es schon vor der französischen Revolution. Aber der Ruhm, als erstes ein staatliches System, und zwar in Gestalt des Versicherungszwanges, eingeführt zu haben, gebührt dem Deutschen Reich.

Die Krankenversicherung stellt den ersten Teil der sozialen Versicherungsgesetzgebung, mit der Deutschland der ganzen Welt die Wege gewiesen hat, dar. Schon in der Botschaft, welche Kaiser Wilhelm I. am 17. November 1881 durch den Reichskanzler Fürsten Bismarck dem Reichstage unterbreitet hat, wurde betont, daß man dem Vaterlande neue und dauernde Bürgschaft seines inneren Friedens und den Hilfsbedürftigen größere Sicherheit und Ergiebigkeit des Beistandes, auf den sie Anspruch haben, beschaffen müsse; den Arbeitern sollte in den durch Krankheit, Unfall, Invalidität und Alter verursachten Notlagen ein Anrecht auf eine standesgemäße, die Armenpflege umgehende Fürsorge gewährleistet werden.

Der erste Entwurf des Krankenversicherungsgesetzes erschien gleichzeitig mit der Vorlage des Unfallversicherungsgesetzes im Jahre 1882; ersteres wurde aber schon im Jahre 1883 verabschiedet. Das Gesetz wurde mehrfach novelliert, zuletzt im Jahre 1911; es bildet nun das zweite Buch der Reichsversicherungsordnung. In den folgenden Darlegungen über die Organisation der Krankenversicherung geben wir ein Bild von der neugeschaffenen Gestalt des Gesetzes, wobei wir jedoch, um den Fortschritt zu erkennen, auch die bisherigen Zustände schildern müssen.

Nach § 165 der RVO. sind versicherungspflichtig:

1. Arbeiter, Gehilfen, Gesellen, Lehrlinge, Dienstboten;
2. Betriebsbeamte, Werkmeister und andere Angestellte in ähnlich gehobener Stellung, sämtlich, wenn diese Beschäftigung ihren Hauptberuf bildet;
3. Handlungsgehilfen und -lehrlinge, Gehilfen und Lehrlinge in Apotheken;
4. Bühnen- und Orchestermitglieder ohne Rücksicht auf den Kunstwert der Leistungen;
5. Lehrer und Erzieher;
6. Hausgewerbetreibende;
7. die Schiffsbesatzung deutscher Seefahrzeuge (unter gewissen Voraussetzungen) sowie die Besatzung von Fahrzeugen der Binnenschiffahrt.

Die Versicherungspflicht besteht für die unter 1—7 Bezeichneten (mit Ausnahme der Lehrlinge) jedoch nur, wenn sie gegen Entgelt beschäftigt sind, für die unter 2—5 Bezeichneten sowie für Schiffer außerdem nur dann, wenn ihr regelmäßiger Jahresarbeitsverdienst 2500 M. an Entgelt nicht übersteigt.

Versicherungsberechtigt sind 1. die versicherungsfreien Beschäftigten der im § 165 bezeichneten Art, 2. Familienangehörige des Arbeitgebers, die ohne eigentliches Arbeitsverhältnis und ohne Entgelt in seinem Betriebe tätig sind, 3. Gewerbetreibende und andere Betriebsunternehmer, die in ihren Betrieben regelmäßig keine oder höchstens zwei Versicherungspflichtige beschäftigen; für alle diese Gruppen besteht jedoch die Berechtigung, der Versicherung beizutreten, nur dann, wenn ihr jährliches Gesamteinkommen 2500 M. nicht übersteigt.

Hört für ein Kassenmitglied die Versicherungspflicht auf, so kann es unter bestimmter Voraussetzung in seiner Kasse als freiwilliges Mitglied bleiben.

Die Versicherungsberechtigung erlischt jedoch in allen Fällen, wenn das regelmäßige jährliche Gesamteinkommen 4000 M. übersteigt.

Vergleicht man den Kreis der Personen, die nach dem gegenwärtigen Gesetze versicherungspflichtig sind, mit dem Kreis derjenigen, die gemäß der RVO. dem Versicherungszwang unterworfen sein werden, so erkennt man unschwer, die sehr bedeutende Erweiterung. Man hat nicht nur eine beträchtliche Anzahl großer Gruppen (Dienstboten, Heimarbeiter, landwirtschaftliche Arbeiter) nunmehr erstmalig unter das Krankenversicherungsgesetz gestellt, so daß hinsichtlich der Berufsarten jetzt eine annähernd gleiche Ausdehnung wie für die Invalidenversicherung geschaffen wurde, auch die Einkommensgrenze wurde von bisher 2000 auf 2500 M. hinaufgerückt. Gerade diese letzte Maßnahme hat zu mancherlei Erörterungen Anlaß gegeben; denn hier stehen die Interessen der Ärzteschaft, welche die Zahl ihrer Privatpatienten immer kleiner werden sieht, den zeitgemäßen Anforderungen der sozialen Hygiene gegenüber, woraus sich ein für die Gesetzgebung sehr schwer zu lösendes Problem ergab. Vom Standpunkte der Volksgesundheitspflege aus ist sowohl die Einbeziehung weiterer Berufsgruppen in die Krankenversicherung als auch die Hinausschiebung der Einkommensgrenze zu begrüßen. Die Gesetzgebung verleiht andererseits der Ärzteschaft die Möglichkeit, für die Behandlung derjenigen Kassenkranken, deren Verdienst 2000 M. überschreitet, ein höheres Honorar als bei den sonstigen versicherungspflichtigen Patienten zu verlangen.

Die Regelleistungen jeder Krankenkasse müssen in Krankenhilfe, Wochenhilfe und Sterbegeld bestehen; über diese Unterstützungen hinaus darf die Kasse noch Mehrleistungen bieten, deren Art und Umfang nach oben durch das Gesetz bestimmt sind.

Die Krankenhilfe setzt sich aus Krankenpflege, welche vom Beginn der Krankheit an, und aus Krankengeld, das vom vierten Krankheitstage an nach Eintritt der Arbeitsunfähigkeit zu gewähren ist, zusammen. Diese Leistungen enden im allgemeinen spätestens mit Ablauf der 26. Woche nach Beginn der Krankheit. — Die Krankenpflege umfaßt ärztliche Behandlung, Versorgung mit Arznei sowie erforderlichenfalls mit Brillen, Bruchbändern, anderen kleinen Heilmitteln und nach der RVO. auch mit Krankenkost. — Das Krankengeld ist in der Höhe des halben Tagelohns für jeden Arbeitstag zu zahlen, wenn die Krankheit mit Erwerbsunfähigkeit verbunden ist; das Krankengeld kann bis auf ³⁄₄ des Tagelohns erhöht und auch für Sonn- und Feiertage zugebilligt werden. Die Karenz und die Gewährung nur eines Teilbetrages des Arbeitslohnes als Krankengeld sollen der Verhütung der Simulation dienen.

Die Bestimmungen über die Wochenhilfe wurden schon oben dargelegt. Als Sterbegeld wird beim Tode eines Versicherten das Zwanzigfache des Tagelohnes gewährt. Die Krankenkassen sind befugt, auch Familienhilfe zu bieten.

Es ist sehr bedauerlich, daß man die Familienversicherung nicht obligatorisch gestaltet hat. Denn der Arbeiter, der nicht imstande ist, im Falle einer Erkrankung sich auf eigene Kosten behandeln und verpflegen zu lassen, und auf den man daher mit Recht einen Versicherungszwang ausübt, wird im allgemeinen auch nicht in der Lage sein, die Ausgaben für die Behandlung und Pflege seiner Angehörigen aus seinen Ersparnissen zu decken. Die Krankenversicherung ohne obligatorische Familienhilfe stellt nur ein Stückwerk dar.

Als Träger der Krankenversicherung bestehen nach dem jetzt noch gültigen Gesetz neben den Knappschaftskassen sieben verschiedene Kassenarten: die Gemeindeversicherung, Orts-, Betriebs-, Bau- und Innungskrankenkassen, zugelassene freie Hilfskassen und landesrechtliche Hilfskassen. Die Leistungen der einzelnen Kassenarten sind keineswegs gleichwertig; außerdem hat die bisherige Gesetzgebung häufig zu einer unliebsamen Zersplitterung in kleine und daher weniger leistungsfähige Gebilde geführt. Die RVO. bringt auch in dieser Hinsicht manche wertvolle Verbesserung. Die Gemeindeversicherung sowie die Hilfskassen werden beseitigt; in den Mittelpunkt der Organisation werden die Ortskrankenkassen gerückt; die Mindestzahl an Mitgliedern für eine Betriebskrankenkasse muß jetzt 150 (früher 50) betragen. Die RVO. führt

als neue Kassenart die Landkrankenkassen[1]) ein; wenngleich diese mehr
bieten müssen als die mangelhaften Gemeindekrankenversicherungen,
so stehen sie doch, namentlich auf dem Gebiete der Wochenhilfe, den
anderen Krankenkassen erheblich nach, so daß die Gesetzgeber auf diese
neuen Gebilde besser verzichtet hätten.

Für die Kostendeckung haben bei allen Krankenkassen die Versicherten und die Arbeitgeber gemeinsam aufzukommen; und zwar haben
die Arbeitnehmer doppelt so hohe Beiträge zu leisten wie die Arbeitgeber. Diesem Verhältnis entspricht die jeweilige Vertretung in der
Kassenleitung.

Tabelle 169.

Zahl der Mitglieder im Jahre 1910.

Gemeindekrankenversicherung	Orts-	Betriebs-(Fabrik-)	Bau-	Innungs-	Eingeschriebene	Landesrechtliche
		Krankenkassen			Hilfskassen	
1 572 688	6 722 490	3 282 298	13 806	290 196	929 390	35 969

Von je hundert Versicherten gehörten den obenbezeichneten Kassen an:

12,2	52,3	25,6	0,1	2,3	7,2	0,3

Tabelle

Die mit Erwerbsunfähigkeit

In den Jahren	Gemeindekrankenversicherung	Ortskrankenkassen	Betriebskrankenkassen
1910	439 154	2 800 034	1 502 046
1885—1910	8 734 308	40 236 400	25 608 504
			auf je
1910	26,3	40,9	45,9
Mittel 1885—1910	26,6	37,2	43,7

Tabelle

Die Krank-

In den Jahren	Gemeindekrankenversicherung	Orts-	Betriebs- (Fabrik-)
			Kranken-
			a) In
1910	22 735,0	167 081,3	101 822,5
1885—1910	316 179,9	1 835 237,5	1 300 206,7
		b) Auf ein durchschnittlich vorhanden	
1910	13,60	24,41	31,10

---

¹) Nach § 227 der RVO. kann die Landesgesetzgebung bestimmen, daß im
Bereich ihres Gebietes keine Landkrankenkassen errichtet werden; Baden und
Württemberg haben bereits daraufhin die Landkrankenkassen ausgeschlossen,
während sie in Bayern, Hessen, Sachsen und Preußen zugelassen werden sollen.

Über die Zahl der Versicherten bei den einzelnen Kassenarten im letzten Berichtsjahr unterrichtet uns vorstehende Statistik (Tab. 169):

Die Häufigkeit der Erkrankungsfälle bei den einzelnen Kassenarten ersieht man aus der Tabelle 170:

Über die Krankheitskosten bei den einzelnen Kassenarten gibt die Tabelle 171 Aufschluß:

Wie man aus der Tabelle 171 ersieht, wenden, abgesehen von den dem Mitgliederstande nach unbedeutenden Baukrankenkassen, die Betriebskrankenkassen verhältnismäßig am meisten für ihre Mitglieder auf. Es ist nun behauptet worden, daß diese Kassen zu solchen Leistungen fähig sind, weil die Betriebe mit eigenen Krankenkassen nur ärztlich auf den Gesundheitszustand hin geprüfte Arbeiter einstellen; die körperlich schwachen Arbeiter fielen dann den Ortskrankenkassen zu. Wie die Tabelle 170 zeigt, kommen aber bei den Betriebskrankenkassen vorhältnismäßig mehr Krankheitsfälle vor als bei den Ortskrankenkassen. Letzteren kann also an den Mitgliedern der Beriebskrankenkassen nichts gelegen sein. Wenn man nun die höheren Leistungen der Betriebskrankenkassen (siehe auch Tabelle 173) berücksichtigt, so wird man es vom sozialhygienischen Standpunkte aus billigen, daß diese Kassenart, trotzdem ihre Beseitigung vielfach verlangt wurde, bei der Neugestaltung des Gesetzes erhalten blieb.

Wie hoch die Beträge sind, welche die Krankenkassen für die einzelnen Leistungen aufzuwenden hatten, zeigt die Tabelle 172 auf S. 406 u. 407:

170.
verbundenen Erkrankungsfälle.

Bau-krankenkassen	Innungs-krankenkassen	Eingeschriebene	Landesrechtliche	Alle Kassen zusammen
		Hilfskassen		
10 045	110 837	324 279	10 685	5 197 080
352 173	1 464 404	17 721 502	606 562	84 723 853
100 Mitglieder				
60,3	37,4	34,9	29,6	39,8
62,1	35,3	37,0	30,7	37,3

171.
heitskosten.

Bau-kassen	Innungs-	Eingeschriebene	Landesrechtliche	Alle Kassen zusammen
		Hilfskassen		
1000 M.				
507,0	6 832,7	20 392,0	650,3	320 020,8
13 964,5	69 857,5	356 690,8	28 310,5	3 920 447,4
gewesenes Mitglied kamen Mark				
30,42	23,04	21,96	18,01	24,49

Schließlich bietet die Tabelle 173 die Möglichkeit, die Leistungen der Versicherten und die Gegenleistungen der Versicherungsträger bei der jeweiligen Kassenart miteinander zu vergleichen.

Tabelle
Leistungen der Krankenversicherung

Jahr	Krankheitskosten (Krankenfürsorge nach Abzug der Ersatzleistungen von Berufs-			
	a) ärztliche Behandlung	b) Arznei- und Heilmittel	c) Krankengeld an Mitgliedern	d) Krankengeld an Angehörige
				in
1910	80 703,0	51 705,2	146 161,7	5 713,4
1885/1910	925 818,6	667 523,2	1 882 339,7	45 233,4
Darunter Knappschaftskassen	59 751,3	57 891,9	205 710,4	2 557,5

Tabelle 173.

Auf einen Versicherten berechnen sich für das Jahr 1910:

Kassenart (nach Sp. 3 geordnet)	1. Krankheitskosten M.	2. Beiträge der Arbeitnehmer, Eintrittsgelder und Zusatzbeiträge für Familienunterstützung M.	3. Die Krankheitskosten betragen mehr + weniger — als die Leistungen der Arbeitnehmer M.
Betriebskrankenkassen	31,10	21,53	+ 9,57
Baukrankenkassen	30,42	22,68	+ 7,74
Ortskrankenkassen	24,41	19,19	+ 5,22
Gemeindekrankenversicherung . . .	13,60	9,03	+ 4,57
Innungskrankenkassen	23,04	19,00	+ 4,04
Eingeschriebene Hilfskassen	18,01	19,14	— 1,13
Landesrechtliche Hilfskassen	21,96	25,79	— 3,83

Die deutsche Krankenversicherungsgesetzgebung wurde zunächst in Österreich und dann in Ungarn, Luxemburg und Norwegen nachgeahmt; in jünster Zeit wurden Krankenversicherungsgesetze auch in England, Rußland und Rumänien geschaffen.

In den sonstigen Staaten, so in Frankreich, Italien und in der Schweiz, gibt es nur private Krankenkassen. Diese auf Selbsthilfe beruhenden Maßnahmen werden jedoch, wie die Erfahrungen selbst in dem an genossenschaftliche Arbeit gewöhnten England beweisen, nur von einer verhältnismäßig kleinen Anzahl von Erwerbstätigen benutzt. — In Frankreich wird auf Grund eines Staatsgesetzes Unbemittelten kostenlose Krankenpflege (assistance médicale gratuite) gewährt. Mit dieser für den Staat kostspieligen Einrichtung sind jedoch, wie der Pariser Arzt Martial mitteilt, sowohl die Kranken als auch die (schlecht bezahlten) Ärzte unzufrieden. — Die ausländischen Krankenversicherungsmaßnahmen, über welche bereits Erfahrungen vorliegen, haben bei weitem nicht den Umfang genommen wie das deutsche Vorbild. Betont werden muß aber, daß sowohl in Ungarn wie in Norwegen die obligatorische Familienversicherung eingeführt ist. — Die neue englische Versicherungsbill wird einen verhältnismäßig noch größeren Kreis umfassen als die deutsche Reichsversicherungsordnung. In England haben die Krankenkassen auch im Falle der Invalidität Unterstützungen zu zahlen. Sodann werden dort den Kassen von Staats wegen finanzielle Subventionen gewährt. Aus diesen und anderen Gründen (Einrichtung besonderer Gesundheitskommissionen) übertrifft das englische Gesetz die deutsche Krankenversicherung in mancher Hinsicht. — Das

172.
(einschl. Knappschaftskassen).

genossenschaften, Unternehmern und Versicherungsanstalten)			Sonstige Leistungen	Summe der Entschädigungs- leistungen
e) Unterstützung an Wöchnerinnen, seit 1904 auch an Schwangere	f) Krankenhaus- pflege, Genesung	g) Sterbegeld		
1000 M.				
6 439,5	53 098,4	8 263,4	5 306,8	357 391,4
70 177,1	563 694,2	130 300,3	66 648,4	4 351 764,9
93,6	70 252,1	11 363,6	5 521,4	413 142,2

russische Gesetz erstreckt sich nur auf solche Betriebe, in denen mindestens 20 Arbeiter dauernd beschäftigt sind; eine Eigenart der russischen Maßnahme liegt auch darin, daß die Gewährung der ärztlichen Hilfe nicht Aufgabe der Versicherungsträger, sondern der Arbeitgeber ist. — Das schweizerische Krankenversicherungsgesetz ordnet zwar die Gründung von Krankenkassen nicht an, bestimmt aber, daß den vorhandenen Krankenkassen, die gewissen, im Gesetz bezeichneten Ansprüchen hinsichtlich der Kassenleistungen genügen, staatliche Subventionen zu gewähren sind. — Das rumänische Gesetz lehnt sich in allen wesentlichen Teilen an das deutsche Vorbild an.

Literatur.

1. „Das Krankenversicherungsgesetz." Textausgabe mit Einleitung und Anmerkungen, herausgegeben von Eucken - Addenhausen. Berlin 1905.

2. „Begründung zu dem Entwurf einer Reichsversicherungsordnung." Reichstagsdrucksachen der 12. Legislaturperiode II. Session 1909/10 Nr. 340; ferner: Bericht der 16. Kommission über den Entwurf einer RVO., Reichstagsdrucksachen Nr. 946 Teil II; ferner: Stenographische Reichstagsberichte der 167—187. Sitzung (5.—30. Mai 1911).

3. Alfons Fischer: „Krankenversicherung im Deutschen Reiche (Organisation)." Artikel im Handwörterbuch d. Soz. Hygiene. Leipzig 1912.

4. P. Mayet: „Die Krankenversicherung im Deutschen Reiche (Statistik)." Artikel im Handwörterbuch d. Soz. Hygiene.

5. „Die Krankenversicherung im Jahre 1910." Statistik des Deutschen Reiches, Bd. 248. Berlin 1911.

6. „Die Sozialversicherung in Europa." Sonderbeilage zum „Reichsarbeitsblatt" Nr. 9, September 1912; ferner „Die Arbeiterversicherung in Europa." Sonderbeilage zum „Reichsarbeitsblatt" Nr. 7, Juli 1910.

7. „Die Arbeiterversicherung im Auslande." Herausgegeben von Zacher.

8. Artikel über Soziales Versicherungswesen in England, bzw. Frankreich, bzw. Österreich, bzw. Schweiz. Handwörterbuch d. Soz. Hygiene.

9. René Martial: L'Ouvrier, son hygiène, son atelier, son habitation. Paris 1909.

10. Waldemar von Grolmann (St. Petersburg): „Die neuen Arbeiter-Versicherungsgesetze." Annalen für Soziale Politik und Gesetzgebung Bd. II, Heft 1 und 2. Berlin 1912.

11. „Die Arbeiterversicherung in Rumänien." Medizinische Reform 1912 Nr. 23.

b) Unfallversicherung.

Unter den Krankheiten nehmen die Unfälle in mannigfaltiger Hinsicht eine besondere Stellung ein; darum erheischt die Fürsorge für

Verletzte eine spezielle Erörterung. Freilich interessieren uns an dieser Stelle nur die Unfälle, die mit der beruflichen Tätigkeit zusammenhängen.

Im Deutschen Reich war auf Grund des Haftpflichtgesetzes vom 7. Juni 1871 der Unternehmer zur Zahlung einer Entschädigung verpflichtet, wenn ein Unfall auf seine Schuld zurückzuführen war. Allerdings mußte zuvor der Arbeiter einen entsprechenden Nachweis erbringen, was häufig sehr schwierig war und zu zahlreichen langdauernden Prozessen führte. Eine grundsätzliche Änderung zeitigte das Gewerbe-Unfallversicherungsgesetz im Jahre 1884. Ihm folgte 1886 das Unfallversicherungsgesetz für Land- und Forstwirtschaft und 1887 das Bau- und See-Unfallversicherungsgesetz.

Über Unfallverhütung haben wir schon in dem Kapitel „Arbeiterschutz" das Wichtigste mitgeteilt; die Häufigkeit der Unfälle, der Grad der Verletzungen, ihre Ursachen u. a. m. wurde in dem Kapitel „Arbeiter" geschildert. Hier ist nun noch darzulegen, in welcher Weise für die Verletzten durch die Unfallversicherungsgesetzgebung gesorgt wird; unsere folgenden Ausführungen sollen ein Bild von dem Gesetz, wie es durch die Reichsversicherungsordnung (Buch III) gestaltet wurde, geben.

Versichert sind hiernach alle Arbeiter, Gehilfen, Gesellen, Lehrlinge sowie Betriebsbeamte, deren Jahresarbeitsverdienst 5000 M. an Entgelt nicht übersteigt. Der Versicherung unterliegen Fabriken, Bergwerke, Eisenbahnen, Post, Gewerbebetriebe für Bau-, Steinhauer- usw. Arbeiten, Fuhrwerksbetriebe und zahlreiche andere Gewerbe. Insgesamt sind im letzten Berichtsjahr (1910) 24,2 Millionen Personen gegen Unfall versichert gewesen; da die Versicherungspflicht durch die Reichsversicherungsordnung auf noch weitere Kreise ausgedehnt wird, so wird die genannte Zahl in Zukunft wesentlich überragt werden. — Träger der Versicherung sind die in Berufsgenossenschaften organisierten Arbeitgeber. Diese allein haben die gesamten Kosten der Versicherung zu decken.

Im Falle einer Verletzung sind vom Beginne der 14. Woche nach dem Unfall Krankenbehandlung und eine Rente für die Dauer der Erwerbsunfähigkeit zu gewähren. Die Rente beträgt, solange der Verletzte infolge des Unfalls völlig erwerbsunfähig ist, zwei Drittel des

Tabelle
Leistungen der

Jahr	1. Krankenfürsorge				2. Verletzten-rente
	a) Heilverfahren	b) Fürsorge in der gesetzlichen Wartezeit (§ 76 c des Krankenversicherungsgesetzes)	c) Heilanstaltsbehandlung	d) Angehörigenrente	
					in
1910 . . .	3 697,7	1 098,6	5 077,8	1 425,2	118 026,9
1885/1910 . .	48 407,2	11 689,8	72 292,6	19 739,5	1 422 166,3

Lohnes; wenn er nur teilweise erwerbsunfähig ist, den entsprechenden Teil der Vollrente; solange der Verletzte infolge des Unfalls hilflos ist, d. h. nicht ohne fremde Wartung bestehen kann, ist die Entschädigung bis zum vollen Verdienste zu erhöhen.

Die Höhe der Entschädigung richtet sich nach dem Lohn; soweit der Jahresarbeitsverdienst die Summe von 1800 M. übersteigt, wird er nur mit einem Drittel angerechnet.

Die Berufsgenossenschaft ist befugt, schon vor Ablauf der dreizehnten Woche nach dem Unfall ein Heilverfahren eintreten zu lassen, um die Folgen der Verletzung zu beseitigen oder zu mildern; sie kann den Verletzten in einer Heilanstalt unterbringen.

Bei Tötung ist als Sterbegeld der 15. Teil des Jahresarbeitsverdienstes; jedoch mindestens 50 M. zu gewähren; hinterläßt der Verstorbene eine Witwe oder Kinder, so beträgt die Rente ein Fünftel des Jahresarbeitsverdienstes für die Witwe bis zu ihrem Tode oder ihrer Wiederverheiratung, sowie für jedes Kind bis zum vollendeten fünfzehnten Lebensjahre; für ein uneheliches Kind jedoch nur, soweit der Verstorbene ihm nach gesetzlicher Pflicht Unterhalt gewährt hat.

Die bisherigen Leistungen der Unfallversicherung sind aus der Tabelle 174 zu erkennen.

Es ist nun noch zu erwähnen, daß zwischen den Versicherungsträgern und den Verletzten naturgemäß in häufigen Fällen Meinungsverschiedenheiten über die Höhe der zu gewährenden Rente bestehen. In dem Gesetz ist daher vorgesehen, daß der Verletzte gegen den Bescheid der Berufsgenossenschaft an ein Schiedsgericht (Versicherungsamt) appellieren darf; jede der beiden Parteien kann gegen das Urteil dieser Instanz beim Oberversicherungsamt und in gewissen Fällen noch darüber hinaus beim Reichsversicherungsamt Berufung einlegen.

Die Schiedsgerichte bestehen aus gleich vielen Arbeiter- und Arbeitgebervertretern sowie aus einem beamteten Vorsitzenden.

Die Erfahrung hat gelehrt, daß die Zahl der Schiedsgerichtsurteile, welche zugunsten der Versicherten gefällt wurden, in den letzten Jahren ganz bedeutend gesunken ist; im Jahre 1886 fielen noch 31 %, im

174.
Unfallversicherung.

3. Verletztenabfindung. (Inländer)	4. Sterbegeld	5. Hinterbliebenenrente (Witwen, Waisen usw.)	6. Witwenabfindung	7. Ausländerabfindung	Summe der Entschädigungsleistungen
1000 M.					
1 880,0	647,7	31 246,2	1 018,6	279,7	164 425,4
14 317,6	11 087,6	355 605,1	13 232,8	4 195,9	1 972 734,4

Jahre 1911 dagegen nur 16 % der Entscheidungen zugunsten der Arbeiter aus. Die Ursache für diese Erscheinung ist vorzugsweise darin zu erblicken, daß die Versicherungsträger in der Lage sind, auf das Schiedsgericht durch ärztliche Gutachten einzuwirken, und hiervon immer mehr Gebrauch machen, daß aber die Verletzten über dieses bedeutungsvolle Kampfmittel zumeist nicht verfügen. Dazu kommt, daß es vielen Schiedsgerichtsvorsitzenden — der Vorsitzende gibt bei Stimmengleichheit[1]) den Ausschlag — häufig an dem nötigen sozialen Verständnis fehlt. In manchen süddeutschen Bezirken, z. B. in Baden oder in Oberbayern, findet man, daß in einem den Reichsdurchschnitt weit übersteigenden Prozentsatz Urteile zugunsten der Versicherten gefällt werden. Nach meinem Dafürhalten würde die Zahl der für die Arbeiter günstigen Entscheidungen wesentlich steigen, wenn auch die Verletzten sich auf eindrucksvolle ärztliche Atteste, die sie jedoch jetzt häufig weder für Geld noch für gute Worte erhalten können, zu stützen in der Lage wären. Darum kann ich meinen schon vor mehreren Jahren an die Arbeiterorganisationen gerichteten Vorschlag, Gewerkschaftsärzte[2]) anzustellen, hier nur mit Nachdruck wiederholen.

Ohne eine solche Maßnahme wird das an sich gewiß nicht schlechte Unfallversicherungsgesetz durch Mängel in der Verwaltungspraxis auch künftig seinen Zweck oft verfehlen. Der Sozialhygieniker muß dies beklagen; denn, wenn ein Unfallverletzter nicht gehörig entschädigt wird, so muß er sich entsprechend seiner Erwerbsbehinderung stärker anstrengen, um am Lohn keine Einbuße zu erleiden; dadurch schädigt er sich aber an seiner Gesundheit.

---

[1]) Erfahrungsgemäß stellen sich in der Regel die Arbeitervertreter auf die Seite des Verletzten, die Arbeitgebervertreter dagegen teilen gewöhnlich die Ansicht der betreffenden Berufsgenossenschaft. Hierbei kann jeder Schiedsrichter bona fide geurteilt haben; die Differenz resultiert eben aus der Verschiedenheit des Standpunktes, der dem jeweiligen Milieu entspricht.

[2]) Die Gewerschaftsärzte sollen selbstverständlich nicht aus Gefälligkeit oder gar auf Bestellung, sondern lediglich nach bestem Wissen und Gewissen Atteste anfertigen. Ihre Tätigkeit wäre am besten mit der eines Rechtsanwaltes zu vergleichen; wie die Berufsgenossenschaften auf das Schiedsgericht durch einen Sachkenner, ihren Vertrauensarzt, einwirken, so sollte auch die Gegenpartei, der Arbeiter, vorgehen. Daran, daß die Atteste des Gewerkschaftsarztes, wofern sie von gründlicher Beobachtung und scharfem Urteil zeugen, vom Schiedsgericht ebenso beachtet werden würden wie die Gutachten der Vertrauensärzte der Berufsgenossenschaften, besteht keinerlei Zweifel. Schon die Tatsache, daß gegen das Gutachten der letzteren ein Gegengutachten vorliegt, würde die Situation in vielen Fällen verändern. — Der Vorschlag der Anstellung von Gewerkschaftsärzten ist viel erörtert worden. Er ist mit Schärfe in den „Ärztlichen Mitteilungen" (1908 Nr. 31) abgelehnt worden, während ihm von mehreren Ärzten, insbesondere von Eisenstadt (Soziale Medizin und Hygiene, Bd. III 1908, und Zeitschrift für Versicherungsmedizin 1909, Nr. 12 bis 1910, Nr. 3) zugestimmt wurde. Eisenstadt und auch Hanauer (Soziale Medizin und Hygiene, Bd. V 1910) fordern, daß den Gewerkschaftsärzten eine allgemeine gewerbehygienische Tätigkeit zugewiesen werden soll. Diese Aufgabe fällt doch aber wohl zuvörderst den vom Staate anzustellenden Gewerbeärzten zu.

Die meisten europäischen Staaten haben das System der deutschen Unfallversicherungsgesetzgebung nachgeahmt. In manchen Ländern hat man jedoch hierbei Bestimmungen geschaffen, die auch für uns vorbildlich sein könnten.

In der Schweiz und in England fallen unter den Begriff der Unfallkrankheiten auch die gewerblichen Vergiftungen. Ferner ist zu bemerken, daß nach dem schweizerischen Gesetz vom Jahre 1912 Entschädigungen nicht nur bei Betriebsunfällen, sondern auch bei Nichtbetriebsunfällen zu gewähren sind; außergewöhnliche Gefahren und Wagnisse sind aber von der Versicherung auszuschließen.

Das englische Gesetz (Workmens Compensation Act, 1906) bestimmt, daß dem Schiedsgericht als Beisitzer vom Ministerium des Innern eingesetzte und vom Staate besoldete Ärzte (medical referres) beizugeben sind; man wollte so zu Sachverständigen gelangen, die jeder Parteilichkeit fernstehen.

Sehr interessant ist die englische Statistik über die Schiedsgerichtsentscheidungen. Unter 3087 Urteilen bei Unfallsachen des Jahres 1909 wurde 2427 mal zugunsten der Arbeiter und 660 mal zugunsten der Arbeitgeber entschieden, also mehr als dreimal so viel zugunsten der Arbeiter; unter 85 Entscheidungen bei Streitsachen, welche Gewerbekrankheiten betrafen, gaben 69 den Arbeitern, 16 den Arbeitgebern recht. Man geht wohl nicht fehl, wenn man diese hohe Zahl der für die Arbeiter erfolgreichen Resultate auf das Wirken der unparteiischen Ärzte im Schiedsgericht zurückführt.

In Frankreich muß den Unfallverletzten von den Unternehmern ärztliche Behandlung gewährt werden, wobei jedoch die Versicherten das gesetzlich zugestandene Recht besitzen, sich den Arzt frei zu wählen. Die Ärzte erhalten nach Einzelleistungen, jedoch gering bemessene Honorare. In dem Kampf der Arbeiter mit den Unternehmern um die Unfallentschädigung stehen die Ärzte auf der Seite der ersteren. In Frankreich haben sich auf dem Gebiete der Unfallversicherung sehr unerquickliche Zustände entwickelt, was namentlich darauf zurückzuführen ist, daß es in diesem Lande an einer hinreichenden Krankenversicherung fehlt.

Literatur.

1. Reichsversicherungsordnung, Drittes Buch.
2. „Die Sozialversicherung in Europa." Sonderbeilage zum Reichsarbeitsblatt Nr. 9, September 1912.
3. Amtliche Nachrichten des Reichsversicherungsamtes 1912, Nr. 2.
4. Geschäftsbericht des Vorstandes der Landesversicherungsanstalt Baden. Karlsruhe 1911.
5. „Statistisches Jahrbuch für das Kgr. Bayern." München 1911.
6. Alfons Fischer: „Zur Diskussion über meinen Vorschlag, Gewerkschaftsärzte anzustellen." Soziale Medizin und Hygiene 1908, Heft 10.
7. „Bundesgesetz über die Kranken- und Unfallversicherung." Bern 1912.
8. Alfons Fischer: „Soziales Versicherungswesen in England bzw. Frankreich." Artikel im Handwörterbuch der Sozialen Hygiene. Leipzig 1912.
9. Statistik of Compensation and of Proceedings under the Workmens Compensation Act 1906, during the year 1909; London 1910.
10. R. Lennhoff: „Der Kampf um die freie Arztwahl in Frankreich. Medizinische Reform 1910, Nr. 21

c) Ärzte- und Krankenhauswesen.

Daß für eine geordnete Krankenfürsorge ein arbeitsfreudiger Ärztestand notwendig ist, braucht kaum betont zu werden. Nun befinden sich aber zweifellos gegenwärtig zahlreiche Ärzte in einer gewissen finanziellen Notlage[1]), was vielfach mit der Krankenversicherungsgesetzgebung, die

---

[1]) Nach Angaben der Berlin-Brandenburgischen Ärztekammer verfügten vor einigen Jahren 37% aller Ärzte Berlins nur über ein Einkommen bis zu 3000 M.,

den Kreis der Privatpatienten wesentlich eingeschränkt hat, in Zusammenhang gebracht wird. Wenn auch zugegeben werden muß, daß infolge des sozialen Versicherungswesens das Arbeitsfeld der Ärzte reicher
geworden ist, so kann doch nicht bestritten werden, daß dieser Vorteil bei
dem gegenwärtigen System der Ärzteanstellung durch Krankenkassen
lediglich einem Bruchteil zugute kommt. Die Kassen haben vielfach nur
wenige, ihnen gefügige Ärzte mit der Krankenbehandlung betraut;
dadurch entstand für den einzelnen ein Übermaß von Arbeit, was gewiß nicht im Interesse der Kranken liegt. Da zudem die Krankenkassenvorstände öfters den von ihnen angestellten Ärzten in einer unwürdigen Art begegneten, und andererseits es dem ärztlichen Nachwuchs
infolge des Systems der fixierten Ärzte an Beschäftigung fehlte, so sann
man auf Mittel, um die aufgetretenen Mißstände zu beseitigen.

Im Jahre 1884 befaßte sich zum erstenmal ein deutscher Ärztetag mit dem Verhältnis der Ärzte zu den Krankenkassen. Der Ärztetag,
zu dem die Vertreter des im Jahre 1873 gegründeten deutschen Ärztevereinsbundes[1]) alljährlich zusammentreten, stellte im Jahre 1891 die
grundsätzliche Forderung auf, daß die freie Ärztewahl, d. h. die Beseitigung des Systems der fixierten Ärzte, sowie die Festsetzung einer
Höchst-Einkommensgrenze für die Versicherten einzuführen sei. Die
an den Reichstag und an den Bundesrat gerichteten Eingaben des
Ärztevereinsbundes, dessen Aufgaben mehr auf wissenschaftlichem,
praktischem und sozialem Gebiete liegen und der daher zur Vertretung
wirtschaftlicher Interessen weniger geeignet ist, blieben erfolglos.

Man gründete daher im Einverständnis mit dem Ärztevereinsbund
im Jahre 1901 den „Verband der Ärzte Deutschlands zur Wahrung ihrer wirtschaftlichen Interessen" (gewöhnlich Leipziger
Verband[2]) genannt).

Der L. V., welcher etwa zwei Drittel aller Ärzte für sich zu gewinnen
wußte, forderte nun mit Nachdruck die Einführung der freien Ärztewahl.
Nach Art der Gewerkschaften suchte diese Organisation ihre Wünsche
insbesondere bei den Krankenkassen durch Streikandrohungen zu erreichen. Tatsächlich wurden bereits mehrfach solche Streiks[3]) durchgeführt.

Wenn auch das Verlangen nach freier Ärztewahl berechtigt ist, zumal dieses
System zweifellos im Interesse der Kranken liegt, so sind dennoch vielfach Bedenken gegen die Anwendung eines seitens der Ärzteorganisation unternommenen
Streiks[4]) laut geworden; sicherlich war die von dem L. V. angewandte Methode
des wirtschaftlichen Kampfes dem Ansehen des Ärztestandes nicht förderlich.

---

weitere 17,3 % darüber hinaus bis 5000 M., nur 38,5 % versteuerten mehr als
6000 M. — In der Provinz Schleswig-Holstein betrug im Jahre 1909 das Einkommen
der Hälfte der Ärzte weniger als 6000 M., 28 % hatten weniger als 4000 M. Jahreseinnahme. (Siehe E. Sardemann.)

[1]) Publikationsorgan: „Ärztliches Vereinsblatt".
[2]) Publikationsorgan: „Ärztliche Mitteilungen."
[3]) Der erste Ärztestreik wurde gegen die Geraer Textilbetriebskrankenkasse
geführt; von weiteren Streiks sind insbesondere zu nennen der in Leipzig (1904),
Cöln (1904 und 1909) und Halle (1910).
[4]) Stier-Somlo betont, daß es „eine der erstaunlichsten und verblüffendsten

Daß sich das System der freien Ärztewahl in manchen Gebieten gut bewährt, hat man namentlich aus den Erfahrungen in Württemberg erkannt; dort ist die freie Ärztewahl bei den staatlichen Krankenkassen der Eisenbahn und der Post eingeführt, und die Regierung hat, nach Angaben von Wiebel, das von ihr benutzte System allen Krankenkassen empfohlen.

Müller, der als Rendant bei der allgemeinen Ortskrankenkasse zu Magdeburg tätig ist, hat nachgewiesen, daß der vielfach gegen die freie Ärztewahl erhobene Einwand[1]), wonach dies System die Ursache der höheren Ausgaben der Krankenkassen sei, unzutreffend ist. Andererseits muß hier auf die Darlegungen von Mayet hingewiesen werden, der gezeigt hat, wie verschieden die Ausgaben der jeweiligen Krankenkasse in den einzelnen Jahren sich gestalten, so daß es also ungemein schwierig ist, aus den finanziellen Ergebnissen einer Kasse ohne weiteres auf die Brauchbarkeit eines Ärztesystems zu schließen. Auf dem Krankenkassentage im Jahre 1912 wurde übrigens gegen die Darlegungen Müllers allseitig energisch protestiert.

Mit Recht hat Rumpf, der im allgemeinen für die freie Ärztewahl eintritt, darauf hingewiesen, daß diese „in manchen ländlichen Bezirken wegen der hohen Fuhrkosten, welche zu der ärztlichen Tätigkeit hinzukommen und durch die gleichzeitige Tätigkeit mehrerer Kassenärzte sehr hoch werden können, kaum durchführbar" ist.

So sehen wir also, daß das an sich wünschenswerte System der freien Ärztewahl in der Praxis häufig auf Hindernisse stoßen würde. Dazu kommt noch, daß das Krankenversicherungsgesetz den Kassen die Beschaffung ärztlicher Hilfe vorschreibt, ohne daß die Ärzte gezwungen sind, in den Dienst der Kasse zu treten. Infolge der Betonung der wirtschaftlichen Interessen seitens des L. V. muß damit gerechnet werden, daß die Ärzte den Krankenkassen ihren Beistand versagen, wenn ihre Wünsche hinsichtlich der Honorarhöhe nicht erfüllt werden. Daß sich die Schwierigkeiten für die Krankenkassen, sobald die freie Ärztewahl gesetzlich eingeführt ist, außerordentlich steigern würden, ist ohne weiteres zu erkennen.

Bei der Neuregelung des Krankenversicherungsgesetzes im Jahre 1911 haben sich die Gesetzgeber auf die Seite der Krankenkassen gestellt; sie bestimmten, daß den Versicherten die Auswahl zwischen mindestens

---

Erscheinungen ist, daß derselbe Staat, der durch seine Examina und Approbationen dem Arzte erst die Möglichkeit gibt, als ein von ihm, dem Staate, anerkannter Hilfsfaktor zu wirken, sich gefallen lassen muß, daß seine Einrichtungen — Krankenkassen, Berufsgenossenschaften und Versicherungsanstalten — mit dem Boykott bedroht werden". Derselbe Autor legt dar, daß der Streik „in unversöhnlichem Gegensatz mit der hohen und humanen Aufgabe des Arztes" steht. — Diese Empfindung werden gewiß auch alle Ärzte, die ihre Tätigkeit als Beruf (und nicht als Gewerbe) betrachten, teilen. Bei dem gegenwärtigen Privatarztsystem können diesen Ärzten schwere Gewissenskonflikte nicht erspart bleiben.

[1]) Neben diesem Argument wird unter anderem gegen das System der freien Ärztewahl angeführt, daß diese der Simulation Vorschub leistet; diese Behauptung läßt sich aber vorläufig einwandfrei weder beweisen noch widerlegen.

2 Ärzten frei stehen soll, soweit hierdurch nicht eine erhebliche finanzielle Mehrbelastung entsteht. Um aber der Gefahr zu begegnen, daß die Ärzte durch einen Streik es den Krankenkassen bisweilen unmöglich machen könnten, ihre gesetzlichen Verpflichtungen hinsichtlich der ärztlichen Behandlung zu erfüllen, wurde der Aufsichtsbehörde das Recht gegeben, widerruflich anzuordnen, daß, wenn die Krankenkasse einen Vertrag zu angemessenen Bedingungen mit einer ausreichenden Zahl von Ärzten nicht schließen kann, oder die Ärzte den Vertrag nicht einhalten, statt der Krankenpflege oder ärztlichen Behandlung eine bare Leistung bis zu zwei Dritteln des Durchschnittsbetrages des gesetzlichen Krankengeldes gewährt werde. Auch dürfen die Krankenkassen bei einem Ärztestreik die Kranken in ein Krankenhaus verweisen, selbst wenn die dafür sonst notwendigen Erfordernisse[1]) fehlen.

Diese Gestaltung des Gesetzes bringt keine Lösung der Kassenarztfrage; schwere Kämpfe zwischen den von den Gesetzgebern benachteiligten Ärzten und den Krankenkassen stehen in Bälde bevor. Daß hieraus gesundheitliche Schädigungen für weite Kreise der Bevölkerung resultieren werden, ist ohne weiteres einzusehen. Bemerkt sei hier noch, daß die Einführung der staatlichen Krankenversicherung in England bereits die gleichen Kämpfe zwischen den Ärzten und den Trägern der Versicherung gezeitigt hat, wie wir sie bei uns finden.

Darum muß man sich die Frage vorlegen, ob nicht der Staat, wenn diese Kämpfe sich häufen und lange andauern sollten, dazu verpflichtet ist, den Krankenkassen beamtete Ärzte in genügender Zahl zur Verfügung zu stellen. Diesen Gedanken soll auch die englische Regierung[2]) bereits erwogen haben.

Hier müssen wir nun kurz das Problem der Verstaatlichung des Ärztewesens berühren. Diese Frage ist vielfach behandelt worden. Einzelne Ärzte, wie Schallmeyer, Kürz usw., haben im Interesse der Volksgesundheit die Verstaatlichung gefordert, während die Ärzteorganisationen[3]) sich hierzu ablehnend verhalten. Nach Angabe von Häberlin hat aber der 9. Pirogowsche Ärztekongreß sich gegen das System der Privatpraxis ausgesprochen, u. a. weil es die Leiden und das Unglück der Patienten vermehrt, die Ärzte demoralisiert und die Durchführung der von der sozialen Hygiene geforderten Maßnahmen hindert.

Man kann gegen die Stellungnahme der russischen Ärzte einwenden, daß die Verhältnisse in Rußland mit den in anderen Staaten, insbesondere mit den in Deutschland nicht zu vergleichen sind; aber es, unterliegt keinem Zweifel, daß die Verstaatlichung des Ärztewesens gegenüber dem jetzigen Zustand viele Vorteile zeitigen würde.

---

[1]) Ein verheiratetes Kassenmitglied kann im allgemeinen nur mit seiner Einwilligung in ein Krankenhaus verwiesen werden.

[2]) Siehe Hans Lungwitz: „Mittelstandskrankenkassen." Moderne Medizin, 1912, Heft 8.

[3]) Nach einer Mitteilung von Meißner haben die holländischen Ärzte beabsichtigt, sich zusammenzutun, um die Verstaatlichung des Berufes zu erstreben. (Siehe P. Meißner: „Verstaatlichung der Ärzte." Der Tag vom 15. Oktober 1902.)

Freilich ist eine solche Umgestaltung in Bälde nicht durchführbar; aber die **Entwickelung** sowohl des **Ärzte-** wie des **Heilanstaltenwesens** bewegt sich, wie die amtliche Statistik zeigt, in der Richtung zu diesem Ziel.

Nach einer amtlichen Erhebung vom Jahre 1909 wurden im Deutschen Reich[1]), 30 558 Ärzte, d. h. 5 833 mehr als bei der vorangegangenen Zählung (im Jahre 1898) festgestellt. Die Zunahme betrug mithin 23,59 %, während die Bevölkerung des Reiches sich in der gleichen Zeit nur um 17,30 % vermehrt hatte. Im Jahre 1876 kamen auf einen Arzt 3125, im Jahre 1898 aber bereits nur 2192, jetzt sogar nur noch 2080 Einwohner.

Allein, von diesen für ganz Deutschland geltenden Durchschnittsziffern weichen die Angaben für die einzelnen Gemeinden sehr erheblich ab. Auf je 10 000 Einwohner entfielen in den Orten mit weniger als 5000 Einwohnern nur 2,3, dagegen in Städten mit 100 000 und mehr Einwohnern 9,7 Ärzte.

Schon aus diesen Ziffern ersieht man, daß es wohl doch nicht, wie oft behauptet wird, zu viel Ärzte in Deutschland gibt; denn wenn auf je 2080 Personen nur ein Arzt gezählt wurde, so kann man von einem Ärzteüberfluß nicht sprechen. Dagegen liegt offenbar eine falsche Verteilung vor, die auf dem verständnislosen und völlig unberechtigten Drange nach der Großstadt beruht. Wenn in den Städten von 100 000 und mehr Einwohnern auf etwas mehr als 1000 Personen ein Arzt kommt, so mag hier wohl ein zu beschränktes Tätigkeitsfeld vorliegen; aber diese durch irrige Vorstellungen von den Vorzügen der Großstädte verursachten Verhältnisse brauchen nicht bis in alle Zukunft fortzubestehen. Wenn einmal die Regelnug der ärztlichen Versorgung nicht lediglich dem freien Spiel der Kräfte überlassen sein wird, dann wird weder eine Überfüllung in den großen Orten noch ein solcher Ärztemangel in den kleinen Gemeinden vorhanden sein wie jetzt. Die mißlichen Folgen der zurzeit obwaltenden falschen Verteilung sind nicht ausgeblieben: auf der einen Seite Kranke ohne Ärzte, auf der anderen Seite Ärzte ohne Kranke.

Von den oben genannten 30 558 Ärzten, die am 1. Mai 1909 gezählt wurden, sind übrigens nur 28 775 Zivilärzte, die anderen 1783 sind aktive Militär-, Marine- und Schutztruppenärzte. Bemerkenswert ist, daß von den Militärärzten jetzt nur noch 397 für die Zivilpraxis in Betracht kommen, während dies im Jahre 1887 — trotzdem es damals weit weniger solche Ärzte gab — bei 765 der Fall war.

Unter den Zivilärzten üben nur 25 689 Privatpraxis aus; 3086 sind ausschließlich in und für Anstalten beschäftigt. Letztere haben seit der Feststellung im Jahre 1898 um 1159 oder 60,1 % an Zahl zugenommen.

Leider finden sich in der amtlichen Publikation keine Angaben darüber, wieviel von den Zivilärzten Beamte des Staates, der Gemeinde oder sonstiger

---

[1]) Nach einer von Helme in Genf angefertigten Statistik kommen auf 10 000 Einwohner in England 7,8, in Spanien 7,5, Italien 5,6, in der Schweiz 5,2, in Frankreich 5,1, Deutschland 4,3, Österreich 2,5 und Rußland 2,0 Ärzte. Brüssel hat verhältnismäßig die meisten Ärzte, nämlich 24,1 auf 10 000 Seelen; dann folgt Madrid mit 20,9, Rom mit 14,8, Wien mit 14, Berlin mit 13,2, London mit 12,8, Petersburg mit 12, Paris mit 11,1 und Kopenhagen mit 9. (Siehe Klinisch-therapeutische Wochenschrift vom 30. September 1912.)

behördlicher bzw. privater Körperschaften sind. Man hätte sich im Besitz solcher
Mitteilungen ein Bild davon machen können, wie viele von den deutschen Ärzten
heute schon beamtet sind, d. h. ganz oder zum großen Teil auf private Praxis
verzichten.

Auch über die Verbreitung und Entwickelung des Heilanstaltenwesens gibt eine amtliche Statistik Auskunft.

Früher und zum Teil auch noch jetzt war die Abneigung gegen die Krankenhäuser sehr stark. Als Hauptursache hierfür ist die Tatsache anzusehen, daß
ehemals sich die deutschen Heilanstalten oft in bedenklichen Zuständen befanden,
daß sie wahre Nester für ansteckende Krankheiten waren, und daß die Behandlung
in vielfacher (namentlich auch in ethischer) Hinsicht zu wünschen übrig ließ.
In der Regel wurden die öffentlichen Krankenhäuser geradezu als Sterbehäuser betrachtet, und in gewissem Sinne verdienten sie diesen schreckenerregenden Namen
tatsächlich, weil sie häufig nur für die Unheilbaren benutzt wurden, während
sich die sonstigen Patienten, wenn irgend möglich, den Heilanstalten fern hielten.

Welch ein Wandel sich aber in dem Urteil des Publikums über die Krankenhäuser, die zumeist inzwischen ein völlig anderes Aussehen erhalten haben, und
in denen mittlerweile auch andere Grundsätze der Behandlung und Pflege Platz
griffen, im Laufe der letzten Jahrzehnte und auch noch der letzten Jahre vollzogen
hat, beweist die immer stärker werdende Inanspruchnahme, die die Heilanstalten
seitdem gefunden haben.

Behandelt wurden während des Jahres 1907 in den allgemeinen
Krankenhäusern 1 729 839 Personen, darunter über eine Million in öffent-
lichen gegen 600 000 in privaten und etwas über 100 000 Kranken in
Universitätskliniken.

Enthalten diese Angaben den Beweis dafür, daß das deutsche Volk in
außerordentlich starker Zahl sich jetzt den Krankenhäusern, und besonders
den öffentlichen Krankenhäusern und Universitätskliniken, zuwendet, so zeigt
die Statistik über die Erfolge der Behandlung in den Heilanstalten, daß dies Zu-
trauen durchaus berechtigt ist. Von den über $4\frac{1}{2}$ Millionen Kranken, die während
der letzten drei Jahre aus deutschen allgemeinen Krankenhäusern in Abgang
kamen, sind nur 300 000, also nur etwa 6 %, in den Anstalten gestorben; die
Krankenhäuser sind heutzutage mithin wohl keineswegs mehr „Sterbehäuser".

Zur Ergänzung unserer Angaben sei sodann bemerkt, daß
eine sehr umfangreiche Zahl von Kranken auch noch in anderen Heilanstalten als in den allgemeinen Krankenhäusern, von denen allein
oben gesprochen wurde, behandelt wurden. Es sind dies Anstalten,
die zur Aufnahme von Patienten mit besonderen Erkrankungsarten
dienen. So wurden in den Anstalten für Geistes- und Nervenkranke
im letzten Berichtsjahr gegen 200 000, in den Augenheilanstalten über
50 000 Personen behandelt; gegen 130 000 Schwangere kamen in Entbindungshäusern nieder.

So sehen wir, wie die moderne Entwicklung im Ärzte- und Heil-
anstaltwesen schon ganz von selbst dahin geht, daß verhältnismäßig
immer mehr Ärzte auf Privatpraxis verzichten und ein Amt übernehmen.
Der Staat sollte diese Entwicklung fördern. Wie er letzten Endes für
Krankenkassenärzte zu sorgen verpflichtet ist, ebenso muß er dafür Vorkehrungen treffen, daß es auch sonst nicht an genügenden Ärzten fehlt,
was wir oben von gewissen Landesgebieten festgestellt haben. Es darf
auch nicht für die Dauer so bleiben, daß selbst in großen Städten bei
zahlreichen Erkrankungsfällen, die zum Tode geführt haben, ärztliche

Hilfe überhaupt nicht in Anspruch genommen wurde; der Staat muß Maßnahmen dafür beschaffen, daß diese Unterlassung, die ja wohl zumeist in der unbemittelten Bevölkerung zu beobachten ist, ihren Grund nicht darin findet, daß es an Geldmitteln zur Bezahlung des Arztes mangelt. So sehen wir, daß aus zahlreichen Gründen dem Staat die Pflicht erwächst, Ärzte anzustellen. Wenn nun die Ärzte immer mehr auf Kassenpraxis angewiesen sein werden, wenn sie immer mehr als Heilanstaltsärzte in öffentlichen Krankenhäusern in Anspruch genommen werden, wenn sie immer mehr Arbeiten auszuführen haben, die ihnen der Staat oder die Gemeinden auftragen — wie wenig Raum bleibt dann im Verhältnis hierzu für die eigentliche Privatpraxis übrig? Und wie kurz wird der Weg von dem Punkte, an dem wir auf Grund der modernen Entwicklung schon in wenigen Jahren stehen werden, zu jenem Punkte, der die Verstaatlichung des Ärztewesens darstellt? Dies System wird, wie alle menschlichen Einrichtungen, seine Nachteile haben; aber es wird die ärztliche Tätigkeit vom Mammonismus befreien, zum Heil für die Kranken, zum Wohle der Gesunden und zur Befriedigung für die Ärzte.

Literatur.

1. E. Sardemann: „Wer soll und wer darf Arzt werden?" Veröffentlichung Nr. 18 des Verbandes der Ärzte Deutschlands zur Wahrung ihrer wirtschaftlichen Interessen. Leipzig 1912.

2. Carl Wiebel: „Die soziale Bedeutung der gegenwärtigen Ärztebewegung." Preußische Jahrbücher Bd. 136, 1909.

3. Stier-Somlo: „Die Ärztefrage und der Staat". Frankfurt a. M. 1910.

4. Heinrich August Müller: „Weitere Untersuchungen zur freien Ärztewahl im Lichte der Praxis." Bibliothek für soziale Medizin, Hygiene und Medizinalstatistik und die Grenzgebiete von Volkswirtschaft, Medizin und Technik, Nr. 7. Berlin 1912.

5. Mayet: „Krankenversicherung im Deutschen Reiche (Organisation)." Arikel im Handwörterbuch der sozialen Hygiene. Leipzig 1912.

6. Th. Rumpf: „Arzt und RVO." Bonn 1912.

7. W. Schallmayer: „Über die drohende körperliche Entartung der Kulturmenschheit und die Verstaatlichung des ärztlichen Standes." Berlin 1891.

8. Ernst Kürz: „Soziale Hygiene". Medizinische Klinik 1906—1907.

9. Häberlin: „Staatsarzt oder Privatarztsystem?" Medizinische Klinik 1906, Nr. 25—30.

10. Würzburg: „Die Verbreitung des Heilpersonals, der pharmazeutischen Anstalten und des pharmazeutischen Personals im Deutschen Reiche nach der statistischen Aufnahme vom 1. Mai 1909." Medizinalstatistische Mitteilungen aus dem Kaiserlichen Gesundheitsamt, Bd. XV, Heft 1. Berlin 1911.

11. Rahts: „Die Heilanstalten des Deutschen Reiches nach den Erhebungen der Jahre 1905, 1906 und 1907." Medizinalstatistische Mitteilungen aus dem Kaiserlichen Gesundheitsamte, Bd. 14. Berlin 1910.

d) Zahnärzte und Zahntechniker.

Bei der großen hygienischen Bedeutung, die einem guten Gebiß zukommt und einer sachgemäßen Behandlung im Falle einer Zahnkrankheit innewohnt, ist es erforderlich, eine kurze Übersicht auch über das Heilpersonal, das sich der Zahnbehandlung widmet, zu bieten.

Zahnärzte sind bei der amtlichen Erhebung vom 1. Mai 1909 im Reich 0,42 auf je 10 000 Einwohner ermittelt worden. Diese Reichsdurchschnittsziffer wurde überschritten in Preußen, im Königreich Sachsen (je 0,43), in Sachsen-Coburg-Gotha (0,44), Lippe (0,47), Mecklenburg-Strelitz (0,48), Sachsen-Weimar, Braunschweig (je 0,52), Baden (0,53), Mecklenburg (0,66), Bremen (0,93), Lübeck (1,07), Hamburg (1,11) und unter den preußischen Provinzen in Schleswig-Holstein (0,54), Brandenburg ohne Berlin (0,63), Hessen-Nassau (0,64), Berlin (1,42). Die kleinsten Verhältniszahlen betreffen Reuß ä. L. (0,14), Sachsen-Altenburg (0,19), Württemberg (0,21), Schaumburg-Lippe (0,22), Schwarzburg-Sondershausen (0,23), Oldenburg (0,24), Sachsen-Meiningen (0,25) bzw. in Hohenzollern, wo sie überhaupt fehlten, Ostpreußen (0,21), Westpreußen (0,22), Posen (0,24), Westfalen (0,29).

Selbständige Zahntechniker entfielen im Deutschen Reich 1,13 auf je 10 000 Einwohner. Ihre Häufigkeit schwankte in den einzelnen Landesgebieten zwischen 0,68 in Schwarzburg-Sondershausen, je 0,73 in Oldenburg und Lippe einerseits und 1,58 in Brandenburg ohne Berlin, sowie 1,65 in Schleswig-Holstein, 2,52 in Berlin andrerseits.

Die Häufigkeit der selbständigen Zahntechniker war mithin im Reichsdurchschnitt 2,7 mal so stark wie diejenige der Zahnärzte, sie ging über das dreifache hinaus in Bayern, Baden, Oldenburg, Anhalt, Schwarzburg-Rudolstadt, Reuß j. L., Ostpreußen, Pommern, Schleswig-Holstein; sie betrug das vierfache und mehr im Königreich Sachsen, in Württemberg, Mecklenburg-Strelitz, Sachsen-Meiningen, Sachsen-Altenburg, Reuß ä. L., Schaumburg-Lippe, Westpreußen und Hohenzollern.

Im § 122 der RVO. wird bestimmt, daß bei Zahnkrankheiten Behandlung (außer von Ärzten) von approbierten Zahnärzten zu leisten ist. Da es jedoch, wie wir gesehen haben, in manchen deutschen Gebieten an einer hinreichenden Zahl von approbierten Zahnärzten fehlt (und dies gilt ganz besonders für die kleinen Gemeinden), so ordnet der § 123 der RVO. an, daß bei Zahnkrankheiten mit Ausschluß der Mund- und Kieferkrankheiten die Behandlung außer durch Zahnärzte mit Zustimmung des Versicherten auch durch Zahntechniker gewährt werden kann. Die oberste Verwaltungsbehörde bestimmt, wieweit auch sonst Zahntechniker bei solchen Zahnkrankheiten selbständige Hilfe leisten dürfen, und wieweit hiermit auch Heildiener und Heilgehilfen betraut werden können; die Behörde ordnet auch an, wer als Zahntechniker im Sinne dieses Gesetzes anzusehen ist.

Literatur.

1. Würzburg: „Die Verbreitung des Heilpersonals der pharmazeutischen Anstalten und des pharmazeutischen Personals im Deutschen Reiche nach der statistischen Aufnahme vom 1. Mai 1909." Medizinalstatistische Mitteilungen us dem Kaiserlichen Gesundheitsamte, Bd. XV, Heft 1. Berlin 1911.

2. Reichsversicherungsordnung. Erstes Buch.

e) Hebammenwesen.

Den Hebammen fallen hohe hygienische Aufgaben zu; sie leisten bei den Entbindungen Beistand und erteilen in der minderbemittelten Bevölkerung auch sonst vielfach sanitäre Ratschläge, insbesondere über die Pflege der Säuglinge. Jeder in der Praxis stehende Arzt weiß, wie häufig sich die Frauen während der Schwangerschaft und noch lange nach der Niederkunft bei den Hebammen Belehrung holen.

Wenn man nun noch bedenkt, daß bei etwa $^4/_5$ aller Entbindungen Hebammen ohne Hinzuziehung eines Arztes tätig sind, so wird man ermessen können, welchen Einfluß die Hebammen auf die Gestaltung der hygienischen Verhältnisse in den breiten Volksschichten ausüben. Darum ist im Interesse der sozialen Hygiene zu fordern, daß überall eine hinreichende Zahl gut geschulter und zuverlässiger Hebammen zur Verfügung steht.

Vielfach wird von den Lehrern der Hebammenschulen darüber geklagt, daß sich unter den Hebammenschülerinnen oft Personen, die für diesen wichtigen Beruf untauglich sind, befinden; und die praktizierenden Ärzte machen nur zu häufig die Erfahrung, daß die Hebammen nach vielen Richtungen hin ihren Aufgaben nicht gewachsen sind. Das Hauptübel liegt darin, daß die Tätigkeit der Hebammen gegenwärtig im allgemeinen zu wenig einträglich ist und daher vielfach nur als Nebenberuf ausgeübt wird.

Auf Grund einer amtlichen Ermittlung, die sich auf das Einkommen der preußischen Hebammen im Jahre 1902 erstreckt, bietet Dietrich folgende Übersicht:

Tabelle 175.

Im Königreich Preußen hatten während des Jahres 1902 ein Gesamteinkommen:

	von 19 665 Hebammen	von 8123 freitätigen Hebammen	von 11 542 Bezirkshebammen
bis 200 M.	18,61 %	18,10 %	18,97 %
über 200— 400 „	32,59 %	22,80 %	39,47 %
„ 400— 600 „	21,58 %	18,83 %	23,51 %
„ 600—1000 „	18,17 %	23,35 %	14,53 %
„ 1000—1500 „	6,40 %	11,43 %	2,86 %
„ 1500—2000 „	1,61 %	3,31 %	0,42 %
„ 2000—3000 „	0,48 %	1,08 %	0,06 %
„ 3000—4000 „	0,05 %	0,10 %	0,01 %
„ 4000 „			
ohne Angabe	0,51 %	1,0 %	0,17 %

Man entnimmt der Tabelle 175, daß mehr als die Hälfte der Hebammen ein Jahreseinkommen unter 400 M. aufwies. Unter solchen Umständen muß naturgemäß der Ruf „Nur gebildete Hebammen!" wirkungslos verhallen. So lange die Honorarverhältnisse der Hebammen so mißlich sind, ist es nicht verwunderlich, daß sich unter den Hebammenschülerinnen so wenig geeignete Personen befinden, und daß die Hebammen außer ihrem Beruf, der namentlich eine sorgsame Pflege der Hände erfordert, noch manche andere Erwerbsarbeit, die im Gegensatz zu dieser Anforderung steht, übernehmen.

So wenig vielfach die Qualität der Hebammen hinreicht, so wenig genügt in weiten Landesgebieten ihre Quantität. Am 1. Mai 1909 wurden im Deutschen Reich 37 736 Hebammen gezählt, über deren

Verteilung auf die einzelnen Bundesstaaten bzw. Provinzen uns die in der Tabelle 176 enthaltenen Verhältnisziffern unterrichten.

Tabelle 176.

Zahl der Hebammen im Deutschen Reiche.

Staaten bzw. Provinzen	Auf je 1 Hebamme entfielen am 1. Mai 1909 Geborene (nach dem Durchschnitt d. Jahre 1907 u. 1908)	Auf je 1 Hebamme in Gemeinden mit weniger als 5000 Einwohner entfielen am 1. Mai 1909 qkm	Auf je 1 Hebamme in allen Gemeinden entfielen am 1. Mai 1909 qkm
Waldeck	20	13,5	13,5
Schwarzburg-Rudolstadt	28	9,3	8,5
Sachsen-Weimar	30	10,8	8,9
Lippe	30	8,6	7,5
Baden	31	8,2	6,9
Hessen	32	7,8	6,4
Württemberg	33	9,5	8,3
Sachsen-Meiningen	36	11,2	10,0
Sachsen-Coburg-Gotha	36	10,8	9,2
Elsaß-Lothringen	37	13,3	10,3
Braunschweig	38	11,9	10,1
Schwarzburg-Sondershausen	38	13,1	11,7
Schaumburg-Lippe	39	12,2	10,3
Mecklenburg-Schwerin	42	**41,5**	31,9
Bayern	46	18,9	15,1
Mecklenburg-Strelitz	48	**65,1**	48,8
Anhalt	52	19,7	12,4
Deutsches Reich	**55**	**20,8**	**14,3**
Sachsen-Altenburg	59	14,5	10,7
Reuß j. L.	60	15,3	10,9
Preußen	63	27,4	16,9
Oldenburg	63	**39,7**	26,6
Reuß ä. L.	74	15,1	11,3
Lübeck	75	37,2	6,9
Sachsen	79	15,5	8,2
Bremen	96	21,4	2,9
Hamburg	124	25,9	2,1
Hohenzollern	24	12,0	12,0
Hessen-Nassau	36	10,8	8,9
Hannover	43	24,4	19,1
Sachsen	55	19,7	14,3
Brandenburg (ohne Berlin)	59	39,7	22,4
Schleswig-Holstein	61	37,9	24,6
Westfalen	64	16,5	8,3
Pommern	66	**52,5**	36,3
Rheinprovinz	71	17,5	8,0
Ostpreußen	73	**51,7**	40,0
Stadtkreis Berlin	74	—	0,009
Schlesien	75	24,8	16,2
Westpreußen	78	**44,1**	30,7
Posen	107	**55,3**	38,6

Man nimmt allgemein an, daß eine Hebamme pro Jahr bei etwa 90 Entbindungen Beistand leisten könnte. Wie wir aus der Tabelle 175 ersehen, kamen jedoch in Bremen, Hamburg und Posen durchschnittlich mehr als 90 Geborene auf jede Hebamme, während in den meisten Landesgebieten, insbesondere im ganzen Deutschen Reich, die durchschnittlich auf jede Hebamme entfallende Ziffer weit unter 90 lag. Man muß hierbei aber bedenken, daß sich, wie die Ärzte und Zahnärzte so auch die Hebammen in den großen Städten im Hinblick auf die günstigeren Erwerbsmöglichkeiten zahlreich niederlassen, während es auf dem Lande an Hebammen fehlt. Will man ein Urteil darüber gewinnen, inwieweit die Ziffer der Hebammen genügt, so muß man deren Erreichbarkeit prüfen. Die Tabelle 175 zeigt uns, daß eine übermäßig große Zahl von Quadratkilometern auf jede Hebamme in den kleineren Gemeinden, namentlich in den beiden Mecklenburg und in Oldenburg sowie in Posen, Westpreußen, Ostpreußen, Pommern entfallen.

Hieraus ergeben sich dann die Mißstände, die wir schon in dem Kapitel „Mütter" gekennzeichnet haben, als wir darüber berichteten, wie häufig Entbindungen stattfinden, ohne daß eine Hebamme in Anspruch genommen wurde; die weiten Wege und die hohen Kosten tragen die Schuld, und die hohe Mortalität an Kindbettfieber ist die Folge.

So sehen wir, daß auf dem Gebiet des Hebammenwesens noch schier unglaubliche Verhältnisse obwalten; und dies, trotzdem seit vielen Jahrzehnten mit allem Nachdruck seitens mancher Gynäkologen eine gründliche Reform des Hebammenwesens gefordert wird. Namentlich hat Brennecke in jetzt 30jährigem Kampfe unermüdlich nach Verbesserungen gestrebt; seine Vorschläge, die er zuletzt in Berlin im Jahre 1910 vorgetragen und überzeugend begründet hat, gipfeln in folgenden Punkten:

1. Die Hebammenfrage kann in befriedigender Weise nur durch Erlaß eines Gesetzes, — nicht durch Verordnungen auf dem Wege der Verwaltung — gelöst werden.

2. Für die Zulassung zum Hebammenberuf ist eine strenge Auswahl unter den Bewerberinnen zu fordern. Die Auswahl der Schülerinnen hat nicht sowohl nach bestimmten Bildungsnormen und Gesellschaftsklassen, als vielmehr nach individueller Befähigung zu erfolgen. Eine durch Prüfung zu erweisende gute Mittelschulbildung und häusliche, saubere Erziehung fallen dabei besonders ins Gewicht. Bei Nachweis einer höheren Mädchenschulbildung gilt die Vorbildung als erwiesen.

3. Die Ausbildungzeit soll analog der Forderung zur Ablegung eines Examens in der Krankenpflege mindestens 1 Jahr betragen.

4. Die Kosten des Lehrkursus sind grundsätzlich von den Schülerinnen selbst zu tragen. Das bisher übliche Präsentationsrecht der Gemeinden und Gutsbezirke hört auf.

5. Die Freizügigkeit der Hebammen wird aufgehoben. Sie werden nach Bedarf in den einzelnen Bezirken angestellt und erhalten ein Mindestgehalt von 1000 M. bis 1200 M., je nach den ländlichen oder städtischen Verhältnissen. Die Bevölkerung hat freie Hebammenwahl. Um den Leistungen einer besonders begehrten Hebamme gerecht zu werden, steigt deren Einkommen stufenweise beim Nachweis je einer bestimmten, sich über die Durchschnittszahl erhebenden Anzahl von Geburten. Zur Aufbringung der Mittel, die vom Staat gegeben werden müssen, ist eine stufenweise, nach der Einkommensteuer zu bestimmende Abgabe bei jeder Eheschließung und bei jeder Geburt zu erheben.

6. Die Hebammen unterstehen als staatliche Beamtinnen dem Pensionsgesetz für Staatsbeamte.

7. Bei jeder Geburt ist die Zuziehung einer Hebamme zu fordern, auch wenn ein Arzt die Geburt leitet.

8. Hebammen, die drei Jahre hindurch mit Erfolg in armen und ungünstigen Gegenden gewirkt, sollen Prämien oder auch bevorzugte Stellen erhalten.

9. Die Hebammen unterstehen der Kontrolle des Kreisarztes. Sie haben sich jeden Nebenerwerbs, besonders aber solcher Beschäftigung zu enthalten, die auf die Reinheit des Körpers und in bezug auf Pflege der Hände nachteilig wirken. Ihre Pflichten sind durch besondere Dienstanweisung zu regeln.

10. Zur Hebung der sozialen Stellung ist es erwünscht, die Bezeichnung „Hebamme" durch eine andere zu ersetzen — etwa „Frauenschwester". Diese Änderung könnte mit dem Inkrafttreten eines neuen Gesetzes erfolgen.

11. Als notwendige Ergänzung eines so geordneten Hebammenwesens ist in jedem Kreise eine auf gesetzlicher Grundlage organisierte Frauenhilfe zu fordern, deren Aufgabe es ist, mit Anstellung von Hauspflegerinnen, Wochen-, Säuglings- und Krankenpflegerinnen sowie ehrenamtlich wirkenden Helferinnen, eventuell auch mit Gründung von Asylen aller Art sich im Dienste der Wöchnerinnenfürsorge, des Familien-, Mutter- und Kinderschutzes zu betätigen.

Aus dem Punkt 5 geht hervor, daß **Brennecke** die **Verstaatlichung der Hebammen** (ein Analogon zur Verstaatlichung der Ärzte!) fordert; zugleich wünscht er, daß die Kosten für die Leistungen der Hebammen aus Staatsmitteln gedeckt, im jeweiligen Falle mithin unentgeltlich geboten werden sollen, und daß der Bevölkerung die Wahl zwischen den Hebammen freistehen soll.

Es wäre vom sozialhygienischen Standpunkte aus zu wünschen, daß die Forderungen von **Brennecke** in absehbarer Zeit erfüllt werden könnten; aber die Hoffnung hierauf ist bedauerlicherweise sehr gering. Um so höher ist es daher zu bewerten, daß einige schweizerische Städte, zuerst **Neuenburg**, dann **Grafstall**, **Aarau** und seit 1911 auch **Zürich** die Gewährung **unentgeltlicher Geburtshilfe** eingeführt haben. Anspruch auf diese Leistung hat in Zürich jede Wöchnerin, die mindestens ein Jahr ununterbrochen dort niedergelassen und auf ein Einkommen von nicht mehr als 2000 Fr. ohne Vermögen angewiesen ist.

Die **deutschen** Städte bieten die unentgeltliche Geburtshilfe nur **Armen**. Die Krankenkassen sind, wie wir in dem Kapitel „Mutterschaftsversicherung und Mutterschaftskassen" erwähnt haben, **befugt**, freie Hebammendienste zu gewähren. — In **Frankreich** gehörte zu der gesetzesgemäß jedem mittellosen Franzosen (privé de ressources) zu gewährenden assistance médicale gratuite auch die Geburtshilfe. In Paris wurde im Jahre 1908 infolge dieser Bestimmung auf Kosten der Assistance 20 230 Schwangeren und Wöchnerinnen in Kranken- und Entbindungshäusern Hilfe geleistet; von diesen wurden 16 393 normal entbunden, 2511 hatten Schwangerschaftsunfälle, die übrigen waren im Anschluß an das Wochenbett erkrankt. Außerdem wurden 9540 Müttern, darunter 1424 uneheliche, in ihren Wohnungen unentgeltliche Hebammendienste gewährt.

Literatur.

1. Tugendreich: „Die Mütter- und Säuglingsfürsorge." Stuttgart 1910.

2 Dietrich: „Die Hebammenreform in Preußen". Zeitschrift f. ärztliche Fortbildung, 6. Jahrgang, 1909, Nr. 3—5.

3. H. Maurenbrecher: „Gebildete Hebammen?" Leipzig 1905.

4. E. Eckstein: „Nur gebildete Hebammen." Sammlung zwangloser Abhandlungen aus dem Gebiete der Frauenheilkunde und Geburtshilfe, Bd. 7. Halle 1905.

5. Würzburg: „Die Verbreitung des Heilpersonals, der pharmazeutischen Anstalten und des pharmazeutischen Personals im Deutschen Reiche nach der

statistischen Aufnahme vom 1. Mai 1909." Medizinalstatistische Mitteilungen aus dem Kaiserlichen Gesundheitsamte, Bd. 15, Heft 1. Berlin 1911.

6. Brennecke: „Bemerkungen zur Reform des Hebammenwesens und der geburtshilflichen Ordnung." Medizinische Reform 1910, Nr. 16, und Archiv für soziale Hygiene, Bd. 6, Heft 2 und 3; ferner: „Bemerkungen zur Reform des Hebammenwesens, zur Wöchnerinnen- und Säuglingsfürsorge". Deutsche Vierteljahrsschrift für öffentliche Gesundheitspflege, Bd. 41, 1909, Heft 4.

7. Alfons Fischer: „Die Mutterschaftsversicherung in den europäischen Ländern." Gautzsch bei Leipzig 1911.

8. Annuaire Statistique de la Ville de Paris, XXIX. Année. Paris 1910.

f) Naturheilkunde.

Wer die literarischen Äußerungen der Naturheilvereine kennt oder Versammlungen dieser Organisationen besucht hat, weiß, daß sie einen scharfen Kampf gegen die „Schulmedizin" führen. Wenn man dann bedenkt, welche Ausdehnung die Naturheilvereine gewonnen haben — wir haben hierüber in dem Kapitel „Wirksamkeit der Vereine" berichtet — so entsteht das Problem, wie die Tätigkeit der Naturheilvereine, die einerseits eine beachtenswerte Erziehungsarbeit leisten, andererseits aber gegen wohlbegründete Lehren der medizinischen und hygienischen Wissenschaft ankämpfen, vom sozialhygienischen Standpunkte aus zu bewerten ist.

Bevor wir aber an die Erörterung dieser Frage herantreten, müssen wir untersuchen, wie es möglich war, daß die Naturheilbewegung einen so großen Anhang gewinnen konnte. In unserem Zeitalter der skrupellosen Reklame und Gewinnsucht werden allerdings jeder Bewegung unbegrenzte Möglichkeiten geboten. Aber trotzdem hätten die Anhänger der Naturheilkunde, deren es in den 80er Jahren noch wenige gab, nicht so große Volksmassen für sich gewinnen können, wenn nicht in ihren Bestrebungen ein guter Kern gelegen hätte.

Es ist ohne Zweifel, daß bis vor wenigen Jahrzehnten die Ärzte mancherlei Fehler begangen haben, die zur Kritik Anlaß boten. Die Patienten wurden mit Medikamenten vielfach überfüttert. Die technischen Fortschritte der Chirurgie verleiteten bisweilen zu Eingriffen, auch wenn keine zwingende Indikation vorlag. Dazu kam, daß die meisten Ärzte der Hygiene interesselos gegenüberstanden, viele sogar, aus Furcht vor der Einengung des Patientenkreises, die zuweitgehenden Fürsorgemaßnahmen auf dem Gebiete der Gesundheitspflege bekämpften. Ferner war es ein Fehler der Ärzte, sich in ein Gewand lateinischer Gelehrsamkeit zu hüllen und dem Volk so unverständlich als möglich zu bleiben, während dieses gerade von den Ärzten, als den berufenen Erziehern auf dem Gebiete der Volksgesundheitspflege, Aufklärung und Belehrung über hygienische Fragen verlangte. Geradezu ein Haß entwickelte sich oft in den Arbeiterkreisen gegen die Kassenärzte, die bei dem üblichen System der Massenabfertigung dem einzelnen Kranken zu wenig Beachtung schenkten und zudem vielfach Vertreter antisozialer, kapitalistischer Interessen zu sein schienen.

So fand die Naturheilbewegung einen für sie günstigen Boden vor. Sie eiferte gegen den „Medizinschwindel" und den „Operationsunfug" und konnte auf Entgleisungen hinweisen, wie z. B. auf eine Festschrift des Gynäkologenkongresses vom Jahre 1899, in der es hieß: „Wer nicht schneiden und brennen und klemmen kann — den sieht der Kongreß mit Verachtung an." Ferner bemühten sich die Naturheilkundigen, die Volksmassen zu einer gesundheitsgemäßen Lebensweise zu erziehen, wobei sie eine Sprache redeten, die auch der einfachste Arbeiter verstehen konnte. Vor allem aber verkündeten sie die durchaus richtige Lehre, daß jeder selbst an der Ausbildung seiner Gesundheit arbeiten müsse. Schließlich gaben sie auch allerhand nützliche Winke, wie sich der Kranke verhalten soll, bis der Arzt kommt. All diese Anregungen fanden aufmerksame und dankbare Hörer, und so entstand eine große und machtvolle Organisation, die in allen Schichten der Bevölkerung Anhänger und Freunde besitzt.

Trotz der gekennzeichneten Verdienste, die sich die Naturheilkunde auf dem Gebiete der Volksgesundheitspflege erworben hat, muß der Sozialhygieniker diese Bewegung, namentlich insofern sie nicht nur Krankheiten verhüten, sondern auch Kranke heilen will, entschieden bekämpfen.

Anfangs verkündeten nur Laien die Naturheillehre; auch jetzt besitzen die meisten ihrer Vertreter keine ärztliche Vorbildung. Der Sozialhygieniker kann aber nicht dulden, daß Kurpfuscher Kranke behandeln.

Alexander hat mit Recht „jeden nicht approbierten Heilkünstler vom Analphabeten und Straßenkehrer bis zum Prälaten" als Kurpfuscher bezeichnet. Hiergegen hat sich der bekannte Wortführer der Naturheilkunde Gerling gewandt.

Der Begriff Kurpfuscherei schließe weder eine Behandlungsmethode, noch ein Studium, noch die erlangte Approbation aus; Kurpfuscher sei jeder, der durch seine Behandlung Kranke schädigt, bzw. eine Kur verpfuscht.

Es ist in der Tat schwierig, den Begriff Kurpfuscher einwandfrei zu umschreiben. Man muß auch zugeben, daß die staatliche Approbation keine absolute Gewähr dafür leistet, daß jeder Arzt tüchtig ist und von jeglichem Irrtum frei bleibt. Trotzdem wird jeder Vorurteilsfreie anerkennen müssen, daß die bedeutungsvolle Aufgabe, kranke Menschen zu behandeln, nur demjenigen anvertraut werden kann, der den Nachweis führt, sich eine hinreichende Summe von Wissen und Können angeeignet zu haben.

Diesen Anforderungen wird nur derjenige genügen können, der nach einem gründlichen medizinischen Studium die Prüfungen bestanden hat. Wohl kann auch ein Laie, der eine ungewöhnliche Begabung von Natur aus besitzt, hier und da einen glücklichen Gedanken fassen, der für die Behandlung von Kranken zu verwenden ist. Aber die Behandlung im allgemeinen kann stets nur dann erfolgreich sein, wenn die jeweilige Krankheit richtig diagnostiziert worden ist.

Da ein Laie, von Ausnahmen und Zufällen abgesehen, außer stande ist, eine richtige Diagnose zu stellen, so ist er auch unfähig, Kranke zu behandeln. Aus diesem Grunde muß der Sozialhygieniker die Krankenbehandlung durch Laien ablehnen.

Geradezu als ein Unfug schlimmster Art muß es bezeichnet werden, wenn in den Versammlungen der Naturheilvereine „gelehrt" wird, wie sich die Zuhörer selbst behandeln können. Man kann Laien wohl darüber unterrichten, wie sie sich im Falle einer plötzlichen Erkrankung der eigenen Person oder von Angehörigen verhalten sollen, bis ärztliche Hilfe zur Stelle ist; aber Unterweisungen zum Zweck der „Verallgemeinerung heilkundlichen Wissens" (wie sich die Naturheilkundigen ausdrücken), sind, im Hinblick darauf, daß Laien keine Diagnosen stellen können, als eine gemeingefährliche Tätigkeit zu betrachten.

Nun gibt es allerdings unter den Naturheilkundigen auch approbierte Ärzte. Wie stellt sich der Sozialhygieniker zu ihnen? Nach der Lehre der Naturheilkunde dürfen Medikamente, insbesondere „Gifte", nicht zur Anwendung gelangen. Das ganze Prinzip der Medizinlosigkeit beruht aber bei den nichtärztlichen Naturheilkundigen, wie Rubner zutreffend betont, nur auf gesetzlichem Zwang. „Am besten wird dies", so äußert sich Rubner, „dadurch bewiesen, daß Ärzte, welche aus dem sogenannten allopathischen Lager zur Naturmedizin übergegangen sind, von der Verordnung der kräftigsten Morphin-, Kokain- und Chloraldosen, wie mir bekannt, nicht zurückschrecken." — Verwendet ein Naturarzt derartige Medikamente, so stellt seine Tätigkeit, im Hinblick auf seine Bezeichnung, eine Täuschung des Publikums dar. Benutzt aber ein approbierter Arzt die genannten und andere Medikamente in gewissen Fällen nicht, so begeht er unverzeihliche Kunstfehler. Der Sozialhygieniker kann es nicht billigen, daß Ärzte sich irgend einer Bewegung zuliebe für eine einseitige Behandlungsmethode festlegen; der Arzt muß für die Benützung von jedem erfolgversprechenden Heilmittel volle Freiheit besitzen. Es ist sodann nicht denkbar, daß ein Arzt, der in der Physiologie und Pathologie geschult ist, den Wert des Tierexperiments nicht erkannt haben soll, und nach Art von Laien, gegen solche Versuche angeblich aus Überzeugung eifert. Ebensowenig ist es möglich, daß ein vorurteilsloser, vom Drucke der Naturheilbewegung freier Arzt sich gegen das Impfen ausspricht.

Es ist nicht die Aufgabe des Sozialhygienikers, ein Urteil über diese oder jene Heilmethode zu fällen. Aber aus den angeführten Gründen ist die von den ärztlich approbierten Anhängern des Naturheilverfahrens benutzte Art der Betätigung vom sozialhygienischen Standpunkte aus zu mißbilligen.

Rudolf Virchow hat die Schriften der Naturheilärzte mit Interesse verfolgt und sich zu Beginn des neuen Jahrhunderts hierüber folgendermaßen geäußert:

„Ist einem derselben gelungen, ein neues Prinzip für die Auffassung des Wesens der Krankheit aufzufinden? Ich denke, nicht. Keine einzige neue Krankheit ist durch sie aufgedeckt worden. Im Gegenteil, sie bewegen sich auf den Wegen, welche die gelehrte Medizin eröffnet und gangbar gemacht hat. Ihre Ruhmestitel suchen sie nicht in der Doktrin, nicht in einer wissenschaftlichen Erkenntnis der krankhaften Prozesse, nicht in der Pathologie, sondern in der praktischen Übung, in der Behandlung der einzelnen Kranken, in Summa in der Therapie."

In der Tat haben die Naturheilärzte bis auf den heutigen Tag nicht den geringsten Fortschritt für die Pathologie oder Diagnostik gezeitigt. Nur in der Therapie, und auch hier nur in solchen Fällen, wo sich der Einfluß der Behandlung auf den Verlauf der Krankheit nicht kontrollieren läßt, liegt ihre Domäne. Nun wäre es kein großes Unheil, wenn sie bei solchen Erkrankungen eingreifen, in denen es doch keine tatsächliche Hilfe gibt. Aber sie wagen sich mit ihren untauglichen Mitteln auch oft an solche Fälle heran, wo mit Medikamenten oder durch Operation ein Erfolg so gut wie sicher zu erreichen gewesen wäre. Darin liegt das Hauptübel bei der Tätigkeit der Naturärzte, das aber noch größere Dimensionen annimmt, wenn Laien aller Art, die sich trotz gröbster Ignoranz Naturheilkundige nennen, die Heilbehandlung ausüben.

Schon aus diesen kurzen Darlegungen wird man die der Bevölkerung aus der Betätigung der Naturheilärzte und -kundigen drohenden Gefahren klar ersehen haben. Wir haben oben die hygienisch-erzieherischen Bestrebungen der Naturheilvereine trotz ihrer sonstigen Tätigkeit anerkannt. Aber auch jene Leistungen dürfen nicht überschätzt werden. Vergleicht man sie mit den wissenschaftlichen Errungenschaften der „Schulmedizin" und mit den auf diesen aufgebauten Maßnahmen der Staaten, Gemeinden und gemeinnützigen Vereine — der Grundriß bemüht sich, hiervon eine Skizze zu bieten —, so wird man finden, daß die hygienische Wirksamkeit der Naturheilvereine sich zu jenen zahllosen Großtaten verhält wie ein einzelner Stein zu einem gewaltigen architektonischen Kunstwerk.

Literatur.

1. „Der Naturarzt." (Gegenwärtig 40. Jahrgang.)

2. Karl Alexander: „Wahre und falsche Heilkunde. Ein Wort der Aufklärung über den Wert der wissenschaftlichen Medizin gegenüber der Gemeingefährlichkeit der Kurpfuscherei." Von der Ärztekammer für die Provinz Brandenburg und den Stadtkreis Berlin preisgekrönte Schrift. Berlin 1901.

3. R. Gerling und G. Wagner: „Wahre und falsche Heilkunde und die Brandenburgische Ärztekammer." Gegenschrift. Berlin 1901.

4. Max Rubner: „Über Volksgesundheitspflege und medizinlose Heilkunde." Berlin 1899.

5. Rudolf Virchow: „Zum neuen Jahrhundert." Besonders abgedruckt aus dem Archiv für pathologische Anatomie und Physiologie und für klinische Medizin, Bd. 159, Heft 1. Berlin 1900.

<h3>g) Kurpfuschertum.</h3>

Schon bei der Erörterung der Naturheilkunde wurde betont, daß jeder Heilkünstler, der ohne ärztliche Approbation berufsmäßig Kranke behandelt, als Kurpfuscher zu bezeichnen ist. Es fragt sich nun, in welchem Umfange sanitäre Schädigungen durch die Betätigung der Kurpfuscher verursacht werden.

Über die Ausdehnung des Kurpfuschertums[1] im Deutschen Reich liegen in der Begründung zu dem „Entwurf eines Gesetzes[2] gegen Mißstände im Heilgewerbe" amtliche Mitteilungen vor. Hieraus sind unter anderem folgende Angaben zu entnehmen:

In Berlin wurden im Jahre 1879 nur 28 nicht approbierte Krankenbehandler, im Jahre 1897 dagegen 476, 1902 1013, 1907 1349 gezählt. In der Zeit von 1879 bis 1898 hat sich die Einwohnerzahl Berlins um 60 Proz., die Zahl der Kurpfuscher aber um 1600 Proz. vermehrt. Im Jahre 1898 wurden in Preußen 2404 solche Krankenbehandler, im Jahre 1907 aber 6873 festgestellt. In Sachsen gab es

im Jahre 1878 432
„ „ 1903 1000
„ „ 1906 1207

ungeprüfte Personen, die sich berufsmäßig mit der Behandlung von Kranken befaßten. In Württemberg wurden

im Jahre 1880 85
„ „ 1890 187
„ „ 1907 380

solcher Heilbeflissenen ermittelt.

Auch über den Bildungsgrad, den ehemaligen eigentlichen Beruf und die Behandlungsmethode der Kurpfuscher bietet die Begründung der Gesetzesvorlage drastische Schilderungen. Da sich aber diese Angaben auf Zustände älteren Datums erstrecken, so sei hier statt ihrer eine Übersicht, die sich auf die Zustände im Großherzogtum Baden während des Jahres 1909 bezieht, wiedergegeben:

„Die Zahl der Magnetopathen (Magnetiseure) hat sich seit Anfang 1905 nahezu vervierfacht; damals stellte man 11 fest (darunter 2 weibliche), Ende 1909 dagegen 40 (darunter 13 weibliche). Elektrohomöopathie trieben 2 Männer, mit elektrischer Behandlung, Faradisieren, Galvanisieren befaßten sich 3 Männer und 3 Frauen. Nahezu gleich geblieben ist die Zahl der Heilgehilfen, die sich mit der niederen Chirurgie befassen; im Jahre 1905 waren 137, Ende 1909 aber 133 vorhanden. Dagegen hat sich die Zahl der Naturheilkunde (auch Wasserbehandlung) Ausübenden in dem 5jährigen Zeitraum mehr wie verdreifacht; sie ist von 8 (darunter 1 weibliche) auf 25 (darunter 7 weibliche) gestiegen. Inhaber eines orthopädisch-hygienischen Instituts (Heilgymnastik) waren 9 Personen, darunter 8 weibliche. Auf dem Gebiete der inneren Heilkunde arbeiteten 6 Männer und 1 Frau, auf dem der Ohrenheilkunde 1 Mann, auf dem der Homöopathie 3 Männer und 1 Frau; der Kräuterbehandlung widmeten sich 6, darunter 2 Frauen, der Behandlung von Hautkrankheiten 2 Männer. — Ferner waren zu verzeichnen: ein Mann für Beinschädenbehandlung, einer für Knochenbrüche, Verstauchungen und Verrenkungen und einer für Diätkuren. Eine Frau entfernte Haare auf elektrischem Wege, eine gab sich als Schönheitspflegerin und eine als Hellseherin aus. Es ist begreiflich, daß eine Schönheitspflegerin und eine Frau, die Haare auf elektrischem Wege entfernt, oder gar ein orthopädisch-hygienisches Institut in einem Bezirk mit vorwiegend Landbevölkerung und ärmeren Leuten kaum Erfolge haben werden, während sich die Hellseherin die Bauernbevölkerung als

---

[1] Die Pfuscherei ist keineswegs nur im Deutschen Reich vorhanden; sie ist in manchen Staaten sogar noch weit stärker verbreitet als bei uns.

[2] Das im Entwurf vorliegende Gesetz wird gewöhnlich „Kurpfuschergesetz" genannt.

Opfer ausgesucht hat. Letztere wohnte im Amtsbezirk Stockach, die erstgenannten praktizierten in den Amtsbezirken Karlsruhe, Mannheim, Freiburg, Heidelberg."

Über die Art, wie die Kurpfuscher durch prahlerische, vielfach betrügerische Anzeigen das Publikum an sich zu locken vermögen, gibt die Begründung des Gesetzentwurfes ebenfalls Auskunft. So wird berichtet, daß aus einer Berliner Zeitung im Verlaufe von 3 Monaten über 200 solcher Anzeigen gesammelt wurden. In einem Kurpfuscherprozeß sei festgestellt worden, daß der Angeklagte monatlich 5000 M. für Reklamezwecke ausgegeben hatte und ein Jahreseinkommen von etwa 160 000 M. bezog. Ein viel genannter Berliner Kurpfuscher habe gemäß der gerichtlichen Feststellung in der Zeit von 8 Monaten 2500 Patienten, ein bekannter Schäfer, der durchschnittlich für jede Raterteilung 3 M. beanspruchte, habe zeitweise täglich 800 Patienten gehabt. Schon aus dieser nur auf hohen Geldgewinn berechneten Massenabfertigung ergibt sich ohne weiteres, daß breite Volksschichten hier nicht nur finanziell, sondern ohne Zweifel auch gesundheitlich schwer geschädigt worden sind.

Es sei aber noch auf folgende Feststellungen im Königreich Sachsen, der Hauptdomäne des Kurpfuschertums, hingewiesen. Während des letzten Berichtsjahres (1909) zählte man in dem Medizinalbezirk Leipzig-Stadt 455 Ärzte und 151 Kurpfuscher; in dem Bezirke Glauchau kamen aber auf 33 Ärzte 39 Pfuscher und in Chemnitz-Land sogar 52 Pfuscher auf 36 Ärzte. Betrachtet man nun die Zahl der ärztlich beglaubigten Todesursachen in diesen drei Medizinalbezirken, so zeigt sich, daß in Leipzig, wo sich verhältnismäßig wenig Kurpfuscher niedergelassen haben, die Todesursache in sämtlichen Fällen ärztlich beglaubigt war. Dagegen waren in Chemnitz-Land nur 48,0, in Glauchau sogar nur 46,6 % der Todesfälle ärztlich beglaubigt; in diesen beiden Bezirken finden sich die niedrigsten Ziffern aus dem ganzen Königreich. Man sieht also, daß dort, wo die meisten Kurpfuscher ihr Wesen treiben, am wenigsten ärztliche Behandlung stattgehabt hat. — Gehen wir nun noch einen Schritt weiter und prüfen wir die Mortalitätsverhältnisse in diesen drei Bezirken. Auf je 1000 der mittleren Bevölkerung kamen Gestorbene im ganzen Königreich 15,9, in Leipzig-Stadt 14,4, in Chemnitz-Land dagegen 18,5 und im Bezirk Glauchau sogar 20,6. Nun soll keineswegs behauptet werden, daß die Höhe der Sterblichkeitsziffern in Chemnitz-Land und Glauchau lediglich auf die starke Verbreitung des Kurpfuschertums zurückzuführen ist. Aber der deutliche Parallelismus zwischen Anzahl der Kurpfuscher, der Summe der ärztlich beglaubigten Todesziffern und den Sterblichkeitsziffern in diesen Bezirken ist nicht zu übersehen.

Was soll nun gegen das Kurpfuschertum, dessen Schädlichkeit wir erkannt haben, und dessen Ausdehnung von Jahr zu Jahr noch wächst, geschehen? Man denkt zunächst an die Aufhebung der Kurierfreiheit, an das Kurpfuschereiverbot durch ein Staatsgesetz. Solche Gesetze hat es früher in deutschen Landen gegeben, aber die beabsichtigte Wirkung haben sie nicht gehabt. Trotzdem wird immer

wieder, namentlich aus den Kreisen der Ärzte heraus, ein Kurpfuschergesetz gefordert. Doch hören wir, wie Rudolf Virchow sich hierzu
zum Beginn des neuen Jahrhunderts geäußert hat:

„Glaubt man denn, durch Pfuscherei-Verbote die Kranken zwingen zu können,
daß sie sich von einem geprüften akademischen Arzt behandeln lassen und denselben gut bezahlen? Selbst wenn es gelänge, jede Pfuscherei mit der Schneide
des Gesetzes zu bedrohen, so würde daraus doch nicht folgen, daß das Publikum
sich gänzlich von den Pfuschern trennte und Hilfe nur bei geprüften Ärzten suchte.
Wir Älteren, die wir noch unter der Herrschaft der alten Pfuschereigesetze gelebt
haben, wir kennen die Hartnäckigkeit der Kranken; wir haben es erlebt, daß
die Bestrafung eines Pfuschers ein Lockmittel für die Anziehung neuer Patienten
gewesen ist.“

Bei der Reichsregierung besteht nun zurzeit die Absicht, ein Geestz
gegen die Mißstände im Heilgewerbe zu schaffen, wenn auch von einem
völligen Pfuschereiverbote abgesehen wird. Aus dem schon oben
erwähnten Gesetzentwurf, den die Regierung am 18. November 1910
dem Reichstage vorgelegt hat, seien die wichtigsten Bestimmungen
hervorgehoben. Denjenigen Personen, die gewerbsmäßig Kranke
behandeln, ohne die staatliche Approbation zu besitzen, sollen die
Fernbehandlung, die Behandlung mittels mystischer Verfahren, die
Behandlung von gemeingefährlichen Krankheiten, insbesondere von
Geschlechtskrankheiten sowie von Krebs, schließlich die Behandlung
mittels Hypnose und gewisser Betäubungsmethoden verboten sein.
Ferner sollen die Kurpfuscher[1]) verpflichtet sein, Geschäftsbücher
zu führen und der zuständigen Behörde auf Verlangen vorzulegen. —
Diese Bestimmungen wären gewiß zu billigen. Aber der Gesetzentwurf
enthält bedauerlicherweise eine Reihe von Mängeln, auf die einzugehen
es hier an Raum fehlt. Die Aussicht, daß die Vorlage Gesetz wird,
ist im Hinblick auf die Stimmung im Volke und in der Presse nicht
gerade groß. Wenn der Entwurf von seinen Fehlern befreit werden
kann, würde das Gesetz immerhin einen gewissen Fortschritt zeitigen.

Von sonstigen Maßnahmen gegen das Kurpfuschertum sind noch
zu erwähnen: Die Bestrebungen der Deutschen Gesellschaft zur
Bekämpfung des Kurpfuschertums[2]), die sich bemüht, das Volk
aufzuklären, und die Methode mancher Gesundheitskommissionen, z. B.
des Ortsgesundheitsrates in Karlsruhe, der die in den Tages-
zeitungen angepriesenen Heilmittel der Pfuscher prüfen läßt und das
Ergebnis dieser Untersuchungen in den gleichen Blättern veröffentlicht.

Literatur.

1. Entwurf eines Gesetzes gegen die Mißstände im Heilgewerbe. Reichstagsdrucksache Nr. 535; 12. Legislaturperiode, II. Session 1909/10.

2. „Statistische Mitteilungen über das Großherzogtum Baden“, Jahrgang 1910.

3. 41. Jahresbericht des Kgl. Landes-Medizinal-Kollegiums über das Medizinalwesen im Königreich Sachsen auf das Jahr 1909. Leipzig 1911.

4. Rudolf Virchow: „Zum neuen Jahrhundert.“ Archiv für pathologische Anatomie und Physiologie und für klinische Medizin, Bd. 159, Heft 1.
Berlin 1900.

---

[1]) In dem Gesetzentwurf wird der Ausdruck „Kurpfuscher“ vermieden.
[2]) Publikationsorgan: „Gesundheitslehrer.“

4. Maßnahmen zur Verhütung der Invalidität und Fürsorge für Invalide.

Aus praktischen Gründen hat man die mit Erwerbsunfähigkeit verbundenen Erkrankungen in solche, die vorübergehend und in solche, die von langer Dauer sind, eingeteilt; hat eine Erkrankung länger als 26 Wochen gewährt, so stellt im allgemeinen die Krankenversicherung ihre Leistungen ein, und der Kranke wird nun als Invalide betrachtet. Von jetzt an übernimmt die Invalidenversicherung für ihn die Fürsorge; dem Erwerbsunfähigen muß dann eine Rente gewährt werden. Um den Eintritt der Invalidität zu verhüten, treffen die Träger der Invalidenversicherung Maßnahmen, die auf die Erhaltung oder Wiederherstellung der Erwerbsfähigkeit gerichtet sind.

Im Jahre 1891 trat das Invaliditäts- und Altersversicherungsgesetz in Kraft und bildete so den dritten Teil der sozialen Versicherungsgesetzgebung. Bereits im Jahre 1899 wurde das Gesetz novelliert, es erhielt den Namen Invalidenversicherungsgesetz. Die Streichung des Wortes „Altersversicherung" deutet schon darauf hin, daß im Vordergrund der Leistungen nunmehr die Fürsorge für Invalide und die Verhütung der Invalidität standen; die Gewährung von Altersrenten wurde zwar beibehalten, trat aber in den Hintergrund. Durch die RVO. (4. Buch) wurde entsprechend den erweiterten Leistungen der Name „Invaliden- und Hinterbliebenen - Versicherung" eingeführt.

Versicherungspflichtig sind Arbeiter, Gehilfen, Gesellen, Lehrlinge, Dienstboten, Betriebsbeamte, Handlungsgehilfen, Lehrer, Gehilfen und Lehrlinge in Apotheken sowie Bühnen- und Orchestermitglieder, wofern der regelmäßige Jahresverdienst die Summe von 2000 M. nicht übersteigt; die Versicherungspflicht beginnt nach Vollendung des 16. Lebensjahres.

Bedauerlicherweise hat man, wie im Kapitel „Heimarbeit" bereits dargelegt wurde, die Heimarbeiter nicht in die Versicherung einbezogen. Bemerkt sei jedoch hierbei, daß man durch das Angestelltenversicherungsgesetz vom 20. Dez. 1911 auch für Angestellte mit Jahrgehalt bis zu 5000 M. eine dem Invalidenversicherungsgesetz ähnliche Maßnahme geschaffen hat.

Tabelle
Leistungen der Invaliden-

| Jahr | 1. Krankenfürsorge | | 2. Invaliden-hauspflege | 3. Invaliden-rente |
	a) Heilverfahren	b) Erhöhte Angehörigenunterstützung u. sonstige außerordentliche Leistungen		
				in
1910	21 102,2	1535,2	770,8	145 588,7
1891/1910 . . .	152 571,8	7649,1	3668,4	1 331 596,1

Dem Invalidenversicherungsgesetz waren 15,7 Millionen Personen im Jahre 1910 unterstellt; die Zahl der Versicherten wird durch die Bestimmungen der Reichsversicherungsordnung noch größer werden. Auf Grund der Neugestaltung des Gesetzes werden nicht nur Invaliden- oder Altersrenten, sondern auch Renten, Witwengeld und Waisenaussteuer für Hinterbliebene gewährt.

Invaliden- oder Altersrente erhält, wer die Invalidität oder das gesetzliche Alter nachweist. Witwenrente bezieht die Witwe, jedoch nur dann, wenn sie selbst invalide ist. Die Waisenrente wird dagegen unter allen Umständen nach dem Tode des versicherten Vaters seinen ehelichen (aber nicht seinen unehelichen) Kindern unter 15 Jahren, nach dem Tode einer Versicherten ihren vaterlosen oder unehelichen Kindern unter 15 Jahren gewährt.

Die Mittel für die Versicherung bringen das Reich, die Arbeitgeber und die Versicherten auf; die Arbeitgeber und die Versicherten haben hierbei in gleichem Umfange beizusteuern.

Die Rentenhöhe richtet sich nach dem Lohn. Der Reichszuschuß beträgt für jede Invaliden-, Alters-, Witwen- und Witwerrente 50, für jede Waisenrente 25 M., ferner einmalig für jedes Witwengeld 50 und für jede Waisenaussteuer $16\frac{2}{3}$ M.

Eine bedeutungsvolle Neuerung der RVO. stellt die Kinderzuschußrente dar; wenn der Empfänger einer Invalidenrente Kinder unter 15 Jahren hat, wird diese Rente für jedes Kind um ein Zehntel bis zum höchstens eineinhalbfachen Betrag erhöht.

Die Invalidenrente wird ohne Rücksicht auf das Lebensalter des Versicherten gewährt, wenn dieser infolge von Krankheit dauernd invalide ist; als invalide gilt, wer nicht mehr imstande ist, durch seine Tätigkeit, die seinen Kräften und Fähigkeiten entspricht, ein Drittel dessen zu erwerben, was körperlich und geistig gesunde Personen derselben Gegend durch Arbeit zu verdienen pflegen.

Die Altersrente wird dem Versicherten vom vollendeten 70. Lebensjahr an geboten, selbst wenn er nicht invalide ist.

Zu den für die soziale Hygiene wichtigsten Bestimmungen des Invalidenversicherungsgesetzes gehören die Anordnungen über die Ein-

177.
versicherung.

4. Krankenrente	5. Altersrente	6. Beitragserstattung			Summe der Entschädigungsleistungen
		a) bei Heirat	b) bei Unfall	c) bei Tod	
1000 M.					
3 387,7	15 010,9	5 898,4	48,4	3 483,2	196 825,5
29 248,6	438 528,9	72 749,4	486,6	31 933,2	2 068 432,1

leitung eines Heilverfahrens zur Verhütung der Invalidität. Hierüber wurde schon in dem Kapitel „Tuberkulose" das Wichtigste mitgeteilt; an dieser Stelle sei jedoch noch bemerkt, daß die prophylaktischen Maßnahmen entsprechend den genannten neuen Bestimmungen
der RVO. jetzt auch auf die Witwen der Versicherten ausgedehnt
werden können.

Über die bisherigen Ausgaben für die einzelnen Leistungen der
Invalidenversicherung unterrichtet uns vorstehende Zusammenstellung
(s. Tab. 177, S. 430 u. 431):

Um ein Bild davon zu bieten, welche Änderungen seit dem Beginn
der Versicherung bei den Ausgaben für die einzelnen Leistungen eingetreten sind, seien noch folgende Zahlen angefügt: im Jahre 1892 wurden
als Invalidenrenten 1,3, als Altersrenten 2,1 Millionen, für Heilverfahren
32 000 M. aufgewendet. Im Gegensatz hierzu wurden im Jahre 1910,
wie man aus der Tabelle 177 ersieht, 6 Millionen Mark mehr für Heilverfahren als für Altersrenten pro Jahr verausgabt; der Aufwand für
Invalidenrenten war im letzten Berichtsjahr fast 10 mal so groß als
der für Altersrenten.

Die Träger der Invalidenversicherung sind die Landesversicherungsanstalten. Gegen ihre Bescheide hinsichtlich der Rentengewährung steht den Versicherten das Recht der Berufung zu. Bei
dem Kampf um die Invalidenrente haben sich ähnliche Verhältnisse
gebildet, wie wir sie oben bei der Erörterung der Unfallrenten geschildert haben. Im letzten Berichtsjahr (1911) fielen von den 24 096
Schiedsgerichtsurteilen nur 18,7 % zugunsten der Versicherten aus.
Von dieser Reichsdurchschnittsziffer sehen wir aber erhebliche Abweichungen nach oben bei einigen süddeutschen Schiedsgerichten.
Hier machen sich dieselben Ursachen geltend, wie wir sie bei dem
Kampf um die Unfallrente dargelegt haben. Die Versicherungsträger
treten, ausgestattet mit dem Gutachten eines Vertrauensarztes, vor
das Schiedsgericht, während die Versicherten gewöhnlich über ein
so bedeutungsvolles Kampfmittel nicht verfügen. Auch hier würde
daher die Tätigkeit der Gewerkschaftsärzte eine erfolgversprechende
Aufgabe finden.

An dieser Stelle müssen wir nun die Frage aufwerfen, ob die relative
Zahl der Invalidenrentner im Laufe der letzten Jahre eine Zu- oder
Abnahme zeigt. Namentlich im Hinblick auf die Ausdehnung des Heilverfahrens zum Zwecke der Invaliditätsverhütung wäre eine Verringerung der Rentenziffer zu erwarten. In einer Sitzung der Reichstagskommission, welche über den Entwurf der RVO. zu beraten hatte,
wies der Regierungsvertreter, in der Absicht, der Erweiterung der
prophylaktischen Kuren einen Riegel vorzuschieben, darauf hin, daß,
wenn auch der humanitäre Erfolg des Heilverfahrens als hervorragend
bezeichnet werden muß, ein gleiches Urteil über das finanzielle
Resultat nicht gefällt werden kann. Denn das Heilverfahren habe
trotz der großen Aufwendungen zu einer Einschränkung der Rentenzahlungen nicht geführt, was sich schon daraus ergäbe, daß auch

seit dem Jahre 1899 die Zahl der jährlich neu bewilligten Renten noch immer zugenommen habe, und zwar in stärkerem Maße als die Bevölkerungsziffer.

Um zu diesen für die Beurteilung der sozialhygienischen Zustände sehr bedeutungsvollen Ausführungen Stellung nehmen zu können, geben wir hier zunächst eine auf Angaben des Reichsversicherungsamtes beruhende Übersicht über die Zahl der während der einzelnen Jahre im deutschen Reich neubewilligten Invalidenrenten wieder.

Tabelle 178
Festgesetzte Invalidenrenten.

Jahr	Invalidenrenten	Jahr	Invalidenrenten
1891	31	1902	142 789
1892	17 784	1903	152 889
1893	35 177	1904	140 092
1894	47 385	1905	122 868
1895	55 983	1906	110 969
1896	64 450	1907	112 220
1897	75 746	1908	116 852
1898	84 781	1909	115 264
1899	96 665	1910	114 661
1900	125 717	1911	118 150
1901	130 482	Zusammen	1 980 948

Aus der Tabelle 178 ersehen wir, daß bis zum Jahre 1903 die absolute Zahl der Invalidenrenten von Jahr zu Jahr zugenommen hat; von jener Zeit an zeigt sich zunächst eine erhebliche Abnahme; ihr folgte aber in den letzten Jahren wieder ein geringer Anstieg.

Nun scheint es mir allerdings nicht gerechtfertigt zu sein, die Zahl der Rentenempfänger in Beziehung zur Bevölkerungsziffer zu setzen; dagegen ist es angebracht, die Anzahl der Versicherten in ein Verhältnis zu der Summe der Rentenempfänger zu stellen. Im Jahre 1895 ermittelte man 11,8, im Jahre 1907 zählte man 14,6 Millionen Versicherte; die Zunahme beträgt also 23 %. Dagegen vermehrte sich in der gleichen Zeit die Zahl der Rentner, wie die Tabelle 178 angibt, um über 100 %, und dies, obwohl man seit dem Jahre 1903 bei der Bewilligung von Invalidenrenten viel engherziger verfährt als ehedem.

Dieses wichtige Ergebnis stellt eine Ergänzung zu unseren Ausführungen in den Kapiteln ,,Arbeitsverhältnisse'' und ,,Arbeiter'' dar. Wir müssen nun befürchten, daß die physische Beschaffenheit in den Kreisen der Versicherten[1]) nicht nur nicht besser, sondern schlechter geworden ist. In der Tat läßt sich ein finanzieller Erfolg des Heil-

---

[1]) Auch hier muß darauf hingewiesen werden, daß die Zahl der Versicherten im Jahre 1895 nicht genau festgestellt wurde. Trotzdem daher bei einem Vergleich der Ziffern für das Jahr 1895 mit den Zahlen für 1907 Vorsicht geboten ist, dürfte unsere Schlußfolgerung, im Hinblick auf die große Differenz zwischen der Zunahme der Versichertenzahl einerseits und der der Invalidenrentner andererseits, zutreffend sein.

verfahrens nicht feststellen. Aber gewiß wären ohne diese prophylaktischen Maßnahme noch weit mehr Versicherte invalide geworden. Man sollte daher, im Gegensatz zu dem erwähnten Regierungsvertreter, gerade im Hinblick auf die ungünstige Entwicklung der körperlichen Beschaffenheit, die wir bei den Versicherten wahrgenommen haben, nicht nur nicht für eine Einschränkung, sondern viel mehr für einen Ausbau des Heilverfahrens und anderer Institutionen, die der Verhütung der Invalidität dienen, eintreten.

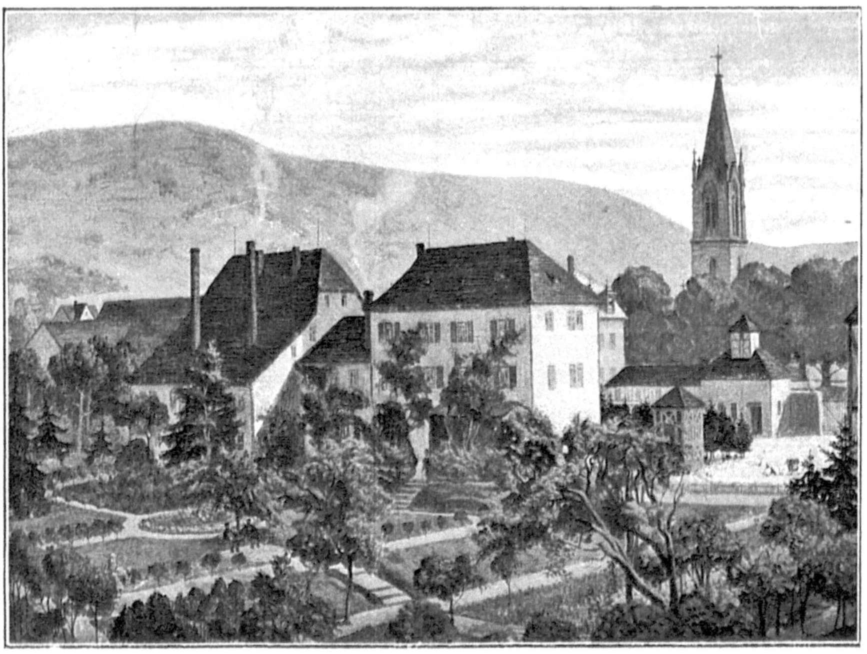

Fig. 69. Gartenansicht des von der Thüringischen Landesversicherungsanstalt errichteten Invalidenheims Etzelbach.

Neben der Einleitung von Heilverfahren haben die Versicherungsanstalten noch mannigfaltige Leistungen auf dem Gebiet der Prophylaxe aufzuweisen. Sie unterstützen finanziell eine Reihe von Vereinigungen, die sich der Volksgesundheitspflege widmen. Vor allem aber erreichen die Versicherungsträger eine hohe hygienische Wirkung durch die Art, wie sie die Riesensummen ihres Vermögens anlegen. Die Versicherungsanstalten haben große Kapitalien zum Bau von Krankenanstalten, Wasserleitungen, Kanalisationen, Schulen und sonstigen hygienischen und gemeinnützigen Unternehmungen verliehen. Namentlich ist von großer Bedeutung, daß sie die gemeinnützigen Baugenossenschaften durch Beleihung zu billigem Zinsfuß unterstützen; im Jahre 1900 betrugen die als Darlehen für Arbeiterwohnungen verausgabten

Summen sämtlicher Versicherungsanstalten 78, im letzten Berichtsjahr dagegen 300 Millionen Mark. So ansehnlich diese Beträge auch sind, so wenig erreichen sie die Höhe, die in Anbetracht des großen Vermögens der Anstalten gesetzlich zulässig ist. Bemerkt sei noch, daß manche Versicherungsanstalten, wie z. B. die der Rheinprovinz und die von Hannover, verhältnismäßig sehr hohe, dagegen andere, insbesondere manche bayrischen Versicherungsträger, relativ geringe Leistungen auf diesem Gebiete aufzuweisen haben.

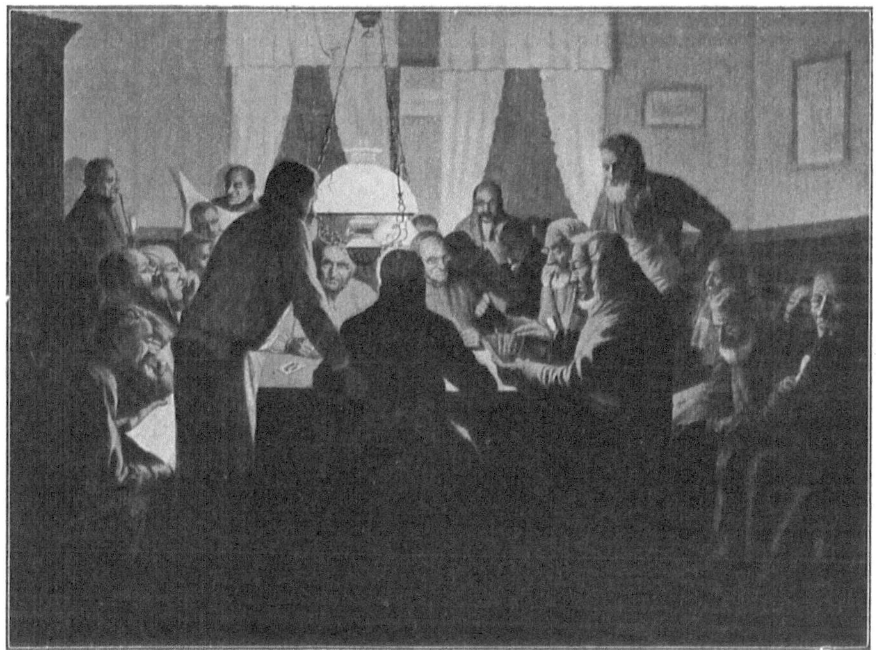

Fig. 70. Abendstunde im Invalidenheim Etzelbach.

Schließlich ist hervorzuheben, daß die Versicherungsträger statt der Invalidenrente auch die Aufnahme in ein Invalidenheim gewähren können.

Die Invalidenheime, über die, soweit es sich um solche für Tuberkulöse handelt, schon in dem Kapitel „Tuberkulose" das Wichtigste mitgeteilt wurde, bilden in vielen Fällen eine hochwillkommene Unterkunftsstätte für unbemittelte, hilfsbedürftige Kranke und alte Rentenempfänger, denen es sonst an einem Zufluchtsorte fehlt. Aus Angaben über eine Reihe solcher Heime — namentlich in Thüringen, Braunschweig und Hessen — ist öfter hervorgetreten, daß die Insassen der Invalidenheime sich sehr glücklich und zufrieden fühlen. Unsere Figuren 69 und 70 geben eine Vorstellung von dem Leben in diesen Anstalten. — Im Jahre 1911 waren in 13 eigenen Invalidenheimen der Versicherungsanstalten, in 4 von ihnen gemieteten Häusern und in 404 fremden Anstalten (Siechenheimen, Krankenhäusern) 2744 Männer und 1183 Frauen (gegen 3410 Personen im Jahre 1910) untergebracht, von denen 1110 tuberkulös waren.

Von ausländischen Staaten besitzen bisher nur Luxemburg, England und Frankreich das deutsche Zwangssystem der Invalidenversicherung. Bemerkt sei jedoch, daß manche Lebensversicherungsanstalten in Schweden, Finnland und in den Vereinigten Staaten zum Zwecke der Invaliditätsverhütung ähnliche Maßnahmen getroffen haben, wie die deutschen Invalidenversicherungsanstalten.

Literatur.

1. „Die Sozialversicherung in Europa." Sonderbeilage zum Reichsarbeitsblatt Nr. 9, September 1912.

2. Reichsversicherungsordnung. 4. Buch.

3. Amtliche Nachrichten des Reichsversicherungsamtes vom 1. Februar 1911.

4. Desgl. vom 1. Februar 1912.

5. Bericht der 16. Kommission über den Entwurf einer Reichsversicherungsordnung; Reichstagsdrucksache Nr. 946, Teil 4; 12. Legislaturperiode, II. Session 1909/11.

6. Statistik der Invalidenversicherung für die Jahre 1891 bis 1899. Amtliche Nachrichten des RVA. 1901, 1. Beiheft. Berlin 1901.

7. Amtliche Nachrichten des RVA. vom 15. November 1911.

8. Alfons Fischer: „Invaliden- und Altersversicherung im Deutschen Reiche." Artikel im Handwörterbuch der Sozialen Hygiene. Leipzig 1912.

9. „Invalidenheime." Artikel im Deutschen Reichsanzeiger vom 30. April 1912.

10. Verwaltungsbericht des Vorstandes der Thüringischen Landesversicherungsanstalt in Weimar für das Jahr 1911.

5. Fürsorge für Greise.

Schon in dem vorigen Kapitel haben wir erwähnt, daß auch nach der neugestalteten Invalidenversicherung die Zubilligung von Altersrenten vorgesehen ist. Wir wollen nun zunächst eine Übersicht darüber bieten, wie viele Altersrenten bisher im Deutschen Reich in den einzelnen Jahren erstmalig bewilligt worden sind.

Wie man der Tabelle 179 entnimmt, hat die Zahl der erstmalig gewährten Altersrenten seit dem Jahre 1894 fast ununterbrochen abgenommen. Trotzdem in dem Zeitraum von 1895—1907 die Zahl der Versicherten um 23 % gestiegen ist, wie wir in dem vorigen Kapitel gesehen haben, ist die Summe der Altersrenten während jener Epoche um mehr als 100 % gesunken. Diese Erscheinung findet zum Teil ihren Grund darin, daß jetzt verhältnismäßig mehr Versicherte als ehedem Invalidenrenten beziehen, zum Teil aber wohl auch darin, daß jetzt weniger Versicherte als früher das für die Bewilligung der Rente erforderliche Alter von 70 Jahren erreichen.

Wie dem auch sei, eine Herabsetzung der Altersgrenze wäre dringend erforderlich, wenn man in Wirklichkeit für die Greise der minder-

Tabelle 179

Festgesetzte Altersrenten.

Jahr	Zahl der Renten	Jahr	Zahl der Renten
1891	132 926	1902	12 885
1892	42 128	1903	12 430
1893	31 083	1904	11 936
1894	33 871	1905	10 692
1895	30 144	1906	10 666
1896	25 953	1907	10 813
1897	22 320	1908	10 986
1898	19 525	1909	11 003
1899	17 320	1910	11 612
1900	19 852	1911	11 588
1901	14 849		

bemittelten Schichten in befriedigender Weise sorgen will. Aber leider ist es bei der Gestaltung der RVO. nicht gelungen, die Altersgrenze auf das 65. Lebensjahr zu verschieben.

Die Fürsorge für die Greise ist nicht nur ein Gebot der Humanität, sondern auch der sozialen Hygiene. Wir haben in dem Kapitel „Arbeitsverhältnisse" gesehen, wie schnell die Arbeitskraft verbraucht wird, und in wie jungen Jahren bereits das Einkommen zu sinken beginnt. Im Interesse der Gesunderhaltung bedürfen daher die alten Leute aus den minderbemittelten Schichten einer finanziellen Unterstützung, da ihr Lohn allein in der Regel für die Bestreitung der wichtigsten Lebensbedürfnisse nicht mehr ausreicht. Dringend erforderlich wäre es auch, daß ihnen freie ärztliche Hilfe gewährt wird; denn es fehlt, wie wir wiederholt betont haben, in zahlreichen Fällen an einer sachgemäßen Behandlung. Schließlich sei noch darauf hingewiesen, daß die Mittel, die für Altersrenten aufgewendet werden, zugleich eine Entlastung des Armenetats bewirken.

Bemerkenswert ist das System der Altersversorgung in England. In diesem Staat hat man im Jahre 1908 ein Altersrentengesetz geschaffen. Man hatte festgestellt, daß von 10 Leuten, die über 65 Jahre alt waren, 3 die öffentliche Armenpflege in Anspruch nehmen. Darum griff man einen von Charles Booth, dem Chef der Heilsarmee, ausgesprochenen Gedanken auf, wonach jeder Bürger, der über 65 Jahre alt geworden ist, Anspruch auf eine Staatspension haben soll, ohne daß irgendwelche Beiträge erhoben werden. Das genannte Gesetz vom Jahre 1908 bestimmt nun, daß jeder englische Untertan, der 20 Jahre hindurch dauernd die Staatsbürgerrechte besessen hat, vom 70. Lebensjahr an eine Altersrente erhält, falls sein Jahreseinkommen die Summe von 31 Pfund 10 Schilling nicht übersteigt. Verlangt wird, daß er stets nach Kräften bemüht war, für seinen und seiner Angehörigen Unterhalt zu sorgen. — Im letzten Berichtsjahr haben ⅔ aller 70 Jahre alten Bürger die Rente in Anspruch genommen; während man auf 570 000 Pensionen gerechnet hatte, waren es tatsächlich deren 869 377. Man hatte angenommen, daß die Institution 6½ Millionen Pfund kosten würde; es mußten aber über 12 Millionen Pfund ausbezahlt werden.

In Frankreich hat man nach langen Verhandlungen im Jahre 1910 ein Versicherungsgesetz (Loi sur les retraites ouvrières et paysannes), das für Arbeiter obligatorisch, für Handwerker und kleine Landpächter fakultativ ist, geschaffen. Hiernach wird jedem Franzosen, der weniger als 3000 Frcs. Jahreseinkommen hat, eine Altersrente gesichert. Arbeiter und Arbeitgeber haben für die Kosten deckung Beiträge in gleicher Höhe zu leisten, der Staat gewährt einen Zuschuß. — Die Confédération générale du travail, welche im Gegensatz zu den deutschen Gewerkschaften, das radikale Element innerhalb der Arbeiterorganisationen darstellt, wollte die Durchführung dieses Gesetzes, für das im Parlament auch die Arbeitervertreter gestimmt hatten, vereiteln. Die C. G. T. hatte verlangt, daß der Staat (wie in England) allein sämtliche Kosten trage. Tatsächlich ist es der Agitation der C. G. T. gelungen, der Durchführung des Gesetzes, für dessen Bedeutung die französische Bevölkerung noch nicht überall genug Verständnis an den Tag legt, Schwierigkeit zu bereiten. Man hatte geschätzt, daß 9 Millionen Personen der Versicherung angehören werden. Am 1. Juli 1911 waren jedoch nur 5,8 Millionen eingeschrieben; bis zum 1. April 1912 ist die Zahl dann allmählich auf 7,1 Millionen gestiegen.

Literatur.

1. „Amtliche Nachrichten des Reichsversicherungsamtes" vom 1. Februar 1911 und 1. Februar 1912.

2. Alfons Fischer: „Soziales Versicherungswesen in England." Artikel im Handwörterbuch der Sozialen Hygiene. Leipzig 1912.

3. „Altersrenten in Großbritannien." Artikel im Deutschen Reichsanzeiger vom 8. Januar 1912.

4. Alfons Fischer: „Soziales Versicherungswesen in Frankreich." Artikel im Handwörterbuch der Sozialen Hygiene. Leipzig 1912.

5. „Die Durchführung der französischen Altersversicherungsgesetzgebung." Soziale Praxis vom 19. September 1912.

6. Fürsorge für Arme.

Große Unterschiede bestehen zwischen der Art, wie die soziale Versicherung für Kranke, Verletzte, Invalide und Greise sorgt, und der Methode, die in der Armenpflege zur Anwendung gelangt. Dort hat der Versicherte ein Anrecht auf die Leistungen, hier besteht kein Rechtsanspruch, wenngleich es für die öffentliche Gewalt Rechtspflicht ist, Armen Unterstützungen zu gewähren. Während aber die Versicherung wie jede Maßnahme der Sozialpolitik etwas Generelles hat, individualisiert die Armenpflege, indem sie die persönlichen Verhältnisse des einzelnen Bedürftigen nach dem Grad und Grund der Notlage hin prüft. Dazu kommt, daß die Inanspruchnahme der Armenpflege mit der Einbuße gewisser Rechte, insbesondere des Wahlrechtes verbunden ist; Armut schändet.

Der Sozialhygieniker bringt dem Armenwesen aus mannigfaltigen Gründen ein hohes Interesse entgegen. Schon Goethe hat mit seinem Wort: „Gesunder Mensch ohne Geld ist halb krank" die Beziehungen zwischen Armut und Krankheit zutreffend gekennzeichnet. Im Laufe unserer Darlegungen haben wir ja vielfach darauf hingewiesen, um wie vielmehr Krankheits- und Sterbefälle sich bei den Minderbemittelten und vollends den Armen finden als bei den besser situierten Bevölkerungsschichten. Es gilt nun noch zu zeigen, wie häufig andererseits Armut durch Krankheiten erzeugt wird. Um hierüber eine Vorstellung zu erhalten, muß man jedoch auf eine Zeit zurückgreifen, in der die Fürsorge der sozialen Versicherung sich noch wenig geltend machte. Wir finden entsprechende Angaben in der folgenden, auf das Deutsche Reich (mit Ausnahme von Bayern und Elsaß-Lothringen) sich beziehenden Übersicht.

Tabelle 180.

Von je 100 Fällen der Unterstützungsbedürftigkeit waren während des Jahres 1885 im Deutschen Reich verursacht durch

Eigene Verletzung durch Unfall	2,1
Verletzung des Ernährers durch Unfall	0,3
Tod des Ernährers durch Unfall	0,9
Tod des Ernährers nicht durch Unfall	17,2
Krankheit des Unterstützten od. in dessen Familie nicht durch Unfall	27,9
Körperliche oder geistige Gebrechen nicht durch Unfall	12,4
Altersschwäche	14,8
Große Kinderzahl	7,2
Arbeitslosigkeit	6,0
Trunk	2,0
Arbeitsscheu	1,4
Andere bestimmt angegebene Ursachen	7,7
Nicht angegebene Ursachen	0,1

Wir sehen also, daß in einem sehr hohen Prozentsatz die Unterstützungsbedürftigkeit durch Krankheiten, Unfälle und Gebrechen verursacht wurde. Und es erhebt sich daher die Frage, in welchem Maße die Verbreitung der Armut infolge der sozialen Versicherungsgesetzgebung eingeschränkt worden ist.

Doch zuvor seien einige Bemerkungen darüber, wie die Armenpflege gesetzlich geordnet ist, hier angefügt. Die öffentliche Armenpflege ist für das ganze Deutsche Reich (mit Ausnahme von Bayern) durch das sog. Unterstützungswohnsitzgesetz[1]) vom 6. Juni 1870 bzw. durch die neue Gestaltung vom 30. Mai 1908 geregelt. Hiernach ist jeder Hilfsbedürftige einstweilen von dem Ortsarmenverband, d. h. von derjenigen Gemeinde, in welcher er sich bei Eintritt der Bedürftigkeit befindet, zu unterstützen; und zwar ist ihm nach Bedarf Obdach, der unentbehrliche Lebensunterhalt, Krankenverpflegung und im Todesfall ein angemessenes Begräbnis zu gewähren. Endgültig ist zur Unterstützung jedoch die Gemeinde verpflichtet, in der der Bedürftige seinen sog. Unterstützungswohnsitz hat; diesen erwirbt man dadurch, daß man, nach zurückgelegtem 16. Jahre, daselbst ein Jahr lang seinen gewöhnlichen Aufenthalt hat; Ehefrauen und Kinder teilen den Unterstützungswohnsitz ihres Ehemannes bzw. Vaters.

Die öffentliche Armenpflege ist vielfach nach dem Elberfelder System organisiert. Hierbei werden jedem Armenpfleger nur wenige (nicht mehr als 4) Familien oder einzelstehende Arme unterstellt, damit deren Verhältnisse gründlich geprüft werden; jede Unterstützung soll möglichst nur auf 14 Tage gewährt und nur nach erneuter Prüfung weiter bewilligt werden. Im Gegensatz hierzu steht das Straßburger

---

[1]) In Elsaß-Lothringen trat das Gesetz erst am 1. April 1910 in Kraft.

System, nach welchem jeder einzelne Armenfall nach individuellen Gesichtspunkten einem bestimmten Pfleger durch die Armenkommission zur Behandlung zugewiesen wird, während bei dem Elberfelder System die Verteilung nach geographisch begrenzten Quartieren erfolgt.

Nun muß noch hinzugefügt werden, daß die öffentliche Armenpflege durch die freiwillige Arbeit der Wohltätigkeitsvereine sowie durch zahlreiche milde Stiftungen eine wesentliche Unterstützung und Ergänzung findet. Hier ist namentlich die Betätigung der vaterländischen Frauenvereine, der konfessionellen Organisationen (Innere Mission, der katholische Charitasverband, die jüdischen Wohltätigkeitsvereine) sowie der Heilsarmee, die insbesondere in England eine umfangreiche Wirksamkeit entfaltet, hervorzuheben.

Die Frage, wieviel Arme es gegenwärtig gibt, und ob ihre Zahl zu- oder abgenommen hat, ist schwer in einwandfreier Weise zu beantworten. Denn viele Arme nehmen nur die private Wohltätigkeit in Anspruch und können daher statistisch nicht erfaßt werden. Aber auch darüber, in wie vielen Fällen und in welchem Umfange die öffentliche Armenpflege Hilfe geleistet hat, lassen sich zahlenmäßige Angaben nur mit Vorbehalt verwenden. Denn die einzelnen Gemeinden sind darin nicht einig, ob diese oder jene ihrer Leistung in das Gebiet der Sozialpolitik oder in das der Armenpflege zu rechnen ist; zu diesen strittigen Fragen gehört z. B. die Schulspeisung, Säuglings- und Mütterfürsorge u. a. m.

Im Jahre 1885 wurde im Deutschen Reiche (außer Bayern und Elsaß-Lothringen) 1 592 386 Personen von der öffentlichen Armenpflege Hilfe geleistet, darunter 1 367 347 im Gebiete ihres Unterstützungswohnsitzes; auf 100 Einwohner entfielen 3,43 Unterstützte. Inwieweit sich inzwischen Änderungen vollzogen haben, läßt sich nicht mit Bestimmtheit feststellen, da zahlenmäßige Angaben für das ganze Reich fehlen. Nur für wenige Gebiete liegen Ziffern aus jüngerer Zeit vor. Für Bayern wurde eruiert, daß auf 100 Einwohner im Zeitraum 1871—1875 nur 2,64, in der Periode 1901—1905 dagegen 3,47 Unterstützte entfielen. Dies Ergebnis steht jedoch im Gegensatz zu dem Resultat in Oldenburg; 1871—1875 kamen in diesem Staat auf 100 Bewohner 4,13 Unterstützte, 1901—1905 dagegen nur 1,89.

Mit Recht weist Kollmann darauf hin, wie verschiedenartig sich die Ziffer der Unterstützten gestaltet, je nachdem es sich um wohlhabende oder weniger wohlhabende Gebiete handelt. Die Statistik gibt ja nicht an, wieviel Arme, Hilfsbedürftige vorhanden waren, sondern nur, wie viele Personen unterstützt wurden. Die Ziffer der Unterstützten und auch die relative Höhe der Unterstützungssummen hängen aber wesentlich von der finanziellen Leistungsfähigkeit der jeweiligen Gemeinde ab. Große (und reiche) Städte haben gewöhnlich einen verhältnismäßig hohen Armenetat.

Zahn hat die Frage, ob durch die deutsche Arbeiterversicherung eine Entlastung des Armenhaushaltes eingetreten ist, eingehend untersucht. Er gelangte zu folgendem Urteil:

„Ein ziffernmäßiges Bild über den Grad der Erleichterung, den der Armen-haushalt infolge der Arbeiterversicherung erfahren hat, läßt sich nicht geben. Denn neben der Arbeiterversicherung sind noch andere Ursachen (ich nenne hier bloß mildere und strengere Handhabung der Armenpflege, Ausdehnung ihrer Leistungen, Zunahme der Bevölkerung, Verteuerung des Lebenshaushaltes) auf die Geschäftsergebnisse der Armenverwaltung von Einfluß. Man ist aber nicht imstande, die einwirkenden Ursachen auseinander zu halten und insbesondere den Einfluß der einen Ursache, nämlich der Arbeiterversicherung, durch Elimi-nierung aller anderen rein zu erhalten."

Wenn man auch den Erfolg der sozialen Versicherungsgesetz-gebung nicht ziffernmäßig angeben kann, so spricht doch die Erfahrung in der Armenpflege dafür, daß sich die Zustände gegen früher gebessert haben. Wie sollte ein solches Ergebnis auch ausgeblieben sein in Anbetracht der Tatsache, daß vor der Einführung der sozialen Ver-sicherung die meisten Fälle der Hilfsbedürftigkeit auf Erkrankungen zurückzuführen waren, und im Hinblick auf die gewaltigen, in den vorangegangenen Kapiteln angeführten Summen, welche die Ver-sicherungsträger auf den einzelnen Gebieten alljährlich zur Aus-zahlung gelangen lassen.

Andererseits kann nicht daran gezweifelt werden, daß immer noch sehr viele Personen, namentlich Kinder und Greise, auf die Hilfe der Armenpflege angewiesen sind. Und es bleibt nun noch zu schildern, in welcher Weise gegenwärtig für die Armen gesorgt wird, bzw. gesorgt werden sollte.

Wie gegenüber den Krankheiten, so ist es auch gegenüber der Armut am besten, möglichst wirksame Maßnahmen zur Verhütung zu treffen. Hier ist vor allem für eine gute körperliche und geistige Ausbildung der Jugend zu sorgen, damit sich aus dieser eine gesunde, tüchtige Bevölkerung, von der jeder für sich selbst sorgen kann, ent-wickelt.

Des Weiteren muß nach Kräften dahin gestrebt werden, daß wirt-schaftliche Krisen und andere Ursachen, die Zeiten der Arbeitslosigkeit zur Folge haben, vermieden werden; und soweit dies nicht gelingt, sind die Arbeitslosen in geeigneter Weise zu unterstützen.

Auch den Entgleisten muß Hilfe zuteil werden; namentlich muß man sich bemühen, die entlassenen Gefangenen wieder auf den rechten Weg zu führen. — Landstreicher und Vagabunden, von denen erfahrungsgemäß viele mit Psychosen behaftet sind, sollten, wenn eine Erkrankung vorliegt, einer ärztlichen Behandlung zuge-führt werden; wenn sie arbeitsfähig sind, sollten diese Personen, um deren Fürsorge sich v. Bodelschwingh so große Verdienste erworben hat, mehr als bisher in Arbeitskolonien untergebracht werden.

Aber Arme wird man immer noch genug finden. Um ihnen zu helfen, gibt es eine offene und eine geschlossene Armenpflege. Die erstere setzt vor allem die Anstellung von Armenärzten und eines geeigneten Pflegepersonals voraus; die zweite, zumeist bei Gebrechlichen anzu-wendende Art erfolgt in speziellen Anstalten oder in Armenhäusern.

Hinsichtlich der Anstellungsweise von Armenärzten gehen die Meinungen noch auseinander; die einen treten für freie, andere nur für beschränkt freie Ärztewahl auf diesem Gebiet ein. Ferner wird von mancher Seite eine scharfe Trennung zwischen den nur beratenden Fürsorgeärzten (Säuglingsfürsorge-, Schulärzte usw.) und den behandelnden Armenärzten verlangt, während insbesondere Gottstein mit Nachdruck betont, daß Fürsorgetätigkeit und armenärztliche Tätigkeit in eine Hand gelegt werden soll.

Nach Angabe von Landsberg besteht die freie Ärztewahl in der Armenpflege zurzeit in Straßburg, Ludwigshafen, Wilmersdorf, Bielefeld und Mannheim; eine beschränkte freie Arztwahl (unter 11 Ärzten) ist in Oberhausen eingeführt worden. In den übrigen Städten ist in der Regel eine Einteilung in Armenbezirke erfolgt, in deren jedem die ärztliche Versorgung einem Armenarzt zugewiesen ist.

Literatur.

1. Statistik des Deutschen Reiches. Neue Folge, Bd. 29. Berlin 1887.

2. Adolf Weber: „Armenwesen und Armenfürsorge." Leipzig 1907.

3. „Armenwesen." Artikel im Handwörterbuch der Staatswissenschaften. Jena 1908.

4. v. Hollander und K. Sperling: „Die gesetzliche Regelung der Aufgaben der öffentlichen Armenpflege." Schriften des deutschen Vereins für Armenpflege und Wohltätigkeit, Heft 67. Leipzig 1912.

5. Paul Kollmann: „Armenstatistik." Abhandlung in dem Werk „Die Statistik in Deutschland nach ihrem heutigen Stand", Bd. 2. München und Berlin 1911.

6. Friedrich Zahn: „Arbeiterversicherung und Armenwesen in Deutschland." Archiv für Sozialwissenschaft und Sozialpolitik, Bd. 35, Heft 2. Tübingen 1912.

7. K. Wilmanns: „Vagabundage." Artikel im Handwörterbuch der Sozialen Hygiene. Leipzig 1912.

8. Moritz Fürst: „Stellung und Aufgaben des Arztes in der öffentlichen Armenpflege". Jena 1903.

9. A. Gottstein: „Die Regelung des gemeindeärztlichen Dienstes." Medizinische Reform 1909; ferner „Aufgaben der Gemeinde- und privaten Fürsorge", (im Erscheinen begriffene) Abhandlung in dem Werke „Krankheit und Soziale Lage." München 1912.

10. O. Landsberg: „Armenpflege im Jahre 1908." Abhandlung im Statistischen Jahrbuch Deutscher Städte. Breslau 1912.

Sachregister.